我が精神鑑定例

中田　修

I

時空出版

序

　私は精神医学者を志し、東大精神医学教室で内村祐之教授、吉益脩夫助教授の薫陶を受け、計らずも犯罪精神医学の道に入り、受刑者の調査を経て、主として犯罪者の精神鑑定に従事することに方向づけられた。そして、生涯鑑定例として365例を経験することになった。このなかの大部分は刑事鑑定例であるが一部は民事鑑定例である。

　これらの鑑定例のなかには学問的にも貴重なものが少なくなく、また世間の耳目を聳動させた大事件も若干含まれている。私はこれらの鑑定例を整理して鑑定例集を編纂することも有益な事業であると考え、数年前からこの仕事に従事してきて、やっとある程度体裁が整う段階に至った。今回、出来上がったものを印刷、公表することにした。

　それぞれの鑑定例の記載はかなり融通無碍のものであり、一定の基準に拘束されるものではない。また、私は鑑定書を読み返して、診断、法的能力等について見直すべきところは見直すことにした。たとえば、鑑定当時アルコール幻覚症と診断したものをその後の経過などから統合失調症と診断を変更した場合がある。また、それ以外でも現在の立場から鑑定時の診断に疑念が生じた例もあり、そういう事例では率直に診断を訂正して記述した。さらに、種々の面で思わぬ誤りがあるかもしれず、その場合はご叱正いただきたい。

　これらの鑑定には研究室の各位、その他諸般の方々の協力が必要であった。ご協力いただいた多くの皆様に深く感謝する。

　最後に、時空出版株式会社、特に藤田美砂子社長のご厚情と献身的なご尽力がなければ、出版が実現しなかったと思い、ここに深甚な感謝の意を捧げる。

2014年8月

中田　修

我が精神鑑定例 I　目 次

　　序　i

I　刑事鑑定編

1　統合失調症例 …………………………………………………… 3
　　はしがき
　　A　殺　人　3
　1. 統合失調症者の父殺しの1例　3
　2. 統合失調症者の犯罪　──妻殺し未遂──　8
　3. 統合失調症者の幻覚・妄想による近隣者殺し　14
　4. 統合失調症者の犯罪　──同僚殺人、同未遂──　25
　5. ホームレスの統合失調症者の殺人、殺人未遂　32
　6. 統合失調症者の犯罪　──社会復帰後の犯罪　36
　7. 統合失調症と訴訟能力　46
　8. 統合失調症初期の情性欠如による殺人の1例　53
　9. 統合失調症者の通り魔事件　──無言症・滅裂言語の鑑定例──　62
　　B　放　火　69
　1. 統合失調症の放火例（1）　──幻聴の影響──　69
　2. 統合失調症の放火例（2）　──病的思考──　75
　3. 統合失調症の放火例（3）　──情動状態──　81
　4. 統合失調症の放火例（4）　──幻聴の声の命令──　88
　5. 統合失調症病前期の連続放火　91
　　C　性犯罪　106
　1. 統合失調症者による強姦致傷の1例　106
　2. 統合失調症の犯罪　──強姦未遂、強姦致傷──　110
　　D　その他　118
　1. 統合失調症の売春の事例　118
　2. おかしな道路交通法違反事件　122

2　躁うつ病例 …………………………………………………… 127
　　A　躁　病　127
　　はしがき

1. 躁病による詐欺（無銭飲食）例　127
　2. 躁病による道路交通法違反の反復例　139
　　B　うつ病　147
　　はしがき
　1. うつ病の犯罪例（1）──母子心中──　147
　2. うつ病の犯罪例（2）──母子心中──　158
　3. うつ病の犯罪例（3）──父子心中──　164
　4. うつ病の犯罪例（4）──夫婦心中──　173
　5. うつ病の犯罪例（5）──両親道連れ心中──　180
　6. うつ病の犯罪例（6）──強姦致傷──　191
　7. うつ病からの「間接自殺」としての強盗未遂事件　199
　8. 産褥うつ病による乳児殺しの事例　210

3　てんかん例 …………………………………………………………… 215
　　はしがき
　1. てんかん者の情動犯罪──同僚殺傷──　215
　2. 「刺せ」という父の言葉に父を刺し殺したてんかん者　223
　3. てんかん者による愛人殺し（放火殺人）の事例　231
　4. てんかんの発作間歇時の放火──供述の変遷の事例──　237
　5. 凶悪な犯罪性をもつてんかん者の1例について　247
　6. てんかん性もうろう状態の放火例　253

4　異常酩酊例 …………………………………………………………… 261
　　A　病的酩酊　261
　　はしがき
　1. 病的酩酊による放火　262
　2. 大阪市の猟銃乱射大量殺人事件　274
　3. 病的酩酊による電車往来危険　287
　4. 病的酩酊における老女強姦殺人事件　291
　5. 病的酩酊における人物誤認殺人　297
　　B　複雑酩酊　305
　　はしがき
　1. 酒癖の悪い女性放火犯人　306
　2. 履物商夫婦殺し──供述の変遷──　311
　3. 元被鑑定人からの手紙は遺書であった　320
　4. きわめて酒癖の悪い事例──飲酒試験の危険性──　334

5. 飲酒試験で異常酩酊が出現したが犯行当時は単純酩酊だった　342
　　C　例外型　349
　　はしがき
　　1. 不可解な強盗殺人 ──酒が人を変える──　350
　　2. 犯行についての健忘を訴える酩酊犯罪者 ──非定型異常酩酊──　355
　　3. 不可思議な強盗致傷 ──非定型異常酩酊？──　365

5　酩酊関連犯罪例　377
　　はしがき
　　1. 飲酒に誘発された連続放火の1例（1）　377
　　2. 飲酒に誘発された連続放火の1例（2）　387
　　3. 犯行についての健忘を訴える酩酊犯罪者（1）　393
　　4. 犯行についての健忘を訴える酩酊犯罪者（2）　403
　　5. 犯行の全健忘を装う酩酊犯罪者　412
　　6. 事態誤認から傷害、傷害致死を犯した酩酊犯罪者　419
　　7. 女性の焼身自殺による放火の1例について　427
　　8. アルコール依存者の詐欺（無銭飲食）累犯の1例　432

6　アルコール幻覚症例　439
　　はしがき
　　1. アルコール幻覚症の犯罪 ──弟殺し──　439
　　2. アルコール幻覚症の犯罪 ──自殺目的からの拳銃強奪未遂──　447
　　3. アルコール幻覚症の犯罪 ──放火──　451
　　4. 片側性幻聴の1例　457
　　5. アルコール幻覚症か統合失調症か？（1）　464
　　6. アルコール幻覚症か統合失調症か？（2）　471
　　7. 家族皆殺し事件　479
　　8. アルコール幻覚症か覚せい剤幻覚症か？　484

7　覚せい剤中毒例　489
　　はしがき
　　1. 覚せい剤中毒と犯罪（1） ──燃え上がり現象──　489
　　2. 覚せい剤中毒と犯罪（2） ──道路交通法違反──　497
　　3. 覚せい剤中毒と犯罪（3） ──慢性覚せい剤中毒──　504
　　4. 覚せい剤中毒と犯罪（4） ──著明な粗暴性──　514
　　5. 覚せい剤中毒と犯罪（5） ──父に対する傷害──　524

6. 覚せい剤中毒と犯罪（6）——窃盗未遂—— 531
7. 覚せい剤中毒と犯罪（7）——窃盗—— 537
8. 覚せい剤中毒と犯罪（8）——幻聴による傷害—— 544
9. 監禁、殺人等被告人 T.W. 精神鑑定書（概要、覚せい剤中毒例） 552
10. 覚せい剤精神病の嫉妬妄想による殺人未遂 574
11. 覚せい剤中毒が妄想準備性を作る 579
12. アルコールと覚せい剤の複合酩酊による強姦殺人、放火未遂等事例 586
13. 覚せい剤中毒と統合失調症の相乗効果 ——同僚殺人—— 599

8 心因反応・情動例 …………………………………………………………… 609
はしがき
1. 片思い男性の愛人殺しの事例 610
2. 片思いからの放火例 ——ストーカー犯罪—— 617
3. 鑑定の資料として家庭医学書を探す ——妄想様観念からの実子殺—— 627
4. 拡大自殺による実子殺 632
5. 妄想様観念による家族皆殺し未遂例 640
6. 統合失調症を否定して敏感関係妄想と診断された同僚殺人未遂例 647
7. ブロバリン中毒による実子殺 658
8. ネルボン服用と飲酒による実子殺 665
9. 犯行直前に骸骨が見えた ——情動反応としての強盗殺人未遂例—— 671
10. 窮境からの情動反応としての強盗殺人例 679
11. 窮境からの情動反応としての殺人例 685
12. 台湾女性が日本人男性を殺し、陰茎を切断した事例 693
13. 情動犯罪の1例 ——爆発性性格者による犯行—— 699
14. 情動行為に著明な健忘を伴う事例 ——気分易変者の愛人殺し—— 711

（Ⅱへ続く）

I 刑事鑑定編

1　統合失調症例

はしがき

　統合失調症の事例はもっとも多く、私の場合でも例外ではない。ここでは、拙著の他の場所に報告しているものをなるべく避けて提示することにした。そのため、たとえば、ウィルマンスの殺人衝動に該当すると思われる事例は除外した。それについては拙著『精神鑑定と供述心理』（金剛出版，1997）37頁以下の「殺人衝動による殺人の1例」を参照されたい。ここでは、殺人、放火、性犯罪、その他に分けて、それぞれ9例、5例、2例、2例を提示した。統合失調症の犯罪には殺人、放火などの重大犯罪が多く、殺人では家族、親族、近隣者など身近な者が犠牲になることが多いという傾向は本書でも見られる。個々の事例の説明は本文に譲る。

A　殺　人

1．統合失調症者の父殺しの1例

　統合失調症者が身近な家族、親族、近隣者を殺害することが多いことはよく知られている。拙著『精神鑑定と供述心理』（金剛出版，1997）の47頁以下に「分

裂病の殺人者にみられた著明な情性欠如」が載せられているが、その2例は家族、とくに母または父を殺害している。これらの事例にはいずれも精神科病院の入院歴があるが、退院後、家族と同居していて犯罪に赴いている。これから紹介する例は精神科の入院治療を受けておらず、病状が良いときはスラム街に住みながらも日雇いなどで働き、病状が悪くなると実家に帰って休養するという経過をたどり、家族も村人たちも本人を精神病者とは思っていない。そして、本件当時は父との2人だけの生活であった。犯行当時、不眠、不安、幻聴等があり、「自殺するか狂死するか」といった追いつめられた心境で、自殺を意図するとともに、平素から働け、働けと言われていた父に攻撃性が向けられた。犯行は冷静で、犯行に対する悔悟の感情がないのも統合失調症者の犯行に特徴的である。

■犯罪事実

私は1969年6月に浦和地裁熊谷支部より尊属殺人被告人S.A.の精神鑑定を命じられた。私の鑑定は再鑑定であり、その結論は前鑑定のそれと同様であった。彼（被告人S.A.を指す。以下同じ）は本件犯行当時36歳である。起訴状によると、犯罪事実はおよそ次のとおりである。

彼は定職なく東京都荒川区南千住のドヤ街等を転々とし、土工、船の荷役等をしながら暮らし、ときどき本籍地（埼玉県秩父市U地区）の父K.A.（本件犯行当時66歳）方に立ち戻っていたものである。彼は日頃から怠惰で自宅に帰って来ても、無為徒食していることから実父と意見が対立し喧嘩が絶えなかったが、68年8月17日に東京から自宅に帰って来た彼が全く遊び暮らしていたため、父から「仕事しないで遊んでばかりいる。お前なんか死んでしまえ」とたびたび強く注意され、身体に自信のない彼は将来の希望もなく、一層実父を殺害して自殺しようと決意し、同年9月5日早朝、実父が山仕事に出た後、実父を殺害するためマサカリを用意する等の計画をし、同日午後5時30分ごろ、山仕事から帰宅した実父を自宅台所に待ち伏せし、用意していたマサカリで実父に対し、「死んでもらおう」と言いながら後頭部を1回殴りつけ、さらに倒れた同人の前額部を2回ぐらい強打し、よって即時同所で同人に対し頭蓋骨陥没、脳挫傷等の傷害を負わせて死亡に至らせて殺害した。

■本人歴

彼は32年4月に埼玉県秩父市U地区に生まれた。生まれた土地は山間僻地であり、住民の多くは林業に従事していた。彼の父も同様で、田畑2反ぐらいしか所有していなかったので、伐採などの山仕事に従事していた。律儀な働き者であった。母は病弱で、59歳のとき胃潰瘍で死亡した。同胞は4人で彼は2番目、二男

である。家系には、失恋のために割腹自殺未遂をしたことがある父方祖父と、母方の遠縁に高度の知的障害の女がいる他には特記すべき精神障害者はいない。

彼は地元の小学校高等科2年を経て新制中学3年に編入されて同校を卒業した。在学中の学業成績、性行も普通であった。48年に中学を卒業した後は地元にとどまり、土方をしたり、父や同胞と一緒に近くの山で伐採、下刈り、木材の運搬などの山仕事をしていた。22～23歳ごろ木材を橇(そり)で運搬しているとき、倒れて橇で腰を打ち、回復に2週間ほどかかったことがある。23歳ごろ、自転車に乗っていて、近くの川の橋の上から川に転落し、背中を打ち、肋骨骨折を起こした。24歳ごろ右の腰部に痛みがあるようになり、仕事ができなくなり、秩父市内の病院や慈恵医大で診療され、3年ぐらいで回復した。

58年（26歳）ごろから、他人に対して絶えず気を遣うようになり、他人に対して絶えず笑顔を作らねばならないように感じ、そのうちに自然な笑いが出なくなり、歪んだような顔になる。それで人に接するのが嫌になり、他人と一緒に仕事をすると疲れるので、なるべく独りでする仕事（枝打ち、下刈りなど）をするようになった。それまで他人のことなど意識したことはなく、そうなった原因が分からない。同時に、いろいろと当てもなく考えるようになり、睡眠も不良で、ときどき睡眠剤を服用し、頭重、頭痛もあり、物音に過敏になり、音がするとびくっとする。大宮厚生病院（精神科）、秩父中央病院精神科を受診したが、大した病気でないとか、対人恐怖症であるなどと言われ、彼も1～2度通院しただけであった。このような症状は一見、対人恐怖症、強迫神経症のようであるが、その症状の出現を強迫と感じてそれを抑圧しよとする態度がないところに強迫神経症と異なり、後の経過からしても、それは統合失調症の初期症状であり、妄想知覚の1種であると考えられる。**この26歳ごろが統合失調症の発病期と考えられる。**

前記のように知った人と一緒に仕事をするのが嫌になった61年ごろに上京し、都内南千住のドヤ街に住み、土方などの仕事に従事した。周りに知人がいないので気が楽であった。そのうちに他人と一緒の生活が嫌になり、疲れもひどくなり、64年9月（32歳）に多摩川河原で**服毒自殺**を企図したが、病院に収容されて自殺未遂に終わった。

この自殺未遂の後の20日間ぐらいとくに精神異常が増悪し、**幻聴が体験された**。すなわちピーピーいう音が聞こえたり、「いじめてやれ」「可哀相なやつだ」などと聞こえたり、悪口を言う声が聞こえた。

実家に帰っていた66～67年ごろは比較的病状は好く、武甲商事の仕事で伐採などを大勢の人と一緒にできた。しかし、**彼は67年7月（35歳）に強姦致傷事件を**

起こし、浦和地裁熊谷支部で懲役3年執行猶予5年を言い渡された。判決文によると、犯行の概要は次のとおりである。彼は同月17日午前11時ごろ、秩父市U地区の農道を通行中のY.A.（当時46歳。主婦）を見るや劣情に駆られ、背後から同女に襲いかかり、同女の顔面を手拳で殴打し、20m下方の山林中に引きずり込んで押さえつけ、頸を絞めるなどして強姦し、同女に全治1週間を要する傷害を負わせたという。ところで、彼はこの事件における警察調書で、「癩（注：ハンセン病のこと）の血統のあるY.A.と性関係すると、そのことが同女の夫に露見し、同女夫婦の仲が悪くなり、そして殺し合いにでもなれば、その血統が絶えると思った」と供述している。また、この事件の公判調書で彼は、彼がY.A.の家に夜這いに行って拒否されたが、「その後、彼女の一家が騒ぎ出し、宣伝し、大勢の力を借り、彼女の妹とも組んで私を陥れ、村から追い出そうとしたように感じた」と供述している。このような供述の真偽は明らかでないが、奇妙な発言である。本件の鑑定時に彼にこの事件について訊いたところ、「部落の寄り合いが67年5月にあったとき、Y.A.が『とうちゃんがいないから遊びに来い』と言ったので、遊びに行ったが同女は嫌がって関係させなかった。それでからかわれたと思った。その後、同女は独りで私の家のそばを通るようになった。私に関係させるために独りで歩いているように思った。それで7月17日に同女が通るのを見たのでとびかかって強姦した」という。いずれにしろ、彼の供述や陳述は奇妙で、了解不能である。

67年の強姦致傷の前ごろには、彼は性的逸脱行為を繰り返している。すなわち、66年ごろ、彼は親戚T.A.の娘（当時高校3年生）が通行中、いきなり同女に「付き合ってくれ」と言い寄ったことがある。同じく66年に、埼玉県行田市へ通勤していた女性が帰宅途中にあるのに遭い、彼女が「立ち止まって靴で音を立てて合図をし、自分を試している」と思ったので、彼女を追い越したら、同女は襲われると思って、悲鳴を上げたという。もし彼の陳述が事実とすれば、ここにも相手の行為に対する了解不能な意味づけがある。

上記の強姦致傷事件のため世間体を考え、また近隣の者が彼の存在を好まない様子であったので、彼は郷里を出て、荒川区南千住のドヤに宿泊し、沖仲仕、土工などをしていた。しかし、東京の生活に疲れると郷里に帰り、そこで休養したり、山仕事に従事したりしていた。実家には父だけが住み、彼は父と一緒にいても、食事も共にしなかった。

飲酒は中学卒業後、山仕事をするようになって始め、機会的に清酒2合、せいぜい5合を飲む。喫煙はしない。性生活では、20歳ごろ友人から手淫を教わり、

そのころ秩父市の女郎屋で遊んだことがあり、上京してドヤに泊まっていたころも、ときどき女遊びしていた。積極的に結婚を望むことはなかったという。

　69年7〜8月の**鑑定時の所見**は次のとおりである。身体的には特記すべき異常はない。精神的には、面接時、彼は白い洗ったワイシャツを着、頭髪も整っているが、表情はやや硬く、面接を通じて喜怒哀楽の表出はなく、鑑定人との感情の融合は見られない。問診中、質問せずにいると、彼は虚ろな表情でやや落ち着かない。人嫌いのようで、顔を横に向けている。話は普通で、一応まとまっている。要するに、すぐに精神病的とは言えないまでも、表情、態度にそれを疑わせるものがある。問診で彼の過去の病的体験などを聴いたが、過去の対人恐怖様体験、幻聴などは前記のとおりである。また、現在でも「南無妙法蓮華経」と聞こえるという。あるいは同年4月ごろ、熊谷拘置支所にいたとき、「スズメが自分の心が分かり、それを他人に伝えている。スズメが人間の言葉を話すように思った」という。これは幻聴でもあり、考想伝播でもある。その他、被害妄想、追跡妄想なども認められた。さらに**父に殺されそうになった**という陳述もあった。すなわち、「64年ごろ、父がドスを持って近づいてきたことがある。昼間自分のいる部屋へ外から来てドスを持っていた。自分がそれを見つけたら父は逃げて行った」とか「65年ごろ、自分が大久保という部落に泊まって枝打ちの仕事をしていたとき、父が朝来て、汲んであった桶の水の中に毒を落とした。それで桶をきれいに洗った」という。その他、不眠、頭痛、疲労性亢進などの訴えもある。**以上から、26歳ごろに発病した統合失調症が存在することが分かった。**

　各種心理テストを施行したが、脳研式標準知能検査、田中B式知能検査では知能の低下があるのみならず、各問の結果のアンバランスが大きく、クレペリン連続加算テストでは、初頭努力がなく、上昇型の曲線で、曲線は統合失調症型に相当し、ロールシャッハ・テストでは、異常部分反応、異常言語表現、性反応があるなど、統合失調症の特徴を示した。なお、WAISでは、全検査IQは93であった。

■本件犯行当時の精神状態

　彼は犯行の経緯について鑑定人に次のように述べた。彼は南千住のドヤ街に住み、日雇い仕事をしていたが、不眠、対人関係の煩わしさを逃れるために68年8月17日に帰郷した。しかし、病状はむしろ悪化し、同年9月3日ごろから「南無妙法蓮華経」という声やコオロギの鳴き声が聞こえるようになり、どうせ駄目だ、死ぬと思い、「**自殺するか狂死するか**」といった**限界状況**に至った。他方、父は前々から口癖のように言っていたが、今回も「なぜ帰ってきたか」「お前みたいな者は仕事しないで遊んでばかりいる」「早く死ね」などと言った。**父殺しを意図し**

たのは本件当日の午前5時ごろである。自殺するならば父も殺そうと思った。それで午前中にマサカリを井戸で研いだ。夕方5時30分ごろ父が山仕事から戻って来た。父に「死んでもらう」と言い、逃げる父の後頭部にマサカリで1回殴打し、仰向けに倒れた父の顔面を2回殴打した。その後、死体を運び出し、それを埋めるために穴を掘っていたところ、親戚のT.A.に見つかり、「おやじを殺した」と言ったという。犯行のきっかけは統合失調症の病状悪化による不安・絶望状態であるが、犯行自体は冷静であり、しかも犯行後悔悟の情はほとんどなく、「あまり悪いという気はしない。平気である」と述べた。その他、死体遺棄に関して多少奇異な動機があるが、ここではそれに触れない。なお、自殺については、死体を埋める穴を掘っているときナイフで喉を突いたが死ねなかったというが、軽い傷ですんだようである。

■鑑定結論

本件犯行は統合失調症の不眠、幻聴、不安などの病状に動機づけられた犯行であり、責任能力の欠如した状態にあると鑑定された。69年10月28日、浦和地裁熊谷支部は私の見解を容認して心神喪失を認定し、無罪を言い渡した。この事例で注目されるのは、異論のない統合失調症患者でも世間ではその病気に気づかない場合がままあることである。犯罪でも起こさないと、一生気づかれずにいるかもしれない。

2．統合失調症者の犯罪——妻殺し未遂——

統合失調症の犯罪には殺人、放火等の重大犯罪が多く、家族、親族、近隣者などの身近な者が殺人の被害者になることが多い。これから紹介する事例は40歳ごろに発病した妄想型統合失調症者が、被害妄想から妻の頭部をハンマーで殴打した、殺人未遂例である。少し珍しい事例であるので簡潔に紹介したい。

■犯罪事実

私は1982年8月に浦和地検川越支部I検事より殺人未遂被疑者M.O.の精神鑑定を依嘱された。彼（被疑者M.O.を指す。以下同じ）は本件犯行当時41歳である。登場人物は特定の場合を除き仮名とする。犯罪事実（被疑事実）はおよそ次のとおりである。

彼はかねて妻つね子（当時35歳）と家庭内で折り合いが悪く、意見の対立からよく口論をしていたものであるが、82年7月28日午前8時15分ごろ川越市の彼の自宅において夫婦口論し、同女から「馬鹿、きちがい、あんたなんか嫌いだ、出

て行け」と罵声を浴びせられたことに激昂し、一層のこと同女を殺害しようとの犯意のもとに同家茶の間にあったハンマーを手にして、同女の頭部を数回殴打したが、同女が助けを求めて隣家に逃げ込んだため、頭頂部および後頭部挫創、頭蓋骨骨折による全治2ヵ月の傷害を負わせるに止まり、その目的を遂げず未遂に終わったものである。

■家族歴

彼は41年6月、岩手県久慈市に生まれた。父金吉は太平洋戦争に出征し、復員後、精神異常となり、岩手保養院（精神科）に入院し、入院中に病死した。同院長白石順吉の回答によると、同院に2回入院し、最初の入院は47年で1年後に脱走し、2回目のそれは50年で、その後は長く入院を続け、74年3月に63歳で衰弱死した。病名は統合失調症で、幻聴、妄想、情意鈍麻等の症状を示し、慢性化・痴呆化の経過を経て、荒廃状態に達したようであり、統合失調症として異論がない。母キノエは70年2月に57歳で死亡した。23歳で金吉と結婚し、5人の子を儲けた。夫が長く入院生活を続けたため日通に勤めて子の養育に努めた。明朗な人柄であった。彼の同胞は5人で、彼は3番目、三男である。二男だけが夭折し、他の同胞は健在である。家系には不詳の点が多いが、父が統合失調症に罹患したことは注目すべきで、彼が後に同病を発病したのはこの父の遺伝であろう。その他、特記すべき異常者は見当たらない。

■本人歴

彼は48年4月に久慈市立K小学校に入学し、54年3月に同校を卒業した。同校に照会したが、彼が在籍した事実はあるが、児童指導要録は見当たらないとの回答であった。彼によると、在学中の学業成績は悪くなく、野球をやり、学校の代表選手になり、非行はなかったという。次いで同市立K中学に入学し、57年3月に同校を卒業した、同校から送られて来た生徒指導要録によると、学業成績は中ないし中の下である。性行では、「明朗で茶目っ気があるが、深く交わる友はなく、やや協調性に欠け、軽薄である」と評価されている。彼によると、中学時代、卓球、野球、相撲をやり、スポーツ万能で、非行はなかったという。

中学卒業後、上京して中央区築地の魚河岸のI商店に勤めたが、出前ばかりさせられ、料理人になる希望が達せられないので、半年ぐらいでそこを辞め、品川区のS製作所に移り、そこに7年ぐらいいた。そこは小松製作所の下請けであった。25歳ごろに川越市のA機機に引き抜かれたが、間もなくオートバイの後部に乗っていて飛び降り、膝を打撲して、3ヵ月ほど治療にかかった。その後同市のT精機の社長と共同でSA精工を経営したり、あちこちの会社にアルバイトに

行き、**77年に同市にＯ精機という自分の会社を設立し、**主として日本金属の下請けで、機械の整備、部品や機械の製作の仕事をし、借金はあったが、真面目に働いて本件犯行に至った。

　彼は鑑定時現在（以下現在と略す）の妻つね子と知り合い、70年ごろ結婚し、71年5月に入籍した。つね子は埼玉県出身で、彼より6歳年下である。夫婦仲は円満で、彼は妻に暴力を振るったことはほとんどない。妻との間に2女があり、長女は73年7月生まれで、現在小学校3年生であり、次女は79年3月生まれで、現在3歳である。

　彼には前科1犯があり、81年6月に川越簡裁で業務上過失傷害のため罰金2万5千円に処せられている。彼によると、彼がオートバイを運転中、小学生が飛び出して来て、衝突したという。

　飲酒は20歳ごろから嗜（たしな）み、会合などではかなり飲むが、普段は晩酌にビール大瓶1本、あるいはそれに清酒1合以下を追加する程度で、酒癖は悪くない。

　性生活は、17〜18歳ごろに友人に誘われて商売女と接したことがあり、たまにソープランドに行く程度である。性欲はそう強くなく、夫婦関係は月1回程度であり、本件犯行前は不眠のためやや多くなったという。性欲倒錯はない。

　身体的既往歴では、出生時、幼時のことは不明である。小学校2年のときに右大腿骨骨折があるが、他の児童が彼の上に落ちて来たためである。79年8月にライトバンを運転していて、橋の欄干に衝突したトラックが彼の車に当たり、彼は意識不明となり、搬送された秩父病院で気がつき、8〜9日で退院した。その後ときどき天候の悪いときに頭頂部から後頭部にかけて痛みがある。接骨医にかかったり、都内板橋区の工藤病院にかかっている。

　さて、**精神異常の発病とその後の経過**について彼から聴取したところは、およそ次のとおりである。昨年、81年7月ごろから、自宅の近くに関越自動車道があるが、**彼がその道路で自動車を運転していると後ろの車が自分の車を追いかけてくるように思うようになった**。そのようなことが年中で、後ろの車には複数の人が乗っている。82年3月ごろから外に出るのが嫌になり家に引きこもるようになった。5月初めごろ、会社の決算があるので決算前に会計事務所に行った。そこで「赤字だから逃げろ」とか「事故の示談を早くしろ」と言われた。そのころ、**周りの人が自分の陰口を言い、彼を除け者にしている、あるいは彼の会社が倒産するという噂が流れているように思った**。いつも行く銀行に行くと、大きな声で彼を呼ぶようである。親会社の日本金属の人も彼の会社が倒産すると言う。その他、夜、彼の家のチャイムを鳴らすので、出て見ると、パーッと車が逃げる。**電**

話がチーンガチャと鳴る。盗聴電話かと思う。警察の喋っている声がテレビのスピーカーに入る。テレビに何か仕掛けてあるかと思い電源を切ったり、テレビを壊したこともある。彼の自宅も工場も監視されているようである。妻もどうしてこう意地悪するのか、彼に反抗しているように思い、皆とグルになっているように思った。また、妻は急に社交的になり、彼をバカにし、彼に出て行けと言うようになった。仕事しているときでも工場の前で車がぐるぐる回ったり、何か監視しているようで、気になって仕事ができず、不良品を作ってしまう。家の周りに練馬ナンバー、足立ナンバー、多摩ナンバーなどの東京ナンバーの車が来る。妻は長女とめくばせする。次女は彼の方をじっとみる。また、ずっと不眠が続いたという。

以上から、81年7月（40歳）ごろから精神異常が発現し、最初は車で追跡されるという追跡妄想が生じ、その後、多彩な被害関係妄想が出現し、とくに盗聴器を仕掛けられているとか、自分の噂をされているとか、監視されているとか思う。後には、妻子までも態度が変わり、妻が周囲の者とグルになっていると思うようになった。彼の場合、前景にあるのは妄想であり、幻聴はない。また、上記しなかったが、妄想はかなり確信的で、現在においても病識がほとんど欠如している。

妻の陳述では、彼は仕事に真面目で、他人からよく働くと言われ、人には親切で、子煩悩であり、夫婦生活も週1～2回あり、収入もそこそこあり、彼が健康な限り、生活は充分にやって行けた。昨年（81年）は気がつかなかったが、本年5～6月ごろから眠れなくなり、3～4時間しか眠れず、誰かが来るとか、尾行されているとか、盗聴器が仕掛けられているとか、関越自動車道で見張られているとか言い、仕事ができなくていらいらし、そのために妻に当たるようになり、食事の量も減ったという。

精神異常になってから数ヵ所の医療機関で診察を受けている。山口病院（川越市）だけ精神科であり、他の工藤病院（板橋区）、埼玉医科大学脳神経外科、星野温泉医局（長野県中軽井沢）は精神科ではないので省略する。

山口病院には82年4月28日が初診で、それを含めて3回と、本件犯行後の同年7月28日に受診している。同院では、彼は仕事ができない、根気がない。億劫である、誰かが自分の仕事の邪魔をする、盗聴器が仕掛けられた、尾行されているなどと訴え、**医師はうつ病の疑いと診断し**、抗うつ薬、抗不安薬、抗精神病薬を投与した。本件犯行後の前記の日、警察官に付き添われて受診し、種々の病的体験の他に、同年4月以降、妻の素振りが変わり、誰かに入れ知恵されたのか、簡

単に別れるとか、出て行くと言うようになったと述べた。医師は妄想気分、妄想着想、妄想知覚、被追跡感、被注察感を認め、**統合失調症の疑いと診断し**、抗精神病薬を投与した。

■鑑定時の所見

身体的には、身長159.6cm、体重66.0kgで、混合型体型である。訴えは天候の悪いときの頭頂部から後頭部にかけての痛みと、眼がちかちかするということである。これは前記の交通事故の後遺症であろう。内科的・神経学的に異常はない。脳波も正常である。

精神的には、面接時、表情、姿態に異常なく、質問には素直に答え、思路の乱れはなく、接触は普通で、一見精神病のようには見えない。しかし、前記のように、昨年7月ごろから多彩な妄想体験があり、それに伴い自閉的になり、不眠、食欲不振、作業能率の低下などが認められる。このことは、彼の陳述だけではなく、妻の陳述、山口病院の診療録からも裏付けられる。本件犯行後、勾留は継続しているが、犯行後1週間ぐらいで不眠はなくなり、妄想体験が著しく消退した。しかし、彼の陳述によると、82年8月に東京拘置所に移監されたが、看守が隣に来て話をすると自分のことを言われているように思うと述べ、まだ軽度ながら妄想が残っている。また、前記のように妄想に対する病識がほとんど欠如している。種々の心理テストを施行したが、脳研式標準知能検査では100点満点で69点、新田中B式知能検査ではIQは105であり、知能は正常である。従来の性格は、妻や長兄の意見では、温和、真面目、仕事熱心であるといい、従来の生活史からしても、業務上過失傷害が1回あるだけであり、心理テストからは神経症的傾向や情動不安定が認められる。総合的に見て、性格面にはとくに偏りはない。

以上から、**遺伝負因**（父の統合失調症）、発病が特別な心的契機なく40歳ごろに起こったこと（この年代での発病はあり得る）、追跡、被害関係妄想が前景にあり、**病識がほとんど欠如し、経過は慢性化の傾向を有し、原因としてアルコール、覚せい剤、器質脳疾患等が除外されるので、妄想型統合失調症に罹患していることは確かである。**

■本件犯行当時の精神状態

前記の犯罪事実にあるように本件犯行は82年7月28日午前8時15分ごろ、彼が自宅で妻つね子の頭部をハンマーで殴打して重傷を負わせたものである。当時の事情について彼から聴取したところ、彼はおよそ次のように述べた。

「本件犯行の前日、すなわち7月27日午後8時ごろ工場から帰宅し、夕食時にビール大瓶1本と清酒コップに7分目ぐらい飲んだ。そのとき妻は気分が良く、

翌日は髪結いに行きたいと言っていて、入浴した。私は飲みながら何となくテレビを観ていた。9時過ぎに妻は風呂から上がった。**おやと思った。いつもならば9時過ぎになれば寝巻きを着るのに、そのときは他所行きの洋服を着ている**。どこかに行くのかと思った。私に褒めてもらいたくて着たのかと思った。私は食事を終え、風呂に入り、40分ぐらいで風呂から上がった。妻はテレビを観ていた。私は『寝るか』と言って、布団に入ってうつらうつらしていた。妻が寝たのは午後11時ごろかと思う。同じ8畳間に寝ていた。しばらくして私は妻のところに行き、『愛してるわ』と言い、妻の身体に触った。妻は嫌がったが、妻の乳房を触った。妻は『あなたなんか嫌いだ』と言った。すぐ前まで、翌日はパーマに行くと言って機嫌が良かったのに、セックスのことになると急に変わったので、私が風呂に入っている間に何かあったのかと思った。『あなたなんか嫌いだ』などと今まで言ったことがない。性交を拒絶したことはない。性交するといつも気分を出す。しかし、その夜は性交を拒否した。そして私は座ってボーッとした」。

「妻にどういう訳か訊いた。妻は『**馬鹿、きちがい、出て行け**』と言った。私は離婚しようと言った。妻は離婚しない、私のほうが出て行けと言った。私も1人でブツブツ言っていた。妻が11時ごろにテレビを観終わって、テレビのコードはコンセントから抜いてあった（注：盗聴を恐れてそうしていた）。**妻は起き出して玄関、台所の電灯を点けたり消したりしている。私は妻が外と連絡していると思った。私は長女の部屋（4.5畳）に行って外を見たら自動車が周りをぐるぐる回っている。妻が電灯で何か合図したと思う**。それから妻は長女の部屋に布団を敷いて寝た。私は8畳間にいたが、眠れず、考えていた。妻がなぜ『きちがい、出て行け』と言ったのかを考えていた。（28日の）午前4時か4時半ごろ電話がジーンと鳴った。何かの合図と思った。テレビのコードをコンセントに入れろという合図かなと思った」。

「5時半ごろ起き出し、居間のソファーのところに行き、前日の新聞を見たりした。妻は6時ごろに起きて飯の支度をした。私が食事を始めたのは6時15分ごろであった。妻と子ども2人はラジオ体操の会に出るので6時30分ごろ家を出て行った。私は食事を終えた。妻たちは6時50分ごろに帰った。それから妻たちは食事を始めた。私は妻に工場のほうの手伝いをしてくれと言った。妻は『私は知らないね』と言った。**妻は工場のこととなるとやってくれない。誰かがそういうことを指示しているのかと思った**。それで喧嘩になった。私は今日は工場に行かず、子どもたちを西武園に連れて行き、気晴らしをしようと思った。妻は長女を連れて行くのは駄目だと言った。そこで妻は『**きちがい、出て行け**』と言った。

頭がかっとなり、ハンマーの柄が見えたので、それを取って妻の頭を打った。ハンマーはだいぶ前から工場から持って来て、家で杭を打つのに使ったことがある。2～3回妻の頭を叩き、血を見てはっと思った。妻は長女を連れて出て行った。私はハンマーを持って茫然と座っていた。10分か15分して、妻を医者のところに連れて行こうと思い、隣のO家に行った。子どもが私の姿を見て、中から鍵をかけた。そのうちに救急車が来た。私も一緒に乗ろうとして止められた。自宅に戻り、血をふいていると、警察が来て逮捕された」。

妻によると、彼が長女を西武園に連れて行くのに妻が反対したのは、当日、小学校で水泳教室があり、長女がそれに出席する予定であったからである。また、本件犯行の直前に「気違い、出て行け」などと言ったことはない。もっとも、前夜にはそういうことを言ったことがあるという。

以上から、**本件犯行には、妻の性関係や仕事の手伝いの拒否、侮蔑的言辞などの了解可能な契機があるが、妻に対する被害妄想が犯行を動機づけていると考えられる**。なお、犯行直前にも妻が前夜と同様な侮辱的発言をしたかどうかは疑問であるが、妻が証言するようにそのような発言がなかったとすると、彼の錯覚ないし幻覚であろう。また、犯行後、はっと気がつくという覚醒体験があり、情動性もうろう状態にもあったと考えられる。

■鑑定結論

鑑定の結論では、統合失調症者の妄想にもとづく犯行であり、責任無能力が妥当であるとされた。

浦和地検川越支部は、82年10月20日に、私の鑑定にもとづき、不起訴処分の裁定を行った。私は検察官に入院すべき精神科病院を紹介したので、おそらくそこに入院になったものと思われる。

3．統合失調症者の幻覚・妄想による近隣者殺し

統合失調症者の犯罪には殺人、放火などの重大犯罪が多く、また家族、親族、隣人などの身近な人たちが犯行の標的になることが多い。**私が定年退官後間もなく鑑定した事例で、統合失調症者が近隣者2人を殺害し、その動機は被害的な幻覚・妄想にもとづき、しかもその病像はまさに定型的であり、多少とも有益な事例だと思われるので、ここに紹介したい**。なお、石井利文氏を鑑定助手に依嘱し、同氏に非常にお世話になった。

私は1989年3月に広島高裁岡山支部より殺人被告人M.A.の精神鑑定を命じら

れた。私が鑑定を命じられたのは控訴審においてであり、被告人は１審の岡山地裁においてすでに86年12月24日に懲役18年を言い渡された。また、控訴審では岡山大学講師Ｏ氏の精神鑑定が行われ、同氏は、本件犯行当時、被告人は統合失調症の幻覚妄想状態にあって、心神喪失の状態にあったとしている（鑑定書の提出は88年７月７日）。したがって、私の鑑定は再鑑定である。被告人Ｍ.Ａ.は犯行当時36歳の男性である。起訴状によると、犯罪事実はおよそ次のとおりである。（以下の記述ではＭ.Ａ.を彼と称することにする）。

■犯罪事実

彼は81年12月30日から岡山県倉敷市に所在するＭ.Ｉ.所有の借家に居住していたが、入居当時より隣家に住む大家のＭ.Ｉ.の家族と折り合いが悪く、退去を求められていたことから、同人等に対して次第に強い恨みを抱くようになっていた。85年８月11日午前３時35分ごろ、同市内のＭ.Ｉ.居宅前において、同人等に嫌がらせをする目的で、同居宅南東部に取り付けてあったアルミサッシの戸袋を手拳で叩き付けたため、その音を聞き付け、彼の住宅玄関先の空き地に出てきたＭ.Ｉ.（当時71歳）および同人の長男Ｍa.Ｉ.（当時36歳）から「今の音は何なら、お前がやったんじゃろう。出て行け」等と叱責されて激昂し、平素の恨みからとっさに両名を殺害してその憂さを晴らそうと思い、同日午前３時50分ごろ同所において

① 左手でＭ.Ｉ.の左肩を押さえつけながら、右手に持った刃体の長さ18.2cmの文化包丁で、同人の腹部、胸部を合計５回、力まかせに突き刺し、そのため同時刻ごろ同所において同人を心臓刺創等による失血により死亡させて殺害し、

② 引き続き、左手でＭa.Ｉ.の頭部を押さえつけながら、右手に持っていた上記の文化包丁で同人の左頸部に力まかせに１回切り付け、そのために同時刻ごろ同所において同人を左総頸動脈切断による失血により死亡させて殺害した。

私が鑑定した当時は、彼は支離滅裂な思考のため陳述能力を失っていた。彼の唯一の同胞である兄Ｋも、家系や家族について充分な知識を持っていないため、彼の家系、生い立ち等について不十分な情報しか得られなかった。ここでは知り得た事実を簡潔に述べたい。

■家族歴

彼の父は鳥取県東伯郡に17年に生まれ、44年に彼の母と結婚し、彼の兄Ｋと彼をもうけた。同人の職業歴は不詳であるが、Ｋによると大阪方面で鉄工所工員、

会社事務員等をしていたという。同人は56年2月に彼の母と離婚し（離婚理由は彼の母が結核に罹患して療養の必要が生じたためであるという）、その後の60年11月に再婚し、妻の姓Hを名乗り、戸籍では鑑定時、神戸市垂水区に住んでいることになっている。母は離婚後、鳥取県倉吉市の実家に戻り、80年2月に乳ガンのために54歳で死亡した。兄Kは北九州大学を卒業し、種々の職業に就いたが、本件犯行当時は大阪市東成区で鉄工所に勤務し、未婚である。

■本人歴

彼ら兄弟は、父母離婚後、父に養育されたが、60年に親権が母に移り、倉吉市の母のもとに移った。さて、彼は49年1月に和歌山県伊都郡に生まれた。前記のように両親は56年2月に離婚したが、彼は当時7歳で、寝屋川市のN小学校の1年生であった。その後父のもとで堺市のE小学校に通学していたが、60年3月に母のもとに移り、倉吉市内のM小学校に転校し、61年3月に同校を卒業した。小学校では学業成績は中の下で、学習意欲に乏しく、基礎学力がなく、性行では自主性、責任感、協調性に乏しく、無口で、孤立し、学友がなかった。同年4月に倉吉市内のN中学に入学し、64年3月に同校を卒業した。中学では学業成績は中の下で、性行では孤立し、明朗性に乏しく、積極性がなく、物事にルーズで、無頓着であり、一方では小心であった。同年4月に倉吉K高校機械科に入学し、67年3月に同校を卒業した。高校では、学業成績は中の下であり、性行では基本的な生活習慣、自主性、根気強さに劣っていた。なお、彼の母は80年2月に死亡したが、兄Kが彼に連絡が取れず、彼は葬儀に出席しなかった。

高校卒業後の67年4月に陸上自衛隊に入隊し、69年11月に依願除隊した。自衛隊では有線通信手として勤務したが、性格が自衛隊に向かないと判断されて除隊したらしい。その後は岡山県倉敷市の川崎製鉄M製鉄所のクレーン運転手として半年ぐらい勤め、その後上京し、東京都内、川崎市等で日雇い作業員、町工場の工員などをし、職場を転々と替え、同一職場に1週間から3ヵ月ぐらいしか定着しなかった。転職の理由は、生来の飽きやすさと、自らの体臭を気にするためであったという。そして、80年6月ごろに倉敷市の人夫出しの会社に勤めて1ヵ月ほど土木作業員をし、その後2年ぐらいは特定の会社に属さずに日雇い作業に従事し、82年夏ごろからU工業に勤めて建築工事等に従事していて、本件犯行に至った。彼は未婚を通している。

身体的既往歴では特記すべき疾病に罹患したことはないらしい。ただ、鑑定時の身体検診で分かったが、**両側の腋窩部に16cm余りの手術痕があり、明らかに腋臭の手術（アポクリン腺の除去）**の痕である。兄Kによると、手術の行われた時

期はおそらく78〜79年（彼の29〜30歳ごろ）ではないかという。腋臭については後述する。

　趣味では、テレビでプロレス、時代劇を観るぐらいである。嗜好では、いつごろからか分からないが、毎晩焼酎を5合ぐらい飲み、喫煙はしない。

　私は彼を東京拘置所に移監させ、89年5〜6月の間、同所および東京医科歯科大学において面接調査（6回）等を行った。鑑定時、彼は、身長が174.6cm、体重は102.0kgで、巨漢である。身体的には、前記のように両側の腋窩部に腋臭の手術痕がある以外には、特記すべき異常はない。

　精神的には以下のように、明らかに病的である。すなわち、彼はいつも汚れたスポーツウェアを着、顎鬚は剃らず、いわゆる「髭ぼうぼう」の状態である。巨漢のため、最初は怖い印象であったが、温和で、粗暴な様子を示したことはない。表情は硬いが、眉しかめなどの奇妙な表出はない。質問に対して答えるが、言語は滅裂で（思考滅裂）、声は低く、聞きとれないときがあり、話の内容は荒唐無稽で了解できないことがあり、ときには常同的であり、音韻連合も見られる。彼は自分は帝釈天であると言ったりするが、確固とした誇大妄想にまで至っていない。また、病気の原因を栄養の偏りで一元的に解釈したり、男女別学論を主張したりするが、その根拠はあいまいである。幻聴、テレパシー体験もある。「狂もうりょうたい」といった言語新作も見られた。過去の自らの経歴や、本件犯行についても、支離滅裂のため、あるいは否認的・防衛的態度のために正確なことは訊き出せない。なお、石井利文氏によって数種の心理テストが施行されたが、彼は拒否したり、でたらめな答えをしたりして、テストは無効であった。

　参考のため第1回の問診の一部を挙げよう。
　（前に岡山大学の先生が鑑定されましたね）……あれは無効です。
　（あなたはいつ生まれましたか）……昭和20年1月30日か31日。
　（戸籍では昭和24年になっているが）……はい。昭和24年。
　（戸籍では1月30日になっているが、1月31日に近いところか）……31日です。祖父が30日がいいだろうと言って、30日に決めた。
　（いつごろ父母が別れたか）……36年前、37年前。
　（昭和何年か）……昭和32年。（注：両親の離婚届出は昭和31年）。
　（あなたはそのとき7歳か8歳か）……たしか11歳ごろである。（注：両親が離婚したのは彼の7歳のときであり、11歳のときは彼が母に引き取られたときである）。
　（母の名は）……M.A.（正）

（母に引き取られてA姓になったね）……それはしょうが違う。
（あなたはM.A.でしょう）……いや違います。
（あなたは）……帝釈天です。
（M.A.は）……姓名です。
（兄さんはあなたといくつ年が違うか）……２歳年上。（注：事実は３歳年上）。
（昭和22年生まれ）……22年７、８、９、12、３、４、３月ちょっとか、３月10日、19日。（注：兄の生年月日は昭和21年11月３日）。
（兄さんは裁判で証人に出ているね）……病人でした。医師の誤診で皮膚結核と診断され、血液を２度採り、それから弱ってきて、副作用があり、栄養の偏りがあった。早くそれを言ってやればよかった。（以下略）（注：兄の皮膚病は尋常性乾癬であり、皮膚結核の尋常性狼瘡と誤診されたことがあるかもしれない）。
（皮膚に病気ある？）……はたけである。はたけのようなものである。（注：はたけは皮膚にできる白癬菌の病気である）。
（皮膚結核と誤診した医者はどこの医者？）……それは三流医者でしょう。
（誰に聞いた）……私の眉間のところの感じで分かった。（注：テレパシー？）
（兄さんを見て）……いや、いなくても分かる。
（今でも分かる？）……そういうのでなくて、一種の、何か精神的なものと思う。（注：一種のテレパシー体験があるらしい）。
（お母さんは生きているか）……もう死なれました。あのとき、私がおれば助けられたが、残念ながら、私はおられなかった。
（どういう病気で亡くなった？）……たしか骨髄ガンと言われました。骨の芯のところにあるガン。（注：母は乳ガンで死亡した）。
（白血病？）……いや、ガンは食事で治すことができる。栄養の偏りでガンができる。ガンを治すのは簡単、食事で治す。（注：彼は万病一元論者であり、栄養欠陥が万病の元であるとする）。
（母はいつ亡くなったのか）……19年、いや20年、30年、12年、14年、16年、16年前。（注：母は昭和55年２月、９年前に死亡した）。
（声は聞こえることは？）……あった。
（どんなことを言う）……時間が終わって、もう少しで終わりかなと言う。（注：これは彼の考えが声になる考想化声のようである）。
（誰が言うのか）……知っている人の声。
（いつごろから聞こえるか）……いつごろか。

（22〜23歳ごろか）……私の過去をたどって見ると、大分昔から。
（耳に聞こえるか）……耳でない。聞くのでなくて、ここ（頭頂部）に聞こえる。感じるとか、思うとか。（注：耳以外に聞こえると、それは域外幻覚である。声なのか、考えなのか、感じなのか分からないというのは統合失調症に稀ではない）。

このような状態で現在、統合失調症が発病していることは確かであり、しかも病的過程がかなり進行した状態にあり、意志疎通は不可能である。ここで発病とその後の経過について記録、参考人の陳述から追跡した結果を挙げよう。

病前性格は、兄Kによると、彼は少時より孤独で、友人が少なく、無口、口下手、非社交的、内向的、小心であり、いわゆる分裂気質である。

本件犯行前の彼の状態は次のとおりである。

彼は81年12月に倉敷市の2軒長屋の西側の1軒に入居した。その長屋の大家が本件犯行の被害者の1人であるM.I.である。そして借家に関する事務はM.I.の妻S子が取り仕切っていた。その長屋の東側の1軒にはN.H.とその妻E子、それに2人の幼児が住んでいた。（長男は79年3月生まれで、長女は81年5月生まれである）。この借家に彼は本件犯行時まで3年8ヵ月住んでいたが、**彼の生活態度はかなり奇異であった**。まず、彼は玄関は開けていることが多かったが、窓は全部閉め切り、雨戸も閉め切り、窓の内側には茣蓙を立てかけていた。彼は音に敏感で、外界の音を聞くのを防ぐためらしい。あるいは他人から覗かれるのを嫌うようであった。ともかく、暑い夏でも窓を閉じている。S子が窓を開けて新鮮な空気を入れたらどうかと彼に注意したが、無駄であった。

次に2軒長屋の隣のN.H.家とのトラブルである。彼が引っ越してきた当初は、N.H.家の長女はまだ乳児であり、夜泣きすることがあった。彼はこの隣家の騒音を気にし、テレビを非常に高い音にして聴く。そのため、N.H.は大家を通じて彼に注意してもらったことが何回かあった。注意されたときは音を低くするが、しばらくすると元通りになる。また、彼が自宅の玄関に鉈を置いているので、N.H.が大家に通告し、S子が彼から鉈を預かったことがある。彼の検事調書によると、彼が玄関に鉈を置いたのは、大家の家族に対するうっ憤晴らしのためであったという。N.H.は自分の子が鉈で危害を加えられないかと心配したらしい。彼はN.H.の子が自宅の前で遊ぶのを嫌い、「自分は子どもが嫌いだ」と言っていた。N.H.の弟夫婦がN.H.家を訪れ、車を彼の家の前に停めたところ、彼は車を移動しろと言った。85年2月ごろ、彼が焼酎を持ってN.H.家を訪れ、一緒に飲もうと言い、躊躇するN.H.の頭髪を引っ張ったことがある。このように彼

とN.H.家のあいだにトラブルがあったが、**彼はN.H.家に被害妄想を抱いてはいなかったらしい。**

　彼は家の中で「ウォー」「コラ！」「オイ！」などと大声を上げていた。これはN.H.家に対する罵言でもあったが、独語でもある。また、後記のように、大家のM.I.家の新宅がすぐそばに完成したが、彼は新宅の方に向かって「くそばばあ」「ばか息子」「どら息子」などと怒鳴っていた。くそばばあはS子のことであり、ばか息子、どら息子は本件犯行の被害者の1人であるMa.I.のことである。

　特に重要なのは、彼と大家一家の関係である。彼が借りた2軒長屋の西隣には大家のM.I.家の住宅があり、84年11月に彼の自宅の南側にM.I.家の新宅が完成した。M.I.家には主人M.I.、その妻S子、長男Ma.I.の3人が住んでいたが、新宅ができてからはS子だけが新宅で寝泊まりしていた。M.I.は農業を営み、S子は保険の外交員をしていた。長男Ma.I.は勤め人をしていたが、本件犯行当時は体調を崩して、退職して静養していた。前記のように、借家の管理はもっぱらS子の仕事であり、S子と彼のあいだには接触があったが、M.I.やMa.I.と彼のあいだには接触はほとんどなかった。

　彼の警察調書（85.8.16）によると、彼がM.I.の2軒長屋に移った数日後ぐらいから大家一家の嫌がらせが始まった。彼が便所に入っていると、S子がその前の通路を通りながら、彼が家の中にいることを知りつつ、「早く出て行け」と言った。その後、S子は彼の住居の庭先や西側の通路を通るときに、「早よう出て行け」「まだ仕事へ行かんのか」「ここは臭い」「まだ風呂へ入っとんか」と、ほとんど毎日のように言った。M.I.も85年初めごろから、「オーイ、オーイ」「臭いのう」と通りがかりに言うようになった。Ma.I.も新宅が完成する少し前（84年秋）から、「まだいるんか」「臭いなあ」「早よう出て行け」などと通りがかりに言うようになった。彼はこのような大家一家の態度に憤慨し、夜、家の中で「くそばばあ」「何ぬかしとんや」などと怒鳴るようになった。また、前記のように、82年夏ごろに彼は自宅の玄関に鉈を立てかけ、S子に取り上げられた。さらに、S子は彼が自宅の軒下に置いてあった電気炬燵を見て、「この炬燵は要らんのか……」と言ったり、玄関の板場を手で撫でて埃を調べたり、彼の留守中に家の中に入ったのか、玄関のスリッパがきちんと揃えられてあったり、開けてあった襖が閉められていたことがある。新宅が完成してから嫌がらせが増加したので、彼は85年になって、新宅のアルミ製の雨戸や戸袋に石を投げたり、それらを手拳で殴打したりし、**大家一家を半殺しにしようと思ったという。**また、彼は同じ警察調書で、彼が毎日風呂に入るのは、腋臭のせいで他人に臭いと言われないため

であり、大家一家が「臭い」と言うのは彼の腋臭のことを言っているのであると述べている。

　彼の警察調書（85.8.25）によると、85年3月上旬（S子によると3月10日）、彼が便所に入っていて、前を通りかかったS子に向かって「くそばばあ」と言ったが、S子が「まだおるんか」と言ったからだという。

　彼の1審の第5回公判調書によると、**腋臭を気にし出したのは、23歳ごろ（72年ごろ）**であるという。その後十数年、他人からいろいろ言われ、85年7月ごろ倉敷市内を歩いているとき、見知らぬ人から「よく生きているな」と言われた。その他、自動車の季節工をしているとき、「よく食事に来るな」と言われたという。M.I.の借家に入った日（81年12月30日）の夕方、焼きそばを作っているとき、S子がM.I.に「よくあんな臭い人間を入れたな」と言っているのを聞いたという。

　以上から、**彼が23歳ごろから自らに腋臭があると信じ、皆が臭いと言っているという自己臭妄想や幻聴が出現しているようである。したがって、遅くともそのころに統合失調症が発病していると考えられる。**彼に腋臭があることは、幼少時から生活を共にし、成人後も彼に会ったことのある兄Kも感じたことはないという。ただし、兄は、彼が腋臭を苦にしていることを彼自身から聞いたことがあり、78～79年ごろ腋臭の手術をしたのも知っているという。隣人であるN.H.もS子も彼の腋臭を感じていない（N.H.の鑑定助手への陳述、S子の1審の公判調書や彼女の鑑定助手への陳述参照）。また、S子の1審の公判調書によると、彼女は彼の言うように、嫌がらせをしたり、悪口を言ったことはないという。

　確かに現実的にも、彼とM.I.一家のあいだに多少のトラブルがあった。前記のように、S子が隣人のN.H.の申し出で、彼にテレビの音を低くするように伝えたことが何回かあり、彼から玄関に立てかけてあった鉈を預かったことがあり、彼がN.H.の子をうるさがるので、彼に「人の少ない山の中に住んだほうがよい」と言ったことがあり、彼が窓を閉め切っているので、彼に「窓を開けて空気を通したほうがよい」と言ったことがある。しかし、S子は85年3月に彼から「くそばばあ」と面と向かって言われるまでは、彼に立ち退いてもらいたいとまでは思わなかったらしい。84年11月にM.I.家の新宅ができ、彼の家の日当たりが悪くなったことも事実で、それが関係あるかもしれないが、彼のM.I.家に対する被害妄想が増強し、前記のように彼はM.I.一家を半殺しにしようと思い、隣人のN.H.に、一家の者にいつか仕返ししてやると言ったことがある。そして、彼は嫌がらせのために新宅の雨戸や戸袋に投石や殴打を繰り返したり、新宅の前に停めていたMa.I.の車の後輪の泥除けを金槌で傷つけたりした。S子も前記のよう

に彼から「くそばばあ」と悪口されたり、新宅や車にいたずらされたので、彼の借家からの退去を希望するようになり、彼に借家を斡旋したＡ不動産を通じて、彼の兄Ｋに彼に退去してもらいたい旨を伝えてもらった。そして、兄からＳ子の希望が彼に伝えられた。それが85年8月3日夜である。このようにして、**本件犯行の直前には、彼とＭ.Ｉ.家、とくにＳ子とのあいだに険悪な事態が出現していた。その原因のほとんどは彼の幻覚、妄想に起因しているといってよい。**

以上から、彼の統合失調症は81年12月にＭ.Ｉ.の2軒長屋に引っ越したころ、すなわち彼の32歳時には、明らかに存在していた。それ以前のことは、彼から聴取できず、参考とすべき十分な資料もないが、彼が1審の公判で供述しているように、彼が23歳ごろから自らの〝腋臭〟を気にするようになり、それ以来、被害的幻聴にも悩まされ、そのために職場を転々と替え、不安定な仕事に甘んじ、本件犯行の前には月に半分ぐらいしか働かず、意欲の面でも減退していたと考えられる。もっとも、**職場では比較的真面目に働き、一応人格も保たれていたため、職場の人たちは彼の精神異常に気付かず、彼に種々の奇異な行動はあったが、隣人のＭ.Ｈ.もＳ子も彼の精神異常に気付かなかったようである。**このように彼が一面ではかなりの社会適応性を有していたことが、前記のように、1審で精神鑑定がなされず、有罪宣告がなされた原因でもある。本件犯行時から私の鑑定時まで4年近く経過し、その間に病状が著しく進行し、とくに思考障害（滅裂思考）が顕著になり、それに自己防衛反応が加わったようである。

ここで、彼が本件犯行で逮捕された以後で私の鑑定時までの精神状態の経過について述べよう。

彼は85年8月11日に犯行し、犯行直後に警察に自首し、同月31日に起訴され、同年9月2日に岡山刑務所拘置監に移され、以後拘置生活を続けた。岡山刑務所における行状は、同所長の87年6月18日の回答によると、およそ次のとおりである。

① 85年10月27日、隣の房の者がオーイ、オーイと大声で叫びかけるのでうるさいから隣の者を雑居に移してくれと言う。その後、突然、居房備え付けの鏡を手で叩き割り、「隣の房に行かせてくれ」「どうしてくれるんな」と言って興奮状態である。その後、居房の窓硝子数枚を割り、「誰が犬言いよんな」と言うので、保護房に収容される。保護房でも大声で訳の分からぬことを叫び続けた。

② 86年2月27日、「保安課2階左端の教育室超音波コントロール室内で、超音波教育班員3人が催眠状態になっている可能性があります。調べてくださ

い……」という事実無根のことを書いた文書を夜勤職員に差し出し、その後も同様な文書をもう1回差し出した。

③ 同年3月18日、K弁護士宛てに「超音波教育施設という収容者を洗脳教育する施設を全国の刑務所、拘置所に設置しています」という旨の手紙を出した。

④ 同年12月16日、倉吉市のA金物店（母の実家）宛てに、手紙を出されても彼と彼の兄のところに届いていないという、奇妙な手紙を出した。

⑤ 同月26日、倉吉市のA金物店宛てに、「面会のとき、上から集中思考洗脳を受けてどうしても考えることができなかった」という奇異な手紙を書いた。

⑥ この他、「官が電波を出して自分の頭をコントロールしている」といった奇異な発言をしたり、昼間、居房や運動場で独語している。専門医の診察のときにテレパシー、宇宙人などの発言があった。

また、1審の公判で、彼は超音波で記憶が抑制されると供述したが、供述は一応まとまっていた。それゆえ、弁護人が精神鑑定を請求したが、裁判所はそれを却下した。こうして、86年12月24日に1審の岡山地裁は犯行当時完全責任能力であるとして懲役18年を言い渡した。その後、控訴が提起された。2審の第1回公判（87.5.29）では、彼はまったく無言を通した。第2回公判（87.6.24）では、「私は他人である」「（1審）の裁判は無効である」「宇宙共和国の犯罪者グループが私の記憶を抜いて、まったく別の人間になった」「肉体はM.A.であるが、肉体以外は別の者だ」などと言った。私が、当日の彼の供述を録音したテープを聴いたところ、その供述はまったく支離滅裂で、独語のようである。そこで目立つのは「要するに」という言葉を繰り返し、常同症が存在する。前に触れたが、裁判所は87年12月7日に岡山大学講師O氏に精神鑑定を命じた。同氏の鑑定書を見ると、面接時の彼の陳述はまったく支離滅裂であり（私の鑑定時よりも滅裂度が高い）、彼は宇宙人が自分の中に入って、自分は元の自分ではないと言ったり、彼はあるときはM.A.であると言い、あるときは宇宙人であると言う。裁判所は88年10月24日に岡山刑務所長に病状照会したところ、その回答は「87年11月11日ごろは拘禁反応が認められたが、それ以降は特に症状はなく、薬の処方も特になく、落ち着いた病状と考えられる」というものであった。（注：岡山刑務所当局は一貫して彼の病状を拘禁反応と見なしていた）。第4回公判（89.1.18）において、私に精神鑑定を依頼することが決定した。

■本件犯行当時の精神状態

私は鑑定時にこの点について彼から事情を聴取したが、彼の滅裂思考と防衛的

態度のために、まったく徒労であった。しかし、幸いなことに、彼は犯行直後に警察に自首し、取調べに素直に応じ、当時は思考障害が目立たなかったので、警察、検察、１審公判の各調書を利用することが可能であった。こうして、およそ次のような事情が明らかになった。

彼の犯行直前の事情で注目されるのは、彼が就眠してうつらうつらしている85年８月11日午前０時前ごろに、「オーイ」と呼ぶMa.I.らしい男の声が、さらに10分後ぐらいに、その男の「こらあ」という声が、M.I.の新宅の方から聞こえたことである。当時、新宅にはＳ子だけがいた。おそらく、このような声は彼の幻聴ないし錯聴であろう。ともかく、このような声を聞き、それまでにすでにM.I.一家の者を半殺しにしようと思っていた彼は、憤怒の情をかき立てられ、眠れなくなり、同日午前３時30分ごろ自宅を出て、新宅に行き、その南東角のアルミ製の戸袋を手拳で強打した。

この音を聞き付けたM.I.とMa.I.が旧宅から出て来て、彼と対面し、M.I.は「今の音は何なら、おまえがやったんじゃろう」と、次いで同じM.I.が「早く出て行け」と言った。この言葉で大家一家に対する憎悪が一気に爆発し、２人を殺害しようと決意し、自宅から文化包丁を持ち出して、まずM.I.を、次いでMa.I.を殺害した。M.I.を殺害する前に「これまで散々嫌がらせをして……」と言っているが、M.I.はこれまで彼に嫌がらせした事実はなく、ここに彼の妄想が如実に示されている。

彼はM.I.の左肩を押さえながら、胸部と腹部を５回刺し、最後に左頸部を切ったと言う。剖検所見もそれにほぼ相応し、胸腹部の刺創が致命傷であり、頸部にも軽い傷がある。Ma.I.に対しては、胸部を３回ぐらい刺し、とどめを刺す意味で左頸動脈のあたりを切ったと言う。剖検所見では、左頸部の切創が致命傷になり、その他数ヵ所に切創がある。

彼がM.I.を刺したとき、「すごく柔らかいもんだな」と思ったと言うので、激昂していても刺すときの手応えを知っているので、案外冷静なところがある。

彼は２人を殺してから、「ああ、遂に２人とも殺してしまった」「自分は何のために生きとったのか」と思い、とにかく警察に出頭して罪の償いをしなければと思い、警察に自首した。警察に行く途中、畑の中に凶器を捨てた。

以上が犯行の大体の経過であるが、彼は当日、すなわち８月10日午後６時ごろから午後11時ごろまでの間に焼酎（25％）５合ぐらい、11日午前０時前に幻聴ないし錯聴で覚醒してから本件犯行までの間に同じく２合ぐらい飲んでいる。飲んだ量はかなり大量である。しかし、犯行当時の記憶は十分あり、著しい酩酊状態

にあったとは考えられない。

　以上から、彼が統合失調症に罹患し、幻覚、妄想にもとづいてM.I.一家に対して強い被害妄想を持っていたところ、本件犯行の少し前にMa.I.の声と思われた者の「オーイ」とか「こらあ」という声（幻聴ないし錯聴）が聞こえ、それによって積年の恨みが触発され、犯行直前のM.I.の「早く出て行け」の言葉が最後の一撃となり、本件犯行に至ったものと考えられる。したがって、**本件犯行は統合失調症の病的体験に著しく支配された犯行であるということができる。**

■ 鑑定主文
　こうして、鑑定主文は次のとおりである。
① 被告人M.A.は現在、統合失調症に自己防衛反応（拘禁反応）が加わった精神状態にある。
② 被告人は本件犯行当時、統合失調症の幻覚妄想状態にあり、責任無能力と判定されるべき状態にあったと考えられる。

　広島高裁岡山支部は私の見解を採用し、90年3月23日に、心神喪失を認定し、無罪を言い渡した。判決文には、「犯行の動機は、前記のとおり、被害者に対する強度の被害妄想に支配されたものであって、正常人の理解を超えた異質なものであり……」とか「犯行に示された被告人の感情鈍麻、機械的ともいえる反復攻撃はむしろ不気味なくらいであって、普段の性格との乖離が大きく、**精神分裂病（注：統合失調症のこと）による異質な人格に支配された犯行と考えなければ到底理解できないところであり……**」といった文言が見られる。

4．統合失調症者の犯罪──同僚殺人、同未遂──

　統合失調症者が強制的にわいせつ行為をされたという妄想から、同僚2名を襲い、殺人、同未遂を犯した事例を紹介したい。この鑑定では木戸又三氏に非常にお世話になった。私が東大精神科医局にいたころ、性的悪戯の病的体験は女性に多いと、内村祐之教授から教わったことがある。ここでは男性例である。

　私は1972年1月、静岡地裁より殺人、同未遂被告人Y.M.の精神鑑定を命じられた。彼（被告人Y.M.を指す。以下同じ）は本件犯行当時26歳である。登場人物は特定の場合を除き仮名とする。**犯罪事実**は起訴状によるとおよそ次のとおりである。

　彼はN鋼管清水造船所の工員であるが、同僚の高井幹雄（当33歳）とかねて仲が悪かったところ、71年2月ごろ同人と些細なことから喧嘩をしたことがあって

なおさら同人に恨みを抱くとともに、高井とその部下の穴海時雄（当22歳）らが、自己に対し、就寝中わいせつ行為に及んでいるものと思い込み、種々思い悩んだ挙句、むしろ同人らを殺害して、その禍根を絶ち、その恨みを晴らそうと決意し、同年5月11日午後0時40分ごろ、清水市三保（現在、静岡市清水区に属す）のN鋼管清水造船所第一ハウス内において、所携の刃渡り53.3cmの日本刀で高井幹雄の右側胸部を1回深く突き刺し、さらに穴海時雄の左肩部を2回切りつけ、よって高井をして同日午後1時18分、同市三保の土谷医院において内臓貫通刺創による出血により死亡させて殺害の目的を遂げ、穴海に対しては、全治約1ヵ月を要する左上腕および左肩甲部切創の傷害を負わせたにとどまり、殺害の目的を遂げなかった。

■家族歴

彼は44年11月に北海道江別市に生まれた。彼の父庄吉は鑑定時現在（以下、現在と略す）57歳である。小学校5年ごろから心臓、腎臓を患い、あちこちの病院を受診して、19歳まで働けなかった。高等小学を卒業し、その後兵役を経て、41年に結婚し、農業に従事し、10人の子を儲けた。**61年（46歳）のとき霊感を得、他人に予言や祈祷をするようになった。予言というのは、たとえば、道を歩いて**いるときなどに、周りの景色は眼に見えているのに、「心の目」に馬や人が見える。馬が見えたとすると、後で誰かが馬のことで相談に来るというわけである。また、他人に頼まれて霊感を聴く場合には、一種の気を失った状態（トランス状態）になり、そのときに見えたり聞こえたりするという。したがって、**彼には、予知体験を持ちヒステリー性解離状態になるようになったらしい。また、朝、寝床にぐずぐずしていると「起きろ」いう声が聞こえることがあるというので、幻聴もあるらしい。ここでは詳細は省略するが、同人には遅発性の妄想型統合失調症が出現していると認められる。**

彼は容貌、体格ともに父に酷似している。宗教的啓示を受けた教祖のなかにはときどき統合失調症者がいることは周知のとおりである（たとえば、戦後、横綱双葉山も帰依したという慈光尊）。父方祖母もお大師さまを信仰し、彼の父と同様に予言者的素質を持っていたという。

彼の母アサは現在56歳で、正直、明朗な性格である。**彼の父とは従兄妹同士の血族結婚である。**彼の同胞は10人で、彼は3番目、二男である。他の同胞に特記すべき異常者はいない。

以上から、**彼の父が妄想型統合失調症であり、彼には統合失調症の遺伝負因がある。**

■本人歴

　彼は、出産は普通で、幼少時とくに大きな病気に罹患していない。地元の小学校を卒業した。同校に照会したが、地元の洪水のために学籍簿が紛失したとの回答であった。父によると、学業成績は上位であったという。57年4月に地元の中学に入学し、60年3月に同校を卒業した。同校からの回答によると、成績証明書からは、学業成績は一般に上位で、音楽と英語は中位である。性行にも問題はなく、ただ感受性が強いという所見がある。

　中学卒業後2年間は実家の農業を手伝いながら、ときどき出稼ぎに出ていた。64年に海上自衛隊に合格したが、父の許可が得られず、入隊しなかった。67年3月（22歳）に北海道空知郡K村の用水路工事に土工として働きに出た。ここの飯場で初めて、夜寝ているときに自分の性器を悪戯されるという病的体験があり、それは現在まで持続している。彼は実際に性器の悪戯を体験するわけでなく、同宿の同僚たちが昼間彼を見て笑ったり、同僚の森井が猥談で夜眠っているときに他人の陰茎をいじって勃起させた話をしたので、自分が同様なことをされていると妄想したようである。この体験については後に詳記する。

　翌68年1月中旬、神奈川県足柄上郡の飯場に移り、御殿場の東名高速道路の建設の仕事に就いた。飯場に入る前日、2人の同僚と別の宿舎に泊まったが、翌朝、同僚の態度が変で、枕カバーにシミみたいなものが付いているのに気付いた。他の者の態度も変であったという。その後、飯場で共同生活を送っていたが、同年1月15日朝起きたら、股引（ももひき）の股のところが寝小便したように濡れていた。変だと思いながら股引を取り換えていたら、皆が「朝からストリップか」とからかった。その後も朝になると、同僚のTが彼の顔を見て笑う。それでここでも悪戯されているのではないかと思った。それで悪戯されないように、プレハブの残った材料を使って部屋に自分だけ寝るための囲いを作り、上からもそこに入れないようにした。囲いの中に寝るようになって悪戯されなかったという。

　東名高速道路の仕事を終えてから、69年1〜5月の間、北海道石狩郡の当別森林組合で働いたが、そのときは性的悪戯体験がなかった。69年6月からN鋼管清水造船所の足場組立工として働き、本件犯行に至った。その後の経過は後記する。

　身体的既往症では、68年7月ごろ東名高速道路の橋梁工事で、20mほど滑り落ち、1〜2日意識不明で、頭部には大きな傷はなかったが骨盤骨折をし、御殿場中央病院に4ヵ月ほど入院した。

　私は72年1月26日〜同年2月8日の間、藤沢市のF病院に鑑定留置して鑑定審査を行った。そのときの所見は次のとおりである。身体的には身長180.5cm、体

重71.0kgで、闘士型の体型である。内科的・神経学的に異常はない。脳波も正常である。

　精神的には、温和、従順、几帳面で、病院内で看護師などの手伝いをし、身の回りもきちんとしている。保護室に2週間の留置期間中いたが、一般病室に出るのを嫌い、孤独な傾向があった。面接時、表情はやや硬く、態度も動きが少なく、俯（うつむ）いていることが多かったが、とくに不自然な印象はなかった。談話は非常に迂遠であった。

　前に触れた、彼が67年3月から生活した、北海道空知郡K村の飯場で病的体験を初めて経験したときの事情について、彼から聴取したところを記載したい。

　当時5人の者がこの飯場で働いていた。彼のほかに鈴野、森井、千代田、北原の4名である。4月12日朝、起床した彼の顔を見て、北原がくすくす笑った。北原はその後もときどき思い出したように笑った。北原だけでなく、通って来るおばさんたちも昼食時に笑っている。何を笑っているのかはっきり答えてくれない。そんなとき、森井なども彼から離れて背中を向けてげらげら笑っている。炊事の手伝いに来ている北原の息子の嫁だけが「夜寝るときは気をつけなさいよ」と言ってくれた。そのときは気にしていなかったが、飯場に帰ってから、これは自分のことが噂になっているのを知らせてくれたのだと思った。自分が寝ているとき自分の性器に森井たちが悪戯するのだと思った。

　どうして性器に悪戯されるなどという突拍子もないことを考えたのかというと、森井は北洋の鮭（サケ）・鱒（マス）漁にも出ていたが、そのときの猥談をよくした。夜眠っている他人の陰茎をいじって勃起させて、煙草の空き箱をかぶせたとか、灰皿の灰をかけたという話をしていた。そんな話を聞いて、自分もそんなことをされているのではないかと考えた。そのころ杉山の部屋が空いていたので、その部屋に独りで寝ることにした。しかし、その後も皆の笑うのが続くので、仕返しの意味で、彼らの寝具に自分の大便を付けたりした。これが5月12日のことである。なお、その後、親方のとりなしで、同僚たちが集められ、彼はこれこれの理由でやったと言ってくれた。皆は俯いて、そんなことはしないと繰り返した。それで、完全にやっているなと思った。それからは江別市の実家に帰って、自宅で過ごしたという。

　その後、68年1月中旬から御殿場の東名高速道路の仕事をしていたときにも、飯場の同僚から性的悪戯をされるという妄想があったことは前記のとおりであり、彼の枕カバーにシミがついていたり、股引が濡れていたことがあり、それらを性的悪戯のせいだと考えている。同僚たちの悪戯を逃れるために、部屋の中に隔壁

を作ってその中に寝るようにしたことも前記した。また、同年7月ごろ落下事故で骨盤骨折をし、御殿場中央病院で入院治療を受けたことも前記のとおりである。

　彼の妄想は、他人が笑っているとか、枕カバーにシミがついているとか、股引が濡れていることなどを自己に関係づけ、森井の北洋漁業での話を取り入れて、自己が性的悪戯をされていると妄信したものである。性的悪戯そのものを幻覚として体験した事実はない。その他、幻聴、思考障害、自我障害などはなく、人格はかなりよく保たれている。このような了解困難な妄想の存在から妄想型統合失調症が存在することは確かである。

　鑑定時、数種の心理テストを施行したが、その結果の詳細は省略する。ただ、脳研式標準知能検査では100点満点で90点であり、知能は優秀である。

■本件犯行当時の精神状態

　彼の病的体験は本件犯行現場となった清水市のN鋼管清水造船所に勤務するようになっても持続し、それが動機づけをして本件犯行に至る。以下に、本件犯行に至る経緯について、1審判決文を参照しながら記述したい。

　彼は新聞広告を見て、69年6月1日から清水市三保のN鋼管清水造船所に足場組立工として就職し、同社の独身寮に入った。寮の舎監が御殿場出身で御殿場中央病院の内情にも詳しいと聞いて、前に東名高速道路工事の飯場で性的悪戯されたことを言いふらされると困ると思い、1週間で独身寮を退寮して、清水市K町の下宿に移った。そこでも掛けて寝ていた蒲布が畳まれてあったり、蒲布のシーツや丹前の襟に精液の乾いたようなシミがついているように感じ、誰かが彼の部屋に忍び込んで、性的悪戯をしているという疑念が募り、翌70年3月に清水市O町の下宿に移った。

　そのころから清水造船所では搭載係第二船台において主任の高井幹雄の下で足場組立工として働いていたが、高井は明朗な性格で、内気、無口な彼と性格が合わず、彼は高井からあまり好感をもたれていないと感じていた。同年4月ごろ双胴船のタンク内で作業中、マンホールを閉められ外に出られなくなったことがあり、これは高井の仕業と思い、高井と口論になった。

　O町の下宿に移ってからも、夜中に目を覚ますと、自動車のエンジンをふかして逃げて行くような音がしたり、部屋の壁から人が抜けて行くような感じがし、同年4月20日ごろ、彼は貴重品や貯金通帳を枕元に置いて寝ているのに、下宿に来たことのない同僚から「お前は沢山貯金あるだろう」などと冷やかされたり、バナナをくわえて陰茎をなめるような格好をされたりしたので、誰かが部屋に忍び込んでわいせつ行為をし、それを言いふらしているに違いないと思った。

同年5月、誰にも知られないように、偽名を使って、清水市上清水の下宿に移った。ここでも、それで寝ていた布団や丹前がベッドの下に畳んであったり、パンツが下にずらされていたり、布団のシーツや丹前の襟に精液の乾いたようなシミがついているので、**同様な性的悪戯が行われていると確信した**。

同年8月、本籍地への帰省の途中、上野駅で元N鋼管の工員から、高井が下請けの者や新入りの工員を抱き込み、同人らに仕事を休ませて彼の下宿を見張らせ、彼が眠ったところを見計らって部屋に忍びこませ、わいせつ行為をさせていると、遠回しに言われたが、それを裏付けるように高井が会社を休むと、必ずと言ってよいほど部下も休んでいる。また、かつて宴会で高井がバナナをなめてわいせつな表現をしたり、忘年会で酔ったふりをして彼に抱きついたりしたことを思い合わせて、**性的悪戯の張本人が高井であると思うようになった**。

同年8月、本籍地に帰り、札幌で護身用に**くり小刀を購入**し、同年9月に清水市で**木刀を買った**。そのころから街ですれ違う人やバスを昇降する人や近隣の店の人が彼を見て嗤(わら)うように思われ、会社では同僚が「あんたみたいな体の細い人は後家殺しだ」とか「不感症」とか言って彼をからかうようになったので、夜寝ると悪戯されるので、**夜遅くまでテレビを観たり、カフェインの入った薬を飲んだりした**。そのため朝寝してタクシーで出勤したり、休日にはホテルに泊まって睡眠時間をとったりした。同年9月末か10月初めに清水警察署に訴えて出たが相手にされなかった。**証拠がない以上警察に訴えても仕方ないから、自分で高井らに仕返しするよりほかはないと思った**。

このころから彼に対する性的悪戯の張本人は高井だと全く確信するようになった。同年10月初めごろ朝起きて便所に行くと陰毛にブラシの毛のようなものが1本付着していたり、布団のシーツの上に木の葉が1枚落ちていたが、それらも高井らが悪戯に来て落としたものであると思った。彼が起きているときではなく眠っているときに悪戯をすると思ったので、71年1月末に東京に行ったとき、登山用の寝袋を購入し、下宿では顔まで寝袋の中に入れて寝て見たところ、性的な悪戯はなくなったが、枕元に置いてあった金が布団の下や本の間に隠されてあるような悪戯が続いているように思った。

同年2月ごろ、彼がうっかり高井の湯呑みにお茶を注がなかったのを、高井から故意に意地悪でやったと言われ、従来のいきさつもあって彼は激昂し、**高井と激しい言い争いになり、取っ組み合いの喧嘩になりそうになったが、同僚が仲裁に入り、その場はどうにか収まった**。

そのころから会社に行くと、同僚が彼の顔を見てくすくす嗤うので、高井やそ

の部下の穴海時雄らが彼にわいせつ行為をしてはその写真を撮って配っているので、皆が知っているのだと思い、こんな恥ずかしい思いをするのなら会社を辞めてしまいたいと思ったが、そうすればなおさら同僚にバカにされると思い直し、同年3月半ばごろから高井、穴海らに仕返ししようと具体的な計画を立てるようになった。

最初は清水市の三保の松原に高井、穴海の2人を呼んで話をつけようと思ったが、証拠がないので彼が負けると思い、北海道で買った前記くり小刀で2人を刺して仕返しをしようと考え、小刀の鞘と柄に滑り止めの包帯を巻いて用意したが、くり小刀では小さすぎて反対にやられるかもしれないと思い、日本刀を手に入れたいと思った。同年4月26日ごろ京都に行って、3万円で白鞘の日本刀1振りを購入した。

その後、前記日本刀をコートの下に隠して会社に運び、仕事をしているときはそれをロッカーに隠し、仕返しの機会を狙っていた。他方、日本刀で棒切れを切ったり、ベニヤの扉に突き刺したりして、切れ味を試し、その他いろいろな事情を考慮した後、同年5月11日に決行することを決意した。

以上が犯行に至る長い経緯である。彼が高井らに性的悪戯をされるという被害妄想に苛まれ、それから逃れようとあらゆる試みをするが徒労であり、ますます奈落に落ちて行き、最後に高井らに復讐するしか方法がないという結論に導かれた。その経過には、他人が嗤う、枕カバーにシミがついているなどの外界の事象をすべて意味あるものとして自己に関係づけている。これは妄想知覚（Wahnwahrnehmung）という症状であり、統合失調症の第1級症状（K.シュナイダー）である。また、自分への性的悪戯が世間の中に噂として広がって行くという現象も統合失調症に特有で、自己の考えが周りに知られて行くという考想伝播（Gedankenausbreitung）に近似の症状である。このような症状によって、統合失調症者にとっては、自己の内密性（プライバシー）が剥奪されるのである。そうなると、患者はこの世間の中に生きる場を失い、窮地に立つことになる。

鑑定時に聴取したところでは、彼は性的悪戯を防ぐために、下宿の窓ガラスに紙を貼ったり、相手は彼の眠っているときに来るから、自分のいびきをテープレコーダーに録音して、それを再生して相手をおびき寄せようとしたり、防犯ベルを買ってきて、その紐のところを自分の寝巻きのズボンのチャックに結びつけ、ベルを耳元に置いて寝たりしたという。

本件犯行は前記の犯罪事実のとおりであるが、彼は当日午前11時ごろ、日本刀を風呂敷に包んでコートの下に隠して、タクシーを拾って会社に行った。従業員

の食堂兼休憩室の第一ハウスに行き、日本刀を自分のロッカーに隠し、作業をするつもりはなかったが、作業服と安全靴に替え、第一ハウスで待機して時間を過ごし、午後0時40分ごろ、高井が食事を終えて椅子に座って同僚が将棋をさしているのを観戦しており、穴海は少し後方で座って週刊誌を読んでいるときに、ロッカーから日本刀を持ち出し、高井の数歩手前で日本刀にかぶせたコートを取り、日本刀を一気に同人の右横腹に突き刺した。そして、すぐ日本刀を引き抜くなり、振り返って、穴海に対して、「お前もか」と言って、同人の左肩付近を目がけて2回切りつけた。こうして、高井を殺害したが、穴海に対しては殺人未遂であった。

鑑定時に彼から聴取したところでは、彼は高井らを殺すまでの気持ちはなく、傷つけることによって仕返しするつもりであった。また、穴海以外の連中にも仕返しするつもりであったが、穴海をやってからその気はなくなったという。犯行時、とくに意識障害はなかったらしいが、穴海に2回切りつけたことはよく覚えていないという。白昼、人目のあるところでの犯行であるため、すぐ駆けつけた警察官に逮捕され、その際抵抗しなかったという。

■鑑定結論

本件犯行当時の責任能力に関しては、彼は妄想型統合失調症に罹患し、しかもその病勢期にあり、犯行は性的被害妄想に直接支配されているので、責任無能力が認定されて然るべきであると考えられた。

静岡地裁は72年7月4日、私の意見に反して心神耗弱を認定して懲役5年（未決通算300日）を言い渡した。2審の東京高裁も72年10月26日に弁護側の控訴を棄却した。

5．ホームレスの統合失調症者の殺人、殺人未遂

私は1983年11月に大阪高裁より殺人、殺人未遂被告人Ｉ.Ｙ.の精神鑑定を命じられた。彼（被告人Ｉ.Ｙ.を指す。以下同じ）は犯行当時40歳である。起訴状によると犯罪事実はおよそ次のとおりである。

① 彼は81年7月22日午前10時30分ごろ、大阪市南区西櫓町（現在の中央区道頓堀）内路上において、立小便を付近の商店主Ａ（67歳）に厳しく叱責されたことに憤激して、いきなり所携の出刃庖丁（刃体の長さ16.8cm）で同人の頸部目がけて1回切りかかったが、同人に体をかわされたため同人の顔面等に切りつけて同人に対し全治約3週間を要する顔面切創等の傷害を負わせた

にとどまり、殺害の目的を遂げなかった。
② 前記Ａに前記包丁で切りかかろうとした際、同所に居合わせたＢ（48歳）がこれを制止しようとしたことに憤激し、前記犯行直後、同所においていきなり前記包丁で同人の頸部に数回切りつけ、その腹部を２回突き刺し、そのため同所において同人を上腹部刺創に伴う大動脈刺創に基づき急性失血死させて殺害した。

■家族歴

犯行については後述するとして、彼の家族歴、生活歴について簡単に紹介したい。

彼は40年８月に鳥取県米子市郊外に生まれた。父は農業兼精米業を営んでいたが、太平洋戦争に従軍し、31歳で死亡した。稀に見る好人物であったらしい。母は鑑定時71歳で健在で、明朗な性格である。同胞は４人で、彼は末っ子であり、姉２人は結婚して他家に嫁し、兄は家督を相続し、鉄工所に勤務し、温和な性格である。家系には精神異常者は見当たらない。

■本人歴

彼は地元の小・中学校を卒業したが、学業成績は不良であった。その後、地元で就業したがどの職場にも長続きせず、そのうちに家を出て滋賀県で建設業に就業し、さらに大阪市に移って鉄筋業に就職したが、それも長続きせず、後には阪神地区で日雇いなどをし、最後には大阪市内でのホームレスの生活に陥った。彼は初めのうちは家族に連絡したり、短期間実家に帰って地元に就職したこともあったが、そのうちにまったく音信不通になった。他方、彼は頻繁に犯罪を繰り返すようになった。逮捕歴は20回であり、初犯は60年８月の、ちょうど20歳になる直前の犯行で、窃盗である。その後、窃盗が圧倒的に多いが、暴行、傷害も少なくなく、これらの犯行は飲酒と関係し、酩酊して喧嘩したり、些細なきっかけで暴力を振るっている。犯行が微罪のために起訴猶予になったり、罰金刑ですんでいる場合が多いが、70年７月の窃盗では懲役10月を言い渡され、その前刑の窃盗の懲役10月執行猶予３年の執行猶予が取り消され、両刑で大阪拘置所において服役している。74年６月の恐喝では懲役１年２月を言い渡され、大阪刑務所で受刑している。76年６月の窃盗では懲役１年を言い渡され、京都刑務所で受刑している。77年11月の窃盗では、懲役１年６月を言い渡され、大阪刑務所で受刑している。

ところで、彼は後述のように、私の鑑定時に統合失調症に罹患していることが明らかになったが、過去の記録のなかに彼が精神科で診察を受けていることが分

かった。すなわち、77年7月25日に彼は大阪市天王寺区の大阪赤十字病院精神科でO医師の診察を受け、同氏は彼に幻聴があることを認め、統合失調症と診断し、他施設に入院するように勧告している。しかし、彼は他施設に行かなかったようである。彼がO医師の診察を受けたのは36歳のときであるが、統合失調症の発病の時期は明らかではなく、もっと以前に発病している可能性がある（鑑定時の問診の際、O医師の診察を受けた当時のことについて、彼は、「謝れ」「殺せ」「死ね」などという声が聞こえ、友人に勧められて受診した。自分では寝不足のせいだと思っていた、と述べた）。O医師の診察を受けた年の11月に窃盗で検挙され、有罪判決を受け、大阪刑務所で受刑したことは前記のとおりであるが、大阪刑務所受刑中の動静にも異常があり、職員に対する暴言、他の収容者に対する暴行などの反則があり、他の収容者からバカにされるという被害念慮があった。さらに本件犯行後大阪拘置所に拘置されたが、拘置中にも異常が認められ、「謝れ」「殺せ」などの幻聴や、「飯の中に何か入っているのではないか」という被毒妄想があり、同所の精神科医によってアルコール幻覚症と診断された。また、彼は着衣の洗濯をせず、入浴しても石鹸を使わず、不潔、無精であることも指摘されている。

　私は彼を84年1月17〜31日の間、都内のN病院に鑑定留置して鑑定審査を行った。彼は、身体、衣服の不潔のために体臭がひどく、面接時の質問には面倒くさそうで、過去の出来事の細かい事実などはよく覚えていないという。知能はもともとやや低く、精神遅滞境界線であると考えられる。彼は絶えず幻聴を訴え、「ギャーギャー言ってくる」といい、声の内容についてはよく分からないことが多いという。その他、「頭を押さえられたり、血を上らされたり、歯を痛くさせられたりする」という被影響体験、「リヤカーの上で寝ていると、蹴られたり、近くで立ち話されたりする」という被害妄想、「拘置所のなかで食物に異物を入れられる」という被毒妄想、「このような体験は誰かの陰謀で、電波、機械などで自分に操作しているせいである」という妄想構築がある。なお、この妄想構築は本件犯行後、大阪拘置所に拘置された後に出現したらしい。また、感情、意欲の鈍麻がある。

　私は鑑定審査時に、幻聴が本当に存在するかどうかを確認する実験を行った。同様な実験を2回施行したが、有力な証拠が得られた2回目の実験を紹介しよう。それは84年1月30日午後に施行された。私は部屋の中央の机に向って座り、机の上に押せばチンと鳴るベルを置き、彼に幻聴が起これば そのベルを鳴らすように指示した。彼には気分を楽にして、煙草を吸いながら窓から外を眺めさせた。結果は次のとおりである。

実験開始後58秒……「すてー（捨てろという意味らしい）」と聞こえたという。

5分……「また黙っている」という。

7分……「こんなときは何も聞こえない。何かしている。いつもは聞こえる」という。

7分25秒……「何かぶつぶつ言っている」という。

9分……「ぶつぶつ言っているのに、何で言わないんだ」という。不審そうである。

今度は窓から外を見ないで、部屋にあるミニチュアの玩具を見ている。

11分30秒……今度は机に向かって座って緊張している。「細かいことを言っているが、よく分からない」という。

12分で実験を中止する。

　声の内容が明らかにされたのは「すてー」という言葉を聞いたときだけである。そのほかは、何か聞こえているが、内容が明らかではない。実験場面では注意が集中して幻聴が起きにくいとされているが、**1度だけでも内容の明らかな声が聞こえたのは収穫であった**。そして、もし幻聴がないのに、あるように装うのであれば、次々と聞こえた「声」を指示するであろう。**私はこの実験から彼に幻聴があるのは確かであるという心証を得た**。

　以上から彼が統合失調症に罹患していることが明らかになった。ここでちょっと補足しておきたい。彼は長年、飲酒を続け、ホームレスをしながらも、アルコール飲料を拾って毎日のように飲酒し、手が震えたり、飲まないと眠れないなどの症状があるというので、アルコール嗜癖に陥っているようである。それゆえ、アルコール幻覚症の可能性もあるが、アルコール幻覚症は原則として6ヵ月程度しか続かず、勾留されて飲酒しないと消失するし、彼のような情意鈍麻が来ないので、それは否定される。

■本件犯行当時の精神状態

　彼は79年9月に大阪刑務所を出所し、最初所持金が1万円ほどあったので、大阪市西成区のあいりん地区でドヤ住まいをし、金がなくなってホームレスとしてバタ屋、乞食の生活をし、81年初めからミナミ（大阪市の南新地）に移り、同様な生活をしていた。81年7月の本件犯行の直前には、道頓堀の繁華街の、浪花座という映画館のアルミ枠看板の後ろの空き場所に段ボール紙を敷いて、その上に寝るという生活をしていた。所持品としては買い物袋、弁当箱、椀、ドライバー、スパナ、タオル、それに本件犯行で使用された出刃庖丁である。

　本件犯行は、立小便を注意した2人の男性に攻撃を加え、1人を死亡させ、1

人に傷害を負わせたものである。立小便を注意されたぐらいの些細なきっかけで殺人、殺人未遂の犯行を犯すことはちょっと不可解である。もっとも、彼は当時、焼酎600ml飲んでいて、飲酒の影響も無視できない。また、彼の陳述によると、ホームレスをしていて、「野宿して寝ているといろいろの人が来て蹴ったり、近くで立ち話をして眠るのを邪魔する」という被害念慮があり、それが犯行の背景にあって、激情を助長した疑いがある。

　前にも触れたが、彼は鑑定時には、誰か「敵」のような者がいて、様々な嫌がらせをしているという、系統化された被害妄想をもっていた。そしてすでに公判においても、一貫して、両被害者は「敵」の一味であると主張していた。彼によると、「敵」がいると気づいたのは、本件犯行後、大阪拘置所に勾留されてからだという。それゆえ、**両被害者が「敵」の一味だというのは、犯行後に起こった妄想追想（妄追想）であることが分かる。**

　■鑑定結論

　私は彼が本件犯行当時、統合失調症に罹患し、責任無能力の状態にあったと鑑定した。84年8月30日、大阪高裁は統合失調症の診断を認めたが、犯行は妄想などの病的体験に直接支配されていないとして、心神耗弱を認定し、1審の懲役9年の判決を破棄して懲役7年（未決通算600日）を言い渡した。

　本例は拙著『精神鑑定と供述心理』（金剛出版，1997）の338–342頁に事例1として報告されている。

6．統合失調症者の犯罪——社会復帰後の犯罪——

　2005年の厚生労働省の調査では、全国の精神科病院の入院患者数は約31万3千人で、そのうち統合失調症は約19万6千人であり、その比率は62.4％であり、しかも統合失調症で10年以上の在院者は統合失調症者全体の35.8％を占める。これから、統合失調症は入院患者の6割を占め、不治のまま精神科病院に長期間在院している場合が多いことが分かる。医師などが何とか彼らを社会復帰させたいと思い、不完全寛解のまま社会に出す場合も少なくない。社会復帰した患者に対する支援制度、組織も充実しつつある。しかし、病気が全治しているわけではないから、病状の再燃もあり、患者は種々のトラブルに巻き込まれ、ときにいわゆる自傷他害の行為に出ることは、周知のところである。

　ところで、私の鑑定例のなかに、社会復帰した不完全寛解の統合失調症者が、社会において、同じ病院の元患者で同じく社会復帰していた者とトラブルを起こ

し、その者を殺害した事例がある。この犯罪も興味深いが、それにも増して、受持医が早期退院推進派であり、そのためにこの患者を頻繁に入退院させ、結局、殺人犯にしてしまった、その事情が注目に価する。充分に準備をしないで単に社会に出すことの危険性を示す好例である。なお、この事例の犯行については拙著「精神分裂病の犯行のみせかけの了解可能性」（中谷陽二編：精神障害者の責任能力，p 25, 金剛出版, 1993, 事例 2) に簡単に報告している。

■犯罪事実

私は1985年9月に東京地検T検事より殺人被疑者 I.Y. の精神鑑定を依嘱された。彼（被疑者 I.Y. を指す。以下同じ）は本件犯行当時42歳である。登場人物は特定の場合を除き仮名とする。犯罪事実はおよそ次のとおりである。

彼は85年9月3日午後8時55分ごろ、東京都練馬区のM荘202号室の自宅において、以前から顔見知りで、彼に対して20日ほど前から数回にわたり現金を要求し、また酒を飲んで罵倒して暴力団に売ってやる等と脅かしていた三木三郎（当時44歳）から、「俺を殺す気があるならやってみろ」等と怒鳴られたことに激昂し、同人を殺害しようと決意し、同室の敷布団の下にかねてより準備して隠し持っていた刃渡り18cmぐらいの文化包丁を右手に持ち、三木の左胸部を1回突き刺し、よって同人を同日午後9時15分ごろ同所において左胸部刺創による急性失血死により死亡させてその目的を遂げた。

■家族歴

彼は43年5月に東京都伊豆大島に生まれた。父猪二郎は鑑定時現在（以下、現在と略す）74歳で、都内東村山市に住んでいる。長野県出身で、警視庁警察官になり、伊豆大島に勤務し、54年に島を離れ田無署、四谷署等の勤務を経て、69年に定年退職し、現在は自適の生活をしている。糖尿病、白内障があり、視力障害がある。小心、引込思案の性格で、酒は嗜まない。母てつは53年に、気管支炎から心肥大になり、妊娠して人工流産の手術をして死亡した。東京都出身で、幼稚園の保母をしていて猪二郎を婿養子に迎え、4人の子を儲けた。温和な性格であった。母の死亡後、父は母の従妹のきくを後妻にもらい、同女は現在67歳で、父と同居している。非常に頑固、強情、厳格で、彼は同女に反発し、一緒に住めないという。

彼の同胞は4人で、彼は3番目、二男である。

姉千鶴子は、現在46歳で、統合失調症のため都立松沢病院に長期入院中である。高校卒業後、バスガイドをした後、タクシー会社で事務をしていたが、仕事中に職場を離れて別の部屋で泣いているので、おかしいということで警察病院で診察

を受け、晴和病院（精神科）で統合失調症と診断され、武蔵野中央病院、次いで都立松沢病院に入院した。松沢病院からの報告書によると、「同女は59年3月ごろ（19歳）、勤務先で異常が目立ち、武蔵野中央病院に同年3月〜60年10月、60年12月〜61年6月と2回入院した。61年9月ごろから再び興奮、独語、空笑、放歌が激しくなり、62年7月に松沢病院に入院した。入院後は65年ごろまで易興奮性、攻撃性、激しい独語が続いた。症状は非常に治療抵抗的であった。最近も独語があり、幻聴もあるらしいが、日常生活は独りで可能であり、作業療法に熱心に参加している。病名は統合失調症である」という。**同女は若年に発病し、不治のまま長期入院している統合失調症者であることは確かである。**

兄義男は現在45歳であるが、高校を3年で中退し、**暴力団に加入したことがある**。しかし、その後足を洗い、結婚し、会社員をしている。

以上、**家系には統合失調症の負因があり、兄は一時暴力団に加入した。その他、母方祖父が大酒家であった。**

■本人歴

彼は、やや難産であり、幼小児期は虚弱であり、歩行開始が少し遅れ、小心で、夜1人で便所に行けなかったという。彼は50年4月に伊豆大島のM小学校に入学し、53年に島内のO小学校に、54年9月に武蔵野市の小学校に、55年6月に東村山市の小学校に転校し、56年3月に同校を卒業した。児童指導要録によると、学業成績は中の下、後に向上して中の上である。性行面も普通であるが、「消極的である」「覇気に乏しい」「動作が緩慢」「真面目」などと評価されている。5年のとき「小児ヒステリーで入院」という記載があり、4ヵ月ほど入院しているが、彼によると、唾を吐かないと気がすまないという**強迫行動**があり、警察病院に入院して治癒したという。**強迫神経症に罹患したものと考えられる。**

56年4月に東村山市の中学に入学し、半年後に一家は中野区の警察官舎に転居したため同区の中学に転校し、59年4月に同校を卒業したが、当時小田原少年院に入所中であった。同校に照会したが、生徒指導要録はすでに廃棄済みであるとのことであった。彼によると、中学では学業成績も比較的良く、運動万能で、バレー、野球、卓球、水泳などをやり、ずる休みはなかったという。

ところが、中学3年2学期ごろに非行に奔り、少年院入所になった。父によると、父の後妻きく（継母）は非常に勝気、強情、厳格であるため、彼は同女に反発していた。**たまたま彼は友人2〜3人と近所の柿を盗んだ。**そのことが同女に分かり、**彼はひどく折檻された。それで彼は同女を殴って怪我をさせ、家出した。**しばらくして帰宅したが、父は彼に長野県の父方叔父のところに行って静養する

ように言った。彼はその叔父のもとに3ヵ月ほど滞在したが、**継母が夜、包丁を持って襲ってくるような恐怖感に捉われ（夜驚症）**、同家から金を盗んで東京に帰った。しかし、自宅に帰らず、**友人と路上強盗を試み**、逮捕された。家裁の処分で青梅市の教護院に入所したが、逃走し、神奈川県藤沢市の民間の保護団体に収容されたがそこも逃走した。父は家裁に少年院送りを希望し、彼は**小田原少年院に入所した**。少年院に入所した時期は明確ではないが、中学3年3学期ではないかと思われる。同院で中学卒業の時期を迎え、1年数ヵ月入所していたという。

　小田原少年院を退所してから、ガソリンスタンドや菓子店に勤めたが、そのうちに家族には知らせず4年間ほど行方不明になった。そして、新宿花園町で暴力団がらみの売春婦の用心棒をしたり、あちこちの飯場に入って土方仕事をした。たまたま友人と渋谷に行ったとき、兄義男（前出）に会い、義男の勤めているジャズ喫茶店「P」の給仕見習いになり、そこの店員藤野雪子と仲良くなり、渋谷区内で同棲した。その後藤野と一緒に名曲喫茶「D」に勤めた。そのうちに精神病を発病した。発病とその後の経過は後記する。なお、発病後、雪子とは別れた。

　体質的に酒が飲めなかったが、飲酒は、10年ほど前からビールを少し、最近は清酒1合ぐらい飲むようになった。

　身体的既往歴では、小学校6年のときに虫垂炎の手術を受けた。83年12月に友人宅で、睡眠剤を服用して意識もうろうとしているときに熱湯の入ったヤカンを持って倒れ、腹部に火傷を負ったことがある。

　彼が入退院を繰り返していたY病院の入院病床日誌、外来診療録を参照し、彼、彼の父、Y病院相談室の森山　勇の陳述によると、発病とその後の経過は次のとおりである。なお、主治医のM医師は転出していて面接できなかった。

　前記のように彼は藤野雪子と同棲し、喫茶店に勤めていたが、64年10月ごろ（21歳）から「自分は駄目な人間だ」と言ったり、頭痛がすると言って、勤務を休むようになった。「人が自分をバカにしているように見える。悪口を言っているみたいだ。他人がみな自分を見ているような気がする」と言う。外出を嫌い、仕事のため以外は外出しない。年中貧乏ゆすりをし、落ち着かない。内妻に暴行する。翌65年3月になり、「隣の部屋に男がいて自分の悪口を言っている」と言って部屋の中をうろうろ歩き、隣室に行ってドアをノックした。以上から、**21歳時に精神病が発病し、被害関係妄想、注察妄想、幻聴、自閉などが出現した**。

　彼は姉千鶴子が入院している松沢病院の紹介で都内練馬区のY病院に65年3月4日に入院した。それから現在まで約20年間に、次のようにY病院の入退院を頻繁に繰り返した。

	〈入院 − 退院〉	〈入院期間〉	〈退院後の在社会期間〉
①	65. 3. 4 − 66. 1 .28	（10ヵ月）	（1ヵ月）
②	66. 3.18 − 69. 5.31	（3年2ヵ月）	（1年3ヵ月）
③	70. 9.29 − 71. 3.23	（5ヵ月）	（3日）
④	71. 3.26 − 73. 6.20	（2年2ヵ月）	（4ヵ月）
⑤	73.10.22 − 74.11. 3	（1年）	（12日）
⑥	74.11.15 − 81. 9.12	（6年9ヵ月）	（8ヵ月）
⑦	82. 6.10 − 82. 6.30	（21日）	（6ヵ月）
⑧	83. 1. 3 − 83. 2. 3	（1ヵ月）	（2ヵ月）
⑨	83. 4. 7 − 83. 8.10	（4ヵ月）	（3ヵ月）
⑩	83.12. 7 − 84. 3.22	（3ヵ月）	（2ヵ月）
⑪	84. 6. 4 − 84. 8. 6	（2ヵ月）	

このように約20年間に11回も入退院を繰り返している。これには、主治医のM医師の方針がそうさせたせいもある。まことに大胆な試みである。患者は入院費はもちろん、社会に出て働けなくなっても、衣食住一切が生活保護によって保証されるから、このような試みが可能である。しかし、社会に早く送り出しても成功はおぼつかない。10回の試みで、社会にいた期間は、3日、12日という超短期間から1ないし3ヵ月が多く、最長が1年3ヵ月でそれも1回に過ぎない。統合失調症で慢性化し、人格変化のある者の社会復帰がいかに困難であるかを如実に示している結果である。

ここで脱線するが、一部の学者は、精神科病院の入院患者の3割は社会に出しても充分にやっていけるほど治癒、軽快しており、社会に出られないのは社会の側の受け入れ態勢が整っていないからであると言う。（注：このような入院を社会的入院という）。このような学者の意見を信奉して厚生労働省は患者を社会に追い出すことに躍起になり、精神科病院の医師の尻を叩いている。しかし、現実には本例のようなケースが多いのであろう。

1．**①の入院**　入院時、絶えず貧乏ゆすりをし、落ち着かず、硬い表情。「隣で悪口を言う。『出て来い』『やるか』『それは嘘だ』『ほんとだ』と聞こえる」という。「自分の考えが人に通じて、これに反発したことを言ってくる」「何か怖い」「死ぬような気がする」「歩けば人が見る、言う」という。幻聴、妄想がある。入院後2ヵ月近くで幻聴が消失する。

2．**②の入院**　退院後、バーに勤めるが幻聴が再燃し、独語、不眠を訴えて来院し、再入院となる。入院後、幻聴や妄想着想に近い強迫観念などがある。

入院後2ヵ月近くで幻聴が消失する。平板で、空笑がある。無断外出がある。

3．③の入院　退院後、キャバレーのバーテンをしていたが、5ヵ月で辞め、飯場を渡り歩いたが、薬がなくなり、調子が悪くなり、金もなくなり、警察に保護され、再び入院となる。入院中、平板、無気力で、無断外出がある。

4．④の入院　退院後、喫茶店に勤めた。しかし、オープンカウンターでカウンターの中にいて、人に見られるのが嫌だということで辞めて、3日で再び入院となる。入院中、無為で、へらへらしている。無断外出してソープランドで遊び、金がなくなり、交番に行き、帰院したことがある。

5．⑤の入院　退院後、通院して投薬を受けながら、飯場から土方仕事に出る。そのうちにやる気がなくなり、考え込み始め、再び入院となる。入院後、平板で無関心。夢を見て眠れないと言う。自涜したらすっきりしたと言う。

6．⑥の入院　退院後の事情は不明だが、12日で再び入院となる。今回の入院期間は6年9ヵ月という長期であり、この間無気力、無為であるが、院内の配膳の手伝いなどする。何回か無断外出があり、院内で飲酒することもある。空笑もあり、一時、強迫的に箒(ほうき)を2個並べたり、畳に釘を打ち込んだり、奇異な格好で呪いをした。

7．⑦の入院　退院後、アパート住まいをし、生活保護を受給する。不眠、疲労、睡眠剤を服用してふらふら歩いて大家から出て行ってくれと言われ、再び入院。

8．⑧の入院　入院事情、その他も不詳。

9．⑨の入院　退院後アパート生活していたが、デパートでラジカセを万引きして警察に逮捕され、再び入院。

10．⑩の入院　退院後、友人U（元患者）のアパートで火傷事件（前出）を起こし、救急車で再び入院となる。

11．⑪の入院　退院後、バスの中で心臓圧迫を感じ、再び入院。入院後、他人のちょっとした言動に傷つきやすく、安定した人間関係を作れない。

以上より、発病時に幻聴、妄想等が著明であったが、幻聴は入院後、薬物療法等により2ヵ月近くで消失した。しかも第2回入院後、幻聴は消失したままで再現していない。その代わりに感情の浅薄・平板化、意欲の減退などのいわゆる情意鈍麻、人格変化などの統合失調症の中核症状あるいは陰性症状が前景に出てきた。最初のころは退院して水商売などに就職したり、土方仕事をしていたが、長続きせず、そのうちに仕事もできなくなり、単独でアパート生活をするようなった。それでも金の使い方が下手で、万引きしたりすることもあった。後には生活

保護費を主治医のM医師が管理して、月3回に分けて通院時に彼に渡していた。**したがって、自立能力が著しく低下していた。しかし、医師は頻繁に退院させて**いた。治療は一貫して薬物療法であり、退院後も通院して大量の抗精神病薬を服用し、彼自身も薬を切ると病状が悪化することを自覚するようになり、最近は忠実に服薬していた。

　85年9～10月の**鑑定時の所見**は次のとおりである。

　身体的には、身長172.4cm、体重64.5kgで、混合型の体型である。腹部の臍のすぐ上部に水平に横に背部にまで広がる帯状の火傷痕があるが、これは前記の83年12月の火傷の痕である。右前腕に縦約7cmの切傷痕があるが、これは小田原少年院で仲間に切ってもらったハッタリ傷（見栄の傷）の痕であるという。白髪が多く年の割に老けている。歯が上下とも全部欠け、義歯も入れていない。元来歯が悪く、歯磨きしなかったため、全部悪くなって抜歯してもらい、3回ほど義歯を入れたが、うまく適合せず、それを捨ててしまったという。内科的・神経学的にとくに異常はない。眼瞼、舌先に振戦があるが、薬物の副作用が疑われる。脳波は正常である。

　精神的には、表情はやや硬いが、とくに不自然な印象はない。ときどき吃音が見られる。また、談話はややまとまりが悪く、ときに前後矛盾したことを喋り、**軽度の思路障害がある。談話は同じことの繰り返しが多く、常同性（Stereotypie）の傾向がある**。記憶、記銘力、知識などに粗大な障害はない。幻覚、妄想はない。情意鈍麻があるかどうかも、面接ではよく分からない。数種の心理テストを施行したが、精神作業能力、知能の低下が明らかである。脳研式標準知能検査では、100点満点で41点であり、精神遅滞境界線に相当する知能である。WAISでは、全検査IQは80で、正常の下位の知能に相当する。

　彼から聴取したところ、Y病院の病床日誌等で知り得なかった次のような事実がある。

　A．第1回入院（前記の①）のとき、塩村という友人がY病院の近くにいて、そこへ病院から行き、トイレに行き排便した。排便直後すっとし、これで病気が治ったと思った。また、三木三郎（本件犯行の被害者）がやはりY病院の近くのアパートに住んでいて、そこに遊びに行き、飯をご馳走になり、やはり排便に行き、同じような状態になり、これで病気がすごく良くなったと直感し、不思議に思った。これは創価学会で1年間、日蓮大聖人を信仰した功徳であると思ったという。このことから、**排便後病気が治ったという体験は独特である**。

　B．本件犯行時住んでいたM荘に入る前に、S荘に住んでいたが、そこの管理

人代理の平山という男が気性が荒く、あるときトイレに入ろうとすると、平山が入っていた。平山は「ノックぐらいしろ」と言った。そして「お前は一番だらしない」と言う。また朝6時ごろ起きて新聞を取りに行ったら、平山が出て来て、「お前朝っぱらからガタガタしてうるさいぞ」と言った。彼はかっとなって、脅かしてやろうと思って、ナイフを買ってきて、ナイフを平山に突きつけた。「手前、散々俺のことを言ったな」と言った。平山は震えて、後で謝りにきた。しかし、何となく雰囲気が悪いのでM荘に移ったという。これから**彼には粗暴性がある**ことが分かる。

以上から、**現在、面接、心理検査では、軽度の思考障害、常同性などの統合失調症の特徴が見られるに過ぎないが、前記のような発病およびその後の経過から、統合失調症の慢性状態にあり、充分な寛解状態にないことが明らかである。**

■本件犯行当時の精神状態

本件犯行は、彼がY病院の最後の入院から84年8月6日に退院して、練馬区でアパート生活を始め、退院後約1年1ヵ月の85年9月3日に、Y病院の元患者で、社会復帰してアパート生活をしていた三木三郎（当時44歳）を殺害したものである。

まず、被害者三木三郎の略歴を挙げよう。以下、同人をMと称する。Mは青森県の出身で、中学卒業後、実家の農業を手伝っていたが、酩酊の上、他人に切りつけて傷害を負わせ、傷害ないし殺人未遂で、青森刑務所で4年間ほど受刑した。70年ごろ上京したが、その後の消息は家人には不明である。Y病院のH医師の報告書によると、Mには次のような精神科病院への入院歴がある。

① 77年ごろ、高尾保養院（八王子市）措置入院、アルコール依存症等。
② 77年ごろ、都（？）病院同意入院、アルコール依存症。
③ 80年ごろ、烏山病院（世田谷区）入院、病名不詳。
④ 80年9月から同年12月、東京海道病院（青梅市）入院、躁状態。
⑤ 81.7.11 – 81.8.6、Y病院自由入院。
⑥ 82.8.6 – 82.8.27、Y病院入院、軽うつ状態。
⑦ 82.9.16 – 83.2.28、Y病院入院、うつ状態。
⑧ 83.5.27 – 83.10.31、Y病院入院、躁状態＋十二指腸潰瘍。
⑨ 83.12.30 – 84.1.30、Y病院入院、軽躁状態＋アルコール幻覚症。
⑩ 84.6.14 – 84.6.28、Y病院入院、軽躁状態＋十二指腸潰瘍。
⑪ 85.2.19 – 85.7.11、慈雲堂内科病院（練馬区）措置入院。

H医師によると、病名は躁うつ状態、性格障害、アルコール依存症である。性

格的には気が良く、金銭的にルーズで、金があると飲酒に浪費し、人に奢る。飲酒すると言葉が荒くなり、粗暴的になり、喧嘩、その他のトラブルが多くなる。常習飲酒で、幻視、幻聴、被害念慮、不眠が出現し、不安、抑うつとなり、入院希望して入院となる。金銭上、対人関係上破綻すると躁状態になり易く、飲酒に奔り、多弁、多動、興奮、不眠、抑制欠如になるという。

　これからすると、**Mは常習飲酒者で、慢性アルコール症になり、その上にアルコール幻覚症が出現し、他方、異常酩酊の傾向がある。基礎には性格異常が存在する。**躁うつ状態が内因性のものかどうかは不詳である。福祉を悪用して病院の入退院を繰り返す、福祉ゴロ的色彩が強い。

　次に彼とMとの関係である。彼が初めてMを知ったのは、82～83年ごろ、社会復帰していた彼がY病院を訪れてMが同院にかつて入院しているのを知ったことである。その後、彼がY病院を訪れたときMと顔見知りになった。Mは85年2月に慈雲堂内科病院に入院したが、その少し前に彼はSストアで万引きして逮捕され、釈放されて帰宅する途中でぱったりMに会い、Mを自宅に呼んで食事をさせ、その後、彼もMのアパートに行って食事をしたことがあり、彼とMが交流を深めた。それが84年12月ごろであるらしい。その後Mは慈雲堂内科病院に入院し、85年7月11日に退院して来た。Mが退院して来た当日に、たまたま彼は路上でMに会い、Mに自宅の近くのMK荘を紹介し、Mがそこに住むようになった。彼は当時前記のようにM荘に住んでいた。

　以後、2人の親交が始まり、互いに一緒に食事をしたり、一緒に散歩したりする仲になった。Mのほうが料理が上手だというので、彼は炊事道具一切をM宅に持って行き、食事を共にしていた。それが8月下旬ごろと思われる。ところが、**同年8月31日に彼とMが大喧嘩した。**その直接の原因は、その前日の8月30日にMの態度が急変して、炊事道具を持って出て行けと彼に言った。彼はMの態度の急変にとまどったが、H医師によると、Mに愛人ができて、彼がM宅に入り浸りになるのが困る事態になったらしい。もう一つ、8月下旬に彼は手持ちの4千円のなかから2千円をMに貸し、Mは千円を返したが、8月31日にMが彼に千円返せと言い、それが直接のきっかけで大喧嘩になった。

　そのときの事情について彼はこう言う。「前日にMが炊事道具を持って行けと言うので、8月31日にそれらを取りに行き、段ボール箱に入れて帰ろうとしたとき、Mは千円を返せと言う。返せばおかず代に困ると言った。それでも返せと言う。Mはあまり良い性格でなく、一癖も二癖もある。Mが下を向いていたとき、足蹴りでMの顔を蹴った。Mは歯1本折って倒れた。起き上がってきたところを、

手でその顔を殴った。Mは階段を降りて『110番！』と叫んだ。私は荷物を自宅に持ち帰り、ナイフを持ってMの家に行き、『刺し殺してやる』と言った。Mは裸になり『刺して見ろ』と言った。刺しても刑務所に行くだけだと思い、思い止まった。そこへ警察官が来た」という。警察に2人は行ったが、間もなく2人とも釈放された。

　この事件がY病院に警察より連絡があり、同院相談室の森山勇（前出）の配慮で、9月2日にM医師と2人が話し合いをすることに決まった。9月2日の三者面談の様子について彼はこう言う。「その日Mは歯の治療費をどうしてくれるのかと言う。M先生も返答に困り、私は月賦で払うと言い、また、生保の医療保護で歯は治せるはずだと言った。Mは『Y（彼）にやられたのだからYに支払ってもらわないと気が済まない』と言った。私は自分にはそんな金はないと言った。Mは『じゃあね、Yをヤクザに売り飛ばす』と言った。ヤクザに売り飛ばすとは何だろうと思った。それはヤクザを雇って俺を殺すことだと思った。それで自分の包丁にタオルを巻いて布団の下に敷いた」という。この陳述のなかでは、「ヤクザに売り飛ばす」というMの言葉を「ヤクザを雇って自分を殺させる」と被害妄想的に解釈していると考えられる。そして、彼は同日から文化包丁を布団の下に隠した。

　いよいよ犯行当日の9月3日である。彼はこう言う。「その日の夜、風呂から戻って自宅にいた。Mがガラッと戸を開けて入ってきた。『お前俺の歯をどうしてくれるのだ。お前なんか殺してやる』と言った。台所を見て包丁を一生懸命探している。俺は『包丁ならここにあるよ』と言って布団の下から包丁を出した。Mはびっくりして、俺の右手首を持った。Mも殺されると思い必死であった。包丁の取り合いで格闘した。『この野郎、アルコール中毒の悪党野郎！　こんな野郎を生かしておけば社会の人が迷惑する。いっそのこと殺してやろう』と思い、思い切りブスッとやった。そしたら血がピュッと飛び出す音がした。これは死ぬなと思った。よくやったと思った（笑う）」という。それから外に出て、電話で警察に連絡し、彼がMを殺したと伝え、パトカーの来るのを待ったという。なお、被害者のMは当時、飲酒酩酊していた。ところで、彼は、犯行について、全く悪いと思わないと言い、悔悟の情を示さない。

　この犯行は、被害者の攻撃を受けて、その防衛のための行為で、一見了解可能であるが、「ヤクザに売り飛ばす」というMの言葉を「ヤクザを雇って自分を殺させる」と被害妄想的に解釈していると考えられ、「みせかけの了解可能性」が存在する。また、犯行後に悔悟が欠如しているのも統合失調症に特徴的である。

■鑑定結論

責任能力については、本件犯行当時、彼は思考障害、常同性などを示す慢性統合失調症の状態にあり、犯行には被害妄想的解釈が関与し、責任無能力の状態にあると考えられる。

東京地検は80年11月29日に心神喪失・不起訴の裁定をし、彼は大泉病院（練馬区）に措置入院になった。

7．統合失調症と訴訟能力

被告人ないし被疑者としての重要な利害を理解し、それに従って相当な防御をすることができる能力を訴訟能力という（団藤）。われわれもたまに訴訟能力の有無について鑑定を命じられることがある。訴訟能力の問題については私にもいくつかの論著がある。もっとも代表的な総説は拙著「訴訟能力、弁論能力」（懸田克躬、武村信義、中田 修編：司法精神医学．現代精神医学大系，24，中山書店，1976：97頁）である。ここに統合失調症者で訴訟無能力と鑑定した事例を簡単に紹介したい。なお、統合失調症の訴訟能力の鑑定例としては、拙著「訴訟能力と契約能力に関する精神鑑定例」（松下正明編：鑑定例集．司法精神医学6，中山書店，2006：238頁）の第1例も参照されたい。

■犯罪事実

私は1984年10月に旭川地裁より殺人被告人T.K.の精神鑑定を命じられた。今回は特別に、犯行時の責任能力のほかに、公判における訴訟能力についても鑑定するようにとのことであった。彼（被告人T.K.を指す。以下同じ）は本件犯行当時54歳である。起訴状によると、犯罪事実はおよそ次のとおりである。

彼は82年7月15日午後8時30分ごろ、旭川市内のS旅館ことF.S.（当時65歳の女性）方旅館2階廊下において、同女から宿泊代金が未払いであったことについて難詰され、「金を払わないのか、払って出て行け」などと面罵されたことに激昂し、所携のくり小刀（刃体の長さ12.57cm）で同女の上腹部を突き刺し、そのため同女に対し胸部大動脈貫通を伴う肋骨背面肋間筋に達する上腹部刺創の傷害を負わせた結果、そのころ同所において同女を同傷害により失血死させて殺害したものである。

■本人歴

彼は28年2月に札幌市に生まれ、父は国鉄工機部に勤めていた。同胞は、異父同胞5人、実同胞4人であり、彼は実同胞で2番目、長男である。彼は小学校高

等科を卒業した。学業成績は中の下で、性行では悪戯小僧であり、投げやりで、自制心、持続性に乏しく、感情が粗野であるとされている。卒業後、国鉄工機部に勤めたり、45年に予科練に入隊したり、戦後は職業を転々とした（建具職人、大工仕事など）。

　43年（15歳）ごろに万引きで逮捕されたのをきっかけに**12件の逮捕歴がある**。罪名は窃盗、不法所持、強盗未遂、詐欺、暴行、傷害、強姦致死・殺人等である。このなかで、47年ごろ進駐軍のタバコを不法に所持して、米軍の軍事裁判で重労働2年、罰金1万円を言い渡され、札幌刑務所で受刑した。53年2月に逮捕された強盗未遂では懲役2年を言い渡され、帯広刑務所で受刑した。57年9月に逮捕された住居侵入、傷害では、懲役6月を言い渡され、札幌刑務所で受刑した。**59年1月に逮捕された強姦致死、殺人では、1審、2審ともに無期懲役の判決で、網走、旭川、八王子、札幌の各刑務所で受刑し、78年6月に仮釈放で出所した。**この強姦致死、殺人のため網走刑務所で受刑中の61年4月に犯した傷害では、懲役10月を言い渡され、網走、旭川の両刑務所で受刑した。他の犯罪は起訴猶予になったり、罰金刑に処せられている。ちなみに、強姦致死、殺人の犯行は、彼の実妹の夫の姪（当時12歳）に対して切り出し小刀でその腹部、頸部を刺し、倒れた被害者を姦淫しようとしたが、勃起しなかったものである。後記のように、当時すでに統合失調症が発病しており、弁護人が精神鑑定を申請したが、裁判所はそれを採用しなかった。その他、逮捕歴に現れていないが、57年夏に通行中の女性の腹部を果物ナイフで刺したり、58年9月ごろ女給の胸部を手拳で突いて失神させて強姦したり、59年1月に強姦目的で女子寮に侵入した。

　彼に統合失調症が発病したのは56年（28歳）ごろである。すなわち、同年10月から脊椎カリエスのため市立札幌病院に4ヵ月ほど入院したが、そのころから**他人が自分を臭いと言っているという観念に悩まされるようになった**。つまり、**自己臭妄想**にとらわれるようになった。そして、受刑者身分帳によると、札幌刑務所に受刑中の58年1月には、蓄膿症の臭いについて悪口を言われているように思い、就寝中の同衆を殴打した。（注：彼は55年ごろ蓄膿症で小樽市の病院で手術を受けたことがある）。強姦致死、殺人事件で未決勾留中の59年7月に、「掃夫と担当看守がグルになって別菜を削る」「体臭があると言った」「ただではおかぬ。殺してやる」などと言って、窓ガラスを壊し、大声を出した。傷害致死、殺人の事件のため網走刑務所で受刑中の61年4月に、同衆Hが咳ばらいしたのを彼を意識してわざとそうしたと考え、ガラスの破片で同人の顔面に切りつけ、傷害を負わせた。この事件は懲役6月の刑になった（前記）。同じく傷害致死、殺人の刑

のため同刑務所で受刑中の63年10月に、口臭、体臭を同衆が嫌い、バカにし、夜間睡眠を妨害するという自己臭妄想、被害妄想が続いたという。

　一般刑務所である網走刑務所、後には旭川刑務所で精神状態が悪化すると、身体・精神両面専門の医療刑務所である八王子医療刑務所、後には設備の整った札幌刑務所に移送され、病状が回復すると一般刑務所に還送されるという措置が取られた。病状の詳細は省略するが、このような経緯で、八王子医療刑務所には、第1回（64年12月～65年7月）、第2回（67年3月～68年11月）、第3回（70年11月～71年9月）の3回収容されている。札幌刑務所には、第1回（72年12月～74年7月）、第2回（75年5月～同年10月）の2回収容されている。なお、網走刑務所では網走市のM病院長のI医師が、旭川刑務所では旭川市でT精神神経科病院を経営しているT医師が彼の診療に当たっていた。

　一応、病状が軽快した78年6月に彼は仮釈放で出所した。この無期懲役の刑で、彼は18年9ヵ月服役していたことになる。仮釈放から本件犯行までの約4年間の彼の生活の詳細は省略するが、彼はあちこちで土木作業員、雑役などで働き、その間種々の異常行動があり、前記のT医師の診療を不規則に受け、病状が悪化したときにはT医師の経営するT病院に入院した。同院には82年5月6～25日と同年6月8日～7月13日の間入院している。**第2回入院の退院後2日で本件犯行を犯した。**

　鑑定時（84年10月～85年1月）には、身体的には特記すべき異常はなかった。精神的には、非常に馴々しく、最初から、自分には無罪だという診断書が出ている、矯正協会からいろいろ知らせてくる、自分には3兆兆円の財産がある、皇族の列に列せられた、などと喋りまくる。（注：「無罪の診断書が出ている」に関しては、私の前にN医師が鑑定しているが、その結論は彼の無罪を示唆していない。「矯正協会」に関しては、矯正協会という法務省の外郭団体がある。「3兆兆円といった高額の財産がある」に関して、彼はいくつかの陳腐な発明をし、特許の申請をしているので、それで金儲けができると思い込んでいる。また、ライ病の薬で莫大な利益を得るという妄想を持っている）。

　このように自分勝手なお喋りに熱中しているので、鑑定人がその合間をみて事情を聴取するように努力したが、そういう聴取がしばしば中断させられた。彼の陳述から幻覚、妄想があり、思考が減裂していることが明らかである。各種の心理テストが施行されたが、テストに対する無関心、勝手な喋りなどのため、テスト結果の信頼性は貧弱である。

　次に、84年11月14日の問診の問答の一部を挙げよう。

(金が沢山あるのが分かってきたのは昨年からか）……昨年のいつごろからかな。ライ病の薬の特許のこと。いつごろかな。矯正協会の人が教えてくれた。死んでいると言う。
(誰が死んでいると言うのか）……俺が死んでいると言う。結婚届を出し、死亡届を出している。（注：彼は結婚していない）。
(いつそういうことが分かったか）……昨年8月ごろかな。
(どういうきっかけで分かったか）……矯正協会の声が聞こえるから。超音波で聞こえる。
(どんな人の声か）……超音波で、音にならないで聞こえる。ちょっと聞きづらいが聞こえる。
(普通の声と違うか）……ときには生(なま)の声と同じである。墨田区三工町（注：このような町名はない）に中外製薬の10階建ての建物があり、刑務所のような塀があり、そこは前科者の巣窟で、部屋があり、鍵かけてある。そこが癌である。
(そこに誰がいるか）……最高壇登壇長官、天皇家と同等の権利がある。最高裁長官より上である。田中耕太郎が最高壇登壇長官で、三宅光太郎、邦太郎親子で最高壇長官、最高裁長官である。天皇が最高壇登壇長官に私を任命した。しかし、三宅光太郎は伝達式に来ない。それは最高壇長官を奪われるから。
(天皇があなたをそういう位に任命したのは）……身を安泰にするため。
(あなたは危険なの）……今、危険なの。
(死刑になるかもしれないこと）……いや、そうでない。大物中の大物、大財閥にしているから。だから危険である。
(ライ病の漢方薬は誰が発見したか）……三、四代前の婆さんか爺さんが発見した。中国で発見したかよく分からん。
(それは効くのか）……あまり効くので、世界の特許を取っている。昭和26年に親父(おやじ)が友人に調べてくれと言ったら、友人が東大医学部に持って行った。東大医学部はあまり効くので、息子が1人だからあれが死ぬまで放っておけと言って、仕舞ってあった。（注：彼は1人息子である）。
(3兆兆円というのは）……八千億兆円が毎年儲かる。ちょっと考えられない。僕は千兆円で沢山だと言っている。
(そういうことを誰が教えてくれる）……矯正協会で教えてくれる。幻の電波、超音波の機械が（自分の）頭の中に入っている。レントゲンをかければ入っているのがすぐ分かる。頭の中に入れられた。保護房に入っている間に眠ら

（どこの保護房）……旭川刑務所。未決で暴れ、眠らせて入れた。
（昨年の何月か）……昨年か一昨年かよく分からない。
（皇族になったというのは）……俺のことを三等親殿下という。天皇に問い合わせないとよく分からない。秩父宮の下。小枝筆頭殿下と言っている。（注：彼の姓は小枝（こえだ）である。それを「さえぐさ」と読ませる）。皇太子殿下は駄目、浩宮も駄目。俺を跡目にする。
（小枝はいつから）……古から。三千年、四千年前から続いている。小枝家だけ未来永劫に続くのだという。チンチンを消され、精液、精子まで消された。水銀膏を飯の中に入れた。
（どこで）……旭川刑務所。
（いつか）……ここ（東京拘置所）に来る1ヵ月前だね。こちらに来てもやられた。
（立たないか）……コンコン様の話だと、社会に復帰すると精子が蘇るという。
（コンコン様はいつ入ったか）……コンコン様の霊が各細胞に入っている。ウジみたいに入っている。世界を風靡したという。
（コンコン様というのは何か）……コンコン様の霊と言って、白狐の竜である。世界に風靡して、日本だけ新聞に出ない。陰謀がある。新聞社が買収されている。
（何でもあるのだね）……白蛇（チンチンの霊）。いかに小枝家は素晴らしいでしょう。何千年も続く家柄。普通は5代ぐらいで没落。私の家は繁栄、没落を繰り返すらしい。私は大財閥になる。ライ病の漢方薬で当てて世界一の大財閥になる。
（矯正協会から言ってくるのを信用するのか）……信用している。それから金銀財宝。世界を風靡している。それは白狐の竜だ。私は辰年だ。松下幸之助は辰年だ。その上を私は行く。史上最大の出世頭だ。なぜ、私は世界に例のない手相をしているんだよ。（彼は手掌を出して見せる）。これでも信用しないか。高島易断で見てもらった。58歳から終世安楽、晩年悠々自適、財運線、太陽線、世界に例がない。まだここに置くのか。無罪だよ。まだ精神鑑定するつもり。
（無罪というのは）……診断書（注：前記のN氏の鑑定書のことらしい。別の機会に彼から確認）が出ている。心神喪失だ。矯正協会では、大物中の大物だから無罪にしたほうがよいと言う。心神喪失になっているのに、弁護士、

検事も反対だという。弁護士まで買収されている。裁判長も買収されている。何で、みな、俺の金で買収している。俺の金で敵が買収している。

（敵とは）……旭川刑務所である。無罪なのに、ことことやっている。白狐の竜になって、金銀財宝3,000トンである。先生どうするの。室蘭の輪西の山の中に穴を掘って入れてある。英雄には金銀をやるという。ライ病の漢方薬で英雄になれる。英雄は世界に2人。それはみな特許だよ。それでも信用しないのか。大物中の大物だから。パープーではない。わっぱが頭の中に入っている。（自分は）テレビに映る。先生と話しているのも、大便しているのも、歯を磨いているのも、見られている。墨田区三工町の矯正協会で見ている。（以下略）

（テレビカメラで見ているのか）……テレビのアンテナに電線を巻き付けたら、僕の部屋が映る。試してごらん。三工町で電気消すと映らない。（注：矯正協会ではテレビカメラで彼の房を写しているので、一般の人もテレビアンテナに操作すれば、彼の動静を各自のテレビで見られるという訳である）。

以上から分かるように、**彼の陳述は、幻聴、妄想が入り混じり、荒唐無稽、支離滅裂で、言語新作もある。妄想は誇大妄想、被害妄想、憑依妄想、無罪妄想など多彩であり、幻聴とからみあっており、妄想構築も出来上がっている。また、病識が全然ない。**このような状態では、彼は裁判官、両当事者に自らの真意を伝達することが不可能であり、そのため相当に自己を弁護したり、防衛することの能力が失われていると考えられる。なお、このような著明な病的状態が出現したのは、第10回公判（84年6月18日）以後であり、そのために被告人尋問が十分にできなくなっていた。

■訴訟能力についての鑑定結論

我が国ではドイツと同様に、公判廷でかなり重篤な精神病状態を示しても、犯行当時の状態からして心神喪失・無罪と認定できるような場合には、訴訟能力を肯定して、判決に遅滞のないようにする慣例が行われている。しかし、**本例では、犯行が幻覚や妄想に直接支配されておらず、一応了解可能なきっかけから起こっていると思われるので、ただちに無罪とは言い切れない微妙な状況にある。**したがって、**差し当たり訴訟無能力を認定して、公判を停止し、精神状態が軽快した段階で審理を再開するほうが妥当かもしれない。このような考察から、私は訴訟無能力と考えてもよい状態である**と鑑定した。（注：私は統合失調症の犯行には原則として責任無能力を認定する見解であり、その立場からは訴訟能力を肯定すべきである。しかし、我が国の判例の立場はそれと異なる。私が訴訟無能力を本

例で推したのは、我が国の判例を考慮したからである。後記のように彼が自殺するという結末になることが予測できれば、訴訟能力を肯定したほうが良かったかもしれない)。

　この鑑定結果にもとづき裁判所は訴訟無能力を認定して、公判を停止し、彼は85年5月24日に前記のT病院に措置入院になり、**同年8月11日に、保護室内で布団シーツを裂き、それを窓鉄格子に掛けて、縊首自殺を遂げた。享年57**である。

■本件犯行当時の精神状態

　彼は前記のように、82年7月13日にT病院を退院したが、彼自ら退院を希望し、社会に出て仕事に就きたいと思ったと言い、T医師も病状が軽快したと判断して退院を許可した。そしてその2日後に本件犯行が行われた。彼は退院当日、旭川市内のS旅館に宿泊し、翌14日宿泊料を払って旅館を出た。その夜は同じくS旅館に泊まったが、そのときは女将F.S.の知らない間に無断で宿泊し、翌15日の朝、F.S.に無断宿泊のことを泥棒のようだと悪罵され、宿泊料を請求されたが、彼は支払わずに旅館を出た。彼は同女の態度に憤慨し、復讐しようと意図し、当日午前中にくり小刀を購入し、午後8時過ぎにS旅館を訪れ、応対に出た同女の言辞に一層激昂し、遂に同女を殺害した。

　この経緯を見ると、犯行の動機は了解可能であり、捜査段階で鑑定したA医師、裁判段階で鑑定した前記のN医師に対して、彼は病的体験の犯行への関与を否定している。その上、彼には異常性格としての粗暴性があり、従来の犯罪歴から見ても本件犯行をやりかねないようにも思われる。ところで、私の鑑定の際には、前記のような高度の病的状態にあり、十分に彼から事情を聴取できなかった。ただし、以下の3点を指摘したい。これらは事件記録から得られた事実である。

　彼はT病院を退院した7月13日夜、かつて旭川保護会（更生保護施設）で知り合ったM.K.に偶然会ったが、同人は**彼の様子がおかしい**ので、彼に同伴して同保護会に行き、彼の宿泊方を依頼したけれども、同保護会は規定にもとづいて宿泊を拒否した。また、本件犯行当日の朝、彼はS旅館の部屋で、被害者F.S.から金がないなら時計を置いていけと言われ、彼は腕時計をはずして同女に差し出したが、同女が彼の部屋に入ってこなかった。それで、彼は「私の体の臭いがするのかなと一瞬思った」という（**自己臭妄想？**）。さらに、彼は前から何度も訪れたことのある旭川市内の喫茶店Aに、T病院退院後連日訪れているが、**女店主S.T.によると、彼の顔色が青白く、具合が悪いようであり、犯行当日午前には彼がいきなり、テレビを観ていた彼女の頸を絞め、ボックスに押し倒したが（強姦目的らしい）、彼女は殺されるかと思った**という。

以上のような事実からすると、犯行当時、彼の病状は著しく寛解しているとは到底言えない。そのような事情も考慮して、私の鑑定は、「被告人S.K.は本件犯行時、統合失調症に罹患し、統合失調症の程度は著しく寛解している程度ではないと思われる」というものであった。

8．統合失調症初期の情性欠如による殺人の1例

 統合失調症の一部にはその前駆期に人格変化が起こり、情性欠如の状態を示すことは古くから知られており、とくにウィルマンスによって強調されている。私も前駆期ではない、明らかな統合失調症の状態で、顕著な情性欠如を示した2例の殺人例を報告した（精神分裂病の殺人者にみられた著明な情性欠如．犯罪誌, 53：139，1987．この論文は拙著『精神鑑定と供述心理』67頁以下に再掲されている）。**情性欠如はとりわけ犯行の冷血性と犯行後の悔悟の欠如に表れている。**これから紹介する事例では、ある男性が統合失調症の初期の段階で、求婚に応じない女性やその家族を恨んで、復讐の動機から大量殺人を犯した。私はK助教授を鑑定助手にして鑑定したが、**犯行当時まだ統合失調症が発病していないと考え、完全責任能力を推した。しかし、その後の受刑中に明白な統合失調症の病状が出現し、改めて診断を見直し、犯行当時、統合失調症の初期にあったと考えるに至った。**

■犯罪事実

 私は1965年7月に静岡地裁より殺人、同未遂被告人T.Y.の精神鑑定を命じられた。彼（被告人T.Y.を指す。以下同じ）は本件犯行当時27歳である。起訴状によると、犯罪事実はおよそ次のとおりである。登場人物は特定の場合を除き仮名とする。

 彼は64年8月30日ごろ村田美智子（22歳）と見合いし、同年10月1日同女と婚約して交際を続けていたが、同女が同年11月上旬ごろより彼との交際を嫌って冷淡になり、同月中旬ごろには婚約の解消を申し出たので、同女が自己を裏切ったと憤慨して同女を深く恨んだ余り、遂に同女を殺害しようと企て、65年1月18日午後6時ごろ、長さ約50.6cm、径約2.8cmの鉄棒1本、および刃渡り約7.4cmのジャックナイフ1個を携帯して、清水市（現在の静岡市清水区）の村田金一方へ赴いた。同家門の内側に隠れて美智子の帰宅するのを待ち受けていたところ、午後6時過ぎごろ折柄、美智子の姉和歌子（24歳）が帰宅し、同家門の中へ入ろうとするのを見て、同女を美智子と誤信し、同所においていきなり鉄棒で和歌子の頭

部を1回殴打し、同女が仰向けに倒れるや、その際倒れたのが和歌子であることを察知したが、かくなる上は同女をも殺害しようと決意し、ナイフで同女の左頸部を3回突き刺し、更にその直後、美智子の母はな（49歳）が同家勝手場より東側前庭に出て大声を発するのを認めるや、激昂し、同所において、殺意をもって鉄棒ではなの頭部を4回殴打し、次いで美智子の妹光子（17歳）が勝手場より顔を出すや、同所において、殺意をもって、鉄棒で光子の顔面、頭部等を2回殴打し、更に美智子の父村田金一（52歳）が勝手場より出て隣家に助けを求めるべく同人方前の路上へ駆け出すや、これを追いかけ、同所において、殺意をもってナイフで金一の背部、左腕等を4回突き刺した。因って、和歌子をして左総頸動脈を切断する左頸部刺創による出血により即死せしめて殺害したも、はなに対しては加療約6週間を要する頭部挫傷、光子に対しては加療約3週間を要する頭部、左頬部、左手背部挫傷、頭頂部挫傷等、金一に対しては加療約4週間を要する背部刺創、左上腕刺創、左肋骨骨折等の傷害をそれぞれ負わせたにとどまり、同人等3名の殺害に至らなかったものである。

■家族歴

彼は37年9月に浜松市に生まれた。父は長年、あちこちの度量衡関係の会社に勤め、後に浜松市の自宅でハカリ店を経営し、島田市にその支店を持ち、長男英樹や彼が店を手伝っている。母は主婦である。同胞は7人で、彼は4番目、二男である。家系には、**父方伯父に、精神異常になり長く精神科病院に入院し、院内で結核を発病して死亡した者がいる。病状、経過からおそらく統合失調症と思われる**。その他には特記すべき精神異常者はいない。

■本人歴

彼は44年に浜松市内の小学校に入学し、翌45年空襲が激化したため母の実家のほうに疎開して同地の小学校に転校し、その間に彼の生家は空襲で焼け、46年に浜松市の現在の家に一家は転居し、彼は同市内の別の小学校に転校し、50年に同校を卒業した。学籍簿によると、4年、5年の学業成績は中ないし中の下であり、出席状況は良好である。

次いで浜松市内の中学に入学し、53年に同校を卒業した。同校の生徒指導要録によると、学業成績は中位ないし中の上で、出席状況は良好である。性行については、「比較的少数の友と付き合う」「**他人に対して思いやりがあまりない**」「人の興味や必要を見わけえない」「独断的にやるときには間違ったこともある」などと評価されている。

中学卒業後2年間、浜松市内の薬局に勤めた。その後、長兄の英樹が家業を手

伝うのを嫌ったので、彼が父の経営するハカリ店で父の手伝いをすることになった。彼は主として外回りの仕事をし、非常に勤勉に働き、父は「店がよくなったのは彼のおかげです」と言うくらいであった。（注：後に兄英樹が浜松市の本店を手伝い、彼が島田市の支店を任されることになった）。しかし、**他人に対する思いやりのなさ、自分勝手のために、乱暴運転、スピード違反などの道交法違反を繰り返していた**。すなわち、60年3月以降64年10月までの約4年半の間に10件の違反のためにそれぞれ罰金刑に処せられている。

　次に本件犯行と関係の深い結婚話と精神科病院入院について述べる。

　63〜64年ごろ、彼は母方叔父の知り合いの農協に勤める女性と見合いしたが、先方から断られた。その後、知り合いの八百屋の娘、農家の娘、兄英樹の妻の従妹などとも見合いしたが、先方から断られることが多く、話はまとまらなかった。そのせいかと思われるが、63年11月ごろから彼は沈み込み、家業にも以前のような熱心さがなくなった。当時、彼は島田市の支店で働いていたが、仕事をよそに考え込むことが多くなり、次第に寝たり起きたりの生活になった。両親が注意すると、「頭が変だ。頭の整理がつかないから休む」と答えた。翌64年2月ごろからは彼の言動がチグハグで、いらいらと怒りっぽくなった。

　同年3月3日（彼の26歳）、彼はひょっこり島田市の店から浜松の両親のもとに戻って来た。非常に落ち着かない様子で、「今からY製鋼へ行って交渉せにゃならん」と言った。家族が驚いて尋ねると、**得意先のY製鋼が取引を止めてハカリを送ってこないという事実無根のことを言い**、とりとめがなかった。家族が引き止めると声を荒げて「どうしても行かにゃならん」と怒鳴る始末であった。そこで父が兄英樹と相談の上、彼の頭がおかしそうだから医者に診てもらったほうがいいと決め、当日中にA病院（精神科）に連れて行き、入院させた。

　A病院の病床日誌、看護日誌によると、入院時、「寝ていると自然に精液が出る。体が熱っぽく腰が痛い。全身の力が抜けたようだ」と訴え、「**2月11日ごろから誰かに監視されているようだ。様子を窺っている**」と述べた。応答に生彩を欠き、表情乏しく、心気的な訴えと注察観念が見られた。同時に、「将来の結婚について自信がない」という、憂うつで自信のない困惑状態も見られた。3月9日（入院7日目）ごろから落ち着いてきたという記述が見られ、そのころからほぼ正常な状態に復したと推測される。治療として電気ショック療法6回と抗精神病薬の投与が行われ、6月10日に軽快退院した。**同院の診断は「統合失調症の急性錯乱状態」**である。急性錯乱とされたのは、入院時、入院を拒否して、興奮し、病棟に連れて行かれてから窓の金網を破り、脱出しようとして興奮したからであろう。

A病院退院後、彼は浜松市にいると入院したことで人目がうるさいので、以前と同様に島田市の支店で働いた。64年8月30日に清水市の村田美智子（42年9月生まれ、当時21歳、本件犯行時22歳）と見合いし、交際するようになった。その前の8月26日に静岡市のS結婚相談所で催されたパーティーで、彼は美智子に好感をもち、彼の側の申し込みでS方において見合いが行われた。それから彼と美智子とはときどきデートをし、彼および彼の両親は結婚に非常に乗り気で、婚約、結納へと早く決着をつけたい気持ちであったが、**美智子とその家族は彼と接していて、何となく冷たく、陰気な彼に好感がもてず、美智子はデートの際に彼から結婚の意志を訊かれても、はっきりした答えが出せない状態であった**。より正確には、10月1日のデートの際、美智子は結婚してもよいと彼に言ったが、内心ではまだふんぎりはついていなかった。そして、11月11日には彼女は「この話はもうなかったことにしてくれ」とはっきり言ったという。それでも、美智子は彼とのデートを断りきれなかった。ここに悲劇の一因があると思われる。

　何回もデートを重ねたり、彼が美智子の家や勤務先（清水市内のガソリンスタンド）に赴いたりしたが、埒が明かず、**業を煮やした彼が非常手段に出て、若い娘の美智子の顔を大きく切るという残虐行為に出た**。すなわち、同年11月14日午後6時半ごろ彼は清水駅で美智子に会った。当日、彼はあらかじめ静岡市内の金物店で切り出しナイフ1本を買い、美智子が裏切ったときには顔を切りつけてやるつもりでそれを背広の右ポケットに入れて持っていた。彼は美智子を車に乗せて三保の松原に向かい、三保松原宮のところで停車した。車の中で、**彼は美智子の気持ちを確かめるためにキスを試みた。しかし、彼女に拒否されたので、憤慨して所携のナイフで彼女の顔に切りつけた**。美智子によると、「車を停めると彼はいきなり『黒か白かはっきりしろ』と凄みました。私が『よく考えてみたけど意志がないから話はなかったことにしてくれ。ふざけてるんじゃないから』と言うと、彼は『キスぐらいはいいずら』（注：「ずら」は静岡、山梨等の方言で、「だろう」の意味）と言って私の肩に手を回してきました。私は『そんなことすると余計嫌いになる』と拒みました。彼は私のスカートの下に手を入れてきたので、私は『いや』と叫ぶと、**彼は『もう我慢できない』と言っていきなり刃物で2回私の顔を切りました**。たちまち出血してレインコートが真っ赤になりました……」と言う。その後、彼は「静岡の大浜のチンピラに斬られたことにしろ」と言いふくめ、美智子は清水市のK医院で手術を受け、11針縫った。**永久に残る傷痕が美智子の顔にできた**。

　彼は美智子を彼女の家に送り届け、美智子の母に、「僕がついていてチンピラ

にやられて申し訳ありません」と言い、**彼の態度は平然と落ち着いていた**。その後の経緯の詳細は省略するが、美智子は傷害の真相を母に告げ、同家は警察に訴え、彼もやむなく父に事実を告白し、彼も彼の父も村田家に赴いて謝罪した。

　64年11月16日に彼はM病院（精神科）に入院した。入院の理由について彼の母は、彼の態度が荒々しく、「今からどこかに行く」「もう兄弟もだめだ、ハカリも全滅だ」などとまとまらないことを言って様子が変だったから、前に入院したA病院に相談したら、同院が満床であり、同院でM病院を紹介された。母は彼が「白黒はっきりつけてもらう」と言うので浜松中央署に彼を連れて行き、警察の車でM病院に入院させたという。そして、同女によると、入院の2日前の11月14日にも、「僕がこうなったのは佐藤さん（前に見合いして不首尾になった米屋）が清水に行って僕の悪口を言いふらしたからだ」「英樹の妻の兄さんの嫁が僕の悪口を言ったからだ」「小森（彼の店の従業員）が僕のことを村田の方に告げ口したから」などと口走ったという。これが事実とすると、**被害関係妄想の存在が疑われる**。もっとも、彼の両親としては、傷害事件を起こした彼を精神科病院に入院させることによって、刑事事件にしないようにしたいと配慮した可能性がある。その後、彼の家は弁護士を介して村田家とのあいだに示談を試みたが、村田家側はそれを拒絶し、示談は成立しなかった。

　M病院の病床日誌によると、次のような経過が見られる。入院時、彼が「俺は精神病でない」と言ってわめき、興奮・拒絶が激しいため、同院では彼に睡眠薬を注射して保護室に入れた。**同院でも診断は統合失調症**であり、その根拠は感情の両価性、迂遠・途絶を示す思考障害、入院時の興奮、自発性低下（レクリエーション、作業に対する傍観的態度）、前のA病院の統合失調症の診断などである。同院で彼の主治医だったW医師は鑑定助手に対して「入院2～3日で興奮がおさまり、その後とくに統合失調症と思われる症状はなかった。一応、診断書は統合失調症としましたが、統合失調症としてはおかしく今から考えると心因反応かとも思う」と述べ、同院の病床日誌には「統合失調症（心因反応？）」の診断名が記載されている。

　彼の警察調書によると、彼は「美智子の母が親戚の部長に頼み、部長が浜松中央署へ連絡し、浜松の警察から病院のほうへ連絡が来ている」と思い、「僕が白状したことを証拠に、**病院と美智子の家と警察がグルになり、どこも悪くない僕を何か病名を付けて長く病院に入れておくか、変な薬を飲ませて殺してしまうのでないか**」と怖れるようになった。保護室での生活は「枕はなかったし、布団も入れてなく、毛布2枚だけで寒くて眠れないくらいで辛い生活」だった。そして

食事をすると血を吐くようになり、**毒殺されると思い込んだという**。彼はこのような辛い入院生活を強いられ、しかも毒殺までされるようになったすべての原因は美智子とその家族であると確信し、猛烈な憎悪を抱くようになる。そしてこの憎悪が後に本件犯行の主要な動機になる殺意へと発展した。

　64年12月28日にＭ病院を退院した。その後、彼は家人にしばらく旅行に出ると言って、母から4万円をもらい、65年1月1日、Ｍ病院で知り合った患者の佐々木資二と一緒に家を出て、あちこち回って、同年1月4日に横浜市に行き、同市のパチンコ店の住込み店員になり、**彼は佐々木に対して「清水の村田一家を皆殺しにしてくれ」と、3千円と5千円を2回にわたって渡した。しかし、佐々木はその気がなく、もらった金を遊興に使った**。また、同店店員の奥野成一に「ピストルを世話してくれ」と言って1万3千円を渡した。結局、佐々木や奥野に頼んだが無駄であり、彼は1月9日ごろ同店を辞め、母から再び多額の金をもらい、東京都内の盛り場をめぐり歩き、弟の善雄が成人式を迎える1月15日が過ぎたら村田美智子殺害を実行しようと考えた。そして、1月18日に本件犯行を実行した。

　65年9～11月の**鑑定時の所見**では、身体的には、小柄な男子で、闘士型に肥満型が混入した体型で、内科的・神経学的に異常なく、脳波も正常である。精神的には、面接時、終始極めて言葉少なに応答し、しばしば質問に対して黙りこんだままであった。取調室の入室・退室の際も挨拶もせず、問診中はうつむいたままで表情をこわばらせ、ときどき顔をしかめたり、机上で両手をまさぐる動作をした。質問によってはにやりと笑ったり、とくに村田美智子をめぐる犯行に関係のある質問に関しては突発的に喋り始めるときもある。**数種の心理テストを施行したが、驚くべきほど不良な結果が出た**。たとえば、クレペリン連続加算テストでは、1分間の作業量は前半2～4、後半2～1であり（通常は前半30～40、後半40～45）、ブルドン抹消法では1往復にかかる時間は平均57秒であり（通常は20秒以下）、WAISでは全検査IQは72である。鑑定留置中の東京拘置所における動静は、同所所長の回答では、入所当初は頭痛、頭重を訴え、話しかけても最小限の返事しかしなかったが、2週間後ごろから話しかけに対して積極的に返答し、笑顔を見せるようになり、とくに異常な所見がないようであった。**したがって、鑑定人に対して非常に警戒的、自己防衛的、詐病的態度をとっていることが認められ、また統合失調症を思わせる幻覚、妄想、作為体験等は見られなかった**。結局、「彼は性格的に小心・無口・几帳面な傾向と情性希薄・爆発性の傾向を併せ持つ軽度の精神病質者であるが知能には欠陥を持たない」と診断された。

■本件犯行当時の精神状態

　鑑定時に彼からも犯行の経緯について聴取したが、彼の陳述は警察、検察調書の供述と大筋において一致し、当時著しい意識障害はなかったと思われる。ただ、取調時の供述と違う点は、一つは殺害するまでの意図はなかったと述べたことと、もう一つは、最終段階で、村田金一が門を出て隣家の壁のところまで行く間の、ほんの一瞬記憶がないと述べたことである。前者は自己防衛的な弁解のように思われ、後者は情動性健忘であろうと思われる。**犯行の動機は、前にも触れたように、彼はM病院に入院させられたのは、村田家が警察に連絡し、村田家、警察、病院がグルになってやったことであると考え、一方的に村田家を恨んだためである**。犯行は計画的で、鉄棒、ジャックナイフを予め準備し、早目に村田家の近くの公園に赴いて、そこで美智子の帰宅を待ったが、なかなか帰宅しないので、同家の門内に入って待機していたところ、美智子の姉和歌子が帰ってきたのを美智子と誤信して襲いかかった。その後、家の中から、美智子の母はな、同じく妹光子、同じく父金一が出て来たので、彼らに逐次攻撃を加えたものであり、その詳細は起訴状による前記の犯罪事実のとおりである。犯行後、彼は逃走し、大阪、四国、東京、千葉などと転々と居を変え、同年2月13日に逮捕された。**逃走中、彼は美智子の勤務先に電話し、そのため美智子は勤務先を辞めざるを得なくなった**。

　われわれは、彼がA病院とM病院に入院したのも、結婚話に関連した精神的葛藤から生じた心因反応によるものであって統合失調症によるものではないと判断し、彼の示す情性の冷たさも生来性の情性希薄性性格によると考えた。そして、本件犯行当時はとくに異常な精神状態にあったとは考えられないと鑑定した。静岡地裁は66年3月31日に完全責任能力を認定して無期懲役を言い渡した。判決文には、「婚約者である同女（注：美智子を指す）が被告人を次第に嫌悪するようになった理由は被告人の些細な言動や、風貌等から受けた漠然とした気持から来るもので合理的な説明ができないものであったとしても、もとより事の性質上これを強く咎めることができないにもかかわらず、**被告人は自らの言動を何ら反省悔悟することなく、ただ一途に同女の心変りと冷淡な態度に憤慨憎悪して**前記のように同女の顔面を斬りつけ傷を負わせたうえに、それでも飽き足らずさらに同女を殺害しようと考え、……」と述べられている。また、死刑でなく無期懲役が選択されたのには、彼には従来、道路交通法違反等で罰金刑に処せられたほかに前科はなく、彼が家業に専心従事し懸命に働き続けてきたことなどの事情が考慮されたようである。また、判決文には、本件で殺害された和歌子は、商業学校卒

業後、静岡市でタイピストとして働く未婚のうら若き女性で、すでに婚約も成立し、結納の授受、挙式を待ち佗びている矢先であったと記載されている。

■受刑中の経過

さて、中谷陽二氏の論文「前分裂病者による殺人について」（精神経誌，82：353, 1980）の事例15が本例を取り扱っているので、この論文を引用すると、彼のその後の経過はおよそ次のとおりである。

彼の無期懲役の判決は67年11月に確定した。それまでの拘置所内の状態については、暴言、暴行、興奮がしばしば記録され、「**頭がおかしくなった**」「**生きているのがいやになった**」「**注射して殺してくれ**」「**味噌汁のなかに毒が入れてある**」などの不安、希死念慮、被毒妄想を意味する言動があった。

67年11月にC刑務所に入所したが、たびたび「**食事に毒を入れられた**」と言って興奮し、反抗的で暴行のおそれがあるため独居拘禁に付された。**作業意欲はなく**、「**頭の皮が麻痺した**」と訴えて終日臥床し、一方では無罪を主張して再審を繰り返し依頼した。

70年11月にH医療刑務所に移送され、統合失調症の診断で治療を受けた。72年5月の元のC刑務所への還送時には、さしさわりのない質問には素直に答えるのに、重要な質問になると黙って口を利かなくなるという、鑑定時に見られたのと同じわざとらしい態度が目立った。73年1月、H医療刑務所あてに「夢精を治すにはどの薬を飲めばよいか」という旨の手紙を書いた。

還送後は暴力行為や興奮はないが臥床がちで、作業は独房内の単純作業を時折りする程度であり、一方ではH医療刑務所への再度の移送をしきりに要求した。彼の訴えでは、週に1度は必ず夢精があり、**脳に精液が入って疲れ**、体がだるく眠くなり、腰が痛くなる。これは中学卒業後ずっと続いている。H医療刑務所の薬を飲むと夢精が出なくなるので移送してくれと要求し、同じ薬を処方して説明しても一向に納得しなかった。

77年3月（39歳）、つまり犯行の12年後に初めて幻聴が出現した。知らない男の声が「お前の先祖はタコだ。お前を苦しめてやる」「お前の脳味噌を取って犬の脳味噌と取り換えてやる」と言って、彼を苦しめ、また作業中にひっきりなしにドカーンという音が聞こえるので仕事が手につかないと言う。幻聴とともに不安と困惑も強まり、それまでのわざとらしい態度は見られなくなった。

以上から判決後も精神異常が継続し、意欲減退（臥床）、心気妄想（体感幻覚？）、被毒妄想などが見られ、最後には幻聴が出現した。ところで、幻聴が出現して初めて統合失調症の診断が確定したというべきでなく、その前の何年も

あいだの病状がすでに統合失調症の症状であると考えることができる。これらの症状は拘禁反応でも生じるという異論もあろうが、拘禁反応は刑が確定すると消失することが多く、症状と拘禁状況との了解可能な関連性が見られなければならない。被毒妄想は拘禁反応にもよく見られるが、「精液が脳に入って疲れる」などといった妄想は全く了解不能な体験である。

　ここで改めて犯行前の精神状態を見直すと、統合失調症の発病を示唆するような所見が見られる。前記の文章の中から、そのような所見を選んでみよう。

　a）「64年3月3日（彼の26歳）、彼はひょっこり島田市の店から浜松の両親のもとに戻って来た。非常に落ち着かない様子で、『今からＹ製鋼へ行って交渉せにゃならん』と言った。家族が驚いて尋ねると、**得意先のＹ製鋼が取引を止めてハカリを送って来ないという事実無根のことを言い、とりとめがなかった**」。彼は島田市のハカリ店を任されて営業していたのであるから、業界のことには精通しているはずであるのに、こんな事実無根のことを急に言い出した。このことは、結婚話とは無関係である。家族が彼の精神異常を感じたのも当然である。

　b）「Ａ病院の病床日誌、看護日誌によると、入院時、『寝ていると自然に精液が出る。体が熱っぽく腰が痛い。全身の力が抜けたようだ』と訴え、『**2月11日ごろから誰かに監視されているようだ。様子を窺っている**』と述べた」。彼は64年2月11日ごろから誰かに監視されているようであると述べているが、これは明らかに注察妄想であり、これも結婚話とは無関係である。

　c）「同女（彼の母）によると、入院の2日前の11月14日にも、『僕がこうなったのは佐藤さん（前に見合いして不首尾になった米屋）が清水に行って僕の悪口を言いふらしたからだ』『英樹の妻の兄さんの嫁が僕の悪口を言ったからだ』『小森（彼の店の従業員）が僕のことを村田の方に告げ口したから』などと口走ったという」。これが事実とすると、被害関係妄想の存在が疑われる。この体験は結婚話と関係があるので鑑定時は了解可能であると考えられたが、統合失調症を示唆する所見であるとも考えられる。

　d）「彼の警察調書によると、彼は『美智子の母が親戚の部長に頼み、部長が浜松中央署へ連絡し、浜松の警察から病院のほうへ連絡が来ている』と思い、『僕が白状したことを証拠に、**病院と美智子の家と警察がグルになり、どこも悪くない僕を何か病名を付けて長く病院に入れておくか、変な薬を飲ませて殺してしまうのでないか**』と怖れるようになった。保護室での生活は『枕はなかったし、布団も入れてなく、毛布2枚だけで寒くて眠れないくらいで辛い生活』だった。そして食事をすると血を吐くようになり、**毒殺されると思い込んだという**」。これ

はM病院入院中の体験であるが、入院によって毒殺されるとまで考えることは、やや度を越しており、統合失調症が発病していたので、このような被害妄想が出現したと考えても無理はない。

以上、今から考えると、**本件犯行前に統合失調症が発病し、本件犯行は病初期の段階に相当したと、見直すべきである**。そうとすると、私は誤診していたことになり、申し訳ないと思う。

彼が美智子の顔を斬ったことはまことに冷酷、残忍な行為であり、そこに感情の冷たさ（Gefühlskälte）が感じられる。鑑定時は、この所見は彼の生来の性格に根ざすものであると考え、その考えは一応妥当であるが、統合失調症の発病によってそれが増強された可能性も否定できない。メッゲンドルファーのいうパラチミーが本例でも存在すると考えて差し支えないと思われる。

9．統合失調症者の通り魔事件──無言症・滅裂言語の鑑定例──

統合失調症の犯行には種々のタイプがあるが、もっとも普通なのは幻覚や妄想にもとづくもので、幻覚や妄想を前提とすると、犯行は理解可能である。たとえば、ある特定の人に被害妄想を持っていて、その妄想に基づいてその人を殺害する場合である。また、殺人衝動という、だれかを殺したいという衝動から、なんの関係もない人を殺す場合もあるが、その行為は殺人衝動の前提のもとでは理解可能である。もちろん、幻覚、妄想、殺人衝動そのものは理解できないが、それから二次的に派生する行為は、それらを前提とすると理解できる。

ところが、統合失調症者が犯行後黙秘を続けたり、あるいは滅裂な話し方をするために、犯行の動機がまったく見当がつかないことがある。しかも、犯行が通り魔的で、周囲の状況からも理解のめどがつかないことがある。そういう場合には捜査官にとっても、鑑定人にとっても、永久に謎として残る。

ここに報告する事例では、通り魔的犯行を犯した男が、犯行後、無言症といってよい状態を続けていた。ところで、統合失調症の緊張型には無言症はときどき見られる。この事例では、無言症が解けて一過性にしゃべり始めたが、その際も談話は滅裂で、結局、犯行の動機は解明されなかった。

また、この事例では犯行の5日前に、精神衛生法（精神保健福祉法の前身）による精神衛生鑑定が実施されたが、鑑定医が「異常性格・不要措置」と鑑定したために、入院措置がとられず、結果として殺人等が引き起こされ、精神衛生鑑定（精神保健福祉法では「指定医の診察」）の重要性が認識させられた。本例は拙著

「精神分裂病者の通り魔事件　無言症・滅裂言語の鑑定例」（法令ニュース，594号：23，1997）に報告されたが、ここではその記述に加筆した。

■犯罪事実

　私は1976年6月に、横浜地検横須賀支部Ｉ検事より殺人、強盗致傷、殺人未遂、傷害、窃盗被疑者Ｋ．Ｋ．（犯行当時26歳の男）の精神鑑定を依頼された。犯罪事実は捜査記録によると、およそ次のとおりである。以下、被疑者Ｋ．Ｋ．を彼と称する。

① 彼は76年5月17日午後7時5分ごろ、横須賀市内の自宅で、母（53歳）を殺害しようと企て、台所で食事の支度をしていた同人に対して、アイスピック（全長22cm）を左肩に突き刺し、全治1週間の左背部刺創を負わせたが、同人が抵抗したため、殺人は未遂に終わった。

② 同日午後7時15分ごろ、同市内の路上で、普通乗用自動車を運転して通行中の農業Ａ（31歳の男性）に対し、「事故だ」と言って停止させ、アイスピックで同人の腕などを突き刺し、全治1週間の右上腕・肩・腋窩部多発刺創の傷害を負わせた。

③ 同日午後7時18分ごろ、同市内の路上で、Ｂ（56歳の男性）が運転するタクシーを、客を装って停車させ、車内に乗り込み、アイスピックで同人の右胸部を突き刺し、同人を収容先の病院で、同日午後8時5分ごろ、右肺刺創により失血死させて殺害した。

④ 同日午後7時20分ごろ、同市内の路上で、Ｃ（46歳の男性）が運転するタクシーに、同市Ｍ町までの約束で乗り、同日午後7時25分ごろ停車を命じたが、そのころ車内で、アイスピックで同人の右脇腹を突き刺し、また抱きつくなどの暴行を加え、同人に全治10日間の胸背部、右上肢多発刺創の傷害を負わせた。

⑤ 同日午後7時30分ごろ、強取を企て、同市内の路上を走行してきたＤ（28歳の男性）運転の普通乗用自動車を停止させ、運転席のドアを開け、アイスピックで同人の横腹を突き刺すなどの暴行を加えて、その抵抗を抑圧し、同人の普通乗用自動車1台（時価60万円相当）を強取したが、前記暴行により、同人に全治7日間の右背部刺創挫傷の傷害を負わせた。

⑥ 同日午後7時35分ごろ、同市内の路上で、Ｅ（35歳の女性）が駐車して置いた軽四輪貨物自動車1台（時価25万円相当）を窃取した。

　要するに、彼は自宅でアイスピック（氷割り用きり）で母を刺し、母が逃げ出したので、家を出て、路上で次々と自動車を止め、車内であるいは車外から運転

者を同様にアイスピックで刺し、そのうちの1人を死亡させ、他の者には傷害を負わせた。それとともに自動車の強取および窃取が行われている。これら一連の犯行がごく短期間に連続的に行われ、まったく通り魔的犯行といえる。なぜこんなことをしたのか、周囲の状況からも理解できない。

彼は本件犯行直後、アイスピックで自分の胸部を刺し、ふらふら歩いているところを、午後7時40分ごろ警察官に検挙され、負傷していたため病院に収容された。傷が治癒し、5月28日に警察に移された。逮捕状を示されたとき、「うんわかった」と言って、素直に逮捕され、弁解録取書では、逮捕状の内容のとおりに間違いない、弁護士は要らないと述べ、署名捺印した。

5月28日の警察官の取調べでは、簡単な経歴などを述べ、犯行の事実を認めたが、犯行の動機については、「そのことは地球上で分かるだろう。それは地球から伝達があって最後は振り出しに戻ってしまう。振り出しというのは、理論的には強姦罪で死刑にしてくれないように頼む。……」と述べ、供述は滅裂である。

5月30日に検察官が取り調べたが、彼は黙秘した。さらに6月3日から同月23日まで5回、警察官または検察官が取り調べたが、ほとんど黙秘している。それゆえ、検察官は彼の精神障害を疑い、検察官通報（精神衛生法25条）を行い、6月18日に2人の鑑定医による精神衛生鑑定が行われた。

彼はその鑑定時、まったく無言であったので、1人の鑑定医は「統合失調症の疑い」、もう1人は「精神病質の疑い」と診断して、2人のあいだで診断が食い違い、ただし、2人とも不要措置とした。それで処置に困った検察官は私に鑑定を依頼したわけである。

■家族歴

彼は50年2月に横須賀市で生まれた。父はアメリカ海軍の兵士で、横須賀の米軍基地でメイドをしていた彼の母と知り合って同棲した。父は51年に朝鮮動乱に出動して以来、音信不通である。彼の母は群馬県出身で、地元の小学校を卒業した後、女工、会社員などをしていたが、終戦後、横須賀市に来て、米軍基地でメイドをしていて、前記のように、彼の父と知り合った。同人がいなくなってからは、同市でバーのホステスをしたり、売店を経営したりしていたが、私の鑑定時は保険の外交員をしていた。母方にはとくに精神異常者はいない。

彼には妹が1人いる。同女は1歳年下で、中学卒業後、ファッションモデルをしていたが、中国人と結婚し、1女を儲け、東京都内に住み、勝気でしっかり者である。

■ 本人歴

　このように彼はアメリカ人と日本人のあいだに生まれた子であり、それは容貌からはっきり分かる。

　彼は家庭の事情により、幼少時は群馬県の母の実家に預けられ、幼稚園、小学校は同地で終わった。小学校の学業成績は、体育、音楽を除いて非常に不良である。性行も不良で、「友達の嫌がることを平気でする」「よく腕力を振るう」「自分勝手」「意志が弱い」「無責任」「協調性に欠ける」などと評価され、6年時では「あまり行動が悪いので近所の人に注意されたことが何回かある」とされている。

　中学は横須賀市の母のもとから、同市内の中学に通学し、65年3月に卒業した。学業成績は非常に不良で、各学年、各課目とも評点は1か2である。性行は、1年は「普通の生徒」、2年は「気の弱いところがあり、人前で話すことを好まない」、3年は「友人と接するようにした結果、次第に明朗になってきた」と評価されている。

　中学を卒業した後、溶接工、コック見習い、基地従業員、家具店員、スナック店員、ファッションモデル、写真館雑役、工員、会社員、生コン従業員、マグロ漁船員などと、職業を転々と変えている。

　犯罪歴は次のとおりである。

① 69年2月（19歳）決定、横浜家裁横須賀支部、傷害、暴力行為、保護観察処分。
② 73年10月判決、和歌山地裁新宮支部、大麻取締法違反、懲役10月執行猶予3年。
③ 75年1月判決、横浜地裁、大麻取締法違反、懲役8月。

　②の刑は執行猶予取消しとなり、③の刑とともに黒羽刑務所で服役し、76年4月20日に仮釈放となった。本件犯行はその約1ヵ月後である。

　ところで、彼には精神科病院入院歴がある。彼は71年11月から72年5月まで、横浜市内のH精神病院に入院している。同院の病床日誌等によると、**彼は71年10月末（21歳）ごろから精神異常を示し始め、宇宙、爆発、死、世界などについて話し、他人の気持ちがすべて分かるなどと、妙なことを言うようになり、尿を飲んだりした。また、ガールフレンドの家に行き、すぐに結婚式を挙げると言って、電話で親戚の者を集め、集まった人に「自分を殺すのか、それなら自分にも考えがある」と言って、自分の左手首を切った。その後、母に乱暴したので入院になった。入院後、興奮が続き、看護者に暴行したり、独語があり、幻聴もあるらし**

く、耳に栓をしたりしていた。そのうちに落ち着き、軽快退院したという。病名は統合失調症となっている。

　H精神病院を退院後、同院に通院して服薬していたが、72年9月ごろから病状が悪化し、母は直接、または保健所を通じて、H精神病院に再入院を要請したが、同院は入院を拒否した。結局、同年10月26日に横浜市内のM精神病院に入院となった。

　M精神病院の病床日誌によると、72年8～9月ごろから不眠が始まり、独語、空笑があり、10月17日に裸になって屋根に上り、同月25日にスナックバーで自分の左手小指を切断した。同院では、入院直後に「筋書きができている」などと変なことを言い、無為、好褥的で、全般的に感情・意欲の鈍麻が目立ち、幻覚、妄想はない。病名は統合失調症で、病状が軽快したため73年6月に退院したという。

　M精神病院退院後、和歌山県勝浦市でマグロ漁船員として働いていたが、大麻所持のために、前記のように73年10月、大麻取締法違反で有罪判決を受け、同年12月に横須賀市の母のもとに戻った。74年3月、沖縄に行くからと言って母に10万円を強請し、それを拒否した母の首を電気毛布のコードで絞めた。母は仕方なく10万円を渡したところ、彼は羽田空港から北海道に行こうとしたが、登山ナイフを所持し、挙動不審であったため、空港署に保護された。

　母は同年4月に彼をM精神病院に再入院させた。同院では、他の患者とけんかして保護室に入れられたことがあり、同年5月に脱院した。

　その後、自宅でぶらぶらしていたが、友人らと北海道に旅行し、大麻を採集して、乾燥させて喫煙し、前記のように、75年1月に大麻取締法違反で有罪判決を受けた。この事件では、起訴前にM精神病院のK医師が、「狭義の精神病を疑うものではない」という診断書を検察庁に提出している。そのためか、精神鑑定を経ずに、起訴され、有罪判決が宣告された。M精神病院の医師が、過去に2回も自己の病院に入院させて、統合失調症と診断しているのに、「狭義の精神病の疑いがない」という意味の診断書を検察庁に提出したのは、理解できない。

　前記のように、大麻取締法違反の二つの事件で、彼は黒羽刑務所で受刑したが、所内の行状は一応良好であったという。76年4月20日に、母と愛人Nに迎えられて出所した。

　出所して帰宅する途中で、すでにおかしなことを言い、帰宅すると、胃の中になにかがあり、それを出さねばならないとか、脳味噌をだれかにかき回されていると言い、1晩中真っ裸で缶を削っていたり、愛人Nを帰さなかったりした。

　同年4月末には尿を飲んだり、母をアイスピックで刺したりした。母の申請（精

神衛生法23条）で、精神衛生鑑定が同年5月12日に行われ、P医師が鑑定した。同医師は、「脳をだれかがいたずらする」とか「腹を消毒するために小便を飲む」といった事実について尋ねたところ、本人はそれを否定したため、精神病ではなく、性格異常（精神病質）と診断し、措置入院が不要であるとした。このため、彼はそのまま放置され、5日後に本件犯行を犯した。もし、この鑑定で統合失調症と診断され、措置入院になっていたら、本件犯行は防げたであろう。

さて、私は鑑定のために、彼を東京拘置所に留置させ、76年6月29日に、私と鑑定助手は同所で初めて彼に面接した。

彼の態度は非常に奇妙で、眉をしかめたり、ぼんやりと窓外を眺めたり、俯いて顔を上げなかったりする。歩行時も、猫背で、足先を上に向け、奇妙な、力ない歩き方をする。質問に対しては、まったく無言といってよく、1時間余り次々と質問したが、答えたのは二言、三言で、「なにも言いたくない」とぽつりと言う。意図的に言わないところもあるが、一般に無関心、無頓着で、亜昏迷状態であり、無言症が存在することは明らかである。全体の印象から分裂病くささが目立ち、統合失調症に罹患していることは確かである。

7月8日に鑑定助手が同所で面接し、このときは少し話すようになったが、なげやりな態度で、1時間近い面接で、ほとんど内容のある応答を得ることができなかった。

7月15日に彼を私どもの研究室に連行させて、身体検査、脳波検査などをしたが、そのとき、彼はかなりよく話した。その問答の一部を挙げると、次のとおりである。

（以前に小便を飲んだことがあったね）……ええ。
（そういうものを飲むと、身体のエネルギーになると考えたね）……そうだ。
（どういうことでそういう考えになったのか）……それはですね。
（だれかから聞いたのか）……
（今でもそれを正しいと思っているか）……いきつくところはそこしかない。
（いきつところはそこしかない？）……やっぱり近親相姦のあれでしょうね。
（小便を飲むことと近親相姦となにか関係があるのか）……
（近親相姦というと、同胞、親子などが肉体関係することでしょう）……そう。
（近親相姦と小便を飲むこととどういう関係があるのか）……本来自分というものがなにかを考えたら、疑問を感じた。
（疑問を感じた？）……自分自身のなかに自分を、なんというのか、犯しているのが、自分の頭に浮かんできた、感じるから。だから、いつも罪の意識を

感じさせられるというのか、感じますね。でも、どうしようもない。
（だれかから感じさせられるのか）……自分自身。本来はね。
（だれかから、外から感じさせられるのか）……ですからね。自分本来感じられるところまで、自分が到達できれば、無の世界になる。いつも自分があればね。
（無の世界に到達する。無の世界の限界に来るのか）……限界なんてない。本来の自分とはなにかということをはっきり。
（自分であれば本来の自分が分かるのではないか）……本来の自分というが、一応、医学的にいえば、新陳代謝というものによって、絶えず皮膚によって呼吸しているというが、それはどういうものか。……

このように、談話は滅裂で、なにを言っているのか、どうしても理解できない。本件犯行についても聴取したが、次のようで、なにか自由を求めることが動機のようであるが、やはり理解できない。

（ところで、事件のことだが、母を刺したり、たくさんの人を刺したのはどうして？　アイスピックで）……アイスピックといったそんな物理的なものではない。自分はアイスピッグ（ice pig、氷の豚）です。冷たい豚です。自分というのはどういうのか。自分自身をどういうものか知っているが、エネルギーとして自分は本来ならばぶつかる。光と光がぶつかるその速さで、自分を……頭がおかしい。寝言に過ぎない。
（あなたがアイスピッグとして、そのことと人を刺すこととどういう関係があるのか）……自分は自分自身を知ったときにおいて、つまらない第三者の言葉を信じているわけ。その言葉どおりにすれば、どこかに行けると思ったのでないか。
（どこに行けるのか）……完全に自由なところへ行ける。
（なぜ最初に母をやったのか）……この際、お母さんをやっていることは別にもうこれ以上、現在においてもうこれ以上我を通すのはかまわないと思う。がまんして、自分自身を操作されているのを気づくのが嫌になったからだし。
（だれに操作されているのか）……本来は自分の頭でしょう。
（自分で自分を操作していても、外からの力で操作されていると思うのか）……欲ですね。何の苦労もしないで、完全に自由になりたい。完全にエコーの世界に到達したいと頭が考えているようですね。……

その後、私は7月29日に東京拘置所で彼に面接した。私はこの面接に期待をかけていたが、彼は「喋ることはない。そっとしておいてくれ。あんたたちは好き

なようにすればよい」と言い、質問に対して「忘れました」「分かりません」と言ったり、まったく答えなかったり、他人事のようにいい加減な答えをし、全然収穫がなかった。

■鑑定結論

　私は、彼は21歳ごろに発病した統合失調症に罹患し、現在、無言症、滅裂言語、情意鈍麻などの症状を示し、本件犯行は了解不能な衝動行為であって、責任無能力の状態にあり、不起訴の場合は措置入院が必要である、と鑑定した。

　横浜地方検察庁横須賀支部は私の鑑定結果に基づき、彼を不起訴にして、精神衛生法25条による通報をし、76年8月31日、彼はK精神病院に措置入院になった。

B　放　　火

1．統合失調症の放火例（1）——幻聴の影響——

　私の鑑定例を調べると、**統合失調症の放火例**が何例か見出せる。1例（S.N.）は被害的な幻聴の声に悩まされた後に絶望と怨恨からアパートに放火しているが、それは拙著『犯罪と精神医学』（創元社, 1966）の18頁以下に事例1として報告されている。これから紹介する事例では放火を促すような幻聴の声に影響されて放火している。放火を命令する声に支配されたというほどではないが、幻聴が引き金になっていることは確かである。私はかつて市場和男氏と共著で「精神病と放火」（犯罪誌, 26：71, 1960）という論文を書いた。これは拙著『犯罪精神医学』（金剛出版, 1972）の42頁以下に再掲された。そこでは精神病の放火の46例のうち過半数の24例が統合失調症であり、そのなかの半数では犯行は幻覚、妄想などの病的体験にもとづいていた。これから紹介する事例も、犯行が病的体験にもとづいている。

■犯罪事実

　私は1977年4月に東京地検S検事より現住建造物等放火被疑者Ｉ．Ｔ．についての精神鑑定を依嘱された。彼（被疑者Ｉ．Ｔ．を指す。以下同じ）は本件犯行当時33歳である。犯罪事実は次のとおりである。

　彼は77年3月28日午前2時30分ごろ、東京都豊島区池袋の旅館S家こと所有者

Y.I.方（木造モルタル塗り瓦葺2階建て、建て面積125㎡）の2階23号室に氏名不詳の女性と同宿し、その際、女性と肉体関係を交渉したが、料金のことで折り合わず、同女性が立ち去ったので、さらにマッサージ師の女性を呼んで肉体関係の交渉をしたが、料金のことで折り合わず、女性が立ち去ったことに憤激し、その腹いせに同旅館に放火してそのうっ憤を晴らそうと決意し、同日午前4時50分ごろ旅館2階23号室のベッドの上で室内にあった週刊誌等を破り、これに同室にあったマッチで点火し、破った紙から布団、板壁等に燃え上がらせて火を放ち、Y.I.他5名の投宿客が現在する同旅館の2階部分85㎡を半焼させて焼燬したほか、同建物に隣接するF.I.所有の店舗兼住宅（木造モルタル塗り瓦葺延べ床面積157㎡）の2階および3階部分約36㎡に延焼させて半焼させ、もってこれを焼燬した。

■家族歴

彼は44年2月、群馬県太田市で生まれた。父は長野県南佐久郡K町で生まれ、そこで鍛冶屋をしていたが、太平洋戦争で太田市の中島飛行機に徴用され、戦後も同市に留まって鉄工所を経営していたが、再び長野県K町の本籍地に戻り、鉄工所を経営していて77歳で脳軟化症のために死亡した。母は鑑定時健在である。同胞は9人で、彼は末っ子である。家系に特記すべき精神異常者はいない。

■本人歴

彼は太田市で生まれ、5歳のときに長野県K町に移り、50年4月に地元の小学校に入学し、56年3月に同校を卒業した。学業成績は中位で、性行でもとくに問題はなかった。次いで地元の中学に進学し、59年3月に同校を卒業した。学業成績は中ないし中の上で、性行でも問題はなかった。彼は1年浪人してM実業高校に入学し、63年3月に同校を卒業した。学業成績は中位で、性行では活気があるが、多少素直であるとか軽率であると評価されている。

彼は高校卒業後、母方叔父の紹介で東武鉄道に入社し、運転手見習から運転手になり、そこの労音の仕事をしたりしていたが、一方では演劇に興味をもち、その方面に進みたいと思い、71年12月に同社を辞めたが、8年余りも勤め、勤務に過失もなかったから、辞める必要はないと言われた。

彼によると、テレビを観ていてテレビや映画に出演したい気持ちになり、オーディションに応募するのに、人に知られないようにするのに苦労したという。そして、東武鉄道在職中の70年4月に都内練馬区のA俳優養成所に通った。その後渋谷区のNプロダクション、次いで新宿区のT俳優養成所、次いで川崎市の劇団「G」、さらに中野区のT演劇研究所に通ったが、演劇の勉強も中途半端で、

本件犯行当時は演劇の勉強から離れていた。

　他方、彼は生活の資を得るために、72年3月ごろから品川区のM運送、次いで新宿区のH運送に運転手として働き、さらに世田谷区のMプロダクションでトラックの運転手をした。74年6月から豊島区のJ警備保障会社でガードマンをした。75年10月から義兄の勧めで新宿区のG社に勤めてタクシーの運転手をした。しかし、精神的に変調が生じ、76年3月に同社を辞め、郷里に帰り、静養しながら長兄の板金業などを手伝っていた。同年7月にやはり義兄の世話でT観光の小豆沢営業所（板橋区）に勤めてタクシー運転手をしていて、本件犯行に至った。

　彼には精神病が発病した。その経過を要約的に記載すると、次のとおりである。彼は元来、小心で、心優しく、しかし活発で明朗な性格であったが、71年12月に東武鉄道を辞め、働きながら演劇の勉強をするようになって、とくに73年（29歳）ごろから性格が内向的、陰気、非社交的となり、無気力、ルーズで、性的にも非常識になってきた。さらに76年2月（32歳）ごろから明らかに精神病的症状が出現し、頭痛、対人的緊張、幻聴、被害・関係妄想、注察妄想、考想吹入、考想察知、予言体験、強迫様観念などが現れ、しかも77年1月ごろから症状は一層顕著になり、本件犯行後も留置場で母の声や、会社の者が来て喋るような声が聞こえている。なお、77年4～5月の鑑定時には不眠を訴え、「（拘置所の）房の便所に水を流すと、水の中から蛇が出てくるようなことがあった」とか「別の舎房でゲラゲラ笑っている声が聞こえる」などと述べた。病気に対する自覚は多少存在するが、幻聴の声は確かに聞こえたと述べ、病識は不完全である。**このような経過、症状からすると、彼が統合失調症に罹患していることは確かであり、発病は、明確な症状が出た76年2月ごろとすると32歳ごろである。病型としては破瓜型である**。

　これと関連して彼は精神科病院に通院したことがある。彼は76年2月9日、A病院（板橋区）を受診し、同年3月8日まで5回通院している。病名は統合失調症の疑いで、症状としては不眠、不安、眠っていても周囲の話し声が聞こえること、周囲の目を気にすることなどで、関係念慮、幻覚を思わせる症状があり、だらしない格好で、会話もまとまらないとされている。

　鑑定時には、身体的には特記すべき所見はない。精神的には、面接時、やや無気力、温和、従順である。談話は一応まとまっている。表情はやや動きに乏しく、**絶えず眉しかめがある。眉しかめは統合失調症によく見られる症状である**。病的体験については上に触れたが、幻聴、考想吹入、注察妄想、強迫様観念等が認められた。知能はやや低下しているが正常範囲である。診断は統合失調症である。

■本件犯行当時の精神状態

　犯罪事実は上記のとおりであるが、彼が警察、検察庁で供述している、もう少し詳細な事実は次のとおりである。

　彼は、77年3月27日はタクシー運転手としての明け番のため板橋区のアパートの自室にいたが、午後5時ごろに、近くの酒店で2級酒4合を買い、ピーナツ、蛸の刺身などを肴に飲酒しながら新聞などを見、翌3月28日午前1時前になった。それから女遊びでもしようと思い、所持金1万2千円ほどを持って、タクシーに乗り、池袋方面に出た。喫茶店「B」に入り、そこの従業員Oに対して**「お店の書類とか証明書を見せろ」**などと変なことを言った。（「将来喫茶店をやってみたい気があったので、そういう要求をした」という）。女遊びするならトルコ風呂より街娼のほうが安いと思い、百軒店付近で売春婦T（32歳）を見つけ、豊島区池袋の旅館S家に入り、2階の23号室に入った。彼は4,500円を示して交渉したが、同女は2万円ないし1万円でないとだめだと言い、交渉は成立せず、同女は退去した。彼は旅館を出ようと思い、階下まで来たが、女将の勧めで、マッサージ師を呼んだ。間もなく来たマッサージ師K（21歳）にも交渉したが、同女は2万円を要求したので、マッサージだけしてもらい、同女は退去した。

　その後、期待した肉体関係ができず、むしゃくしゃしたので、火でもつければすっとするかと思い、部屋にあった週刊誌に点火したが、怖くなり1回、2回とつけて少し燃え上がると消した。放火の方法は、雑誌を開いて、そこから3枚ほど破って、それらを開いた雑誌の上に置き、部屋にあったマッチで点火するというやり方で、火を消すときは雑誌を閉じる。「自分は30歳を過ぎても結婚相手もなく、会社でも友人もなく、親や兄姉にも心配をかけているので、いっそ旅館を燃やして死のうと思い」3回目に雑誌に点火して、火のついた紙を布団の上に置き、燃え出したが、死ぬのが怖くなり、ストーブを消して、使ったマッチを階下の帳場の近くの鏡台のところに置いて旅館を出た。なお、2回目の火を消したとき、煙が他の部屋の者に気づかれていないかと思って、廊下に出て、他の部屋を見て回っている。

　旅館を出て、近くの自動販売機でワンカップ酒1本を買い、それを飲みながら、スナック「O」に赴き、彼は旅館S家がなかなか火事にならないので、もう1度放火しよう、誰かに放火してもらおうと思い、**「O」の店主Uに対して「火をつけてくれ」**と言い、同人は彼が頭がおかしいのではないかと思ったという。それから間もなくS家が火事になった。彼は近くで火事を見ていたが、それを目撃したスナック「N」の経営者Tによると、彼が**「俺が火をつけてきた」**と大きな声で、

3回ぐらい言ったという。その後、彼はふたたびスナック「O」に行き、店主Uに対し、「頭に来ちゃったから火をつけてきたんだよ。**火をつけたって3年か4年入ればいいんだろう**」と言ったという。また、彼は、同店主に対して「**誰か代わりに懲役に行ってくれないか**」と言ったと警察調書で供述している。同店主は彼を犯人と考えて警察に連絡し、彼は警察に逮捕された。

　以上のように警察、検察庁では、肉体関係の交渉に失敗して、絶望的な気持ちからうっ憤晴らしに、あるいは死ぬつもりで放火したように供述したが、私の鑑定時には新たに幻聴に影響されたように陳述した。面接時の陳述は以下のとおりである。

　77年4月19日の面接時には、彼は、「旅館S家の23号室でマッサージ師Kにマッサージをしてもらっているとき、隣の部屋のほうで、アベックのいちゃつきと同時に『火をつけろ』『火をつければ、あれはタクシーの運転手だ、T観光バスの運ちゃんだとわかる』というような声が聞こえた。それで何となく火をつけないといけないようにさせられたみたい」と述べた。

　同月21日の面接での問答は次のとおりである。

（マッサー師に遊ばないかと言ったね）……女の股に手を入れた。

（女は金額がいくらと言ったか）……2万円と言ったのかな。それで諦め、マッサージしてもらった。

（マッサージ師は20分ぐらいで帰ったね）……はい。

（それから）……しばらく本を読んでいた。マッサージしてもらっているときに、なにか盛んに「火をつけろ」という声が聞こえた。隣の部屋でアベックが言っているのか、そういうように聞こえた。本を読んでも頭に入らない。そのうちに、どういうつもりか、本を引っ張り出して火をつけたのか、「じゃ燃やしちゃうか」。その辺のところがよく分からない。

（女にふられて癪にさわり、自分も30歳を過ぎて結婚もできないので、火をつけて死ぬ気になったのでないか）……そういう気もあったのかもしれない。

（それとも、火をつけろという声が聞こえて、火をつける気になったのか、どちらだ？）……そのとき火をつけて、また消したとき反省した。

（またつけているのは）……一度やりだしたことについて、決意というのか、意志がやり出したことをやらないのかという気がそうさせたのか。

　なお、当日、彼は2回目に火をつけて、消してから、旅館の中で他の部屋のほうを見て回っているが、「旅館の別の部屋から自分の職場の人の声が聞こえたので、他の部屋を開けて回った」という。また、「アベックが火をつけろと言っている

部屋は後で考えたら便所になっているところで、アベックなどがいる部屋でなかった」という。

同年5月6日の面接では、「マッサージ師が帰って雑誌の『明星』を読んでいた。隣の部屋で男と女が関係しているような、マッサージでもしているような様子である。そして男と女が会話しているような様子で、『ここに火を燃やせば、タクシーの運転手だ。タクシーの運転手ならT観光の運転手だ』と言っている。また、マッサージ師の来る前に風呂に水が出ているジャーという音を聞いていると『ここに火をつけると私たちは助かる』と聞こえた」という。さらに、「本を読んでいると、火をつけるかという気になった。何となく気持ちが高まった。燃やして見るかと思った。そして火をつけた」という。この日に次のような問答がある。

（一面ではむしゃくしゃした気持ちを晴らすためか、死にたいと思ったか）……ソファーに座っているあいだ、燃えてくれば死ねると思った。いつも死にたいという気持ちがあっても死ねない。今度こそ死ねると思った。しかし逃げた。

（声が聞こえたことは警察で言ったか）……警察ではあまり言わなかった。訊かれたことを言った。

（しかし、そういうことを漏らしたことはあるでしょう）……あるかもしれない。

（注：彼を取り調べた警察官で、私のもとに事件記録を届けに来たT氏は、彼が犯行前に「火をつけろ」という声を聞いたと言っていたと告げた）。

（本当に声が聞こえたのか）……それは確かだ。

以上から、彼の陳述には時によって多少の差異はあるが、**本件犯行の直前に、隣室（事実は便所）からアベックの声で「火をつけろ」というような声が聞こえ、それが暗示になって、本件犯行に至ったことが事実のようである**。そして、その当時のことの記憶にやや不明瞭のところがあり、前記しなかったが、彼は3回目の点火の場合も火を消したように記憶しているが、それは記憶錯誤であろう。犯行後の行動にも常人では考えられないようなところがあることは、前記のとおりである。

■鑑定結論

彼は本件犯行当時、統合失調症に罹患しており、犯行は幻聴に影響されたものであり、犯行当時責任無能力の状態にあったというものである。東京地検は77年6月20日に不起訴処分の裁定をした。

2．統合失調症の放火例（2）——病的思考——

　統合失調症者が、実家に恨みを持ったが、実家の家紋と近くの神社の社紋が同一であることから、実家の代わりに神社に放火したという、珍しい事例を紹介したい。この事例は拙著「精神異常状態における責任能力」［自由と正義，31（6）：22, 1980］の事例 S.U. として、また拙著「責任能力について──覚醒剤中毒及び精神分裂病を中心に──」（司法研修所論集，72：1, 1984）の事例 2 として簡潔に報告されている。

■犯罪事実

　私は1978年1月に前橋地裁高崎支部より非現住建造物等放火未遂、非現住建造物等放火被告人 S.U. の精神鑑定を命じられた。彼（被告人 S.U. を指す。以下同じ）は本件犯行当時25歳である。起訴状によると、犯罪事実はおよそ次のとおりである。

　彼は、77年2月18日からU病院（精神科）に入院中のところ、両親が十全な小遣い銭を与えず、また転医を許可しないことを憎み、神社に放火してその恨みを晴らそうと決意し、

① 77年8月20日ごろの午後11時ごろ、群馬県吾妻郡A町の白山神社（宮司T管理）において、同神社拝殿正面格子戸から同拝殿内にガソリンを撒布して点火したマッチを同所の畳に投げ入れて放火したが、畳、格子戸を一部焼燬したが自然消火したため、T管理の人の現住しない同神社を焼燬するに至らなかった。

② 同年10月4日午前1時25分ごろ、前記白山神社において、同所拝殿内にガソリンを撒布して点火したマッチを同所畳に投げ入れて放火し、そのために現に人の住居に使用せず、かつ、人の現在しない前記T管理の木造平屋建拝殿、本殿、末社（建坪合計133.08㎡）を全焼させてこれを焼燬した。

■本人歴

　彼は52年7月に群馬県吾妻郡A町に生まれた。父は農業、山仕事をしていたが、後に町役場の吏員になり、現在は退職している。母は主婦で、高血圧がある。同胞は4人で、彼は末っ子である。家系に特記すべき精神異常者はいない。

　59年4月に地元の小学校に入学し、65年3月に卒業した。学業成績は下位であり、性行では注意散漫で、落ち着きないと評価されている。次いで地元の中学に入学し、68年3月に卒業した。学業成績は下位であり、性行では、窃盗、オート

バイの無免許運転などがあり、補導されたこともある。中学卒業後、高崎市のＫ産業に入社し、自動車部品のボール盤工に携わり、寮生活をした。２年３ヵ月で同社を辞め、70年７月に陸上自衛隊に入隊し、札幌市の部隊で勤務し、２年後の72年７月に除隊した。同年９月ごろから73年１月まで高崎市のＮ工業に勤め、フライス工をしていた。その後短期間２ヵ所ほど勤めた後、上京して新宿区のＦ製本に勤めていて精神異常になった。

　Ｆ製本に勤めて１ヵ月ほどして、**誰かに殺されるような不安になり、また金もなくて警察に保護を求めた。**警察からの連絡で父が迎えに行き、彼を引き取った。それが73年６月ごろ（20歳）であり、そのころが統合失調症の発病の時期である。その後、実家でぶらぶらしていたが、警察官に追われるとか、人に襲われるようだとか言い、空笑があり、手で何かを書くような奇妙な動作をした。初めて精神科を訪れたのは、同年８月９日で、渋川市のＨ病院を受診した。診察したＫ院長は、彼が不安状態を示し、不安神経症の状態であると診断した。同院への通院は１回きりである。

　その後も実家でぶらぶらしていたが、74年１月に痴漢行為を犯し、同年１月12日〜75年１月14日の間、群馬郡のＧ病院（精神科）に入院した。Ｓ院長の回答によると、病名は統合失調症で、**彼は夜道で女性に抱きついたり、バス等の中で女性の体に触ったりするため警察に捕まり、**言動がおかしいので入院した。74年４月に開放病棟に移り、外部作業に就いたが、75年１月に突然離院したため退院になった。また、彼は著しく疾患隠蔽的であるが、独語、空笑があったという。

　Ｇ病院退院後の75年４月ごろから、高崎市のパチンコ店に住み込みで働いたが、３ヵ月で辞めて実家に帰った。実家では家出、徘徊を繰り返し、夜、家に戻らないことがあった。同年８月14日〜76年７月５日の間、前橋市のＵ病院（精神科）に第１回入院が行われた。同院の病床日誌によると、初診時に彼は病状を訊かれたとき、病的体験を否定し、**疾患隠蔽が見られる。**その後も同様な態度が続いているが、「他人が迫ってくる感じ、刺される」という過去の体験を述べている。診察医はそれを強迫観念と理解しているが、私には被害妄想と考えられる。同年11月に開放病棟に移り、外勤に出たが、外勤先でトラブルを起こし、眼鏡を壊された。76年３月に実家に外泊したが、出奔して高崎市内にアパートを借り、10日間そこに住んで、実家に帰った。その後ふたたびＵ病院に戻り、同年７月５日に退院した。なお、病床日誌に空笑の記載がある。

　退院後、Ｏ電気に短期間勤めただけで無為に過ごしていたが、他人が怖い、他人から脅かされている感じがあるというので、77年２月18日にＵ病院に第２回の

入院になる。そして、入院中に外泊して本件犯行を犯すことになる。今回の入院は自由入院（現在の精神保健福祉法の任意入院に相当する）の形であり、そのため外泊などが容易に許された。病床日誌によると、同年4月4日から外勤に出るが、3日だけで中止した。4月11日に列車恐怖を訴え、列車に乗ると、列車が駅で停まらず、ずっと遠くまで行くのではないかと思うと言う。5月20日には、自動車、電車の音が気になり、頭痛、不眠があると言う。6月18日に作業病棟に移る。6月23日に1泊2日の予定で外泊するが、帰院せず、外泊が同月28日まで延びた。7月15日に警察が、彼が75年11月に病院の近くの商店で電気製品を盗んだことで調べに来た。**8月15日にも外泊するが、外泊中の同月22日に実家から18万円を盗み出し、服を買い、放浪してパチンコしたり、飲酒したり、最後に神社に寝ていて警察に保護され、9月3日に帰院した。**（注：この外泊中に本件犯行の①の事件を起こしている）。以後、本件犯行の②までの間、まだ20日ぐらい在院しているはずであるのに（注：9月25日離院）、病床日誌には何の記載もない。

　当時の主治医のK医師は診断書を提出しているが、「統合失調症としては軽症で、善悪の判断能力があり、労働意欲のない点を除けば、社会生活能力も普通である」としている。労働意欲のないことこそ統合失調症に本質的であり、U病院の第2回入院で外勤に出ても3日しか続いていない。これで社会生活能力が普通と言えるだろうか。また、K医師は、検事調書で、彼は当時、強迫観念はあるが、幻覚、妄想はなく、統合失調症の単純型であったと述べている。鑑定時に分かったことであるが、当時、幻覚、妄想があり、単純型では決してない。前記のように、彼はU病院の第2回入院中の77年8月15日に外泊して、実家から大金を持ち出して、9月3日に警察に保護されたが、**そのころ彼はA町の八坂神社にいて、周囲の人が彼の様子が変だと言って警察に連絡したという。**一般人にさえ変な様子が分かる状態であったわけである。

　77年8月ごろ、彼はU病院に入院しているのを嫌がり、転院を希望していたが、現実に、種々の事情から、彼を転院さすべき適当な病院が近辺になかったことも事実である。

　本件犯行当時の精神状態に移る前に、78年3〜4月の**鑑定時の所見**を挙げよう。身体的には特記すべき異常はない。精神的には、面接時、眉をしかめ（しかめ顔）、右眼だけ細くして横を向いたり（衒奇症）、空笑、独語があり、一見して統合失調症と分かるような状態である。また、耳栓をしているので、幻聴のあることが疑われる。服装、とくに下着が不潔である。談話は何となく曖昧で、思路の弛緩がある。U病院では疾患隠蔽があったが、その傾向は多少認められた。心理テス

トでは投げやりな態度で、常識では考えられないような結果を示した。情意の鈍麻も認められる。

　次いで、問診による病的体験の存在について指摘したい。面接の第１日の問答の一部を挙げれば、以下のとおりである。

　（自衛隊を辞めてから家にいて、それから病院に入ったね）……そのころ何となく外に出られない。何か嫌な感じがした。そのころ声と分からなかったが、何となく聞こえてくる。おっかなくて娑婆は歩けず、家の中にいた。今では「馬鹿だ」「死ね」「豚だ」など繰り返し聞こえる。

　（誰が言うのか）……今まで付き合っていた人が皆言う。

　（考えが頭に入ってくることは）……頭をぐるぐる動かされる。考えると頭が引っ張られる。「猪だ」とか「日本国中猿だ」とか、たわけたことを言っている。

　（考えが抜き取られることは）……人を見て考えようとすると、怖くなり考えられなくなる。

　（U病院で電車がうるさかったというのは）……電車の音がガタンゴトンすると、それにつれて「馬鹿だ」とか「死ね」と言う。（注：物音が聞こえると、それに刺激されて幻聴の声が聞こえるような場合には、その幻覚を機能性幻覚という。統合失調症によく見られる）。

　（音と一緒に声が聞こえるのか）……ええ。だから見分けがつかない。早く家か刑務所に行きたい。

　（体に電波がかかることは）……U病院で病棟に寝ていたら、外で車が走り、ブーブーという音がする。そんなところで寝ていると、暴れさせてやるぞと聞こえた。そしたら、刑務所に入ったら、暴れて保護房に入った。

　（そのときは暴れたのか、暴れさせられたのか）……暴れさせられた。

　（あなたには「強迫観念」があったというが）……列車の音が怖く、音を聞くと頭が締めつけられ、考えられなくなる。（東京拘置所に来るときも）列車で来るならばどうしようかと思った。（注：彼は自動車で護送された）。

　（その他には）……槍で突く。鉈(なた)で切る。目の前に人や槍や斧が見える。その人が持っていないのに槍が飛んでくる。１度、閉鎖病棟にいたとき、槍が飛んできた。そういうことを医者に言うと、開放病棟に移してもらえない。それでしらばくれていた。（注：病院での処遇を考慮して、疾患隠蔽をしていたというわけである）。幻聴での脅かしもすごい。槍を刺したまま生かしておくなどと聞こえるので、おっかなくて自殺しようと思った。

（いつ自殺しようと思ったか）……昨年（77年）5月から7月ごろ、病院にいたが待遇がよいので外出できた。病院を出て湖に飛び込もうと思ったが、四万湖には飛び込まなかった。川（吾妻川）に飛び込んだ。しかし、死ねなかった。

以上から、73年ごろから鑑定時まで、その程度は徐々に増悪したと思われるが、種々の病的体験、すなわち幻聴（とくに機能性幻覚としての幻聴）、幻視、体感幻覚、作為体験（とくに身体的被影響体験）、強迫観念があったことが分かる。それと同時に、応答が質問とずれている場合があり、思路障害（連合弛緩）が認められる。**前記の表情、態度などの所見も併せて、彼が統合失調症に罹患していることは間違いない**。

彼は、逮捕後の78年2〜3月に高崎拘置支所で書いたという、鑑定人宛ての「病状報告書」を鑑定人に提示した。それは200枚以上に及ぶ長文のものである。そこには正常者には到底理解できないような病的体験が記載されている。その内容の一部を挙げよう。

「エクトによる超声帯による話しかけが続いている。明日死ぬだとか、今日死ぬだとか、下級霊による貧乏心霊、チョコレートをくれだとか、10万円お菓子買ってよこせだとか、警察と付き合ったのは嬉しいだとか、まことに馬鹿心霊現象」。

「身体中何か針のような物がささって何か言い知れぬ圧迫感を受ける」。

「肛門の中に槍が突きささるような……」。

「夜トランプをしている時、下級霊による頭に対する誘導的な心霊波が続き、記憶を消されるような気がした。……エクトは何かお前の未来は俺が左右できるだとか、知っているだとか、何か得意げにわけのわからないことを言っている」。

「朝起きると決まってエクトが眼の前に数人いる。……また5年前と一緒に、幻の声が1日中聞こえると思えると、なかなかいやになってしまう。外の車の音も馬鹿だとか猿だとか、ネコ、ライオン、タイガー虫、オカマとか、いやなことばかり幻声で言って行く」。

「植木病院（U病院のこと）に1回目入院したときのことを病状書に書いてみる。入院してすぐ幻の声が聞こえてきた。2日か3日続いたと思う。しばらくして慣れた。退院のときは少しあった。2回目の入院のときは、心霊世界に社会全体がなっており、車、人、飛行機、保護室、周りの山、川、犬までも幻の世界となってしまった。病院に入院してすぐ、看護人、医師、看護婦の幻の声が聞こえてきた……」。

「飯が来るときも、幻覚が現れ、飯が変わってしまうので、何か変な感じを受

ける」。

「頭が奇形児、顔が奇形児、歩き方も奇形児になってしまった。手の動作が何か虫のようになってしまった。歩行をすると奇形児の動作になってしまう」。

「手の動きが右と左が全然合っていない。自分の動作をしていない。顔が他人の顔になってしまった。足も何か他人の足の感覚になってしまった。エクトは壁の中から、北の方から、東の壁の中からしきりに何か言いたげに、幻の声、姿を変えて来る」。

以上の病状報告書には多彩な幻覚、妄想が述べられ、エクト、下級霊、貧乏心霊、馬鹿心霊、超声帯などの奇妙な新しい言葉が出てくる。このような現象は言語新作と言われている。また、新しい症状として、自己が他のものに変化するという化身妄想が見られる。**とにかく、この病状報告書が作成された時期には、本件犯行時よりも病状がかなり増悪していると思われる。しかし、幻聴などはかなり早くから出現していることは前記の面接時の問答からも分かる。**

■**本件犯行当時の精神状態**

起訴状にあるように、彼は2回にわたって、実家の近くの無人の白山神社にガソリンを撒いて放火し、1回目は小火(ぼや)に終わり、放火未遂になり、2回目により大量のガソリンを撒いて、神社を全焼させたものである。1回目の放火は77年8月20日ごろであり、2回目のそれは同年10月4日となっている。いずれのときも、入院中のU病院を無断離院して、実家の近くに来て、退院や転院をさせてくれない両親に対する恨みから実家に放火しようと思ったが、実家に放火する代わりに白山神社に放火した。その動機が非常に奇妙である。1回目の放火に関する問診の問答の一部を挙げよう。

（今度の事件はいつといつか）……8月に1回、それに7月に1回。

（8月に1回と10月に1回でないか）……7月と9月。

（起訴状には8月20日ごろと10月4日となっている）……嘘言っているのでしょう。9月6日に逮捕されたから放火は9月2日か3日ごろである。（注：彼には犯行日についての記憶錯誤がある）。

（無断外泊はいつか）……日曜と思う。（注：8月15日は月曜、9月25日は日曜である）。

（そして家に帰ったか）……白山神社の裏で寝ていた。

（その前に家から金盗んだね）……それは7月と思う。（注：8月の間違い）。

（その金はいくらか）……18万円。

（それは何に使ったか）……飲食費。

（使ってから）……警察に保護された。
（それは9月3日だね）……いや、それは7月。（注：彼の記憶間違い）。
（その前に放火したね）……ええ。
（放火未遂は）……病院を出てすぐ。
（**どういう訳で放火したか**）……たまたま家紋と社紋が似ていた。今にして思えばやるほどのことはなかった。（注：家紋と社紋は同一らしい）。
（紋が似ていてどうして火をつけるのか）……だからそれほどのことはない。家の者が退院させない。そうでないとうまくおさまった。神社が燃えれば村中大ごとである。

　以上から、彼は退院や転院をさせない両親に対する恨みから実家に放火しようと思ったが、実家に放火すると自己の犯行と分かるので、家紋と社紋が類似することから、実家と神社を同一化して、神社に放火したというわけである。一部の類似から全部を同一化するというのは、**統合失調症的な思考であると思われる**。
　2回目の放火については、彼の陳述は時によって異なり、あるときは家紋と社紋が類似しているから放火したと言い、あるときは当時盛んに幻聴があって「火をつけろ」という声に誘導されて放火したとも言う。なお、彼はそういう動機を述べていないが、1回目の放火が未遂に終わったので、放火を完結するという動機もあったものと考えられる。ともかく、彼の陳述から、**2回目の放火には幻聴が関与していることは確からしい**。

　■**鑑定結論**
　以上から、本件犯行当時、統合失調症の顕著な状態にあり、犯行は病的思考や幻聴にもとづくものであると考えられ、責任無能力の状態のあったと鑑定された。前橋地裁高崎支部は79年（判決文のコピーが不鮮明のため月日は不明）に心神喪失を認定して無罪を言い渡した。その後、彼は精神衛生法にもとづいて精神科病院に措置入院になったと聞いている。

3．統合失調症の放火例（3）——情動状態——

　精神遅滞の上に接ぎ木したように統合失調症が発病する場合は接枝統合失調症という。このような病状の上に、母との口論が加わり、激しい情動状態で自宅に放火したと鑑定された事例がある。犯行時、注察妄想、自殺意図があるが、動機が十分に明らかにできなかった。ともかく、精神病状態で病的体験が犯行に関与しているので、責任能力が喪失していると鑑定され、裁判所もそれを認めて、無

罪を言い渡した。なお、今、鑑定書を読むと、語彙はかなり豊富であり、知的障害の程度はそれほど強くないようである。私の後に再鑑定したH氏は精神遅滞を否定し、単なる統合失調症と診断した。私も今から見直して、接枝を取って単に統合失調症として論じることにしたい。なぜ接枝統合失調症と鑑定したかの理由は後記する。

■犯罪事実

私は1979年1月に東京高裁より現住建造物等放火被告人K.A.の精神鑑定を命じられた。彼（被告人K.A.を指す。以下同じ）は本件犯行当時30歳である。起訴状によると、犯罪事実はおおよそ次のとおりである。

彼は78年5月3日午前0時20分ごろ、新潟県中蒲原郡M村（現在、五泉市に属す）において酒酔い運転等をするおそれがあることを理由に、実母Sから自家用貨物自動車の鍵を渡してもらえなかったことなどに憤激して、Sおよび彼が現に住居に使用するS所有名義の木造トタン葺平屋住居1棟（床面積155.9㎡）を焼燬しようと決意し、そのころ同建物内の彼の居室である6畳間の障子戸に灯油2.6ℓをかけ、これにマッチで点火して放火し、火を障子戸から同建物に燃え移らせ、よってそのころ建物を全焼させて焼燬した。

■家族歴

彼は48年4月に新潟県中蒲原郡M町に生まれた。父は農業を営み、77年7月に脳出血のために死亡した。母Sは本件犯行で家が焼失したため納屋を改造して生活保護を受けて生活している。同胞は4人で、彼は3番目長男であり、姉が2人、弟が1人いる。家系には、**父方叔父に若くして精神異常になり、頭を柱に打ち付けるなどし、早逝した者がいるが、病名は不詳である**。その他には精神異常者は見当たらない。

■本人歴

彼は55年4月に地元の小学校に入学した。学業成績は中の下で、学習意欲、理解力がないとされた。性行では、「根気がない」「しまりがない」「いたずら者」などと評価されている。61年4月に地元の中学に入学した。学業成績は小学校よりもさらに低下して下位で、性行では根気、社会性に乏しいと評価されている。中学卒業後、G商業高校農業科定時制（昼間）に入学したが、勉学意欲がなく、3年ほどで中退した。

職業歴では、彼は非常に飽きやすく、三日坊主で、職場に1ヵ月と続かず、職場を転々と変えた。地元で板金工場、喫茶店、建材店、紙器工場で働き、一時上京してタイル会社、キャバレー、運送会社などに勤め、ふたたび地元に戻り、製

作所、部品会社、建材店などに勤め、ときに実家の農業を手伝った。

　彼は加茂市のM子という女性と知り合い、性関係ができて、彼女が妊娠し、家族の反対はあったが、彼は彼女の家に婿養子に入り、71年11月に婚姻届出をし、男の子を儲けた。しかし、彼の行状が不良であり、また、後記のように彼に精神異常が出現したので、73年11月に協議離婚した。

　さて、母によると、彼の精神状態がおかしいと思った最初は、彼がM子と結婚した次の年（72年？）の正月に、彼がM子を連れて実家に里帰りしたとき、彼が酒を飲んで大暴れし、ガラス戸を壊し、ストーブを蹴飛ばし、親戚の多くの者に取り押さえられたが、親戚の1人に大けがをさせたことである。なぜ暴れたか、その動機はよく分からない。その後一応興奮が収まったので養家に帰った。その後も様子がおかしいので、N精神病院を受診させたが、薬ももらえず入院にもならなかった。（注：N精神病院の病床日誌によると、初診は73年7月9日となっている）。同院からの帰り、彼は金を要求したが、与えられなかったために、暴れて実家のガラスを壊し、彼自身も脚に切傷を負った。その後、長岡市の精神科病院（病院名不詳）を受診させ、同院の紹介でN精神病院に入院することになったという。

　N精神病院には次の4回入院している。同院の病床日誌の記載はきわめて疎漏である。
① 74年6月21日〜同年7月31日（1ヵ月11日間）。
② 74年12月16日〜75年2月20日（2ヵ月余間）。
③ 75年12月16日〜76年3月25日（3ヵ月10日間）。
④ 76年10月30日〜77年3月17日（約4ヵ月半間）。

　第1回入院時の病床日誌によると、発病後の経過として、「**73年6月以来不可解な行動が多くなる**。体全体が痛いと訴え、仕事も休みがちになる。（注：当時、彼はN商店に勤務していた）。人前に出るのが嫌いで、**独語、空笑が目立つ**。家人に対して暴言、器物損壊がある。**目の前に誰かが来ているように思うと言う**」とある。病名は統合失調症の疑いとなっている。

　第2回入院時の病床日誌では、前回入院から退院して、ほとんど働かず、頭痛、膀胱部の異常感を訴え、メリヤス工場の17歳の女工と一緒に家出し、長岡市のキャバレーにいるところを発見された。家人の忠告に対して興奮し、器物を損壊した。入院当日も車の鍵を隠したと言って大暴れする。入院中の記録では、看護日誌に、「**一番憎い人を殺せと聞こえてくる**」と述べたと言い、**幻聴の存在が疑われる**。病名は第1回入院時と同じである。

第3回入院時の病床日誌では、前回入院から退院して、加茂市の「ポプラ」（喫茶店？）に勤めたが、2日で辞める。実家では自恣的で、些細なことで器物を投げ、**家を焼き払う**などと言う。外出して飲酒し、借金を重ね、指輪、時計を質に入れ、時計を10個も買う。飲酒運転して事故を起こし、自己の頸部、膝部に打撲傷を負うと言う。入院中もいらいらし、興奮したという記録が看護日誌に記載されている。また、にやにやして病棟内を徘徊し、女子患者の後を追いかけたという記載も看護日誌にある。病名は変更されて精神病質（意志欠如性または爆発性）となっている。

　第4回入院の病床日誌では、前回入院から退院して、一時、鉄工所に勤めたが長続きせず、76年9月ごろから些細なことで興奮し、家人に暴力を振るい、ときにはビール瓶を戸に投げ、同年10月ごろから全然仕事をしない。酒を飲み、借金をし、高価な物を掛けで買い、米を盗んで売るという。入院中の行状では、「夕食後7時ごろから就床したが、午後10時ごろに目を覚まし、**聞こえてきて、眠れません。親類の人が大勢で死んでしまえと言っています**」と言ってきた（77年1月9日の看護日誌）。したがって、幻聴があったらしい。また、同年1月15日の看護日誌でも、「看護婦さん注射してください。殺してくれ、殺してくれと聞こえますと訴え、にやにやしていた」という記載がある。病名は前回と同じである。

　母の陳述で補足すると、彼は73〜74年ごろから性格が変わり、それまでは乱暴することはなかったが、ものすごく暴れ、とくに飲酒すると暴れ方がひどく、物を投げ、「殺してやる」とか「火をつけてやる」などと言う。家人には乱暴するが他人にはしない。家でぶらぶらしていて、仕事はしない。母方叔父Uの名を使って農協から掛けで酒を大量に買い、それを安く売って金をこしらえ浪費する。とくに奇妙なのは、耕地整理の境界石のところに花を立てて拝んでいたが、なぜそんなことをするのか理解できない。独語ははっきりしないが、空笑は絶えずあったという。

　以上から、彼は72〜73年ごろ、すなわち彼の23〜24歳ごろに、**精神病が発病し、激しい運動性興奮、了解不能な言動、無為、浪費、幻聴、空笑などの症状を示し、統合失調症に罹患した**と考えられる。N精神病院では初め統合失調症の疑いと診断しながら、後に精神病質に変更したが、**幻聴のある精神病質は考えられない**。

　79年2月の鑑定時の所見は次のとおりである。身体的には、細長型の体型で、内科的・神経学的に異常はなく、脳波所見も正常である。精神的には、面接時、従順でとくに興奮することはなく、表情、態度に一見不自然なところはないが、ときどき**空笑、笑いの発作**がある。質問に対する応答は非常に迂遠であるばかり

でなく、無関係なことを述べ、言っていることがよく理解できない。すなわち、**思路の障害、つまり滅裂思考が見られる**。次に問答の一部を挙げよう。彼が近所の人が自分のアパートを注目すると言うので、次のような問答になる。

（人があなたをじろじろ見るのか）……はい。
（どうして見るのか）……私思うには、会社を私がよくさぼる。Ｗさんのおやじさん（注：彼が婿養子に入った家の養父）と日本酒をよく飲んだ。Ｗさんのおやじさんがよく友人を連れてくる。
（そうするとどうだ）……まあ同胞(きょうだい)も来るとね。
（そうするとどうだ）……**おばあさんとおやじさんの近所の話の仕方ですね。それがおばあさんが家の内容がよく知っているのか、前はＷさんの家が酒屋さんやっていたとのことですね。（注：典型的な滅裂思考である）**。

また、本件で逮捕後、新潟刑務所から母や姉に送られた手紙を見せてもらったが、その内容はまったく支離滅裂である。このような顕著な滅裂思考がいつごろから目立ってきたか分からないが、本件犯行当時より病状が増悪している可能性がある。

次に幻聴について訊いたところ、それが存在するような応答があった。以下にそれに関連した問答を挙げる。

（他人の声が聞こえるか）……ええ。
（誰の声か）……死んだ父の声。（注：父は77年7月に死亡した）。
（どんなことを言うか）……どこにいてもしっかりやれと言う。
（どこから聞こえるか）……身の周りにいつもいる。
（人の姿は見えないか）……声だけ聞こえる。
（いつごろか）……事件後。

このように、彼は事件後から幻聴があるように述べたが、前記のようにＮ精神病院に入院中にも幻聴があったと思われる記録が残されている。

鑑定時にいくつかの心理テストを施行したが、その一部の結果を挙げよう。
① 脳研式標準知能検査：これは代表的なＢ式知能検査で、100点満点で50～70点ぐらいが平均知を示すが、彼の場合26点で、明らかに低い知能である。
② 田中・ビネー式知能検査：これはビネー－シモン式知能検査の日本版である。彼に施行したところ、知能年令は9歳2カ月で、IQは61であり、軽愚に相当する。
③ コース立方体組合わせテスト：これは積み木を用いる知能検査で、彼に施行したところ、IQは61であり、②の場合と同様に軽愚に相当する。

このように三つのテストでいずれも精神遅滞に該当する結果が出た。それに、前記しなかったが、小学校3年時に施行された田中B式知能検査で知能偏差値が39であり、さらに中学1年時で施行された新田中B式知能検査で知能偏差値が19というきわめて低い値が出ていた。このように、鑑定時も小・中学当時も精神遅滞に相当するテスト結果が得られているために、私は彼に知的障害があると判断した。しかし、今から考えると、彼の行動する社会的範囲がかなり広く、語彙もかなり豊富であり、高校3年のとき1度で自動車運転免許を取得しているという。また、心理テストは被験者に熱意がない場合、あるいは鑑定時のように統合失調症のために一層熱意がなく、滅裂思考もあるような場合に、実際よりもずっと低い値が出る可能性がある。このような諸般の事情を考慮して、**接枝統合失調症とした鑑定当時の診断を見直し、単なる統合失調症に訂正することにした。**

■本件犯行当時の精神状態

　私は鑑定時、彼に対して3回、犯行当時の経緯について質問したが、彼の陳述に一貫性がなく、応答の途中から支離滅裂になり、彼の陳述の信憑性に重大な疑問が生じ、結局、警察・検察調書に頼らざるを得なかった。これら調書にもとづいて犯行の経緯を追跡すると次のとおりである。

　彼は本件の前日の78年5月2日に、それより2～3日前から頭が痛く、頭の調子も悪いので、午前中にM中央病院に行って診察を受け薬をもらった。それから同日午後、母の制止をきかずに、自家用貨物自動車を運転して外出し、加茂市に行き、姉K子のところに寄ったりしたが、何軒かのバーなどに寄って飲酒した。彼の検事調書によると、当日、合計ビール中瓶6本ぐらい飲んだという。その後、加茂市から自家用貨物自動車を運転して帰宅する途中、警察に飲酒運転を発見され、加茂署に連行され、彼の母方叔父Uなどが迎えに来て、翌日警察に出頭することにして釈放され、叔父Uなどと一緒に帰宅した。

　彼は、自宅に帰って、叔父などが帰った後、翌日警察に出頭するのに自動車で行きたいと思い、母に自動車の鍵を渡すように要求した。（注：彼の家から加茂市に行くには、蒲原鉄道で高松駅から加茂駅まで約25分かかるが、自宅から高松駅まで徒歩で約15分かかる）。ところで、彼が自動車を運転して再び事故を起こすことがないように、叔父は自動車の鍵を彼の母に渡し、彼に鍵を渡さないように申し付けて、引き揚げた。それで、母は彼から鍵のことを訊かれても、自分は知らないと繰り返した。彼は母が鍵を知っていながら知らないふりをしていると思ったのか、非常に激昂し、母に「殺してやる」などと言った。彼を恐れて母は一時家から逃げ出した。戻って来た母に、彼は「殺す」「家に火をつける」など

と言うので、母は再び家を出て、近所に隠れて様子を窺っていたが、そのうちに彼が家に放火して、全焼させた。その後、彼は家を出て、納屋の2階に上がって藁の中に隠れていて、警察に検挙された。

　母の鑑定人に対する陳述によると、「犯行のあった夜は絶えずかっかしていて、目の色が変わり、怖くてとても近くにいられなかった」と言う。同女の検事調書では、「5月2日の晩は昨年秋（77年秋）と比べて、それ以上に気がいらいらしている様子でしたので、私は家から逃げて出るとき、もしやという心配が生まれました。本当に火をつけかねないと思ったからです」と言い、同女は自宅のそばで様子を窺っていたわけである。したがって、**当時の彼の興奮状態には只ならぬものがあったと考えられる**。

　彼の警察調書（78年5月3日）によると、「私の頭の中には、人が死ぬとか、**商店街の者がみんなで私を変な目で見ているように思われたし、死ぬことが頭にひしめきました、それで家に火をつけて燃やしてしまい、私も死のうと思いました**」とか「皆が私を変な目で見ているし、死ぬということが頭にひらめいたので、ただかあちゃんに家に火をつけてやると言ったし、本当に家に火をつけて死んでしまうつもりでした」と言う。これらの供述からも、**他人から変な目で見られるという注察妄想があり、それと自殺念慮が関連しているようである**。そして、激しい興奮状態を前提に、放火が衝動的に実行されたと考えられる。なお、鑑定時にも、彼は当時、注察妄想に相当するような周囲に異様な雰囲気があったことを述べた。

　ところで、彼は放火後、火事になり、火の中で死ぬのが怖くなり、納屋に逃げている。その際、父の額入り写真、弟Bの賞状および珠算検定証書の3点を持ち出している。父の写真はともかく弟の賞状などはどれだけの価値があろうか。ここにも了解困難な行為がある。

■鑑定結論

　鑑定の結論は、「彼は接枝統合失調症（今は訂正して統合失調症）の状態の上に、軽度のアルコール酩酊が加わり、激しい情動状態に陥り、注察妄想と関連した自殺念慮が生じ、衝動的に犯行が実現され、責任無能力の状態にあったものと考えられる」というものであった。

　東京高裁は80年3月6日に、H氏の再鑑定の結果も踏まえ、心神喪失を認定して、1審の有罪判決（刑期不詳）を破棄し、無罪を言い渡した。

4．統合失調症の放火例（4）——幻聴の声の命令——

　統合失調症者が幻聴の声の命令に支配されて殺人や放火などを犯すことは古くから知られている。拙著「幻覚と犯罪」（臨床精神医学，5：1757，1976）の事例S.A.は幻聴の声に命令されて放火した典型例である。この論文は拙著『増補犯罪精神医学』（金剛出版，1987）に再掲されている。私の鑑定例のなかに、同様な事例があり、しかも平易なケースであるので、簡単に紹介したい。

■犯罪事実

　私は1980年5月に東京地検H検事より現住建造物等放火未遂被疑者A.T.の精神鑑定を依嘱された。彼（被疑者A.T.を指す。以下同じ）は本件犯行当時51歳である。被疑事実は次のとおりである。

　彼は80年5月11日午後3時10分ごろ東京都新宿区所在の、多人数が現在する伊勢丹百貨店新館において、同建物に放火して焼燬しようと企て、同所2階と3階の間の踊り場にある男子用便所内で新聞紙に所携のライターで点火して火を放ち、同所備え付けの屑篭に投げ入れたが、同社社員に発見され、消火されたため、新聞紙および屑篭の一部を焼燬するにとどまり、その目的を遂げなかった。

■家族歴

　彼は28年11月に愛媛県宇和郡宇和町（現在、西予市に属する）で生まれた。父は農業に従事し、山林、田畑をかなり多く所有する財産家であり、89歳で老衰のために死亡した。母は79歳で老衰のために死亡した。同胞は8人で、彼は6番目、五男である。**家系には精神病者が1人いる**。すなわち、彼の長兄の娘のE.T.は43年生まれで、鑑定時36歳であるが、高校3年ごろに発病し、その後、年に1回ぐらい異常状態になり、そのときは眠れず、大声を上げ、入・通院するが、精神異常の持続期間はせいぜい1ヵ月ぐらいである。普段は近くの会社に勤めて働いている。元来の性格は明朗であったが、最近はやや非社交的になったという。病名は不明であるが、病気が周期性に経過し、精神欠陥が目立たないところからすると、非定型精神病かもしれない。

■本人歴

　彼は35年4月に地元の小学校に入学し、43年3月に高等科を卒業した。学籍簿によると、学業成績は上位で、性行にも問題なかった。次いで地元の農学校に入学し、46年3月に卒業した。当時は戦中・戦後で十分に勉学できなかったが、学業成績は中の上であった。その後、実家の農業を手伝っていたが、50年に新制大

学入学資格認定に合格し、51年4月に東京のH大学法学部に入学し、55年3月に卒業した。同校の学業成績証明書によると、優がかなり多く、成績は良好である。その後、同校の大学院社会科学研究科（私法学専攻）に入り、留年などして59年3月に修士課程を修了した。その後C大学真法会に入ったりしながら司法試験に挑戦したが、合格できなかった。69年に司法書士の試験に合格した。そのときはすでに40歳になっていた。この間、実家から仕送りを受けたり、父より多額の生前贈与を受けた。71年から小田原市で司法書士を開業したが、仕事にはあまり熱意がなかった。もっとも、後記のようにそのころはすでに統合失調症が発病していた可能性がある。

　80年6月の鑑定時には、身体的には特記すべき異常はない。精神的には、彼は両耳に耳栓をしているので、幻聴の存在が疑われ、問診でも幻覚、妄想が確認された。面接時、意識は清明で、見当識は保たれ、過去の生活歴などを十分に述べることができ、知能は正常で、思考障害（連合弛緩）はない。ただし、**明らかに幻覚、妄想があり、統合失調症（妄想型）の状態にある**。彼の病的体験については後に少し立ち入るが、いわゆるレーダーがかかってくると考えることが困難になり、そのときには口唇を動かして、言語として表現されないが明らかな独語となり、また空笑を顔面に浮かべることがある。病識は全くない。

　問診で得た所見を要約すると、次のとおりである。65年8月ごろに同宿者からクーデターの話を聞き、そのころからクーデターに加わらないかという要求がレーダーによって頭に入ってくるようになり、クーデターの首謀者はKCIA（韓国中央情報部）であり、三木武夫元首相もそれに関連し、レーダーは彼の頭脳を支配し、種々の命令、指示を彼に与え、また心臓にも衝撃を与え、殺されるような不安を起こさせる。ただし、レーダーの存在を明確に認識したのは、77年7月下旬に東京新聞を見てからであるという。

　以上から、**彼の病的体験の中核はレーダーによる幻聴体験であり、それより種々の命令、指示を受け、さらにそれによって彼の頭脳も支配され、また身体的にも衝撃を受け、死の恐怖に陥れられる。それと関連して、クーデターや三木武夫元首相などがからみあった荒唐無稽な妄想が出現している。このような病的体験は統合失調症の妄想型に定型的である**。統合失調症の発病の時期であるが、65年8月ごろ（36歳）とも考えられるが、もっと遅くて77年8月ごろ（48歳）である可能性もある。統合失調症者には追想障害のために、実際よりもずっと遡って事実が起こったように錯誤することがあるからである。ともかく、彼が異常な言動を頻繁に示し始めたのは、78～79年ごろからである。

警視庁四谷警察署の調査によると、次のような事実がある。
① 79年6月、彼は小田原市のT歯科医院の門柱に、「私は三木首相に殺される。助けてください」等と記載した紙片を貼ったり、同院の郵便受けに投げ込んだ。小田原署は彼の行為は自傷、他害に当たらないとして、措置入院への手続きはとらなかった。
② 79年10月1日、彼は「三木総理にレーダーをかけられた。日本共産党に頼んだが、まだ救援に来ない。ソ連に亡命したい」等と記載した紙片を三越新宿店屋上からばらまいた。
③ 79年11月7日、彼は小田急線新宿駅の切符売場で「三木武夫にレーダーをかけられ気違いにされそうだ」等という言動をし、新宿警察署に保護されたが、自傷、他害の行為に当たらないとして保護解除された。同年12月12日、新宿警察署は小田原保健所に精神衛生法14条による通報をしたが、精神科病院入院の処置はとられなかった。

■ **本件犯行当時の精神状態**

前記の犯罪事実のように、彼は80年5月11日午後3時10分ごろに都内新宿区の伊勢丹百貨店の2階と3階の間の便所で新聞紙に点火して、それを同所にあった屑篭に入れたものである。彼の警察調書によると、「三木さんとKCIAから、暴れろ、人目につくように暴れろ、と電波で命令されたのです。さらに、**火でもつけて暴れろというので、放火した**」と供述している。検事調書でも同様の供述をしている。鑑定時に聴取したところ、彼は、レーダーで他人に目立つようにしろと聞こえたので、放火したという。**したがって、本件犯行は幻聴の声の命令に支配されて行われていることは明らかである**。なお、彼は放火直後に燃え出した火を消している。この消火行為も幻聴の「消せ」という声の命令に従って実行したという。ついでに、彼が小田原市の自宅から新宿に出てきたのも、数日前に「新宿に来たほうが都合がよい」というレーダーの声が聞こえたからであり、上京して都内に宿泊していた。伊勢丹百貨店に行ったのは、大便がしたくなって行ったという。

■ **鑑定結論**

鑑定の結論は、本件犯行は統合失調症の状態で、しかも犯行が病的体験に直接支配されているために、責任無能力を推すものである。この鑑定結論にもとづいて東京地検は不起訴処分にした。

5．統合失調症病前期の連続放火

　私が鑑定した連続放火の事例で、鑑定時には発病していなかったが、刑が確定して、刑務所で服役中に統合失調症が発病したものがある。その事例はまことに頻繁に放火を繰り返し、起訴された40件、起訴されなかった8件、併せて48件という稀に見る大量の連続放火例である。放火は多治見市、名古屋市、春日井市、土岐市といった広域にわたり、通常、放火は夜間に多いのに、いつも昼間で、かなり多くは大都市名古屋の繁華街のデパート、商店で放火している。この事例の鑑定書の内容はほぼそのまま拙著『放火の犯罪心理』（金剛出版, 1977）の229頁以下に掲載されている。

■犯罪事実

　私は1973年2月に岐阜地裁より森林放火、非現住建造物放火、同未遂、現住建造物放火、同未遂、建造物等以外放火被告人S.G.の精神鑑定を命じられた。放火は前記のように、起訴されたもの、起訴されなかったものを併せて48件である。犯行の概要は後に述べる。

■本人歴

　彼（被告人S.G.を指す。以下同じ）は51年1月に岐阜県多治見市に生まれた。父は鑑定時55歳で、多治見市に住み、同市教育委員会に勤め、体育施設の管理などをし、温和で、平凡な人物である。母は46歳で、主婦であり、多少短気で怒りっぽい性格である。彼には同胞はなく、彼は独りっ子である。家系には特記すべき精神障害の負因はない。

　彼の出生後すぐに左顔面に赤痣（あざ）（血管腫）があることが気付かれ、それを治療するために名古屋大学医学部に通院し、乳時期に4ヵ月ほどドライアイスで焼灼する処置を受けた。しかし、処置は非常な痛みを伴うので、小学校5～6年になって治療したらどうかと勧告されて中止した。このように、**彼は左顔面に大きな赤痣という奇形をもって生まれてきた、不遇な星の下に生まれた人間であった。この痣は年齢とともに増殖し、誰が見ても醜形に気付き、他人に嫌悪感を起こさせ、彼および家族の大きな悩みの種になったことは言うまでもない。**この痣の治療は彼の小学校6年の9月に再開され、名古屋市内のY整形外科に通い、毎月2回、ドライアイスによる焼灼という方法で、治療は中学3年6月まで続いた。その間に血管腫の厚みは減少したが、処置に伴う痛みは甚だしく、彼はその苦痛によく耐えた。この治療を続けている間は患部にガーゼを当てていたので、学友に

それまで「半黒」と言われていたが「半白」と言われるようになった。また、「二十面相」「鉄仮面」などとも言われた。69年秋ごろから上口唇の左側が下がり、鼻が右に曲がるようになり、これは血管腫の増殖によるもので、Y整形外科で口唇の手術を受けた。また、中学3年の初めの修学旅行のころから、アメリカ輸入の化粧料（カバーマーク）を患部に塗ることにした。この化粧をすると一見痣が分からなくなるが、学友からは「お化粧仮面」とからかわれた。

　彼は57年4月に地元の小学校に入学し、63年3月に同校を卒業した。同校よりの報告によると、学業成績は中の下であり、性行面では、特に3〜4年ごろから高学年にかけて、明朗性に欠け、暗く、おどおどして、臆病で、積極性に欠け、また落ち着きなく、学習意欲に欠けると評価されている。

　彼によると、小学校時代のことは次のようである。「小学校でいじめられるようになったのは3年ごろからである。**3年のある日曜日、学校に行き、何の気なしに4年の教室に入り、金魚鉢に手を入れ、金魚を握りつぶして殺した。なぜそういうことをしたのか分からない**。ちょうど日直の先生が通り、隠れたが、階段のところで捕まった。翌日、事件が発覚し、学校で叱られ、金魚は父が弁償した。その後、職員室で盗難事件があった。これも日曜日の出来事で、自分が疑われた。自分は無実であったが、担任に呼ばれて訊かれ、何も言えず、最後に学校の近くのお寺の竹藪に盗品を隠したと嘘をついた。しかし、竹藪に連れていかれたが、盗品などあるはずはない。担任は怒り出したので、当時中学2〜3年で近所に住むH.S.がやったと言った。それからH.S.が自分をいじめるようになり、自分が学校から帰ると、待ち伏せしていて、ボコボコ殴る。『二十面相』と言い始めたのもH.S.である。小学校6年ごろまでH.S.にいじめられた。担任も自分を信用しなくなり、盗難事件があると自分を疑い、そのとき家にいたと言うと、家まで来て父母に尋ね、おまえの父や母も嘘つきだなどと言った」という。

　さらに、彼によると、「それでも、3〜4年のころはクラスでいじめられることがあまりなく、友達ともよく遊んだ。5年になって顔のことを言われるようになった。『二十面相』とか『半黒』と言い、顔をポンポンたたいたり、さわったり、つついたりする。自分はいつも黙っていた。言われるとにらみつけたりしていた。動作が鈍いので、相手がつけこんでくる。**そんなことで学校は面白くなく、休み時間に学校を飛び出すようになった**。それは5年の秋から冬にかけて始まった。しかし、家出の最初は5年の夏ごろである。野球のナイターを家で観ていたところ、当時、家は菓子屋をしていて、近所のアパートの人が来て、別の番組を観たいから、野球を観るなら近所の家に行けというので、自分は家を出、街の中に出、

3〜4時間家に帰らず、帰る理由が見つからず、ぶらぶらしているうちに発見された。学校を飛び出すときは、友達に顔のことを言われ、初めはにらんでいるが、そのうちにパッと飛び出し、学校の裏山に行ったり、街の中をぶらぶら歩き、1晩中歩きまわり、家に帰ると何か言われると思うので、ただ歩いていると、そのうちに見つかる。**こういう徘徊は小学校、中学、高校であり、会社勤めでもあった**」と言う。

　父母もこのような彼の陳述を認め、「彼は小学校5年ごろから学校を飛び出すようになり、近くの山、公園、川原などで発見される。家にだけは帰ってくれと何度言ったか分からない。注意したときは分かるが、同じように繰り返す。母親も学校での様子をそっと見に行ったが、実際に彼がいじめられており、鉛筆で痣のところをつつかれたりしている。彼の離校は休憩時間に行われるので、母親は休憩時間に監視していた。母親は学校の給食係に採用してもらって、彼の監視に便宜を図ってもらい、その間は離校はなかった」という。前記のように彼は教師ににらまれる注意人物であったが、5〜6年の担任のMの態度にも問題があったと両親は言う。彼は運動神経が鈍く、走高跳で50cmが跳べず、級友の笑い者であり、跳び箱も跳べず、箱の上に乗ったときにMが彼を強く突き飛ばした。彼が級友から顔のことでいじめられているのを目撃した父がMに少し級友に注意してくれと頼んだところ、Mは「いちいちあなたの子供さんのことを心配しておれん」ということであった。

　また、小学校6年のとき学校でプール開きがあり、その当時、中耳炎をしたばかりで、運動神経の鈍い彼はプールに入らないでよいと思い、海水パンツの用意をしていなかった。彼はMに叱られ、家に帰って海水パンツを持ってくるように言われた。それで彼は家に帰らず、学校の近くの土手に寝ていた。父などが彼を捜索して大騒ぎになった。それから1週間後にもMは彼に海水パンツを家に取りに帰れと言い、彼はまた行方不明になった。こういうことがあった後に父がMに相談したら、Mは「**S君（彼を指す）、精神異常者ではないか、精神科で診てもらいなさい**」と言った。そこで、63年2月に名古屋市のM荘病院（精神科）で診察を受け、脳波に異常なく、知能指数は110で、医師は彼をよく面倒見るように言った。その後、卒業間際のころ、Mは「今日から学校に来るな。おまえは卒業の資格はない」と言った。彼はそれからずっと登校しなかった。卒業式の6日ほど前に校長が来て、登校するように言い、結局、卒業証書はもらったという。父によると、「彼が学校を飛び出しては家に帰らず、妻と私と2人で市内や市外を何回とも知れず捜し回った。妻も私も今度こそ死んでいたら私どもも死の

うと思った。2人で彼を見つけたときは、彼は気の毒な子に生まれてきたと思った」と言う。

　彼は63年4月に地元の中学に入学し、66年3月に同校を卒業した。学業成績は中ないし中の下であり、性行面では情緒の安定、指導性が不良で、意志が弱くときどき安定を欠き、小心で自己主張も不十分であると評価されている。彼の陳述によると、中学を通じて10回ぐらい離校したというが、父の陳述では、1年のときに2回ぐらい離校したが、2～3年はよく出席して、担任の指導で同級生の2～3人を彼のお守りにつけてくれたので、よく勉強して高校に進学でき、3年の初めの修学旅行もカバーマークを付けて元気に行ってきたと言う。中学で3年間担任であったK.H.の証言によると、彼は特殊児童であったので、同氏が3年間担任になり、彼が離校したのは3～4回あったと思われ、その原因はよく分からないが、内向的な性格から、友人の言葉、教師に指名されて答えられなかったことから不満が蓄積して、そういう行動に出たのではないかと思う。また、同級のY.K.に頼んで彼の面倒を見てもらった。気が小さいから顔のことを相当気にしたのではないかと言う。ともかく、彼は中学時代、比較的円滑で、特に高学年では落ち着いてきたことは事実である。

　彼は66年4月に県立T工業高校デザイン科に入学し、同年7月に退学した。同校校長の回答によると、退学の理由は心身の病因のためで、担任による事実の記録によれば、**顔面の痣のためにときどきノイローゼを起こし、そのため入学時より7月上旬までに4回学校より出奔し、家にもほとんど帰らず、最後にK町に行き、同町の小学校のプールの脱衣場より、小学生の下着を多数取り出す行為があり**、登校は入学時より1週間ぐらいは普通であったが、それからは次第に怠学の状態になり、家庭訪問を続けて指導したが、奏功せず、退学を勧め、親の懇請により退学になったという。彼の陳述によると、高校に入って、授業について行けない、特に職業高校のために実習があるが、不器用であるために、図面など何回も再提出になり、あせってしまった。そして3回ほど学校を出てしまった。**K町の小学校のプールの脱衣場で下着を盗んですぐ捕まった。パッと盗んですぐ近くの公園に捨てた。悪戯な気持ちであったという**。父によると、学友からカバーマークをしている彼が変な化粧をしている奴だと軽蔑され、それで学校を飛び出すようになり、学校から退学を勧められ、休学を頼んだが許されず、退学になったという。そのとき、**精神異常者かもしれないから精神病院で診てもらうように言われたという**。同年6月に土岐市のS病院で診察を受けたが、同院医師Tの診断書によると、抑うつ、意欲減退があり、基底に「顔面の痣」があり、「反応性抑

うつ症」と診断したという。ただし、同医師は、検事調書でも同様の陳述をしたけれども、診察時、彼は痣のことをあまり気にしていないようであったが、推察で劣等感があると考えたという。

なお、彼の陳述から次のような事実がある。
① **窃盗** 高校1年の中退前に小学校のプールの脱衣場から下着を窃取したことは前記のとおりである。彼の陳述によると、中学のころから本屋でエロ本を万引きして、少しペロペロとめくってすぐに捨てる。ときには盗んだ本をバラバラにして、1枚1枚田圃道に捨てる。映画館のスチール写真を盗んで陶器会社の便所に捨てたこともある。このような窃盗は高校中退後もときどきある。まだ見つかったことはないという。不満の発散としての行為であるらしい。
② **往来妨害** K鉄道の線路に石を置いたことがあり、悪戯のためにやった。小学校6年のときに1回、中学1年のときに1回ある。小学校6年のときは見つかって、学校に連絡されたという。
③ **爪かみの癖** 小学校2～3年ごろから爪をかむ癖がある。ときには爪だけでなく筋肉までかむ。むかむかしたときにやる。爪かみのときに盛んに独語するという。
④ **震え** 小学校のときから、人前に立ったり、話したりするときにガタガタ震える。また鉛筆で字を書くときにもガタガタ震える。そして鉛筆を持っている手に急に力が抜ける。それで恐ろしくなって、字を書くときに鉛筆を持つ手に力を入れる。そのためデコボコの字になったという。対人恐怖症と思われる。
⑤ **高所恐怖症** 小さいときから高所に上がるのが恐ろしく、ジャングルジムでも3段しか上れない。梯子に乗ったり、屋根に登ったりできない。中学になって初めて滑り台の梯子に登ったという。

次に職業歴であるが、彼は前記のように66年7月に高校を中退し、それから71年10月に本件犯行の放火を開始するので、その間の約5年間の職業歴である。その間にいくつかの会社に勤めたり、自宅で内職したりするが、この期間に神経症状態で医療を受けたことがあり、また離人症に悩んだことがある。**特に離人症は今から考えると統合失調症の前駆症状である可能性がある。**これらの神経・精神症状は後に述べる。**職業歴**は次のとおりである。
① 大和陶器　66年8月下旬～67年2月末。転写紙の印刷の仕事で、母と一緒に勤める。4回ほど離脱行為がある。**会社に1歳年上の朝鮮人がいて、口の**

利き方が荒いので、それが厭で辞めた。
② 近所の成型所　67年3月一杯。アルバイト。
③ 東海金加工　67年4〜5月。アルバイト。
④ ヤマカ陶器　67年5月末〜68年1月末。母と一緒に勤める。しかし、67年暮れごろから体調不良（神経症状態、後記）で医療を受け、欠勤が続く。**68年1月に久し振りに出勤し、体調を訊かれ、血圧が高いと言ったら、「若いのに血圧なんておかしい」と言われたので辞めた。**
⑤ 自宅で内職　約2年間。神経症症状のため会社勤めが無理で、自宅で母とともに転写貼りの内職をする。
⑥ 職捜しと離人症　70年初めごろから日本コントローズに勤めるまでの期間であるが、この間に離人症と奇妙な行動があり、後記する。
⑦ 日本コントローズ　70年8月〜71年7月。ここでは洗濯機のタイムスイッチの部品の製造の仕事をしていた。**年下の者と給料があまり変わらず、年下の者よりボーナスが少ないので、癪にさわり、辞めた。**
⑧ 松原写真製版　71年10月20日から4〜5日出勤。主人がPL教団の信仰をしているので、彼は新興宗教に反感があり、辞めた。そして同月29日に最初の犯行をした。

次に前に触れた**神経症状態と離人症体験**について述べる。

67年暮れごろから体調が悪く、医師にかかるようになった。多治見市N病院長の回答・調書では、67年12月から68年7月ごろまで、感冒感、便秘、頭痛、頻脈、高血圧があり、感冒、高血圧症で治療したという。その後、68年6月から県立T病院で治療を受けた。同院O医師の証明書によると、低カリウム血症、肝機能障害があり、初めは加療せず、68年8月に再診して右眼の視力減退と複視があり、精神安定剤を投与したという。その後、69年1月から多治見S医院で治療を受け、同院M院長の証明書によると、69年12月までときどき受診し、頭重、めまい、肩こり等を訴え、血圧は最高130〜140を示していたので、精神安定剤を投与した。70年以後は来院していないという。

彼によると、「**70年1〜2月ごろ、どう言ってよいか、僕が本当にいるのか、本当に存在するのか、70年というが、それが本当にそうなのかと、学生や子供の顔を見たりするとそう思う。珍しいと思った。恐ろしいと思った。死のうと思った。そのようなことを思いながら職捜しを始めた**」と言う。このような体験は自己の存在に対する現実感が希薄になり、自己に対する疎遠感があり、**離人症**といわれる。このような体験はその後も続いていたが、70年8月ごろまで強かったと

いう。彼によると、「70年3月に雪印乳業に勤めた。職場は予想に反していた。原料を上のほうに入れ、攪拌し、それから梯子で下に降りるが、高所恐怖症のために、梯子で降りられず、遠回りして降りる。それで辞める気になって、履歴書をもらって会社を出、**歩きながらところどころで電話ボックスに入って、会社に電話して、自分を呼ぶ**。名古屋まで行き大曾根で会社に電話したら、会社でも自分が分かり、辞めるにしても1度会社に来るように言われた。しかし行かなかった。これは**悪戯の電話である**」と言う。また、彼によると、「70年3月、日甲電気の倉庫番の話があった。会社に行き、保証人もとり、就職するばかりになっていた。一方では、瑞浪市のユニーにも行って、支店長にも会い、自分としては店員のほうが向いていると思い、そこで偽の電報を打った。つまり、日甲電気の会社名で自分あてに採用取り消しの電報を打った。びっくりした父が会社に確かめたら、そういう電報を打った覚えがないとのことであった。それで自分の嘘がばれた。**自分が実際に存在していたかどうかと思い、自分が前に勤めたことのある大和陶器とヤマカ陶器に電話して自分のことを訊いた**。大和は『S.G.（彼のこと）は気違いだ』と答えた。ヤマカは『仕事はするが、人事的なことで辞めた。母と一緒に来ていた』と答えた。それで、やはり自分が存在していたんだなと思った」と言う。

　73年3月の**鑑定時の所見**は次のとおりである。身体的には、顔の痣のほかには特記すべき異常はない。問題の痣は左側の側頭部から眼部、頬、口唇からさらに鼻部に及び、色は紫紅色から暗赤色で、皮膚よりやや高まっており、先天性の**海綿状血管腫**である。精神的には、礼容があり、従順で、人なつっこく、多少軽薄な印象がある。虚飾的、欺瞞的な傾向はない。精神病的な印象はない。知能は正常で、WAISで全検査IQは103であった。性格面については、次のように総括される。すなわち、生来性の性格は著しい異常が認められ、いわゆる精神病質、神経病質であり、自信欠乏性、無力性の性格で、爪かみ、高所恐怖症、対人恐怖症、脱力、不器用の症状が少時よりあり、思春期から青年期にかけて頭重、めまい、視力障害、疲労性亢進、頻脈、高血圧などを示す神経症状態になって医療を受け、さらに存在感喪失を主とする離人症が出現した。他方、行動面でも異常が目立ち、悪戯行動としての窃盗、往来妨害、悪戯電話、逃避行動として考えられる自宅、学校、職場からの離脱と徘徊などがあり、一般に目立つのは抑制力欠如、衝動性である。稀に見る複雑で奇矯な性格である。そして、私は当時、統合失調症の存在を否定した。

　次に**本件犯行**である。前記のように起訴されたものが40件、されなかったもの

が8件、併せて48件である。これらの中で全焼を含めてかなり大きな被害のあったのは12件である。犯行は71年10月29日から72年4月18日の約6ヵ月にわたっている。放火が特に激しくなったのは72年3月下旬からで、とりわけ4月10〜13日の4日間は連日行われ、1日の放火件数で特に多いのは3月28日の8件、4月11日、18日の7件である。このように放火が集中して起こっていることも特徴的である。前記のように、大都市の繁華街のデパート、商店などで行われていることがかなり多いのも特徴的で、全部マッチで放火し、石油を用いたのは1件だけである。

　鑑定書にはすべての犯行について聴取したところを記載したが、ここではいくつかの犯行を取り上げたい。なお、記述は本人の陳述の形式にした。
　①　最初の犯行（71年10月29日、多治見市の身玉不動の放火）
　　当時、自分は松原写真製版に勤めていたが、主人がPL教団の信者であったので、新興宗教嫌いの自分はいずれ辞めるつもりであった。その日、出勤するつもりで家を出たが、歩いているうちに身玉不動に出た。中に何があるか見たいと思い中に入った。そしてPL教団や創価学会への反感を身玉不動にぶちつけ、不動の中の3ヵ所に放火した。
　②　72年3月22日の土岐市の白山神社の放火
　　この日は瑞浪市の中京ビジネスに就職依頼に行き、免許証がないと言われ、駄目だろうと思った。昨年11月に就職依頼に行った土岐市の中部三桜という会社にもう1回行ってみようと思い、土岐市に行った。山の上の会社に行こうと思ったが、山を上がって行く気になれず、東の方に行き白山神社に出た。拝殿の前で考えていたが、友人の富田稔などが就職しているのに、自分は無職であり、富田が自分の悪口を言ったこともあり、山の上の会社に行く勇気のない自分が情けなく、そのような不満を発散させるために神社に放火した。
　③　72年3月28日の放火（8件）
　　この日は春日井市で春日井農協坂下支所、竹山という民家、清水屋百貨店、春日井書店、材木商ジツダヤ、八幡神社の雑木林、青果商鈴木方、多治見市で大正教会に放火した。前日最初に行った昭栄クラフトの春日井工場を見に行こうと思った。バスを待っていたら集団就職の者がどっと降りてきた。全くショックであり、おしまいだと思った。坂下で降りたのは、友人の小池がそこで結婚しているので、小池のところに行こうかと思った。しかし、小池と自分を比較して自分がみじめであった。それで行きづらくなった。そうしているうちに春日井農協坂下支所の倉庫のところに出て、そこに放火した。

それから出川にバスで行き、住宅街を歩いていると生花教室（竹山方）が眼につき、生花教室などは奥さんがやり、税金が少なくてもうけているという憤りから放火した。なお、竹山方にはその日のうちに「朝の火事は放火です」と電話した。鳥居松へバスで行き、もう工場に行く気はなく、清水屋百貨店に入った。洋服売場に行ったが、**店員は「あいつは買わんな」という様子である。変な目で見ている。**屋上で学生が遊んでいる。自分は昔から海や山に行けず、名古屋に行っても治療のためである。面白くない。それで5階の段ボール箱に放火した。**2階の洋服売場では店員が軽蔑的な目で見るので、洋服の正札に放火した。**春日井書店では、『人間革命』（池田大作著）が眼につき、創価学会への反感からいきなり放火した。本屋を出て、駅と反対の方に逃げ、勝川の方へ行こうと思い、道を訊いたら、とんでもないところを教えられたので、頭に来て、材木商ジツダヤに放火した。八幡神社のところに行くと、そこが結婚式場になっている。そのころ母方伯父の息子が結婚式を挙げたが、小さいころにその者にいじめられたことを思い出し、癪にさわり八幡神社の境内に放火した。勝川駅前に出たが、もう工場に行く気がなく、商店街に行くと新聞屋でみながワイワイ仕事している。こんな仕事でも仕事だが、自分には仕事がない、自分が情けなく感じた。青果商（鈴木方）で仕事を見ていると、**人も通り、人が自分を馬鹿にしているようであり、それで放火した。**勝川から電車に乗った。電車の中で、おばあさんが前に乗り、「あんた学生さんか。仕事しているのか。1ヵ月前にも私の前に乗った」と言う。びっくりした。実に嫌だった。仕事していると言った。多治見で降り、こんな状態では家に帰りづらかった。お宮に行ったが、小さい街だし、放火をやっちゃいけないと引き返した。大正教会に行った。桜でも見ようと思った。中学時代にもよく行ったところである。「ああ来たか」と思い、思い出を消すために放火した。ここでは2ヵ所に放火し1ヵ所では石油を少量、畳の上に撒いて放火した。

④　72年3月30日の放火（3件）
この日は名古屋市でオリエンタル中村百貨店、丸武商店街、ユニー栄さが美センターに放火している。その日は名古屋に職捜しに出て、東海技研に行く。それから横山五子（知り合いの女性）、富田稔に手紙を書いたり電話し、中日ビルの出版会社に行った。そこで字がきたないと言われ、履歴書持って帰るかどうかと言われ、不愉快になった。3月27日に面接を受けた会社（昭栄クラフト）に電話したら、人事課が自分の名前も知らないので憤慨した。ま

た、図面屋（ニシキ図面）に電話しようとしたが、電話帳に電話番号が出ていないので、闇の商売のように思えて憤慨した。そういうことで放火しようと思った。オリエンタル百貨店に入り、コンピューター占いがあり、前に自分がやってでたらめだと思ったことがあり、より憤激して放火した。丸武商店街も放火したが動機は同じである。それから追われるように思い、逃げるようにしてユニー栄さが美センターに入り放火した。大火になり、それを見ていてガタガタ震えた。ユニー栄の放火で男女1人ずつが死亡し、それをテレビで観た。**その夜、自宅で便所に行くと、死んだ男と女の顔が幽霊のように現れ、それに追いかけられるようであった。**

⑤　72年4月11日の放火（7件）
この日は名古屋市で民家（田中方）、国鉄官舎、中京ボーリングセンター、民家（宮口方）、民家（岡田方）、プラスチック加工業山田方に放火し、多治見市で市原工業に放火した。その日、昨日行った名古屋市のカクストという会社に行くと、社長が部下に任せてあるというのに、話が違い、社長に訊いてみないと分からないと言ったり、4〜5日働いてみてから採用するという。不愉快になり、ぶらぶら歩いていると、昨年10月ごろに行った東郊精機の態度が悪かったので、そこに放火しようと思って行ったが、つける場所がない。**自転車を蹴倒して出てきた。車庫の車に石を投げた。**大きな家（田中方でない）があり、そこには車がある。自分には車がなく、免許証がなくて就職に不利である。癪にさわって車に放火しようとしたが、シートカバーを引っぱったが取れない。それでその大きな家の離れと思って、田中方に放火した。それから中産連ビルに入ると、研修会をやっており、サイレンが鳴り、消防車が通り、煙が見える。逃げて、たまたま国鉄官舎に出、物置があり、オガライトの包み紙を段ボールと思い放火した。中京ボーリングセンターに入り、若い者が平日でも昼間から遊んでいるのを見て、癪にさわり、放火した。ぽっとして歩いていた。名鉄森下駅のホームで飛び込もうと思ったができなかった。大曾根商店街に行くと、喫茶店「瑞西」が眼についた。ここは横山五子に初めて手紙を書いたところで、あんな奴が現れたので俺はこうなったのだと思い、嫌な気持ちになり、そこを曲がると、誰かが追っていると思い、軒下に白っぽい物が見え、それにつけた気がする。これが宮口方の放火である。大曾根にはユニーの呉服屋が多い。**着物姿で人が立っている。それが夢で見る人と同じようである。夢の中では火事の現場が出、着物を着た男と女が出てくる。ところで、店員の着物を着たのがにらんでいるようである。**逃

げた、逃げた。まわりの人がニタニタ笑っているようである。そこで**岡田方の物置に放火した**。それから踏切りを渡ると、パトカーがいる。それで横丁の倉庫に入った。そこがプラスチック加工業山田方の倉庫で、発砲スチロールの包み紙に放火した。電車で多治見に帰る途中、電車の中に加藤正子という同級生がおり、彼女には小学校でいじめられたが、彼女は今大学生になっている、癪にさわった。多治見駅で降りたら、待合室に加藤正子が座っている。アレッと思った、くそと思い、彼女の家につけようと思ったが、さっきの人は加藤正子でないかもしれないと思い、止めた。前に親戚の結婚式の祝いの品を買いに行って、知っていた市原工業の倉庫の中の木毛に放火した。

⑥　72年4月18日の放火（7件）
この日は、春日井市で市民会館、民家（空き家の今井方）に、多治見市で八幡神社の檜林(ひのき)、村地方の竹垣、武藤方の物置小屋、長尾方の物置小屋、白山神社に放火した。4月13日からは職捜ししないで大体家にいた。**そのころは職捜しか遊びか分からなかった**。17日に職捜しに行った。18日には、前日行った大和機械の工場に行ったが、長く待たされ、工場では本社から連絡はないということで、工場もボロボロであった。それから鳥居松に出て春日井市の市民会館に行った。市民会館では、昨年メーデーのときに来たことを思い出した。そのころは日本コントローズに勤めていて、あのころは一番良かったと思い、さびしい気になった。ステージでは若者がサークル活動をしていたが、自分はサークルに入らず、父がサークルに入るのを反対したのを思い出し、ステージの垂れ幕に放火したが、垂れ幕が厚く、ついたかどうか分からない。そのころは今日、仕事のほうが駄目なら焼身自殺しようと思っていた。それから春日井市役所で富田に電話し、電話で口論になり、「馬鹿野郎！」と言った。それから春日井市の郵便局に行き、横山五子、山種よし枝に葉書を出した。その後、日研工業に行った。面接したが、頭がごてごてしていて、就職のことなど頭に入らなかった。春日井駅でぶらぶらし、駅前に空き家があり、1階では障子と壁紙に、2階ではカーテンに放火した。放火してしばらく座っていようと思ったが（焼身自殺の目的）、カーテンの火のまわりが早いので、びっくりして逃げた。これが空き家の今井方の放火である。それから電車で多治見に行った。**電車に乗っていると夢の中の亡霊が出てくるようであるので、腕時計をじっと見て駅と駅の間の時間を計ったりして**いた。多治見で降り、山の中に行って首を吊ろうと思った。北のお宮（八幡神社）に行こうと決めた。バスに乗り、お宮の近くで降りて歩いて行った。

神社の拝殿のところに段ボール箱に入った縄があった。縄を持って神社の奥の方に行こうとしたら、小学生が3～4人来た。それで南の方に行った。そして、**気がついたら、足に縄を巻いて、縄に火がついていた。縄をほどいて、それで周りの火をたたいた。何をしたのか分からない。気がつく前に、木があって何かしたらしい。**（注：彼がどのように焼身自殺を図ったか、彼には記憶がなく、意識障害があったことが窺われる。これが八幡神社の檜林の放火である。警察調書では、縄の一部を足や膝に巻き、残りの大部分の縄に放火し、火のついた縄を自分に巻きつけた縄に接触させて自分に火をつけようとしたが、こんな方法で死ねないと思い、体に巻いた縄を解いたと供述している）。自分で自分を馬鹿野郎と思った。石段を早い速度で降りた。それから柵のところに枯木が積んであるので放火した（村地方の竹垣放火）。それから丘みたいなところに大分いたら、サイレンが鳴り、消防車とすれちがった。それから小屋があったので隠れ、白っぽいビニールに放火した（武藤方の物置放火）。それから農家の物置小屋に藁があったので放火した（長尾方の物置小屋放火）。それから自宅近くの白山神社に来て、**拝殿の中に入り、押入れのようなところを開けて段ボール箱の中の物に放火し、次いで東の開き戸のところの立てかけてあるゴザに放火し、前につけた押入れの中に飛び込んで死のうとしたが、熱くて飛び出した。**それから自宅に帰り、父のオートバイの後ろに乗って、白山神社の火事を見に行った。そこで私服警官の職務質問を受け、自分の名を言った。もう自分は捕えられるような気であった。（注：4月20日に逮捕された）。

　ここに紹介した犯行は全犯行の一部であるあるが、以下の考察にかなり役立つと思われる。ここで総括的な考察を挙げよう。**放火の動機**を整理すると、以下のようである。

　彼は自分が他よりも劣っていると思い、事実そう思うのも自然なところもあるが、ともかく劣等感を持っている。劣等感の内容は次のようである。①無職：したがって、一生懸命に職捜ししていた。②顔面の痣：これはかっては非常に強い悩みであったが、犯行当時はそれほど前景に出ていない。③学歴：高校中退は事実上、就職に不利に働いた。④その他：不器用、自動車運転免許証のないこと、家が経済的に中流以下であること、従来楽しい思い出がないこと等。**劣等感を持つ者は同時に劣等感を克服しようとする欲動（権力欲）を持ち、ときには欲動が過剰に発揮される（過剰代償）。彼の放火のかなり多くは劣等感 – 過剰代償の機制で説明できる。**劣等感が亢進するときには、自己嫌悪、自己侮蔑に陥り、その

耐えがたい気持ちから放火している場合があり、最後には自己抹殺、自殺の意図から、それに罪悪感が加わり、焼身自殺を試みている。さらに、彼は反宗教的傾向を持ち、このような宗教的反感から放火した場合もある。

　劣等感 - 過剰代償、宗教的反感、自己嫌悪、自殺の動機で説明できない放火は少ないが、**放火行為は次第に反射的になって行く経過が見られる**。激しい不機嫌という前提はあるが、たまたま倉庫、物置小屋、空き家に入って、白い物、包み紙、段ボール箱などが眼につくと反射的に放火している場合がしばしばである。そして、**彼自身にも放火の動機がよく分からないときがある**。それでも放火の経緯はたいてい充分に記憶しているが、72年4月18日の八幡神社の檜林が燃えた放火では部分的に意識障害があったようで、その日の行動には意識障害を思わせる陳述がその他にもある。

　放火を動機づける事情がその都度あることが多い。たとえば、面接に行くと、長く待たされたり、相手方の態度が曖昧で要領を得なかったり、相手方に自分の字がきたないと言われたり、顔のことを言われたりすると、憤激して放火に至る。あるいは、過去の不愉快な思い出が誘発されると、それから放火に至る。たとえば、過去にいじめられた加藤正子に遭ったこと、横山五子に初めて手紙を書いた「瑞西」という喫茶店が見えたこと、そういうのが刺激になって放火にかりたてられている。なかには、過去の思い出が心に浮かんだだけで放火にかりたてられている。

　次に、彼は幼少時から主として逃避行動としての離脱、遁走、徘徊などの行動を示していた。その一方で、そう目立たないが、悪戯行動としての窃盗、往来妨害などの行為があった。**今回の連続放火は逃避行動ではなく、悪戯行動である。それを支持する事実として、放火と同時に別の悪戯行動が見られることである。**たとえば、窃盗しようという強い衝動を感じて行動化したり、郵便受けから郵便物を取ってもみくちゃにしたり（注：ここでは前記しないが、72年3月27日の行動）、吠えた犬にマッチに火をつけて投げたり（注：ここでは前記しないが72年4月10日の行動）、車庫の車に石を投げたりしている。したがって、**悪戯と不満の発散は密接に関連している。**

■犯行当時の精神状態の変遷

　犯行当時の精神状態にも時期的に変化が生じているので、その点について述べる。前記のように、犯行は劣等感 - 過剰代償の機制でその大部分は説明がつき、後になると、犯行はますます衝動的、反射的の色彩を帯び、自らも動機がよく分からないという放火も増えた。後には明らかに自殺目的の放火が見られるように

なり、4月18日の放火では一部には意識障害を伴うと考えられるものがある。ところで、鑑定人は3月30日までの放火と、4月3日以後の放火を区別できるように思う。というのは、3月30日にユニー栄さが美センターの放火では大火になり、死者が2人も出、その結果を知った彼は非常に大きなショックを受けたと考えられる。すなわち、その日の夜すでに、彼は便所に行って、死んだ男女の亡霊が見えるような幻覚があった。それ以後は不眠で、夢で煙が見えたり、昼間でも亡霊が見えたり、誰かに追われているような状態に陥ったからである。一種の幻覚妄想状態が心因性に出現したと考えられる。（注：ここでは前記しなかったが）すでに4月3日の放火の際には、そのような状態が見られ、ユニー栄の焼け跡を見て、男や女の姿が出てくるようであり、火事を見ている女の声が聞こえるような体験がある。このような状態が多少の消長はあるが、4月18日の最後の犯行まで続いているようである。4月11日には、大曾根で呉服屋の着物を着た店員が夢の中で見る人のようであり、あるいはまわりの人がニタニタ笑っているようである。（注：ここでは前記しなかったが）4月13日に上飯田ショッピングセンターで放火魔のテレビを観たとき、刑事らしい者が近くにいて、その者が追跡してきたというが、これは事実なのか被害妄想なのか分からないが、妄想の可能性がある。4月18日も、電車の中で亡霊を見ないように腕時計を見ていたというし、その日は頭がごてごてしていたといい、犯行の一部に意識障害が現れている。したがって、**本件犯行の3月30日より後は幻覚妄想状態であり、心因性反応状態であったと考えられる。この考察から、私は3月30日までの犯行には完全責任能力が、4月3日以後のそれには限定責任能力が妥当であろうと考えた。**

■鑑定結論

鑑定結論は次のとおりである。

① 被告人S.G.は自信欠乏性、無力性の精神病質（異常性格）である。
② 被告人の本件犯行は、劣等感－過剰代償の機制によってその大部分が説明可能であり、精神病質の反応、とくに後半の犯行では精神病質に加重された心因性反応（幻覚妄想状態）における行為である。
③ 犯行当時の責任能力としては、72年3月30日までの犯行には完全責任能力、72年4月3日以降の犯行には限定責任能力が認められるのが妥当であろう。

私の鑑定の後に久山照息氏が再鑑定された。1審の判決は本件犯行の全体に限定責任能力を認定して懲役12年（未決通算1,000日）を言い渡した（75年4月24日宣告）。判決文を読むと、次のような記載がある。「中田鑑定では、劣等感－過剰代償の機制で大部分説明が可能であると説明されているが、**被告人の場合犯行**

直後に必ずしも発散感がみられないし、右のように短期間に連続して、特に1日数ヵ所にも及ぶ放火を右の機制だけで説明しきれるか疑問をもつ。そういう点も否定できないが、この点は久山鑑定人のいうように、被告人には当時心の深部に不快な気分が存在し、困惑状態様の精神状態において、現実的自我が十分機能していない状態のもとに、**深部から湧出する強迫衝動にかられて犯行に及んだとみ**る方が、犯行の態様、犯行前後の行動、前記のような職捜し行動等に照らし説得性があると考える」と。なお、職探し行動について判決文は「……連日のように異常とみられるほど頻繁な職捜し行動に奔走し、その中には求人先で採用の意向を示したところもあるのに、ささいなことを理由に応じようとせず、別の就職口を更に探し求めるという理解に苦しむ行動を繰返している」と述べ、この行動を強迫性の病理で説明する久山鑑定が首肯できるとしている。

　2審の名古屋高裁は75年11月26日に1審と同様に全犯行に限定責任能力を認めたが、1審の懲役12年を懲役18年に改め、未決通算は同じく1,000日としている。こうして彼は受刑することになった。

　それから何年かが経過し、彼が受刑していた城野医療刑務所（現在の北九州医療刑務所）のI所長（精神科医）から彼が統合失調症に罹患しているという情報を得た。そして、同氏に頼んで詳しい病状の経過を報告していただいた。**同氏から得た報告からは彼は間違いなく統合失調症に罹患していて、幻覚、妄想、思考滅裂、情意障害があり、慢性化しているとのことであった。**

　彼が後に統合失調症になったという事実にもとづいて回顧すると、前記のように、彼が示した異常な経歴と特異な性格に注目されるし、神経症状態、とくに離人症も前統合失調症状態とも考えられるし、さらに本件犯行当時の注視妄想、被害妄想の疑わしい症状、その他亡霊が見えるような幻覚妄想状態も単に心因反応で済まされないようでもある。しかし、私は鑑定した当時は統合失調症のことはまったく意識しなかった。

C 性犯罪

1．統合失調症者による強姦致傷の1例

　私は1972年12月に東京地裁より強姦致傷被告人T.Y.の精神鑑定を命じられた。彼（被告人T.Y.を指す。以下同じ）は本件犯行当時38歳である。起訴状によると、犯罪事実はおよそ次のとおりである。

　■**犯罪事実**

　彼は、72年7月11日午後11時40分ごろ、都内品川区のKアパート1階2号室のM.W.（当時22歳の女性）の室内に強姦の目的をもって押し入り、即時同所において同女に対し、「騒ぐな。静かにしろ」などと申し向け、その背中に両手を回して同女を抱き寄せ、同女をその場に押し倒すなどしたが、同女が必死に抵抗してその場から逃げ去ったため、強姦の目的を遂げなかったが、その際、暴行により、同女に対し2～3日間の加療を要する右手背擦過傷等の傷害を負わせた。

　■**本人歴**

　彼は34年7月に山梨県東八代郡御坂町（現在、笛吹市に属す）に生まれた。父は林業、炭焼きなどをしていた。同胞が8人で、彼は8番目、五男である。**長兄S．Y．は22～23歳時に統合失調症で、甲府市の山角病院（精神科）に2回入院したが寛解せず、以後自宅のいわゆる座敷牢にいたが、不治のまま26歳で死亡した。**それ以外には家系に特記すべき精神異常者はいない。

　彼は41年に地元の国民学校に入学し、47年3月に卒業した。学業成績は中の上であるが、性行では、学習に不真面目、注意散漫、内気、言語不明瞭、不潔、落ち着きないなどと評価されている。その後、地元の中学に進学し、50年3月に卒業した。学業成績は中ないし中以下で、性行ではとくに目立ったことはなかったらしい。

　中学卒業後、職業を転々とし、**彼の述べるところでは30回ぐらい転職している。**その職業歴を詳述しないが、農家の手伝い、工員、土木作業員など、多種多様な仕事に就き、職場は山梨県内だけではなく、東京都、北海道、静岡県、神奈川県などの各地に及び、陸上自衛隊には2年間勤務している。転職の理由は、仕事がつらい、疲れるといった理由のほかに、対人関係がうまくいかないことがあるらしい。これだけ職業を変えていたが、不思議なことには、**犯罪歴はまったくない。**

本件犯行と関連して性生活を見ると、18歳ごろ甲府市の製菓会社に勤めていたころ、商売女と関係したのが最初で、その後もときどき商売女との関係はあるが、素人女との関係はなく、職業を転々と変えていたので、結婚するつもりはなかったという。しかし、後記のように、本件犯行では、彼は被害者と結婚したい気持ちがあった。

彼には、**統合失調症の罹患**がある。それは次のとおりである。

彼は63年4月から東京都内の電器製品販売会社のセールスマンをしていたが、同年6月ごろ帰郷し、自宅では無為で、周囲の者や会社が自分を束縛したり、つるし上げるという被害念慮があり、自分には先天梅毒があると気付いたと言い、精神異常が疑われ、同年7月（29歳）に甲府市の有泉病院（精神科）を受診した。その後同院の外来で投薬を受けたが、病状が好転せず、家人が入院を希望したが、満床のため入院できなかった。病名は「統合失調症の疑い」であるが、家人などの心情を考慮して「心因反応」とされた。

彼は64年2月以降、Ⅰ自動車藤沢工場に勤めていたが、65年5月に甲府市の住吉病院に第1回の入院をし、同年9月に退院した。当時帰郷していて、御殿場に行き、そこで保護されたのが入院のきっかけである。彼は「飛行機に誘導されて」御殿場に行ったと言う。入院後、「Ⅰ工場の寮にいるといろんな障害が起こるので、間接的にみながリンチを加える」「飛行機が飛ぶと自分に影響がある」などと言った。薬物療法、電撃療法を受け、病名は統合失調症である。

彼は66年11月ごろから富士吉田市でミシンのセールスマンをして、アパート住まいをしていたが、同年12月に隣家のテレビのアンテナを曲げ、実家に帰っていた。兄Nの娘の葬式のとき、登山姿でアイゼンをつけ、ピッケルを持って周囲をうろついたので、67年1月に住吉病院第2回入院になり、翌68年3月に退院になった。入院後、彼は、「自分は星の動きを基準にしている。ところがNHKが邪魔をする。隣のテレビがうるさく、邪魔をする。自分の生活の一切が邪魔された」と言った。また、退院の1ヵ月前にも、「テレビで自分のことが放送されるように感じた」と言う。薬物療法、電撃療法が行われた。

彼は69年5月からS鉄道ゴルフ場で芝生の手入れ、ゴルフ場の管理の仕事をしていたが、勤め先の職員によると、「70年3月ごろから粗暴になり、4月初めから欠勤し、寮の中で夜レコードを大きくかけ、所持品を全部外に放り出すなどした」と言う。そのため70年4月から翌71年2月まで住吉病院第3回入院になった。薬物療法、電撃療法が施行された。

彼の病状には波があり、周期的に増悪期がくるようである。住吉病院第3回入

院から退院した後のことは後記する。
　次に、73年1～2月の**鑑定時の所見**を挙げる。身体的には、眉毛、頭髪に抜け毛のところがあり、自分で毛を抜く癖がある。その他に特記すべき所見はない。
　精神的には、面接時、表情、態度にはとくに目立ったところはない。しかし、**彼は、長兄が自宅の座敷牢で凍死したと話したとき、凍死の語が面白かったのか、笑い出し、笑いが止まらなかった。笑いの発作自体も異常であるが、家族の死について笑うことには感情の異常（パラチミー）の存在が考えられる。**多彩な症状のなかから興味あるものを紹介したい。彼には**体感幻覚**があり、南米、北朝鮮などに強い電波があると、それが彼の身体にも作用し、NHKの電波にも身体が影響され、さらに潮汐の干満の影響を受け、夕方潮が満ちてくるころに気分がよく、空飛ぶ飛行機の爆音にも影響され、ときに睾丸がピリピリするという。彼は東京拘置所で運動のときに運動場の土砂を手足や服に塗るというので、彼に訊いたところ、ほこりは健康によく、陸上自衛隊でも「ほこりを厭うな」という金言があると言う。彼は発病時に自分が先天梅毒だと信じたことがあり、梅毒反応が陰性と分かっても、自らペニシリン注射を2クールやったというので、その事情を訊いたが、根拠はきわめて薄弱であった。それゆえ、**思考は皮相的で、思路の弛緩があると考えられる。考想吹入**の一種と思われるが、「住吉病院の第3回入院のとき、医師と会話していると、医師の考えが吹き込まれるようであった。電車が音を立てて通ると、新しい考えが入ってくる」と言う。**幻聴**は稀のようであるが、「66年12月、投身自殺の目的で、富士五湖の一つの西湖に行き、水中に飛び込んだが、死に切れず、岩に登って服を乾かしているとき、女の声で『どこの奴か、どこの人間か』とか『行っちゃいや、行っちゃいや』と聞こえた」と言う。なお、彼には何回か自殺意図、自殺企図がある。以上から、**彼が統合失調症に罹患していることは確かである。**

■本件犯行当時の精神状態

　当時、彼は都内品川区のKアパートに住み、江戸川区にあるK工務店に勤め、建築現場などでツインリフトを操縦する仕事をしていた。K工務店の職場主任によると、彼は無口、非社交的、自己中心的、傲慢で、ときに独語があり、72年5月ごろ些細なことから激昂し、同僚をコンクート塊で殴り、顔に傷を負わせたが、告発しなかったという。
　本件犯行のあったのは72年7月11日夜である。彼は同年4月ごろにKアパートに引っ越してきた。同じアパートに被害者のM.W.がいた。彼は彼女（M.W.を指す。以下同じ）を炊事場などで見かけ、自分は40歳に近いので、美しい彼女と

結婚したいと思った。彼は当日、気晴らしのために長野県小諸市に行き、夕方アパートに戻り、**ウィスキーをジンライムで薄めたものを3杯飲み**、外出して京浜急行電車で青物市場駅から品川駅まで行き、品川駅の近くのコーヒーショップでコーヒーを飲み、帰りに青物市場駅の近くの「ニューレンガ」という店でジンフィズとコーヒーを飲んで、帰宅した。事件が起こったのはその直後である。彼は今まで彼女とほとんど口を利いたこともなかった。帰宅後、**彼女を自分の部屋に連れ込もうと思って、「今晩は」と言って彼女の部屋に入り込み、無言のまま彼女を抱き抱えて、廊下に引きずり出したが、彼女の悲鳴にアパートの住人が出てきて、彼は取り押さえられた。**そして、通報で駆け付けた警官に逮捕された。

彼から事情を聴取したが、彼は飲酒していたけれども、犯行当時の事柄についての記憶はあり、意識障害はほとんどなかったと考えられる。**狭いアパートのなかで（被害者が騒げば犯行がすぐ発覚する）、それまでほとんど口を利いたこともない女性をいきなり抱きかかえて、自分の部屋に連れ込もうというのは、了解できない行為である。一見、性衝動に駆られた行為として了解できるかもしれないが、その了解はみせかけの了解である。**彼は彼女を自室に連れ込んで、性関係を結ぼうと思っていたようであるが、それが強姦になるという意識もなかったようである。当時、彼に性欲が亢進していたことは、当夜外出して、品川駅からの帰り、アパートの近くで通行中の女性を連れ込もうとして失敗したことからも分かる。犯行前に統合失調症の病的体験があったことは、品川駅近くのコーヒーショップでコーヒーを飲んだとき、同店の女客が「気持ちが悪い、気持ちが悪い」と言って自分を見ていたという、**幻聴ないし被害妄想と思われる体験があったことから分かる。**また、かなり前から、アパートの隣室の学生が夜中になるとピーピーと口笛を吹き、いやがらせ、邪魔をするという被害妄想が続いていた。

■**鑑定結論**

鑑定の結論は次のとおりでる。①被告人T.Y.は鑑定時、統合失調症の破瓜型で、病状はかなり著しいと認められる。②被告人は本件犯行当時、統合失調症のむしろ増悪期にあったと思われる。

この結論とともに、私は鑑定書の「考察と説明」の章で、本例について責任無能力を推した。**東京地裁は73年3月27日に心神喪失を認定して無罪を言い渡した。**

本例は拙著「精神分裂病の犯行のみせかけの了解可能性」（第2報）（矯正医学, 29・30 : 39, 1981）に第1例として簡単に報告された。

2．統合失調症の犯罪──強姦未遂、強姦致傷──

次に紹介する事例では、統合失調症の男性患者がいわゆる婦女暴行罪、すなわち強姦未遂、強姦致傷を犯し、しかも**犯行の態様が非常に奇妙**であった。というのは、**強姦未遂の犯行では、同人は自転車に乗って通行中の女性の自転車の後部荷台に飛び乗って、同女に抱きつく行動をとっているからである。**

■犯罪事実

私は1973年10月に浦和地裁より強姦未遂、強姦致傷被告人Ｚ．Ｋ．の精神鑑定を命じられた。彼（被告人Ｚ．Ｋ．を指す。以下同じ）は本件犯行当時20歳である。起訴状によると、犯罪事実は次のとおりである。登場人物は特定の場合を除き仮名とする。

彼は通行中の婦女を強姦しようと企て

１．73年2月2日午後7時40分ごろ、埼玉県加須市の東北高速道側道を自転車を運転して通行中の大原慶子（当21歳）を認め、同車の後部荷台に飛び乗って、背後から同女に抱きつき、自転車とともに下水溝に落ちた同女の頭部、頸部等を手拳で殴打し、さらにその口を押さえるなどして反抗を抑圧し、強いて同女を姦淫しようとしたが、同女が彼の指に噛みつき、また側道を自動車が接近してきたため、強姦の目的を遂げなかった。

２．同月15日午後6時35分ごろ、同市の東北高速道側道を自転車を運転して通行中の中井陽子（当20歳）を認めるや、自転車の後部荷台を掴んで、同女を自転車もろとも転倒させ、さらに同女を付近の空き地に引きずり込み、仰向けに引き倒して押さえつけたり、下水溝に落とすなどして、その反抗を抑圧し、強いて同女を姦淫しようとしたが、同女が隙を見て逃走したため、強姦の目的を遂げなかったが、その際、暴行により同女に全治約1週間を要する両膝打撲の傷害を負わせた。

■家族歴

彼は53年1月に加須市に生まれた。父は鑑定時現在（以下、現在と略す）49歳で、農業を営み、農閑期には出稼ぎに出ているが、非社交的、真面目な性格である。母は現在48歳で、主婦で農業を手伝い、やや勝気、短気である。彼の同胞は4人で、彼は3番目、長男である。弟は脳水腫で生まれ、生後6ヵ月で死亡した。

父方祖母は現在70歳で健在であるが、25～26歳ごろ双生児を産み、その世話が大変で、食事が摂れず、神経衰弱になったことがあるが、これは一時的であった。

母方祖父は53歳で死亡したが、農業を営み、非常な働き者であった。50歳ごろからノイローゼ気味で、人に会うのを嫌がり、家族とも口を利かず、他人が来ると逃げ、夜に出歩き、仕事もしなくなった。病名は不詳であるが、**晩発性の統合失調症が疑わしい**。

以上から、**家系に母方祖父が晩発性の統合失調症に罹患していた疑いがあり、彼の病名を考えるのに参考になる**。

■本人歴

彼は、出産は満期・安産で、生後の発達も普通で、4歳ごろまでに熱性けいれんが3～4回あったが、幼小児期に大きな病気をしたことはない。ただ性格は小心、恥ずかしがりであった。59年4月に地元の小学校に入学し、65年3月に同校を卒業した。同校より送付された児童指導要録には、3年以上の学業、性行の記録が示されているが、学業成績は上位であり、算数、体育が得意で、音楽が不得意である。性行にも問題はない。

次いで、地元の中学に進み、68年3月に同校を卒業した。同校長の回答、送付された生徒指導要録によると、学業成績は上位であり、小心、真面目な努力家であると評価され、3年間皆出席であり、性行にも問題はない。

中学卒業後の68年4月に、大宮工業高校に進学した。ここで挫折、精神異常の発病が起こる。彼は入学時、全体で14番という好成績であったが、高校1年の2学期ごろから成績が下がり（高校1年の1学期はクラス40人中16～17番、2学期は30番、3学期は37～38番）、通学途中、電車を乗り過ごしたり、忘れ物が多くなった。

母によると、69年2月になって様子が特におかしいので、与野市（現在、さいたま市に属す）の**毛呂病院大宮分院**（精神科）で診察を受けた。病院からは病名を告げられず、服薬しながら通学するように言われた。学年末にレポートをなかなか提出しなかったが、やっと提出して、進級したという。

毛呂病院大宮分院長藤井 稔医師によると、初診は69年3月27日、最終診察は同年6月24日である。（初診の時期が母の陳述と異なる）。**病名は破瓜病（統合失調症の破瓜型の意味）の初期**で、初診の1ヵ月前から人との接触を嫌がり、親戚が来ても隠れ、家人に対しても口数が少なく、食欲が減退した。患者は「レポートを書こうとしても頭がまとまらない。顔が熱くなる、眼の周囲が温かい、いろいろな考えが浮かぶ、ノイローゼだと思う」と言う。面接では、にやにやして、口数少なく、小声で、質問には「分からない」と答えることが多く、真剣ではなかった。治療は薬物療法であったという。

高校2年は、初めのうちは少し登校したが、69年5月中旬以降はまったく登校しなくなり、**同校は1学期で退学になった**。他方、同年6月24日に毛呂病院大宮分院の最後の診察を経て、父母によると、親戚の紹介で三宿病院を受診し、その直後の**同年6月28日に睡眠剤ブロバリン（一般名はブロムワレリル尿素）50錠を服用して自殺を企図した**。（薬は、父母が診察のために渡した金で買ったらしい）。福島病院に救急搬送され、意識障害が4日間続いたが、同年7月7日に退院した。

　自殺企図のあった後の同年7月15日に羽生市の**池沢神経科病院（精神科）**に入院し、それから70年11月7日まで約1年4ヵ月間入院した。同院の病床日誌によると、**病名は抑うつ症である**。初診時、抑うつ的で、抑制され、低声、寡言、苦悶状で、卑下観念がある。その後、抑うつ状態のほかにときどき興奮し、暴力を振るうことがあり、情動不安定である。不安定な状態は退院時まで続き、治療は薬物療法であったという。

　70年11月に池沢神経科病院を退院した後、比較的良い状態が続き、加須市の荒物店やS商店に勤めたりした。彼は自動車の運転免許を取って、店員として配達の仕事などしていた。ところが、**72年4月21日ごろ、自動車に母を乗せて運転していて、前方不注意のためダンプカーと衝突し、彼も同乗している母も負傷した**。彼は意識不明のままN整形外科病院に搬送され、頭部を8針縫合され、同院に18日間入院した。（母は救急治療の後、別の病院に3ヵ月余り入院した）。

　交通事故後、彼の病状が悪化し、午後になると無断で外出して外泊したり、同年7月初旬には外出時、空腹のため人に物乞いして**伊勢崎警察署に保護された**。そのころ、神様を拝んだり、仏様に何回も線香をあげたり、家にある天皇陛下の写真にお辞儀したりした。このような状態で埼玉県大里郡の**埼玉江南病院（精神科）**に入院した。同院の病床日誌によると、72年8月23日〜同年10月2日の間入院している。病床日誌は、病名の記載がなく、入院中数回問診されているが、あまり参考にならない。

　彼の希望で再度、池沢神経科病院に入院した。入院は同年10月2日で、退院は同年12月26日である。同院の病床日誌によると、同年10月17日には、「なにかもう一つしっくりいかない、**自然さのような円滑さがない**」と、12月1日には、「馬車馬のように突っ走る。**極端に傾きやすい**」と、12月17日には、「歌手になると言うので、誰が見てもその才能がないから思い止まるように勧めたが、**本人は努力でできると妄信している**」と記載されている。また、**11月9日にはバレー球技中に逃走を企て未遂に終わっている。病名は躁うつ病とされている**。

　父母によると、同年12月26日に外泊して自宅に帰ったが、彼は「病院にいても

薬を飲んで遊んでいるだけである。退院できるように医者に頼んでくれ」と言うので、病院に行って退院を懇願した。医師は退院は時期尚早と言ったが、一緒にいた彼はそれなら脱院すると凄んだので、医師は退院を許可したという。

　父母によると、退院後、**彼は歌手になると言って、昼夜を問わず歌を歌い、**枕元には歌手の写真を沢山置いている。あるいは、小さな鈴が5個付いた玩具のようなものを鳴らす。家人が注意すると家を飛び出す。73年1月15日ごろには、友人と酒を飲み、暴れて襖を蹴り、鈴を両親に投げた。**本件犯行の1の翌日の2月3日には、北埼玉郡の親戚の家に行き、瀕死の重病の患者の枕元に鈴を置いた。鈴を振ると霊が鎮まるという。**そして、3月3日からは家出していたという。

　彼には軽微な犯罪歴がある。高校1年（15歳）のとき、バイクに2人乗りして、道交法違反のため浦和簡裁で罰金3千円に処されている。

　性生活については、彼は高校1年の時に夢精し、それからときどき手淫をしたが、**性交の経験はなく、異性と口を利いたこともない**という。父母も彼には女性関係はなかったらしいという。

　74年1～2月の**鑑定時の所見**は次のとおりである。

　身体的には、身長167.2cm、体重51.0kgで、細長型の体型である。内科的・神経学的に特記すべき異常はない。脳波は、α波が少なく、境界線脳波である。

　精神的には、私は彼と5回面接したが、初回の面接では比較的落ち着いた態度で、談話もまとまっていて、それほど異常とは見えなかった。しかし、注意して観察すると、**彼の表情、振舞いに奇矯なところがある**。たとえば、**表情は一般に硬く、動きに乏しく、ときには眉間を軽くしかめ、俯き加減で、心理テストのときに通常両手を使うのに、右手で書くだけで左手を添えない**。第2回の面接では、精神状態が興奮気味で、舎房から看守、鑑定人と一緒に面接室に来るときに、ズボンがバンド使用を許されないために、ずり落ちそうになっているので、看守が注意すると、彼は「不思議なことを言う人だ」と言って、看守に食ってかかった。**この反応はいかにも不自然で、歩き方も力なく、表情も虚ろであった**。この日の面接では、彼は非常に無愛想で、唐突に応答し、犯行当時の事情を訊いても、反抗的で素直に応じなかった。その後の面接では比較的落ち着いていたが、質問によっては興奮し、**一般に情動不安定であった**。また、彼が独りでいるところを観察すると、**俯いて、小さく口を動かし、声には出さないが、独語しているようである**。以上のように、**表情、態度の無力さ、奇矯さ、反応の不自然さ、唐突さ、情動不安定性**などから、**統合失調症という印象が圧倒的である**。

　次に第3回（1月30日）の面接の問答の一部を挙げるが、異常が目立たないと

ころがあるが、**まれに不自然な答が挿入される。**

　（今日は何日か）……29日か28日。（誤）

　（30日だね）……ええ。

　（何曜日か）……水曜日。（正）

　（私はこれまで何回来たか）……2回。（正）

　（この前はいつ来たか）……日曜。（誤）

　（日曜には来ないね）……土曜。（事実は金曜）。

　（子どもの日はいつか）……2月初めごろ。（誤）

　（七夕は）……10月ごろだと思う。（誤）

　（彼岸は）……8月か9月。（誤）

　（埼玉県庁のあるのは）……浦和。（正）

　（東海道線はどこからどこまで）……東京から大阪まで。（誤）

　（水の沸騰する温度は）……100度。（正）

　（水の凍る温度は）……0度。（正）

　（人間の体温は）……28度。（誤）

　（太平洋戦争があったころは）……終わったのは昭和20年。（正）

　（何月何日か）……8月15日。（正）

　（原子爆弾が落ちたところは）……長崎と広島。（正）

　（どちらが先か）……長崎。（誤）

（日本でノーベル賞をもらった人は）……湯川、川端康成。あと分からない。**伊藤博文。**

　（夏目漱石の本は）……『吾輩は猫である』『暗夜行路』。

以上の問答のなかで、私が東京拘置所に面接に通っているのに面接日を日曜と言ったり、子どもの日、七夕、彼岸の時期をすべて誤答したり、日本のノーベル受賞者に伊藤博文を加えたり、夏目漱石の著書に『暗夜行路』を加えたのはやや奇異である。**日常茶飯事に無関心であり、連合弛緩があるように思われる。**

　過去の特別な出来事について聴取した問答の一部を挙げよう。

　（高校1年の3学期にレポートを出さなかったのは）……電気の本を十何冊買った。それでこんがらかった。

　（頭が疲れて勉強できなかったか）……はあ。

　（毛呂病院大宮分院に行ったのは）……学校に行くのが嫌。疲れる。通うのが大変だった。

　（服毒自殺は）……悲観した。ノイローゼにかかった。学校を出ないと働けない。

しかし、学校には行けない。もっとも、後には、学校出なくても働けることが分かった。
（本当に死ぬつもりか）……ノイローゼにかかった。過労気味だったから。
（交通事故後、神様や天皇の写真を拝んだのは）……何かに頼る気持ちになった。**おばあさん（父方祖母）が線香ぐらいあげろと言うのであげた。**
（ときどき警察に保護されたのは）……千代田区の、下谷警察か、高崎、いや伊勢崎の警察に保護された。
（家を飛び出すのは）……働き口を見つけたいと思う。
（黙って家を飛び出すと親が心配しないか）……ノイローゼ気味で、独りでぶらぶらしてみるかなと思う。
（池沢病院を退院したいと思ったのは）……もともと原因は薬だから。服用した薬に副作用があり、入院して過剰に服用したので余計に参った。
（退院後、夜も昼も歌を歌ったのは）……レコードを買い、歌手になりたかった。
（夜レコードを大きくかけると、家の人にうるさくないか）……はい。
（自分にはそう思わないか）……はあ。
（鈴を買ってきたね）……鈴は仏殿につながっているから。独りで辛い毎日だったから。
（なぜ辛かったか）……パチンコに行って、5〜6百円から千円使った。

　以上の問答から、一応対話は可能であるが、**鈴を用いたり、神仏を拝んだりした動機も十分に了解できなく、音楽が不得意なのに歌手になりたいと言うのも不可解であり、また陳述が散漫で、思考のまとまりに乏しい。**

　次に問診によって調べたところ、幻聴、妄想、作為体験等の病的体験は認められなかった。心理テストも12種類施行し、ロールシャッハ・テストでは異常部分反応、稀有反応が著しく多く、この所見は統合失調症を示唆する。知能検査では脳研式標準知能検査では65点、新田中B式知能検査ではIQは85、WAISでは全検査IQは76であり、知能の低下が認められる。

　診断は従来の経過から、**精神異常は高校1年の15歳ごろに発現し、**学業成績の著明な低下によって高校を退学し、精神科病院を遍歴し、自殺企図、家出・徘徊、警察保護が見られ、歌手になると言って昼夜を問わず歌を歌ったり、神仏を拝んだり、鈴を持ち歩いたり、といった常軌を逸した行動が繰り返されている。**鑑定時の所見では、奇妙な表情・態度、独語、情動不安定、思考障害（連合弛緩）等が認められ、幻聴、妄想等の陽性症状を欠くので、定型的な破瓜型統合失調症である。**従来の医師による診断では、毛呂病院大宮分院では破瓜病と診断され、そ

れは妥当であるが、池沢神経科病院では抑うつ症、あるいは躁うつ病と診断されているが、それは不当である。埼玉江南病院の病床日誌には診断名が記入されていない。

▪本件犯行当時の精神状態

鑑定時、彼は日によって態度が違ったが、比較的落ち着いて述べた2月1日の問診を挙げる。

Ⅰ. 犯罪事実の1について

(その日は駅から人が降りるのを見に行ったか) ……あちこちの病院に入っていたので、小さいときから電車が好きで、見に行った。

(それから帰ろうとしたのは) ……切符を買わないから、15分ぐらいいて帰った。

(高速道路の東側を歩いた) ……はい。

(自分のそばを女の子が自転車で通り抜けたか) ……はい。

(それで) ……あとは前に言ったとおりです。

(急に女の子に何かしようという気になったか) ……やけっぱちだったのか、やっぱり、**あったかさを感じたらしい。**

(あったかいというのは) ……男にはない美しさがある。

(それでどうしようと思ったか) ……あとはただ、病院に入って、話もしないので、女の子に話しかけたく、ただ飛び乗った。

(悪戯しようと思ったか) ……そこ(供述調書)にあるように、**おっぱいを触ろうとしました。**

(今までも、乳房に触ったことがあるか) ……小さいときお母さんとお祖母さんのに触ったことがあるだけ。

(そのとき触りたくなったのか) ……服の上から。

(暗いから人に見つからないと思ったか) ……はい。

(乳房を触ってよかったか) ……いいか悪いか分からない。

(俺は1人で寂しいんだ、触らせてくれ、俺は愛していると言ったか) ……言った。

(高速道路の土手に押さえつけたか) ……しゃがんでいるところを金網(高速道路と側道の境界の金網)に押さえつけた。

(頸や顔にキスしたか) ……した。

(スカートの中のパンティに手かけたか) ……女は嫌がった。

(口に手かけたか) ……はい。

(中指に噛みつかれたか) ……はい。

(顔や頭を殴ったか)……はい。そのうちに女は自動車のほうに走った。
(性関係したかったか) ……まだ自分はしたことないから、そういうことは分からない。

Ⅱ．犯罪事実の2について
(その日はパチンコをやったか)……やった。
(それから自転車で家へ帰る途中か)……はい。
(南のほうから女の子が自転車で来たね)……ええ。
(その女の子を見て触ったりキスしたくなったか)……はあ。
(自転車から降りて通り過ぎた女の後を追ったか)……はあ。
(荷台に手をかけて止めた)……はあ。
(付き合ってくれと言ったか)……はあ。
(そしたら女は)……何も言わない。
(女は自転車から落ちたか)……自分が引っ張ったからでしょう。
(見たら中井さんだったか) ……**気がつかない。**（注：被害者の中井陽子は彼の小・中学校の同級生であり、同女もそのときは彼と気づかなかったが、帰宅して彼を認識したらしい。そのことが彼の逮捕に繋がったと思われる）。
(夢中で押さえつけたか)……はい。
(乳房に触ったり、パンティに手を入れたか) ……はい。
(陰部に触ろうとしたら、女は「助けてくれ」と言って逃げ出したね)……はい。
(諦めて自分の自転車のところに行ったか)……はい。
(性関係のことは考えたか) ……いや半分ぐらい考えたかもしれない。

警察調書、検事調書の供述と、彼の上記の陳述は大体一致する。また被害者の供述とも一致する。なお、犯罪事実の1では犯行前にウィスキー角瓶の1/4（約1合）を摂取しているが、犯行への飲酒の影響は無視できる。

以上から、**彼は女性恋しさの気持ちから衝動的に本件犯行を犯し、本能的欲動のままに、乳房に触ったり、接吻したり、パンティに手をかけたりしたが、性交の意図まであったかどうかは明らかではない。とにかく、被害者が乗っている自転車の後部荷台に飛び乗って同女に抱きつくなどという行為は非常に珍しいと思われる。**

■鑑定結論
本件犯行当時の責任能力は、彼が統合失調症の増悪期にあったので、司法精神医学的原則に従って、責任無能力が妥当である。
浦和地裁は74年7月15日に心神喪失を認定して無罪を言い渡した。

D その他

1．統合失調症の売春の事例

　統合失調症の犯罪には殺人、放火などの重大犯罪が多いことは定説であり、私もこれまでその種の事例をしばしば紹介した。しかし、他方、20世紀初頭のウィルマンス以来、統合失調症のために人格変化が生じ、情意が鈍麻するとともに、浮浪、売春などの行動を繰り返すようになることも知られている。私の鑑定例のなかに、統合失調症の主婦が家出し、売春生活に陥った1例があるので、ここに紹介したい。

■犯罪事実

　私は1962年3月、東京地裁より売春防止法違反被告人T.I.の精神鑑定を命じられた。彼女（被告人T.I.を指す。以下同じ）は本件犯行当時44歳である。犯罪事実は起訴状によるとおよそ次のとおりである。

　彼女は61年12月23日午後10時15分ごろより同日午後10時30分ごろまでの間、都内渋谷区S通1丁目××番地先より同町××番地先に至る間の路上において、売春する目的で同所をうろつきあるいは立ち止まり、もって公衆の目にふれるような方法で客待ちしたものである。

■本人歴

　彼女は17年3月に福井県に生まれた。父は同県で生魚店兼小料理屋を経営していて、71歳で老衰のために死亡した。母は主婦で、68歳で肺炎のために死亡した。同胞は8人で、彼女は末っ子である。家系には特記すべき精神異常者はいない。

　彼女は地元の小学校に入学し、同校の高等科を卒業した。同校からの回答では、学業成績は中位、操行は乙、出席状況は良好である。性行では温順着実、純潔勤勉、正直で礼儀あり、感情は強いと評価されている。

　31年3月に小学校を卒業し、その後上京して、兄のもとで医療品の販売の仕事を手伝っていた。その後、現在の夫K.I.（鑑定時50歳）と知り合い、妊娠し、35年11月に結婚した。夫とのあいだに2男3女がある。夫は派手な事業家タイプで、いろいろの事業に手をつけたが、事業は順調で、生活には困らなかったようである。太平洋戦争が始まってから、42年ごろに一家を挙げて福井県T市に疎開した。終戦後2〜3年して夫だけ東京に戻り、家族は夫から仕送りを受けていた。54年

1 統合失調症例

に彼女と子どもらも上京して夫と合流し、都内世田谷区のアパートに住んだ。それより前、夫が事業に失敗して、家計が著しく不如意になり、そのために彼女と夫との折り合いが悪くなり、喧嘩、口論することが多くなったという。

　彼女に精神異常と思われる徴候が現れたのは58年（41歳ごろ）からであり、59年3月16日に都内のY病院（精神科）に入院した。診断は最初、進行麻痺が疑われたが後に統合失調症が疑われた。（注：進行麻痺は梅毒性脳疾患であるが、血液、髄液の梅毒反応は陰性であった）。同年8月25日に同院を逃走し、一時夫のもとに帰ったが、離婚すると言って家出し、都内の食堂、大衆酒場、料理店、旅館などに勤め、転々と職場を変えていた。

　61年3月（44歳）ごろから都内渋谷駅付近に立って売春を始めるようになった。それ以来たびたび検挙されて、同年7月、9月、10月、11月と4回検挙されてそれぞれ売春防止法違反で罰金刑に処せられた。

　精神異常の発現後の経過について少し立ち入る。Y病院の病床日誌によると、「本年（59年）1月10日前後、金を持たずに今川焼屋に行って喧嘩となり、主人より殴られた。それ以来、毎朝2〜3回、昼には10回ぐらい家を出ようとする。そして店に石を投げつけたりする。最近では物忘れが多く、2〜3日前のことでも忘れる。買物に出かけても金を持たずに行き、後で家人が払いに行く。飲食も甚だ不規則で、間食もし、過食である。睡眠も障害されている。独語、空笑はない」という。発病前後の状況について夫は医師にこう述べている。「58年春ごろから頭痛、めまいなどを訴える。同年夏ごろから健忘的になり、家事にルーズになり、頼んだことの半分以上も忘れる。同年10月ごろ、中学3年の長女が起きないと言って頭から水をかけたことがあり、夫が説教したら彼女は非を認める。そのころから不眠、食欲減退が目立った。59年1月初め、すぐ近くの今川焼屋から夫がご馳走をもらったが、もらってきた沢庵を見て、こんなものもらってと言い、今川焼屋に行ってそこの奥さんに沢庵を投げつけた。同年1月10日ごろから1日3〜6回今川焼屋に乱暴に行き、石を投げ入れ、ガラス戸を割った。同年2月初旬、今川焼屋の主人に殴られたが、それから余計乱暴するようになった。石を投げてガラス戸を割ったことが8回ぐらいある。金を持たずに買物をすることが多くなった。店員が金の請求に来て、それが頻繁になると、その店員を恨み、石を持って行って投げたことも1回ある。同年3月ごろ三越に行き、伝票で香水、ネックレス、ダイヤの指輪等28万円近くの買物をしたことがある」と言う。

　Y病院の病床日誌の59年6月4日の記載では、「要求が多く、退院、物品の購入、外出等をときどき訴える。同室の他患との交渉は円滑ではない。ほとんど親

しい人はいないようであるが、目を吊りあげたようなきつい表情がときどき現れる。入院前のことに関しては病識がなく、当然のことのように考えて恥ずかしがらない」という。同じく7月27日の記載では、「今川焼屋への投石の件、三越での28万円の浪費の件、その他3～4ヵ所よりの借金の件など、何の恥じらいもなく喋る。当たり前のことをしたと思っているらしい。（中略）　病室における生活態度も無気力で、生産的でなく、対人的接触も円滑ではない。内閉的な傾向も見られる。特に器質的という所見はない。**情意面の欠陥が主柱をなしている欠陥統合失調症と思われる**」という。看護婦長によると、彼女は在院当時、副院長に対して性的に馴れ馴れしい態度を示し、退院後もときどき訪ねてきて副院長に面接していたという。

　夫の鑑定人に対する陳述は前記の病床日誌の記載とほぼ同様であるが、**彼女が特に精神異常を呈したのは59年初めごろからであり**、それまでは、無口、孤独なほうで、近所との付き合いはなかったが、家庭内では人一倍きれい好きで、家事をきちんとやっており、嘘をつくなどということはなかった。ただ元来贅沢で見栄っ張りで、51年に夫が事業に失敗してからは生活苦を不満として、夫婦仲が悪くなった。Y病院を退院してからは離婚したいと言い出し、家を飛び出して、勝手に働いていたようであるが、売春のことについては警察よりの連絡があるまで知らなかった。**最近はまったく人が変わったようであり、子どもなどに対する愛情など全然ない**。しかし、幻聴、妄想、独語、空笑などは見られなかったという。

　62年3～4月の**鑑定時の所見**は次のとおりである。身体的には、やや小柄で、細長型の傾向の体型である。内科的・神経学的に異常はなく、脳波も正常である。精神的には、彼女は鑑定人を見るやいなや、急に土下座して、早く勾留を解いてほしいと言う。その後も問診中に何度となく「鑑定を早くして社会に帰れるようにしてくれ」と述べ、そのことしか念頭にないようである。説得しても同様の懇願を何度も繰り返し、**ききわけのない幼児のようである**。そのため、問診中も注意が散漫である。表情、態度、談話に一応不自然なところはない。問診では、Y病院入院前の投石の件、三越での多額買物の件などに対して一応の理屈づけをするが、応答には矛盾が多く、真の意味の反省を期待できなかった。夫との感情的対立についても彼女の説明はまったく要領を得ない。また、病気に対する自覚、すなわち**病識は全然ない**。要するに、彼女は現在、感情、意志の面でかなり目立った鈍麻が認められ、非常に自己中心的で、幼稚な精神水準に低下していることが分かる。また、思考の面でも連合弛緩がある。**このような情意の鈍麻、人格水準の低下、思考障害のほかには幻覚、妄想、作為体験などの病的体験はない**。い

くつかの心理テストを施行したが、**精神作業能率の低下、知能の低下（鈴木・ビネー式知能検査でIQは77）**が見られた。**診断は統合失調症（破瓜型）とされた。**

■本件犯行当時の精神状態

前記のように、彼女は61年3月ごろから渋谷の街頭に立って売春を始め、たびたび検挙され、数回、罰金刑を受けた。罰金の支払いができないために、61年9月には15日間、11月から12月にかけて25日間、労役として東京拘置所で服役した。売春を始めた動機について彼女はこう述べる。「食堂や旅館に勤めていても待遇が悪く、生活費にもならない。自分の欲求を満たすことができない。享楽はいけないと思いつつもどうにもならない。それでやってみようという気になり、渋谷の駅前あたりに夕方立つようになった。初めはテクニックを知らなかったが、立っているだけで男が来た。しかし、金をもらえないことがあったので、後には必ず先に金をもらうことにした」と。このように容易に金儲けができ、虚栄心を満足できるために売春を始めたが、得た金は食事や、日用品、衣類などの購入に充てるのが精一杯で、金が残るようなことはあまりなかったらしい。**一定の住居もなく、客と泊まる旅館が住居であり、ときには街頭で一夜を明かすこともあり、食事を摂らないこともあった。他の売春婦と知り合いになることもなく、常に孤独であった。**まして男の保護者、すなわちヒモ（Zuhälter）がつくこともなかった。売春行為そのものに嫌悪感も羞恥心も持つことはなく、逆にそれによって性欲を強く感じることもなかったらしい。一応、髪を赤く染めたり、化粧をしたりしているが、売春婦としての技術にとくに関心はなかったらしい。こうした行為を続けながら、また夫とは離婚すると言いながら、ときどき、娘たちをその住居に訪ねている。

さて、本件犯行の61年12月23日であるが、その日は東京拘置所を出所した日でもある。彼女は罰金5千円が払えないために、11月末から同日まで労役として東京拘置所で服役していた。出所と同時に再び売春行為を始めていることは、彼女に改悛の情のないことの証左である。彼女は鑑定人の質問にこう答えている。

（逮捕されたのは何時か）……午後9時。

（場所は）……渋谷のD映画館の裏で、Nという旅館の前に立っていた。そのときは寒かった。大分長く立っていたので、もう帰ろうかと思っていた。

（どこに帰るのか）……そのとき、金はなかった。そのとき刑事に捕まった。

（刑事はどんな服装だったか）……普通の私服。

（どういうふうに話しかけたか）……ちょっと顔を合わせた。どこに行くかと言うから、帰ると言った。調べるから来てくれと言った。

（遊ばないかと言わないか）……そんなこと言わない。
（どうして売春から足を洗わないか）……まだ目覚めなかった。その場かぎり。はっきり目的もなかった。
（別におかしいと思わなかったか）……だけど、あんまりいい行いとは思わない。

この問答から分かるように、彼女は拘置所を出所して所持金もなかったので、前からやりつけている売春を、抑制もなく始めたわけである。そのような行為が道徳的に許されないという考えはないわけではないが、真の抑制がなかった。**彼女はそれまで家庭の主婦として社会生活に適応してきたが、発病以来人格の変化が生じ、売春行為のような非社会的行為をそれほど抑制なく実行するようになった。その行為は統合失調症という精神病の所産であり、犯行当時とくに統御能力に著しい欠陥がある。**

■鑑定結論

私は彼女が統合失調症に罹患し、その状態は著しい寛解状態に相当しないので、責任無能力が認められるべきであると鑑定した。判決文はもらっていないが、**無罪の判決があったと聞いている。**

2．おかしな道路交通法違反事件

道交法違反は、無免許運転、スピード違反、駐車違反から物損事故、人身事故に至るまで多種多様であるが、私が鑑定した事例のなかに、無免許運転であるが、その動機がまことに奇妙で、そのような動機のものはおそらく前代未聞であろうと思われるものがあるので、簡単に紹介したい。

■犯罪事実

私は1968年9月に水戸地検F検事から道交法違反被疑者S.W.の精神鑑定を依嘱された。そして、彼（被疑者S.W.を指す。以下同じ）を茨城県立友部病院に鑑定留置し、同院医師N氏を鑑定助手に依頼し、友部病院長S氏、同じく同院副院長K氏の意見を参照し、私は1回だけ同院に赴いて、3時間ほど彼に面接した。また水戸市に在住する彼の妻を同院に出頭させて、前記N氏によって事情聴取してもらった。このような手続きを経て、鑑定書が作成された。

彼は本件犯行当時47歳である。犯罪事実は次のとおりである。

彼は公安委員会の運転免許を受けないで68年8月22日午後7時5分ごろ、水戸市三ノ丸の茨城県庁構内道路において普通乗用車を運転した。

1　統合失調症例

■本人歴

　彼は21年1月に札幌市で生まれた。父は工業高校の教諭で、58歳のときに飲酒後心筋梗塞で死亡した。母は彼の弟を産んでまもなく腹膜炎で死亡した。父は母の死後、再婚した。彼には実同胞が1人、異母同胞が5人いる。家系には不詳の点が多いが、異母弟の1人が行方不明である他に特記すべき精神異常者はいない。

　彼は札幌市で生育し、旧制中学を卒業し、海員養成所に入り、19歳ごろ商船の船員になり、太平洋戦争の勃発後応召したが、戦地で結核が再発し（注：彼は中学卒業後結核で2年ほど病床にあった）、戦病兵として終戦後内地に帰還し、あちこちの陸軍病院を転々として復員した。その後、開拓農民として水戸市K町に入植し、農業に従事してきた。30歳ごろに結婚し、5人の子を儲けたが、1人は死産、2人は黄疸や肺炎で夭折し、長男は商業高校に在学し、末男は5歳である。

　妻によると、彼の性格は、温和、明朗、多弁、陽気で、他人との交際もよく、他人の面倒見もよいという。また、彼は、身体が頑健とはいえず、頭痛、易疲労性を訴えることがあるが、とくに大病をしたことがなかった。しかし、昨年（67年）あたりから、眠れないと言って夜半に起きて煙草を吸っていることがある。しかし、その他には特に変わりなく、睡眠剤、麻薬、覚せい剤などは使用していないという。

　私は68年9月25日に彼に面接して問診した。それまでにN鑑定助手によって得られた所見も併せて、身体的には、彼はずんぐりした肥満型の体型で、頭頂部は後方まで禿げあがっている。友部町の県立中央病院で内科的、眼科的検査を受けたが、高血圧、動脈硬化、高血圧性心疾患が認められた。脳波は正常であった。

　精神的には、最初から馴れ馴れしく、談話は多弁で、要領を得ないところがあり、また質問に刺激されて威圧的、脅迫的になることがあるが、すぐ気が変わって上機嫌になる。彼の陳述によると、「昭和17年暮れか昭和18年初めごろ、中国の南京の陸軍予備士官学校で5ヵ月教育を受けた。この病院（友部病院のこと）のT看護人は私の後輩で第10期生である。その後、北京の秘密戦・知能戦部隊に配属され、小隊長になった」とか「終戦後帰還したが、そのときは陸軍中尉であった」などと言うが、陸軍予備士官学校なるものが南京にあったとは考えられないし、しかも5ヵ月の教育で将校に栄進することも考えられず、また帰還時、陸軍中尉であったというのも信用できない。さらに、友部病院のT看護人が陸軍予備士官学校の彼の後輩であるなどということは事実無根である。そうとすると、彼の陳述は誇大妄想的であることが分かり、肥満型体型、多弁、威圧的態度なども考慮すると躁病ではないかと疑われた。しかし、**本件犯行についての問診によ**

って、**統合失調症と診断するに至った。**以下にその経緯を述べる。

彼との問答に移る前に、本件犯行当時に関する妻の陳述を挙げよう。彼が68年4月ごろから無免許運転を繰り返しているので、妻が彼に「免許を取ったほうがよい」と言ったところ、彼は「俺はいいんだ」と言った。どうして無免許運転するのか妻にはその動機が分からなかった。また、最近2年ぐらい、彼が法律関係の話をするようになったが、話の内容は妻には理解できなかった。さらに、妻は彼が精神異常とは思えず、どうして精神鑑定を受けるのか理解できないという。

S自動車教習所長のIによると、彼は66年7月に同所に入所したが、当時精神異常は見られなかったという。しかし、彼は運転免許を取得しなかったらしい。

さて、彼との問答の一部を挙げよう。

（無免許運転で逮捕されたのは）……逮捕されたのは今回が初めて。警察で注意されたのは2、3回ある。私は本年3月20日に水戸警察署に次のような申入れをした。「S.W.（彼の姓名）は無免許、車検なく40年式スカイライン1500茨5そ5020白色自動車にて日本全国乗りまわります。私の自動車が通りましたならば、パトロールカー、緊急自動車停止してください。私が優先して通ります。この申入れが日本全国に通じたならば、警視総監から政府に申し入れてください。事故のときは一切の損害、費用は政府が支払ってください。私の要請によってパトロールカーは先導してください」と。

（自動車を買ったのは）……3年前に、新車を88万円で買った。その後、自動車教習所で訓練を受けた。……最近、水戸署のS刑事が3日か1週間おきに私の家に来た。私から法律学や政治学を習っていた。

（免許試験を受けなかったのは）……受けるべきであったが、政府が金をくれる約束を全然守らない。

（どうしてか）……政府から20億円もらうことである。

（どういう経緯か）……佐藤（栄作）総理になる前、池田（勇人）総理のころ、自分が池田総理に命令書を書いた。

（どういう命令書か）……それまでも池田に手紙を出していた。（注：以下少し簡略に記述する）。必勝の戦略如何。然り、自衛権は捨ててはいけない。故東条大将は死んでも国を守った。東条の遺言に、敬いは秩序、信は力、……心の持ちようが一番大切という。米国でも遺言は法律に優先する。……それで自衛隊は違憲ではない。……マッカーサーは罠をかけた。……憲法第2条（注：第9条の誤り？）で戦争を放棄した。……自民党は憲法を改正しようとしていた。しかし、兵法を知らない。**憲法を改正することは自衛権を捨てること**

1 統合失調症例

になる。池田さんは私の命令書を見て憲法を改正しなかった。
（この考えを思いついたのは）……動機は太平洋戦争がグルー大使にやられたことだ。
（そのことをいつ知ったか）……太平洋戦争前にグルー大使にやられたとき知った。
（そのとき）……大使の発言が新聞に出た。結果はそのとおりになった。
（グルー大使の発言を見てどう思ったか）……日本が負けるとは分からない。勝つと思っていた。現実には負けた。グルーの発言が当たった。**グルーにやられることはマッカーサーにやられることだと思った。それで池田に命令書を出した。**
（命令書を出して池田から回答があったか）……**私の命令書を受け取って池田首相は泣いて喜んだ。**
（20億円を要求するのは）……**私の命令書のおかげで憲法改正はしなかった。コロンブスの卵である。私は国民全部の生命と財産を守った。だから国民1人につき20円、合計20億円。**
（20億円を池田に要求したのか）……自分の手紙を池田に出すと、新聞、テレビで返事が来る。池田は閥務に追われ、政務に暇がないと、返事が書けない言い訳を新聞、テレビに出している。自分は皇太子殿下から「冬林飛立ち出づる鳥一羽」という歌を賜った。
（本当に賜ったのか）……この歌は新年歌会のもので、新聞に出ていた。それを見て、この歌は自分に宛てたものに相違ないと思った。
（無免許運転を考えたのは）……自分は佐藤総理になってから20億円の請求書を出した。しかし、何の返事もない。昨年7月4日、総理官邸に自分の請求の手紙を誰が握っているかを調べに行った。総理官邸の守衛に会い、証拠書類を見せて説明した。麹町署に行ってくれと言われた。麹町署では岡本刑事が自分の書類を吟味し、「水戸署の後藤課長に連絡してあるから、今後、総理官邸に来なくても、水戸の後藤のところに行けばよい」と言った。

（中略）

（無免許運転の目的は）……**自分の無免許運転に国民が反応すれば、政府は動くだろう。法とは人間社会の規範である。一億国民が私に金をくれないのは法律を無視している。政府が憲法を守らない以上、自分の無免許運転は違法ではない。**
以上の問答から、彼は次のような妄想（誇大妄想）を持っていることが分かる。

すなわち、「自分がかつて池田首相に命令書を送付したが、その結果、憲法改正が阻止され、そのために一億国民の生命と財産が守られた。したがって、その当然の報酬として政府は自分に20億円（国民1人につき20円）を支払うべきである。しかるに政府はそれを果たさないのは憲法違反である。政府が憲法違反を犯している以上、自分が無免許運転を行っても何ら違法ではない」という。したがって、彼が無免許運転を繰り返し、しかも地方自治体の中心である県庁の構内で行うなど、彼の行為は妄想にもとづいた反政府的な示威行為である。

■鑑定結論

彼の病名については、躁病も鑑別診断の対象になったが、思考が滅裂であり、妄想知覚、記憶錯誤が混在し、躁病の観念奔逸でもこれほど滅裂にはならないと思われ、しかも病室内では平板、空虚な態度であるのも考慮して、躁病でなくて統合失調症であると診断された。ただ、40代後半の発病は統合失調症の発病としては遅いが、そのような事例もあり得る。彼は肥満型、循環気質であるが、そのことが発病を遅らせる原因になったのでないかと考えられた。しかし、その後の経過を見ていないので、躁病であった可能性もある。いずれにしろ、犯行当時責任無能力の状態にあったことは確かである。

私は鑑定結論として、彼は統合失調症に罹患し、犯行当時は責任無能力の状態にあったとした。この結論にもとづき水戸地検は彼を不起訴にした。

2 躁うつ病例

A 躁　病

はしがき

　躁うつ病でも躁病は一般にまれである。犯罪例でも同様である。私の鑑定例のなかには躁病の犯罪例は2例に過ぎなかった。以下にその2例を提示する。

1．躁病による詐欺（無銭飲食）例

　本例は中田 修、小田 晋、影山任佐、石井利文編著『精神鑑定事例集Ⅱ』（日本評論社，2010）1頁以下に「躁病による詐欺事件の事例」として報告されている。本書では簡潔に記載する。
　私は1956年1月、東京地裁より詐欺被告人Y.Y.の精神鑑定を命じられた。彼（被告人Y.Y.を指す。以下同じ）は本件犯行当時40歳である。

■犯罪事実
　彼は飲食代金の支払いの意思および能力がないのに拘わらず、これある如く装い、
　① 54年10月中旬ごろ、東京都内の料亭「浅川」こと石田朝吉方において同人

に対し酒肴を注文して、飲食後、即時代金の支払いを受けられるものと同人を誤信させ、即時同所において同人よりビール6本ほか料理の提供および芸妓の接待等を受け、代金合計4,500円ぐらいに相当する財産上不法の利益を得た。

② 55年9月15日午後10時30分ごろ、都内の料亭「宮村」こと八木勢太郎方において同人に対し酒肴を注文して、前同様同人を欺罔し、即時同所において同人より清酒約1合、ビール1本ほか料理等の提供および芸妓の接待を受け、代金合計2,400円ぐらいに相当する財産上不法の利益を得たものである。

■家族歴

父は鑑定時現在（以下、現在と略す）75歳で健在である。18歳のときに川上音次郎一座に加わり、22歳のときにN劇団を組織して地方巡業、東京公演をしていた。30～31年ごろ劇団を解体してNプロダクションを結成し、教育映画を製作し始めた。46年にはそれを止め、その後は無職である。性格はやや短気で、子どもには厳格であった。

母は68歳で健在である。温和な性格である。もと娘義太夫をしていたが、結婚後は家庭の主婦をしていた。現在、縫い物の内職などをして家計を助けている。

同胞は4人で、彼は末っ子である。兄の秋雄は45歳で健在である。写真店を経営していたが、54年ごろ事業に失敗し、現在は工員をしている。非常に真面目で穏やかで、情性の豊かな、循環気質に属するように思われる。姉の三重子は数え年7歳ごろ麻疹にジフテリアを併発して死亡した。

姉の冬子は42歳で現存するが、55年8月ごろから肋膜炎、肺浸潤に罹患し、現在入院中である。**20歳ごろ、精神異常になった**。当時、千葉県に住んでいたが、夜中に外出して、パンツ1枚で徘徊する。また、男装して非常に活発、多弁となり、気分は爽快そうで、夜は義太夫や流行歌を歌う。あるいは、夜中に手紙を書いたり、げらげら笑ったり、洋傘を振り回したりする。夜間徘徊のため警察に保護され、都内の小峰病院（精神科）に2週間入院した。やや軽快して退院した後に、宮城県の親戚に預けられたが、そこでも男装して近所を徘徊したことがある。精神状態は徐々に沈静化したが、月経時に多少の気分の変調があり、完全な回復までに3～4ヵ月かかった。その後はやや沈うつな性格に変わった。22歳ごろ結婚したが、夫との折り合いが悪く（夫が性格異常）、間もなく離婚した。最近は女工をしていたが、過労のため前記のように結核に罹患した。**20歳ごろの精神異常は、症状、経過から見て、躁病であったと考えられる**。

父方祖父は52歳ぐらいで脳溢血のため死亡した。大酒家で酒癖が悪く、道楽者

であった。そのため財産を蕩尽した。放縦、意志不定の性格異常者らしい。詳細は不明であるが、**父方祖母の弟の南部某は一時精神異常になった**。同人は洋服店を経営し、非常に温和な人柄であったが、40歳ごろに妻が他の男と情を通じたのを知り、かっとなって自らの陰茎の先端部を切り落とした。その後、妻と離婚し、宮城県に赴き、再婚して1子を儲けた。

彼は48年4月に妻富枝と結婚し、忠男という長男を儲けている。忠男は7歳、小学校1年生で、比較的聡明である。

以上より、**家族歴で注目されるのは、彼の姉の冬子が明らかに躁病と思われる精神病を経過していることである。また、兄の秋雄は定型的な肥満型体型、同調的な性格で、循環気質者である**。このような家族的特徴から、彼が躁うつ病の遺伝圏にあることが考えられる。

■本人歴

彼は14年7月に東京市に生まれた。出産はやや難産であった。幼少時は多少虚弱であった。しかし、麻疹のほかに特記すべき疾患に罹患したことはない。

学歴では、尋常小学校を卒業した。学業や操行の詳細は不明である（学校に照会したが、回答がなかった）。しかし、特異児童であったらしく、勉強が嫌いで、ずる休みがあり、授業中に独り校庭でアリを拾って瓶に入れて遊んでいる。教師もあきれて注意しなくなった。

小学校卒業後は、父が座長をする一座に加わり、地方を巡業したり、東京公演に参加した。その後、父の弟子の本山という人の率いるS座に参加したり、京都のやはり父の弟子の高木某のもとで書生になって映画に出演したことがある。

20歳（34年）ごろ、兄の秋雄が写真店を経営していた関係で、新宿区のM写真館に住み込んで写真の技術を覚えることになった。ところが、21歳ごろから女遊びを覚え、夜遊びに出かけることが多くなり、そのために店主にいっそう嫌われた。さらに、ときどき夜中に現像の仕事を始めるなどの変わったところがあった。このようなことで、3度ほど店から追い出されたが、兄の口利きで仕事を続けることができた。

そのころ（35年ごろ）**3回ほど自殺未遂がある**。1度は写真館の暗室のなかでガス栓を開けたまま倒れていた。1度は江ノ島でカルモチン（睡眠剤）を服用した。さらに1度は、浅草のK劇場でカルモチンを服用し、兄に電話して「これから自分は自殺するから」と伝え、その電話を劇場の事務員に聞かれ、すぐに近くの病院に収容された。自殺の動機は、仕事でたびたび失敗するので、厭世的になったためであると、彼は言う。兄によると、それほど深刻な動機があるとは思え

ず、多分に狂言自殺的なところがある。技術面の能力もあまりなく、現像、焼付けはできるが、修正はできない。撮影も厳しい条件ではできないという。

38年ごろ、父のプロダクションが新潟県N市にあった関係で、同地の写真館に勤めた。そのときにも撮影に失敗して、山の中でカルモチンを服用して自殺を企て、未遂に終わっている。約2年後、帰京して2～3の写真館に勤めたことがある。

42年に、都内にあったN飛行機の写真部に徴用され、発動機の写真を撮ったり、参観者の写真を撮ったりした。43年10月ごろ（29歳）、補充兵として応召し、間もなく満洲に渡り、部隊は輜重隊であったので、10貫匁（37.5kg）くらいの重い物を運ばねばならなかった。ところが、生まれつき体力のない彼は3貫匁（11.25kg）くらいの物しか持てなかったので、不真面目だということで、上官からしばしば殴打された。悲観して何回か自殺しようかと思ったが、自制したという。ところが、顔面を殴打されて前歯を4本折り、打たれた拍子に転倒して頭部を打撲した。そのとき意識を失ったかどうかは不明であるが、頭部の外表には怪我はなかった。その後精神異常になり、**全然口を利かなくなり、チチハルの精神科病院に収容され**、約1ヵ月で退院した。

その後、ハルマヘラ島（現インドネシア領）に移動した。そこでもあまり重い物が持てないので殴打され、**再び精神異常になった。そのためマニラの陸軍病院に収容され**、そこで6ヵ月を過ごし、内地送還になり、小倉の陸軍病院に移り、3ヵ月後、市川市の国府台病院（陸軍の精神科病院）に移り、2ヵ月後、除隊となった。彼には精神異常になった当時の記憶があまりなく、したがって精神異常の状態がよく分からない。国府台病院に面会に行った父によると、当時は目立った異常な様子はなく、非常におとなしくもの優しい応答をしていたという。

また、父や兄によると、彼は除隊後に性格がとくに変わったとは見えないという。父によると、**彼がいつか「僕は勤務が辛いので、病気のふりをして、病院に送られ、命拾いした」**と漏らしたことがあるという。

さて、この一連の精神異常の本体の問題である。現在証のところで後述するように、頭部外傷による瘢痕はなく、当時の状況から考えても、重大な頭部外傷を受けた様子はなく、むしろ上官によって殴打される精神的苦痛にもとづく心因反応が問題であると思われる。戦場では、砲撃、爆撃に対する恐怖、過重な勤務による苦痛などから逃避しようという願望が起こることは自然である。このような願望から種々の精神異常状態が出現することが知られている。たとえば、失立、失歩、震え、昏迷（無言）、運動乱発など、いわゆるヒステリー症状が出現する。

このような状態は戦争神経症として総括される。種々の点からして、戦時下で示した彼の精神異常は戦争神経症であり、心因反応のカテゴリーに属するものであると考えられる。

　彼が国府台病院を退院したのは45年の初めである。ただちにN飛行機に復帰し、都内から栃木県に移った。同地で終戦を迎えた。終戦後、都内の両親のもとに戻り、46年から三越百貨店新宿支店の写真部に勤めた。約1年間真面目に働き、その勤務ぶりが認められて、日本橋の三越本店に移った。一応真面目に働いていたので、48年4月に結婚した。49年に勤め先が業務縮小になり、解雇された。

　その後、都内の自宅（父母と同居）で、現像、焼付けなどの仕事をしていた。兄が顧客を世話してやっていたという。しかし、彼はだんだん仕事にルーズになり、約束の時間までに品物を届けなかったりすることが多くなり、そのために顧客も減っていった。そして、**とくに変わったのは52年（38歳）である**。彼は小学校時代からハーモニカが好きであった。M写真館に勤めていたころ、自転車に乗りながらハーモニカを吹いていたことがある。N市にいたころ、スキーしながら吹いたことがある。しかし、ハーモニカが好きだからといって、そのためにとくに脱線することはなかった。ところが、**52年から、ハーモニカに夢中になり始め、仕事を顧みなくなった**。それ以来、奔放不羈になり、ついに本件犯行に至った。

■現在証

　私は彼を56年2月1日より同月16日の間、都立松沢病院に鑑定留置して、彼の心身の状態を精査した。当時の所見は次のとおりである。

　（1）身体所見

　身長163cm、体重55kgで、肥満型の体型である。内科的・神経学的に異常はない。

　（2）精神所見

　①　東京拘置所における精神状態

　現在証と密接な関係のある東京拘置所における精神状態については、同所勤務のK医師（精神科医）に報告していただいた。報告書の大要は次のとおりである。

　彼は55年10月8日に東京拘置所に入所した。入所以来、狂躁、多弁で、反則が多く、夜も寝ないので、東京大学神経科K医師の往診を受けた。10月14日の同医師の診断では、「まったく落ち着きなく、ほとんど休みなく喋り続ける。気分はやや爽快である。彼の饒舌を制止しようとすると、多少の反応を示して、ちょっと休止するが、すぐまた元の状態にもどる。話の内容はかなり観念奔逸的で、転々と変化し、誇大的に色づけられている。また、かなり易怒的で情動の動きが活発である。『自分の犯罪は精神病のために罪にならない』と盛んに主張する。また、

いろんなショックを受ければ頭が悪くなるのだという。全体として高揚した躁病的状態である。現症としては統合失調症的色彩は少なく、躁病と見てよい」ということであった。

　このような躁状態は10月下旬から漸次沈静化し、11月上旬にはほぼ正常な精神状態に復帰した。そのときには人当たりがよく、口数がやや多いけれども、誇大的な色彩はない。しかし、独居房では退屈し、雑居房を希望する。11月19日ごろから再び躁状態に転化する。日本の裁判を改革すべきであると誇大的言辞を弄する。顔面は紅潮し、歌ったり踊ったりする。電気ショック療法を3回受けた。12月上旬には再び平静に戻った。12月24日から56年1月上旬まで3回目の躁状態が続いた。その間に1回、電気ショック療法が施行された。1月28日から4回目の躁状態が始まり、2月1日に鑑定留置のために松沢病院に移されたという。

　以上の報告書の内容を要約すると、多弁、多動、爽快気分、誇大的言辞などを示す躁状態が入所以来4回出現している。その期間は2～3週間持続し、その出現には特記すべき精神的契機はないようである。間歇期には、口数は多いが、人当たりのよい、ほぼ正常な状態が見られる。その持続期間は躁状態のそれと同じぐらいである。

　② 鑑定留置中（56年2月1日より2月16日まで）の精神状態

　松沢病院に入院した当初はかなり興奮しており、夜間はほとんど不眠状態である。睡眠剤を投与しても1～2時間しか眠らない。室内を歩き回ったり、本を読んでいる。ハーモニカを吹きたくなったり、歌を歌いたくなるらしいが、夜間では他の患者に迷惑をかけるので一応自制している。昼間は大声で流行歌を歌ったり、ハーモニカを吹いたり、雑誌から切り取った女優の写真を壁いっぱいに貼り付ける。他の患者ともすぐ親しくなって雑談したり、自慢話をする。しかし、喧嘩したり、暴行したり、看護人に反抗することはない。

　鑑定人の面接時の状態は次のとおりである。頭には鉢巻きをし、鉢巻きの正面には「東京写真材料商業組合」のバッジをつけている。赤ら顔でほろ酔いのような印象を与える。なれなれしい態度で、すぐに煙草を要求する。実に多弁で、休みなく喋り続ける。高い声を出すので、しわがれ声である。身ぶり手ぶりのジェスチュアに富んでいる。椅子にかけていても落ち着きがなく、すぐに立ち上がろうとする。気分は爽快そうである。自慢話、刑務所や警察の悪口を口にする。話題は脱線しがちで、観念奔逸的である。問診によって精神機能を精査したところ、記銘力に粗大な障害はなく、記憶はかなり不良で、自己の生活史に関する記憶も曖昧なところが少なくない。知識は貧弱で、抽象的・論理的な判断力に劣り、病

識は不充分である。

　彼が自発的に喋る内容には**誇大的な自慢、慷慨が多い**。そこに判断力の皮相性がよく現れている。その1例を挙げると次のとおりである。

　「自分はこの4年間ハーモニカ1本で歩いてきた。吉田松陰先生は良いことを言った。『なせばなる。なさねばならぬ何事も、ならぬは人のなさぬなり』と言った。私はハーモニカでなした。私は高円寺の宮田東峰先生のところに行った。そうしたらトンボ・ミヤタというハーモニカをくれた。そのとき『三つの鉦(かね)をすぐ鳴らすと考えてはならない。一歩一歩行け』と言ってくれた。私は昭和28年（53年）4月19日にラジオ東京ののど自慢の予選を通過した。同じく同年6月17日にはNHKテレビでも予選を通過した。ハーモニカはスキー、スケート、ダンスしながらでも吹ける。これさえあれば流しをしていくらでも稼げる。ハーモニカをやると肺が強くなる。私は肺活量は4,500あった。これから全世界にハーモニカを普及させるつもりだ」。ここに誇大的言辞が見られる。

　以上より、**誇大的な観念が見られるが、これらは真正妄想ではなく、妄想様観念の域にも達しないであろう。そのほかに幻覚、作為体験などは見られない。このような多弁、多動、不眠、抑制欠如、爽快気分、誇大的念慮などは躁状態に特徴的である**。

　さて、このような興奮状態は、東京拘置所入所中の1月28日ごろから継続していたが、**2月9日ごろから沈静に向かった**。すなわち、夜眠ることができるようになり、2月10日の夕方から翌朝まで完全に熟睡した。10日からは昼間もうとうとしていることが多く、ハーモニカを吹くことも、歌を歌うこともない。壁いっぱいに貼ってあった女優の写真も半分以上は剥がしてしまった。そのころに問診すると、態度も落ち着き、談話はまだ多少多弁であるが、話題が脱線しなくなり、爽快な気分も目立たない。一応平静な状態である。したがって、**今回の躁状態の発作は2週間ほど持続したことになる**。

　ところが、この間歇期が完全に正常な状態かというと、そうではない。彼の陳述は次のとおりである。

　「今度社会に出ても、ハーモニカを普及させたい。酒は当分止めて、ビール1本、酒1合ぐらいにしたい。家でDPE（現像・焼付け・引伸し）をやって、その傍らにハーモニカをやりたい。流しをやって家に金を入れられるようであればよい。ハーモニカを売ったり、歌の本を売ってもよい。自転車泥棒を防ぐために、自転車に鍵をかけるように、ポスターを作って宣伝したいと思う」と言う。**話しているうちにだんだん調子づいて、話が誇大的になる傾向がある**。

間歇期に各種の心理テストを施行した。脳研式標準知能検査では100点満点で46点であり、知能は平均以下であるが、**精神遅滞の域には達していないと考えられる。**

最後に彼の性格である。間歇期に受けた印象では、人当たりのよい同調的な（synton）性格である。また、興奮期で抑制が低下しているときでも、被刺激的・爆発的な傾向は認められなかった。さらに、生活史を通して認められる傾向としては、自覚的・内省的な精神作用に欠け、環境の影響を受けやすいことがまず目立つ。また、困難に遭遇すると、短絡的に自殺を企てたり、心因反応に陥る。したがって、**彼の性格は、未熟、原始的、意志薄弱であり、性格異常のカテゴリーに属すると考えられる。**

■本件犯行当時の精神状態

彼の精神状態は52年から変わったようである。

父によると、「三越を辞めてから自宅でDPEの仕事を真面目にやっていた。ところが、52年9月に近所でお祭りがあり、その余興に飛び入りして、ハーモニカを吹いて賞品をもらったことがある。それからハーモニカに凝り出し、仕事を顧みなくなった。街頭やデパートで吹いたり、自転車に手離しで乗りながら吹いたりする。そのうちにハーモニカの流しをするようになり、飲み屋を回る。家を空けて電車の中やデパートの近くで寝る。ときに夜間帰って来て、父にタクシー代を支払わせる。無銭飲食をたびたび繰り返し、その後始末をさせる。飲み代を月賦で払うこともあった。自転車を乗り逃げすることも多い。本当に家族は困り果てている。そして、前には花見酒だけで吐いたりしていたのに、酒に強くなり、酩酊すると乱暴する。酒を飲むと父にも向かってくる。ハーモニカを全国に普及させるのだと言って、ハーモニカの長所を印刷して駅に貼ったりする。その印刷費は家族の負担である。**このような落ち着かない状態が絶えず続くのではなく、落ち着く時期もある。そういうときは家にいて、ごろごろ寝てばかりいる。そのような時期が2週間ほど続くと、夜中に起き出して箪笥の中をかき回し始める。**家を出て職捜しをするが、その足で酒を飲み、家に戻らなくなって、無銭飲食をしてしまうこともある。昨年、55年9月初め、あまり行状がひどいので、彼を家から追い出した。そうしたら、夜中に家の前で寝て、玄関のガラスを壊したことがある。**昨年9月15日の犯行の後で、私は警察に呼ばれたが、もう彼の世話をする根気もなくなり、刑務所に行って少しでも真面目になってくれればよいと思って、引き取る努力をしなかった」**と言う。

兄の陳述はほぼ同様であるが、「**彼が精神病になったので入院させよう思ったが、**

2 躁うつ病例

入院費のことを考えて躊躇していた。54年11月ごろ、両親が彼を東大病院に連れて行って診察を受けさせ、電気ショック療法を3回ほど受けさせたことがある。彼が治療を嫌がり、それ以上連れて行けなかった」と言う。

　彼の陳述も父、兄のそれを裏付ける。すなわち、「三越を辞めてから現像、焼付けなどを自宅で始めた。暗室で毎日楽しみにラジオを聴いていた。そのうち素人のど自慢にハーモニカで出演する人があるが、出る人出る人がハーモニカを3本も4本も使い、やるのは音楽（民謡、俗曲以外のもの）ばかりである。私も音楽が好きだが、日本には日本の歌があり、民謡がある。音楽だと農民には分からない。民謡か歌謡曲であれば年取った人たちにも分かる。私はそういうものをハーモニカで吹いて全国へ普及してみようという気持ちになった。吉田松陰の『なせばなる……』の言葉もあるので、DPEの仕事をしながらとりかかった。私の家は護国寺（文京区にある寺院）に近いので、毎日そこに行って練習した。誰もいないころで吹いても自分の上達が分からないと思って、西武デパートに行って練習した。そこでは、ちょっと恥ずかしいので酒を飲んでやった。その間に、店員に聞かしてくれと頼まれるようになり張り合いが出てきた。ふと岡 晴夫が演歌師をしながら修行したことを思い出し、歓楽街を流して歩いた。お気持ちで結構ですと言って『お富さん』や『弁天小僧』などを吹くと、お客さんが金をくれる。10円くれる客もあれば、さあ1杯と酒を飲ましてくれる客もある。そのうちに焼酎や日本酒5杯飲んでも吹けるようになり、毎晩200円以上の収入がある。酒を飲むとバカに気が大きくなって、料理屋に上がって無銭飲食するようになった。家に帰らずに電車の中で寝たり、駅の待合室で寝たりした。また、ハーモニカを吹いて53年4月19日ラジオ東京で、同年6月17日NHKテレビで、55年6月5日NHKテレビで放送した。こうしたことでますます自信をつけ、ハーモニカを全国に普及させたい気になり、宣伝ビラを貼って回ったりした」と言う。

　従来、変わり者ではあっても犯罪に奔ったことがなかった彼が、53年5月ごろから犯罪で検挙されるようになった。警視庁鑑識課からの回答によると、検挙回数は15回である。罪名は窃盗7回（自転車盗3回、客室狙い1回、置引き1回、手口不詳2回）、詐欺6回（すべて無銭飲食）、公務執行妨害2回である。犯行地は東京が多いが、東京以外の土地もある。検挙間隔は一つの例外を除いて3ヵ月以内である。例外は、53年9月から54年4月までの7ヵ月足らずの間隔である。これらの犯罪に対する処分は、有罪判決1回（窃盗、懲役10月執行猶予3年、54年7月16日A簡裁言渡し）のほかは不起訴、起訴猶予、処分保留となっている。これらの犯罪についての記述は省略し、起訴された本件犯行について述べる。

① 公訴事実第1の犯行

彼の陳述は次のとおりである。

（「浅川」という料亭の場所を知っているか）……そのとき酔っているから分からない。

（その家に上がったのは何時ごろか）……夜であることに間違いない。9時か10時。

（どういうつもりで上がったか）……女房が冷たいから、女に興味を持って上がった。200〜300円の金を持っているつもりだった。ところが、どこかになくしていた。

（上がる前にどのくらい飲んでいたか）……酒5〜6本に焼酎2〜3杯飲んでいた。

（芸者を呼んだか）……芸者を2人呼んだようである。じきに帰ったようだ。

（ビールを6本飲んだか）……6本飲んだかどうか分からない。

（料理はどんなものであったか）……そんなの覚えていない。芸者が来てすぐ帰ったが、顔のまずい女であった。

（寿司を2人前注文したことは）……寿司をとった覚えがある。芸者の分と二人前頼んだかもしれない。

（ハーモニカを買ってこいと言った覚えはないか）……ない。

（飲食代を支払ってくれと言われたときどうしたか）……金がないから警察に突き出してくれと言ったというが、記憶にない。そのとき、前に吉原で自分の似顔絵を描いてもらって額に入れてあったのを持っていたので、それをかたに入れて示談にした。

（どうしてその似顔絵を持っていたのか）……その額は玄関に掛けてあったが、その日、人に見てもらうために持って出て、酒場に行った。裏には自分の住所と名前が書いてあったと思う。

（飲食代はその後支払ったか）……支払わない。酔っていたので、その家の名前も住所も覚えていない。検番で尋ねれば分かることも気がつかなかった。

（そのころも調子の高い状態であったか）……夜中に箪笥の引き出しを開けたりした。そして、家を出て山手線の電車の中で夜を明かしたり、東横や大丸のデパートで寝たりしていた。また、素顔でデパートの中でハーモニカを吹いて回った。恥ずかしいとも思わなかった。

以上のような彼の陳述からすると、当時かなり酩酊しており、記憶も不良である。200〜300円程度所持していると思って料亭に上がったが、その程度の金で芸

者を上げるのは無理である。おそらく高揚した気分のために頓着しなかったのであろう。**料亭「浅川」の女中の竹元サヨの証言でも、「あまり大きなことを言い、あまりよく喋るので変だと思った」というから、多弁、多動、誇大的気分の状態であった可能性が極めて大きい。**もちろん、酩酊の加重的影響も無視できない。

② 公訴事実第2の犯行

彼の陳述は次のとおりである。

（9月初めごろ家を追い出されたのはどうしてか）……その前の20日ほど家にいてハーモニカを吹かずにいた。新聞広告を見たら氷屋で人を募集しているのが目についた。応募に行ったが、身体が弱いということで断られた。その晩、家に帰らずに流しをして飲んだ。翌日家に帰ったが、父に無断で家を空けたと言って怒られた。そして出て行けと言われた。その後、護国寺で寝たり、家の玄関の前で寝た。それでも家に入れてくれないので、かっとなって玄関のガラスを手で壊した。そのような状態であった。

（9月15日はどうしたか）……その日午後8時ごろ家に寄ってみた。咽頭(のど)が渇くから水をくれと言ったら、女房が珍しく水をくれた。そのときワイシャツが送られてきていた。（注：55年9月7日に彼は電車の中で定期券を拾得した。その中に7,000円入っていた。それを駅に届けたら、定期券の持ち主が現れ、同人から謝礼としてワイシャツが送られてきた）。そのワイシャツの箱を人に見せびらかすために、それを持って家を出た。それから都電O車庫に行き、そこでペンを借りてワイシャツの箱の裏に書いた。（注：書いた文句は「日本一のハーモニカプラカードマン出現す。昭和28年4月19日ラジオ東京、昭和28年6月17日NHKテレビで岡 晴夫の「泣くな小鳩」放送。河合ピアノハーモニカ株式会社寄贈ス……」である）。

（……それからどうした）……たまたまお祭りで、御神酒所(おみき)のところを通りかかった。そこでハーモニカを吹いたら、まあ飲めと言ってどんどん注いでくれる。酒を湯呑み茶碗に10杯ぐらい飲んだ。それから流しに三楽地帯に入った。たまたま「宮村」という鳥料理屋の前にスクーターが置いてあるのが目についた。お客がいるらしいから商売をしようと思って店に入った。しかし、お客がどこにいるか分からない。しんねこ（男女が人目を避けて、しめやかに語り合うこと）だと思った。それで自分も飲もうと思った。金は200〜300円あった。それは流しで得た金である。

（どうして無銭飲食のことを考えなかったか）……**酒を飲んで気が大きくなって、天下を取ったような気持ちであった。2〜3万持っているような気であった。**

またハーモニカで流しをすれば、いつでも金ができるから、それで支払えると思った。

（芸者を呼んだか）……1人呼んだ。それは琴丸という。その女からハンカチもらった。（そう言ってハンカチを見せる）。その芸者の上に馬乗りになって強引にキスした。女は女中が来るから駄目よと言った。春駒が踊れるというので、女に踊らせ、自分はハーモニカを吹いた。ハーモニカはC調なので、A調でないと駄目だと思った。女中と一緒に楽器店に行き、店を起こしたが、ハーモニカがなかった。ちょうど店の前に棒があった。それで剣劇の真似をして棒を振り回した。暴れていると思って、女中が警察に届けた。それで警察に逮捕された。

（「宮村」で飲酒したものは）……ビール1本、お酒2～3本、芸者に主として飲ませた。そして寿司を一人前とった。

以上から、彼の犯行当時の記憶はかなりよく保たれ、酩酊していたが、それほど意識障害は強いとは言えない。公訴事実第1の犯行当時より酩酊の影響は少ないと考えられる。**公訴事実第2の犯行当時も躁状態にあったと推定される。まだ飲酒していない段階で、人に見せびらかすためにワイシャツの箱を持ち出したり、その箱の裏に「日本一のハーモニカプラカードマン出現す……」などと書いたり、飲酒後であるが、200～300円しか持っていないのに2～3万円持っているような気で、天下を取ったような気持ちであったことは、躁状態の誇大的気分を推定させる。9月初め、父親に家から追放される前に、20日ほどハーモニカを吹く気持ちにもならず、家でぶらぶらしていたというが、そのころは間歇期に相当し、本件犯行当時はすでに躁病期に移行していた可能性が極めて大きい。**

■ 総括と説明

本書では犯行当時の責任能力についてのみ記載する。

責任能力の決定は裁判官の仕事である。しかし、鑑定人として参考意見を述べることは許されるであろう。**躁うつ病は統合失調症とともに精神病（Psychose）の範疇に属し、このような範疇のものには原則として責任無能力を推すのが一般的である。**私もその立場に立つ者である。ところで、前に記述したところから明らかなように、本件犯行当時、彼は躁病期にあった可能性が極めて大きい。それゆえ、「疑わしきは被告人に有利に」の立場からも責任無能力が認められるべきであると考える。

■ 鑑定主文

① 彼は現在、躁病に罹患している。52年から2～3週間持続する躁状態を頻

繁に繰り返している。躁病期には爽快な気分、多弁、多動、誇大的念慮などの症状が認められる。間歇期にも誇大的念慮が残存している。なお、知能はやや不良であり、性格は未熟、原始的、意志薄弱である。
② 彼は**本件犯行当時、躁病期にあった可能性は極めて大きく、責任無能力の状態にあったと考えられる**。

追記　本例は裁判の結果、無罪を言い渡された。

2．躁病による道路交通法違反の反復例

これから紹介する事例はすでに拙著「道路交通法違反を反復した双極型躁うつ病の１例」（臨床精神医学, 15：1971, 1986）として報告され、この論文は拙著『精神鑑定と供述心理』（金剛出版, 1997）101頁以下に再掲されている。本書では簡潔に記載する。

■犯罪事実

私は1979年10月に東京地裁より道路交通法違反被告人Ｈ．Ｓ．の精神鑑定を命じられた。彼（被告人Ｈ．Ｓ．を指す。以下同じ）は本件犯行当時31歳である。起訴状によると犯罪事実はおよそ次のとおりである。

彼は公安委員会の運転免許を受けないで、79年２月17日午前９時20分ごろ都内杉並区の道路において普通貨物自動車を運転したものである。

■家族歴

父は63年に52歳で食道癌のために死亡した。酒好きで、慢性アルコール症気味で、酒癖もやや悪かった。母は66歳で健在である。35年に結婚し、気丈で負けず嫌いの性格である。同胞は男のみの３人で、彼は三男で、末っ子である。兄２人はとくに変わっていない。

父の異母同胞のＫ．Ｓ．（男性）は現在54歳であるが、所在不明である。同人は山形工専を卒業し、岐阜県大垣市の東洋紡績に入社したが、ノイローゼ気味になり、おそらく精神科病院に入院したらしいが、病名等は不詳である。

■本人歴

彼は47年３月、山形県東置賜郡に生まれた。出生時、早・難産であったが、仮死状態ではなかった。発育では歩行開始がやや遅れた。しかし、幼少時、特記すべき疾患に罹患しなかった。

彼は53年４月に地元の小学校に入学し、59年３月に同校を卒業した。同校の児

童指導要録によると、学業成績は中位である。性行では、各項目はほとんどBであるが、「責任感」「根気強さ」「公共心」の項目にCが見られる。所見には、「自制心なく、我儘である」「言行不一致の点がある」「腕力強く、他人の迷惑を考えない」などという記載がある。

次いで地元の中学に進み、62年3月に同校を卒業した。同校の生徒指導要録によると、学業成績は中位である。性行では、各項目はほとんどがBであるが、「健康安全の習慣」にAが見られ、「責任感」「礼儀」「協調性」「公共心」にCが見られる。所見には「我儘で他人を考えず、自分のみの行動をする」「我儘で他人を尊重することが少なく自分勝手な行動をする」といった記載がある。

次いで地元の県立農業高校に進み、65年3月に同校を卒業した。同校よりの調査書によると、学業成績は中の下であり、性行では、各項目のほとんどがBであるが、「基本的な生活習慣」にAが見られ、「根気強さ」にCが見られる。所見では、各学年共通で、「行動は活発である。学習の面で落ち着きが出ればよい。一見粗野に見えるが、悪気なく純真である」と記載されている。

彼は中学では柔道をやり、高校では体力の増加とともに角力（すもう）で頭角を表し、3年のときに県大会で優勝し、全国大会で4位に入賞した。

高校卒業後すぐに日本通運に就職し、都内新小岩の営業所に所属した。ホームシックになり、65年7月に辞職して、山形県の実家に帰った。66年4月に推薦で、都内世田谷区の日本体育大学の体育学部武道科に入学し、70年3月に同校を卒業した。在学中は角力部に入り、68年5月の東日本大会でベストエイトになったのが最高の成績であった。

日体大卒業とともに、埼玉県蕨市の私立B高校に保健体育の教師として就職した。そして**70年秋（23歳）に最初の躁うつ病の発作（うつ病相）が始まった。**その後、頻繁に躁うつ病の病相を繰り返すが、その経過の詳細は後記する。

飲酒は、大学入学後の66年ごろからで、通常は清酒4～5合程度で、ときには1升ぐらいも飲む。躁状態のときはあまり酔わず、うつ状態では飲酒意欲がなくなる。そして、躁状態で飲酒運転を繰り返した（後記）。

性生活では、高校のころ1年年下の同じ高校の女生徒と交際を始め、大学のとき同女と性関係ができたが、同女の親の反対で結婚できなかった。大学の先輩の勧めで、73年に静岡県藤枝市の農家に婿養子に入ったが、性格不一致で5ヵ月で離縁した。78年3～4月ごろ、当時、躁状態にあったが、郷里のほうで薬剤師の女性と深い関係になったけれども、彼の兄の反対で結婚できなかった。

■特に躁うつ病の発病とその後の経過

躁うつ病の発病（うつ病相）は70年秋（23歳）である。彼によると、当時、私立B高校に勤務していた。同年11月に、岩手国体に角力の選手として出場したが、他の選手を応援するため、予定より2日遅れて帰校した。そのことで校長より強く叱責された。それがショックになり、考える力がなくなり、教えることができなくなり、下宿に閉じ籠り、登校しなくなった。そして、千葉大学精神科を受診したという。彼は同科には①71年4月19日〜同年5月10日の間に3回通院し軽快、②72年6月2日〜同年6月26日の間に3回通院した。

彼によると、このうつ状態は3ヵ月ぐらいで消退し、再び出勤していた。ところが、今度は上り調子になり、気が大きくなり、気持ちが飛んでいるようで、毎日は楽しく、朝早く起きて登校するのが楽しみであった。時期ははっきりしないが、川口市のスナック「T」で飲酒してガラスを壊したことがある。71年12月に学校の教師仲間で山形県蔵王温泉にスキーに行ったが、そのとき彼が旅館の手配をした。現地に着いてみると、旅館の部屋が悪く、同僚などに言われて隣の旅館に移った。そのようなことで腹を立てた彼は、同僚などが麻雀をしているテーブルをひっくり返した。**これが最初の躁状態（躁病相）である。この病相は71年から72年にかけて続いたと思われるが、その正確な期間は不明である。**

彼によると、**72年に再びうつ状態になったという（第2回うつ病相）**。前記のように、同年6月に千葉大学精神科に3回通院し、うつ病と診断されている。72年夏ごろ、彼は千葉市内の兄勇吉のもとで静養しながら、千葉大学精神科の元主治医のO医師が勤務する木更津病院に通院して治療を受けた。なお、この病相では、**自殺念慮があり、果物ナイフで頸を切ろうと思ったが実行する勇気がなかった**という。当時、出勤せず、家でごろごろ寝ていた。前記のように藤枝市の農家に婿養子に入る話があり、73年3月にB高校を退職した。

彼はB高校退職とほぼ同時に藤枝市の農家に婿養子に入ったが、前記のように性格不一位のため、2ヵ月ぐらいで養家を飛び出し、73年9月に養子縁組を解消した。他方、彼は婿養子に入って間もなく、藤枝市のF工業という鉄筋工場に勤務した。

74年4月に沼津市のN学園高校に保健体育の教師として就職したが、彼によると当時軽い躁状態であり、同年6月26日に酒気帯びおよび安全運転義務違反のため小さな物損事故を起こし、沼津簡裁で罰金3万2千円に処された。そのため、同年7月にN学園高校を懲戒免職になった。

その後、富士宮市のFグランドホテルに勤務し、フロント係をしたが、うつ状

態になり、結婚式場の薄暗い場所に入って寝ていたこともある。フロント係で、職場を離れている間に１万円が盗まれ、盗みの嫌疑をかけられ、74年12月に退職した。

　75年4月に栃木県宇都宮市の私立S学院高校に保健体育の教師として就職し同年12月まで勤めた。S学院勤務中の75年7月ごろからうつ状態が悪化し、再び木更津病院に通院するようになった。同院の外来診療録によると、通院は同年7月19日〜同年12月13日の間で、病名はかつて周期性うつ病であったが、躁うつ病に変更されている。同年秋ごろから躁状態になり、**彼は女生徒の授業のときやたら彼女らに触る。「赤ちゃんを作る方法を教えてやる」などと言う。褌^(ふんどし)１本の姿で女生徒の授業に出る。大きなことを言い、横綱琴桜（後の佐渡ヶ嶽親方）と知り合いであると言う。**（注：彼はS学院に勤めていたころ生徒を佐渡ヶ嶽部屋に入れたことがあり、郷里の有望な若者を佐渡ヶ嶽親方に推薦したことがある）。学校外では酒、しかも大酒を飲み、給料では足りず、借金をしたという。

　その後彼は実家に帰り、兄浩二の自動車販売業を手伝い、兄が米沢市や南陽市に支店を持っているので、それら支店の手伝いもした。彼は後の78年7月ごろ上京するが、それまでの２年半余りを実家にいたことになる。その間の76年8月9日〜78年6月30日の間、米沢市立病院に通院した。同院のM医師によると、躁とうつが交替し、うつ状態が長く続くなかに、躁状態が２回あり、１回目は短期間で、２回目は長く続いたという。また、同医師によると、うつ状態の最高度の場合には、１日中布団の中にいて、病感もなく、診察を拒否し、人に顔を合わせない。また、**78年3月以降の躁状態については、飲酒の上、他人の車に乗ったり、車で自宅に突っ込んだり、自分の車にベタベタ名前を書いたり、誰も手がつけられない状態であったという。また、同年6月15日に診察したときには、その前日、道路交通法違反で有罪判決を受けながら、罪の意識がなく、米沢市内に自立して兄浩二の支店を出すとか、同年秋の国体に出るとか言っていたという。**

　家族は彼を78年3月8日に上山市の上山病院に入院させた。ところが、入院の翌日に彼が銭湯に行くのを希望したので、病院当局がそれを許可した。しかし、彼は銭湯に行かずに、飲食店で飲酒して帰院しなかった。同夜、家族が彼を見つけて帰院させた。その後彼は閉鎖病棟に収容されたが、彼が希望するままに病院は3月13日に退院させた。

　78年3〜6月ごろが躁病の極点であったらしい。彼は77年12月ごろ、ある料亭の酒席でたまたま知り合った、１歳年下の薬剤師の女性と深い仲になり、彼は同女と結婚式を挙げることに決め、ある料亭を予約し、そこで200万円の式を挙げ、

知り合いの相撲取りや学校時代の友人を呼び、新婚旅行用には新車を買う計画を立てた。ところが、このような計画は家族に相談なしで行われ、式場まで予約したが、彼は無一物である。これを料亭から耳にした兄浩二は驚愕し、精神異常である本人が結婚すること自体が異常であるとして、この結婚話を解消した。それは78年4月ごろである。このことで彼は兄浩二を恨み、同年5月の夜、車に乗って自宅の階下の店に突入し、ガラス戸などを破った。また同月ごろの夜、飲んで南陽市の支店に行き、その店に働いている店員を起こそうとしたが、起きないので、店の自家用車2台をジャッキで滅茶苦茶に破壊した。なお、同月8日、桜の木が墓の上に覆いかぶさっていると悪いことが起こると読んで、自宅から大型車を酩酊して運転し、自家の墓場に行き、桜の木を掘り起こそうとして、兄浩二に止められ、警察に連絡された。これが後記の道交法違反の⑪になっている。

さらに、78年3～6月頃の彼の行状について、当時、東京から一時帰省していた兄勇吉によると、彼は自動車でお茶を売っていたが、ライトバンの後部を開き、車の中にはステレオを置き、それをボリューム一杯に鳴らせて走り回っている。車のボディには「琴桜号」と書いてある。彼自身は自らをスーパースターと称している。あちこちで飲み、バーなどではその雰囲気に酔い、歌い、他の者に奢り、飲食費は兄浩二に払わせる。得意先の女の子にはわいせつな態度をとる。顔は輝き、眼の光も鋭く、多弁で威圧的であり、歌も上手である。また、用もないのにあちこち電話し、夜中でもかまわないという。

この激しい躁病相で、彼は道交法違反を繰り返すが、道交法違反を含めた、彼の犯罪歴を挙げよう。

69.3　（69年3月の略、以下同じ）　傷害、罰金。
77.2　暴行、不処分。
78.3　窃盗、不処分。
78.4　窃盗、不処分。

上記の4件にも躁病相の犯行が見られるが、ここでは触れない。
道交法違反関係の犯行は次のとおりである。

①　73.8.8　静岡県藤枝署、駐停車違反、処分不明。
②　74.2.14　静岡県藤枝署、酒酔い運転、罰金3万円。
③　74.5.12　山形機動警察隊、酒酔い運転、罰金2万円。
④　74.6.26　静岡県沼津署、酒気帯び及び安全運転義務違反、罰金3万2千円、74.9.6　免許取消し、期間365日。
⑤　76.7.2　山形県南陽署、速度超過、処分不明。

⑥　77.7.21　山形県米沢署、酒酔い運転、罰金7万円。77.8.29、免許取消し、期間90日。
⑦　78.2.28　山形県米沢署、通行区分違反、罰金7千円。
⑧　78.5.2　山形県米沢署、信号無視。
⑨　78.5.6　山形県米沢署、酒酔い運転。
⑩　78.5.7　山形県上山署、酒気帯び運転。
⑪　78.5.8　山形県米沢署、酒気帯び運転。78.6.8、免許取消し、期間731日。
⑧〜⑪に対し、山形地裁米沢支部宣告、78.6.14、懲役6月執行猶予4年保護観察付。

　上記11件の道交法違反について調査したところ、そのうちの7件は躁状態におけるものであることが認められた。とくに⑨〜⑪の3件では、連日酒酔いないし酒気帯び運転を繰り返し、躁病と道交法違反との密接な関連性が窺われる。なお、無視できないのは、彼の性格である。彼は平素から自己中心的で、抑制に乏しい、異常性格の傾向を有している。このような異常性格傾向が躁病によって増強されて、犯罪が実現されると考えられる。

　前記のように、78年6月14日に懲役6月執行猶予4年保護観察付の判決を受け拘置所から出所した。その翌日、米沢市立病院を訪れ、主治医のM医師の診察を受けた（前記）。M医師は措置入院の必要性を強調したが、検察庁は釈放前に精神衛生法15条による措置入院の要否に関する鑑定の申請をしていなかった。また、家族の同意による同意入院もなされなかった。

　その後、兄勇吉、同浩二から合計45万円の手切れ金をもらったが、その金の多くを郷里で飲食などで浪費した。その後上京し、千葉市内の兄勇吉の家に2〜3日逗留し、勇吉の出資で都内北区に下宿し、78年8月ごろから新宿の不動産屋に勤めた。しかし間もなく、新宿歌舞伎町でチンピラと喧嘩して、袋だたきに遭い、1ヵ月入院した。同年10月ごろから2ヵ所で英会話器具のセールをしたが、成績が上がらず、同年12月にその仕事を辞めた。それからしばらく失職状態であった。79年2月10日過ぎに品川区のM道路工業に勤務し、同年2月17日に本件犯行に至った。

　本件犯行後、身柄不拘束のまま、事件は東京地裁に係属し、彼は千葉市内の兄勇吉方に預けられた。勇吉によると、79年3月ごろ彼が同家に来たが、その当時もまだ軽い躁状態であった。その後徐々に落ち着いたが、同年6月ごろからうつ状態に転じ、彼の希望で、千葉市内の中村病院を受診したという。同院のC医師の報告によると、初診は同年7月4日で、目がしょぼしょぼする、肩が張る、指

先から頭までしびれる感じ、食欲、睡眠が不良で、怖い感じ、日内変動があるという訴えであった。そして、同年7月17日に同院に入院した。入院時、うつ状態であったが、同年9月11日ごろから同年10月6日ごろまで躁状態が続き、その後うつ状態に転じ、不安・苦悶状で、自殺念慮があり、同年11月6日に閉鎖病棟に移り、その後、病状が安定化したという。そして、80年2月7日に私の精神鑑定のために、都内のN病院に鑑定留置されることになった。

以上より、彼は70年（23歳）ごろからうつ、躁の病相が頻繁に出現し、病相の持続期間、病相の交替は不規則で、最初のころは間歇期も見られたが、後には間歇期が短く、あるいは不明瞭になった。うつないし躁の病状は定型的で、双極型躁うつ病として異論がない。

80年2月7日〜同月16日の間の鑑定留置中の所見は次のとおりである。

身体的には、身長182cm、体重95kgで、非常な巨漢であり、闘士型の傾向をもち、内科的・神経学的に異常はない。脳波も正常である。

精神的には、面接時、表情の動きはやや乏しく、やや茫然としているが、とくに悲哀的ではない。談話はやや不活発であるが、とくに寡言ではない。**現在、軽度の抑うつ状態である。**彼によると、食欲、睡眠は普通であるが、気分はもう一つすっきりせず、元気が足りないという。積極的に何かやろうという気力がなく、本を読んでもすぐ飽きる。また日内変動があり、午前中気分が悪く、夕方になると気分が楽になるという。数種の心理テストを施行したが、WAISでは全検査IQは81で、知能はやや低下している。

■**本件犯行当時の精神状態**

前記のように彼は79年2月10日過ぎ品川区のM道路工業に就職し、同社の寮に住み、同月17日に本件犯行を行った。犯行は、彼が自動車免許取消し中であるのに、普通貨物自動車を運転して、同社の従業員を搬送し、交差点を赤信号で停止しないで進行したために警官に停止を命じられ、**無免許運転が発覚したものである。**

鑑定時の鑑定人と彼の問答の一部を挙げよう。

（2月12〜13日ごろMに採用になったか）……ええ。
（採用のとき免許証のことは訊かれたね）……ええ。
（免許取消しのことは言わなかったね）……それを言うと採用されないと思った。
（専務の話だと、運転が必要だったということだね）……ええ。（注：同社では、会社と現場の間で従業員を送り迎えするための運転手が必要であった）。
（事件の日、初めて運転したのか）……した。**そのころ罪の意識がなかった。**

警察で言われてはっと気がついた。
（無免許が分かるということは）……そこのところ納得いかない。なぜ運転したのか。
（無免許が場合によっては分かることは）……考えなかった。罪の意識がなかった。
（信号無視したのは）……朝で車が混んでいた。停まっている。自分は交差点の中に入っていると思った。信号が赤になって出た。前の車も動いたから。しかし、警察は交差点の中に入っていないという。（注：彼の運転する車は交差点の7メートル手前であった）。
（とにかく不注意だったね）……ええ。
（警官に止められたときは）……はっと執行猶予のことを思い出し、まずいことをしたと思った。住所、氏名、本籍など本当のことを言った。
（この事件のころはどうだったか）……**躁気味だったと思う**。バーなどに飲みに行っていた。会社の寮で、同僚に、免許証持っているのに運転しないと言ってからまれ、ビール瓶で肩を殴られた。
（仲間に叩かれたので運転する気になったのか）……それもある。一方でうわついていた。

この問答からすると、**彼は当時、軽い躁状態にあり、罪の意識が乏しかったようである。躁状態の根拠として彼は、酒を飲みに外出していたこと、同僚とのトラブルが多かったこと、朝早く起きて気分がすきっとしていたことを挙げる。**

鑑定人がM道路工業の専務小村敏夫から聴取したところ、彼は寮で酒を飲むと声を荒げ、他の者とトラブルを起こし、冷蔵庫から物を取るとき、他人の前を挨拶もしないで通るなど、非常識の面があり、**多少調子が高かったが、とくに異常とは思われなかった**という。兄勇吉によると、79年正月に彼が同家を訪れたとき、**落ち着いていたが上がり気味で**、躁の頂上を100とすると80ぐらいであった。本件犯行後、同家に寄寓したときも、彼は態度が大きく、畳に頭をすりつけて金を貸してくれと言ったり、うまい物を食わせろと言ったという。

■鑑定結論

本件犯行当時の精神状態から見た責任能力である。躁うつ病は統合失調症とともに、それが確認されるかぎり、原則として責任無能力が認定されるべきである。しかし、本例のように、躁状態の程度が著しく軽度である場合には例外であり、責任能力を否定することはできない。したがって、**私は限定責任能力を推した**。

東京地裁は80年7月10日に心神耗弱を認定して、罰金2万5千円を言い渡した。

B うつ病

はしがき

　一般的に躁病に比べるとうつ病ははるかに多い。うつ病の犯罪例では拡大自殺（道連れ自殺）に関連した殺人が多い。以下に提示する事例の大部分はその種のものである。また産褥うつ病の1例がある。強姦致傷の1例、「間接自殺」の1例はやや特殊なものであるが、興味深い事例であると思う。強姦致傷の事例（後掲の6）と「間接自殺」（後掲の7）の事例以外は拙著「内因性うつ病の殺人とその責任能力」（犯罪誌，58：49，1992）に簡単に報告されている。なお、この論文は拙著『精神鑑定と供述心理』（金剛出版，1997）83頁以下に再掲されている。

1．うつ病の犯罪例（1）——母子心中——

　これから紹介する事例は、うつ病に罹患した家庭の主婦が3人の実子を道連れに自殺を企図した。知能は高いが、エリート意識の強い女性であった。私の鑑定によって無罪になり、その後離婚し、キリスト教系老人ホームでヘルパーとして働いていると聞いている。以下に登場する人物は、特定の場合を除き仮名とする。本例は拙著「内因性うつ病の殺人とその責任能力」（犯罪誌，58：49，1992）の第3例である。

■犯罪事実

　私は1988年10月に浦和地裁より殺人被告人R.K.の精神鑑定を命じられた。彼女（被告人R.K.を指す。以下同じ）は本件犯行当時41歳である。起訴状によると、犯罪事実はおよそ次のとおりである。

　彼女は長男春樹（当時14歳）の将来を悲観し、春樹と無理心中することを決意したところ、自己が死亡した後に残される次男冬樹（当時13歳）および長女真子（当時9歳）を不憫に思って、次男および長女も道連れにしようと企て、88年2月10日午後9時30分過ぎごろ、浦和市のD団地2号棟201号室の彼女方において、前記春樹、冬樹および真子の3名に対し、順次その頸部をそれぞれ所携の細紐で巻きつけて強く絞めつけるとともに、冬樹および真子の両名に対しては、さらに順次、その頸部を両手指で強く絞めつけ、よって、同所において、春樹ら3名を窒息死させて殺害した。

■本人歴

彼女は46年5月に生まれ、埼玉県鴻巣市で成育した。父は栃木県出身で、小学校卒業後上京してＥ社（時計製造会社）に勤め、戦時中軍需工場に移り、その後も技術者としてあちこちの工場に勤務していて、交通事故で外傷を受け、入院中に胃潰瘍になって60歳ごろに死亡した。性格は正直、頑固、厳格であった。最初の結婚で5人の子（男3人、女2人）を儲け、後妻との間に儲けたのが彼女である。後妻、すなわち彼女の母は埼玉県出身で、86年に71歳で脳溢血のために死亡した。性格は勤勉で、几帳面であった。彼女の同胞は、異母同胞は5人で、実同胞はいない。家系には特記すべき精神異常者は見当たらない。

彼女については、出産は不詳である。幼児期は虚弱で、扁桃腺炎になりやすく、熱出しポンプと言われた。小学校1～2年ごろまで虚弱であったが、その後は健康で、特記すべき疾患に罹患していない。

彼女は53年4月に鴻巣市立の小学校に入学し、59年3月に卒業した。児童指導要録によると、学業成績は優秀で、評点は体育に3が見られるだけで、それ以外はすべて5ないし4である。備考欄には「発表力旺盛」「活発に学習する」「理解力が強い」などの記載がある。性行でも、Ｂがごく少数で、ほとんどがＡである。「はきはきして、てきぱきしている」「意志的に行動して指導力が強い」「責任感強い」などの評価がされている。**級長、副級長を経験し、学校賞、精勤賞を受賞している。**

59年4月に鴻巣市立の中学に入学し、62年3月に卒業した。生徒指導要録によると、学業成績は優秀で、図工、保健体育に3が見られるが、他はすべて5ないし4である。性行でも、ＡとＢが半々ぐらいである。備考欄には「意志堅固で常に慎重であり、しかし友人との和に欠ける所あり」（1年）という評価がある。学級委員として会計係、新聞係、美化係を経験している。

62年4月にＫ女子高校に入学し、65年3月に卒業した。この学校は埼玉県北部のエリート校であり、この進学によって彼女のエリート意識が助長された。生徒指導要録によると、学業成績は上位であり、5、3もかなりあるが、4が多い。国語、英語などに優れ、文科系の素質があることが分かる。性行では、ほとんどがＡで、Ｂが僅かに見られる。ただ、「指導性」が各学年ともＢであるのが目立つ。所見として、「真面目で落ち着きあり、活動性もある。社会的適応性も心配ない」（1年）、「明朗」（3年）と評価されている。美化衛生委員、出席委員、会計委員などを経験している。

高校卒業後、都内千代田区のＥ光学（医療器械等の販売）に約5年間勤務し

た。そこでは後半には金銭登録機の技術を習得して会計の仕事をしていた。その後、富士通のF計算センターに移り、キーパンチャーとして1年ほど勤務した。その後、知人の数人で青山パンチセンター（港区）を作って、そこに勤務した。そこでは結婚後もときどき仕事を手伝っていた。

　彼女は73年1月16日に婚姻届出した。夫春高は鴻巣市に住み、彼女より3歳年上で、大学卒業後建築会社に勤務していた。夫の父は公務員、夫の母は助産師で、自宅を助産院にしていた。彼女は結婚後、その助産院の手伝いをさせられ、ときどき青山パンチセンターに顔を出していた。夫は結婚当初は都内港区のR建設に勤めていたが、その後N建設材料協会、次いで「M」という会社に勤め、81年ごろ浦和市にK建設という会社を興して、それを自営したが、経営不振になり、85年ごろから都内のM産業、次いでS産業、さらにSI産業に勤め、本件当時はSI産業に勤めていた。

　彼女には前にも触れたように、長男春樹、次男冬樹、長女真子の3人の子がいる。

　長男春樹は73年12月に生まれ、本件当時14歳で中学2年であった。性格は小心、神経質で、87年10月ごろから家族と口を利かず、家庭内で物に当たったりして、精神的に異常が見られた。その点についてはさらに後述する。学業成績は中の上であった。

　次男冬樹は74年11月に生まれ、本件当時13歳で、中学1年であった。活発、積極的な性格で、学業成績は中の上であった。

　長女真子は78年8月に生まれ、本件当時9歳で、小学校3年であった。非常に躾の良い、可愛い子であり、学業成績は中位であった。

　さて、彼女は長男を生んでから、育児に手がかかるようになり、義母の手伝いが十分にできなくなり、そのために義母と折り合いが悪くなり、離婚を決意して実家に帰ったことがあった。しかし、夫は離婚を承知せず、埼玉県北本市に家を借りて、義母と別居した。その後、夫の勤務の都合などで転居を繰り返し、本件当時は浦和市のD団地のマンションに住んでいた。

　彼女は知能も良く、勝気、積極的で、夫に不満を持っていた。夫は勤務上出張が多く、彼女は家庭のこと、近所付き合いのことなど、すべて自分で処理しなければならず、また夫はそのようなことにあまり関心がなかった。もっとも、夫によると、彼女が夫を無視してすべて決定するので、夫も彼女に不満をもっていたという。とにかく、夫の留守中、子どもが病気をしても、彼女独りで対処しなければならず、78年8月に長女を出産したときも、都立墨東病院に入院したが、そ

のときも夫は長期出張中で、彼女自身で手筈を整えて入院し分娩した。それでもどうしても夫の力を借りねばならないことがある。たとえば、夫が神奈川県座間市に長期出張中であったとき、長男春樹がテレビゲームに熱中するので、彼女は夫の命令でテレビ配線を切ったが、長男はどうしても配線を接続するように電気店に頼んでくれと言ってきかないので、彼女は夫に言い聞かせてもらうために、長男を連れて座間市の夫のところに行ったことがある。そのとき夫は長男とサウナに入って長男を説得したが、結局、間もなく配線を繋いでテレビを見せることになった。

彼女は夫に不満を持ちながらも、離婚を諦め、3人の子の教育、躾に懸命であり、後記のような社会活動にも参加した。それだけでなく、彼女は86年ごろから近くのスイミングクラブで午後1時半から6時までパートで働いた。**後記のように、うつ病になって、87年暮れに退職し、うつ病が少し好転した88年1月下旬の3日間職場に復帰したが、働くのが無理であることが分かったという（後記参照）**。

社会活動としては、①ボランティア活動：重度の心身障害者の授産施設「桜草の会」の資金集めのためにバザーをする活動に86年から参加した。②生活協同組合活動：彼女は85年4月に現在の住宅団地に引っ越して来たが、無添加、無農薬の食品などを供給する生活協同組合運動に共鳴し、自らの団地でこれらの食品を購入する班の班長になり、集金等の仕事をしたり、班会議、班長会議に出席した。③教会活動：8年ほど前からカトリックU教会、KU教会に通い、キリスト教の高い理想的な愛に憧れ、いろいろの神父の教えを受け、**87年4月に長女真子とともに洗礼を受けた**。④PTA活動：現在の団地に移って来て、長男、次男、長女の通っているD小学校で、6年生の文化委員、通学班の補導委員になり、PTAのママさんバレーに参加した。

彼女のライフスタイル、性格はかなり特異である。夫春高の警察調書と鑑定人への陳述によると、「**彼女は神経質、潔癖症である**。たとえば、家庭の中で清掃が入念で、大きい掃除機で掃除した後、ハンドクリーナーで部屋の隅々まで掃除する。いつも置いてある場所に特定の物がないと、すぐ怒り出す。子どもたちが部屋を散らかしてもすぐ叱る。夫がたまの休日に家でごろごろしていると、『外に出て行ってくれ』と言い、粗大ゴミ扱いにする。食事のときも、お皿の上の料理がなくなると、どんどん皿を片づけて洗う。整頓好きのために引っ越しのたびに物を捨てる。**彼女は自分の思い通りにする。子どもの躾は非常に厳しい**。そして思うようにならないと怒る。短気で、近所の奥さんなどとも喧嘩をする」と言う。要するに、**几帳面、潔癖、整頓好き、厳格、短気で、すべてを自分の思い通**

りにしないと気がすまない。その意味で自己中心的である。他方、前記のように、活動的、積極的である。友人の白井喜美子によると、「彼女は家庭で子どもが散らかしたりするのを許さない。それゆえ子どもたちは家にいても気を許せる雰囲気になかった。**彼女は子どもを自分の思い通りに躾ける**。3人の子はみな良い子であった。とくに真子は素晴らしく、実によく躾けられ、しかも真に子どもらしい子であった。ともかく彼女は完全主義である」と言う。

彼女によると、「子どもを月、星、太陽のように思い、母は家庭の太陽のようでないといけないと思っていた。私は、勉強ができないよりも、できたほうがよいが、それより**躾に重点を置いていた**ので、『3人ともよく躾の行き届いた好いお子さんですね』と言われるのが嬉しかった。子どもは小さいときから父がいなくて、母子家庭同様であった。**私は父の代わりをやり、自分ながらよくやってきたと思い、子は可愛くて仕方がない。経済的には父がいないと駄目であるが、子と私のつながりは、普通の家と違い、すごく強い**」と言う。

彼女の身体的既往歴では、前記のように、幼少時虚弱で、扁桃腺炎によくなったが、その後は健康で、大病をしたことがない。ただし、82年4月より幽門潰瘍ということで、浦和市のN医院にかかり、胃のもたれ、胸やけの症状が投薬によって緩和されている。月経は、初潮が中学2年のときで、中年になって月経前に短期間、頭痛、腹痛があるようになった。**うつ病になった87年11月から無月経になり、88年3月から来潮したという**。出産は3回で、3番目のときは、胎児が骨盤位で、臍帯が頸に巻きついていた。3番目の出産のとき不妊手術（卵管結紮）を受けた。

さて、彼女のうつ病であるが、後記のように、本件犯行当時、彼女はうつ病の病相にあったが、その前にも1回病相があった。これを第一病相という。

第一病相

このときは浦和少年鑑別所のI医師（精神科）が診察している。その病床日誌によると、初診は83年3月10日で、同医師に3回受診し、最終は同年3月31日である。初診時には、「昨年（82年）9月、夫が広島に出張したころから、**夫の仕事がうまくいかないのではないかと心配し、死にたい、辛い、夫の母親と折り合いが悪い**」と言う。第2回の受診では、「夜はよく眠れる。調子はよい」と言う。第3回の受診では、「夜は早く布団に入るが、熟睡できない。夫に仕事が減って心配。**死にたいが、子どものことを考えて我慢している**」と言う。I医師によって、抗うつ剤、抗不安薬、睡眠剤が投与されている。

彼女によると、「82年秋（36歳）、何か心配事があり、何となく元気が出ず、お

かしい、おかしいと思っていた。何で自分が生きているのかと思い、涙が出てきたりした。教会の知人の紹介でI医師に診てもらった（前記）。83年3〜4月、真子が幼稚園に入るころ、入園前に準備する草履袋（ぞうり）なども手作りで作る気が起こらなかった。真子が入園して会計役員にさせられたが、どうしてもやれなくて、1ヵ月ぐらいで辞めた。家でもごろごろして、ぼんやり座っていた。子どもの食事の用意も手抜きしていた」と言う。この病相がいつごろ消退したか、はっきりしないが、病相は83年6月ごろには消退したと思われる。したがって、8ヵ月ぐらい続いたと考えられる。

第二病相

　彼女によると、「87年10月中旬ごろから、長男春樹（当時13歳）が突然家族の誰とも一切口を利かない。話しかけても答えないし、自分のほうからも話さない。朝はぎりぎりまで寝ていて、顔を洗わず、食事もしないで学校に行く。夕食後は部屋に閉じこもり、あまり勉強しないで、ファミコンなどをする。ずっとそういう状態が続いた。思い当たるふしがないので、学校で何かあったのか、クラブで何かあったのか、いじめられたのか、親、同胞に不満があるのか、いろいろと原因について訊いたが、ただ泣くばかりで、決して原因について打ち明けない。受持ちの先生に訊くと、学校では普通だという。そのうちに春樹は部屋の中に置いてある屑篭（くずかご）を蹴飛ばしたり、目覚まし時計を投げて壊したり、サイドボードの扉を壊したり、さらにエスカレートして、食堂の椅子を蹴飛ばして壊したりし、とくにひどくなったのは88年になってからで、ワイシャツをびりびり破って家具の隙間に隠したり、便所で便器の外に排尿したりした。88年1月28日に春樹をS中央病院に受診させた」（春樹のその後の病状については後記）。

　「春樹のことを心配しているうちに、スイミングスクールのパートも苦痛になり、87年12月末に退職した。ボランティア活動、生活協同組合活動も同年12月ごろに止めた。**気持ちが重く沈んで、元気がなくなり、周りのことに興味がなくなり、何をするにも苦痛で、ただ家の中にぼーっと何時間も座っている**。パートを辞めてから壁と襖（ふすま）に寄りかかって何時間も座り、外出したり**人に会うのが極端に嫌いになり**、外に出るといったらゴミを出したり、スーパーに買物に行くくらいであった。**食欲は全然なく**、きちんとした食事はせず、食べなくても空腹感はなかった。**体重は減少し**、体重は毎日計っていたが、55kgあったのが50kgまで減少した。月経は87年11月から**無月経になり**、本件犯行後の88年3月に来潮した（前記）。睡眠は浅い感じであった。便秘はなかった。87年暮れから88年の正月にかけて御節（おせち）料理は作らず、餅は買わなかった。ただ、夫が87年12月31日に御節のセットや

沢山の餅をもらってきたので、それで済ませた。一番辛かったのはスイミングスクールを辞めてから、88年1月5日にS中央病院に通院するようになるまでの間であった」。

「87年12月ごろから死にたいと思うようになった。何もしたくない。何もできないし、このまま自分は何もできなくて、子どもや夫の厄介者になるのかと思うと、ただ死にたいと思う。夫に『死にたければ飛び降りて死ね』と言われたことがある。夫に死にたいと言っても、夫は本気にしない。一番ひどいときは、私は夫の手を自分の頭のところに持ってきて、頸を絞めさせたが、せき込んでしまった」。

「88年1月5日にS中央病院で診察を受け、W医師にうつ病と診断され、その日から点滴静注（抗うつ剤アナフラニールの注射）を受け、また投薬してもらった。2週間ぐらいして気分が大分上向いた。W医師にまた仕事に行きたいと言ったら、それはよいことだと言われ、1月28日から3日間スイミングスクールのパートに出た。しかし、目がかすんで字がよく見えず、手がぶるぶる震え、仕事が全然できない。これは病気がよくなっていないと思い、3日間で止めた。その後、また落ち込み、2月9日にS中央病院に最後に行き、薬を増やし、点滴を受けたらしいが、点滴のことはよく覚えていない」と言う。

S中央病院の病床日誌によると、初診時、表情は抑うつ的で、87年10月ごろから精神運動性抑制、自殺念慮があり、「死んだほうが楽だと思うことがある」と言い、食欲不振で、仕事もできず、「何をするのも億劫で、沈んでいる」「すべてが不安で、悪いことばかり考える。辛い」という。診断は躁うつ病である。治療では、①抗うつ剤（アナフラニール〈一般名クロミプラミン〉）の点滴静注を1月5〜14日の間に7回施行。②内服薬として抗うつ剤ルジオミール（一般名マプロティリン）と抗不安薬（ソラナックス〈一般名アルプラゾラム〉）、睡眠導入剤（ソメリン〈一般名ハロキサゾラム〉）を使用。このような治療で、病状はやや軽快し、1月19、26日の診察では、表情が穏やかになり、彼女はパートに出たいと言う。（前記のように、彼女は1月28日から3日間パートに出るが、仕事がよくできなかった）。最後に2月9日の診察では、病状が悪化しているので、アナフラニールの点滴静注を実施し、就眠時の抗うつ剤を増量している。

なお、S中央病院で処方された睡眠導入剤ソメリンを服用したところ、夫に死んだように深く眠ると言われたので、2〜3日しか服用せず、そのためにソメリンは大量に残っていた。そして、本件犯行当時、ソメリンを3人の子に飲まし、犯行後、彼女もそれを大量に飲んで自殺を企図した。

前記のように、長男春樹は87年10月中旬ごろから精神変調を示していたが、彼女によると、「88年1月28日に春樹をS中央病院に受診させた。医師の意見では、春樹も自分と同じようにうつ病ではないかということで、春樹も自分と同様に苦しい思いをするのでないかと思い、ショックであった」と言う。春樹の精神異常の診断については、思春期危機による神経症なのか、統合失調症の前駆状態であるかは決め難い。この年ごろにうつ病が出現することはむしろ稀であると思う。

　自殺念慮と関連して、彼女はこう述べている。「88年1月、S中央病院に点滴静注に通っていたとき、同院はJR北浦和駅の東口にあり、私はバスで同駅西口まで行き、駅の階段を昇って改札口の前を通るが、そのとき一瞬立ち止まって120円の入場券を買って、プラットホームに行って、列車に飛び込んでしまえば、余分の苦しみから逃れると何度も考えたが、子どものことを思うと死ねなかった。私が死んだら子どもたちの細々（こまごま）したことが面倒見られない。そのことが一種のブレーキ、歯止めになり、死ねなかった。自分でも、その歯止めはいずれ外れて衝動的に自殺に奔るか分からなかった」と言う。それで、彼女は重要な証書、預金通帳などの入ったバッグを夫に分かるように机の上に置いていた。

　本件犯行後の88年2月17日に前記の浦和少年鑑別所のI医師が、彼女を診察し、同日付けで診察結果報告を浦和地検に提出している。それによると、「被疑者（彼女のこと）は診察のため婦人警官に付き添われて部屋に入って来るとき足がふらついていた。入って来るなり机に顔を伏せて泣き出し、しばらく診察できなかった。被疑者は今日の診察中、ずっと暗い表情で元気がなく、答えがときどき涙声になったり、感情が激して途切れたりし、話しぶりが不自然だったが、自分も死ぬつもりで3人の子どもを殺し、死にきれなかった婦人としては、そのような話しぶりの方が"自然"かもしれない」と言う。そして、同医師は「一次性感情障害としてのうつ病」（躁うつ病の系列に属するうつ病）と診断し、精神鑑定の必要性を強調している。

　浦和地検は88年2月27日にH医師に精神鑑定を依嘱した。H医師の鑑定書および証言によると、彼女は2月17日にI医師の診察を受けてから病状は急速に回復し、H医師の鑑定時には、彼女はよく喋り、正常な状態あるいは躁状態が疑われる状態であったという。彼女によると、月経が来潮したのは同年3月23日であり、3〜4月ごろはまだ少し抑うつ的であり、6月21日の第1回公判では落ち着いて人定尋問にも答えられたという。浦和拘置支所長の回答では、彼女が同所に入所した同年2月22日以来、躁うつ病の診断のもとに、抗うつ剤、抗不安薬等が投与され、同年5月ごろから全身状態は良好となり、気分が大分明るくなってきたと

言う。以上から、うつ病の第二病相は88年5〜6月ごろに消退したと考えられる。それゆえ、第二病相の長さも第一病相と同様に8ヵ月ほどである。

　88年10〜11月の鑑定時の所見では、身体的には、身長158.0cm、体重54.0kgで、中肉中背で、混合型の体型である。臍より下10cmぐらいのところで横に走る長さ2cmの手術痕があるが、それは78年9月における不妊手術の痕である。内科的・神経学的に異常はない。脳波は正常である。

　精神的には、面接時、表情、態度は落ち着いて、談話は活発で、自分の心に持っていることをすべて聴いてほしいといった様子で、7回の面接の後には十分に聴いてもらったと感謝していた。話し方にとくに異常はない。知能は良好で、知識、判断力、記憶、記銘力は良好である。意識は清明で、見当識も十分にある。気分は平静で、うつでも躁でもない。ただ、子どもの話になると泣き出すことがあった。幻覚、妄想はない。エリート意識が言葉の端々に現れる。

　6種の心理テストを施行したが、WAISによると全検査IQは120で、**知能は優秀である**。性格検査のモーズレイ性格検査で外向性性格の所見が出た。**性格については、非常に几帳面、潔癖、完全主義に貫かれ、すべてを自分できちんとしないと済まず、他方、非常に活動的、積極的で、種々の社会活動に参加し、家事、子どもの躾、パートに忙しく従事し、勝気で自我が強く、エリート意識が強い**。前に触れなかったが、人形作り、音楽・美術鑑賞、読書などの多くの趣味を持っている。

■本件犯行当時の精神状態

　彼女の鑑定人に対する陳述によると次のとおりである。87年10月ごろからうつ状態で絶えず死にたいと思っていたが、自分の死後の子どものことを思い、それがブレーキになって自殺を実行できないでいた。後記のように当日、長男春樹から殺してくれと言われたとき、もし春樹だけを殺したならば、他の子は殺人犯の子だということで、可哀相だ、春樹を殺すならば冬樹、真子も道連れにしなければならないと思ったという。当日の朝からの経過は取調調書に詳しく出ているので、ここでは簡単に記載する。彼女の陳述は次のとおりである。

　「当日朝、春樹は起きて来ず、眠れないと言うので、午前8時ごろ睡眠導入剤ソメリン1錠を与えた。その後、春樹は、ずっと前から考えていたが死にたいから殺してくれと言った。私は死にたい人を死なせると自殺幇助になると言うと、春樹は勉強部屋から『小六法』（六法全書の小型本）を持ってきた。私はそれを調べたが自殺幇助について書いてある箇所を発見できなかった。（注：これに相当する刑法の条文は202条の自殺関与であり、そのなかに自殺幇助、嘱託殺人が

ある)。そしたら、春樹は自分独りで死ぬと言って、彼が寝ている部屋の枕元の小机の上にあった切り出しナイフを掴んだ。私は切り出しナイフを取り上げ、小机の下にあった彫刻刀セットとともに勉強部屋の春樹の机の下に隠した。その後、私は春樹の枕元につききりで、いろいろと説得し、春樹もやや落ち着いた」。

「午後１時半ごろ何か美味しい物でも買って来ようと思って外出し、JR浦和駅に出、伊勢丹に行ったが、当日は木曜日で定休日であるのを知った。(中略) 北浦和駅に戻って、スーパー『まるえつ』で食物を買って帰宅した。帰宅して台所にいると春樹の泣き声が聞こえた。見ると、春樹は右肘の内側を切って、自殺を図った痕があった。(注：春樹は両肘の内側を軽く切っていた)。春樹は自殺を企てたが、死に切れなかったと言った。私は春樹に、『そう簡単に人は死ねるものではない。死ぬんだったら電車に飛び込んだり、ビルから飛び降りるかしないとできない。だから死んじゃだめよ』と言った。春樹は『電車に飛び込むと体がぐじゃぐじゃになるから嫌だ。高いところは嫌だ』と言った」。

「その後、春樹は少し落ち着き、冬樹、真子が学校から戻って来た。彼らに食事をさせ、私もパン１切れ食べた。その日に食べたのはそれだけである。その後、春樹が殺してくれと繰り返すので、遂に子ども３人を道連れに自殺することを決意し、冬樹、真子にソメリンそれぞれ３錠、２錠を、風邪薬と称して服用させ、彼らが眠ったところで、春樹、冬樹、真子を順々に絞殺し、自分もソメリンを大量に服用して自殺を図った」。

「当日夕方、冬樹、真子に食事をさせてから春樹のところに行き、これから高校、社会に行ったらもっと大変なことが一杯あって、しっかりしていないとやって行けない、春樹もしっかりしないといけないと、春樹を激励した。そのときは朝からいろいろなことがあり、私も疲れていた。春樹はやっぱり、殺して、早く死にたいと繰り返すばかりであった。**春樹がそのように目の前で苦しんでいるのを見ると、どうしてやってよいか分からない。頭が混乱して、もう春樹の思い通りにしてやるのが良いと思い込んだんですね。春樹を殺して自分も死のうと思った。春樹を殺して自分も死ねば、真子らも辛い目になるから、４人で死のうと思った。**そのときいろいろのブレーキがみな外れた。**歯止めが一気に外れたようになり、４人で死のうと思い込むと、出口のないトンネルに入り込んだようになって、一途にそのように思って、他の事は何も考えなかった**」と言う。

ここで、鑑定人と次のような問答があった。

(死ぬのが怖いとか、子どもを殺すのが怖いという気はなかったか) ……**全然なかった。何も分からなくなった。一種の狂気の世界に入ったように思う。**

（買物に行って戻って来るまではそこまで考えなかったね）……はい。春樹が自殺未遂しているので、それで動転した。そのときどうしてよいか分からない。何してよいか分からない。春樹が泣きやむのを待つだけであった。茫然としていた。

このように決意した後、起訴状による犯罪事実にあるように3人を殺害したが、殺害の経過は比較的良く記憶している。それから遺書を書き、残っている睡眠導入剤ソメリンを服用した。午後10時半ごろ夫が帰宅したが、そのことは覚えているが、夫と何を話したか覚えていない。夫によると、彼女は夫に「私を殺してくれ。包丁で刺してくれ」と言い、台所から包丁を持ってきたというが、彼女にはその記憶はない。ただ、ダイニングルームに座っていたのと、両脇をかかえられて車に乗せられたのを覚えているだけであるという。

殺害方法は3本の腰紐をそれぞれ1本ずつ使い、春樹は観念していたのか、抵抗せず、その頸を絞めて殺し、冬樹、真子はそれぞれ眠っているところを、頸を絞めて殺した。その後、まだ死んでいないように思ったので、冬樹には絞めた紐を取り、真子には紐を切って、それぞれ両手指で頸を圧迫したという。

服用させたソメリンの量であるが、春樹については供述に変遷があり、検事調書以後は1錠であるという。冬樹には3錠、真子には2錠というのは一貫している。彼女がどのくらい服用したかは、彼女自身正確な量を知らない。S中央病院で出されたソメリンの量は1日1錠で、全部で56錠であり、そのうちたとえば3日分服用し、犯行当日子どもらに服用させた分を除き、残りを全部服用したとすると、47錠服用したことになる。ソメリンの毒性について、製造元三共製薬（現在の第一三共）から得た資料によると、マウス雄、マウス雌の50％致死量を、体重50kgの人に当てはめると、致死量は1錠10mgとして、それぞれ7,065錠、7,570錠である。したがって、**40錠程度服用しても死ぬことはまずあり得ない**。

最後に要約し考察したい。彼女には前にもうつ病相があり（第一病相）、今回は第二病相が出現し、その病相中に本件犯行が行われた。この病相は87年10月（41歳）に始まり、徐々に悪化し、87年末から88年初めにかけて最悪の状態になり、通院加療により一時軽快したが、2月初めごろから再び悪化し、本件犯行はその悪化した状態で行われた。症状は悲哀気分、意志・思考の抑制、希死念慮、過度の心配（取り越し苦労）、それに身体症状としての食欲不振、体重減少、睡眠障害（浅眠）、無月経があった。それまで、勝気で活動的であったが、抑制のために各種の活動を止め、家事も十分にできなかった。**絶えず自殺を考えていたが、子どものことが歯止めになって、自殺を実行できないでいた**。しかし、いつ自殺

に赴くかもしれない危険をはらんだ、一触即発の状態にあった。長男春樹の精神異常の影響も無視できないが、症状、経過および前の病相の存在から躁うつ病性うつ病（単極型）が出現したことは確かである。

本件犯行は、当日朝から長男春樹が殺してくれと繰り返し、彼女が買物から帰ったとき春樹が自殺企図をしているのを見て、強いショックを受けたことが、犯行の契機となっているが、前記のように、彼女はすでに自殺を実行する一触即発の状態にあり、春樹の行動はその歯止めを除去したに過ぎない。うつ病の場合、自殺、とくに道連れ自殺（拡大自殺）が稀ではないことは、文献上周知のところである。春樹を道連れにする以上は、冬樹、真子も一緒に道連れにするという思考過程も自然である。

■鑑定結論

本件犯行当時の責任能力であるが、明らかな躁うつ病の状態にある場合には、行為と病状との関連を問題にする必要はなく、全般性に責任無能力であるという、ドイツの伝統的見解があり、私はそれを支持する。しかも、**前記のように、本件では病状と犯行との関係が極めて密接であることが証明されている。このような考察のもとに、私は責任無能力を推した。浦和地裁は、89年8月23日に、心神喪失を認定して、無罪を言い渡した。**控訴がなくて無罪が確定した。

2．うつ病の犯罪例（2）——母子心中——

ここに報告する事例では、若い主婦がうつ病から自殺を意図し、3歳の長女を道連れにしようと考え、共同住宅の高所からまず長女を投げ落として殺害し、次いで彼女も飛び降りようとしたが、恐怖心のためにそれができなかった。これは定型的な母子心中のケースであり、裁判所は私の意見を採用して、心神喪失を認定して、無罪を言い渡した。

うつ病は内因精神病、すなわち遺伝的素質に起因する精神病であり、それによる犯罪は、原則として責任無能力であるというのが、ドイツ精神医学の伝統的見解であり、私もその立場に立っている。近年、それに反対する精神医学者がいるが、この事例だけではなく、うつ病の犯罪に心神喪失を認め、無罪を言い渡す裁判官、不起訴にする検察官も少なくない。ちなみに、私が鑑定した8例のうつ病による殺人例では、1例を除いて7例に心神喪失が認められている。この事実は私どもの見解が法律実務家によっても支持されている証拠ではなかろうか。本例は拙著「内因性うつ病の殺人とその責任能力」（犯罪誌．58：49，1992）に第2

例として、さらに拙著「うつ病者による母子心中　病気が不治と思い込んだ主婦」（法令ニュース，593号：45, 1997）として報告されている。

■犯罪事実

　私は1987年9月、東京地裁より殺人被告人S.K.の精神鑑定を命じられた。彼女（被告人S.K.を指す。以下同じ）は本件犯行当時25歳である。犯罪事実は起訴状によるとおよそ次のとおりである。

　彼女はかねて自己の健康状態の思わしくないことに悩んでいたことなどから、前途を悲観し、長女H（3歳）を殺害して自らも死のうと決意し、87年5月22日午前4時30分ごろ、東京都大田区内の住宅・都市整備公団共同住宅（11階建て）の10階から11階に至る西棟非常階段の踊り場で、同児を抱きかかえた上、殺意を持って、そこに設置されていた鉄製手すり（柵）越しに同児を約36・5m下のコンクリート製路面に落下させ、同児を頭蓋骨陥没粉砕骨折を伴う高度の頭蓋内損傷により殺害した。

■家族歴

　彼女の父は鑑定時、59歳で、函館市出身で、函館水産専門学校を卒業し、一時、半官半民の会社に勤めたが、その会社が倒産し、農林省（現在の農林水産省）に入り、水産関係の部局に属し、あちこち転勤して、87年10月に定年退職し、その後、函館市で余生を送っている。真面目、短気な性格である。

　母は鑑定時、51歳で、正確な住所は不明であるが、函館市で小料理屋を経営しているらしい。22歳のとき彼女の父と結婚し、2女を儲けた。結婚直後に自殺未遂があるが、その動機は不詳である。性格は派手好みであった。情夫ができ、同女の希望で、彼女が3歳のとき離婚した。

　父は離婚後後妻を迎え、同女とのあいだに1女を儲けている。したがって、彼女の同胞は実姉が1人と異母妹が1人である。

　**実姉は鑑定時、29歳で、都内のアパートに住み、未婚である。高校を卒業後、約6年間銀行勤めをし、その後、アルバイトなどを経て、会社事務員をしている。同女の陳述では、24歳から26歳ごろまで、なんとなく身体の調子が悪く、自宅にいてもなにもする気がなく、なにかやらなくてはと思ってもできず、銀行を辞めてアルバイトをしたり、ひどいときはなにもしないでいた。その後元気になったが、27歳ごろから1年間ほどなんとなく疲れやすかったという。医師に診てもらってもどこも悪くないと言われ、精神安定剤をもらって服用したが、効かなかったという。おそらく軽度ながら2回のうつ病の発作があったと考えられる。

　異母妹は鑑定時、16歳で、高校1年生で、とくに変わったところはない。母方

伯父に1人、前科者がいるらしいが、父はその詳細について話したがらない。

以上から、とくに実姉がうつ病に罹患したことが注目される。躁うつ病は遺伝疾患で、優性遺伝するとされており、ここに彼女のうつ病を支持する根拠がある。

■本人歴

彼女は61年12月に函館市内に生まれた。生まれたときは未熟児で、保育器に入れられた。後に視力障害があることが分かり、保育器内の高酸素圧などのために未熟児網膜症になったと考えられる。父によると、彼女では矯正視力が両眼とも0.1ないし0.2程度であり、小学校入学時、盲学校にするか普通学校にするか迷ったが、普通学校に入学させることにした。後に、高校中退後、コンタクトレンズを入れ、矯正視力が右眼が0.5、左眼が0.2に改善したという。彼女はそのほかに大きな病気にかかったことはない。

彼女は68年4月に室蘭市内の小学校に入学し、その後3回転校して、東京都世田谷区内の小学校を卒業した。児童指導要録によると、学業成績は中の下であり、学習態度は消極的で、理解力は不良であるとされている。学業が振るわないのは、視力障害と転校が多いことが関係しているようである。性行は、項目別評価では5年まではほとんどの項目がBであったが、6年にはBが減少し、Cが圧倒的に多くなっている。性行の所見では、孤立し、消極的で、友人が少ないとされている。

74年4月に世田谷区内の中学に入学し、77年3月に同校を卒業した。生徒指導要録によると、学業成績は下で、数学、保健体育がとくに不良で、基礎学力の不足が指摘されている。性行では、各項目、各学年を通じて、すべてBであり、所見として、消極的な態度が指摘されている。

中学卒業後、園芸高校に入学したが、食品化学科を希望したのに園芸科に入れられたため、園芸に興味がなく、将来性もないと思い、父などの反対があったが、1年1学期で中退した。

その後、家族から離れ、弁当屋、食品会社、靴屋、ゲームセンター、スナックUに勤め、転々と職を変えた。83年にスナックUにきた客の1人と知り合い、深い関係になり、両親の反対を押し切って結婚し、83年10月に婚姻届出をし、専業主婦になった。

5年年上の夫は宮崎県の農家の長男で、高校卒業後上京し、会社員をしていた。結婚当初は都内大田区の夫のアパートに同棲していたが、83年12月ごろ横浜市南区内のアパートに移った。夫婦仲は円満で、84年3月には長女Hが生まれた。ただ一つの不満は、夫がパチンコ好きで、あらかじめ決めていた小遣いだけでは足

りず、そのためにときどき夫婦げんかになることであった。

　彼女の人生に影を落としているのは、3歳のときに実母と離別し、その後、義母に養育されたことである。義母は彼女ら姉妹に、「あなたたちのお母さんはあなたたちを捨てて出ていった」とよく言った。この言葉は彼女の心に突き刺さっていた。また、義母は冷たく、小学校入学のとき盲学校行きを勧めたり、高校を中退するかどうか迷っているとき、退学を止めてくれなかった。実母がおらず、冷たい義母のいる家庭に魅力がなかったので、彼女は早くから自活を考え、高校を中退して就職したが、しばらくは自分の住所を家族に知らせなかった。

　さて、彼女によると、84年3月に長女を産んでから半年か1年ぐらいしたとき、心臓の動悸がするので、近くのY内科で診察を受け、心電図をとってもらったが、異常はなかった。保健所の健康相談も受けたが、精神的・神経的なものと言われ、気にしないでいるうちに治った。これが最初の軽いうつ病の発作であったかもしれない。

　86年12月（25歳）ごろから翌87年1月にかけて、月経がいつもと違い、始まったと思うとすぐ止まり、その量も少ない。87年2月15日ごろ、夫の会社の指定の総合健診センターで診察を受けたところ、貧血があり、血清鉄検査を含めた精密検査が必要であるということであった。また、そのとき妊娠しているのではないかと言われた。

　そこで、2月28日に、かつて長女を分娩したM外科産婦人科病院を訪れ、3回通院し、そこでは妊娠していないが、卵巣が腫れているから基礎体温を計るように言われた。その前か後か分からないが、身体がだるく、腰が痛く、熱っぽかった。

　3月10日にK総合病院産婦人科を受診して、4回通院し、卵巣が少し腫れている、基礎体温を計るように言われ、計ると少し高かったので、子宮外妊娠の疑いがあると言われた。

　3月27日から4月21日まで、Y病院産婦人科に5回通院し、妊娠は否定されたが、膣カンジダ症、軽い卵巣嚢腫が認められた。同科で頻尿などを訴えたところ、同院泌尿器科を紹介され、そこに4回通院し、4月9日に沃土造影X線検査を受けたが、沃土過敏症で失神（？）し、同院に1晩入院した。なお、膀胱鏡検査で、膀胱頸部炎の所見があり、それが頻尿の原因であると言われた。前胸部痛を訴えたので、同院内科を紹介されたが、そこでは尿、血液の検査をしただけであった。

　なお、4月4日、1回だけK整形外科医院を受診し、腰痛症と診断された。

　そのころ、排尿障害、微熱、不眠、寝汗、耳鳴り（主として、左耳にキーキー

という音が聞こえる）があり、家事をするのがつらく、前記のＹ病院内科の医師から神経科に行ったらと言われた。

　また、夫から函館の実家に帰って静養したらどうかと言われ、４月22日から５月９日まで、長女を連れて実家に行った。実家では、義母が病弱で、彼女らに歓迎的ではなく、北見市の単身赴任先から帰宅した父にも会ったが、結局、20日足らずで病状不変のまま、横浜市の自宅に戻った。函館では、近くの温泉に通い、函館Ｋ病院内科に３回通院した。そこでは、病気は神経のせいだからと、また環境を変えればよいと言われた（診断は慢性腎炎、過敏性大腸症候群、小球性低赤素性貧血、慢性胃炎）。

　横浜の自宅に戻ってからは、１回だけ５月15日にＹ病院泌尿器科を受診した。この日、病院からいったん帰宅した後、前記のスナックＵの同僚で、川崎市内に住むＩを訪れた。やせて、顔色の悪い彼女を見たＩは、彼女に神経科に行くことを勧めた。Ｉ方からの帰途、長女Ｈを連れていたが、自宅の近くの、団地の高所に上り、飛び降りようとした。しかし、まだ身体が治るかもしれないと思い直し、飛び降りるのを思いとどまった。

　いつもならば、これもしなくちゃいけないと思うと、多少はできたし、多少具合が悪くても我慢できたのに、どうしても具合が悪い。そうなったのも初めてだし、自分の身体がどうなったのかと思った。そして、Ｉ方からの帰りに初めて死のうと思ったという。

■犯行当時の精神状態

　以上の彼女の陳述と、第三者の意見などを参照すると、彼女には86年12月ごろから月経異常があり、尿意頻数、排尿障害、微熱、不眠、食欲不振（体重減少）、耳鳴り、腰痛、胃痛、便秘、視力障害などの症状が出現し、種々の医師の診察を受け、さまざまの診断をつけられ、また病気は神経性のものとされ、神経科での診察を勧められたこともあった。

　彼女は身体疾患が存在するだけで、精神異常は存在しないと思っていたようである。しかし、なにかをしようと思ってもできないという、**精神医学でいう制止（抑制）**があり、焦燥感が亢進し、ついに自殺念慮が出現した。また、**身体疾患が治らないという確信（心気妄想）**が醸成されたようである。

　いよいよ本件犯行であるが、彼女によると、本件犯行の前日の５月21日の午前中、家族３人でファミリーレストランで食事した。いったん帰宅し、12時前に夫が出勤した。夫には「ちゃんとしなくちゃ」と言われた。それから買い物をしようと思い、長女を連れて外出した。ところが、なんだか分からないが、途中で気

持ちが悪くなり、帰宅した。その後、家でごろごろしていた。

夕食は長女にチョコレートパンを食べさせた。自分はこれからどうしたらよいかと考えていた。**病気がもう治らないかもしれないと考えた。これ以上生きていても迷惑をかけるだけではないかと思い、やはり死のうと思った。**

そのとき、長女を風呂に入れるとか、夫の食事の用意をしなければならないと思ったが、眩暈がして気持ちが悪く、なにかしなければいけないと思ってもできない。立ち上がってもすぐ気持ちが悪くなり、また座り込んでしまい、なにもできず、死のうと思った。

幼い長女を残して自分が死ねば、長女は夫の負担になると思い、また、義母から「あなたたちのお母さんはあなたたちを捨てて出ていった」と言われていたので、**長女を同じような運命にしたくなく、長女を道連れにしようと思ったという。**

それから遺書を書き、同日午後10時ごろ長女を連れて自宅を出、死に場所を探してさまよい、最後に土地勘のある、前記の大田区の共同住宅に至り、その屋上に上がった。

屋上にしばらくいたが、寒いのでそこから降りて、非常階段の10階と11階のあいだの踊り場に座ったまま時間を過ごした。「死ぬつもりできたが、まだ自分の気持ちは揺れていました」と検事調書で供述している。

彼女は翌22日午前4時ごろ目を覚まし、長女に「お母さんと一緒に飛び降りる、でもHちゃん怖いか」と尋ねたりした。

時計を見ると午前4時30分ごろであり、そこで犯行を敢行した。

長女を先に落としたが、現場の事情（高さ1mの柵がある）から一緒に飛び降りるのはまず無理である。長女を落とすときにもためらったが、**両手で柵を持ち、身体をぶらさげたが（足は床にかかっている）、生の本能からか、手が柵からどうしても離れなかった。**結局、自殺は実行できずに終わり、殺人罪で逮捕された。

87年10月の鑑定時には、すでに本件犯行時から5ヵ月近く経過していた。彼女は犯行直後逮捕され、同年6月中旬、東京拘置所に移され、うつ病から徐々に回復し、食欲、睡眠が良好となり、体重も増加し、9月初旬には月経も出現し、鑑定時には軽い尿意頻数と耳鳴りが残っていたが、気分は平静で、うつ病はほぼ消退していた。身体的には未熟児網膜症によると思われる視力障害のほかには特記すべき所見はない。

精神的には、面接の最初のころの緊張がとれると、表情、態度も自然で、やや低声で、もの静か、控え目である。とくに心気的でもなく、制止もない。また、うつ病によく見られる、気分の日内変動が病気の重いときにあったようである。

知能は、WAISで全検査ＩＱが84であり、視力障害を考慮すると、正常範囲にあると思われる。

■鑑定結論

この事例では、身体症状が前景に出て、さまざまな軽微な身体症状に精神症状が隠されていたむきがある（仮面うつ病）。そして、医師もうつ病を見抜けない場合が多く、余計な検査を繰り返し、そのような医師の態度が病状を悪化させたところがある（医原症）。

なお、一部の医師や友人が神経科（現実には精神科）に行くことを勧めたが、彼女はそうしなかった。彼女は「私自身は精神病にかかっているとは思わなかった。ただ具合が悪いというだけだった」と言い、病識がなかったようである。また、「神経科ならば精神病ではないかと思い、精神病なら一生治らないと思った」という。

私は本件犯行当時、うつ病の著明な病勢期（病気が活発に活動している時期）にあり、犯行はうつ病の症状と直接関係し、責任無能力の状態にあったと鑑定した。

88年3月10日、東京地方裁判所は「被告人は結局、金縛りのような状態に陥って本件犯行現場を離れることもできず、その結果、犯行に踏み切っていることからすると、被告人の死への願望はきわめて強く、その内因性うつ病の程度も重篤なものであったと考えるべきである」とし、心神喪失を認定し、無罪を言い渡した。

3．うつ病の犯罪例（3）——父子心中——

これから紹介する事例は、うつ病から実子を道連れにするために、8歳の三男を殺害したが、家人、隣人に取り押さえられ、殺害後、意識障害・昏迷状態になった父親のケースである。本例は拙著「内因性うつ病の殺人とその責任能力」（犯罪誌，58：49，1992）の第1例として報告されている。

■犯罪事実

私は1979年9月に横浜地検小田原支部Ａ検事より殺人被疑者Ｈ.Ｋ.の精神鑑定を依嘱された。彼（被疑者Ｈ.Ｋ.を指す。以下同じ）は本件犯行当時45歳である。犯罪事実は次のとおりである。なお、登場人物は、特定の場合を除き仮名とする。

彼は神奈川県Ｔ市役所の職員で給食センターの自動車運転手として稼働中であったが、79年3月より心因反応の病状を起こし、同年5月23日より休職中のとこ

ろ、発作的に実子を殺害しようと決意し、同年9月11日午前2時50分ごろ、神奈川県平塚市の自宅の8畳間において、同室で就寝中の彼の三男で小学校2年生の秀生（当時8歳）に馬乗りになり、所携の手工用切り出しナイフ（刃の長さ8.9cm）で同人の右上甲状腺動脈、左内頸静脈損傷等の傷害を加え、同日午前3時30分、H病院において同損傷により失血死に至らしめて殺害した。

■家族歴

彼は34年9月に平塚市で生まれた。父武雄は鑑定時現在（以下、現在と略す）71歳である。平塚市で牛乳販売業をしていたが、戦争末期から終戦直後まで厚木市に疎開し、その後再び平塚市に戻り、燃料商を営み、最近はプロパンガス、氷の販売をしている。明朗で、人当たりのよい性格である。母ハルは現在69歳で、22歳で彼の父と結婚し、性格は無口で、やや強情であるという。同胞は9人で3人は夭折している。彼は二男であるが、長男は夭折したため、事実上の長男である。しかし、三男茂が家業を継いでいる。家系には、父方に高血圧の者が多く、父方叔父に脳卒中後遺症の者がおり、父方叔母に後天的な精神遅滞のうえに身体麻痺（原因不明）が生じた者がおり、また彼の二男がてんかんである。

■本人歴

彼は、出産は安産、満期産であり、幼小児期に特記すべき疾患にかかったことはなかったが、夜尿症が6歳ごろまであったという。

彼は41年に平塚市立の国民学校に入学し、4年生のときに厚木市の学校に転校し、6年生のときに平塚市の元の学校に戻って、47年に同校を卒業した。同校に照会したところ、6年生の3学期の記録だけが残っているとの回答であった。それによると、良が5個、可が6個で、学業成績は不良である。概評では、知能は低くて成績は劣等であるが、性質は極めて単純、明朗、楽天的であり、肉体的作業、珠算等は比較的熱心であるという。

47年4月に平塚市立の中学に入学し、50年3月に卒業した。同校に照会して、学籍簿の写しを得た。それによると、2年を除いて成績が見られる。1年、3年共に学業成績は劣等である。性行では、概評によると、1年では、性温良なれど、消極的にして何事も進んでやろうとしないという。2年では、明朗にして、万事無頓着、憂き顔をしたこと一度も見ず、知能低く、学業劣等なるも、よく真面目に登校する。3年では、呑気、明朗、剽逸であるとか、正直で失敗が多いという。

中学卒業後、家業を手伝っていたが、自分が商売に向いていないので、三男の茂が高校を卒業した機会に、茂に家業を継がせた。彼は60年に平塚市内のY運輸

という運送店に勤め、日産自動車関係の部品の運搬をした。61年にはK中央交通（バス会社）に勤め、路線バスとタクシーの運転手をそれぞれ4年間やった。69年にT市役所に勤めて、給食センターから各学校に給食を配送する仕事などをやっていた。ここに勤めている間に本件犯行を犯した。長く運転手の仕事に従事しているが、スピード違反を2回犯しただけである。その他の犯罪の経歴はない。

彼は64年2月に静子（41年6月生まれ）と結婚し、3人の男の子を儲けた。長男孝夫は64年12月に生まれ、現在14歳で、中学2年である。二男昭夫は68年5月に生まれ、現在11歳で、小学5年である。この者は78年10月（10歳）ごろからてんかん発作があり、現在、服薬で発作は止まっている。三男秀生は71年7月に生まれ、本件犯行の被害者になった（当時8歳）。当時小学校2年で、性格は普通であった。

後記のように、本件犯行時および現在も精神病状態にあるが、それに至る疾病の経過は次のとおりである。

彼は63年に胃下垂ということで平塚市のS医院で投薬を受け、間もなく治癒した。ところで、75年ごろから軽度の下痢があり、あちこちの医師に診察を受けていたが、79年2月中旬ごろから疲労して下痢が続くので、平塚市のNG病院に2週間入院した。NG病院のO医師およびNG医師の各診断書によると、彼は79年2月15日から同月28日までの間、安静加療を要するということで、その間入院していたと考えられる。病名は、慢性胃炎、または慢性胃炎・過敏性大腸炎・肝炎（疑い）となっている。彼や彼の妻によると、同院で点滴静注を受けて症状が軽快したという。それから同年3月5〜7日の3日間出勤した。しかし、彼によると、やはり下痢がひどく、疲れて他人に迷惑をかけたという。それで、妻の知っている、評判の良い、小田原市のNW病院に同年3月12日〜4月27日の間入院した。なお、NW病院に入院する前に短期間、前記のNG病院に入院していたようである。

NW病院の診療録と、同院M医師の警察調書によると、病名は心身症（胃腸型）、軽度慢性膵炎となっている。**症状としては、食欲がなく、体重が減少し、彼が癌を疑うので精密検査したところ、身体病状がなく、うつ病と分かり、抗うつ剤のトリプタノール（一般名アミトリプチリン）を使用したという。**彼の弟茂によると、彼はNW病院に入院していたころは悲観的で、弟が面会に行くと、死にたいと言って泣いたという。また、彼は妻に不眠を訴えたという。

彼は同年4月27日にNW病院を退院し、その後、T市のTクリニック（精神科）に通院し、服薬を続けた。同クリニックの診療録によると、彼はNW病院に入

する前の同年3月5日が初診であるが、NW病院退院後に頻繁に通院して、投薬を受けている。診療録から知られる症状としては、胃腸障害（下痢、食欲不振、悪心、嘔吐、腹痛、便秘）、不眠、全身倦怠、易疲労性等である。院長のS医師によると、病名は心因反応であり、生活指導を含めた精神療法と、抗不安薬、抗うつ剤を中心とした薬物療法が施行されている。病状の経過は一進一退であり、同年7月ごろには小康状態で実家の手伝いをしたりしていたが、8月末から病状がとくに悪化したようである。抗うつ剤としてはトフラニール（一般名イミプラミン）、トリプタノールが使用されている。

　前記のように、彼はNW病院を退院してTクリニックに通院していたが、病状があまり好転せず、勤務に耐えられない状態であったので、同年5月23日から10月12日までの予定で、休職して治療に専念することになった。しかし、前記のTクリニックの診療録やS院長の警察調書にあるように、その後も依然として病状が持続していた。彼や彼の家族の陳述によると、彼は何とか健康になろうとして、自転車に乗って、あるいは徒歩でかなり長い距離を散歩したりしていた。また、前にも触れたが、同年7月から8月初めにかけて、父の店の手伝いに行き、氷の販売の仕事に従事したという。しかし、彼によると、「NW病院でもTクリニックでも睡眠剤をもらっていたが、よく眠れない。そのうちに足がもつれるようになり、歩くのにも何かおかしい、頭がぼーっとしてふらふらしているような感じになり、食べても膨満感がないのか、食べた感じがない。……」と言う。また、「腕をつねっても痛くないし、脚の毛を抜いても痛くない。何かおかしい」と言う。これは自己の身体に関する疎隔感であり、身体心性離人症（somatopsychische Depersonalisation）である。

　このような離人症が同年8月初めごろから増悪し、彼は自分の病気がますます悪化するように思い、**自分の病気が不治で、もう働けなくなるのではないかと思いつめ、その結果、自殺、子を道連れにする自殺へと考えが発展して行ったようである**。それはともかく、8月上旬に二つのエピソードがあった。一つは、8月4日夜に、彼が自動販売機から酒を買って飲み、倒れていて、救急車で病院に搬送されたことである。彼によると、その日、ちょっと自分の勤務先を訪れたところ、不眠には酒を飲むとよいと言われ、平素全く飲まず、酒に弱いのに、ワンカップ清酒を3本ほど買って飲んで、急に酔って倒れたという。もう一つは、8月9日夜と、その4〜5日後の夜、彼は深夜まで街中を彷徨し、家族が非常に心配したことである。彼によると、夜眠れないために、少しでも運動すれば眠れるのではないかと思ったという。これら二つのエピソードの後に、家族が警戒するよ

うになり、彼が外出するときは妻か子が付き添うようになったという。

このように8月上旬から病状は悪化し、父の店の手伝いにも行かなくなり、愛用の自家用車の掃除もしなくなり、家の中でごろごろしていることが多くなり、妻との性交渉もなくなった。8月下旬にはすでに道連れ自殺を考えるようになった。彼は以前は76kgもある肥満体であったが、78年ごろから徐々に痩せ始め、79年にＮＷ病院に入院するころには52kgまでになった。

79年2月ごろから彼の下痢が悪化したことには、精神的な原因として、彼は自覚していないが、彼の二男の昭夫のてんかんを知ってショックを受けたことがある。妻の陳述によると、昭夫は78年10月に夜間就寝中にてんかん発作を起こしたが、当時、彼は痔のために入院しており、妻はそのことを彼に告げなかった。ところが、79年1月に発作が2～3回続いてあり、彼はそれを目撃した。彼は表面上、それをとくに気にしていないようであったが、その後、妹の五条治子を訪れて、泣いて昭夫のことを訴えたという（五条治子の検事調書参照）。また、彼の父は、本件犯行の少し前に、彼の最大の悩みは昭夫の病気であると彼から聞いたという。こうして、79年9月11日の本件犯行に至るが、その当時の事情については後に述べる。

79年10月の**鑑定時の所見**は次のとおりである。身体的には、身長170.4cm、体重61.0kgで、やや痩せ、無力型の体型である。内科的・神経学的には特記すべき異常はなく、下痢はなく、軟便であるという。不眠の傾向があり、1晩に4～5回覚醒するという。脳波は正常である。

精神的には、**表情はぼんやりして、動きが少なく、質問に対して言葉少なく、話に乗ってくることは全くなく、また自発的に喋ることは全くなく、抑制（Hemmung）がある**。面接の途中で表情を変えることはほとんどないが、犯行のこと、子どものことなどになると、ときどき涙を流す。とくに悲哀的ではないが、無気力、無関心である。彼に悲しい気分があるかと尋ねると、そうではないと答え、抑うつ気分は明らかではない。また、現在は犯行当時にあった種々の心気性訴えや離人症体験はない。しかし**現在も、うつ状態が明らかに存在すると考えられる。数種の心理テストを施行したが、知能は正常の下位である**（脳研式標準知能検査で54点、ＷＡＩＳでは全検査ＩＱは82であった）。その他の心理テストでは、神経症的性格傾向で、積極性がなく、無気力で、攻撃性がなく、抑制が目立ち、これらは面接で得た所見に相応する。なお、**性格では、小・中学時代、明朗、単純、楽天的な傾向が目立ったが、成長につれて自信欠乏性の傾向が前景に出ている。このような現象を性格の優位転換とか現象転換という**。

■本件犯行当時の精神状態

　前記のように、彼は、79年2月ごろから下痢が悪化し、ＮＧ病院とＮＷ病院に入院し、ＮＷ病院退院後はＴクリニックに通院して治療を受けたが、身体的症状の他に抑うつ状態が加わり、同年8月ごろには知覚異常、離人症が現れ、不眠のために夜間徘徊するなどの行動があり、家族は彼を単独では外出させないように配慮した。彼は自己の病気が一向に軽快しないばかりか、新しい症状が加わったりするので、**病気が不治ではないかと思いつめるようになり、将来に対して絶望的になり**、すでにＮＷ病院入院中から自殺を考えたりしたが、自分が死んだ後、3人の子が生活に困ると考え、妻のほうは実家があるため、実家のほうで面倒を見てもらえるので、3人の子だけを道連れにして自殺しようと意図するに至ったようである。

　私は彼から犯行直前と犯行当時の事情について聴取したので、問答を摘記すれば、次のとおりである。

　（どうして死にたくなったか）……とても働けないと思った。
　（それで）……
　（どういうわけで働けないと思ったか）……自分は駄目だと思った。薬を飲んでも、脚はつれるし、頭がぼーっとする。ＮＧ病院を出て、3日ほど役所に出た。仕事はできたが、下痢がひどく、疲れてみなに迷惑かけた。後はずっと病状は同じようでした。
　（夜は眠れるか）……早く目が覚めるときもあるし、どのくらい眠ったかと言われても分からない。
　（いつ子どもを道連れにしようと思ったか）……8月に入って。日にちですか。
　（大体いつごろか）……8月末か。
　（そのとき自分も死ぬつもりであったか）……ええ。
　（子どもは何人連れて行くつもりか）……みなに迷惑かけるから、3人と思った。
　（奥さんを残しておくのは）……妻は実家に帰ればよいと思った。実家は勤め人で、妻の父もいる。
　（現実には1人しか殺さなかったのは）……**自分でもびっくりした。分からなくなった。**
　（その日、夜中に子の寝ているところに行ったね。計画していたのか）……別に日にちは決まっていなかった。
　（9月10日午後5時半ごろ切り出し小刀を買ったね）……ええ。
　（それで実行しようと思ったか）……ええ。

（今日やろうと思って寝たか）……

（今日とは決まっていなかったか）……別に日にちは決まっていなかった。

（どうしてその日、11日の午前3時前に実行したのか）……時間は分からないが目が覚めた。

（それで）……それでやった。みなが何と言っても自分の病気は治らないと思った。

（今は）……何だか分からない。

（病気は何病と思ったか）……病名ですか。病院で何ともないと言われても、ずっと下痢が続いていた。クリニックの先生が言うのには、大腸が便を押し出すという。

（大腸の病気が治らないと思ったのか） ……それに眠れないのが。

（その夜、小刀を持って、子どもの寝ている8畳間に行ったのは）……知っている。

（秀生を刺したのは）……覚えているが何回刺したか分からない。（注：主な傷として、前頸部に3ヵ所の刺創がある）。裁判官は2ヵ所と言った。女房とお袋が来たのは知っている。

（近所の高山さん〈高山美津子とその夫の宏〉が来たのは） ……分からない。

（警察に連れて行かれたのは）……知っている。

（高山 宏に小刀を取り上げられたのは） ……知らない。びっくりしていた。

（どこでびっくりしたか）……女房が来たときびっくりしたのかな。

（10日の夜、母があなたの家に来たのは）……心配して来たと思う。

（秀生の上に馬乗りになったね）……ええ。

（そのときは酒飲んでいないね）……もともと飲まない。病気が治るかと思って養命酒を飲んだりしたが、治らなかった。

（そのとき自殺できなかったのは）……女房が入ってきてびっくりした。

　犯行に至る経緯について説明すると次のとおりである。彼は自分の病気が治らないと思い込み、79年8月末ごろに3人の子を道連れに自殺しようと意図した。9月10日午後外出したときに切り出し小刀を購入した。同日夜、すなわち11日午前3時前に三男秀生を殺害した。彼は三男の他に二男、長男も殺害し、自分も死ぬつもりであったが、三男を刺したときの物音で起きてきた妻が三男を取り上げたので、彼は非常に驚愕し、また、すぐに起きてきた母に刃物を押さえられ、さらに駆けつけてきた隣人高山美津子、宏の夫婦のうちの宏から刃物を取り上げられた。そのため事実上、秀生以外の子を殺し、自殺することができなくなった。

彼は9月10日に刃物を買ったが、その夜に実行するとまで考えていなかったのに、同夜目が覚めたときに急に意図して、自室6畳間から子どもたちの寝ている8畳間に行って、秀生を殺害した。三男秀生を最初の殺害対象に選んだ理由ははっきりしないが、秀生は一番年少で、やりやすいと思ったからかもしれない。重大なことは、犯行の途中で起きてきた妻や母に犯行を阻止されて、驚愕し、意識障害・昏迷状態に陥ったことである。これは心因反応状態が現出し、その後の事柄についての記憶に欠損がある。

　ところで、彼は子どもを道連れにして自殺する意図を犯行の少し前の9月8日夜に妻静子に打ち明けている。静子によると、彼が同女に犯行の意図を打ち明けたとき、8月初旬にも夜歩いていたとき死に場所を捜していたとか、ビルの高い所に登ったことも2度あると言った。同女が彼の父に相談すると言ったところ、彼は父が心配するといけないから、しないようにと言った。同女は彼にいろいろと説得し、彼が納得したように思えたので、まさか本件のような犯行を実行するとは思わなかったという。

　同女は彼に止められていたが、彼の父武雄に相談した。父は彼の意図がどれだけ真剣なものであるか分からなかったが、9月10日夕方、彼の友人ＳＺを伴ってＴクリニックを訪れ、Ｓ院長に相談した。父によると、**Ｓ院長は、彼、彼の妻、彼の職場の上司が話し合って、いつごろから出勤できるかを決めるべきであると言ったが、彼を緊急に入院させる必要があるようなことを言わなかった**という。

　Ｔクリニックの診療録の9月10日の記載は次のとおりである。「父・兄（ＳＺの間違い）来院！！　昨日になっていろんな事を言う。患者はもう治らない、先生に見放されたという。子を殺して妻に離婚しようという。出勤拒否の心境。一般的な環境療法を。いいかげんな薬物の服用をやめる事。（自殺意図、一家心中についての心配!!）」

　Ｓ院長は自殺意図、一家心中の危険の当面の問題に手をつけずに、「出勤拒否の心境」があると勘違いして、彼と彼の上司との話し合いを勧告した。そして、皮肉にも、その夜に彼は犯行を実行した。同医師の家族への指示は全く見当違いであり、うつ病者がいかに強い自殺の危険に曝されているかを認識せず、患者自身が自殺、道連れ自殺（拡大自殺）を明示しているのにそれを重視せず、そのために幼い人命を失うという極めて重大な結果を招いたが、精神科医（学会名簿より確認）として責任を感じるべきであろう。緊急に精神科施設への収容の処置を講じるべきであったと思われる。

　9月10日の夜には、彼のことを心配して、母ハルが彼の家に泊まりに来ており、

彼の父はTクリニックからの帰りに彼の家を訪れ、彼の妻静子に、彼の上司を翌日にでも迎えて来ることを指示した。

妻静子によると、当夜、同女がはっと目を覚まし、8畳間に行くと、彼が秀生の上に馬乗りになり、秀生の頸を絞めているように思い、彼を突き飛ばし、秀生が苦しそうな様子で、喉に痰がからんでいるように思え、まさか彼が刃物を持っているとは知らず、秀生を抱き上げたという。

母ハルによると、「お母さん、大変！」という声で8畳間に駆けつけた。彼から刃物を取ろうとして、彼を突き飛ばし、それから彼が膝のところに持っている刃物を押さえていた。**彼は、目が座り、いくらその頬を叩いても、瞬きもしない。彼が刃物を自分の頸のところに持って行こうとするので、母は一生懸命、刃物を持った彼の手を押さえていた。**そのうちに、隣人の高山夫婦が来て、高山 宏が彼から刃物を取り上げたという。

現場に駆けつけた警察官によると、**彼は、「右頬に血を付着させて仰向けになり、天井を見つめ、横たわっていた」**と言う。

本件犯行当時、うつ病の状態にあったことは確かであるが、どういう種類のうつ病かが問題である。彼の場合、下痢、不眠が持続していたという身体的異常があり、彼はそれを非常に苦にしていた。また、二男の昭夫がてんかんに罹患していることを知ったことも強い精神的ショックであった（これが下痢をも悪化させた）。このような心因から心因性うつ状態が出現した可能性もある。しかし、病状には無気力、無関心、無為、抑制が認められ、この点が単なる心因反応と考えられないところである。したがって、**心因に誘発された躁うつ病、誘発うつ病と考えるべきであろう。発病が44歳で、その年齢は広く更年期に属すると考えれば、更年期うつ病のカテゴリーに入れてもよい。**更年期うつ病も躁うつ病圏のものとされている。鑑定時、私はワイトブレヒト（Weitbrecht）の内因-反応性感情変調症（endo-reaktive Dysthymie）も考え、むしろそれに近いと考えたが、その場合にはもっと深刻な心身の過労が原因になっているようであり、本例には当てはまらないように思われる。

■鑑定結論

本件犯行当時の精神状態から見た責任能力であるが、躁うつ病性うつ病が存在し、自らの病気が不治であるという強固な確信、すなわち心気妄想、不治妄想から犯行が動機づけられているので、責任無能力の状態にあると鑑定された。横浜地検小田原支部は79年11月15日に心神喪失を認定し不起訴処分にした。

4．うつ病の犯罪例（4）──夫婦心中──

　これから紹介する例では、うつ病になった中年の男性が妻を道連れに自殺しようとして、妻を殺し、自分は自殺未遂に終わった。**この事例でも上記の事例H．K．の場合と同様に、診察した精神科医が強引にでも患者を入院させていれば、本件のような不幸を防げたと思われる。**私は診察医が希死観念をもつうつ病者を緊急に入院させることの必要性を強調したい。本例は拙著「内因性うつ病の殺人とその責任能力」（犯罪誌, 58：49, 1992）の第4例として報告された。

■犯罪事実

　私は1984年12月に甲府地検H検事より殺人、銃刀法違反被疑者H．M．について精神鑑定を依嘱された。彼（被疑者H．M．を指す。以下同じ）は本件犯行当時47歳である。以下の登場人物は特別の場合を除き仮名とする。犯罪事実はおよそ次のとおりである。

　彼はうつ病との診断を受け、その病気が治らないものと思い込み、妻を殺害して自己も自殺しようと決意し、

① 84年12月8日午後6時ごろ甲府市の自宅において、同人の妻とし子（38歳）が勝手場で夕食の支度をしていたところ、いきなり同女の使用していた文化包丁を取り上げようともつれて同家の西8畳間に至り、同所において同女が倒れた瞬間、同女から取り上げた文化包丁（刃体の長さ16cm）で同女の前頸部を突き刺し、よって、即時同所において前頸部刺創により失血死させて殺害し、

② 前記日時場所において、業務その他正当の理由がないのに刃体の長さ6cmを超える文化包丁（刃体の長さ16cm）1丁を携帯した。

■家族歴

　彼は37年1月に山梨県東八代郡A村（現在、笛吹市に属す）に生まれた。父彦作は鑑定時現在（以下、現在と略す）73歳である。前記の東八代郡H村に生まれ、小学校尋常科卒業後、父方祖父が樺太で製紙業をしていたので、そこで働いていたが、22歳のとき兵役で目黒の輜重隊に勤め、除隊後、川崎市の日本電気に勤めていた。その後、応召して中支に行き、除隊後に警視庁警察官になり、37年に結婚し、東京に住んでいた。太平洋戦争末期の44年に妻子を郷里の東八代郡A村に疎開させ、終戦後、警察官を辞めて帰郷し、山仕事（木の伐採、運搬）を続けてきた。性格はやや短気である。母兼子は現在69歳である。同じA村の出身で、

喘息があり、心臓が悪く、家事はしているが、遠出はできない。性格は小心、臆病、几帳面である。同胞は6人（男女3人ずつ）で、彼は1番目で長男である。家系には、母方叔父に1人行方不明の者がいるほかに特記すべき異常者はいない。

■本人歴

母によると、出産は安産、満期産であり、歩行開始、発語も普通であり、幼少時に大病をしたこがなく、ねぼけ、夜尿症もなかったという。

43年当時、一家は東京都練馬区に住んでいたので、彼は同年4月に練馬区立の小学校に入学した。44年に父の郷里に疎開し、その地元の小学校分校に転校し、翌年から本校に移り、同校を49年3月に卒業した。捜査機関が同校に指導要録を請求したが入手できなかった。したがって、小学校在学中の学業成績、性行は不詳である。父によると、学業成績は中の下で、放課後は子守りをしていたという。49年4月に地元の中学に入学し、52年3月に同校を卒業した。捜査機関は同校からも指導要録を入手できなかった。彼によると、同校では学業成績は中の下で、ずる休みや問題行動はなかったという。

中学卒業後、父が木の伐採、運搬の仕事、すなわち粗材業をしていたので、彼はそれを手伝った。父によると、彼は真面目に働いたという。61年に自動車運転免許を取得し、中型トラックで木材を運搬していた。父の仕事が不振になり、父もその仕事に見切りをつけ、彼は63～64年ごろに甲府市のI紙器に入社した。彼は自宅、あるいは中巨摩郡T町のアパートから通勤し、段ボールの配達などをしていた。66年6月に甲府市のKクリスタル会社に入社した。そこは水晶発振子を製造する小さな会社であったが、本件犯行まで20年近く勤務し、係長になり、84年9月には課長に昇進する話もあり、真面目な勤務ぶりであった。

I紙器に勤めていたとき現在の妻とし子と相愛関係になり69年4月に結婚した。とし子は聡明で、彼には申し分のない妻であった。同女は本件犯行当時、作井酒店に勤めて、家計を助けていた。2人の間には次の2人の子がいる。

①長女理恵子　71年1月生まれ。現在14歳で、中学2年である。成績良好で、とくに変わりはない。

②長男尚紀　72年10月生まれ。現在12歳で、小学校6年である。成績は良好で、変わりはない。

また、75年ごろに甲府市内に新居を建て、彼と妻の給料で、生活に何の不自由もなく、子どもも学校の成績が良く、妻とし子は頭の良い、よくできた妻であり、彼は常に妻の自慢をし、妻も彼を愛し、理想的な夫婦であった。

既往歴では、30歳ごろ虫垂炎で手術したほかに特記すべき病気に罹患したこと

はない。飲酒は酒に弱いために、清酒1合程度で、自宅では飲まない。煙草は1日10〜15本程度である。趣味は野鳥の飼育、カラオケである。美声のためテレビなどののど自慢に出て何回も入賞している。

　Kクリスタル会社の会長与田 実の警察調書によると、「彼は真面目であるが、孤独なほうで、製造の仕事には有能であるが、事務的な仕事に向かないタイプであった。84年夏ごろ、工場長の天宮政夫に対して、自分の要求が容れられないということで興奮し、自分が座っていた椅子を振り上げたことがあり、しかし、そのころは仕事を活発にやっていた。ところが、**同年10月下旬ごろから会社を欠勤するようになり、出勤しても椅子に座ったまま、仕事もせずにぽつんと考え込むようなことが何度もあるようになった**。11月中旬に彼に様子を訊くと、**夜眠れない**と答えた。また、自治会の会計の仕事（注：彼は隣組の自治会の副会長で会計を担当していた）ができないが、断るわけにもいかないと答えた。11月下旬に彼は会社でパートを雇ってほしい、妻をパートで雇ってくれないかと言い出したが、会社の実情にそぐわない要求であったので、その要求は認められなかった。**彼は会社の仕事を抜け出して妻が勤めている作井酒店に行って妻に会っていたらしい**。12月になっても彼の様子が同様で、出勤しにくく、夜眠れないことがあり、**12月7日に私が彼に勧めてY医大精神科に受診させた**」と言う。

　Kクリスタル会社の工場長天宮政夫の警察調書によると、「彼は真面目でこつこつ働き、家庭を大事にし、『俺の家内は世界一だ』と言い、多少背伸びするところがあり、他の従業員と打ち解けないところがあった。(84年10月下旬ごろから仕事ができなくなったことは前記の与田 実の供述と同様である)。**眼の具合が悪くなった、夜眠れない**と訴え、杉本医院で診察を受けて糖尿病らしいということであり、12月5日に出勤したが、**椅子に座っていて突然わあっと泣き出すような大声を上げ、外に飛び出し、そのまま帰って来なかった**」と言う。その他、天宮によると、彼が12月初めごろに「妻に出て行かれると困る」と、天宮にしみじみと言ったとか、妻が作井酒店に出勤するために利用する善光寺駅（身延線）で妻と待ち合わせたり、作井酒店に行って妻の傍らにいたりしたことがあるという。

　妻とし子が勤めている作井酒店の店主作井 宏の警察調書によると、「彼の妻とし子は真面目で朗らかで曲がったことの嫌いな、神様のような素晴らしい女性であったが、本件犯行の数日前から私の妻に悩みを訴えるようになり、『主人の体調が悪くなり、昔のような性格に戻った』と言った。12月3日ごろから彼は夕方になると作井酒店に来て、妻の仕事が終わるのを待ち、『俺を1人にしてみなどこかに行ってしまう』と言い、妻と一緒に仕事したいと私の妻に言った。当時の

彼は眼が座って、蒼い顔をして、今にも妻を盗られるような錯覚に陥っているようであった」という。

　捜査機関の調査によると、彼は**視力障害を訴え**、甲府市内の佐野眼科医院を受診し、視力が右眼0.15、左眼0.3の近視であることが分かり、医師から眼鏡をかけるように勧められ、その後、眼鏡をかけてＫクリスタル会社に出勤していたという。また、彼は甲府市内の杉本医院（前出）に84年１月７日から同年11月13日までの間に６回通院し、とくに同年10月31日から11月13日の間は４回通院し、後者のころは不眠、心窩部の違和感、体重減少を訴え、SRQ-D東邦大式心理テストを施行して、軽症うつ病と診断された。さらに、血糖値が188mg/dlと高く、糖尿病が疑われている。

　彼の住んでいる甲府市Ｓ町の157世帯は自治会を組織しているが、その会長広田善吉の警察調書によると、「彼は84年４月に自発的に副会長を引き受け、会計の仕事を担当するようになった。ところが、同年６月ごろに係長から課長に昇進するから辞めたいと言ってきたり、７月中旬には疲れやすいからと言ってきたりした。それから**８月以後の自治会の行事にも消極的であったり、途中から退席し、疲れて会計の仕事ができなくなった。12月８日の役員会では、妻に代わってやってもらうので妻を連れて来た**などと言っていた」と言う。実際に、会計帳簿の記入は同年11月中旬から彼の妻が代行していることが確認されている。

　彼の父彦作、母兼子の警察調書と私への陳述によると、同年11月下旬、彼ら夫婦が父母の家を訪れたとき、「彼は蒼い顔色で、痩せており、頭痛、視力低下を訴えていた」という。彼の妹羽田美子の警察調書によると、「彼は同年11月上旬に視力障害、頭痛を訴え、その後も、会社の仕事も細かくて**機械の音がビンビン頭に来ると言っていた**」と言う。

　妻とし子の母川辺はまこの警察調書によると、84年11月ごろ、彼が同女宅に来て、「妻とし子が来ていないかと尋ね、『逃げちゃったのかなあ、あいつは頭がいいからすぐいい人が見つかる。俺と子どもを置いてどこかに行っちゃったんだ』と言った」と言う。このときは妻は夜間の講習に出席していたらしい。

　長女理恵子の警察調書によると、彼は「同年11月初めごろから仕事がつまらない、夜も眠れないと言い出すようになり、溜息をついたり、困ったなあと言うようになり、『**俺はもう駄目だ。生きている望みもないよ**』と妻に言い、妻は『そんなに心配もないでよ』と励ましていた。その状態が12月になってひどくなった。11月下旬ごろから、妻に『**一緒に死のう。なあとし子**』と言うようになり、12月５日には『**お父さんはもう駄目だ。みんなで一緒に死のう**』と私に言った。また、

10月ごろから、それまで別々に寝ていた妻と階下の8畳間で同じ布団に寝るようになった」という。

　彼は84年12月7日にY医大精神神経科を受診し、井川医師の診察を受けた。同医師の警察調書によると、「診断はうつ病の疑いで、初診時主症状は不眠、不安、精神運動性抑制、自殺念慮、悲観的となっている。入院を勧めたが、彼は今入院すると会社に迷惑がかかると言い、1週間ぐらい家で様子を見たいというので、次回12月15日までに入院するかどうかを判断するように言っておいた」と言う。もし、このとき、強引にでも入院させておれば、本件犯行のような不幸は回避されたと思うと、残念である。

　以上より、その前駆状態は84年6〜7月に遡るかもしれないが、彼は同年10〜11月ごろから明らかな精神異常を呈し、本件犯行の前日に専門医によってうつ病の疑いと診断された。

　85年1〜2月の鑑定時の所見では、身体的には身長160.9cm、体重57.5kgで、無力型の体型である。顎下の右から正中線に向けて横に走る切傷痕（長さ8.3cm）と前頸部で胸骨上縁約2cm上方の正中線にある切傷痕（長さ2.0cm）があるが、これらは本件犯行直後に自殺を企図してつけた傷の痕である。神経学的には、手指の震えがあり、膝蓋腱反射等の腱反射は亢進している。内科的にはとくに異常はなく、血糖値は食後90分で106mg/dlであり、正常である。脳波も正常である。なお、勾留中の東京拘置所では抗うつ剤トフラニール（一般名イミプラミン）、1日4回分服で40mgが投与されている。

　精神的には、私は彼に4回面接したが、面接時によって若干の差があるが、全面接を通じて、大体において強い抑制があり、思考、意欲が抑制され、気分は悲哀的、不関的である。表情の動きに乏しく、ときどき眉をしかめ、顔色は蒼白であり、質問に対して非常に低い声で、断片的に答え、反応が遅く、しかも休止が多く、鑑定人が強く訊くと、疲れた様子で、泣きそうになり、あるいは溜息をつく。このような状態で、問診は円滑に進行せず、問診時間もせいぜい1時間ないし1時間半である。

　このように強い抑制の中でも鑑定人はできるだけ必要な事実を聴取しようと努力し、不完全であったが、家族歴、本人歴について聴取したが、その内容は他の情報源から得たものと大きな差異はなかった。それゆえ、抑制されているが、記憶、知識などの潜在性が十分にあることが分かる。

　彼は妻殺害という重大な事件を起こしたのであるから当然であるが、妻を殺したことが残念であると、ときどき悲痛な怨み言を発することがある。また、東京

拘置所で運動中に脱走しようとしたことで、85年1月17日から2週間ほど懲罰を受けたが、この懲罰を受けたことが自分の家族、親族に悪い結果を及ぼすのではないかという不安を訴えたことがある。このことは彼の**罪責感の強さ**を示している。

　うつ病によくある日内変動（気分の1日における変動）について訊いたが、彼は否定した。

　前記のように、彼は精神異常になって以来、孤独感、自信欠乏、不安が強くなり、もともと信頼していた妻への依存が極端になり、一時も妻から離れることが不安で、妻がいないと捜し回り、妻の職場に出かけ、また自分の職場に妻を職員として採用してくれと会社会長に申し込んだり、それまでやっていなかった妻との同衾をするようになった。このような**依存性の増強は本例の注目すべき症状**である。

　自殺、拡大自殺（道連れ自殺）への衝動が強かったことは、前記の長女理恵子の供述からも知られ、84年11月下旬から彼は妻に一緒に死のうと言ったり、娘に一家心中の気持ちを漏らしたりしている。

　性欲の面では、長女理恵子の警察調書では、本件犯行当日、彼は誰か知人に電話して「……男としての機能がきかなくなった」と言っていたという。鑑定人が彼に訊いたところ、性欲に変化がなかったという。

　抑制が強かったが、石井利文氏の努力で、辛うじて4種の心理テストが施行できた。その結果、精神作業能力は低下し、抑うつ気分で、自発性に欠け、自罰的傾向が強いことが分かった。

　以上から、うつ病に罹患して、まだ寛解していない状態にあることが分かった。過去に躁またはうつの病相があったようには思われないが、躁うつ病性うつ病と考えられる。ただし、**発病が47歳という更年期に相当しているので、更年期うつ病のカテゴリーに属するであろう**。更年期うつ病も躁うつ病圏にあるとされている。

■本件犯行当時の精神状態

　鑑定時に何回か彼から本件犯行の経過について聴取したが、彼のうつ病による抑制が強くて、十分に聴取することが困難であった。これに比べて彼の警察・検察調書における供述はかなり詳細に及び、警察では犯行の実演までさせられ、犯行の動機についても明確に供述している。したがって、彼が鑑定人に陳述したところと調書の供述を突き合わせて犯行事情を考察したい。

　本件はY医科大学精神神経科受診の翌日に行われている。そのことからこの受

診が犯行の誘因になった可能性がある。私は彼に、精神科に行ったことでショックを受けたかと尋ねたところ、「ええ」と答えた。警察調書からも、彼が精神科に行ったことでショックを受けたことが知られるが、彼は診察を受けた翌日、すなわち犯行当日の朝、母方叔父M.M.に電話して、家系に精神病者がいないかと尋ねている。警察調書によると、彼は診察カードの裏に、それが永久に使用できるという意味のことが書かれてあるのを見て、自らの病気が不治であると思い、それが本件犯行の動機になっているようである。うつ病者は病気が不治であるという妄想、心気妄想をもつことが多いが、本例でもそうである。

　うつ病者だけではないが、自殺を意図した者が家族を道連れにする動機は、家族に対する憐憫の情、愛情であり、自己の死後に残された者の苦痛に対する配慮である。したがって、道連れ自殺（拡大自殺）は通常の殺人の動機と区別されるべきであり、それに対する刑罰も緩やかである。ところで、**本例の場合は、自分独りで死ぬのは寂しい、そのために最愛の者である妻を道連れにしよう、あるいは妻を他人に渡したくない、妻を独占したいという気持ちがあったようである。**彼は2人の子をも愛していて、前には一家心中も考えたらしいが、本件当時は、妻の道連れしか考えていなかった。

　本件犯行の着手は唐突であり、彼は当日夕方、西8畳間に横になっているときに、妻が台所で包丁を使っているトントンという音を聞いて、突如犯行を決意したようであり、したがって、犯行は衝動的である。彼はただちに台所で包丁を使っている妻のところに行き、妻から包丁を奪おうとし、妻の抵抗やそのとき妻に加勢した長男尚紀の抵抗を排除して、妻を西8畳間に連れ込み、包丁を取り上げ、その部屋の布団の上に妻を押しつけて、その前頸部を刺して殺害し、その後に自らも頸部を刺したり切ったりして自殺を企てたが、未遂に終わった。

　ここで不十分ながら彼から聴取した問答の一部を挙げよう。

　（妻を刺したときのことを覚えているか）……あまりよく覚えていない。
　（妻を布団の上に押さえつけたのは）……自然に転んだ感じ。
　（西8畳間に横になっていて急に犯行を考えついたのは）……覚えている。
　（台所の妻とし子の包丁を取ろうとしたのは）……覚えている。
　（とし子を西8畳間に連れて行ったのは）……自然に2人で行った。
　（自分の頸を切ったのは）……覚えている。夢中だった。
　（とし子をどのように刺したか）……分からない。
　（血が出たのは）……そこ（机の上の調書のこと）に書いてある。
　（あなたが腹を刺そうとしたのを近所の人に押さえられたのは）……甲府署の

人に押さえられた。

（腹を刺そうとしたのは）……分からない。

この問答からすると、犯行の細部については記憶していないところがあるが、犯罪の経過の概括的な記憶はある。

■鑑定結論

以上から、**本件犯行はうつ病によって生じた、病気が不治であるという心気妄想から、最愛の妻を道連れにするために実行されたものである。うつ病も重症であり、犯行が妄想にもとづき、責任無能力の状態にあると鑑定された。甲府地検は85年2月27日に心神喪失・不起訴の裁定をした。**

5．うつ病の犯罪例（5）――両親道連れ心中――

これから紹介する事例は、それまで躁とうつの病相を繰り返していた躁うつ病性うつ病（双極型）で、老齢で心身の障害をもつ両親を道連れに自殺しようとして、両親を殺害した男性の事例である。**上記の事例（H.M.）と同様に犯行は突発的である。**うつ状態は見かけ上はそれほど重症ではないのに、このような惨事を起こすのは、やや不可解である。うつ病の病理の深刻さが認識される。本例は拙著「内因性うつ病の殺人とその責任能力」（犯罪誌，58：49，1992）の第5例として報告された。

■犯罪事実

私は1988年1月に東京地裁より殺人被告人K.K.の精神鑑定を命じられた。彼（被告人K.K.を指す。以下同じ）は本件犯行当時64歳である。起訴状によると、犯罪事実はおよそ次のとおりである。登場人物は特定の場合を除き仮名とする。

彼は87年10月12日午前7時ごろ、東京都北区の自宅において、父義次郎（当時89歳）および母しめ（当時87歳）を殺害して自殺しようと決意し、

① 所携の文化包丁（刃体の長さ約17.5cm）で、義次郎の頸部を突き刺すなどし、よって、即時同所において、同人を頸動脈損傷により失血死させ、

② 前記文化包丁でしめの頸部を突き刺すなどし、よって、即時同所において同人を頸動脈損傷により失血死させた。

■家族歴

彼は23年9月に東京府下北多摩郡I町（現在の都内北区に属す）に生まれた。父義次郎は東京生まれで、浅草に通って飾り職人をしていたが、関東大震災の後はブリキ職人などをしていた。太平洋戦争後は進駐軍の沖仲仕などをしていた。

彼が56年に結婚し、妻文江と共稼ぎするようになってからは、妻しめとともに孫の面倒を見て、隠居生活を送った。頑固、几帳面な性格であった。86年に脳溢血になり、言語障害、右半身麻痺が残った。87年には糖尿病で入院した。老齢と脳溢血後遺症のために日常生活に支障が生じたが、認知障害はあまり認められなかった。本件犯行により89歳で死亡した。母しめは東京生まれで、主婦として家事に従事し、孫の面倒を見、近所付き合いも普通であった。81年（81歳）ごろに、ガスの火を消し忘れ、そのころから認知障害が目立ち、近親者を誤認したり、箪笥の中の物の出し入れを繰り返し、老年期認知症（アルツハイマー型）を示している。また、60歳前ごろから関節リウマチに罹患し、腕、膝などの関節が固定し、手拭を絞ることができない。本件犯行のために87歳で死亡した。彼の同胞は6人（4男2女）で、彼は2番目で長男である。同胞のうち3人は夭折しているが、他の者にとくに変わった者はいない。家系には不詳な点はあるが、精神病者、犯罪者、精神遅滞者、性格異常者などは見当たらない。

■本人歴

彼について、出生時、幼少時のことは不詳である。彼は30年に荒川区の区立小学校に入学し、36年に同校尋常科を卒業した。学籍簿が焼失しているため、在学中の学業成績、性行は不明である。彼によると、在学時代、出席は普通で、とくに得意な課目はなかったが、歴史、理科が好きで、3年ぐらいまでは優等生で、その後成績は下がった。とくに叱られたことはないという。

小学校卒業後の職業歴では、転職が多い。簡潔に述べれば次のとおりである。

① Ｎ冷凍機（港区）　そこは冷凍室を造る会社で、2年ぐらい勤めた。他の仕事を覚えたくて辞めた。

② Ｔメーター（台東区）　そこはタクシーの料金メーターを製作し、41年まで勤めた。

③ Ａ製作所（北区）　そこは軍需工場で、応召まで勤める。

ここで兵役について述べる。44年1月現役で応召。北支、山西省で転戦し、45年8月21日（終戦後）に迫撃砲で右半身をやられ、右頬、右腕、右大腿部に負傷し、右大腿部には弾片が残存している。現地の療養所で2ヵ月療養して原隊に復帰し、46年3月に都内北区の両親のもとに復員した。

④ 進駐軍勤務　終戦後適当な職がなく、米軍補給基地に勤め、55年ごろまで人夫、雑役をしていた。

⑤ Ｉ精機（北区）　そこはパイロット万年筆の下請けで、万年筆の軸を作っていた。55年ごろから78年ごろまで勤めた。

Ｉ精機を辞めて10ヵ月ほど失業手当で暮らし、当時うつ状態で、少しのんびりしたい気持ちであったという。
　⑥　ＭＴ製作所（北区）　そこは自動車部品を製作し、10ヵ月ほど勤務。
　⑦　ＭＭ精機（板橋区）　そこはテープレコーダーのヘッド、冷房装置の部品を製造し、4年間ほど勤務し、83年10月に定年退職した。その後は年金生活。
　彼は56年1月に妻文江と結婚した。文江は27年3月生まれで、鑑定時現在（以下、現在と略す）60歳である。働き者で、結婚前の23歳ごろからＴ乾電池（荒川区）に勤務し、結婚後も勤務を続け、家事、子育ては彼の両親に任せている。82年3月に退職してからは家庭に入っている。彼ら夫婦に2人の子があり、長女直子は現在30歳で結婚している。二女喜代子は現在27歳で、国立病院医療センター（国立国際医療研究センターの前身）で看護師をしている。
　彼は現在、年金203万円があり、妻の年金も144万円あり、それに、本件前には彼の両親には2人で約64万円の福祉年金があり、2人の娘は独立しているので、経済的に何の不自由はない。自宅は2階建てで、1階には彼ら夫婦が、2階には両親が住んでいた。彼ら夫婦が両親の介護をしていたが、その事情については後記する。
　身体的既往歴では、前記のように、45年8月（21歳）に戦地で迫撃砲によって負傷した。30歳代から血圧が高く、38歳ごろから血圧降下剤を服用している。68年（45歳）ごろ、Ｉ精機に勤めていたとき、上司と部下のあいだに挟まって高血圧、動悸、狭心症様状態があり、Ｋ医院（北区）に1ヵ月入院し、病名が不明で、ノイローゼらしいと言われた。その後、Ｔ医院（新宿区、後に北区に移転）に通院して、ノイローゼ状態は1ヵ月ぐらいで軽快したが、同院には4～5年通院している。86年4月（62歳）に入浴中倒れて、顔面蒼白、苦悶状になり、救急車でＪ診療所に搬送されて、同院に入院したが、下血、吐血があり、1～2日でＩ中央総合病院に転院し、さらに同年5月8日に二女喜代子が看護師として勤めている国立病院医療センター外科（新宿区）に転院し、同年6月21日まで入院した。同センター外科での診断は十二指腸潰瘍である。同センター入院中、精神異常のため同センターの精神科で診察を受け（後記参照）、さらに循環器科でも診療を受けた。
　同センター循環器科のＳ医師の回答によると、86年5月26日に下肢浮腫およびＢＵＮ（血中尿素窒素）、血中クレアチニン等の上昇による腎機能障害で同科を受診した。右下肢浮腫は7～8年前からの右下肢静脈瘤による。降圧療法、食事療法で腎機能はやや軽快した。同科には87年10月1日まで通院したという。（注：

BUN、血中クレアチニン等の数値が回答では提示されているが、ここでは省略する)。

　飲酒は、彼は元来酒に弱く、清酒1合やビール1本で酔ってしまう。86年に十二指腸潰瘍を経過してから禁酒している。喫煙は1日15本ぐらい吸ったが、やはり十二指腸潰瘍の後に禁煙した。

　次に精神病歴である。

　前記のように、68年(45歳)ごろ職場で上司と部下のあいだで板挟みのようになっていわゆるノイローゼ状態になったことがある。**このいわゆるノイローゼがうつ病の病相であった可能性はあるが、確定はできない。**当時通院したＴ医院では診療録は廃棄されている。

　Ｔ医院にはその後、84年1月9日(60歳)から87年9月12日まで通院し、その間の経過は診療録で確かめられた。それによると、次のとおりである。

　初診時(84年1月9日)の記載では、「77年ごろうつ病で来院した」とあるので、77年ごろにうつ病相があったらしいが、その詳細は診療録廃棄のために知ることはできない。

　初診時の主訴は不安、不眠、身体衰弱感、眼精疲労等で、躁うつ病(うつ状態)と診断され、抗うつ剤が処方されている。その後、通院が続いているが、1週間後の1月17日にはすでに円滑になったと記載されている。2月13日には抑うつ気分が消失したという。3月2日に高血圧が発見されて降圧剤が処方されている。その後、精神的にとくに目立ったことはないが、定期的に通院している。そして、86年4月18日を最後に通院が中断している。(注：この少し後に十二指腸潰瘍で国立病院医療センターに入院したことは前記のとおりである)。**この後1年以上の中断があって、87年9月12日に来院している。そのときは、不眠、頭のふらつき、耳鳴り、無気力、食欲不振を訴え、とくに記載はないが、うつ状態が観察されたらしく、この日に病名「躁うつ病」が追記されている。**

　前記のように彼は86年5月8日から国立病院医療センター外科に入院したが、彼が病室において不眠で、深夜でもほとんど寝ないでうろうろして、他の患者に迷惑をかけるので、外科からの依頼で、同センターの精神科において診察を受けることになった。同科のＩ医師の警察調書や同科の診療録によると、**初診は同年5月10日で、彼は多弁、不眠であり躁うつ病(軽躁状態)と診断された。**彼は同年6月11日に同センターを退院した。彼はその後も定期的に同センター精神科でＩ医師の診察を受けているが、6月27(？)日の診療録には落ち着いているという記載がある。その後、診療録では特記すべき事実として、朝寝覚めが早いぐら

いである。なお、彼はⅠ医師に躁状態はこれが初めてであると述べている。躁状態のときの行動について妻文江はこう述べている。彼は同年3月ごろに、朝早く起き出して、玄関などを掃除するので、近所の人から「朝早いですね」と言われた。また、そのころからやたらと物を買ってくる。たとえば、洗剤、ステレオ、ビデオ付きテレビなどを買ってくる。それまで無口だったのに多弁になり、「てめえ」などという乱暴な口を利くようになったという。以上から、**多弁、多動、不眠、濫買、抑制欠如の躁状態は86年3月ごろから同年7月ごろまで約4ヵ月継続**したと考えられる。

ところが、国立病院医療センター精神科の診療録によると、**87年9月21日の診察で、彼は9月12～16日の間、全く眠らず、うろうろし、「おばあちゃんが立っている」などとおかしなことを言う。気分が落ち込んでいる**、という記載がある。Ⅰ医師は9月21日にうつ状態を認識し、彼の陳述によってうつ状態が同年4月ごろから続いていることを知ったようである。Ⅰ医師は診療録に「**軽うつ的subdepressiv**」と記載している。妻文江の陳述でも、彼はそれまでゲートボールの会に出席していたが、同年3月ごろからそれに出席しなくなり、同年5月ごろからうつ状態が見られたという。それゆえ、**87年4～5月ごろからうつ病相が出現し、本件犯行当時も、うつ状態にあったことが分かる**（後記参照）。

なお、86年9月に国立病院医療センターで頭部CT検査を受けている。その検査によると、右脳の基底核に低濃度の部位があって古い脳梗塞の痕と思われる所見があり、側脳室、第三脳室は中等度に拡大するなどの所見もあり、脳動脈硬化症、脳梗塞後遺症、脳萎縮の所見があることが分かった。

88年2～3月の鑑定時の所見は次のとおりである。身体的には、身長159.1cm、体重59.5kgで、混合型の体型である。**右頸部に横に走る長さ9.2cmの切傷痕があるが、これは本件犯行直後に自殺の目的のため文化包丁で自ら切った傷の痕である。**前記のように、45年8月に迫撃砲で受けた傷として、右眼の下に縦3.5cmの傷痕、右上腕から右前腕にかけての長さ12.1cmの手術痕と、その付近に散在する皮膚の白い斑点、右大腿部上部外側の3～4ヵ所の皮膚の白い斑点がある。

内科的・神経学的には眼瞼、舌先に振戦があり、上肢の腱反射、右膝蓋腱反射がやや亢進している。血圧は157/94mmHgで**軽度の高血圧**があるが、東京拘置所で降圧剤が投与されている。国立病院医療センターの検査で腎機能障害が認められたので、鑑定時にも臨床検査を行ったところ、尿には蛋白が（++）であり、BUNは25.9mg/dl（正常値6～20mg/dl）、クレアチニン1.9mg/dl（正常値0.6～1.3mg/dl）であり、**腎機能障害がある**。

彼は83年10月に定年退職したが、そのころから腰、脚に痛みがあり、現在、**両側の膝関節の上下、足蹠、母趾と第2趾の間、左腰部などに痛みがあり、O脚で、歩行もやや不確実である。**これらは骨、関節などの老化による変形性障害によるものであろう。脳波では8〜9ヘルツの徐いα波が目立つ点で軽度の異常が認められるが、これは脳の器質性・老人性の変化に対応する所見であろう。なお、前記のように、87年9月に国立病院医療センターでの頭部CT検査で、古い脳梗塞の所見や脳萎縮の所見があり、脳動脈硬化症の存在が認められる。

精神的には、私は東京拘置所で彼に6回面接したが、最初のころは少し元気がないような印象があったが、後は全く普通で、表情、態度、言語は自然で、とくに気分に異常があるように見えなかった。彼の陳述によると、本件犯行当時（87年10月12日）はうつ状態であったが、東京拘置所に移監された後の同年11月下旬には自分でもうつ状態から回復したように思われるという。東京拘置所では降圧剤、抗うつ剤のトフラニール（一般名イミプラミン）、睡眠剤を投与されている。

問診の問答の一部を挙げると次のとおりである。

（今日は何日か）……2月25日。（正）
（2月は何日か）……今年は29日。閏年。今年はオリンピックがある。（正）
（普通の年は）……28日。（正）
（閏年は何年に1回か）……4年に1回。（正）
（天皇誕生日は）……4月29日。（正）
（昔は何と言ったか）……天長節。（正）
（こどもの日はいつか）……5月5日。（正）
（七夕は）……7月7日。（正）
（彼岸は）……春は3月、秋は9月。（正）
（そのころはどんな特徴があるか）……春が来た。暑さ寒さも彼岸まで。
（昼と夜は）……昼と夜は同じ。（正）
（明治は何年まで）……45年。（正）
（大正は）……15年。（正）
（徳川の第一代は）……家康。（正）
（2代目は）……分からない。
（3代目は）……家光。（正）
（徳川は何代続いたか）……15代ですか。（正）
（日清戦争はいつか）……明治28年。（半正）
（日露戦争は）……明治。日清が先か日露が先か分からない。

（今の首相は）……竹下。（正）
　（その前は）……中曽根。（正）
　（その前は）……分からない。
　（田中角榮は何をしたか）……5億円の収賄。ロッキード事件。（正）
　（水が凍る温度は）……マイナス5度。（誤）
　（水が沸騰する温度）……一応100度と言っているが、80度ぐらいからある程度沸騰する。（正）
　（人間の体温は）……35度かな。36度か。（正）
　（牛と馬の差）……角と、労役、使い方。（正）
　（池と川の差）……流れのあるなし。（正）
　以上から、**記憶、知識、判断力などに粗大な異常はない**。その他、幻覚、妄想はない。
　問診からは知能が正常の範囲にあると思われるが、施行した心理テストの結果に不良なものがあった。すなわち、ブルドン抹消法、クレペリン連続加算テストのような精神作業能力を見るテストではその成果は著明に不良であった。また、主として動作性知能を見る脳研式標準知能検査の結果は38点という知的障害に近いものであった。作為的に不良な結果を招いた可能性もあるが、**知的能力の低下が実際に存在する可能性が否定できない**。頭部CT検査の所見は後者を示唆している。
　彼の性格であるが、従来、転職がやや多いが、職業上の適応性はあり、父母、妻子と比較的円満な家庭生活を営んできたので、異常性格を思わせるものはない。ところで、彼の警察調書では、自らの性格について、内向的で、人付き合いを好まず、くよくよし、妻からも猜疑心が強いと言われると供述している。妻によると、彼は無口、温和、真面目、馬鹿堅く、几帳面であるという。几帳面、真面目、控え目、内気な性格傾向をもっていることが分かる。
　要するに、彼はおそらく45歳ごろから発病した躁うつ病に罹患し、うつ病相を何回か繰り返し、その持続期間は1～2ヵ月であったが、86年3～7月（62歳）に新たに躁病相が出現し、さらに87年4～5月ごろから本件犯行時を経て同年11月ごろまで続くうつ病相が出現した。鑑定時には躁うつ病の間歇期に相当し、精神的に安定した状態にあった。問診では記憶、知識、判断力等に目立った異常が見られなかったが、心理テストにおいて知的能力の低下を示唆する所見があり、長年の脳動脈硬化症、脳梗塞後遺症による軽度の認知障害が存在していると思われる。

■本件犯行当時の精神状態

前記の犯罪事実のように、本件犯行は87年10月12日に行われた、両親を道連れに殺害し、自殺を企図したものである。前記のように、彼は躁うつ病に罹患し、同年4～5月ごろからうつ状態になって、本件犯行当時もその状態にあったと考えられる。その精神状態の経過は前にかなり詳しく記述したが、ここでは彼自身の陳述を挙げれば、次のとおりである。

彼によると、**87年5月ごろ、戦友会の集まりから帰って来た後、何となく気分がさっぱりせず、憂うつな気分になった。気にすることはないのに、気になる。**同年9月ごろ自宅の前で水道工事が行われることになった。81年ごろ自宅に風呂場を造り、そのため自宅が道路側に少し張り出したが、その登記をしなかった。**それまで風呂場の張り出しなど気にしなかったのに、風呂場が隣の家との境界線を越えたと心配したり、超過した建物の固定資産税を支払っていないことを心配するようになった。また、年老いた両親の世話が大変であると感じるようになった**（この詳細は後記）。その他、**不眠、食欲不振、便秘、体重減少があった。**さらに日内変動があり、気分は朝方悪く、それから少し良くなり、夕方に疲れが出る。風呂場の張り出しと関連して、通行人が風呂場が出ていると言っているように思ったことがある。「**億劫であった。人ががしゃがしゃやっているのに、なぜ俺ができないのかと思う。何となく気力がなく、なんでも悲観的に考えた。結びつけるところが全部悪くなる**」と言う。

当時、彼は国立病院医療センターに通院してＩ医師の診察を受け、同年9月21日の診療録にうつ状態の記載のあることは前記のとおりである。

妻文江の陳述も前に触れたが、同女の陳述を補足すると、彼の状態がとくに目立つようになったのは同年8月末ごろからで、彼は国立病院医療センターの薬が効かないと言って、前にかかったことのあるＴ医院を同年9月12日に訪れたという（前記のＴ医院の診療録の記載参照）。文江にとって精神異常がもっとも目立ったのは同年9月11～14日の間である。同女の警察・検察調書にあるように、このころ、夜間まったく眠らず、夜中に起き出して、寝室の隣の3畳間に洋服掛けがあるが、そこに彼の両親が立っていると言ったり、ベッドの上に虫がいると言ったり、また、1回だけ寝室の床の上に放尿したことがあるという。このような夜間の錯覚・幻覚症状はうつ病そのものの症状ではなく、せん妄状態の症状であり、彼の脳動脈硬化症に起因する症状ではないかと考えられる。

次に、本件犯行の被害者である父義次郎、母しめの状態である。前にも触れたが、義次郎は当時89歳の高齢で、脳梗塞後遺症として右半身麻痺、言語障害があ

り、排便の後始末も不自由であり、食事の際に食物をこぼしたりする。しかし、歩行は可能で、外出もできる。しめは87歳の高齢で、慢性リウマチがあり、運動機能に著しい障害はあるが、歩行は可能である。しかし、アルツハイマー型認知症があり、著しい健忘、人物誤認（身近な人でも誤認する）があり、引き出しの中の衣類を絶えず整理している。それでも家の中では見当識を失わず、あまり外出しない。義次郎としめは2階の4畳半で起居を共にし、食事をするときは階下に降りてきて、彼ら夫婦と一緒に食べる。入浴の際は、彼ら夫婦が両親の世話をし、彼は義次郎の、妻はしめの面倒を見た。

妻は60歳であったが、身体が頑健であるため両親の世話を苦にしていなかった。しかし、彼は変形性障害により腰、膝、足などに痛みを感じていたため、父を入浴させるとき、脚がしびれるので、今後いつまで入浴の世話を続けられるか不安であった。また、彼は「父が外に運動に行く姿を見ると、大分弱ってきたなと思った。父が弱ると、自分が面倒を見てやらねばならない。自分も体力が弱ってきている。父の面倒を見るのに耐えられるだろうか」という気持ちがずっと前からあったという。

さて、いよいよ本件犯行の経緯である。私は彼から何回か自由に、あるいは警察・検察調書にもとづいて聴取した。私が88年2月12日に最初に聴取したときの問答の一部を挙げるが、**本件犯行は計画的ではなく、発作的に、つまり急に意図して実行したようである**。

（どういうわけで両親を殺そうと思ったか）……急にそうなった。前の晩までは何となくちゃんと寝た。朝起きて急になった。何でなったか、つながりがない。

（朝起きたとき急にやろうと思った。そうですね。そのときどう思った）……結局、お袋も親父も、言語障害と痴呆で駄目である。この両親がいると、われわれは大変だと思う。普段考えたら、そういうことは計算的に言ってだめである。（注：冷静に考えると、父母殺害など考えられないという意味であろう）。

（冷静に考えると）……あんなことすべきでないと思う。

（急に思い立ったのか）……何か判断つかないけれど、計画的でなかったんだ。

（1週間前からやる気になったと警察などで言っているが）……警察ではそう言われた。

（1週間前から思ったことはないのか）……そういうことはまずない。

（警察で誘導されたのか）……誘導されたわけではないが、まあそういうこと

です。計画性があるのでないかと言われ、面倒くさいからそう言った。
(前の晩まで犯行のことは考えなかったか)……そうですね。朝起きて。
(その晩は眠れなかったか)……うつらうつらしていて、考えがまとまらない。途中まで行って尻切れとんぼになる。
(お爺さんお婆さんの世話が大変だったか)……それはあった。それが頭から離れなかった。

犯行が非計画的であるという陳述はその後も一貫していた。その他、警察・検察調書の供述と若干異なるところはあるが、大部分において一致した陳述であった。

次に、最後にすなわち88年2月23日に聴取したときの問答を挙げるが、若干、誘導的質問のあることをご容赦いただきたい。

(〈11月11日の夜〉9時ごろ寝た)……そうですね。
(そのとき睡眠剤2錠飲んだ)……はい。
(奥さんが寝たのは)……知らない。
(あまり眠れなかったか)……夜中に眼が覚めた。
(うとうとしていた)……ええ。
(2時ごろ便所に行ったか)……行かなかったと思う。
(眠りながら心中のことを考えたか)……そのときは考えなかったでしょうね。
(それで)……後、朝起きた。家内が便所に行くとき眼が覚めた。(注:別のときの問診で、彼はそのとき目覚まし時計を見たら6時55分を指していたという)。妻が起きたので、自分も眼を覚まし、自分も便所に行くが、妻に先に行けと言った。
(それで)……そのとき親父を殺るのが今がチャンスと思った。それで殺ったと思う。
(前から殺ろうと思っていなかった)……そういう考えはなかった。
(すぐ包丁を取りに行った)……ええ。
(文化包丁があった)……一番手前にあった。
(それから2階に上がった)……ええ。
(おばあさんの頭のところを通っておじいさんのところに行った)……ええ。
(おじいさんは布団の上に座っていた)……6時ちょっと前に起きて、雨戸を開け出した。うるさいなと思ったことがある。
(左手をおじいさんの額のところに当てた)……そうです。
(右手で頸を刺した)……そうですね。(注:父の頸を後方から刺した)。

（そのとき死んでくれと言った）……言いました。
（おじいさんは）……待ってくれと言った。
（おじいさんは包丁を手で掴んだ。包丁を引っ張って刺した）……そうですね。
（もう1回、合計2回刺した）……はい。
（2度目のとき骨に当たった）……喉に当たったのでないか。
（出血した。死んだと思った）……はい。
（それからおばあさんのところに行った）……そうです。両方とも声を出さない。
（おばあさんは寝ていて起こした）……ええ。それでもまだ分からないよう。
（同じように頸を刺した）……ええ。やり方は全部同じ。
（おばあさんのときは1回）……1回でいきました。
（今度は自分が死のうと思っておばあさんの頭のほうに座って、両手で包丁を持って頸を突いた。2回やった）……ええ。
（気を失った）……自分ではいったと思った。
（奥さんが上がってきてまた降りていったのを知っているか）……ええ。覚えている。
（奥さんが何か言ったのを覚えていないか）……ええ。
（それから気がついたら、病院、帝京大病院にいた）……そうです。
（えらいことをしたと思うか）……そういうことは最初やるときそれが出てくれば思いとどまる。やってしまってからは気がつかなかった。自殺するときは覚悟しているので、大変なことをするという前提があった。
（悪いことをやったという気はないか）……ない。警察に行ってから大変なことをしたという実感が出てきた。

　以上から、それまで年老いた両親の世話が大変であり、自らの体力の限界を感じていたが、まだ両親を道連れに自殺するまで考えたことはなかったけれども、本件犯行の直前に急に思いついて、躊躇することなく、実行した。当時、躁うつ病性うつ病と軽度の脳動脈硬化症性認知障害があり、そのような病的な精神状態と状況因が相まって犯行が実行された。犯行の経過についての記憶は十分にあり、意識障害はなかったと思われる。なお、妻からも犯行当時の事情を聴取したが、とくに付け加えるべきことはない。

　■鑑定結論
　犯行当時の精神状態から見た責任能力については、犯行は躁うつ病性うつ病という内因性精神病にもとづいて行われ、当時の精神病の程度は決して軽症ではなく、それに軽度ながら認知障害が加わり、従来の責任能力論からしても、責任無

能力を認定しても差し支えないとされた。

東京地裁は89年5月19日に、心神喪失を認定して、無罪を言い渡した。なお、私の鑑定の後に、風祭 元氏が再鑑定され、同氏は私と同様に責任無能力と鑑定した。

判決文には「いかに重い精神障害といえどもその全てが終始異常な行動をとり続けるものでもないことは言うまでもない上、被告人の本件における動機、その各行為等に所論（注：検察官の主張を指す）のような了解可能性などのないことは既述のとおりであって、……」と述べられている。

6．うつ病の犯罪例（6）——強姦致傷——

これから紹介するのは、これまでの4例のように心中を伴う殺人ではなく、強姦致傷という性犯罪であり、まったく趣きを異にする。この事例はすでに拙著「犯罪精神医学からみた躁うつ病」（宮本忠雄編：躁うつ病の精神病理2，281頁，弘文堂，1977）の308頁以下に簡単に報告された。

■犯罪事実

私は1962年11月に静岡地裁浜松支部より強姦致傷被告人Y．N．の精神鑑定を命じられた。彼（被告人Y．N．を指す。以下同じ）は本件犯行当時24歳である。以下の登場人物は特定の場合を除き仮名とする。起訴状によると、犯罪事実はおよそ次のとおりである。

彼は62年8月31日午後7時10分ごろ、浜松市において、たまたま通りかかった村木美代子（当時17歳）を見つけるや、劣情を起こし、「今お帰りかね」と言葉をかけてからかい、同女が驚いて逃げ出すと、ただちに同女を追いかけて、いきなり同女の首を絞めつけ、助けを求める同女の口を手で塞ぎ、続いて同女の頸部を両手で絞めつける等の暴行を加え、その反抗を全く抑圧し、失神して道路脇の稲田に転落した同女のパンティを引っ張り、手で陰部を弄ぶ等した上、強いて姦淫しようとしたけれども、行為の結果射精してしまったため、姦淫の目的を遂げなかった。しかし、暴行により同女に対し全治約1ヵ月を要する両側大腿部、頸部の皮下出血、両側眼球結膜下出血等の傷害を負わせた。

■家族歴

彼は38年3月に浜松市に生まれた。父は57歳で脳溢血のために死亡した。農業を営み、明朗、真面目、世話好きであり、酒は少量嗜み、酒癖はなかった。母は鑑定時現在（以下、現在と略す）65歳で健在。浜松市内の現住所で次男宏と一

緒に文房具店を経営している。明朗、社交的な性格である。彼の同胞は7人（男4人、女3人）で、彼は末っ子で四男である。長男は夭折した。家系には母方曾祖母が老年性精神病であったのと、母の従兄にてんかん性知的障害者がいたほかには特記すべき精神異常者、犯罪者等はいない。

■本人歴

彼は、出産に異常はなく、発育も普通であったが、幼時から胃腸が弱く、それが5～6歳ごろとくにひどく、下痢などが続いたことがある。臆病で、庭にある便所に独りで行けないようなところがあった。

44年4月に地元の小学校に入学し、間もなく愛知県に疎開し、同所の学校に転校し、45年9月に疎開から戻って、元の学校に復帰し、同校を卒業した。同校よりの回答によると、2年と3年の成績しか分からないが、各学課の成績は良上ないし優であり、2年のときは佳良賞が授与された。したがって、**学業成績は優秀である**。性行概評では、2年のときは、学業優秀であるが、授業中の活動が少ないためにあまり目立たない、学習に熱心であるが積極的でないと、3年では、温順、学業に熱心、友達との争い事は殆んどないとされている。

小学校6年の卒業前に父が死亡し、そのため一家の家計が不如意になり、彼は将来上級学校に行くつもりであったが、それも断念しなければならなくなり、結局、中学卒業にとどまった。

彼は50年4月に地元の中学に入学し、53年3月に同校を卒業した。同校よりの回答によると、3年のときのものと思われるが、学業成績は、英語、職業が4であるほかは、すべて5であり、佳良賞が授与されている。したがって、**学業成績は優秀である**。性行面では、孤独で無口、独立性がやや弱いとされているが、判断力に誤りがなく、感情は平静で、人に親切、自分の利害にかかわらずよく協力し、責任感は強く、正直であるなどと評価されている。

中学卒業後、次兄宏の勧めで、浜松市内のF理髪店に見習いとして住み込んだ。同店で真面目に働いていたが、1～2年するうちにだんだん仕事に嫌悪を感じるようになった。疲労、不眠を訴え、全然仕事ができなくなり、**55年12月（17歳）ごろから精神的な異常が目立ち、56年1月に市内のH病院（精神科）に通院するようになった**。

H病院よりの回答によると次のとおりである。「56年1月9日初診。家族の口述によると、55年12月初めごろより無口、考え込むようになり、真面目に通っていた理容所にも行かず、家でブラブラしており、だんだん不規則な生活となり、ときおり家人に無断で外出し、夜も早くより就床するも、朝も遅くまで寝ている

ようになった由。入浴も嫌い、更衣もせずということ。診察に際しても、近所の人が注目している、噂されているような気がすると訴えていたが、幻覚は認められない。感情も鈍麻し、表情も硬く、**統合失調症の初期ではないかと考え、電撃療法を5回施行**したところ、表情も活発になり、関係念慮も否定するようになり、同年2月14日で外来通院を中止した。ところが、**57年8月14日に再度来院**。このときは不眠と仕事をする意欲がないことを訴え、やはり第1回来院時と同様に、近所の人が監視している、噂をしているようだと訴えており、再度電撃療法を3回施行したが、その後来院しないため、経過の詳細は不明である」と。

　彼の陳述によると、F理髪店に勤めて最初の1年ぐらいは真面目に働いた。2年目になって、別にどうということもないが、仕事がとても辛かった。できれば転業したいと思った。生きていくこと、働く目的などについて主人と議論したこともあった。**死ぬつもりで夜中に歩き回った。1晩中歩いても疲れなかった。時日ははっきりしないが、夜、放浪していて、松の木で首を吊ったことがある。しかし、苦しくなって紐をほどいてしまった。**どういう動機で自殺を企図したかよく分からないという。しかし、当時、厭世的な気持ちで自殺企図したと考えられる。その後、H病院の回答にあるような関係念慮などについては、よく覚えていないという。H病院、その後A病院（後記参照）で受けた電撃療法のために記憶がかなり広汎に失われたものと思われる。

　母の陳述では、彼はその後、非常に元気になってF理髪店に通勤していたという。しかし、彼自身には仕事があまり面白くなく、客の相手が下手であり、将来の見通しもないので、仕事に精を出す気にならなかったという。そして57年8月に前記のようにH病院に再び通院するようになり、結局、F理髪店を辞め、家でブラブラするようになった。その後1ヵ月ほど市内のW理髪店に勤めたことがあった。そこは待遇、食事など一層悪く、嫌になって辞めた。

　58年2月に再び精神異常のため市内のA病院（精神科）に通院するようになった。同院からの回答によると、同年2月10日初診。**統合失調症の診断**で、外来通院しながら5月9日まで、ほぼ1週間2回の程度で、電撃療法を計23回施行。軽快、不全寛解の状態で自宅療養になったという。この回答には症状についての記載は全くない。その当時のことについての彼の記憶はほとんど全くないが、頻繁に施行された電撃療法のせいであろう。

　58年9月ごろから市内のS工業所に勤めた。彼の陳述では、給料は女子なみで、低かった。仕事は板金の皺伸ばしで、ハンマーでたたくので喧しく、技術が難しくてなかなか覚えられず、能率も上がらなかった。それで、頭がガンガンし、夜

もよく眠れなかった。それから、社長や同僚が自分の悪口を言っている、たとえば、彼がH理髪店にいたとき千円使いこんだとか、精神病院にかかっていると言っている、そして、初めから自分を気違い扱いにしたという。**自ら精神異常を感じ、市内の精神衛生相談所を通じて、市内のS病院（精神科）に入院することになった。**

　S病院には60年6月5日から同年7月30日まで入院している。同院の病床日誌によると、入院時の状態は「最近、会社で神経衰弱と言われる。腹が悪く、疲れる。だるい。関節が痛い。気分がすぐれない。憂うつだ。何事にも自信がない。友人とうまく話せない。友人は皮肉ったり、からかったり、精神異常者だと言う。上役はじめみんなよく思っていない。未来は真っ暗、過去もとくに楽しかったことはない。前には死にたいと思ったが、空気銃があるから生きていられる。（注：彼は鉄砲類に異常な関心がある）」といったものである。**気分が抑うつ的で、自信がなく、悲観的であり、身体的にも異常を訴え、心気的であり、同時に周囲の者から悪口を言われるという被害・関係念慮がある。感情も抑うつ的で、前屈の姿勢、談話は低声である。このような状態から入院当初はうつ病と診断された。**

　その後、**彼が2～3年前に中学生を強姦したと告白したが、その真偽が不明であり、空想の産物、あるいは妄想ではないかという疑いを医師に起こさせ、態度が感情減退、内閉性を示しているということで、統合失調症が疑われるに至った。**そして、この強姦事件について更に詳細に問診され、それが妄想らしいという医師の考えが強化された。この点を確かめるために麻酔分析が施行されたが、その際、抑制が除去されたためか、彼は計画的に20回も強姦したと述べたので、空想性作話があるのでないかと考えられ、**統合失調症よりも空想性精神病質（性格異常）と考えるほうがより合理的であると考えられた。**なお、同院では治療として、電撃療法が12回と抗精神病薬のコントミン（一般名クロールプロマジン）の注射が行われている。

　この病床日誌の記載および診断の変化を検討すると、最初にうつ病という診断が下されているのは、その症状から見て一応妥当である。その後、統合失調症が疑われているが、それが彼の強姦事件の告白が唐突に見え、それが妄想にもとづくと考えられたためである。ところで、**私の鑑定時に、彼は同様な事実を述べていること、本件犯行や、後記の過去の何回かのわいせつ行為などから考えて、それが決して妄想ではないと考えられる。そうとすると、統合失調症と診断する重要な根拠が失われることになる。また、感情減退、内閉的態度も主観的判断であり得る。**

それよりも、S病院入院当初、彼が述べている、周囲の者が自分を悪く言っているということを、被害・関係妄想ではないかと疑って、それを根拠にして統合失調症を疑う方が自然である。前にH病院、A病院において統合失調症が疑われているのは、おそらくこのような〝被害・関係妄想〟を根拠にしているのであろう。

　S病院を退院した後、再び元のS工業所に勤めた。彼によると、忘れっぽく、今までやっていた仕事がうまくできないので、同じ会社で自動三輪車の助手、次いで運転の仕事をするようになり、それからは仕事を面白くやっていた。このようにして61年も暮れになり、社長に頼んで来年から給料を人並みにしてもらうこととして、非常に張りきっていた。ところが、62年1月5日に三方原に鉄砲撃ちに行き、誤って古井戸に落ち、右足首を骨折した。2月から出勤したが、休んでいる間に自分の仕事が暇になり、他の者の手伝いをしなければならなくなり、それで面白くなくなって、同社を辞め、4月ごろから市内のC自動車興業に勤め、ハイヤーの運転手をしていた。7月ごろから会社を休むことが多くなり、8月26日に退社した。そして8月31日に本件犯行に及んだ。C自動車興業に勤めてからのことは後記する。

　身体的既往歴では、前記のように幼時から胃腸が弱く、6歳ごろとくに悪かった。長じても同様で、54年から60年にかけてしばしば医者にかかり、十二指腸潰瘍、胃炎、腸炎などと診断された。また、前記のように、62年1月に左足首を骨折した。飲酒はビール1本程度で、62年にC自動車興業に勤めてからは毎日のように飲酒していた。趣味として、鉄砲類に異常に興味があり、狩猟するのが楽しいのでなく、ただそれを鑑賞するのが楽しく、自ら鉄砲を作ったこともあるという。性生活については後記する。

　62年10～11月の**鑑定時の所見**は次のとおりである。身体的には、身長161.9cm、体重52.0kgで、細長型の体型である。内科的・神経学的に異常はない。脳波も正常である。

　精神的には、服装は整い、態度は普通で、表情はやや動きが乏しいが、とくに不自然なところはなく、応答はやや寡言であるが、質問に相応し、思路が弛緩していない。したがって、面接した印象では、温和でやや小心な性格を思わせる以外に特別な異常は感じられない。意識は清明で、気分にも異常はない。問診で審査したところ、見当識、記憶、記銘力、知識、判断に異常なく、知能は正常である。数種の心理テストを施行したが、精神作業能力は正常であり、新制田中B式知能検査ではIQは106であり、知能が正常であることが確かめられた。幻覚、

妄想などの病的体験はなく、過去に精神病的状態を経過しているようであるが、現在、精神病的欠陥は見られない。**要するに、現在、とくに精神的に異常があるとは考えられない。**

■本件犯行当時の精神状態

　鑑定書には犯行に至る経緯が非常に微細にわたって記載されているので、簡略化して記述したい。

　彼は62年4月にC自動車興業に勤め、ハイヤーの運転手として稼働していた。同社の職員Sによると、彼は同年7月中旬までは真面目に出勤していたが、そのころから連続的に休むようになり、8月には4〜5日しか出勤せず、8月26日に正式に退社した。勤務成績は中の下、軽微な事故を4回やり、無口で物静かな変人で、交際が下手で、同僚間で相手にされなかった。しかし、運転手として使えないことはなく、精神病の患者という印象はなかったという。

　彼によると、C自動車興業では最初張りきってやっていたが、仕事が忙しくて真面目にやっていると体が辛いし、事故も4〜5回やったし、同僚に粗暴な者が多く、同僚から殴られたり、脅かされたりした。また、6月ごろから暑さと、ビールを毎日飲んでいたためか、眠れなくなり、そういうことで7月ごろから休むようになった。また、眠れないばかりでなく、食欲もなく、十分に食事がとれない。そして、いらいらしてくると、やたらに口が渇き、何度も水を飲む。水を飲むと胃腸の調子が悪い。そうなると、何か自分の言っていることが分からなくなる。そうした状態でブラブラしており、職業安定所に通って職を捜したり、母と兄が自分を分家させるというので、新しく家を建てる敷地を準備する仕事を手伝ったりしていた。しかし、根気はなく、仕事も十分できなかったという。

　母によると、C自動車興業を辞める前、7月初めごろから、以前の精神異常のときと同様な状態になって、食事が進まなくなり、ときには水物しか食べず、物を言わなくなり、仕事に根気がなくなり、ちょっとするとすぐ止めてしまい、家を出てふらふら歩き回るような状態であった。そのため精神科病院に入院させねばならないと考えていたという。

　さて、犯行当日の8月31日の行動を、彼の陳述によって辿ってみたい。

　その日の昼前、どこに行く当てもなく、水泳パンツを履いて、水泳のできる用意をして、家を出て、バスを乗り継いで笠井本町で降りた。天竜川のほうに歩いたが、なかなか行き着かず、諦めて帰宅しようと思ったが、バスがなかなか来ない。それで歩いて第1のお宮に行った。その前に笠井本町でジュースを買って飲み、天竜川へ行く途中で蜜豆を1瓶買った。第1のお宮で蜜豆を食べた。境内に

猥本が落ちていたので、それを見て、**手淫した**。それから歩いて、途中で酒屋があり、そこでビール小瓶を買って飲んだ。第2のお宮に行き、拝殿の中に入り、横になって**手淫した**。そのとき蜜豆の瓶を用いて手淫したが、瓶から陰茎が抜けなくなり、瓶をお宮の手洗石の角で割った。それから歩いてバス停でバスを待ったり、菓子屋で氷水1杯飲んだり、温室の日陰で休んだりして、午後5時ごろ第3のお宮に行った。その裏の竹藪で大便をし、昼寝した。眼が覚めて**手淫した**。そのころは日没寸前であった。

日が暮れてからそこを出て、**2人の女の後をつけた**。1人は自転車を引いていた。第2のお宮の近くまで追ったが、姿を見失った。アイスクリームを買って第3のお宮に引き返した。拝殿の前の2本の松の木のところで**手淫し、射精した**。これまで何回も手淫したが、射精したのはこのときだけである。なお、第二のお宮から出て歩いているとき**自転車に乗って来た女性のスカートをめくったことがある**（注：石野利子の陳述では午後4時20分ごろそういうことがあったという）。

第3のお宮から出て家に帰ろうと思ったとき、前から来る女（本件犯行の被害者の村木美代子）がいた。自分の前で女がちょっと立ち止まった。自分は「今お帰りかね」と話しかけた。女は駆け出した。自分は反射的に追いかけた。50mぐらい走ったと思った。先は行き止まりのように思った。オートバイの音がし、後ろで止まったような気がした。**自分は殺されるような、死ぬような、変な気持ちだった。井戸に落ちるような気であった**。道の真ん中で女の肩を押さえた。腹ばいに女を倒した。自分も腹ばいになって、顔と顔を合わしたような格好になった。女は倒れる前に悲鳴を上げた。悲鳴を止めるために右手で肩を押さえ、左手で口を押さえた。オートバイが後ろにいるし、前から自転車が来る様子であり、道は行き止まりで逃げられないと思い、女を突き落とし、自分も一緒に田圃に落ちた。女は腹ばいのままであった。自分は女の背中にのしかかるようにして、**右足でズロースをずらした**。手淫や、射精をした覚えはない。**女の陰部をさわったが**、性交する気はなかった。そのうちに人通りがあり、裸足になっていたが、草履を見つけて、帰宅したという。

被害者村木美代子の供述では、彼に後ろから首を絞められ、助けてと叫んだので、片方の手で口を塞がれ、さらに10mぐらい来て、声も出なくなり、気も遠くなって、その場に倒れてしまい、その後の記憶はなく、**気がついたときは仰向けになって田圃のなかに寝ていた**。パンティは足首のところまで下がっていたという。**S医師の鑑定では、被害者の衣服、膣内には精液が証明されなかった**。

警察における彼の供述では、被害者に対する性欲が亢進し、ズボンから陰茎を

出して性交に移ろうとする寸前に射精したとなっているが、鑑定人に対する陳述では、射精していないという。また、被害者の陳述では、意識をとりもどしたとき仰臥位であったというが、彼の鑑定人への陳述では被害者は腹臥位であったという。このような差異はどう解釈してよいか分からない。

　本件犯行は強姦致傷という性犯罪であるので、彼のそれまでの性生活について触れよう。彼によると、性に興味を持ち始めたのは中学3年（14歳）ごろである。そのころは教室で女の子を何となく眺める程度であった。そのころから手淫を始めた。中学を卒業してF理髪店に勤めたが、そこは赤線地区に近く、自衛隊員などが赤線に来るのを見たり、性の話をいろいろ聞いた。しかし、まだ遊びに行くことはなかった。A病院にかかる前ごろ（19歳）、夏、引佐郡の路上で中学生に出会い、女を横のほうに連れ込み、寝かせて、ズロースを脱がし、陰茎を陰部に押しつけて手淫した。そのときはまだ性交を知らなかった。しかし、自分ではとうとうやったなという気がしたが、悪いことをしたとは思わなかった。61年（23歳）、S工業所に勤めていたが、初めて赤線の女を買った。相手の女は非常に技巧を使い、面白かった。その後、何回か遊びに行ったことがある。しかし、素人の女には恥ずかしくて近づくことができず、恋愛らしいものを経験したことはない。61年8月、観山寺（浜名湖畔の観光地）に泳ぎに行った帰り、中学生の女の子に出会い、話しかけ、その尻を触った。女の子は妙に落ち着いており、教会に行って来た帰りらしく、いろいろと説教された。本件犯行の前日（8月30日）、井伊谷川に泳ぎに行ったとき、泳いでいる中学生の女の子に抱きついたが、ほかにも何人も泳いでいたのだから、自分でもどうかしていたと思うという。

　これからすると、彼の性に対する関心は強く、従来もたまたま出会った中学生などにわいせつな行為を繰り返しているが、性的には未熟なところもある。しかし、赤線で成人女性との性交経験もあり、とくに性欲異常があるとはいえない。

■診断と鑑定

　さて、本件犯行をどう理解するかである。**まず診断である**。彼は17歳ごろから、周期的に精神異常状態を示し、H病院、A病院、S病院に通院、入院によって治療を受けた。病名は最初の二つの病院では統合失調症とされ、最後のS病院では入院当初うつ病と診断されたが、後に統合失調症に変更され、さらに空想性精神病質が疑われている。私は鑑定時、彼に面接して、統合失調症を思わせる所見を見出せなかった。そして、統合失調症では、病状が寛解した後に何らかの欠陥を残すのが原則であるが、彼の場合にはそのような所見が見出せなかった。それから、うつ病としてやや異例と思われる症状は、被害・関係念慮であるが、これが

まったく了解不能な妄想であるか、抑うつ気分や性格から派生した邪推、曲解のカテゴリーのものであるかという問題がある。私は必ずしも前者のものではないと考えた。こうして、**私は非定型的ではあるが、うつ病であると**診断した。

次に強姦致傷当時の精神状態である。その当時もうつ病の状態にあったことは確かである。ただし、犯行をうつ病から導くことは一応困難である。というのは、うつ病では性欲も食欲と同様に減退するのが一般的である。ところが、犯行当日、数時間にわたって断続的に手淫を繰り返し、最後に射精し、その後、通行中の女性を襲って強姦致傷を犯している。**このような経過をみると、性欲が異常に亢進しているように思われる。うつ病で逆説的に性欲が亢進することは、鑑定当時、私は知らなかったが、私がその後鑑定した強姦殺人の1例で、うつ病にも性欲亢進が見られる場合のあることを知り、文献上もそういう事実が報告されているのを知った。**この強姦殺人の事例は拙著「うつ病による性欲亢進にもとづく強姦殺人の1例」（犯罪誌，53：99，1987）に報告され、この論文は拙著『精神鑑定と供述心理』（金剛出版，1997）118頁以下に「うつ病の性欲亢進による強姦殺人の1例」として再掲されている。

本件犯行に関する責任能力の問題では、犯行がうつ病時に行われていることは確かであるが、責任無能力とすべきか限定責任能力にすべきか決定できず、裁判官の裁量に委ねた。

静岡地裁浜松支部は63年2月22日、心神耗弱を認定して懲役3年執行猶予3年保護観察付を言い渡した。

7．うつ病からの「間接自殺」としての強盗未遂事件

私が都立松沢病院に勤めていたころに鑑定し、私の間接自殺の論文の1例となり、内村祐之，吉益脩夫監修『日本の精神鑑定』（みすず書房，1973）391頁以下に「『間接自殺』としての強盗未遂事件」として報告されているので、本書では簡潔に記載する。

私は1954年7月12日に東京地検T検事より強盗未遂事件被疑者水本　健（以下、彼と称する）の精神状態の鑑定を依嘱された。よって、同月14日より同年8月6日までの間、都立松沢病院に被疑者を鑑定留置して鑑定書を作成した。

■犯罪事実

彼は54年7月4日午後11時ごろ都内新宿区四谷1丁目3番地飲食店T方路上において戸田島吉の運転する営業用自動車に乗車し、同日午後11時15分ごろ千代田

区九段4丁目4番地U方前を進行中、同車内において戸田島吉に対し刃渡り7.5cmのジャックナイフを突き付け、首を絞めて同人の抵抗を抑圧して金員を強取しようとしたが、同人に騒がれてその目的を遂げず、逃走し、よって、自動車乗車賃80円の支払いを免れて財産上不法の利益を得たものである。

■家族歴

彼の遺伝歴では次の点が注目される。次兄正太は明らかに躁うつ病のうつ状態を示す精神異常者である。このことは彼の診断にかなり大きな示唆を与えるものである。そのほかに、父方叔父に1人、半身麻痺になった脳疾患者があり、父方従姉に1人、勝気、孤独、冷情の変わり者があり、母方従姉に1人、精神遅滞者があることが認められる。したがって、**彼の遺伝負因としては躁うつ病的素質が最も濃厚であるが、決して単純なものではない。**

■本人歴

彼は33年3月に長崎県島原市に生まれた。島原市立D小学校、島原中学校（旧制）、島原高校（新制）を順調に終えて、51年4月に東京大学教養学部理科二類に入学した。本件犯行時はその第2学年に在学中であった。

身体的既往歴では、出産は異常なく、発育はとくに異常はなかったがむしろ虚弱のほうであった。小学校2年のときに発熱、意識混濁の状態が10日余り続いたことがあった。病名は不詳で、その後に後遺症状を残さなかった。その後は現在までこれという大病に罹患したことはない。

小学校の学業成績は、学籍簿によれば、非常に優秀である。1年から3年の間続けて学力、操行とも優秀の賞を受けている。中学から高校の成績は、成績証明書では比較的優秀である。しかし、模擬試験、学力検査等の成績は常に全校1〜2位の成績をおさめていた。大学進学適性検査は81点で、長崎県一であった。

51年に東京大学教養学部に入学してからは、52年4月と53年4月に留年し、54年4月に辛うじて進級した。学科では国史のみが優で、英、独語のような外国語や法学、社会学等の7科目が良で、数学、物理、化学等の7科目は可である。したがって、文科系の科目は比較的良く、理科系の科目は不良である。

次に、彼の性格について参考になる事実を、彼の陳述、第三者の意見にもとづいて述べよう。**彼には奇行というべき行為が数多くあったが、その代表的なものを挙げよう。**高校時代に演劇部員をしていたが、演劇コンクールのために長崎市に行ったときに、駅前でやっている「踊る神様」の踊りの仲間に加わって踊ったことがあり、その突飛な行動が他の者を驚かせた。高校のころ、試験答案を白紙で出したり、英語の女教師を質問でやりこめたり、雨の日に縄帯で裸足で登校し

たことがある。51年2月に大学受験で上京した際、大船の兄の下宿に泊まったが、駅前の観音像の頂上に登ったことがある。その試験に合格して上京したとき、郷里で父の市議会議員選挙の応援をしてきた直後であったためか、「市議会議員はなにとぞ水本正治にお願いします」と、小平（現在の小平市）の街を連呼して歩いたことがある。その年の夏休みに郷里に帰って母の額に傷をつけたことがあるが、そのまま飛び出し、雲仙より小浜町に至り、海浜で寝ころんで星を見ているところを不審尋問された。53年夏に千代田区九段で盆踊りがあり、そのとき、彼だけ舞台の上に上がって学生服で芸者衆と踊って、同行した者を驚かせたことがある。その他、歩行中大声で歌を歌ったり、魚屋の真似をしたり、下宿でファッション・ショーの真似をしたり、授業中に奇声を発して他を笑わせたりする。機智に富み、軽妙な洒落や奇抜な動作で他をあっと言わせるのが常である。また宴会などでの騒ぎようは尋常ではない。**このように奇行に富むが、明朗快活で純真、無邪気なために、誰からも変わり者ではあるが憎めない男であると思われていたようである。**このように性格的な異常は顕著であるが、従来、非行や犯罪というべき行為をしていない。

　さらに大学入学後の経過はその精神状態の診断に非常に重要である。彼の陳述によると、次のとおりである。

　東大教養学部に入学して2ヵ月ぐらいは一生懸命に勉強した。しかしだんだんと学校は面白くなくなってきた。理科的学科、とくに生物の実験が嫌いで仕方なかった。植物の顕微鏡実習はともかくとして、動物の蛙の解剖実習が嫌いであった。また数学とか物理も難しかった。生物の実習のリポートを書くのを延ばしている間にずるずると登校することが嫌になり、欠席が多くなった。当時、三鷹寮にいたが、ごろごろと部屋に寝そべったり、映画を観たり、ふらふらと散歩するという状態であった。学校外の勉強もほとんどできなかった。夏休みに帰省したが、やはり憂うつで、無為な生活を続けていた。秋になって上京し、9月末の試験には英語、ドイツ語など4科目しか受けず、寮でごろごろしていた。そのころはもう1年を棒に振るつもりであった。11月ごろから気分は陽気になり、学校に出る気力も出、比較的良く出席した。しかし授業は難しかった。学期末の試験は2〜3科目しか受けなかった。52年4月に留年が決定した。

　2年目は気分は悪くなかったが、学校の勉強は前の年に多少やっているから、何とかなると高をくくって他の好きな勉強をやろうと思った。フランス語や文化系の勉強をしていた。そのころ、吉川、伊藤等の悪友と一緒に新宿にときどき行って酒を飲んだりしていた。1学期の試験は全部受けた。試験が済んで10月の秋

休みに帰省した。そのころから再び気分が憂うつになり、人と話をするのが嫌で、11月から学校にも出席しなくなった。学校に出たいという気も起こらない。夜も眠れず、食欲もなくなり、身の回りもかまわず、部屋の整頓もしなくなった。本を読んでもほとんど頭に入らず、また読む気力もなかった。そのような状態がずっと続き、翌53年2月に様子を心配して長兄が上京し、遂に休学することにして一緒に帰省した。郷里で父等の命ずるままに別荘に蜜柑を植える仕事をしたりしていた。ところが、1ヵ月ぐらいで元気になり、気分も朗らかになり、再び上京して勉強したい気持ちが湧いてきた。それで母親にその気持ちを訴えた。そして、結局、両親の了解を得て、同年4月に新しい覚悟で上京した。

　今度も学校の授業はよくさぼったが、比較的調子が良く、1学期の試験は全部受けた。2学期はあまりさぼらずに通学した。学校の勉強のほかに歴史や哲学の本も読んだ。2学期の試験も全部受けた。54年2月末に試験が終わり、春休みになった。下宿屋が飲食店を経営していたので、春休み中の3月1日から20日まで飲食店の手伝いをした。1日400円のアルバイトであった。そのときは非常に明朗で、むしろ気分が昂揚している状態であった。不断の奇行である、ふざけたり、おどけたりする行動も多かった。そして3月24日に帰省し、4月3日の長兄の結婚式の準備をした。結婚式では大いにふざけたり、踊ったり、歌ったりした。4月11日に郷里を出て上京した。そのころからまた憂うつになってきた。しかし、ともかく今度は2年に進級していたという。以後のことは犯行と直接関係するので後に記載する。

　彼の陳述から精神状態に周期的な変化のあることが認められる。抑うつを主とする状態と爽快な状態との変化がある。爽快な状態は平素の状態より多少調子の高い状態である。この調子の高いときは54年3月ごろであった。抑うつ状態のほうはより深刻で長く持続する。すなわち、51年6月より同年10月までの間と、52年11月より53年3月までの間がそれに相当する。その期間はいずれも5ヵ月ほど続いて、かなり長い。なお、彼の陳述では、このような抑うつ状態は大学に入学して後に始まったのではなく、中学3年ごろからときどきあったということである。そのころは期間も短く、程度も軽かった。そして、そのころから、憂うつなときには自殺したいと思うことがあったという。

■現在証

A）身体所見

身体的には軽度の栄養低下の他には特別な異常所見は存在しない。

B）精神所見

診察時の態度は次のとおりである。頭髪は伸びたままで油気はなく、手入れしていない。多少不潔な印象を与える。診察室に気力なく入って来る。椅子に掛けるようにと注意するとやっと掛ける。その動作は緩慢である。やや前屈の姿勢で、いかにも張りのない様子である。表情は陰うつで、空虚な印象である。生気が全然感じられない。問診を始めると、低声で応答し、その声には力がなく、抑揚がほとんどない。また応答の速度も非常に遅く、ときどき中断して、1分以上も無言が続くことがある。表象が浮かばないようである。そのように応答が中断したときに盛んに眉をしかめる。あるいは空虚な目差しを窓外に向ける。いかにも気力のない、空虚な、しかも衒奇的な表情である。**要するに、憂うつというよりは空虚な印象を与える**。病室内の起居振舞いでは、入院当初よりずっと同様な状態である。終日、部屋にごろごろ寝ころんでいたり、ときどき雑誌、小説を読むくらいで、無為というべき状態である。

問診を主として精神状態をさらに精査すれば、見当識は十分保たれ、注意力にも粗大な障害はない。意識は清明である。談話は上述のように、反応が遅くて、円滑ではないが、知的能力にはあまり障害はないようである。自己の生活歴、家族歴、社会的事件などもかなり詳細、正確に述べることが可能で、記憶の障害は存在しない。また最近のことも想起は可能で、記銘力にも異常はない。知識は豊富で、判断力にもときどき鋭さが見られ、計算力も正常である。

各種の心理テストを試みたが、その結果は次のとおりである。脳研式標準知能検査では100点満点で90点であり、知能は優秀である。

問診で彼の主観的な体験を追求すると、以下の問答のとおりである。

（気分はどうですか）……憂うつです。何となく気乗りがしない。考えがまとまらない。考えが浮かんでこない。時間の経つのも分からない。周囲も生き生きと感じない。

（身体の調子はどうか）……調子が悪い。どこが悪いというわけではないが億劫である。このように憂うつなときは身体も痩せ、便秘がちになる。

（朝方調子が悪くて夕方になって良くなることはないか）……そういうことは感じません。

（物事に興味がなくなったか）……このように調子の悪いときは興味がない。

（自殺したいと思うことはないか）……今は死にたいと思わないが前には絶えずあった。このように調子が悪いときにはそういう考えが起こった。

（自信がなくなるのか）……そうです。人に対して引け目を感ずるのです。

（自分で病気と思うか）……自分ではどうしてこんなのだろうと思ったが、病

気とは思わない。
（誰もいないときに声が聞こえたりすることはあるか）……そういうことはありません。
（誰かが蔭で悪口を言っているように思うことがあるか）……言っているような気がする。全くの他人でも自分を変な目で見る、変に笑ったりする。
（それは自分に劣等感を持っているからではないか）……そうです。こういう調子の悪いときにあるのです。そうでないときは殆んどありません。
（誰かに操られているように思うことはないか）……ありません。
（考えが抜き取られることはないか）……抜き取られるとはどういうことですか。
（自分が悪いことをしていなくてもしているように思うか）……そう思います。調子の悪いときはそうです。
（刑務所に行くようになった場合を考えるとどうか）……それはやはり嫌です。
（前には刑務所に行きたいと思っていたではないか）……ええ。気持ちが変わりました。前にはどうしてあのように考えたのか自分でも理解し難いです。
（将来どうするつもりですか）……分かりません。
（学校は惜しいとは思わないか）……思わないことはないが、今のところは自信がない。

　以上の問答で明らかなように、彼は現在、憂うつな気分にあり、思考や意欲が抑制され、生き生きとした感受性を持たない。また、自信がなく、劣等感を持ち、他人に対して引け目を感じる。あるいは人から悪く言われているのではないかと思うような状態にある。このような状態は抑うつ状態に該当するが、同時に無関心、無頓着という情意鈍麻の症状が存在することも考えられる。なお、幻覚、妄想、作為体験のような異常体験は存在しない。

　以上、各種の観点から精査した結果を総合的に考察しよう。彼は現在、病的な状態にあることは確かである。第一に抑うつ的な気分と思考・意欲の抑制が認められる。これらの症状は抑うつ症状群としてまとめられる。しかし、単にそれだけではないようである。空虚、無気力でしかも衒奇的な表情、態度、無為な生活態度などは、むしろ情意鈍麻という症状と解すべきであろう。情意鈍麻は抑うつ症状である抑制の高度の場合と質的に異なるものである。さらにこの現在の状態に基づき遺伝歴、生活歴も参照して診断を決定すべきであるが、それは後に譲る。

■本件犯行当時の精神状態
　まず彼の陳述は次のとおりである。
　54年4月11日に島原を発って上京した。13日から学校が始まった。学校に通っ

ていたが、どうも調子が変わってきた。どういう原因かよく分からない。何かいらしてきた。学校に出席しても前のように面白くない。それまで、理科系の学科は人に劣るが、文科系の学科、とくに語学には自信があった。ところが、英語、ドイツ語が難しい。一生懸命やろうと思っても手につかない。春休みにやろうと思っていた語学、歴史の勉強がまだ残っていたので、そのほうをしようと思った。学校の勉強と同時にできると思ったが、到底できなくなった。その前から頼んであった家庭教師のアルバイトの口が見つかった。4月25日から大田区のある高校生の家に通うことになった。しかし、とにかく憂うつで、がむしゃらにやろうと思ってもできない。学校もだんだん欠席するようになった。5月初めごろからほとんど出席しなくなった。アルバイトのほうは通っていたが、数学が不得意で、教えるのに自信がなかったので、5月20日ごろからそのほうも止めてしまった。それから、金のあるときは映画を観たり、あてもなく歩き回ったり、下宿先でごろごろ寝ていることが多くなった。皇居の周囲を歩き回ることが多かったが、少しも面白くなかった。もうどうでもよいという自棄的な気持ちになってきた。自己に絶望し、生きているのが嫌になった。5月ごろから3〜4回遺書を書いた。「僕みたいな弱い者は生きて行けないから死ぬ」という内容のことを便箋やノートに走り書きした。それも人に見られると困ると思って破ってしまった。**自殺しようという気で徘徊したが実行できない。電車にでも飛び込もうと思ったがどうしても実行できない。**服毒するにも薬のことはあまり知らないし、買うときに薬局で怪しまれると思って、入手しなかった。

　ところで、**自殺しようと思ってもどうしてもできないので、それは諦めた。その代わりに刑務所に行って社会から逃避しようと思った。少なくとも10年から20年くらいは刑務所に行きたいと思った。**そのように思うようになったのは6月初めころからである。刑務所に長期間行くためには窃盗や単純な強盗では目的を達しないから、殺人をやろうと思った。人の頸でも絞めて殺そうと思った。その目的で徘徊したこともあったが、どうしても勇気がなくてできなかった。なお、自殺より刑務所行きに考えが変わったことには、人の死後は虚無であり、虚無は絶対に嫌だという考えが起こったことも関係している。

　自殺しよう、刑務所に行こう、殺人しようという一連の観念の変化はあったが、その変化も決定的なものでなくて、絶えずこれらの観念が錯綜していた。そして徒らに時日が経過していった。頭の中は全く混乱してしまっていた。自殺とか犯罪をすれば周囲にも肉親にも迷惑がかかるはずなのに、そのときはそのようなことをあまり考えなかった。考えないようにするところもあった。人を殺すことが

恐ろしいことだという実感はなかった。最後にジャックナイフで人を殺して刑務所行きの目的を果たそうと意図するに至った。

いよいよ7月4日、午後3時ごろ、映画でも観て、甘い物でも食って、犯行を実行するつもりで下宿屋を出た。出るときは千円余りの所持金があった。まず上野に行き、下谷郵便局の近くの食堂でカツ丼を食った。上野デパートの床屋で散髪した。上野駅の地下で菓子を1皿食った。地下鉄で浅草に行き、映画を観ようと思ったが適当なものがなかった。それから徒歩で上野に来た。午後6時ごろ広小路の金物店でジャックナイフを買った。それを上着のポケットに入れて上野デパートの地下で映画を観た。映画は「アフリカの女王」という題で面白かった。午後8時ごろ映画館を出て付近の須田町食堂でカツライス、アイスクリームを食った。それから国電で代々木駅に行った。駅を出たのは午後9時ごろであった。そこから千駄ヶ谷のほうへ歩いた。その付近の地理に通じているし、物寂しい処があるので人を殺す機会があると思った。通行中の若い女がよいと思った。女は弱いし、そのほうが面白いと思った。(注：一種の性的興味があったと思われる)。また、巡査を殺そうと思った。巡査を殺すと罪が重いと思った。あちこち歩き回ったがどうしても実行する勇気がなかった。

そのとき、自動車強盗をしようと思った。自動車の運転手は客の素振りが怪しいと、それだけで警察に連れて行くと聞いたことがあった。したがって、強盗の真似でもすれば、自分を警察に連れて行くと思った。しかし、その勇気もなく、10台ぐらいも自動車をやりすごした。遂に意を決してあるタクシーに乗った。それが戸田島吉の運転する中型トヨペットであった。半ば無意識に自分の下宿のある神田小川町に行けと命じた。車内は点灯していなかった。運転手席は右側で、自分は後部座席の左側に座った。左側に座ったのはバックミラーから見られるのが恐ろしかったからである。車は市谷を通って九段のほうに進んで行った。どこかはよく分からなかったが、市谷を過ぎたことを意識している。そのあたりに市谷交番のあることも多少意識していた。ポケットからジャックナイフを出して自分の腰バンドの前で動かした。運転手がバックミラーで気づくと思ったが、その様子がない。仕方がないので思い切って左手で運転手の項部を掴んで、右手でジャックナイフを持って咽喉部に突きつけた。運転手は「何だこの野郎」とか「ウァーウァー」と叫んだ。自分はナイフを意識的に落とした。車は停止し、運転手は逃げ出した。そのときは夢中であったが、捕えられるとは思っていた。そして結局前から来たパトロール中の巡査にすぐ逮捕された。逮捕されてから、満足感と同時に仕舞ったという気持ちがあった。逮捕されるということが不満であった

という。

■考察と説明

ここでは診断の問題に焦点を当てたい。

遺伝負因に躁うつ病が確定されたこと、過去に周期性のうつ状態と軽度の躁状態の存在したことと、現在の抑制、抑うつ気分を主とする精神状態から、躁うつ病のうつ状態と診断して差し支えない。しかし、従来の性格の奇矯さは分裂気質を思わせること、犯行に了解不能な感情の鈍さがあること、さらに現在の精神状態に情意鈍麻を思わせる症状があることから、情意鈍麻、了解不能な行為などを示すところの統合失調症が存在する可能性も大きい。躁うつ病と統合失調症は二大内因精神病であり、両者が同時に存在することは稀ではあるが、あり得る。この種の精神病は混合精神病という。彼の場合はこの種の精神病ではないかと考えられる。ただ、統合失調症がいつから発病しているかは決定し難く、潜行性に発病したと考えられる。

本件犯行当時の責任能力であるが、内因精神病では不断の人格に新しいものが加わるものであるから、責任能力は欠如していると認めるのが通例である。

■鑑定主文

① 被疑者（注：ここでは鑑定書に従い、彼とはしない）の現在の精神状態は抑うつ状態を主とする病的な状態であり、躁うつ病のうつ状態と診断されるが、同時に統合失調症が存在する公算も大きい。すなわち、被疑者は現在、表情は陰気でときどき眉しかめのような衒奇症状を持つ。態度、行動も無気力、不活発で、無為、茫然としているときも多い。応答も非常に遅徐かつ不円滑で、思考の渋滞が顕著である。この状態は本年4月ごろから始まっているが、従来にも同様な状態が周期的に発生していることが証明された。遺伝歴にも次兄正太は明らかな躁うつ病のうつ状態を持つことが認められた。しかも被疑者はその性格に奇矯な点が多く、異常性格の範疇に属するものである。さらに、現在の状態の無気力の強さ、衒奇的な症状、犯行に了解困難な点があることなどを総合して考慮すると、徐々に統合失調症の病的機転が加わっている疑いがある。ともかく、病的な精神状態にあるために精神科病院で治療を加える必要がある。

② 被疑者は本年4月ごろより抑うつ状態になり、憂うつな気分、無気力、自信喪失、虚無、厭世的になり、5月ごろからはほとんど閉居、好褥の状態になった。そのころから自殺念慮を持ったが、それを実行できず、さらに罪を犯して刑務所に入ろうと考え、そのために殺人を意図して犯行当日彷徨した

が、実行の勇気がなかった。最後に焦燥の余り、自動車強盗を模倣して逮捕されようと意図し、本犯を実行した。犯行時も現在と同様な病的な精神状態にあり、犯行の動機も自殺念慮から発展したものである。その思考の経路には我々に了解し難い点があり、統合失調症を疑わしめる点がある。要するに、犯行当時の精神状態も病的なものと認められる。

鑑定後の経過

　本例は精神鑑定の結果、犯行当時心神喪失であったとして不起訴になった。その後、松沢病院で、統合失調症の疑いでインシュリン・ショック療法などを受け、54年末に十分に寛解しないまま退院した。私が55年4月に彼に面接したところ、見違えるほど活発で、何ら病的なものは認められなかった。彼は同年早稲田大学英文科に入学し、好きな語学に専念した。しかし、56年2月ごろから2ヵ月ほど躁状態になった。私の観察ではその状態は定型的な躁状態を示していた。つまり、彼は非常に多弁、多動であり、毎晩ほとんど眠らずに創作に耽り、芥川賞をもらうのだなどと言っていた。気分は爽快で、誇大的な観念に捉われていた。ところが、同年6月ごろからうつ病相が現れ、それが翌57年1月ごろまで続き、その間学業を中断しなければならなかった。そのときは都内の某病院で入院治療を受けた。その後の経過は十分に詳しくは分からないが、学業を諦めて、郷里の父母の許にいた。59年3〜6月ごろから再びうつ病相が出現し、それが1年以上続いたが、入院治療は受けなかった。その後は近所の中学生に英語、数学などを教えたり、父の手伝いで蜜柑を植えたりしていた。62年5月ごろに生活がだらしなくなり、パチンコなどに耽るようになり、躁病相を疑われて某精神科病院に3ヵ月入院した。63年3月に外人付きガイド試験に合格し、同年11月に上京して、ガイドの仕事に就いていた。ところが、64年4月ごろから再びうつ病相が出現し、同年4月から松沢病院に入院した。私は同年6月に同院で何年かぶりに彼に面接した。そのときの状態は私が最初に鑑定したときと全く同様で、空虚な印象は依然として存在していた。幻覚、妄想などは存在しなかった。また、それまでの生活歴も、ある程度彼から聴取することができ、ガイドの試験を受けたり、ガイドをするために上京して来たのも、彼の自発的な意志によるものであることが分かった。したがって、病相と病相の間の中間期は十分に活発であり、意欲の鈍麻が目立たないことが分かった。また、それまでの経過を見ても、うつ病相は比較的長くて、数ヵ月から1年ぐらい続くのが普通であり、躁病相は比較的短くて1〜2ヵ月ぐらいしか続かないことが分かった。彼は64年12月に松沢病院を退院している。その後の消息は不明である。

私は、躁うつ病に統合失調症が加わっていて、いわゆる混合精神病であると診断した。その際、躁うつ病の診断は確実であるが、同時に統合失調症の病的過程が加わっている公算が大きいと述べ、統合失調症の付加に若干疑問を残していることに注意されたい。この鑑定の当時、私は松沢病院の医員であり、鑑定留置が同院で行われたため、本例について院長、医長はじめ、多くの医師の間に論議が活発に戦わされた。一部の医師は本例は統合失調症に間違いないと主張し、一部の医師は躁うつ病であると主張した。結局、統合失調症という意見が優勢であり、私もその線に沿って鑑定書を作成した。

　統合失調症であると主張される方も、周期性の病相のあることには異論がなかったようである。ただ、鑑定時の彼の表情がいかにも空虚で、ときに眉をしかめ、応答は低声、緩慢で、ときどき途切れる。この表情、態度、談話が圧倒的に統合失調症的であった。それが多くの医師の診断に強く影響したのではないかと思われる。しかし、内的体験では幻覚、妄想、作為体験はなく、関係妄想のようなものが見られたことがあるが、そういう妄想は妄想様観念であって真正妄想ではなさそうであり、うつ病にも決して稀ではない。そうとすると、統合失調症の決め手になるような病的体験は存在しないといってよい。もう一つ、統合失調症を疑わせたのは、鑑定書の記載から分かるように、彼の病前性格が奇行に富み、奇矯であり、むしろ分裂気質に属すると考えられたことと、犯行があまりにも常識から逸脱し、刑務所に行く目的で殺人を考え、そのために徘徊するなど、単なるうつ病では了解困難であると考えられたことである。

　さて、私は鑑定後、彼の経過を観察していたが、経過の概要は前記のとおりである。**私は鑑定の翌年、完全に治癒した彼に会って、全くびっくりした。明朗、快活な若者がそこにあり、統合失調症の欠陥を思わせるような鈍さは全く見られない。**その後躁状態を観察したが、多弁、多動、誇大的で、一応定型的な躁病像を示していた。そして病相が周期的に繰り返されるのを追跡できた。こうして、**私は本例は躁うつ病と考えて間違いなく、統合失調症の付加はないという結論に到達した。**以来、私は本例を躁うつ病性うつ状態の犯行例として取り上げるようにした。

間接自殺の問題

　私は本例ともう１例を提示して、「間接自殺について」（精神医学，6：652，1964）という論文を書いた。同論文は拙著『犯罪精神医学』（金剛出版，1972）139頁以下に再掲されている。私は、本例で、自殺の代わりに殺人を犯して刑務所に長期に逃避するという動機に興味を持ち、初めは自殺の代償行為としての殺

人として取り上げていた。たまたま、間接自殺という概念があるのを知った。その概念はロンブローゾに遡り、本来の（狭義の）意味は、自殺を実行できない代わりに、死刑になってその目的を達するために、殺人、放火などの重大犯罪を実行する場合である。私は本例では、死刑までは考えていないが、刑務所に長期に入って、自己の社会生活を抹殺しようとするので、広義の間接自殺ではないかと考えて、本例を広く間接自殺のカテゴリーに含めた。その後、この私の論文に興味を持たれる方があり、狭義の間接自殺の事例を報告される学者も出てきた。

8．産褥うつ病による乳児殺しの事例

　本例は拙著「内因性うつ病の殺人とその責任能力」（犯罪誌，58：49, 1992）の第7例として報告された。

犯罪事実

　私は1981年2月、横浜地裁川崎支部より殺人事件被告人Ｓ．Ｙ．の精神鑑定を命じられた。被告人は犯行当時24歳の女性である。起訴状によると、犯罪事実はおよそ次のとおりである。

　被告人は、長男Ｔ（80年8月9日生まれ）の出産後その育児方法に思い悩んでいたところ、同年10月13日午後4時45分ごろ、川崎市内の自宅6畳間において、同児が泣いて寝つかなかったことからその養育に自信を失い、とっさに同児を殺害しようと決意し、同児の鼻腔および口を右手掌で塞ぎ、そのころ同所において同児を窒息死させて殺害した。

家族歴

　彼女（被告人Ｓ．Ｙ．のこと。以下同じ）の家系では、父方祖父は大酒家で、54歳ごろ眼や歯の悪いことを悲観して首吊り自殺した。父は旭化成に勤務していたとき、躁病で2回精神科病院に入院したことがあり、常習飲酒者で酒癖が悪く、妻に暴力を振るい、偏狭で独断的な軽躁性性格である。母は温和な性格である。同胞は女ばかりの4人で、彼女は四女である。長女、二女は双生児で、夭折した。三女のＴ子は高校卒業後、大阪府門真市で働き、ある男性と同棲していたが、22歳のとき飛び降り自殺した（自殺の原因は不明である）。**彼女の遺伝素質が本件犯行と関係している可能性がある。**

本人歴

　彼女は56年7月に延岡市で生まれ、地元の小・中学を経て延岡商業高校を卒業した。父は横暴で、大酒家で酒癖が悪く、そのため家庭に波風が立ち、母が離婚

を考えたほどであり、また躁病で2回精神科病院に入院した。このような家庭環境の影響で、特に小学校低学年では、彼女は暗く、孤独で、積極性がなかった。しかし、その後は立ち直り、学業成績も上位であり、高校では3年間を通じ、明朗で、クラスリーダーなどし、好感のもてる生徒であると教師から評価され、2年生のときはホームルーム委員長に選ばれ、簿記実務検定1級、珠算実務検定2級、和文タイプ検定2級の資格を取得した。

　75年3月に高校を卒業し、教師の紹介で東京都内のJ信用金庫に勤めた。彼女としては父のことがなければ、延岡にとどまり、母を独りにしたくなかったという。勤め先では、彼女は忠実に仕事に従事し、上司、同僚、後輩にも信頼され、入社以来4年間無遅刻、無欠勤であった。後に夫になったSh. Y. と知り合ったのは、75年の暮れのいわゆる合コンの場であった。その後交際を続けたが、前記のように76年9月に姉T子が自殺し、その悩みをSh.に打ち明けたことから2人の仲は急速に親密なものになった。79年2月に彼女はSh. Y. を延岡に連れて行き、両親に結婚の承諾を得ようとしたが、父が強く反対した。しかし、母の説得で、2ヵ月後に父の了承が得られた。なお、Sh. Y. は富士通に勤める技術者であった。

　79年4月に2人は結婚し、川崎市内のアパートに新居を構えた。同年11月に妊娠が分かり、妊娠6ヵ月になった80年4月にJ信用金庫を退職した。妊娠の経過も順調で、家庭も円満で、経済的にも困ることはなかった。彼女は夫のそばで出産したかったが、夫のほうが不安がったので、彼女の実家で出産することに決まり、同年6月20日に夫に伴われて、延岡市の実家に戻った。

　出産までは特に変わったことはなく、医師にも妊娠の経過は順調であると言われ、彼女はお産を待ち望み、育児書などを見ていた。同年8月9日に出産のために同市のK病院に入院し、同日、男児Tを無事出産し（出生時体重3,740g）、同月16日に退院した。入院中の状態は彼女によると次のとおりである。「最初、赤ちゃんはとても可愛かった。産後3～4日してから、昼間赤ちゃんを自分のそばに寝かせ、夜9時ごろに別室に連れていった。**母乳が出なかったことがとてもショックであった。ミルクで育てることなど考えてもいなかったので、不安であった**。看護婦さんに、ミルクの与え方について、最初3～4時間ごとに100ccぐらいずつやるように言われた。赤ちゃんがミルクを欲しがってよく泣くので、1度2時間で与えたら、『下痢するよ』と看護婦さんにきつく叱られた。**ミルクで育てる自信がなく、親切な看護婦さんに哺育の仕方についていろいろ教えてもらっているとき涙が止まらず、睡眠薬をもらったこともある。心配で夜も眠れず、食欲もなかったが、母乳を出したい一心で**、ご飯を口に流しこむようにして食べて

いた。退院するときも、ミルクの量や与える時間間隔のことで不安であった」と言う。

　退院後も、母乳が出なくて、ミルクで育てていたが、不安で仕方がなく、不眠、食欲不振が続いた。両親が共稼ぎで、母も1週間に5日働きに出ていたので、母のいない日は特に不安であった。「掃除や洗濯はするが、いつも気持ちがそこにない感じであった」という。9月の連休に夫が迎えにくる予定であったが、育児に自信がなかったので、両親に頼んで、10月7日にまで延ばしてもらった。しかし、「**10月7日の1週間ぐらい前から不安がとても強くなった。夜もほとんど眠れなくて、怖くて夜中に母を起こしたことがあった。いつも胸に重い塊があった。頭の中はいつも赤ん坊のことでいっぱいであった。何に対しても怖かった。つらくても涙が出ない感じだった**」と言う。

　「10月初めころ、両親に、自信がないからも少し置いてくれと頼んだ。『いい』と言ってくれたが、父は酔うと違うことを言う。『お前がいつまでもここにいるのは、両親が一緒にいるからだ。両親が別れたらいいんだな』とか、『旦那と別れて帰ってくるなら置いてやる』などと言った。不安は高まるばかりで、どうしたらよいか分からなかった。母から離れたくなかったが、父からこれ以上言われたくなかった。帰る日が近づき、耐えられなくなって、**赤ちゃんから離れたいという一心で、10月6日の午後3時ごろに赤ちゃんにミルクを飲ませてから家を飛び出し、延岡駅から小倉行きの汽車に乗って夕方小倉に着き、宿をとった**。夜も眠れず、つらいだけで胸がいっぱいだった。翌朝、主人に電話した。主人は延岡には連れていかないというので、新幹線で上京し、夫に迎えられて、川崎市の自宅に戻った」という。夫によると、「そのとき妻の表情、態度は平素とまったく異なり、全然笑うことがなく、寂しげ、悲しげな表情で、自信がない、不安だと言い、『赤ちゃんが怖い』と繰り返し言った」と言う。

　夫は彼女を励まし、何とか2人でやり直そうということになり、翌10月8日に2人は延岡に行き、10月9日に赤ん坊を連れて川崎市の自宅に戻った。それから事件のあった10月13日までの間であるが、夫は10月12日まで会社を休んで自宅にいた。彼女によると、次のとおりである。「もう1度やり直そうという気になって、実家から赤ちゃんを連れて帰った。母に『赤ちゃんを放っていかれて、ミルクの飲ませ方も知らなかったので困った』と厳しく叱られた。『もう母には頼めない』と思った。**川崎に戻ったら、怖い気持ちが強くなった。いつも赤ちゃんのことが頭にあり、赤ちゃんよりずっと大きい夫が怖く思えたこともあった。何となく、不安で、怖く、自信がなかった。喜怒哀楽の感情がなく、何の楽しみもなく、何**

をする意欲もなかった。12日には『明日から主人も会社に行っちゃうんだ』と思い、不安と、諦めと、寂しさを感じていた」と言う。

犯行当日のことについては、本人の警察調書には次のように書かれている。「午後2時すぎにKさん（同じアパートに住み、彼女が親しくしていた唯一の女性）が帰ったあとで、T（赤ん坊）がどうしても泣きやまないので、気持ちがいらいらしてしまい、もうどうなってもいい、Tは死んでもかまわないと一旦は思って、6畳間の子供用布団に寝かせていたTの口と鼻のところに、ミルクを与えるときに使っていたガーゼを無我夢中で、強引に押しあてているうちに、時間が分からないけれど、泣くのがやんでしまった。手を離してみると、ぐったりして呼吸していないのが分かり、死んだと分かった」と言う。

鑑定人の質問に彼女は次のように答えた。

（〈出勤する〉ご主人を見送ってから何か変わったことがありましたか？）……その後、掃除、洗濯、片付けをして、独りになって考えたとき、無性に不安になって、……何か、ぞーっとするような感じがした。……何というか、すごく心細くなったんです。それで、主人に電話しようかと思ったんですけど、ずっと会社を休ませちゃったから、止めて、Kさんが来るまで、じっと座っていました。何かこう、不安が拡がって、心細くて、ぞーっとするような感じだったんです。Kさんが来てくれて、2時間ぐらいいてくれて……。

（あなたはその間どんな気持ちでいましたか？）……そのときも、Kさんが母乳をあげてくれて、……赤ちゃんも美味しそうに飲んで……（泣く）……うらやましいと思って……。

（それからどうしたの？）……Kさんが帰って……赤ちゃんをちょっとあやしたりして……また独りきりになって……**独りで考えていると**（涙声）……**先のこと考えると不安になって……今さら実家にも帰れないし、と思って……先やっていけるかな、と思って……育てていく自信がなくて……**（泣く）……。

（それで？）……**赤ちゃん泣き出しちゃって……だっこして、床に置くとウワーンと泣いて……そういうことを何回か繰り返しているうちに……もう耐えられなくなったんです**（泣く）……。

（犯行の経緯は調書に書かれているとおりですか？）……いらいらしているとか、かーっとなったというのは違っているような気がするんです。

（赤ん坊を自分で育てる自信が持てないので、殺してしまおうと思ったとも述べましたね？）……赤ちゃんにこんなことしたら死ぬと思わなかったかと言

われて、思いますって答えて……じゃあ、殺そうとしたんじゃないかと言われると、……そうですけど……。(以下省略)

(思い出せない部分はありますか？)……何時ごろとか、どのくらい時間が経ったとか、手をかけてから主人が帰って来るまで何を考えていたか、などは全然分からないんです。

(手をかけてから覚えていることは？)……1回手をはずしたら、ガーゼに血がついていて、それをぽいと置いて、それから何を考えたのか分からないんです。

(その後覚えているのは？)……主人に押さえていた手を叩かれて、我にかえるような感じがして……「Tちゃん、Tちゃん！」という主人の声が聞こえて（涙声）、それで急に涙が出て、主人に「ごめんね」と言って謝って……それから少しして警察に自首しました。

以上の犯行に至る経緯については付言することはあまりない。要するに、育児不安から愛児が愛情を注ぐ対象から恐怖の対象に転化し、あたかも愛児が悪魔（サタン、セイタン）のようになり、それから逃走したり、それを抹殺しようとする行動に出、ついに愛児を殺害した。彼女の遺伝素質、初産、母乳不足、父の無理解、核家族的住居環境、それに彼女の非常に几帳面な性格などの各種要因が総合的に影響して、本件犯行が実現したと思われる。

鑑定調査は、81年4月に15日間、彼女を茨城県のA精神病院に鑑定留置して行われた。そのころには、彼女は落ち着きを取り戻し、特に目立った精神異常状態にはなかった。知能は正常であり、WAISという知能検査では全検査IQは102であった。性格には著しい率直さ、良心性、潔癖さ、責任性、几帳面、世話好き、依存性が見られた。これらの性格傾向は社会生活上むしろ好ましいものであるが、育児に対する不安を助長する働きをしたことは否定できない。

私は彼女が本件犯行当時、産褥うつ病（ルフト）に罹患していたと診断し、責任無能力の状態にあったと考えた。裁判所は81年12月11日に、鑑定結論を採用し、「本件犯行時被告人は深刻な産褥うつ病に罹患しており、右疾病に伴う強迫的な育児不安に支配されて本件犯行に及んだものであって」とし、心神喪失を認定して、無罪を言い渡した。

類似の乳児殺しの事例については、前記の拙著「内因性うつ病の殺人とその責任能力」の第6例と、拙著「育児ノイローゼによる乳児殺し 育てにくい子は母親を狂わす」（法令ニュース，570号：40，1995）を参照されたい。上記の事例を含めて3例とも心神喪失で、無罪ないし不起訴になっている。

3　てんかん例

はしがき

　てんかんと犯罪との関係は今日では否定的であり、我々の鑑定例の中にもてんかんの事例は比較的まれである。本書では6例を提示するが、発作と直接関係あるのは事例6だけである。その他はてんかん者の爆発性あるいは粘着性の性格と犯罪が関連性のあるもの（事例1～3）か、あるいは犯罪とてんかんとの関連性が希薄なものである（事例4～5）。

1．てんかん者の情動犯罪——同僚殺傷——

　てんかん者に特有な性格があるかどうかという問題は古くから論じられている。有名なクレッチマーの体質類型論では、統合失調症、躁うつ病に親和性のある分裂気質、循環気質が指摘されている。てんかんにも親和的な性格として、粘着性、爆発性などが取り上げられた。古い言葉の類てんかん者（Epileptoid）というのは爆発性人格と同義に使われていたようである。私もむかし、このような問題について少し文献を漁ったことがある。抗てんかん薬が盛んに使われるようになった近年こそ、こういう問題を取り上げる良い機会が与えられているかもしれない。まだ抗てんかん薬が出現していないころには、発作を繰り返すと徐々に知的障害や性格変化が進行するので、そのような残遺状態でてんかん気質を問題にしても、

本来の気質を探し当てることは難しい。我が国でもてんかん専門病院があるが、そういうところでてんかん気質の研究をしているかもしれない。

かつて、私の鑑定例で、24歳の男性の側頭葉てんかん者が不機嫌状態において、ごく些細な契機によって極度の暴発状態になり、器物損壊、父親殺しを犯した事例があり、それについて報告したことがある［福島　章、中田　修著「てんかん性不機嫌状態における憤怒爆発としての父親殺しの1例」（犯罪誌，40：123，1974）］。ここでは親交のあったブルガリアのN．シプコヴェンスキー教授のてんかんの病的情動などの所論を紹介した。その後、てんかん者が些細な契機から飯場で一緒に宿泊していた同僚3人に暴行、傷害、傷害致死を犯した事例を鑑定したので、紹介したい。本人は極めて激しい爆発性の性格ないし性格変化を示し、鑑定助手をしていただいた影山任佐氏に非常に迷惑をかけた。種々の事情で、情報が不充分な鑑定であったが、この事例はてんかん者にこのような情動犯罪があることの例証となるであろう。

■犯罪事実

私は1981年2月に横浜地裁横須賀支部より暴行、傷害、傷害致死被告人I．F．の精神鑑定を命じられた。彼（被告人I．F．を指す。以下同じ）は本件犯行当時35歳である。登場人物は特定の場合を除き仮名とする。犯罪事実は起訴状によるとおよそ次のとおりである。

彼は80年9月21日午後8時50分ごろ横須賀市K町の町田工務店宿舎内において、

① 佐藤健一（当時51歳）に対し、手拳でその顔面および頭部を数回殴打して暴行を加え、

② 町田照吉（当時52歳）に対し、手拳でその顔面を数回殴打し、腹部等を足蹴にする暴行を加え、よって同人に加療約5日間を要する顔面挫創の傷害を負わせ、

③ 譲水惣吉（当時55歳）に対し、手拳でその顔面を数回殴打し、さらに頭部、顔面、胸腹部等を足蹴にする暴行を加え、よって同人に右側頭部脳挫傷、硬膜下血腫の傷害を負わせ、同人を同月29日午後3時20分ごろ、鎌倉市大船のO病院で、同傷害にもとづく脳挫傷兼頭蓋内出血により死亡に至らしめた。

■家族歴

彼の家系のことは不明のところが多い。というのは、彼は生後間もなく養子にもらわれ、商業高校卒業まで、彼は養父母を実父母と思っていたという事情がある。

① 実父母　実父加藤　正は東京市（後に東京都）で生まれ、小学校尋常科卒

業後、市内本郷の医療器具店に勤務していたが、太平洋戦争で戦死した。実母よしは千葉県の農家の出身で、鑑定時現在（以下、現在と略す）千葉県で健在らしいが、詳細は不明である。その他、実父母の親族については、詳細は不明である。

② 養父母　養父市郎はF家に入婿に入り、築地市場で青果仲買人をしていたが、71年6月に脳溢血で死亡した。短気な性格であったが、彼を可愛がった。養母ツキは現在70歳で、都内から埼玉県幸手町（現・幸手市）に転居して、娘と同居している。同女は知能、性格ともに普通である。

③ 同胞　彼は5人同胞の末っ子である。1人の姉と3人の兄がいるが、いずれも不詳である。養父母には、彼が養子に入った後に、娘ができている。同女は養母ツキと同居している。

■本人歴

彼は45年6月に東京都内で生まれた。当時、実父は応召中であり、養父母には子どもはなく、実父と養母は従兄妹関係であったので、彼は生後間もなく養父母のもとに預けられ、47年10月に正式に養子縁組が成立した。しかし、彼は後に商業高校を卒業するまで養父母の実子だと思い込んでいた。

彼は52年4月に中央区立T小学校に入学し、58年3月に卒業した。同校の学籍簿によると、**3年からてんかん発作が起こり**、それ以後、欠席日数が増加している（3年には26日、4年には19日など）。学業成績は1、2年は上位であり、てんかんが発病した3年から低下し、3、4年は中の上、5、6年は中である。知能検査の結果は、1、3年に行われた田中B式ではいずれも偏差値65である。（注：**田中B式では、偏差値65はＩＱ129に相当し、彼の元来の知能が比較的優秀であることが分かる**）。性行に関しては、てんかんの起こる3年より前は、非常に高い評価がされているが、3年以後は評価が低下し、**情緒の安定性の欠如が指摘されている**。しかし、特記すべき非行はない。

58年4月に中央区立M中学に入学し、61年3月に同校を卒業した。同校に学業成績、性行について照会したが、回答は得られなかった。

次いで都立D商業高校に入学し、64年3月に同校を卒業した。同校からの回答によると、学業成績は一般に中位である。性行でも特記すべきところはない。

商業高校卒業後、彼は養父母の家を出た。この家出の理由であるが、彼の陳述によると、高校卒業式の日に、卒業証書を持って養父に感謝の念を示したところ、養父から「お前は家の子ではない」と言われたので、飛び出したという。他方、養母の話では、養父は彼を非常に可愛がっており、彼が家出した理由は家人には

分からず、警察に彼の捜索願を出し、彼がいつ帰って来てもよいように、夜、家に鍵をかけなかったという。また、養母によると、彼は、就職のために戸籍抄本を取りに行ったときに、抄本に養子と記載されているのを見たと言ったという。**ともかく、彼は高校卒業時に自分が実子でないことを知って家出し、その後、最近まで数回しか養家を訪れず、また養家に迷惑をかけないために偽名を使っていた。**

　こうして、彼は高校卒業後の18歳のときに家出して、その後のことは詳しくは語らないので、詳細は不明であるが、東京の浅草山谷、大阪の釜ヶ崎（あいりん地区）、横浜の寿町などのスラム街を根城にして、建設作業員として働いていたようである。

　その他、養母から聴取したところでは、彼の実母よしは家計が苦しく、子沢山であったため、彼を妊娠したとき、密かに薬を飲んで流産を図ったらしいという。しかし、一応安産で生まれ、生後の発育も順調で、後に立ち入るてんかんの罹患以外に特記すべき疾病を経過していないという。**もっとも、鑑定時、彼は鑑定人らが養母やその他の親戚に会って事情を聴取することを拒否したが、最終的に彼の了解を得て、鑑定助手が養母らに会って事情聴取をした。同人が面接時に彼にその旨を漏らしたとき、彼は激昂し、その興奮は数十分に及んだ。このような事情で、彼の生活史については詳細な情報を得られなかった。**

　前記のように**てんかんの発病**は、小学校3年、すなわち9歳ごろであり、養母によると、近所の医院を受診した後、東京慈恵医大附属病院精神科を受診し、てんかんの診断を受け、以後定期的に同科などに通院して、抗てんかん薬を服用していた。発作は全身の強直・間代性のけいれん、すなわち、いわゆる大発作であった。発作の頻度は最初は週1回ぐらいであったが、漸次減少し、高校時代は年数回程度であったという。彼によると、家出してからは専門医にかかったことはなく、ノーシンなどを服用し、発作は年1回ぐらいだったという。しかし、後記のように週ないし10日に1回ぐらいあったというときもある。

　81年5〜6月の**鑑定時の所見**は次のとおりである。身体的には、身長173.9cm、体重69.0kgで、闘士型の体型である。頭部に3ヵ所の長さ3cmの傷痕があるが、幼少時の外傷の痕である。内科的・神経学的に異常はない。脳波検査では、彼が勾留中の東京拘置所で抗てんかん薬のアレビアチンを投与されているので、4日間服薬を中止させて施行した。結果の詳細は省略するが、θ（シータ）波が大量に出現し、θ波の群発もあり、ベメグライド誘発で、所定の静脈注射で薬量が18mgに達したところで棘徐波結合が出現し、けいれん閾値が非常に低いことが分か

った。この脳波所見からもてんかんの存在は確かである。なお、脳波検査の前日に、東京拘置所でてんかん大発作が起こっている。

　精神的には、面接時、着衣、態度、礼儀は整い、多少とも丁寧すぎる言葉遣いである。意識は清明で、知能は普通である。幻覚、妄想はなく、精神病的所見はない。ただし、**感情の不安定性があり、被刺激性、爆発性の傾向が顕著である**。前にも触れたが、彼は養母や親戚と会って事情を訊くことを拒否していたが、最終的に彼の了解を得て、鑑定助手が養母らに会って事情を聴取した。前記のように、鑑定助手が面接の際に、そのことを漏らした途端、激昂状態に陥り、机を叩き、罵倒し、そのような興奮状態が数十分続いた。また、彼が前に勾留中であった横浜刑務所の大塚　哲所長の検察官宛ての報告書によると、「職員との日常会話中、自分の感情のコントロールができないのか、心情の起伏が多く認められる」という。

　心理テストが石井利文氏によって施行されたが、**脳研式標準知能検査**では、53点であり、正常の下位の知能に相当する。WAISでは、**言語性ＩＱ93、動作性ＩＱ70、全検査ＩＱ83**であり、知能はやはり正常の下位に相当する。これを小学校当時に施行された知能検査で、ＩＱが129に相当する所見であったのと比較すると、知能の低下が認められる。てんかんで大発作を反復していると知能が低下すると言われているが、そのような知見がここにも見られる。性格の面では矢田部ギルフォード検査で、気分の変化大、攻撃的、志向的外向、支配性大という所見が出、性格の被刺激性、爆発性を示唆する知見が見られた。

　以上より、**彼には主として大発作を示すてんかんが存在し、それは9歳ごろに発病し**、商業高校卒業の18歳ごろまで医療の恩恵を受け、抗てんかん薬を比較的規則的に服用し、発作が年数回ぐらいに減少していたが、高校卒業後に家出した後には医療機関との接触がほとんどなかったらしく、発作の頻度について彼の陳述も曖昧である。また、**彼が現在証で示す、著しい被刺激性、爆発性の性格ないし性格変化が存続していたと思われるのに、犯罪が今まで表面化していないのはむしろ不思議である。本件犯行によってその片鱗が顕現したともいえる**。

　本件犯行当時、彼は飲酒し、飲酒量はおよそビール大瓶１本と清酒２合程度と考えられる。アルコール摂取の影響を知る目的で、**飲酒試験**を施行した。81年６月５日午前９時30分から東京医科歯科大学難治疾患研究所のわれわれの研究室で行った。ビール大瓶１本と清酒３合を用意し、任意の速度で摂取させることにした。試験のために６月１日より抗てんかん薬の投与を中止し、試験当日早朝に大発作があったが、試験開始当時は平静であった。試験の経過を要約すると次のと

おりである。彼に１時間30分に清酒３合とビール大瓶１本を摂取させたところ、鑑定人らとの会話は普段通りで、事件当日のことを聴取したがとくに興奮することもなく、身体的麻痺症状もほとんど出現しなかった。以上から、**飲酒量が比較的少量であったが、彼が酒に強いほうであることも分かった。もっと大量に飲ませると、異常酩酊が出現する可能性も否定できない。この飲酒試験の段階では単純酩酊が出現した。**なお、彼の陳述によると、飲み始めたのは18歳ごろで、主として焼酎、または清酒を飲み、最近は飯場で夕方、清酒を２合程度、２日に１回ほど飲み、酒癖は悪くないという。

■本件犯行当時の精神状態

鑑定時、鑑定人らは彼から犯行当時の事情について詳しく聴取した。彼によると、本件犯行のあった80年９月21日の１週間ぐらい前に、都内山谷の手配師に連れられて、本件犯行現場になった横須賀市の町田組宿舎に入り、土方仕事に従事するようになった。当時、てんかん発作は１週間か10日に１回ほどあり、抗けいれん薬の代わりにノーシンを服用していたという。宿舎は２階建てで、１階は町田家の家族の住居と、食堂になり、２階が従業員の住居になっていた。当時、居住していた従業員は、彼のほかに、本件犯行の被害者になった佐藤健一、町田照吉、譲水惣吉、それに被害を免れた斉木和夫の５人である。当日は日曜で、仕事で外出した人もいたが、彼は昼間、ずっと宿舎にいた。夕食時に、彼がビール大瓶１本と清酒２合ぐらいを飲んだことについては、斉木和夫の供述がある。冒頭に挙げた犯罪事実のように、本件犯行は当日午後８時50分ごろに起こった。犯行後、彼は逃亡して、横浜中区寿町にいて、同年10月18日に逮捕されたが、そのとき抵抗しなかったらしい。ここで、鑑定人と彼の問答の一部を挙げる。

(〈夕食時〉食堂で皆に馬鹿にされたり、白い眼で見られたり、悪口を言われたことはありませんか)……そりゃ何かあるかもしれんけど、その飯場内ではこれといって病気(てんかん発作の意味)が起こったこともないし、これといったこともないが、元来、あんな飯場なんかに来る人間は柄が悪いのが多いから、少々の悪口なんか言われても、気にしたらきりがありません。

(何か気になることはなかったですか)……気になることもないし、また、気にしないようにしています。

(夕方、酒は)……どうですか、分からないです。

(事件の日ではっきり覚えているのはどういうことですか)……事件のことどうのこうのじゃなくて、私がたまたま寿町でぶらぶらしていると、お巡りさんが、君が梅田誠司という名を使ったことがあるかと、そんな訊き方をして

きたんです。「はい、ありました」と言った。こういう事件があってこの写真に似ているので、この事件に協力してくれないかと言われたんです。それがいつの間にか被疑者になり、被告人になっているわけです。知らないうちに。
（事件のことで覚えているのは）……何もありません。
（まるっきりですか）……はい。
（ではどうして町田工務店を辞めて寿町にいたのか）……結局、いつもの放浪性があるからでしょうね。
（何か現場であって出たのでは）……そうとは限らないでしょう。
（金をもらわずに出てしまうのはおかしいのでは）……はい。ですけど、もし僕が事件を起こしているとすれば、僕が同じ服装で寿町にいるのですか。

問答はまだ続くが、以上のように、彼は本件犯行を記憶していないと述べ、否認的・弁解的態度に終始した。しかし、犯行現場には被害に遭わなかった斉木和夫がいたし、被害者の佐藤健一、町田照吉は生存しているし、階下にいた町田社長の娘の玉木広子も事情を知っている。**彼は警察調書で犯行を認め、現場における実況見分書も作成されている。**

さて、第三者の供述調書を中心にして本件の概要を記載すると次のとおりである。

夕食後、2階の奥から佐藤、町田、譲水、斉木、彼の順で、布団を敷いて横になり、佐藤は私物の14インチテレビを観、他の4人は部屋備え付けの20インチテレビを観ていた。テレビでは午後8時から「西部警察」が始まり、皆それを観、その番組は8時50分に終わった。町田は昼から飲酒して酩酊していたためにすでに就眠していた。同じく夕食時飲酒した譲水はトイレに立ち、部屋を出たので、皆にはこれで就寝するものと思われた。同様に酩酊していた**佐藤は彼に向かって「観ていないならテレビ消せ」と言った**（注：「もう電気を消せ」と言ったという供述もある）。横になっていた彼はいきなり小走りに佐藤のところに行って「てめえ、はんぱじゃねえか」と言い、中腰のまま佐藤の顔面を「この野郎」と怒鳴りながら手拳で数回殴り、大声で目覚めた町田が「止めて！」と制止の声を掛け、佐藤は「俺が悪かったから勘忍してくれ」と謝罪して宿舎の外に出た。安心した町田は入眠すると、彼は町田の枕元に来て、「食堂で俺の悪口を言っただろう」と怒鳴り、町田は言った覚えはないと答えると、彼は「眼鏡をはずせ」と命令し、これに従った町田の顔面を左右から手拳で殴り、布団の上に倒れた町田の胸腹部を数回足蹴にし、町田は気絶した。彼はさらに、町田の隣の譲水に向かって、「お前、食堂で俺の悪口言ったな」と言いながら、これを否定する譲水に対して「言

ったじゃねえか、ぶっ殺すぞ、俺は横須賀じゃ知らねえ者はいねえんだ」と言いながら譲水の顔面を両手拳で殴り、無抵抗の同人の頭、顔、胸、腹部を足蹴にし、このような暴行を5～6分も続けた。

それから、彼はボストンバッグ（あるいは紙袋）を持って姿を消した。斉木は負傷者の手当てをするために1階に降り、ちょうど帰宅した社長の娘の玉木広子に薬の在処を聞き、2階に上がった。**一度逃走した彼が20分後に姿を現し**、広子に対して「ちょっと喧嘩してしまって殴ってしまった。相手も気分が悪いだろうし、自分も気分が悪いから帰らしてくれ」と静かな口調で言った。広子は彼が給料の清算のために戻って来たと理解し、兄の専務の正人が帰るまで待つように言った。彼は再び2階に上がり、**斉木が介抱している譲水を見るや、「外の風に当たれば、言ったことを思い出すだろう」と言いながら再度暴行を加えた後**、階段を降りて姿を消した。

彼はてんかんに罹患し、ときどき発作があったが、町田工務店滞在中の1週間は発作はなく、犯行当日も発作はない。また、当日とくに不機嫌な気分にあったようではない。夕食時に他の従業員が彼の悪口を言ったり、彼の感情を害するような態度をとったという事実は確認できないので、彼が誤解、邪推したかもしれない。しかし、事件発生まで何のトラブルもなく、「**テレビを消せ**」、あるいは「**電灯を消せ**」という佐藤の言葉がきっかけとなって、**激しい憤怒発作、情動状態に陥り、ほぼ無差別・盲目的な攻撃に赴いたものと考えられる**。攻撃は、遂行されている間に加速され、佐藤、町田、譲水の順に被害が大きく、譲水は不幸にも死の転帰をとった。その後、逃走したが、給料の清算のために宿舎に戻り、その間に興奮は消退した。しかし、**宿舎の2階に上がって介抱を受けている譲水を見て激情が再燃し、再度、同人に暴行を加えている**。当時、彼は酩酊していたが、その程度は軽く、異常酩酊が出現したとは考えられない。飲酒試験の結果もそれを支持する。したがって、この憤怒発作は、**彼が鑑定時に示した激しい被刺激性、爆発性の性格ないし性格変化に主として起因するものであり、てんかんの発作症状とは関係はない**。しかし、激しい被刺激性、爆発性はてんかんと関連性があるかもしれない。てんかん者の粘着性、爆発性との親和性が従来、指摘されているところである。

■鑑定結論

責任能力については、彼がてんかん者であり、激しい被刺激性、爆発性の性格ないし性格変化を有し、それのてんかんとの何らかの関連性が否定できず、また、**本件犯行当時は酩酊下にあり、犯行は強度の情動状態において遂行されているの**

で、限定責任能力と判断されるのが妥当であると考えられた。
　横浜地裁横須賀支部は81年10月2日に、心神耗弱を認定して、懲役3年（未決通算100日）を言い渡した。

2．「刺せ」という父の言葉に父を刺し殺したてんかん者

　てんかん者の犯罪率はそう高くなく、原則として一般人口のそれとそう変わらないというのが、今日の一般的見解である。私の鑑定例のなかにもてんかん者の事例はそう多くはなく、むしろ稀である。しかも、てんかん発作と直接関係のあるような場合は一層稀である。これから紹介する事例も、犯人はてんかん者であるが、犯行は発作と直接関係するものではない。しかし、**父親が腹を出して「刺せ」と言ったところ、本人はそのとおりに父の腹部を刺して、死亡させた**。犯行は情動性もうろう状態下の類反射行為である。**てんかんと情動性の関連性を示唆**する事例でもある。

■犯罪事実
　私は1977年6月17日に名古屋地裁より尊属傷害致死被告人M.Y.の精神鑑定を命じられた。彼（被告人M.Y.を指す。以下同じ）は本件犯行当時29歳である。登場人物は特定の場合を除き仮名とする。犯罪事実は起訴状によるとおよそ次のとおりである。
　彼は77年3月18日午前0時30分ごろ、名古屋市港区の市営住宅の自宅において、実父満（当時58歳）から日頃の生活態度について叱責された上、「刺せるものなら刺してくれ」などと言われたことに憤激し、所携の果物ナイフ（刃体の長さ約9.4cm）で同人の腹部を1回突き刺し、よって同人に上腹部刺創の傷害を負わせ、同人をして同日午前1時35分ごろ、同区の臨港病院において同傷害に基づく腹部大動脈損傷により失血死するに至らせた。

■家族歴
　彼は48年2月に三重県鈴鹿市に生まれた。父満は本件犯行によって58歳で死亡した。名古屋市の出身であったが、鈴鹿市のY家に養子に入った。四日市市の大協石油、名古屋市の大光電気を経て、同市の日本街路灯株式会社に勤め、56歳で定年退職し、その後、名古屋市のホテルの警備員をしていた。**死亡する少し前から、喉がつまると言い、下腹部が腫れてきたが、癌を恐れて医師の精密検査を拒否し、そのため少し短気になっていた**。酒には以前は弱く、ほとんど飲まなかったが、会社の宴会などで飲むようになり、40歳、さらに50歳ごろから酒量が増え、

清酒の他にウィスキーも飲むようになり、本件犯行前には3〜4日で清酒1升を空けるようになった。性格は温和、家庭思いで、子どもに手をかけることはなかった。母チエ子は鈴鹿市の出身で、鑑定時現在（以下現在と略す）51歳である。47年に彼の父を婿養子に取った。3人の子を儲け、61年から近くの名古屋競馬場に勤めている。頑健で、性格は辛抱強く、社交的であるという。彼の同胞は3人で、彼は1番目、長男であり、妹と弟が1人ずついる。

家系には、**母方祖父の兄が、老年になって精神病になり、家の近くの藪の中の鉄格子のある建物に入れられていたのを、母は覚えているという**。病名は不詳である。その他に特記すべき異常者は見当たらない。なお、**母方祖父母は従兄妹同士の結婚であるという**。

■本人歴

彼は、胎生期、出産時に異常なく、発育も普通で、5歳ごろにジフテリアに罹患した。小学校時代は弱々しかったが、とくに大病を経過しなかった。彼は54年4月に鈴鹿市立K小学校に入学し、小学校5年のときに一家転居のため名古屋市立H小学校に転校し、間もなく同市立O小学校に転校し、同校を卒業した。O小学校より送付された児童指導要録によると、学業成績は中の下で、備考欄には、「学習意欲に乏しい」「注意散漫である」「思考力が弱い」などの記載がある。性行では、各項目の評点は大部分がBで、一部にCがある。**行動の所見では、「消極的で、飽き易い」（3年）「根気がなくはきはきしない。ときどき悪戯する」（4年）「責任感なく、精一杯やろうとする気持ちがない。飽き易い」（5年）などの記載がある**。

次いで同市立K中学に進み、63年3月に同校を卒業した。同校の生徒指導要録によると、学業成績は、1、2年は中、3年時は中の上で、小学校時代より向上している。備考欄には、2年のときには「よく努力し成績が向上した」と記載されている。性行では、各項目の評点はBが多いが、Aもかなり増加している。評点Aの項目には、「責任感」「根気強さ」「公正さ」などがある。行動の記録では、1年では「やや散漫」とされているが、2、3年になると、「落ち着きが出、自覚が増した」と評価されている。

彼は中学在学中は進学希望であったが、家庭の経済的事情もあって、公立の高校ならばよいが、私立では家庭として学費を出せないということであった。卒業前に公立高校を受験したが不合格であった。彼は名古屋市南区のT工業所（室内装飾品の縫製）に就職し、傍ら市立工業高校定時制に通学することになった。定時制高校に来ていた募集広告を見て、T工業所を2〜3ヵ月で辞めて、63年夏ご

ろに中部電力の委託検針員になった。ところが、後記のようにてんかん発作が出るようになり、この病気のために自信をなくし、69〜70年ごろにこの仕事を自発的に辞めた。なお、定時制高校は半年ぐらいで止めた。

　中部電力の検針員を辞めてからは、港区のH運輸の自動車運転助手を1年半ほどやったが、てんかん発作があるので、テレビ、冷蔵庫などの運搬の際に、発作があるとそれらの下敷きになる恐れがあるので辞めてくれと言われて辞めた。それから港区のR産業（合板製造）に入ったが、流れ作業が嫌になり、2〜3ヵ月で辞めた。**中部電力を辞めてから5〜6ヵ所勤めたが、てんかんのことが頭にあり、落ち着いて働けなかった。**

　こうして73年（25歳）ごろからほとんど勤めることがなく、自宅にぶらぶらして、パチンコに行ったり、たまに競馬に行って馬券を買ったり、あるいはラジオで競馬放送を聴いて楽しんだりしていた。彼の家庭は彼の幼少時は貧困に喘いでいたが、彼が小学校5年のときに現在の港区の市営住宅に移ったころから、我が国の高度成長とともにある程度余裕ができ、彼が公立高校に進学してもよいという程度になり、将来持ち家を持ちたいというのが両親のささやかな希望であった。

　次に**てんかんの病歴**である。母の警察調書によると、初めててんかん発作のあったのは中学卒業後しばらくして、すなわち**63年（15歳）に1回発作があり、その後2〜3年して頻繁に発作があるようになった**という。彼が67年2月から持続的に診療を受けていた昭和区の精治療病院の福智正士院長の警察調書によると、**67年1月10日（18歳）に初めて発作があり**、その原因が先天性、後天性のいずれであるかは不明である。彼は68年10月から12月にかけて興奮状態になり、中川区の松蔭病院に入院した。短気なところがあり、67年9月に待合室で喧嘩した事実がある。脳波検査は前後9回施行したが、いずれもてんかんの異常波が出た。プロミナール、アレビアチン、ミノアレビアチン、マイソリン等の抗てんかん薬を使用していたが、**服用しても発作を完全に止めることができなかった**という。

　私は福智正士院長に発作の種類、薬の処方などについて照会した。それに対する回答によると、次のとおりである。

① 発作は大発作、小発作であるが、75年8月5日に診察室で血圧測定中に、2〜3分のもうろう発作があった。

② 彼の本件犯行当時の処方は次のとおりである。フェノバール0.15、プロミナール0.15、アレビアチン0.2、ミノアレビアチン1.0、マイソリン1.2、ホリゾン0.02、ギャボブ（GABOB）1.0、エンテロノンR0.6、以上1日量。服薬量の単位はgである。

この服薬量はかなり多く、大発作、小発作を考慮している。これだけの量を服用しても発作を完全に止めることができないので、難治性てんかんの類であろう。

　彼によると、発作、とくに大発作（けいれん発作）の後に、頭痛がひどく、足腰がだるく、がくがくするという。発作の頻度ははっきりしないが、本件前は4日に1回ぐらいであったという。発作は通常昼間にあり、けいれん発作で頭、肩を打ったり、舌、唇を噛んだことがある。小発作は、10～20秒間意識消失が続く。彼は発作の起こることを非常に不安に思っていたので、就職しても落ち着きなく、服薬を怠らないように留意していたようである。

　前記のように、68年10～12月に興奮状態が続き、松蔭病院に入院したことがある。同院の安藤文夫医師の警察官に対する回答によると、彼は同年10月28日から同年12月6日まで同院に入院し、病名はてんかん、症状は不眠、頭痛、易怒性、易興奮性、意識障害、てんかん発作で、精神運動発作で両親に暴力、暴行があり入院したという。母によると、当時、彼は理由がないのに暴れ、物を蹴り、襖の骨まで折り、どうしても家族は耐えられず、入院させたという。おそらく不機嫌ないしもうろう発作が継続したのであろう。その後この種の発作はなかったらしい。

　彼には近視があり、65年から両眼にコンタクトレンズを入れている。名古屋市中川区の名古屋掖済会病院眼科の松田美実医師の診断書では、裸眼視力は右眼0.05、左眼0.06、矯正視力は右眼0.1、左眼1.0であるという。右眼はほとんど矯正不能である。

　犯罪歴では、73年4月27日に愛知中村簡易裁判所で業務上過失傷害のため罰金5万円に処されている。彼によると、71年に自動車の運転免許を取得し（てんかんを隠す）、運転中にてんかん発作を起こして事故を惹起したという。てんかん者が長期に無発作でない限り運転することは法律的にも許されないことであり（道路交通法の欠格条項）、彼が病気を隠して免許を取得し、また運転したことは重大な違法である。

　飲酒では、アルコール不堪症であり、少量の酒を飲んでも嘔吐する。

　彼は73年ごろからほとんど勤めることなく、ぶらぶら家で遊んでいた。両親も彼だけがてんかんという不幸な病気を持ち、可哀相だというので大目に見ていた。父は優しく、彼を叱るようなことはほとんどなく、母は父の眼を盗んで彼に金を与えていた。そのため彼は増長し、毎日のようにパチンコに行って金を費やしていたので、小遣いに不自由していた。それゆえ家の中を物色して金を持ち出したり、父の洋服のポケットの財布から金を盗んだり、家の中にある腕輪、電気製品

などを持ち出して質に入れるなどの行為にまでエスカレートし、**本件犯行当時はその極点に達していた**。母の陳述によると、彼は幼いときから金をくれと言って駄々をこねるところがあり、成長した後も金をもらわないと承知しない固執的なところがあったという。彼自らも、当時は甘えていたと反省し、父はそれでも勘当するなどと言ったことは滅多になかったという。**彼は小心、内気で、他人に対しては大人しく、家の中では我儘な、内弁慶の性格**であった。前記のように、**両親は、てんかんという難治性の疾患に罹患した、不幸な星に生まれた彼に対し、甘やかし過ぎた傾向もあり、これが本件という悲劇を生んだむきもある**。

　77年10〜11月の鑑定時の所見は次のとおりである。

　身体的には、身長173.5cm、体重66.0kgで、混合型体型である。**歯肉がやや腫脹**しているが、これは抗てんかん薬のアレビアチンの副作用であろう。内科的・神経学的に異常はない。脳波は、安静閉眼時に低電位速波パターンを示し、低電位のα波がごく僅かに出現し、また、中心部優位にθ波が混入し、突発性異常波はない。光刺激でθ波の出現が著明となり、過呼吸で5サイクルを中心としたθ波の高電位化、出現量の増加がある。**軽度異常所見であるが、てんかん特有の異常波は出現しなかった**。当時、勾留先の東京拘置所でアレビアチン0.31g日量分三、テグレトール1錠（100mg?）就寝前、の処方をされていたためと思われる。

　精神的には、彼は従順、素直に面接に応じ、自己の犯行を充分に反省している様子である。表情、態度、談話に不自然なところはなく、過去の記憶もかなり詳細に存在している。彼の陳述によると、本件犯行後、勾留中に何回か大発作、小発作があったようであるが、ここではその詳細は省略する。発病後の経過は前記のとおりで、**彼は15歳ないし18歳ごろに発病し、大発作、小発作、もうろう発作、不機嫌発作等を示し、抗てんかん薬に抵抗する難治性のてんかんに罹患していることは確かである**。その原因は生来性の素質によるもので、いわゆる真性てんかんに属するであろう。なお、てんかんについては新しい分類が通用しているが、ここでは古い分類を用いた。また、前記の抗てんかん薬の名称はすべて商品名であるが、一般名に触れるのは煩雑であるので止めた。数種の心理テストを施行したが、脳研式標準知能検査では100点満点で49点であり、知能は正常の下位である。WAISでは、全検査IQは86であり、正常の下位である。以上から**知能は正常の下位にあると考えられる**。

　性格であるが、彼に面接して、私は彼を素直、従順、人が好いと感じ、彼が家庭で毎日のように金をねだり、家の物を持ち出して質入れするなどとはちょっと考えられなかった。彼は家族以外の者には温和、小心であり、家族、とくに両親

には我儘であるという内弁慶の性格である。これには、彼が難治性てんかんに罹患している不幸のために両親が彼に対して憐憫の気持ちから甘やかしているせいもある。しかし、小学校時代に注意散漫、根気がないと評価され、てんかんを持つというハンディキャップはあるが、職業面で長続きしないという一面がある。このような点を考慮すると、彼の性格は意志薄弱性の傾向を有するといえる。さらに、母の陳述によると、彼は幼少時から金などを欲しがると、要求が容れられるまで執拗に要求するところがあったという。てんかん者には粘着性傾向があると言われているが、ここでも粘着性、固執性があるように思われる。以上から、**彼には小心、内気、内弁慶、意志薄弱、固執性等の性格傾向があると考えられる。**

■本件犯行当時の精神状態

本件犯行は77年3月18日の午前0時30分ごろという深夜に、自宅で行われた。自宅は名古屋市港区の市営住宅で、近くに名古屋競馬場があり、母はそこで切符売りをしていた。同家は2DKの広さで、別に建て増した1部屋があり、そこは彼の専用であった。弟も同居していたが、同人は出張で犯行当時は家にいなかった。したがって、**犯行当時は両親と彼の3人であった。**

私は警察調書に基づいて彼から詳しく事情を聴取した。彼によると、犯行前日（3月17日）は、午後4時ごろ父のズボンのポケットから600円ほど盗んで、パチンコに行き、すってしまった。（注：父はその日、仕事休みで終日在宅した）。その後、父にてんかんの薬代の名目でねだって2千円もらい、それを持って別のパチンコ店に行って、その金もすった。それからカセットテープレコーダー（注：母が買って、彼が使っていた）を質入れに行った。午後10時前、8千円で質入れした。その後帰宅して入浴した。質入れしたカセットテープレコーダーを出したい（競馬放送を聴く）ので1万円欲しいと思い、寝ている父を起こした。このあたりからの問答を挙げる。

（そのとき、寝ている父を起こして金をくれと言ったのか）……ええ。父は今日は遅いから寝かせてくれと言った。

（それから父に仏壇のところに連れて行かれたのを覚えているか）……覚えている。父は頭髪を切ってやると言う。仏壇で先祖に謝れと言った。

（謝ったか）……謝らなかった。

（父は頭髪を短くしろと言ったか）……そう言った。（注：彼は頭髪を伸び放題にしていた）。

（そのとき父はバリカンであなたの頭髪を刈ろうとしたね）……はい。

（させなかったね）……はい。

(それからどうした)……父に嫌がらせした。
(どういう嫌がらせか)……洋服箪笥の上にある父のカメラ（キャノン製）を持ち出そうとした。（注：両親は6畳間に寝ていて、隣の4畳半に洋服箪笥があり、その上にカメラがあった）。
(父はそのカメラを大事にしていたか)……ええ。
(あなたがカメラを持ち出すのを父が見たか)……父に見えるようにわざと6畳間と4畳半との間の襖（ガラス戸）を開けてあった。
(そしたら)……父が飛んで来た。「俺のカメラを何するのか」と言った。
(あなたはどうしたか)……これを質に入れて金をつくると言った。**父は僕の腕を掴まえ、弟の寝るベッド（4畳半にある）に僕を突き倒し、20発ぐらい拳骨で殴った。顔とか頬を殴った**。後でぶくぶくに腫れた。（注：当時、弟は家にいなかった）。
(それからどうした)……ごめん、ごめんと言ったと思う。父は殴るのを止めた。父が台所に行き、1升瓶で酒を飲んだ。（注：台所に行ったのは彼のほうが先らしい。取調段階では彼が先に行ったと供述している）。
(それからあなたは台所に行ったか)……私は顔洗いに行った。
(顔洗ったか)……その前に、流しの上の網棚の果物ナイフが眼についた。果物ナイフをぱっと見た。
(果物ナイフを眼にしてどうしたか)……父が謝ってくれず、滅茶苦茶に頭が痛かったので、果物ナイフで嫌がらせすれば父が謝るかと思った。
(果物ナイフをどうしたか)……果物ナイフを2～3回突きつけた。
(脅かしたのね)……そうです。
(そしたら)……「俺はおいぼれだから最近体がえらくてもてない。いっそやってくれ。ぶすっとやってくれ」と言った。
(そして)……父は寝巻を捲くって、腹を出して近づいて来た。
(そしたら)……僕がどうしたのか。刺さったね。
(刺すつもりは)……刺すつもりはない。
(刺すとき覚えているか)……父が痛いと言った。
(刺してから)……見ると果物ナイフにトマトのような血が付いている。おかしいな。トマトを食べたわけではないのにと思った。そして父が倒れている。
(自分で刺したのを覚えていないのか)……色を見たときはっと思った。ぼやっとしている。父が倒れているので、あれっと思った。そしてお母さんがぱっと飛んで来た。父の顔色がだんだんと変わり、悪くなった。母が電話、電

話と言うので、6畳間にある電話機で119番した。10分か15分で救急車が来た。父は台所の椅子に座っていた。

（父は病院に連れて行かれて死んだのか）……病院に行って15分ぐらいで死んだ。病院に行って10分ぐらいして警察が来て自分は警察署に行った。

（**腹を刺した瞬間は覚えているのか**）……**覚えているのか覚えていないような、おかしな感じである。気を失ったことは間違いない。**

（顔を一瞬そむけたというのは）……それは間違いないと思う。

（刺して、仕舞ったと思ったというのは）……ええ。ナイフにトマトのような血を見て、父が倒れているのを見て、**あれっと思った。**（以下略）

（刺すつもりでないのに刺したのか）……ええ。いくら何でも自分の親は刺さない。これまで大きくしてもらったから。

以上から、**問題は彼が父の腹部を刺したときの精神状態である。彼の陳述からすると、彼が意図的に刺したのではなく、そのときには意識障害があったと考えられる。**その有力な根拠は、刺した直後、はっと気がついたという**覚醒体験**があることである。このような意識障害のもとに手があたかも反射のように動き、その行為は**類反射行為である。**この意識障害は完全な意識喪失でなく、てんかんの発作があったとは考えられず、その前に、父から殴打され、また挑発的な態度をとられたために生じた情動状態に引き続いた行為であり、その意味で**情動性もうろう状態であると考えるべきである。**てんかん者にはこのような情動性もうろう状態への親和性があるとも考えられる。シプコヴェンスキーはてんかんの病的情動あるいは短絡について論じている。病的情動と短絡の主な差異は、前者に意識混濁があり、後者にはそれがないということである。**本件では、軽度ながら意識混濁があり、シプコヴェンスキーの病的情動に属するかもしれない。**

■**鑑定結論**

本件犯行当時の精神状態から見ると、てんかん発作準備性という病的素因の上に心因が働いて生じた意識障害によって類反射的に犯行が遂行され、責任能力に著しい低減があったと考えられる。

名古屋地裁は78年2月17日に、心神耗弱を認定して懲役3年執行猶予5年を言い渡した。

3．てんかん者による愛人殺し（放火殺人）の事例

　ここに報告する事例は、てんかんの発作症状とは無関係であり、てんかん者が持つ熱中性・粘着性の性格が問題である。犯人はこのような性格から、心変わりした愛人を焼き殺した。実に残忍な犯行である。もっとも、粘着性格はてんかん者に特有であるとされているが、てんかん者がすべて粘着性傾向を持つとはかぎらない。

　なお、犯人は本件犯行後、4年半余り逃亡を続けていたが、以前にも勤め先の金を横領して逃亡し、他人になりすまし、失踪宣告されたことがある。本例は拙著「てんかん者による愛人殺し　執念は燃えて放火殺人を呼ぶ」（法令ニュース, 574号：53, 1995）に報告された。ここではそれに加筆した。

■犯罪事実

　私は1987年3月、名古屋地裁より殺人、現住建造物等放火被告人Y.O.（犯行当時35歳の男。以下、彼と称する）の精神鑑定を命じられた。犯罪事実は起訴状によるとおよそ次のとおりである。

① 彼はかねてより交際していたD（当時25歳）が冷淡な態度を示すようになったので、それを恨み、同女にガソリンをかけたうえ、マッチで点火して、同女を焼死させようと考えた。そして、81年10月29日午前1時30分ごろ、名古屋市中区内のS荘2階1号室の同女方居室で、点火中のガスストーブの近くに敷かれた布団に横臥していた同女に、その掛け布団の上からガソリンをかけた。その直後、ガソリンにガスストーブの火が引火して燃え上がり、この火が同女とその部屋の柱等に燃え移った。そのため、同女をその場で火傷死させるとともに、5名が現に住居として使用しているS荘の2階1号室の天井、柱等約20㎡を焼燬した。

② 彼は名古屋市中区内のA荘1階6号室に居住していたが、先にDを焼殺するため同女に掛け布団の上からガソリンをかける等の犯行を引き起こしたので、自己の居室に放火して逃走しようと考えた。そして、同日午前1時35分ごろ、A荘1階6号室の3畳間等にガソリンを撒き、持っていたライターで丸めた紙に点火したうえ、これを3畳間に投げて放火したところ、この火が同室の柱、天井等に燃え移った。そのため、7名が現に居住しているA荘の1階6号室および2階2号室の柱、天井等約41㎡を焼燬した。

■家族歴

彼は46年3月に、静岡県富士郡Y町（現在、富士市に属す）に生まれた。

その家系を見ると、父方祖父母、父の同胞は不明で、父は幼時にO家に養子にきた。父は会社勤めから医薬品の販売、薬店の経営などに変わり、71年ごろから沼津市で不動産業を営んでいる。腰椎の椎間板ヘルニアになり、後遺症として両脚の運動・知覚障害があり、温和な性格である。

母も養女であり、その実父母は不明である。母は会社勤めをしていたが、19歳で彼の父と結婚し、主婦をしている。86年暮れごろから膀胱炎、高血圧症がある。性格は普通である。

同胞は男3人、女2人である。彼は2番目、二男である。同胞のなかで弟Nがてんかんである。すなわち、その弟は48年6月生まれで、82年12月、34歳のときに海釣りに行き、岩場で転落して死亡した。同人は彼よりも重いてんかん患者で、中学1年ごろからけいれん発作があり、医師にかかって抗けいれん剤を服用していたが、それでも時々発作があった。死亡時まで継続的に服薬していた。なお、他の同胞にはとくに変わった者はいない。

■本人歴

彼は家庭の都合で、富士市内の小学校を転々として58年3月に卒業したが、児童指導要録が廃棄されているために、学業成績、性行は不明である。しかし、とくに非行はなかったらしい。次いで、沼津市内の中学を卒業したが、生徒指導要録によると、学業成績は中位であり、性行も普通で、「明朗、快活、温良で好ましい性格」と評価されている。両親によると、学校では丸坊主になることになっていたが、彼は長髪で通したという。

それから沼津市内の高校を卒業した。同校からの報告によると、学業成績は中位であるが、2年のときに何か身辺に変化があったのか最下位まで降下し、3年でまた中位に復帰した。性行もとくに問題がないという。中学3年から高校にかけてけいれん発作があるが、その点は後記する。

64年3月に高校を卒業し、沼津市役所に勤めたが2年半余りで辞めた。その理由は、上司と折り合わなかったところもあったが、当時、夜間、アルバイトに行っていた喫茶店での経験から、自分には水商売が向いていると思ったことである。

66年11月から沼津市内のレストランに勤めていたが、そこの店主の紹介で、67年10月に青森県八戸市の喫茶店の店員になった。68年春に上京し、それから東京都内で7軒の焼き肉店、バー、クラブに勤めた。クラブ3軒では支配人をしていた。

しかし、勤め先で横領事件を起こして逃亡し、75年1月から大阪市で2軒のクラブに勤め、さらに77年2月から名古屋市で3軒の喫茶店、スタンドバーに勤め、本件犯行に至った。

彼は70年10月に結婚し、妻とのあいだに長男を儲けた。しかし、彼が失踪したため、妻は失踪宣告の申請をし、81年8月に、81年1月26日付けで夫死亡とみなされるということになった。

さて、彼の横領・失踪事件であるが、72年ごろ、豊島区内のクラブRの支配人をしていたとき、4～5万円の使い込みをして、解雇された。また、73年ごろ、豊島区内のクラブSの支配人をしていたときにも、勤め先の金を使い込み、穴埋めできなくなり、結局、60～70万円を横領した。そして、**73年1月に逃亡する**ことになったが、その際、同じクラブにSという男がいて、**その本籍、生年月日を知っていたので、以後その者になりすました**。

逃亡して大阪に行き、同じように水商売を続けたが、逃亡後は妻や肉親とは一切連絡を断った。また、自らが失踪宣告されていることも本件犯行後、逮捕されて初めて知った。

本件犯行後も、水商売を続けながら、86年6月に逮捕されるまで、4年半余り逃亡を続けていた。失踪・逃亡には水商売はまことに好都合なようである。

また、彼は決して冷酷、無情な男ではないらしく、失踪中は妻子の写真を、本件犯行後は被害者の写真を身近に置いていた。

沼津市のS病院の病床日誌によると、61年3月下旬（15歳）に初めてけいれん発作があり、また同年8月に東京都内の映画館で発作があった。同院には62年7月から64年7月まで通院して抗けいれん剤を服用していた。同院に通院中は発作がなかったという。

母によると、最初の発作は、中学3年の春休み、彼がある医師の別邸に留守番を頼まれて行き、そこで友人と遊んでいて起こったものであるという。これが前記のS病院の病床日誌に記載されている最初の発作でもある。母が知っているのは、前記の病床日誌にある2回の発作のほかに、自宅で2回、自転車で買い物に行って1回、合計5回の発作であるという。

S病院に通院しなくなってから、とくに沼津市を離れてから発作があったかどうかであるが、67～68年ごろ、当時同棲していた愛人Yが、彼の病気を治してやると、彼の兄Tに言ったという（母の陳述）ので、Yがそのころ発作を目撃した可能性がある。

彼によると、中学、高校時代以外にけいれん発作（大発作）も短時間の意識喪

失の発作（小発作）もないという。

　鑑定時（87年4月）に脳波検査を行ったところ、安静閉眼時の脳波にはθ波が目立つが、突発性異常波は見られず、すぐにはてんかんと言いかねる所見であった。しかし、ベメグライド賦活で、正常者であれば、ベメグライド120〜200mgの静注で突発性異常波が出現するが、彼の場合では30mgで突発性異常波が出現した。したがって、**けいれん準備性（てんかん発作を起こしやすい傾向）が高いことは明らかである**。

　以上から、**彼には15歳ごろから何回か、けいれん発作がみられ、抗けいれん剤を連用していた。後には抗けいれん剤を服用しないのに、発作が起こらず、一見てんかんが治癒したかのようであるが、脳波検査からすると、けいれん準備性が高く、てんかんが潜在していることが分かる**。

　前記のように、弟も明らかにてんかんに罹患しており、彼にはてんかんの遺伝素質があると考えられるので、**そのてんかんは真性てんかんに属すると思われる**。

　さて、彼は名古屋市中区内のスタンドバーS店が開店した78年2月下旬から、そこにチーフバーテンダーとして勤め、経営者M、2人のホステスとともにその営業に当たっていた。本件犯行の被害者Dは同店のホステスの1人であった。

　ここでDの経歴を述べよう、同女は愛知県常滑市で56年3月に生まれ、実父母は不明で、養女として養育された。名古屋市内の高校を卒業後、常滑市内の製陶会社に勤めたり、養父の経営する競艇新聞社の手伝いなどしていた。77年から、養母の従姉妹に当たるTが名古屋市内で経営している食堂を手伝っていた。79年2月から前記のスタンドバーS店のホステスになった。S店の経営者Mも養母の従姉妹である。80年8月にS店を辞めて養父母のもとに戻り、常滑市内に寿司・てんぷらの店を出して、その経営者になったが、営業が順調であったにもかかわらず、81年4月に突然家出した。名古屋市内に出て、東区内のスナックに1週間ほど勤めた後、再びS店のホステスとなった。Dは81年4月から、本件犯行の現場となった、名古屋市中区のS荘に居住していた。同女の性格は不詳であるが、養父などによると、無口で大人しいという。また、生来、美貌に恵まれていた。Dの男関係は、彼との関係以外は不明である。

　前記のように、彼がすでにS店のチーフバーテンダーをしていた79年2月に、Dがホステスとして同店に入ってきて、80年8月に辞めた。そのころはまだ彼はDに好感以上のものを持っていなかった。

　ところが、81年4月にDがS店に再び来てから、同女のほうが積極的に、自分が常滑市から名古屋市に来て1週間ほど勤めていたスナックに彼を連れて行き、

その際、ホテルへ誘うような様子さえ示した。それ以来、2人は急速に親密さを増し、店の仕事が終わってから、一緒に飲食したり映画に行くようになった。

　決定的な関係ができたのは、同年8月中旬のお盆のときである。すなわち、2人は長良川の鵜飼いの見物に出かけ、その夜、合意のうえ、深い関係になった。それ以来、2人は互いに相手の居室に行って、愛情の交換をしていた。

　2人の関係はS店に来る客の話題にもなり、それを耳にしたS店の経営者Mは、Mの姉の立会いのうえで、2人に事情を訊いた。その際、2人は深い関係にあることを認め、将来結婚する予定であることを打ち明けた。そのため、恋仲にある者同士が同じ職場に勤めることができないという、商売上の掟により、Mの命令で彼がS店を辞め、Dだけが残ることになった。彼はその後、あるスナックへの就職が決まった。

　ところが、**彼がS店を辞めて1ヵ月ほど経った10月20日ごろから、Dは急に冷たくなった**。その理由は彼には分からなかった。ともかく10月20日ごろから、同女は彼方を訪れず、彼が同女方を訪れても会えないことが多くなった（居留守を使っていた可能性もある）。彼が同女の勤務先に電話して、2回ほど会うことができ、その際、理由を尋ねたが、同女は疲れていると言って話に乗ってこなかった。

　彼は同女に男ができたのではないかと思ったが、その証拠をつかむことができなかった。とにかく、Dの態度が急変した理由が分からないことが、彼を非常にいらいらさせた。なお、Dが住んでいたS荘の住人のYによると、Dの服装や化粧が急に派手になり、彼が来ても居留守を使うようになり、Dに新しいスポンサーができたらしいという。

　しかし、彼にとってDは最上の存在であった。**彼は検事調書でこう述べている。**「彼女以外の女性は考えられず、彼女のことで頭がいっぱいでした。彼女のような女性は私にとって2度と現れないだろうと思うと、あきらめがつきませんでした。彼女は美人でもあり、スタイルもよく、気持ち的にも合って、こうした女性と一緒になってやっていきたいと、強く思っていたのです」と言う。

　彼は煩悶を重ねるうちに、**Dを殺して自分も死のうと思うようになった**。すなわち無理心中（拡大自殺）を意図するようになった。愛する者を独占して他人に渡したくない、しかし、その殺害は法に背く行為であるから、自らも死ぬというわけである。また、それには、Dの裏切りに対する恨みや、S店の経営者Mや友人などに対する体面も、動機に関係していたようである。

　しかし、**無理心中の動機から、単にDを殺害して逃亡する、といった動機に変**

化した。この変化の経緯がよく分からない。ただ、無理心中の手口としてガソリンを用いる焼死を思いついたが、自らが焼け死ぬのが怖くなったらしい。なぜ、このような手口を選んだかというと、絞扼したり、刺したりすることは心情的にできず、運転免許がないので自動車を利用できず、ガソリンによる焼殺がもっとも確実で失敗がないと思われたからであるという。

　それから注目されるのは、**Dの心変わりからわずか10日足らずで本件犯行を決意し、実行していることである。**

　本件犯行の事実は前記のとおりであるが、若干の補足をする。彼はDを焼き殺す意図を持ち、ガソリン約2.8ℓをコーヒー缶に入れ、それを携帯してD方に行ったが、そのときでも殺人の決意は確定的ではなく、同女の改心に一縷の望みを託していた。彼は帰宅した同女に対して、「話を聞いてくれよ」と言ったところ、同女は「しばらく付き合わないようにしよう」と答えたので、彼は「じゃ、別れるということだな」と言い、そこで犯行の決意を固めた。

　犯行を実行する直前に同女がトイレに行ったが、その隙に、当日同女がもらってきた給料袋（約25万円在中）を盗んでいる（この窃盗は起訴されていない）。

　トイレから戻った同女はそれに気づかず、布団を2人が仲がよかったときには奥の6畳間に敷いたのに、手前の4畳半に敷き始めた。これを見た彼は、同女が完全に自分を捨てる気だなと思い、犯行の決意をさらに固めた。

　彼は廊下にあらかじめ置いてあったコーヒー缶入りガソリンを持ってきたが、同女は布団に入り、横臥して雑誌かなにかを読んでいた。彼は「もうだめなんだな」と念を押したが、彼女は知らぬ顔であった。それで、決意がほんとうに確定的となり、ガソリンを彼女の背中に向けて撒いた。撒いたガソリンに近くのガスストーブの火が引火して、一瞬にして燃え上がった。彼が持っていた缶のガソリンにも引火して、彼は両手、顔、頭などに火傷を負った。

　それから、彼はA荘の自室に帰って、それまで予定していなかったのに、ポリ容器に残っていたガソリンを自室に撒いて放火した。自暴自棄的な気持ちと証拠隠滅の目的から放火したらしい。

　なお、彼はS荘に行く前に時間つぶしに、スナックで飲酒しているが、酩酊の犯行への影響はほとんどないと思われる。

　さて、**私は放火殺人、つまり生きている人間を焼き殺すのは、相手に与える苦しみから考えて、もっとも残忍な犯行の一つであると思っている。**そう思うのは、私が68年に外交官令嬢殺人事件の犯人H.K.を鑑定した経験からである。その事例では、犯人は厄介払いの動機から、愛人の外交官令嬢を殴ったり蹴ったりして

失神させたうえで、同女にガソリンをかけて放火し、焼き殺した。しかも、犯人は著明な凶悪犯タイプであった。

これに対して、殺人と放火が併合している犯罪の多くは、他の手段によって殺害した後、犯行を隠蔽するために放火する場合である。このような事情を明らかにしているのが、永江三郎著「殺人・放火の犯罪精神医学的研究」（犯罪誌，40：137，1974）である。

ところで、本例では、生きた、しかも失神していない人間を焼き殺している。それからすると、犯人の極端な残忍性・無情性が推測される。しかし、**私は鑑定所見から彼に著明な無情性を見出すことはできなかった。それよりも、てんかん者に特徴的とされる、熱中性・粘着性が重要であると思われる。**

被害者Dに対する熱情の激しさ、裏切られたときの失望の極端さ、そしてDの心変わりからわずか10日足らずで犯行に至ったという事実は、てんかん者のこのような性格から理解できるように思われる。彼は鑑定時、日によって機嫌に変化があり、また短気なところもうかがわれた。このような気分易変性、爆発性の程度はそれほど高度ではなく、熱中性・粘着性のほうが重要である。

彼の陳述によると、従来何人かの女性と恋愛し、結婚もしたが、1度に1人の女性しか愛せなかったという。これは当たり前のことかもしれないが、彼の性格の一端を示しているように思われる。

■鑑定結論

私は彼がてんかんに罹患し、粘着性、爆発性などの性格傾向を持ち、本件犯行には粘着性が関与し、責任能力に軽い障害があったと鑑定した。

名古屋地方裁判所は87年11月30日、完全責任能力を認定し、無期懲役を言い渡した。その後、控訴がなくて刑が確定した。

4．てんかんの発作間歇時の放火——供述の変遷の事例——

てんかんの事例は比較的少なく、また発作と関係した犯罪例はさらに稀である。これから紹介する事例は発作間歇時の放火例である。てんかんと直接関係のない性格異常が犯罪人格を形成していた。**彼は鑑定時、それまでそのような供述をしていなかったのに、犯行の直前にてんかん発作があり、また放火行為自体を記憶していないと述べた。この彼の陳述の信憑性に問題があり、それは彼の虚言であると考えられた。そして、供述の変遷があり、捜査段階の自白のほうに信憑性があると考えられる。**

■犯罪事実

　私は1980年3月に横浜地裁より現住建造物等放火被告人Y.H.の精神鑑定を命じられた。彼（被告人Y.H.を指す。以下同じ）は本件犯行当時45歳である。登場人物は特定の場合を除き仮名とする。犯罪事実は起訴状によるとおよそ次のとおりである。

　彼は79年5月28日午前3時7分ごろ、横浜市南区のアパート「さつき荘」（所有者藤田　健）前の路上において、同アパート南西側の古い羽目板に所携のライターで点火して放火し、同板を燃え上がらせ、小村太郎ほか5名が現に住居に使用している同家屋（木造2階建て、延べ面積約72.72㎡）の同羽目板の部分（高さ約1.4cm、幅約0.7cmの範囲）および押縁の部分（高さ約7cm、幅約2.5cmの範囲）を焼燬した。

■家族歴

　彼は34年3月に東京都中野区で生まれた。父資雄は大学卒業後、いくつかの会社の勤務を経て、都内の本郷区役所、次いで横浜市役所で公務員として長く勤め、退職後は横浜市内で易者をしていて、74歳で老衰のために死亡した。見栄っ張りで、女好きで、外の女に子を生ませたり、離婚話が出て、母が一時家を出たことがある。50歳ごろから女遊びを止めた。酒好きであったが、酒癖は悪くなかったという。母幾子は鑑定時現在（以下、現在と略す）79歳で、香川県出身である。女子師範学校を卒業し、徳島市で小学校教員をしているときに従兄の資雄と結婚した。結婚後もときどき小・中学の教員をした。定年退職後、横浜市の自宅を改造して学習塾を開き、現在もその仕事を続けている。鑑定人も面接したがしっかりしていて、勝気な性格であるらしい。彼の同胞は5人で彼は末っ子である。同胞の中の**長姉安子**は現在51歳であるが、女子師範学校を卒業し、小学校教員をしているとき結婚し、その後精神病を発病して、離婚し、現在、彼の母と同居している。急性期には興奮して粗暴な行為があったり、家出したりしたが、現在は落ち着いて、家事手伝いがある程度でき、精神科医院で精神安定剤を処方してもらって服用している。**私も同女に面接したが、表情が硬く、かつて幻聴があったようで、陳旧性統合失調症の状態にある。**家系には彼の姉安子が統合失調症に罹患し、父が女好きであり、母方祖父が大酒家であるが、その他に特記すべき異常者はいない。

■本人歴

　母によると、彼は、出産は普通で、発達も良く、利口であったが、3歳ごろに、公園で遊んでいるとき、他の子が遊んでいるブランコの踏み板が彼の頭に当たり、

そのために彼の頭頂部に陥没骨折が生じた（現在も陥没が残っている）。そのせいで後にてんかんが起こったのではないかという。

彼は40年4月に横浜市内のM小学校に入学した。（注：当時、一家は横浜市南区に転居していた）。太平洋戦争中、一時、学童疎開をし、戦後の46年3月に同じく横浜市内のO小学校を卒業した。小学校の学籍簿によると、学業成績は5、6年はやや向上しているが、全般的に中の下である。性行概評では、温和だが優柔不断、動作が緩慢、他人にひきずられやすい、落とし物が多いなどの記載がある。次いで、私立K中学に入学したが、通学に時間がかかるので、3年のときに自宅近くの市立M中学に転校し、49年3月に同校を卒業した。中学の学籍簿からは2、3年の記録が知られるが、学業成績は中の下であり、性行では「極めておとなしく目立たない生徒である。口数少なく真面目」と記載されている。

中学卒業後、香川県大川郡F村で母方叔父が自転車業をしていたので、彼はそこで1年ほど見習いをした。しかし、彼が気が利かないので叔父によく叱られた。その後、横浜市の実家に戻り、同市内の自転車店に勤めたり、アイスクリーム販売店に勤めた。母が教育者であったせいで、彼は受験勉強をして、53年4月に市立M高校定時制に入学し、57年3月に同校を卒業した。同校の生徒指導要録によると、学業成績は中である。行動の記録にも、そう目立ったところはない。

夜間高校に通学していた当時、就職していたかどうか明らかでない。日産自動車大岡工場に勤めたのは高校卒業後らしい。58年ごろ自衛隊に入隊し、青森県八戸市の陸上自衛隊に属したが、演習中にてんかん発作を起こし、7～8ヵ月で除隊した。てんかんについては後記する。**彼もよく記憶していないが、数多くの職場で働いたが、てんかん発作のためもあり、長く同じ職場に勤められなかった。**横浜市内の貿易会社、測量会社に勤務したり、東京ガスの下請けの仕事、家庭用品の販売、電話機に殺菌剤をつける仕事などをしたという。78年9月から同市中区のH興業サウナ部の従業員をしていた。

性生活では、27～28歳ごろ、たまたま知り合った女性と性関係したことがあり、これが最初の性交である。彼は53年ごろから創価学会の会員であったが、同じ会員で知り合った佐藤寿美子（彼より5歳年上）と67年3月に婚姻届出し、本件犯行当時彼が住んでいた「みさと荘」で同棲した。しかし、その理由は明らかでないが、75年12月に協議離婚した。寿美子との間に子はいない。寿美子は現在、外人バーに勤め、外人の姿をしているらしい。その後78年10月ごろから、彼はたまたま知り合った白井芳子（彼より4歳年上）と「みさと荘」で同棲している。白井芳子によると、彼との性関係は週1回ぐらいで、彼は淡白のほうであるという。

飲酒については、彼は酒は全然飲まないと言う。しかし、後記の犯罪歴の③の現住建造物放火では、犯行時飲酒していたとなっている。とにかく酒はあまり飲まないのであろう。

　さて、彼の疾病歴、とくに**てんかん歴**である。彼はてんかん以外にとくに重い病気に罹患したことはない。**彼によると、定時制高校1年のとき、すなわち53年、彼の19歳のときに初めて発作があった。**教室での授業中に、あるいはマラソンを走っているときに倒れたという。母によると、彼が22歳のころ自転車に乗って横浜市の弘明寺のほうへ行ったときに倒れたのが、てんかんと知った最初であるという。発作は全身性けいれん、すなわち大発作といわれるものであったと思われる。発作の頻度は、最初は1ヵ月に1回ぐらい、30代には3ヵ月に1回であったという。時期ははっきりしないが、彼は父に連れられて東大病院、順天堂病院、東京慈恵医大病院、横浜市大病院などを受診し、てんかんとして抗てんかん薬をもらって服用していたが、規則正しく服用しなかったようで、発作はときどきあった。彼が本格的に通院して投薬を受けるようになったのは比較的最近で、横浜市中区の横浜中央病院脳神経外科に通院するようになった。同科の小谷昭夫部長の報告によると、初診は75年11月6日で、終診は79年6月18日である（逮捕後も警察を通じて投薬されている）。抗てんかん薬としてヒダントールF（アレビアチン12mg、ルミナール8mg含有）を1日量12錠投与されている。それでも、発作は76年に3回、77年に1回、78年に2回起こっている。脳波検査は75、76、77年に各1回施行され、前2回には異常があり、3回目は正常であったという。

　彼から発作、発作の前兆、中間期の状態等について聴取したが、その一部を挙げると次のとおりである。大発作の前には気持ちが落ち着かず、たとえば赤信号で止まっても、青信号になるまでじっとしていられず歩き出したりする。また、**透明な小さな粒が眼の前に吹き出るように見えてくる。**そのような粒が沢山見えるときは、周りが明るく見えるという。このよう状態になると、それから1～2時間後、1日後、あるいは2～3日後に大発作があるという。大発作の直前の前兆として、たとえば椅子に座ったりしていると、足がぐっと上がって、逆立ちのようになる気がして、それから意識がなくなるという（知覚性前兆）。

　彼には次のような**犯罪歴**がある。
① 56年1月23日宣告、業務上過失傷害、横浜南簡裁、罰金5千円。
② 58年7月15日宣告、業務上過失傷害、横浜南簡裁、罰金1万円。
③ **61年2月22日宣告、現住建造物放火、窃盗、横浜地裁、懲役3年執行猶予5年。**

④　68年4月23日検挙、藤沢署、迷惑防止条例違反、同年5月17日、起訴猶予。
⑤　68年12月9日宣告、業務上過失傷害、横浜簡裁、罰金1万2千円。
⑥　75年8月21日検挙、通行禁止違反。
⑦　76年9月13日検挙、通行禁止違反。
⑧　76年12月18日検挙、信号無視違反・人身、77年2月21日宣告、業務上過失傷害、横浜簡裁、罰金15万円。同年2月14日、**免許停止60日、短縮30日**。
⑨　77年8月8日検挙、一時停止違反。
⑩　77年9月17日検挙、通行禁止違反、同年10月21日、**免許停止60日、短縮30日**。
⑪　77年11月18日宣告、業務上過失傷害、罰金4万円。
⑫　77年12月4日検挙、乗車用ヘルメット着装義務違反。
⑬　78年4月8日検挙、進路変更違反。
⑭　78年4月17日検挙、追越違反。**同年5月15日、免許停止60日、短縮なし。同年6月14日、免許停止60日、短縮30日、同年7月12日、てんかんにより公安委員会において免許取消**。なお、ここで免許停止が2回続いているのは、乗用車とオートバイのそれぞれに対して処分が行われたためかもしれない。

以上から、まず、道交法違反が非常に多いのが目立つ。しかも業務上過失傷害を5回も繰り返している。それ以外にも軽微な違反を繰り返し、免許停止処分を4回受け、最後にはてんかんが発覚して免許取消になっている。彼がいかに違法精神に欠けているかがわかる。彼が道交法違反で検挙された56年1月（21歳）はてんかんがすでに発病した後である。てんかんは道交法において欠格条項に入っていて、自動車運転中に発作があると人命を危険に晒す可能性があるからである。彼はそのことを最初は知らなかったとしても、後には知っていた。（彼によると、普通乗用車の運転免許を取得したのは56年ごろ、オートバイの免許を取得したのは65年ごろで、てんかんがあるので、事故を心配して後にはオートバイしか乗らないようにしたという）。最後に公安委員会によって免許取消になっているが、そのきっかけは、それまで免許停止の処分を受け、警察によって講習を受けさせられた際にてんかん発作を起こしたことである。それまで、てんかんの存在を隠していたことは道義上、法律上許されない。交通事故がとくに多くなったのは75年以後であり、前記のように75年11月から横浜中央病院脳神経外科で定期的に投薬を受けているので、発作が起こりにくいことから気の緩みがあったかもしれない。あるいは、不満の発散のためにオートバイを乗り回していたとも思われる。私が彼から聴取したところでは、幸いにも、業務上過失傷害はてんかん発作中に

起こったものではなさそうである。
　犯罪歴で重要なのは、前記の③の現住建造物放火、窃盗である。本件犯行も放火であり、彼には同じ放火の前科があるわけである。判決謄本によると、窃盗は彼が当時勤めていた会社とその他1ヵ所において、60年3月20日より同年4月21日までの間に、9回にわたって衣類等を窃取したものである。放火は、日頃からてんかんのことを気にし、劣等感を抱いていたところ、他人が話しているのが、自分のてんかん発作の噂をしているのだと邪推し、夜、飲酒しての帰り、自分の噂をしていたと思われることを思い出し、噂していたと思われる者に復讐しようと考え、灯油をビニール袋に入れ、これを相手の家の大便所の掃出口に押し込み、マッチで点火して放火し、大便所の床板0.8㎡を焼燬したものである。この事件の裁判では、竹山恒壽氏の精神鑑定を受け、「被告人は若き身空で些細な感情の動揺によるてんかん癖を持ち、本件放火は飲酒による酩酊をも伴ったてんかん性の異常性格による」として心神耗弱が認定されている。ただし、窃盗に関しては完全責任能力が認定されている。
　私が放火、窃盗のこの事件について聴取したところ、彼は弁解的・否認的態度を示した。たとえば、窃盗については9件あるのに1件しかやっていないと言う。放火については、犯行を否認し、警察で殴る、蹴るされ、拷問されて自供したので、無実であるという。
　80年5～6月の鑑定時の所見は次のとおりである。
　身体的には、身長162.4cm、体重59.5kgで、闘士型体型である。左頭頂部に陥没して頭髪のない瘢痕部位がある。これは前記の、3歳ごろにブランコの踏み板に当たってできた外傷の痕である。このせいでてんかんが生じた可能性があるが、78年5月に横浜中央病院脳神経外科で施行した頭部CT検査では異常はなかったという。また、手島正大医師による前鑑定でも頭部CT検査を施行し、異常はなかったという。したがって、てんかんが真性のものか残遺性（頭部外傷後遺症性）のものかの決定は困難である。彼には爪噛みの癖が幼少時からあり、現在も両手の爪はすべて粗く乾燥し、変形している。両眼に遠視があり、心理テストには眼鏡を使用する。内科的・神経学的には特記すべき異常はない。
　脳波検査は2回施行した。第1回は6月3日に行った。東京医科歯科大学神経精神科の福沢　等医師の診断では正常範囲の所見であった。その当時は東京拘置所医務部で抗てんかん薬のアレビアチン（1日量0.3g）とルミナール（同じく0.1g）を投与されていた。それで6月17日から服薬を中止させ、6月20日に第2回の脳波検査を施行した。このときの所見も前回のそれとあまり変化がなかった

ので、メジバール（一般名ベメグライド）5％液を毎分20mgの速度で静脈注射したところ、1分30秒、すなわち30mgで明らかなてんかん性異常波（棘徐波）が出現した。メジバール注射では100mg以下でてんかん性異常波が出現すれば、けいれん閾値が低いと言われ、したがって、彼の場合、てんかんの疑いが濃厚である。とにかく、**臨床的に間違いなく大発作があるので、てんかんであることには異論はない。**

　精神的には、面接時非常に礼儀正しく、東京拘置所へ鑑定審査のために出張する鑑定人に「暑いのに大変だ」と言って労をねぎらう。面接を繰り返したが、気分は平静で、意識障害を示したことはない。事件などについての質問の際には鑑定人が持参した一件記録を覗き込んだりして、強い関心を示す。記憶はやや不良で、過去の生活歴などの詳細、ことに日時などについての記憶が曖昧である。その他、知識、判断などは正常範囲である。てんかん者には談話の迂遠性が目立つことがあるが、彼の場合にはそういうことはない。心理テストでは、脳研式標準知能検査の結果は69点であり、WAISについては全検査ＩＱは95であり、問診所見も併せて、**知能は正常である。**

　性格については、MMPI、P-Fスタディなどの所見では、神経症的で、心気的、不安・抑うつ的、消極的の傾向が見られる。彼の性格についての第三者の意見を挙げよう。母の陳述によると、「彼の父は彼に非常に厳しく、彼が夜遅く帰宅したりすると家に入れないことがあった。母が彼をかばってやっていた。**彼は母思いで、実家に来るときは何か物を買ってくるなど、気を使う。彼は気が小さく、ひがみっぽく、何か自分のことを言われているのでないかと思う**」という。内妻白井芳子の陳述によると、「**彼は気が小さく、くよくよし、打ち明けないで考えており、心に納めておく。そして物に当たり、公園の板塀、掲示板などを叩く。**空手の本を買ってきて、空手をやっている。職場で馬鹿にされたり、殴られたりするとよく言っていた。殴られても辛抱しているほうである。私には全然怒ったことはなく、暴力を振るったりしたことはない」という。元妻佐藤寿美子の警察調書によると、「**男としては大人しく、優しい。真面目で、綺麗好きで、神経質な点もあった。**彼と生活して喧嘩は1度もやったことはない。私がかっかして大声を出しても、彼は返事もせず、私の相手にならない。ただ、彼は会社では仕事のことで面白くないと愚痴をこぼした。彼は要領が悪く、仲間の悪口を話してくれた」という。

　職場（サウナ部）の支配人笹野勇夫の警察調書によると、「彼は欠勤は少ないが、勤務は積極的ではなく、疲れてくると仕事がいい加減になり、他の従業員と折り

合いが悪く、他人の顔色を読むところがあり、**ひがみっぽい**」という。笹野は他の者が指摘しない彼の一面を指摘し、**彼に表裏があり、「仕事上の失敗なども、言い抜けできると思うと、徹底して逃げる。どうしても逃げられないと思うと、割と簡単に頭を下げる」**という。職場の上司の小波真子の警察調書によると、「無口で、陰気で、人付き合いのない、ひがみっぽい男で、屁理屈をこねる癖があり、**とにかく自己中心的な考えしか持たない人間である**」という。そして、勤務が公休日（月曜日の午前2時から火曜日の午後7時まで）の前あたりになると、**疲労が出てきて、「眼が充血し、仕事中でも下を向いてしまう」**という。職場の従業員の佐田哲也の警察調書でも、彼が変わり者で、**日によって機嫌が異なり**、公休日の前の金、土、日曜あたりでは不機嫌なことが多く、また、他の従業員と折り合いが悪く、喧嘩になったこともあるという。

以上から、**彼は性格的に小心、内気、ひがみっぽく、不満を蓄積するタイプ**であり、他方、表裏があり、自己中心的であり、対人関係に問題がある。したがって、自信欠乏性で、とくにその**亜型の敏感性**を主徴とする異常性格（精神病質）であると考えられる。このようなタイプは放火と親和性があるとされている。また、てんかんによる不機嫌、易疲労性も性格に反映していることも否定できない。

■本件犯行当時の精神状態

本件犯行は、79年5月28日午前3時7分ごろ、彼のアパート「みさと荘」からそう遠くないアパート「さつき荘」の羽目板にライターで放火したものである。張込み中の警察官に目撃されて、逮捕された。

鑑定時、彼から犯行当時の事情を聴取した。彼によると、前日午後6時から当日午前2時ごろまで、サウナ部の職場で勤務し、帰宅の途中、中華料理店でチャーハンを食べた。帰宅して喫煙していると、内妻の白井芳子（当時、旅館で夜の勤務をしていた）から電話があって、途中まで迎えに来てくれという。それで、煙草とライターを持ってアパートを出た。犯行現場の近くの「万葉亭」という中華料理店の近くで、<u>てんかん発作があって意識を失い</u>、次いで気がついた。そして<u>放火のことは覚えていなくて</u>、警察官に現行犯逮捕されたという。このあたりの問答を挙げる。

（どうしてMアパート〈現場近くのアパート〉のところで路地に入ったか）
……吉本ミツは信心（創価学会）の会長で、そこの家に集まるときはこのコースを通る。「万葉亭」の向かいのところに来て、気がついたら「万葉亭」の向かいの歩道で倒れていた。

（てんかん発作か）……てんかんと思う。気がついたら歩道の上に倒れていた。

起き上がり始めには、何か変な世界にいて、気持ちがはっきりしない。座っているうちに「万葉亭」という中華料理屋が見えてきた。見覚えがある。「万葉亭」だと、だんだんはっきりしてきた。芳子を迎えに行くところで倒れたと思った。頭が重くて痛くて、ふらふら歩いて行った。てんかんは気がつくとだんだんはっきりする。おぼろげながら（Mアパートのところを）曲がって、曲がったところで足の裏が痛い。**靴の中に何か入っている。（中略）** 道端にかがんで、**靴を脱いで、逆さまにしたら石ころが出た。**靴を履いて煙草を吸うためにライターに火をつけた。ライターを全開すると炎が長くなる。炎を見ていると綺麗だなと思う。だんだん気持ちがはっきりする。そのうちに人差し指（右）の内側が熱くなり、火を消した。

（それで羽目板に火をつけたか）……いや。

その直後に張込み中の警察官に現行犯逮捕されているのだから、放火したことは間違いなく、羽目板も一部焦げている。この放火を覚えていないのは不可解である。というのは、その前に靴の中の石ころを捨てたことを覚えていて放火だけを覚えていないのは、たとえてんかん発作の直後であっても理解できない。彼の虚言であろう。

また、犯行直前にてんかん発作があったと言うが、このような発言は捜査段階、公判段階、前鑑定時にもなく、私の鑑定になって初めてである。このような自己に有利な供述をこれまでに1度も行っていない。私にはこの発言を信用することはできない。

彼には**供述の変遷**がある。それを簡単に紹介したい。

① 犯行直後（79年5月28日）の警察調書：彼は「板壁に火をつけた覚えがない」「きな臭い臭いがした」と述べている。

② 同年5月29日警察調書：彼は犯行を自白し、炎を見ると頭の中のモヤモヤが晴れるので板壁の板に放火し、炎が少し上がってすっとしたと供述する。

③ 同年5月30日警察調書：彼は、頭がモヤモヤしたときの解消法としては「高い所に登って下を見ること」「オートバイをぶっとばすこと」「火の燃えているのを見ること」であるが、高い所に登ることは医者から禁止され、オートバイに乗ることは免許停止になっていてできない。それで放火しかないと述べている。

④ 同年6月1日警察調書：彼は、左足の靴を脱いで小石を取り出した後、煙草が吸いたくなってライターに点火したとき、急に火をつけたくなって放火したと供述している。供述は詳細にわたり、記憶障害を思わせるものはない。

⑤　手島正大氏の鑑定時（同年7月2日～同年10月1日）：彼は放火を容認している。

⑥　同年10月4日検事調書：彼は犯行を認め、F警察官の取調べに強制、誘導はなかった旨述べている。犯行の動機、実行方法等は④と同じである。

以上、彼は①から⑥を通じててんかん発作のあったことを述べていない。

⑦　同年11月21日第2回公判調書：彼は「事件当時私はもやの中にいるような状態で、火をつけたかどうかよく覚えていない」と供述している。

⑧　80年3月3日第5回公判調書：彼は、「僕としては火をつけたという意思もそういうあれもないんです。ただ言われてもそうかなと自分で認識したんです」と供述している。

⑦、⑧でも犯行当時てんかん発作があったという供述はない。

この供述の変遷は一般によくあるパターンである。捜査段階で容認した犯行に関して、公判段階で否認するもので、ここでは犯行をよく覚えていないという。

彼には下の一覧表に示すような余罪放火が16件あり、それらすべてを彼は捜査官に認めている。これらは私の鑑定時未起訴であった。このように頻々と放火が

余罪放火一覧表

番号	日　　　時	場　　　所	被　　　害
1	76.5.16/3:15a.m.	横浜市南区万世町	1棟全焼、4棟焼燬
2	76.9.17/3:25a.m.	〃　　永楽町	羽目板一部焼燬
3	77.2.4/0:27a.m.	〃	板壁焼燬
4	77.6.2/2:50a.m.	〃	羽目板一部焼燬
5	77.7.11/4:15a.m.	〃	腰板焼燬
6	77.7.24/4:20a.m.	〃	羽目板焼燬
7	77.8.5/1:25a.m.	〃	羽目板焼燬
8	79.2.22/4:50a.m.	〃　中区赤門町	ガラス戸焼燬
9	79.3.20/3:30a.m.	〃　南区永楽町	羽目板焼燬
10	79.4.10/3:08a.m.	〃　　万世町	羽目板焼燬
11	79.4.16/2:50a.m.	〃　中区長者町	腰板焼燬
12	79.4.16/3:15a.m.	〃　　山田町	羽目板焼燬
13	79.4.16/3:40a.m.	〃　　三吉町	腰板焼燬
14	79.4.16/3:50a.m.	〃　　石川町	物置焼燬
15	79.5.7/3:30a.m.	〃　南区真金町	アパート1棟、倉庫1棟焼燬
16	79.5.27/3:55a.m.	〃　　永楽町	住宅一部焼燬

あったので、警察官が張り込んでいたのであろう。**私は彼からこれらについても聴取したが、彼はすべてを否認した。**

　彼は私には否認したが、17件の連続放火犯人であり、その動機は不満の発散であり、火に対する喜び、あるいは世間を驚かしたいという煽情欲も生じていたと考えられる。彼のような小心、内気な性格の者にとっては放火は好個の不満発散手段である。

　なお、被害が軽微なものが多いが、大きな被害の場合も2件ある。横浜市南区永楽町に多いが、同町に彼の住居がある。1晩に4件連続的に放火している場合がある。

■鑑定結論

　さて、本件犯行当時の精神状態から見た責任能力であるが、**私は、彼はてんかんに罹患し、自信欠乏性を主徴とする異常性格を有しており、本件犯行当時もその状態にあったが、意識障害などの例外状態にあった蓋然性は少なく、それゆえ責任能力には著しい障害がなかった蓋然性が大きいと思われるとした。**

　横浜地裁は80年11月26日に、完全責任能力を認定して、懲役2年6月（未決通算400日）を言い渡した。

5．凶悪な犯罪性をもつてんかん者の1例について

　これから紹介する事例では、てんかんに罹患しているけれども、それとの因果関係は明らかではないが、凶悪な犯罪性を有した犯罪者による犯行である。**本人が本件犯行で示した、自動車を用いる殺人、強姦致傷などは真に戦慄すべき犯行である。**私は定年退官後、テレビでミステリー・ドラマをよく観るが、そこでは犯人やその一味が探偵役の人物を自動車で轢き殺そうとするパターンが繰り返される。しかし、現実の犯罪で轢き殺し、ないし轢き当ての犯罪があるとは知らず、私にはこの鑑定例が初めてであった。この例では1審で死刑が言い渡されたが、私どもの鑑定のあった2審では無期懲役に刑が減軽されている。ともかく、**ミステリー・ドラマと現実の犯罪とのギャップが大きい。**鑑定には、脳波の専門家でもある木戸又三氏は脳波検査のみならず、鑑定調査全般について援助され、同氏に深く感謝する。

■犯罪事実

　私は1970年5月に東京高裁より殺人、強姦致傷、窃盗、放火、傷害被告人N.K.の精神鑑定を命じられた。彼（被告人N.K.を指す。以下同じ）は本件犯

行当時19歳である。起訴状によると、犯罪事実はおよそ次のとおりである。

① 彼は68年3月8日午後10時30分ごろ、普通乗用自動車を運転し、神奈川県川崎市菅の路上を進行中、たまたま同所を歩行中の看護師Ａ子（当時20歳）を認めるや、かねて自己と交際中であった女性（Ｃ子）から絶交された腹いせに、自車を同女に接触させてやろうと決意し、同女の後方より自車前部を同女の臀部付近に接触させて転倒させ、そのため同女に対して治療約24日間を要する頭頂部、臀部挫傷等の傷害を与えた。

② 同年3月17日午後1時50分ごろ、都内目黒区の会社員Ｋ.Ｓ.（当時43歳）方において、家人の不在を奇貨として、同家階下3畳間の窓ガラスを壊して屋内に侵入し、階下4畳半の部屋にあった同人ほか1名所有の現金300円位およびトランジスターラジオ1台ほか4点（時価合計2万円相当）を窃取したが、さらに同犯行の発覚を恐れ、証拠を湮滅するため、同家に放火しようと決意し、同家2階6畳および階下4畳半の部屋において、洋服箪笥等の付近にそれぞれ新聞紙を丸め、その周囲に衣類等を燃えやすいように置いた後、同家の2階にあったマッチで新聞紙に点火し、衣類等に燃え移らせた結果、現に人の住居に使用する前記Ｋ.Ｓ.所有のモルタル瓦葺2階建て（延べ34.65㎡）および家財道具等を焼燬した。

③ 同年3月26日午後11時40分ごろ、勤務先の普通貨物4輪自動車を運転し、神奈川県川崎市登戸の路上を進行中、たまたま帰宅途中であった会社員Ｂ子（当時21歳）を見かけるや、前記のように交際中であった女性から絶交された腹いせに、自車を同女に接触させてやろうと決意し、同女の後方より自車左前部を同女の腰部付近に接触させて転倒せしめ、そのために肝臓亀裂、頭部挫傷等の傷害を与え、さらに付近を通行中のＫほか1名に対し「ひき逃げだから病院へ運ぶので手伝ってくれ」等と虚偽の事実を申し向け、同女を自車の助手台に乗せ、再び自車を運転して進行中に、同女を姦淫しようと決意し、翌27日午前0時過ぎごろ東京都北多摩郡狛江町和泉の路上に車を停め、同車内で「家に帰してくれ」と哀願する同女に対し、同車内にあった布切れを同女の頸に巻きつけて締め、さらに同女の洋服、下着等を引き裂き、全裸にし、自車の座席に倒す等の暴行を加え、同女の抵抗を抑圧したうえ、示指等を同女の陰部に突っ込んでこれを弄び、乳房を触った後、同女に乗りかかり強いて姦淫しようとしたが、付近に通行人があったためその目的を遂げなかったが、その際暴行により、同女に対し治療約1週間を要する処女膜裂傷等の傷害を与えたが、犯行の発覚を恐れ、同女を殺害しようと企て、同女を

付近の東京都水道局鉄管置場に連れ込み、同所および同置場の鉄管内等において、前にはぎとっていた白シュミーズを同女の頸部に巻きつけてその両端を強く締め上げ、そのために絞頸により窒息死させて殺害した。

■**家族歴**

彼は49年3月に茨城県に生まれた。父は工員で、職業を転々とし、家では粗暴で、子どもを折檻したりしたが、外面は良かった。母は軽い脳卒中を経過したが軽快し、世話好きであるが、話が迂遠である。彼は6人同胞（1人は異父姉）の末っ子である。家系調査の結果を要約すると、家系には精神異常者が多く、内因精神病に罹患したと思われる者が2人、爆発性の目立つ性格異常者が3人、器質脳障害（てんかんを含む）が疑われる者が3人である。内因精神病では統合失調症1人、うつ病1人であるが、後者は前に統合失調症の診断を受けている。

■**本人歴**

彼の一家は彼が3歳のころに上京し、品川区中延の叔父のところに寄寓し、6畳1間に大家族が住み、経済的に苦しく、生活苦に喘ぐ父母は彼の面倒を見る余裕はなかった。55年4月に地元の小学校に入学した。学業成績はきわめて悪く、国語、算数といった基本課目の評点は全学年を通じて最低の1である。根気、学習意欲が乏しい。**性行では、悪戯、嘘つきなどが指摘されている。**彼によると、**小学校時代、動物虐待、放火などもあったという。**放火に関しては、小学校6年のとき、消防自動車が来るのが面白くて十数ヵ所のごみ箱に放火している。

次いで61年4月に地元の中学に入学した。**入学して非行が本格化し、後記の恐喝のほかに、校内では悪戯、悪ふざけを繰り返し、学友の物を隠したりするので、教師の手に負えず、63年3月に教護院（現在の児童自立支援施設）の国府実修学校（神奈川県）に収容され、**中学3年の課程を同院で終了し、64年5月に退院した。

その後、数ヵ所で修理工、塗装工、鋳物工などをしているが、その間に非行を繰り返した。中学以降の**非行歴**は次のとおりである。

①62年11月、恐喝未遂。②63年1月、恐喝。③63年3月、怠学、恐喝。④66年6〜7月、窃盗、銃刀法違反。⑤67年1月、窃盗。⑥67年12月、傷害。

これらの非行で、前記のように教護院に収容され、また家裁で保護観察処分を2回受けている。なお、彼は66年春ごろ川崎市久地駅近くで、また68年初めごろ川崎市登戸駅方面で放火したと自供し、調査の結果、前者は川崎市垣のS方の放火らしいことが判明した。

性生活については、小学校5年ごろに近所に住む親戚の成人男性から性行為に

ついて教えられ、フェラチオ（ペニスを吸う）や露出行為を覚えた。小学校6年のときに射精した。**教護院在院中は近くの女子中学生や同院の寮母の前で性器を露出し自慰行為をした。また寮生同士で鶏姦した**。初交は中学2年のときで、20歳ぐらいの未知の女性に誘われ、その人の部屋で性交した。中学1年のとき同級生のC子を見染め、彼女の気を引くために、鉄棒を始めたり、応援団長になったりした。教護院在院中に彼女と文通を始め、退院後の64年8～9月ごろに彼女の家に遊びに行き、66年9月に初めて肉体関係を結び、そのうちに結婚を約し、ときどき性関係を続けていた。67年12月に傷害事件を起こして少年鑑別所に入所したのをきっかけに、68年1月に彼女から別れ話が出され、彼も不本意ながら別れることにして、友人に託して絶縁状を渡した。**このC子との絶交が本件犯行の誘因になったことは前記のとおりである**。

後記のように彼にはてんかんが存在することが判明するが、**従来てんかん性ないし、てんかん近縁性起源と思われる症状がある**。彼の陳述によるが、それらを列挙すれば次のとおりである。なお、後記のように、本件犯行当時に関しては、彼はもうろう状態にあったと述べたが、それは彼の虚言であろうと考えられる。

① 頭痛：67年8月ごろからときどき片頭痛の発作があり、痛みは初めは頭の右側であったが、最近は左側にも起こるという。

② 嘔気：めったにないが胸がむかむかする。5分間ぐらい続くという。

③ 意識喪失発作：67年8月ごろ、車で多摩川の土手を走っていたとき急に目の前がカメラの絞りを絞ったようにスーッと見えなくなり、すぐに気がついたが追突事故を起こしていた。このような発作は車の運転中にもう1回、歩行中に5～6回あったという。

④ 不機嫌状態：理由のあることが多いが、いらいらして、茶碗でもあれば割りたい、思い切り大声を挙げたい気になる。そういう状態は2～3時間から1日ぐらい続き、そのときは夜間は不眠であるという。

⑤ 耳鳴り：ジーン、キーンという音。その成因は不明で、ここではあまり問題にならない。

次に彼の性格について、彼の同胞はこう述べる。「カーッとなると見境がなくなる。目が血走り、酒乱の人の目のようになる。2～3年前に姉のD子と喧嘩したとき、これを投げたらどんな怪我をするなどは考えないように物を手当たり次第にぶっつけた。また、あるとき兄Sに自己の車のエンジンが過熱するので見ておいてくれと頼んで外出したが、兄がそれを忘れて出かけたのに腹を立て、車の窓ガラス、ボンネットなどを叩き壊した」と言う。要するに、**彼は非常に短気、**

爆発性の性格であるというわけである。

　70年6～7月の**鑑定時の所見**である。身体的には、体型は混合型で、あちこちに切傷痕があるが、自転車や鉄棒から落ちてつけたものが大部分である。また刺青がある。さて、鑑定助手の木戸医師は脳波検査を、1週間の間隔で2回計3時間にわたって、各種賦活検査も加えて行った。その結果は次のとおりである。

① 　覚醒・安静・閉眼時所見：10-40マイクロボルトの中等度電位10-12サイクルα波が主律動で、後頭優位に出現し、連続的である。ただ、前頭部、前頭極には中等度の5-7サイクルのθ波が散発あるいは数個連続して出現するのが目立つ。開眼の際のα波減弱は良好である。以上を背景に2回目の検査で1回だけ発作性異常波が出現した。これは後頭部に両側同期性に出現する6サイクル陽性棘波に先導された5-6サイクル高振幅徐波群である。なお中心部（とくに左側）には10-20マイクロボルトの微小な棘波が結合している。**全体的には6c/s wave and spike phantomであろう。**

② 　カルジアゾール賦活：薬を徐々に静脈内に注射して、100mgぐらいから前頭部、中心部に中等度電位のθ波が増加し、180mg（3.2mg/kg）で全般性の棘徐波結合が出現する。この発作波の形は一定しないが、ちょうど安静時の発作波が増強された形のものも出現する。

③ 　過呼吸刺激、閃光刺激、睡眠脳波の各賦活では異常脳波は出現しなかった。

　[判定]：**以上からてんかん性異常波が疑われる。**もっとも、彼が述べている前記のてんかん性ないしてんかん近縁性起源の諸症状がすべて真にてんかんによるものであるかどうかについては、彼の虚言性からも疑問がある。**木戸医師は専門的な立場からこの異常脳波と臨床との関連を詳細に検討し、この脳波型と頭痛、嘔気などの自律神経性発作との関連性は確からしいが、意識喪失発作やもうろう状態との関連性は疑問であるとした。**

　精神的所見を要約すれば、次のとおりである。知能は普通で、言語性知能に比して動作性知能が高く、即行的タイプの知能である。活動的であるが、衝動性、攻撃性が高い。未熟で、気分にむらが多く、緊張、不安を生じやすく、同時に情性欠如、欺瞞性、煽情欲などが存在する。精神病的所見は見られない。

■本件犯行当時の精神状態

　まず、その前の精神状態が問題である。前記のように、**恋人のC子に68年1月に別れ話を出され、彼もやむを得ずそれに同意した。このことはもっとも大きな衝撃であった。**そのうえ、彼は少年鑑別所出所後、父と同じ工場に勤めていたが、彼はこの職場に不満があり、辞めたいという気持ちであったが、父に止められ、

不満がたまっていた。このような理由で、**彼は不機嫌で、いらいらし、粗暴性が亢進していたことは、家族などの認めるところである。**

　鑑定時の問診では、彼は本件の各犯行時に急にもうろう状態になり、犯行のことを記憶していないと陳述する。しかもその表現が非常に不自然で、てんかん学の見地から容認できないものであった。たとえば、犯罪事実の③について、自車を接触させて転倒したＢ子を自車で運んで第二現場に至り、姦淫行為に移る段階で、「（被害者が）僕の顔をじっと見てたんです。これはまずいなと思ったその拍子に心臓がドキドキし出したんです。かなり大きく。気持ち悪くなるような、気持ち良くなるような中途半端な感じで、頭の中に異物っていうのか、**自分の意識以外の何か意識みたいなものがギューッと入ってくる感じで、入れ代わる気がしてすっと記憶がわからなくなったんです**」と言う。要するに、彼が意識を失う前に、別の意識が本来の意識と交替するという自覚があるということである。しかし、現実にてんかん発作で意識喪失になる場合にそのような体験をもつことはあり得ない。③の事件の第三現場でＢ子を絞殺する場合についても、Ｂ子を車から引きずり降ろそうとして、うまくいかないので「**カーッとしたというか、いらだったというのか、そのときにそういう風になって、頭が気がぬけたような、ひっくりかえったっていえばおかしいけど、そういう感じになったんです。自分で気がついたら鉄管の中で、中腰になって下を向いていたんです**」と言う。この表現はなんと曖昧模糊としたものであろう。

　他方、警察調書と鑑定時の彼の陳述を比較すると、彼が意識がなかったと主張しているときの行動以外については、警察調書の供述と鑑定時の陳述はほとんど全く一致している。しかも、**警察調書における事実経過の記載は、初めから終わりまで一様な詳しさで述べられており、意識がなかったと鑑定時に主張された部分の記載とその前後の記載とのあいだに不自然な段落は認められない。**その他の事情も考慮して、警察調書に信憑性があると考えられた。

　以上、**警察調書の信憑性の点からもてんかん学の見地からも、彼が鑑定時に述べた、犯行当時、意識障害の発作中であるとする陳述は信用できないと結論された。**なお、犯行の動機については、①の犯行の動機と、③の犯行の最初の動機は、人をびっくりさせ、スリルを味わう一種の悪戯であり、不満の解消であった。③の後段の犯行では性的および犯行隠蔽の動機が犯行を実現させた。②の犯行の動機は利欲と犯行隠蔽であろう。

　■**鑑定結論**
　私は犯行当時の責任能力については、てんかんの発作時でなかった点で責任能

力の減喪を認められないが、てんかん性要素が犯行に至る彼の心理に何らかのハンディキャップを与えていた可能性があるとした。

東京高裁は70年12月26日に、完全責任能力を認定したが、1審の死刑判決を破棄して、無期懲役を言い渡した。判決は1審（東京地裁八王子支部）の死刑判決を破棄した理由として、殺人や強姦致傷に計画性がないこと、てんかん要因や性格偏倚が犯行に影響していること、そして何よりも犯行時19歳の少年であったことが挙げられている。この事件は1審で1人、2審で2人の鑑定人が前鑑定し、私は3番目の鑑定人であった。木戸氏の協力がなければ私は鑑定できなかったと思い、専門性の重要性を痛感する。

6．てんかん性もうろう状態の放火例

私の論文「癲癇性朦朧状態の放火例」は「犯罪と医学」（1巻3号：34, 1949）に発表された。今からすると、旧仮名遣いが交じり、句読点の少ない文章であり、文献の引用もないが、内容的に十分通用するものである。それに加筆したところは次のとおりである。

N.A. 24歳の男。無職。犯罪事実は1948年3月9日午前10時ごろ、東京都内のA家族の間借りしている家の玄関の3畳の間の押入れから天井裏に竹製洋傘立の中に屑縄の入れてあるのを持ち運び、その中に長さ1寸5分ばかりのローソクに点火して放火し、屋根裏を少し焼燬して消火されたものである。主として本人の陳述によると、次のとおりである。本人は銀行員の子として生まれ、同胞は兄1人、弟1人で家庭的にも経済的にも恵まれ、生来優秀な知能のために旧制高校、大学へと進学してきた。父を17歳のときに失い、大学入学後は母を本籍地F市に残し、兄と2人で都内に下宿していたが、本籍地の家が戦災に遭い、46年2月より母たちを呼んで現在のS家に間借りして住むようになった。47年夏ごろよりS家に空巣がたびたび入り、S老人はA家族を犯人として疑い、A家の転出を希望するような言辞を漏らすようになった。母と本人はそれを気にして転居を考えるに至ったが、経済的に余裕がなかったので転居費用を得るためにF市より反物を仕入れて都内で販売することを考えた。そこで48年1月より本人は友人より資金を借り、F市に何度か出張して奔走したが、結局F市のVという男に欺かれ、3月初め数万円の借金を負うに至った。一方すでに47年9月に大学の教室より無意識的に器具を窃取して退学処分を受け、そのころより自ら思考力、記憶力の減退

を感じ自信を失っていたが、さらにこの反物の失敗が累加して遂に絶望的となり自殺を意図するに至った。3月5日よりこの状態で悶々としていたが、自殺を実行する勇気はなかった。3月8日夜、反物のことで兄と口論し憤激のまま風呂に行き、その帰りに家の庭にあった竹製洋傘立に躓いたことがある。その後就寝したが、借金のこと、家のこと、自殺のこと等の雑念が浮かんでなかなか眠れなかった。とにかく眠りについたが夜中の3時ごろにちょっと起きて隣の3畳の間に行って電灯を点けたことを追想し得るが、何のためか覚えていない。

　朝暗いうち、5時ごろであろうか、前夜躓いた洋傘立を3畳の押入れより上の天井裏に持ち運んだことを想起する。その際、当然雨戸を開け庭に出たはずであるが、記憶はない。午前8時半頃起床して家族と朝食を摂り、自分の部屋に入ったまでは明瞭に記憶しているが、自分の部屋で何をしていたか覚えはない。いつも読む新聞もその日は読んだ形跡はない。午前10時ごろであろうか、部屋から白いローソクを持って天井裏に行き、点火して小さな木片の上に立てて洋傘立の中に入れたことを追想し得る。その後間もなくかねて約束していた友人宅を訪問したが、留守のためそのまま午後0時半ごろ家に戻った。家を出てから戻るまでの記憶は明瞭である。家に戻ると火事の鎮まった後でびっくりしたが、全部焼けなかったので安心した。焼け跡の洋傘立が何処にあったかが問題になったとき、本人ははっとして前夜躓いたことを思い出し庭にあったと言った。しかしその日は本人が運んだことも放火したことも思い出せなかった。その晩は夜警の音もあり熟睡できなかった。翌日母から「お前がつけたのでないか」と言われたが、そんな気がしないのではっきり否定した。しかしその母の言葉により色々と思い出そうと努力し、前後の連絡をたどって推理して行った。日と共に少しずつ記憶が回復し、15日警察に勾留されたときには犯行を承認した。しかし明瞭に想起したのは前述のように洋傘立を運んだこととローソクに火をつけて入れたことで、その際の詳細なことは全く思い出せず、動機に至っては全く見当がつかない。自分がやった実感はなく悔恨の情は全く感じられない。警察勾留中は特別なことはなかった。

　3月25日、精神鑑定のため東京大学神経科に入院。痩身、中背でやや蒼白な学生タイプで身体的には特別な所見はない。態度は平静で無遠慮な点がある。生活態度はややだらしなく、寝ころんでいたり、廊下を徘徊したり、暢気に人と雑談したりしている。問診では、談話は普通で演劇的な点、拒否的な点もなく見当識、領識、記銘力、記憶に著変なく、意識は清明で幻覚、妄想なく知能も優秀で各種テストの結果も優秀である。要するに、入院当初は特別な所見がなかった。しか

し、3月末より4月中旬にかけて意識喪失を伴うけいれん発作が4回、昏迷を主とするもうろう発作が1回あった。さらに4月初旬より一般精神状態は持続的に変化し、無頓着な状態が強くなって、子供っぽい陽気さになったり、ますますだらしなくなり、徘徊癖が強く絶えず廊下を徘徊し他室に侵入して騒ぎ、病識のない状態となり、一見意識混濁はないが各種テストより作業能率のかなりの低下を認めた。5月には一層悪化し、考えがやや纏まらず、思考内容が貧弱で常同的となり、天井、廊下が何となく変に見える錯覚を持ち、某が来るという幻覚から被害妄想になった。感情の変化も著明で些細のことで反抗、暴行等の衝動行為がある。このような状態も持続睡眠療法により6月初め急に回復し、入院当初の状態に戻り病識も出たが、健忘を残し、犯行当時より覚醒時までの記憶が殆ど喪失した。以上は不機嫌症およびもうろう状態が長く持続したと考えられる。こうして本人はほぼ正常に回復して、6月2日に退院した。

　次に既往歴を見ると、14歳のときに歩行中に意識を失って倒れる発作があった。以来時々倒れそうになって横になると治る頓挫性発作の他に強直性けいれんが2回見られている。母によると、22歳ごろから機嫌が変わり易く、急に黙り込んで家を出たり、酒を飲むと非常に陽気となり徘徊癖が起こるという。また、学友によると、高校時代普段は変わりないが、一度酒の席で昂奮して醜態を演じたことがあるという。さらに23歳には前述のようにもうろう状態の間に窃盗を行い退学処分を受けている。その他、巨視症、変視症の発作、色のついた夢を見ることがある。本人自らこのような症状に悩んでいたが、未だ医療を受けなかった。性格はやや内気、過敏である半面、無頓着、無関心な点があり、知能を利用しての狡猾な点も多少あるようであるが、異常性格だと言えない。

　現在症、既往歴からてんかん、しかも真性てんかんの存在が確認された。したがって、犯行時の精神状態は記憶の脱失、動機の不明を考慮して、てんかん性もうろう状態と考えて一応差支えない。

　しかしながら、心因性の契機も明らかに存在し、反応性もうろう状態も確然と否定し得ない。母もまた、一度反応性精神病に罹患している。恐らく心因性契機がてんかん性もうろう状態を誘発したと考えるのが妥当ではなかろうか。さて、犯行の動機について想像して見よう。本人はそれまで自殺念慮は持っていたが放火意図はなかった。自殺念慮から放火意図に発展することは往々経験するところである。したがって、もうろう状態において放火意図が起こったと考えても不当ではない。家主より転居を求められているような状態から考え得られることである。その場所と方法に関してちょうど毎日布団入れに使用している押入れの天井

板の開けられることと、同夜、洋傘立に躓いたことが思い浮かんだのであろう。それで朝方天井裏にそれを運んだのである。その際、放火するつもりが誰かが起きる音か何かに驚いて中止したのであろう。朝食後自分の部屋に入り再びもうろう状態になり、朝運んだ洋傘立のことが頭に浮かび、そのままにしておけない気がしてローソクに点火して放火した。ローソクを用いた以上それが燃えきって屑縄に火が移るまでの時間を考えていたかもしれない。それでしばらく下で様子を見ていたが火事の様子はなく家を出た。

　私のこの想像は私だけの想像ではなく、大部分は本人が夢のように想起し得られるものと客観的事実から推理し総合したものである。しかしながら、このような複雑な行動がもうろう状態で行い得られるであろうか。この例の入院中の行動を見ると、気分、情動性の変化、妄覚、妄想の存在にもかかわらず比較的意識の混濁は見られなかった。したがって、比較的意識混濁が少なく意識の狭窄あるいは変化が主である悟性もうろう状態においては、しかもこの例のような優秀な人間においては、この程度の複雑な行動は強ち不可能とは言えないと思われる。

　さらに疑惑を持てば本人は殆ど正常な意識で実行し、私がその虚言に欺かれたと考えられる。しかし、昼間家人もおり、容易に発見され、失火の可能性もない天井裏にアリバイもつくらず放火することは、家を焼燬する目的では到底考えられない。また好奇心で行うことも本人の知能、性格から容易に考えられない。放火欲は従来本人には認められず、この場合も全然考える余地はない。その他の動機も到底考えられない。しかも本人は犯行そのものは否定せず、判決には無関心であり、不起訴になっても特別強い喜びを示さず恬然としていた。したがって、私は本人に欺かれたとは信じないのである。

　以上述べたように本人の陳述に殆ど頼らなければならない場合には、もうろう状態、しかもその行動に相当一貫性のある悟性もうろう状態の犯行の研究は非常に困難であることを痛感した。

　文献上も犯人をただ推定するに過ぎなかった例が見られる。私もこの例には幾多の疑問を残したままでいる。大方の御批判を仰ぎたいと思う。

[付　記]

　本例は私が東大精神医学教室に入局して初めて単独で鑑定した事例である。私は1948年3月に東京地検H検事より放火被疑者T.M.の精神鑑定を依嘱され、彼（被疑者T.M.を指す、以下同じ）を同月25日より東大神経科病室に鑑定留置して鑑定し、同年4月20日付けで鑑定書を提出した。鑑定結論は、本件犯行当時、

てんかん性もうろう状態で心神喪失の状態にあったというものである。この鑑定結果にもとづき東京地検は不起訴の裁定をした。しかし、彼には、鑑定の途中から児戯的な興奮状態が継続し、その程度が時日とともに増強したため、入院が長引き、持続睡眠療法でやっと沈静化して同年6月2日に退院となった。

私は、この事例を論文として纏める意志はなかったが、たまたま「犯罪と医学」誌の編集をされていた吉益脩夫先生から、この事例を1例報告として投稿してほしいと言われ、早急に書き下ろした。それゆえ、文献なども十分に調べず、粗末なものである。しかし、今読み返して見ると、そう捨てたものではなく、私の処女論文として決して恥ずかしいものではないと思う。なお、吉益先生は私の原稿に何ら加筆されなかった。

以下に、少しこの事例について解説し、読者の理解を容易にしたいと思う。

彼の姓名のイニシアルがN.A.になっているが、これは仮のイニシアルである。彼は旧制三高理科を経て、東大理学部C学科に進学した。在学中の47年9月某日午前に教室から器具を持ち出した。同教室のH教官によると、彼は教室からの退出時、教室のタイプライターを持ち出し、東大構内の浜尾　新元総長の銅像のところにそれを放置して帰宅した。彼はその事実をよく記憶しておらず、同教室からの問い合わせで初めてそのことを想起したという。私はこの事件をもうろう状態によるものと考えた。

彼には、神経科病室に入院中に強直性けいれんが4回あったが、その1回は48年3月29日に髄液検査のために腰椎穿刺をした直後に起こり、1分ぐらい続いた。ヒステリーけいれんのように長くは続かなかった。なお、髄液所見に異常はなかった。過去にもけいれんがあり、倒れたことがあった。彼の場合、間代性けいれんは見られていないが、強直性発作もてんかん性のものと考えられる。当時、脳波計測は研究段階にあり、現在のようなインク描記式脳波計が出現しておらず、東大精神医学教室でも臨床的に脳波を計測することは全くやっておらず、この事例でも脳波検査は行っていない。しかし、教室ではてんかんという診断には異論はなく、内村祐之教授はじめ教室員の誰からもこの診断に異論が出されなかった。

てんかんには種々の発作があり、大発作（けいれん発作）、小発作のほかに、もうろう発作、不機嫌発作なども見られる。ここではもうろう発作が問題になる。もうろう発作はけいれん発作の前、あるいは後に見られることが多いが、けいれん発作とは無関係に起こる場合があり、古くはそれを代理症（Äquivalent）と呼ばれたことがある。この場合にはてんかん性もうろう状態であるかどうかの診断が困難なことが多い。したがって、本例でも犯行時、てんかん性もうろう状態に

あったかどうかには、全く疑問がないわけではない。なお、彼は鑑定留置中の48年4月17日午前10時ごろ急に茫然となり、就床したままでほとんど返事をせず、困惑（Ratlosigkeit）状態を示し、その際、極めて簡単な命令を実行できる程度であった。約30分で覚醒したが、その間の記憶は喪失していた。私はこれがもうろう発作による昏迷状態ではないかと思った。鑑定書には「もうろう発作である」と断定的に記載した。

　今でも不可解に思っているのは、前掲論文に記載された次の状態である。「（48年）4月初旬より一般精神状態は持続的に変化し、無頓着な状態が強くなって、子供っぽい陽気さになったり、ますますだらしなくなり、徘徊癖が強く絶えず廊下を徘徊し他室に侵入して騒ぎ、病識のない状態となり、一見意識混濁はないが各種テストより作業能率のかなりの低下を認めた。5月には一層悪化し、考えがやや纏まらず、思考内容が貧弱で常同的となり、天井、廊下が何となく変に見える錯覚を持ち、某が来るという幻覚から被害妄想になった。感情の変化も著明で些細のことで反抗、暴行等の衝動行為がある。このような状態も持続睡眠療法により6月初め急に回復し、入院当初の状態に戻り病識も出たが、健忘を残し、犯行当時より覚醒時までの記憶が殆んど喪失した」と。私は、この状態を拘禁反応ではないかとも考えた。しかし、同年4月20日に鑑定書が提出され、間もなく不起訴の裁定が下された。それにも拘わらず、この状態が消退するどころか、むしろ激化した。拘禁反応であれば、通常は不起訴処分の決定があれば消退するはずである。また、拘禁反応とすれば、幼稚症（Puerilismus）が問題になるが、同時に伴うことの多いガンゼル症候群ないし仮性痴呆の傾向はない。また、持続睡眠療法という生物学的手段で劇的に消退したことも注目すべきである。したがって、この2ヵ月ほど続いた異常状態ももうろう状態であった可能性が高い。内村教授は多幸性気分のもうろう状態ではないかと言われた。私はてんかん学の専門家ではないので、その種の専門家の意見を聴きたい。

　最後に本件犯行であるが、私には今でもその動機が理解できない。前掲の論文でも、「昼間家人もおり、容易に発見され、失火の可能性もない天井裏にアリバイもつくらず放火することは、家を焼燬する目的では到底考えられない。また好奇心で行うことも本人の知能、性格から容易に考えられない。放火欲は従来本人には認められず、この場合も全然考える余地はない。その他の動機も到底考えられない」と述べている。ここで補足すると、彼が放火後、家を出て友人宅を訪れたが、友人が留守で、そのまま帰宅したという事実がある。この行為はアリバイ工作のようにも見える。鑑定書を見ると、「午前10時20分頃家を出て、（世田谷区）

上北沢の友人川田洋二（仮名）氏をおとずれた。訪問の目的は反物を頼んで居たのを断る為と、同氏の関係せる工場を見学させてやらうという約束であった為である。併し同氏は留守の為其の儘家に帰った」となっている。鑑定人の私は、川田洋二氏から、そういう約束があったかどうかについて聴取していない。その点が手抜かりであったと思う。

　彼は、F市から反物を仕入れて東京で売りさばいて金を稼ごうと意図して、度々F市に赴いて奔走したが、Ｖという男に騙されて、多額の損失を蒙り、また自己の異常行動から自信を失い、犯行前には自殺念慮を抱いていた。放火が自殺の手段に用いられることはままあり、焼身自殺という言葉もある。もし彼が自殺の目的に放火を選んだとすれば、灯油、ガソリン等の可燃物をかぶって点火するか、自宅に放火してその炎によって焼かれるという手段をとるであろう。しかし、本件犯行の態様はそのいずれとも全く異なっている。したがって、本件の動機として焼身自殺を考えることはできない。彼の家族は家主から転居を求められていた事実から、家主に対する腹いせから自分たちが間借りしている家に放火するということも考えられる。しかし、当時の東京は戦災でいわば焦土と化していたので、自分たちの住居が焼失すれば、家族４人のそれぞれの住処を求めることさえまさに至難のことである。それゆえ、このような動機にもとづく放火も考えられない。また、不満の発散のために放火するならば、夜間、他家などに放火するであろう。その他の動機について考慮をめぐらしても、**本件犯行は通常人の行動としては考えられない。結局、病的な精神状態の所産としか言い得ないのである。**

　私は本例で、「悟性もうろう状態」という言葉を使ったが、これはドイツ語のbesonnener　Dämmerzustandのことで、分別もうろう状態とも言われている。ここでは、患者はもうろう状態ではあるが、一見、意識清明のように見え、比較的まとまった行動をとるような場合である。Bleuler,E.の精神医学教科書（6版、1947）272頁以下にこの語の記載がある。私が前掲の論文を書いた当時にはすでにこの概念は我が国にも浸透していた。ちなみに、三宅鉱一著『精神病学提要』（改訂版、1947）314頁には、悟性もうろう状態と類似の概念として「悟性譫妄」（besonnenes Delirium）が出ている。

4　異常酩酊

A　病的酩酊

はしがき

　病的酩酊の事例として5例を提示する。ここでの病的酩酊の概念は、ビンダー (H. Binder) の酩酊分類によるものである。病的酩酊と複雑酩酊の最も重要な差異は、行為の状況よりの了解可能性の有無であり、前者では了解可能性がなく、後者ではそれがあるということである。なお、私の病的酩酊の鑑定例では、ほかに次のような報告例がある。

1) 中田 修、小田 晋：病的酩酊による幼女強姦殺人の1例．犯罪誌, 32：194, 1966. 本論文は拙著『犯罪精神医学』（金剛出版, 1972）253頁以下に再掲されている。
2) 中田 修：夢幻様の病的酩酊について．犯罪誌, 60：162, 1994. 本論文は拙著『精神鑑定と供述心理』（金剛出版, 1997）161頁以下に再掲されている。ここには2例の病的酩酊の事例が提示されている。

1. 病的酩酊による放火

　私がまだビンダーの酩酊分類を知らなかった1958年に鑑定した事例Ａ.Ａ.は、私が最初に経験した病的酩酊例である。この例は拙著『犯罪と精神医学』（創元社，1966）109頁以下に事例12として簡単に報告された。しかし、病的酩酊の事例は比較的稀であり、この裁判では、再鑑定人の竹山恒寿氏の反論に遭い、判決では私の鑑定が排斥されるという、苦い思いをした。そのような理由で、この例をもう少し詳細に紹介したい。

■犯罪事実

　私は1958年2月に東京地裁刑事第4部荒川正三郎裁判長より放火被告人Ａ.Ａ.について精神鑑定を命じられた。彼（被告人Ａ.Ａ.を指す。以下同じ）は本件犯行当時23歳である。登場人物は特定の場合を除き仮名とする。犯罪事実は起訴状によるとおよそ次のとおりである。

　彼は57年6月12日午後11時過ぎごろ東京都杉並区阿佐ヶ谷の質屋、林秀三郎方において、その門を叩き、質取引を申し込んだところ、深夜のため断られたため、これに憤慨し、翌6月13日午前2時ごろ同人方居宅に接着する門扉を焼燬しようと企て、その下部に所携の小型手帳用紙を破いて、これにマッチで点火して放火し、門扉の一部を焼燬し、よって公共の危険を生ぜしめた。

■家族歴

　彼は34年3月に東京市目黒区に生まれた。父清吉は鑑定時現在（以下、現在と略す）52歳である。現在、虎ノ門ビルの守衛長をしている。慶応大学高等部を卒業し、日興証券、西山ゴム等に勤めたことがある。性格は温厚でやや神経質である。若いころは大酒家であったが、胸部疾患を経過して、少量しか飲まない。酒癖も悪くない。母まさは現在47歳である。小学校高等科を卒業し、15歳のときに岩手県から上京し、女中などしていて、20歳のときに現在の夫と結婚した。結婚後は主婦をしている。性格は勝気、陽気、短気で、経済的にややルーズなところがある。更年期障害があり、血圧も高いという。彼の同胞は4人で、彼は2番目、長男である。他の同胞に特記すべきことはない。彼の家系では、**父方祖母は、夫の事業が不振になって生活に窮したのと、自身の内臓下垂などで身体的に衰弱したために厭世的になり、46歳のときに服毒自殺した。母方半叔父（母の異父弟）が意志薄弱な性格で、仕事を転々とし、現在行方不明である。父方祖父の兄の娘の斉田君子が20歳ごろに憂うつになり、他人と話したがらず、被刺激的になり、**

その状態が3年続いて死亡したが、**病名は不詳である**。その他、家系には特記すべき異常者はいない。

■本人歴

彼は、40年4月に目黒区立S小学校に入学した。44年7月に学童疎開で山梨県東山梨郡S町に移った。約8ヵ月で東京に戻った。45年3月ごろ一家が空襲で被災したために家族とともに岩手県釜石市、さらに花巻市近郊のY村に疎開した。46年早春に一家は帰京し、杉並区阿佐ヶ谷に住み、彼は同年3月に小学校を卒業した。

S小学校に照会したところ、学籍簿は焼失したとのことであった。しかし、当時の担任教師の回答は次のようであった。

① 学業成績は、知識、教課は上で、5段階評価で4程度、音楽は声が割れるので2程度である。
② 性格ははっきりしないほうで、幾分暗い影があったが、与えられた仕事に対しては責任感旺盛で、よく頑張った。自ら仕事を見つけて片づけようと努力するよりも級友のバランスを考えながら責任を果たすほうが多かったと思われる。
③ 卒業後2回くらいクラス会で会ったが、懐旧を自ら語らなかったが、尋ねると親しみをもって話した。よく笑うので小学校時代と変わったという印象を持った。
④ 交遊関係は、小学校当時は特定の子と付き合いはあり、成績の良いほうに友達が多かった。
⑤ まとめてみると、**素質の良い、気の小さい、真面目なほうである**という印象をもっている。

彼は46年4月に中野区立S中学に入学し、49年3月に同校を卒業した。同校の成績証明書によると、学業成績は1、2年は中で、3年は上の下である。性行については、やや我が強く、やや落ち着かないが、その他の点で普通であるという。

次いで、都立M高校に進学し、52年3月に同校を卒業した。同校の成績証明書によると、学業成績は中であり、性行では、快活、親切、正直であるが、多少、自主性、独創性に欠けるという。

高校卒業後、東京証券取引所に就職し、本件犯行に至るが、その後の経過は後記する。

既往歴では、出産は1ヵ月ほど早産であったが、安産であった。歩行開始、知恵づきも普通であった。1歳前に、セルロイド玩具が燃えて火傷を負い、それか

ら火を怖がる傾向があった。けいれん、ねぼけ、夜驚はなかったが、夜尿症が中学1～2年ごろまで続いた。アレルギー体質で、魚などを食べると蕁麻疹ができることがあった。その他、特記すべき疾患に罹患したことはない。

彼の性格について、母によると、「**彼は小心で、10歳ごろまで1人で便所に行けなかった**。あるいは、家にばかりいて、他の子どもと遊ぶのが少なかった。集団疎開、高校での運動部入部によって大分明朗になった。**一般に内向的で無口である**」と言う。

会社の同僚である小村勝男によると、彼は**几帳面、正直**で、**人から頼まれると断りきれない**、気の弱い点があったと言う。

彼自身によると、「自分は最近徐々によくなってきたが、**以前は非常に臆病であった。1人で店などに入れない。内気で読書、絵画などを好んだ。陰気、無口**で、家にいてもあまり喋らない。友人は付き合えば長く付き合うが、自分から**積極的に友人を求めるほうではない**。女に対しても赤くなるほうである。几帳面で約束などは守らないと気がすまない。小さいときは潔癖で、ちょっとでも汚れていると拭かないとすまない。一般に思いつめるほうで、悲観的に考えるほうである」と言う。

なお、従来、非行、犯罪などの経歴はなく、いわば善良な性格である。

趣味は、絵画、作詩、運動（陸上競技、野球）、パチンコ、麻雀などをする。性的には、数回、赤線に行った程度で、恋愛には消極的であり、独身である。飲酒については後記する。

鑑定審査は58年3～4月に、彼を都立松沢病院の外来で面接したり、4日間同院に鑑定留置して行った。得られた所見は次のとおりである。

身体的には、身長167.8cm、体重56.0kgで、混合型の体型である。内科的・神経学的に異常はない。脳波も正常である。

精神的には、彼は服装は正しく、礼容があり、一見常人である。問診で、最初はやや緊張していたが、漸次打ち解け、応答はやや寡言であるが普通で、誇張的、虚飾的ではない。気分も普通で、激昂したり、拒絶することはなかった。見当識、記憶は普通で、知識、概念、判断力は次の問答のとおりである。

（今年は西暦何年か）……1958年。
（最初の天皇は）……神武天皇。
（平安朝の最初の天皇は）……
（明治天皇の前の天皇は）……
（徳川は何代か）……15代。

（最初の人は）……家康。
（最後の人は）……慶喜。
（徳川時代はおよそ何年続いたか）……300年。
（東海道線はどこからどこまで）……東京から大阪。（誤）
（東京都の人口は）……900万。
（中央線の東京から新宿までの駅の名）……（正答）
（イギリスの首府は）……ロンドン。
（フランスの首府は）……パリ。
（ドイツは）……東はベルリン、西は知らない。
（水は何でできているか）……水素と酸素
（空気中の気体は）……酸素、炭酸ガス。
（もっと多いものは）……
（金と鉛はどちらが重いか）……金。
（万有引力の法則は）……
（誰が発見したか）……ニュートン。
（ニュートンはどこの人か）……イギリス。
（六法とは）……労働法、刑法、刑事訴訟法、民法。（誤）
（メンデルの法則は）……遺伝の法則。それ以上知らない。
（嘘と誤りの違いは）……嘘は知っていて、誤りは知らずにやる。
（倹約と吝嗇の違いは）……倹約は贅沢にならないようにする。吝嗇は要るものでも買わない。

　以上から、**知識、概念、判断力**は、学歴、職業等を考慮して、正常の範囲内にあると認められる。
　その他、幻覚、妄想等の異常体験はない。多少、不眠を訴え、寝つきが悪いという。
　数種の心理テストを施行した。脳研式標準知能検査では、73点であり、知能は正常である。大阪式（鈴木・ビネー式）知能検査では、ＩＱは96であり、やはり知能は正常である。
　性格は種々の資料を参照して、内気、小心、無口、陰気、非社交的、几帳面、正直であり、類型的には内向性、自信欠乏性の傾向を有するが、異常性格とまでは言えない。

■**本件犯行当時の精神状態**

　彼は52年３月にＭ高校を卒業し、同年８月ごろ東京証券取引所に就職した。同

所では市場課、受渡課にそれぞれ1年10ヵ月勤務して、再び市場課に戻り、本件犯行に及んだ。勤務は真面目で、上司、同僚からも信頼されていた。気の弱いところがあるため、頼まれると断れず、仕事は几帳面にやっていた。54年7月に同所に労働組合が結成されたが、彼はそれに関係し、最初から書記をしていた。同年10月26日にストが決行された。彼は組合運動にはかなり熱心で、そのため忙しいときには旅館に泊まって帰宅しないことがあった。56年4月に組合の給与対策部長に推され、給与体系の立案に取りかかった。委員長、部員3名とともに同年8月ごろからその仕事に没頭した。そして体系の試案が同年11月ごろにでき上がった。彼によると、「**自分たちで決めた案が組合側からも会社側からも認められなかった。数人で定めた案ではあるが、自分が一番努力したので、がっかりした。何する気もなくなり、自棄的な気持ちになった**」と言う。

　57年1月には感冒で1週間、同年2月には右足 踝 （くるぶし）捻挫のために20日間欠勤したがそれからは理由なく欠勤がちになった。1人で映画を観て飲酒したり、会社の帰りに飲酒して、深夜喫茶で夜明かししたりするようになった。自棄的で何する気もなくなったためであるという。飲酒の量も回数も増加し、ときには暴飲するようになった。また、夜も充分に眠れず、毎晩3時ごろまで読書したりしていた。さらに、**精神的打撃となったのは父の失職であった。父は西山ゴムの総務課長兼会計課長をしていたが、部下の課員が他に融資して、それが焦げ付きになった。そのために責任を問われて辞職した。それは57年4月であり、そのころには母が無尽等で借金を重ね、借金はかなり多額になっていた。このような家庭の経済的逼迫（ひっぱく）が彼の気持ちにかなり大きな重荷になっていた。そのような気持ちの重荷を飲酒によってまぎらしていた面もあった。**

　次に**飲酒歴**について述べる。彼によると、「会社の宴会は別として本当に飲み出したのは、組合運動をやり出してからで、54年暮れごろであり、その当時は量も回数も少なかった。55年6月からは、同僚に飲み友達ができたので、量も回数も多くなり、日本酒で5～6合、回数は月に5～6回程度であった。56年夏からは、さらに量が多くなり、日本酒から洋酒に切り換えた。当時、友人と一緒に『オーシャンバー銀座』に行きつけ、そこには好きな女がいた。当時、ウィスキーはストレートで10杯ぐらいが限度であった。同年11月には、胃を悪くして1ヵ月禁酒した」。

　「また、55年暮れに友人たちと10人で忘年会をやり、そのうち2人はあまり飲めないが、清酒8升飲んだことがある。だから、最高で清酒1升ぐらいは飲めると思う。飲むとほんのり赤くなり、気分は朗らかになり、お喋りになる。性的に

は多少興奮するが、女に悪戯はしない。ただ、酒の勢いで赤線に行ったことがある。飲んで乱暴することはなく、**酒癖が悪いと言われたことはない**。ただ1回だけ喧嘩したことがある。55年初夏のころ清酒を2～3合飲んだときに、酒癖の悪い先輩が自分たちのところに来て、からんで友人を殴った。自分も立ち上がって友人に加勢したり、相手が殴ってきたので殴った」。

「**飲酒した翌日覚えていないことがある**。56年9月ごろ、空腹にストレートにウィスキーのダブル3杯を飲み、それから寿司屋に行って注文したまでは覚えている。気がついたら泥だらけの洋服を飲み屋の女が拭いてくれていた。寿司屋から出て道に倒れたことを覚えていない。電車の乗り越しも7～8回ある。夜遅くまで新宿で飲んで翌朝、阿佐ヶ谷の自宅に帰った。自分では新宿から直接帰宅したと思ったが、実は東京駅に行き、駅のホームで出勤途中の友人に会い、挨拶を交わしている。その翌日、友人からそのことを言われたが、自分では覚えていない」と言う。

母の証言でも、彼が正体をなくして帰宅し、翌日充分に記憶していないことが3～4回あったという。56年秋ごろ、彼が三鷹から歩いて帰ったと言ったが、立川駅で彼の定期券を拾った人が現れたことがある。あるいは、56年の秋、飲酒して高円寺から阿佐ヶ谷まで線路の上を歩いて帰り、途中で溝にはまって眼鏡を落とし、拾ったまでは覚えているが、その後どう歩いて来たか覚えていない。また、57年2月ごろ、飲酒して乗り越して三鷹駅から歩いて帰る途中、踏切りで足を捻挫したことがあるという。

　このような酩酊時の健忘はブラックアウト（blackout）と言い、彼には比較的頻繁に見られた。

同僚の小村勝雄（前出）によると、「私は52年7月に彼と同時に入社した。1年余りして同じ課に勤めるようになり、付き合うようになった。一緒に飲みに行くようになったが、初めの間は限度があり、日本酒で3～4合程度であった。その後彼は組合の仕事に熱心であり、私とは遠ざかっていた。57年4月に彼は、父が失業して精神的負担を強く感じていたが、その気持ちを晴らすためか、飲酒が度を越すようになった。そのころ私もときどき付き合って飲んでいた。ところで、**彼は一般に酒を殺して飲むほうで、割合しっかりしていて、せいぜい舌が回らなくなる程度で、介抱しなければならないことはなかった。飲むと陽気、多弁となり、酒癖が悪いことはない。**また悪戯などすることはない。電車で一緒に帰るときに、寝てしまったのを起こしてやったことがある。酒に強いほうで、清酒なら5～6合はいける」と言う。

いよいよ**本件犯行の経緯**である。彼の陳述は以下のとおりである。

「犯行の3日前、6月10日に月給をもらい、夕方、友人2人と東京駅の近くの『ロンサール』というバーで、サントリーのハイボールを2～3杯飲んだ。さらに、銀座の『オーシャンバー銀座』、次いでバー『トリオ』で、ハイボール、ジンフィズ、マティニーを飲んだ。その後気がついたら東京駅の中央線ホームにいて、そこで友人と別れた。それから気がついたら新宿2丁目の赤線地帯を他の友人とひやかしていた。花園町で友人にはぐれ、旅館に上がって商売女と泊まった。翌朝10時ごろに覚醒し、旅館を出て食事をし、2ヵ所で映画を観、パチンコを2～3軒でして、武蔵野館のそばでビール1本飲み、ぶらぶら歩いて、日本酒を銚子2本ぐらい飲んで家に帰った。帰った時刻ははっきりしないが、午後10時ごろになっていたと思う。その夜は家で寝た」。

「翌12日は昼ごろ起きた。食事も家人と一緒に摂り、お茶漬け1～2杯食べた。その後少しの間、横になっていたが、午後1時半ごろ、映画を観に行くと言って家を出た。そのとき、母に2千円渡し、手元には1,700～1,800円持っていたと思う。阿佐ヶ谷駅の近くのパチンコ店で50円分玉を買って、3時間ぐらい遊んだ。結局儲けがなくて癪にさわり、焼鳥屋に入った。そこでビール1本飲み、焼鳥3本食べた。170～180円の勘定だったと思う。その店に入ったのは午後5時半ごろでないかと思う。そこに30分近くいて、その間、野球の記事を読んだ記憶がある。それから阿佐ヶ谷駅の北口に回って、『弥助』に行った。そこは3～4日前に友人と入った店である。そこで、清酒5～6本、焼鳥3本、ウニ1品注文した。勘定はよく分からないが400円以下と思う。そこで便所を借りたが、少しふらふらし、大分酔ったなと思った。『弥助』には1時間ぐらいいたと思う。それから再び駅の南口に回って、飲み屋街に行った。歩いて行って右側の店、看板の赤いバーに入った。ウィスキーをストレートで3杯ぐらい飲んだ。ダブルかシングルかよく分からない。そこには30分か1時間ぐらいいた。それからその店の前か斜め向かいのバーに入った。その店では椅子が少し低く、丸いようなスタンドであった。3杯ぐらいウィスキーのストレートを飲んだ覚えがある。女とダイスをした覚えがある。**その店にどのくらいいたか、店を出たことも覚えていない。**それから別の店で閉店だというので出されたのを記憶している。その後、順序が分からないが、**赤い電灯のところにいたように思う。火が眼に飛び込んできたように思う。道路に寝ていたように思う」。**

以下、問答を挙げる。

（赤い電灯のところとは）……交番でなかったかと思う。しかし、交番に連行

された記憶はない。
（火が眼に飛び込んできたとは）……燃えている火でないかと思う。それがどこかも分からない。
（道路に寝ていた記憶とは）……仰向けになっていたように思う。どうしてか分からない。
（林質店に行ったことは）……思い出せない。
（手帳を破って火を点けたことは）……全然思い出せない。
（逮捕されたことは）……全然思い出せない。

再び、彼の陳述を挙げる。

「それから気がついたのは、警察の留置場で、朝7時ごろに起こされたときである。留置場には自分の他に3人だったと思う。**眼が覚めて、どうしてこんなところにいるのかと思った。同房者にどうして来たかと訊かれたが分からないと答えた。**酔っ払っているから喧嘩でもしたんだろうと言われた。しかし、何も思い当たることはなかった。それから食事をして、すぐに呼び出された。朝8時か9時ごろである。**いきなり火を点けたと言われた。びっくりした。**いろいろ訊かれたが、分かりませんと答えた。昼食後も訊かれ、夕方まで尋問された」。

「その次の尋問は18日であったと思う。**分からないと言っていると、それではお前の罪は重くなるなどと言われた。お前が認めないと検事には通らないとか、お袋や会社の人も心配しているから、少しでも認めなければならないと言われた。**その日、尋問の前に母が面会に来た。自分からこうこうと言わずに、先方（取調官）がこうだろうと言うことを認めた。その日でなく翌日になって調書ができた。調書を読み聞かされたとき、多少文句を言ったが取り上げられなかった。調書では順序がはっきりしていたが、自分では順序立って話していない。『**燃える、燃える**』ということが書いてあったが、そんなこと言った覚えがないと言ったが、**取り上げられなかった**」。

ここで再び問答を挙げる。
（林質店に質入れに行ったことは）……前の年の4月何日かに入れたことがある。そのころは入れた日も忘れていた。その後は1回も質入れしたことはない。
（その店はどこにあるか）……出勤、帰宅の途中、その傍を通っている。
（恨みを持っていたか）……とくに質屋だけに恨むことはない。
（林質店以外に質入れしたことは）……会社の近くの質店に2回、新宿の質店に2～3回入れたことがある。
（いつごろか）……55年ごろから。大抵時計を入れる。

（林氏をよく知っているか）……はっきりした面識はない。
（火事を見たりするのが好きか）……好きではない。
（近所で火事があると見に行くか）……そんなことはない。
（火を見て快感を感じることはないか）……ない。

以上の彼の陳述は一貫し、陳述態度に修飾、誇張の印象はない。次に第三者の意見を挙げよう。

まず、彼を取り調べた山野三郎警部補の証言を引用しよう。「**第1回のとき（13日）には知らん知らんというように言っていました**」「第1回のときには非常にそういうこと（記憶のないこと）を言っております……」「（第2回の供述が断片的で、順序に前後矛盾していることについて）必ずしも時間的な順序に従って述べたのではございませんでした。ところどころそういうように前後するということなんですが……」「（『弥助』から林質店に行くまでの間の記憶がないことについて）そうです」（注：前記のように、現在、『弥助』から出て2軒ほどバーを回っていることを記憶している。取調時よりも記憶が回復しているようである）。

検察事務官築田清一の証言でも、**検察官が彼を最初に取り調べたとき、彼が何か分からないと言っていたように思う**と述べている。

彼が杉並警察署に留置されたときの同房者である山下昌雄の証言によると、「彼は夜中の2時ごろに入って来て枕元に立っている。今時分入って来て何しているんだと訊いたんです。黙って何も言わなかったです。ただぼうっと立っているだけです。寝ろと言ったら、それからしばらくもごもごして寝た。**その晩、何やってきたんだと訊いたときに、しばらくしてから放火だとさ、と一言言ったきりです**。翌朝、何やって来たんだと言っても、もう何も言わないし、しきりに頭がおかしいとか言って頭ばかり叩いて何も答えなかったです。……その態度が1週間か10日続いた。それから10日か15日してぽつぽつ話し出した。……調べられてみると放火になっている。もう僕は全然分からないと言うんです。……バーを回ってから全然分からない。……調べについては、刑事部屋に出て行くと、同じことばかり訊かれて、何遍同じことを訊かれても分からなんだと頭ばかり叩いたということを言っていた」という。この証言で、**彼が放火のことを記憶しているようであるが、逮捕直後で、警察官に言われたことが頭にあったのであろうが、覚醒後には忘れている**。

これら諸般の事実から、**犯行当時の記憶に著しい欠陥があることは事実のようである**。したがって、犯行の事情は、第三者の供述から推定するより他はない。

被害者林秀三郎の供述は大要次のとおりである。

「12日午後11時ごろに門を強く叩く男があった。その者が取引してくれと言ったが、時間外だからと言って断った。男は10分以内も粘った。男の言葉と叩く音が非常に強く、戸が壊れそうであった。……取引のことでは、日にちの前後に食い違いがあり、過ぎ去った日にちを言ったように記憶している。……当時は1人のように感じていたが、普通の叩き方でないから、あるいは2人、3人いるようにも覚えている。……その者の姿は見ておりません」。

　林質店を午後11時ごろに訪れたのが彼であったという確証はない。もし彼であったとすると、大声で、戸を強く叩き、執拗で、言った内容に間違いがある点で、注目され、**その言動が著しく常軌を逸し、彼の平素の性格から理解できない。**

　彼は6月13日午前1時半ごろ（起訴状では午前2時ごろ）に林質店の門に、自分の手帳を破ってそれにマッチで点火して放火したが、彼の犯行を最初に目撃した豊原次郎の証言はおよそ次のとおりである。

　「1時半ごろ、林質店の前を通ったときに、下のほうに火が見えておって、その前に本人が立っていて、そして何か持っておったものですから、それで放火犯人と思ったんです。……私は高木とその他2人の者と一緒であった。……本人に君、何しているんだと尋ねたんです。そのとき黙って答えなかった。そして本人は火を5〜6回足で踏んで消した。……傍に行って、君、夜遅く何してるんだ、火なんか何してるんだと言うと、くるっと向かって、私に向かって来て、私は怖いから後ずさりした。高木に押さえてくれと言った。高木は本人を捕まえて道路に組み伏せた。……本人は酒臭かった。**態度も少しふらふらしていた。少し酔っていて歩けない程度だったように思う**」。

　豊原次郎に加勢して彼を取り押さえた高木　繁の証言はおよそ次のとおりである。
　「本人が殴りかかってきたので、それでとにかく豊原さんが怖くなって後ろに下がりました。それで私が一歩前進して腕を掴んだわけです。……そういうことをするならば一応交番に行って話をしろ、そして人を脅かして殴るとはもってのほかだというわけで腕を掴んだが、今度は逆襲されて、そこで殴り合いを演じたわけです。……本人は逃げようとしたが何も喋らない。……逃げようとしたときに、その男の上着が脱げたわけです。……豊原さんは上着を掴んだままでいるから、私のほうは手が空いているから、後ろから飛びついてひっくり返したわけです。……男を仰向けに倒した。男は抵抗しようとしたらしいが、すぐに反発しなくなった。……私は馬乗りを止めて、頭のほうに行って腕を逆に取った。……馬乗りになったとき男は酒臭かった。……それから警察官に男を渡したが、**交番に連行されるとき、そう酔っ払って歩けないわけでなかった。そうふらふらしてい**

なかった。交番では椅子に座って黙っていた。……**呂律が回らないことはなかった**。……上着はレインコートの上に着ていた」。

彼を逮捕した岩田徳一巡査の証言はおよそ次のとおりである。

「高木が１人の男を路上に押さえつけていた。私はそれを見て直感的に路上で組み伏せられている男が犯人だと思いました。……私１人では捕り押さえるのが容易でないと考えまして、滝井巡査も現場に参りましたので、応援を求めて２人で手錠をかけた。……本人は黙々として何も喋らなかった。顔の表情から反抗意識を抱いているようであった。手錠をかけてから観念している様子であって暴れなかった。……酒の臭いは感じなかった。……滝井巡査と一緒に本人を両脇から抱えるようにして派出所に連行した。２度ほど酔っ払ってよろめくような態度をとりましたが、わざとやっているようでした。……派出所で住所、姓名を２～３回尋ねたら小声で言った。……ほとんど喋らなかった。……酒に酔って舌が回らないといったようなところはない」。

岩田巡査に協力した滝井巡査の証言はおよそ次のとおりである。

「岩田巡査とともに連行中、本人がことさらにしゃがむような感じが１～２回した。故意に酔っ払い動作を表したというように感じた。……顔の側に近づくと酒の臭いがする程度です。……本当に呂律が回らない答えとは違う。……顔色は青ざめていた。こちらの言うことは理解できた」。

以上の資料を総合的に検討して犯行当時の精神状態の特徴を捉えたい。

彼は56年11月ごろに、自らが中心となって作成した給与体系案が承認されなかったために非常に自信を喪失した。そのために何もする気がなくなり、注意も散漫になり、睡眠も不良になった。そして組合の仕事、会社の仕事にも熱意を失った。さらに、57年４月に父が失職し、しかも母の経済的放漫による負債がかなり高額に達し、経済的負担が彼の心に大きな重圧となった。**このような精神的打撃、精神的重圧から心因性抑うつ状態が発展していたことは否定できない**。しかも、彼のような内向性の性格にはこのような反応が発展しやすいのは当然である。この精神的葛藤から免れるために飲酒に赴いたのも当然である。事実、それまでもかなり目立っていた飲酒が57年３月ごろからとくに顕著になり、会社のほうも欠勤がちになり、限度以上に酩酊して帰宅することも稀ではなくなった。**要するに、犯行前数ヵ月から心因性抑うつ状態にあって、飲酒に依存していたことは事実である**。

次に、犯行の３日前の６月10日から、大量の飲酒、無軌道な生活が見られることである。すなわち、６月10日の夜に２人の友人と何軒かのバーを飲み歩き、つ

いにその夜は商売女と同衾している。翌6月11日も映画、パチンコ、飲酒などで時間を費やして夜に帰宅している。**これら犯行前の放縦な行動、飲酒によって彼は心身ともにかなり疲労していたことは間違いない。**

　さて、犯行前日であるが、昼過ぎに家を出て、パチンコ店で時間をつぶし、夕刻から飲み始め、焼鳥屋でビール1本、「弥助」で清酒4～5本、さらにバーを2軒回ってウィスキーを飲んでいる。彼の陳述からすると、「弥助」までの記憶は充分に保たれているが、バーに移ってからの記憶はかなり漠然としている。**バーを出てから翌13日の朝、警察の留置場で覚醒するまでの記憶はほとんど完全に欠損し、全健忘に近い。**その間の記憶としては、「赤い電灯の下にいた」「火が眼の前にぱっと入ってくるようであった」「道路に寝ていたように思う」といった全く断片的なもので、しかも時間的な順序も明らかではない。そして、放火の事実、逮捕の状況なども完全に忘失している。**種々の資料から、この健忘は事実であると考えられる。**

　次に**犯行の動機**であるが、その真相は全く捉えられない。彼は家庭の経済的困窮をかなり意識していたにも拘わらず、6月10日にもらった給料の大部分を飲酒などで費消したので、何らかの方法で取り返そうという意図が浮かんだかもしれない。それで通りがかりの林質店の門を叩いて金の工面をしようと思ったかもしれない。それにしても、**午後11時という深夜であり、質種を持っていないこと（当日、腕時計を所持していない）、などが念頭になかったわけである。**林質店主から取引を拒絶され、そのために憤怒したかもしれない。その恨みを晴らすために放火に移ったとも考えられる。しかし、それにしても、**質店から拒絶されてから犯行までに2時間半～3時間も経過していることはちょっと理解できない。**また、**放火場所が、人の眼につきやすい、通行人の少なくない通りに面した場所であること、放火してから現場にとどまっていたこと、目撃者に発見されても直ちに逃走しなかったこと、目撃者に対してそれほど攻撃的に出なかったことなどは、甚だ理解できないところである。**自らの行為が悪いという考えが目撃者に注意されて初めて浮かんだらしく、火を踏み消しているが、普通ならばそれよりも逃走手段を選ぶであろう。また、**発見、逮捕、連行を通じて彼がほとんど無言であったことも不思議である。**

　さらに、**運動機能にそれほど麻痺がなく、言語障害もほとんどなかったことが注目に値する。**

　当時、私はビンダーの酩酊分類を知らなかった。そのころ、我が国では一般に尋常酩酊か病的酩酊かの二者択一の判定が行われていた。**鑑定書には、結論とし**

て、「要するに、犯行時の酩酊は尋常酩酊、その高度である泥酔状態とも異なる病的酩酊にあったのではなかろうか」と記載した。ビンダーの分類にもとづいても、著しい健忘、動機が状況から了解できないこと（見当識障害）、身体的麻痺症状の欠如（ここでは軽度の欠如）から病的酩酊と判定して間違いない。なお、彼が林質店に取引に行ったという前提で考察したが、もしそうでなければ、動機はより一層不可解であり、病的酩酊であることがより確実になるであろう。

本件犯行が酩酊犯罪であるために**飲酒試験**を施行した。58年4月17日に都立松沢病院診察室で、焼酎（25％）を任意の速度で摂取させた。摂取量は、4時間に670ml（3.7合余り）であった。アルコール摂取によって陽気、発揚、多弁、抑制減退が出現したが、易怒、興奮を示さず、**尋常酩酊（ビンダーの分類では単純酩酊）**が出現した。しかし、本件犯行時とは全く異なる条件における試験であり、本件犯行が病的酩酊であることを否定しない。

■**鑑定結論**

本件犯行当時の精神状態から見た責任能力では、病的酩酊には責任無能力を対応させる、広く世界的に肯定されている慣例に従って、責任無能力が推された。

東京地裁は、58年12月22日に、心神耗弱を認定して、懲役1年執行猶予2年を言い渡した。その際、私の後に再鑑定した竹山恒寿氏が「犯行時における彼の精神状態は意識障害と刺激性気分を発していて正当な弁別・判断・抑制の能力に重篤な支障を来していたものといえるが、**それはなお病的酩酊たるの確徴を欠いている**」とする見解を支持した。なお、私は鑑定書で、病的酩酊の解説で、病的酩酊がしばしば少量の飲酒で急激に発現する場合があると述べた。裁判所は、病的酩酊は常に少量の飲酒で起こると普遍化し、本件はそのような場合に相当しないとして、私の鑑定結論を排斥した。その後の私の経験では、少量の飲酒で病的酩酊が発現する事例もあるが、**多くは過度に飲酒して病的酩酊が起こる場合である**。

2．大阪市の猟銃乱射大量殺人事件

私は1976年8月に大阪地裁より殺人、殺人未遂、逮捕被告人Ｔ．Ｓ．の精神鑑定を命じられた。被告人Ｔ．Ｓ．は本件犯行当時25歳の男性である。起訴状によると犯罪事実はおよそ次のとおりである。

■**犯罪事実**

① 彼（被告人Ｔ．Ｓ．の略。以下同じ）は73年9月19日午後10時ごろ、大阪市城東区内のＮ荘41号室の母方叔父Ｔ．Ｍ．方居室において、同人に対し、執拗

に自己の勤務先会社への就職を勧めたことなどから同人と口論・喧嘩となり、憤激したT.M.が同じN荘の48号室の彼の居室に押しかけ、「殺してやる」などと怒号したため、先制攻撃してT.M.を殺害しようと考え、かねてから所持していた猟銃１丁を携え、同人を捜して徘徊しているうちに、同日午後11時50分ごろ城東区内の路上で、Ａ（38歳、男性）およびＢ（21歳、男性）の姿を認めるや、彼らがT.M.とその連れが待ち伏せしていると誤信し、やにわにその猟銃で、Ａの腹部を、次いでＢの胸部を、それぞれ射撃し、そのためＢを左前胸部盲管銃創による心臓挫滅により即死させ、Ａを翌20日午前０時ごろ、同市内の病院において、腰部銃創、左腸骨動脈断裂にもとづく失血により死亡させて、それぞれ殺害した。

②　上記の犯行について相談するため友人宅を訪れる途中、翌20日午前０時ごろ、同区内の路上に駐車中のタクシー助手席に乗車していたＣ（21歳、女性）と同車外にいたＤ（24歳、男性）の姿を認めるや、前記のT.M.らが前記①の射撃にもかかわらず、さらに追跡してきたものと考え、やにわに猟銃で、Ｃの腹部を、引き続いてＤの腹部を、それぞれ射撃し、そのためにＣを同日午前８時５分ごろ同市内の病院で肝臓射創によって死亡させて殺害し、さらにＤに対しては加療１ヵ月間を要する下行結腸、小腸、腸間膜多発性銃創、左腎銃創、左前腹部、左前腕銃創を負わせた。

③　上の各犯行後の同日午前０時30分ごろ、同区内の路上において、彼を逮捕するため警戒中の大阪府警警察官Ｅ（32歳、男性）の姿を発見するや、逮捕を免れるために、猟銃を２発発射して、同人の左下顎部、両下肢、右下腹部に命中させ、そのために同人に対して加療約２ヵ月間を要する左下顎部、両下肢盲管銃創、右下腹部銃創を負わせた。

④　同日午前０時40分ごろ、同区内の路上において、折から通行中のＦ（35歳、女性）を発見するや、前記各犯行の現行犯人として彼を逮捕するため包囲警戒中の大阪府警部隊から逮捕されることを免れるため、Ｆを人質にして逃走しようと思い、いきなり同女に猟銃を突きつけつつ、「止まれ、逃げたら撃ち殺すぞ」などと言って脅迫したうえ、同女の腕を掴むなどの暴行を加えながら、同女を同日午前１時30分ごろまでの間、約50分にわたり、同区内および東成区内を連行し、不法に逮捕した。

この事件はまことに凄絶であり、短時間のあいだに猟銃を乱射して３人を殺害し、２人（その１人は警察官）に重傷を負わせた。その後、通行中の女性を人質にとって連行し、逮捕という罪を犯した。しかも、犯行の被害者はいずれも彼と

全く何の関係もない人たちで、通り魔のような事件である。どうしてこんな大事件が起こったかは後述するが、その前に彼の家系的、生活史的背景に簡単に触れたい。

■ **家族歴**

彼はK県H郡に生まれたが、**彼の母がその父方従兄とのあいだに儲けた私生児である**。母は水商売をしていて、彼女の客のＩ.Ｓ.が彼女と結婚し、私生児であった彼を実子として認知した。Ｉ.Ｓ.には妻子があったが、離婚して彼女と結婚した。このような複雑な事情がある。本件犯行後、Ｉ.Ｓ.も彼の母も死亡したが、Ｉ.Ｓ.の遺産相続のときに彼の出生の秘密が暴かれ、彼の姓はＳから母の姓のＭに変わった。また、彼の父方祖父と母方祖母が半同胞で、父方祖母と母方祖父が実同胞である。したがって、**彼は濃厚な血族結婚のもとに生まれている**。

彼の家系には精神障害者が何人か見られる。父方祖父の半妹Ｔ.Ｋ.は長男の戦死を契機にして精神病になり、治癒しないまま死亡した（病名不詳）。また、母方祖母は老年性の精神病に罹患していた。母方叔父Ｔ.Ｍ.は大酒家で、酒癖悪く、意志薄弱性の異常性格である。同人が本件犯行のきっかけをつくった。

■ **本人歴**

彼は47年12月に私生児として生まれ、母がＩ.Ｓ.と結婚した後の63年にＩ.Ｓ.によって実子として認知された。Ｉ.Ｓ.はK県S市で農業を営んでいた。彼は独りっ子であった。54年4月に地元の小学校に入学し、60年に同校を卒業した。在学中、学業成績は不良で、性行も不良で、落ち着きなく、注意散漫で、根気がないとされた。引き続いて地元の中学に進学し、63年に卒業した。学業成績は不良であるが、小学校のときよりは向上した。性行は、飽きやすく、投げやりで、根気がなく、のんきなところがあるとされた。中学卒業後、大阪市内のテレビ技術専門学校に進学したが、ホームシックになり、2年の課程のところを1年で中退した。**テレビ技術専門学校に通学していた63～64年ごろ剃刀で左胸部を切った。その自傷行為はホームシックによるものと考えられる**。ちなみに、彼は酩酊すると悲哀的になり、自傷行為に赴く傾向（自己サディズム）がある。

64年にS市の実家にもどり、近くの電気工事店に1年、次いで別の同種の店に勤めた。そのころから3件の犯罪事件を起こしている。すなわち、次のとおりである。

① 業務上過失傷害、道交法違反、S簡裁、65年4月、罰金3万円。単車に乗っていて自転車に乗っている人に衝突し、傷害を負わせた。

② 窃盗、K家裁N支部、65年10月、不処分。集団で西瓜を盗んだ。

③　傷害、K家裁S支部、66年5月、中等少年院送致。喧嘩を売られて殴られた相手を恨んで、仲間数人と同人が住む寮に行って、同人を呼び出し、下駄で殴り、仲間の1人が同人から金を恐喝した。

　上記の③の犯行のため、彼は66年5月～67年7月の間、M少年院に入所した。入所中、普通乗用車の運転免許を取得した。
　少年院出所後、S市の実家に戻ったが、64年ごろから性関係のあった女性が大阪市に出ていたので、67年暮れか68年初めごろに彼も上阪し、彼女と同棲し、彼は某社に運転手として就職した。彼が大阪に独りでいるとふたたび罪を犯すおそれがあるというので、両親は68年5月ごろ上阪し、城東区内のアパートに住み、彼も両親と同居するようになった。同年6月ごろ彼は貨物自動車を運転中に追突され、項部痛、頭痛が生じ、生野区内の某病院に1年ほど入院した。その間に愛人が彼を避けるようになり、家同士、本人同士話し合って、彼は愛人と別れた。
　彼はその後、4ヵ所の職場に勤め、ダンプカーの運転手、長距離トラックの運転手、トロフィーの製作、トラックの運転手などをした。その間、73年5月に乗用車を運転中、軽4輪車に追突されたことがある。彼は70年5月ごろS市で知り合った女性と、72年12月に結婚し、長女、長男の2人の子を儲けた（長男は本件犯行後出生）。
　飲酒歴であるが、彼が飲酒を始めたのは、16歳ごろ職場で終業後ビールが出るようになってからである。彼は清酒が嫌いで、もっぱらビールを飲む。家庭ではせいぜいビール大瓶2本程度で、それ以上飲むと眠ってしまう。缶ビール（350ml）を飲んでも、疲れていると眠ってしまうこともある。つまり、**アルコールに対する耐性が弱い、アルコール不耐性がある**。単にそれだけでなく、アルコールに対して異常に反応する傾向がある。すなわち、**酩酊すると自傷ないし自殺の意図が生じることがある**。彼によると、飲酒すると無性に寂しい気持ちになり、自分を傷つけると落ち着くという。彼には左前腕に縦に走る12cmの切傷痕、2cmの縦に走る2本の切傷痕があり、それらができた時期は不詳であるが、酩酊して自傷して生じたものである。妻によると、72年春ごろ、彼が酩酊して暴れ出したので、妻が別れたいと言ったところ、彼は登山ナイフを持って、車の中に入り、左手首を切ったが、翌日彼はそのことを覚えていなかったという。また、72年10月ごろ、彼はS市の飲み屋で飲んでいて、急に死にたくなり、車に入り、長い刀で手首を切り、そのときは妻も一緒だったという。また、**酩酊して他人に暴行することがある**。彼によると、69年ごろ職場の忘年会で、酩酊して仲間の口論の仲裁に入り、その場は多くの人に止められて収まったが、帰宅後、短刀を持ち出して、相手を

殺すと言って、かえって短刀で自分の左手掌を傷つけた。妻によると、彼は71〜72年ごろS市の店で飲んでいて、女主人と喧嘩し、彼女が別の建物に逃げた後を追い、締まっているドアに突っ込み、右手掌を切った。さらに、73年8月ごろ、S市の飲み屋で飲酒して、他の客と喧嘩して負傷させたが、彼はそのことを覚えていなかった。酩酊して妻に暴力を振るったことも何回かある。**このように彼の酒癖は非常に悪いことは明らかである。**

　本件犯行で猟銃が使われているので、その点に触れよう。彼の母方叔父のK.M.が猟銃を所有し、野鳥の狩猟やクレー射撃に行くが、彼はこの叔父に同行することがあった。そして、自らも猟銃を持ちたいと思い、72年8月に大阪府公安委員会発行の猟銃所持許可証を取得し、同月、東成区内の猟銃店からSKB四連銃12口径1丁を購入し、猟期には奈良県下などで雉(きじ)、コジュケイなどを撃った。猟銃と弾丸は自宅に保管していた。

　私は76年11〜12月に東京拘置所で彼に面接して鑑定審査を行い、その間に、東京医科歯科大学で身体検査、飲酒試験、心理検査等を施行した。その結果、身体的には特記すべき異常所見はなかった。本件犯行当時、警察官のピストルによって、顔面の右眼下の頬部から右耳介後部を通る貫通銃創を受けたが、その傷による後遺症も見られない。なお、身体表面各所に数多くの自傷痕が見られる。

　問診、心理検査等からすると、彼の知能はやや低いが、知能指数は80〜90くらいであり、正常範囲の下位に属する。他方、性格は、彼の生活史も検討して総合的に判断しなければならない。在学中、とくに小学校の性行では、注意散漫、根気欠乏、多い悪戯が見られた。父母によると、両親の過保護のせいもあって甘えっ子で、優柔不断、小心、依存的であるという。中学卒業後、大阪に出てテレビ技術専門学校に行っていたときには、ホームシックになって前胸部を剃刀で切るという自傷行為を行った。その後、帰郷して就職したが、非行化して窃盗、傷害等を犯し、少年院に入所した。性格とは直接関係ないが、飲酒すると自傷、暴行等を繰り返して酒癖が非常に悪い。要するに、彼は根気、集中力に欠け、他人から影響されやすい意志欠如性異常性格者である。

　アルコールに対する反応を見るために飲酒試験を施行した。約1時間にビール大瓶3本を任意の速度で飲ませたところ、3本目の終りごろから息苦しそうで、3本目を終了した段階で、急に身体的麻痺が生じて起立できなくなり、呼吸困難、苦悶状態が45分ぐらい続き、深い睡眠に陥った。したがって、**顕著ではないが、アルコール不耐性が見出された**。複雑酩酊や病的酩酊は出現しなかった。飲酒試験をもう1回施行したが、大体同様な所見が得られ、酩酊時に2回脳波検査を行

ったが、明らかな異常波は出現しなかった。
■本件犯行当時の精神状態
　犯罪事実は上記のとおりである。犯行は73年9月19日午後11時50分ごろから翌20日午前1時30分ごろまでの1時間40分ほどの間に行われている。当日彼は会社に出勤して、社長を車で運ぶ運転手の仕事をした。午後6時ごろ会社に戻り、もう1人の運転手のMと一緒に帰り、彼のアパートの近くのF園というホルモン屋に2人で入り、そこで彼はビール大瓶2本を飲んだ。そのときMから近く会社を辞めたいという話を聞いた。F園を出た後に、ふと見たところ、母方叔父で彼と同じアパートに住んでいるT.M.がF園にいるのが見え、彼はふたたびF園に入ってT.M.と一緒になり、そこでT.M.にビール大瓶1本をおごられた。そのとき、彼はMが退職するからその代わりに彼の会社に就職するように勧めた。彼は長女の誕生祝いに清酒1升をもらっていたので、それをT.M.に飲ませてやろうと思い、T.M.に勧めてF園を出て自宅に戻った。そして、同じアパートにいる知人のYも誘い、T.M.の部屋で3人で飲んだ。Yの証言によると、一緒に飲んだ時刻は午後8時過ぎから9時30分過ぎまでで、彼はウィスキー193ml、ビール大瓶1〜2本飲んだという。彼自身その部屋での自分の行動についてはほとんど覚えていない。T.M.やYの証言によると、彼はT.M.に彼の会社に就職するように執拗に勧め、T.M.がそれに応じず、T.M.が野球を観ようとしてつけたテレビを彼が消したりした。それで両者のあいだに口論になり、彼は自室に戻ったという。
　自室に戻ったが、不思議なことに、その前に、彼の記憶では、T.M.がその部屋で急に立ち上がり、ドスを持ち出し、ドスがきらりと光ったので、これは殺されると思ったという。しかし、T.M.がドスをちらつかせた事実はなく、彼の錯覚のようである。さて、妻によると、彼は自室に帰った直後から異様な様子で、T.M.に殺されると言って泣きわめき、妻には彼に何かがとりついているように思われた。その直後、T.M.が短刀を持って殺してやると言って押しかけて来たことが2〜3回あったが、彼の母や前記のYの制止・説得によりT.M.を部屋に入れなかった。そのため、T.M.は廊下で大声で彼を殺してやるとか、決着をつけると言っていた。その後T.M.は自室に戻ってドアを開けたまま眠り込んだ。
　他方、彼はT.M.が押しかけてきて大声でどなったのに刺激されたのか、興奮がいっそう増強し、部屋のなかをのたうちまわり、唾をはき、炊事場に排尿し、猟銃を保管してあるロッカーの鍵を探すのに部屋中をかきまわし、ロッカーを金槌でたたいた。興奮があまり激しいので、母がそんなに暴れるなら警察を呼ぶぞ

と言ったところ、こんどは警察に殺されると言う。ロッカーの鍵は、彼が夕方帰宅したときアパートの前で妻に渡していた。妻は彼が部屋をかきまわしているときに座布団の下に鍵を隠した。ところが彼が部屋をかきまわしているうちに鍵が座布団から外にはみ出た。それを母が拾って持った。彼が「T兄ちゃんが俺を殺すと言っとる、俺もT兄ちゃんを殺したる。鉄砲の鍵を出してくれ」と言い、母は説得に努めたが、説得しきれず、妻が鍵を出してやってくれと言うので、母は「銃を絶対外に持ち出したらいかん」と念を押し、鍵を彼に渡した。母が彼に鍵を渡したのにはもう一つの理由があり、母は同じアパートのOに頼んで警察に連絡してもらった。そして、母は彼がロッカーを鍵で開けているあいだに警察が来て彼を押えてくれるだろうと思ったという。しかし、警察は来なかった。

　鍵を彼に渡した後、母と妻は別室にいた。彼は鍵でロッカーを開け、猟銃をつないである鎖のダイヤル錠も開け、猟銃を取り出した。彼自身は後で、どうしてダイヤル錠まで開けられたのか不思議であると振り返っている。それから別のロッカーから弾丸（75発）を取り出し、弾帯の一つを腰に巻き、もう一つを肩からかけ、残りの弾丸はズボンのポケットに入れた。そして、銃を持って、T.M.の部屋はドアが開いていたのに、その部屋の前の廊下を通って外に出た。

　それからの行動については、彼がT.M.の部屋から自室に戻った後の出来事と同様にほとんど完全に記憶しておらず、次のような断片的な記憶が残っているに過ぎない。私との面接時に彼はこう述べた。「一番鮮明に残っているのは、暗いところにうずくまっているようで、なんでかと思った。自分の部屋に帰っているようであった。ごじゃごじゃやっていた。それで銃が出たようであった。銃を誰かが押さえていたようであった。そのうちに銃の暴発音が聞こえた。今度はまた誰かが来た。そんなことをしたら警察を呼ぶという。それから分からない。警察が来たら殺されると思った。警察が叔父（T.M.）よりも怖くなった。それから記憶ない。結果的に外（屋外）に出ている。友人（H）の家に行ったのより先か後か分からないが、暗いところに赤い灯が見え、それがだんだん大きくなった。その場を離れて逃げた。その次に気がついたら。誰かと一緒に歩くか走るかしている。その人が何かを言っている感じ。その人が撃ったらいかんと言ってるような感じ。それから気がついたら、白い光が見えたのが先か後か分からないが、M社長（彼の勤務先のM運送の社長）宅に行っているようだ。白い光が見えたときは女の人がいないような感じ。それから白い光が見えたとき、後で天理教の人と分かったが、その人の家に入っているようである。その人たちは親身になってくれた感じ、それから自宅に帰ろうと思ってそこを出た……」。彼はその後、機動

隊によって顔面を撃たれ、逮捕された。

　以上の供述に若干の補充をしたい。彼は自宅を出て、まず第一現場で2人（A、B）を銃で殺害し、次いで第二現場で2人（C、D）を銃で殺傷し、その後友人のHの家にちょっと寄っている。上記の供述では友人宅に立ち寄った事実は少し記憶している。それから第三現場で警察官Eを射傷した。その後、通行人の女性Fを人質に取って連行する。人質にとった事実も少し記憶している。その後、M社長の家にちょっと寄っているが、その記憶もある。それから最後に天理教の教会のT家に行って2時間ほど休息するが、その記憶がある。したがって、記憶の島が残っている健忘が存在する。なお、上記のように、彼が自室で爆発音を聞いたというが、妻によると、彼が自室に戻って暴れたので、室内にあった整理箪笥（たんす）の上の人形と酒樽（飾り物）が落下したという。落下して生じた音を彼が爆発音と錯覚した可能性がある。

　ところが、肝腎の殺傷の事実は全く覚えなく、発砲したことも覚えていないという。逮捕して人質にしたことは、上記のように「誰かと一緒に歩くか走るかしている」というような漠然とした記憶があるに過ぎない。しかし、警察調書、検事調書を見ると、犯行について一応供述しており、前記のような起訴状にあるような犯罪事実が基礎づけられている。この矛盾に関して、彼の鑑定人への陳述は次のとおりである。「私は怪我していて物が言えない（注：前記のように、彼は逮捕前に機動隊の射撃を受けて、右顔面に銃創を受けていた）。警察は取調べに焦っていたようである。私が覚えていないと言うと、『嘘を言っている』『隠すな』『人が死んでいるではないか』と言う。警察はこうではないか、ああではないかと教えてくれる。私には犯罪をやった実感が全然ない。警察は私を撃った言い訳に、私が人を殺したと言っているのだと思った。私の言うことをそのまま書いてくれたらあんな調書にはならないだろう」と言う。

　警察調書にもとづいて私が聴取した問答の一部を挙げよう。
　（アパートを出て、アパートの入口を左に曲がって、薬局のある四つ辻を左に曲がったと言っているが）……アパートを出たのも分からない。調書はそのように書いている。薬局が角のところにあるのは知っている。表に出たらたいていそこを通る。
　（叔父〈T.M.〉を探して歩いた。ぶらぶら歩いているとき、四つ辻のところに自動車が1台斜めに停まり、2人の男がいたと言っているが）……警察は2人を殺しているという。叔父だったら1人である。
　（叔父さんが人を連れて来たと思ったと言っているが）……2人死んでいると

警察は言う。もう1人は誰だと言うから、叔父さんの連れだと言った。
（1人の男がそんなもの持って何をしてるんだ、それをこっちによこせと言ったと言うが）……警察はお前が銃を持って歩いていると危ないという。それで、そういうことになった。
（銃を取られたら反対に撃たれると思い、この人の前1mぐらいのところから銃口をその人に向けて撃った。右脇腹で銃を挟むようにして、腰だめの格好でその男の胸あたりを目がけて1発撃つとその男は倒れたと言っているが）……ちょっと出来過ぎている。
（もう1人の男が後向きになったところを撃ったと言っているが）……警察は後向きになっているところを撃っていると言うので、そう言った。
（その男がウワーと声を出したと言っているが）……撃ったらどうなるかと警察が言うから、そのようになった。
注：以上が第一現場の犯行に関する供述で、A、Bの2人が射殺された。
（えらいことをしたから相談しようと思ってH君のところに行こうとしたらタクシーが1台停まっていたと言っているが）……H君のところに行ったように思ったので、警察は何のために行ったと言うので、分からないので、相談に行ったということになった。
（そのタクシーを撃ったと言っているが）……警察は、タクシーの男と女を撃ったということを頭に叩き込んだ。
（叔父が先回りして待ち伏せしていると言っているが）……
（2発続けて撃ち込んだと言っているが）……
（客席の女には完全に当たったと言っているが）……
注：以上が第二現場の犯行で、タクシーの中の女性Cは射撃で死亡し、タクシーの傍らに立っていた男性Dは撃たれたが傷害にとどまった。
（H君の家では電気が消えていたと言っているが）……
（H君が自首しろと言ったと言っているが）……H君のところに行ったというのがおかしい。理由が分からない。警察は分からないでは通らないと言う。お前は人を殺しているではないかと言う。
（H君から上衣を貸してもらったと言っているが）……ちょっと覚えている。
（H君の奥さんに頼んで外を見てもらったと言っているが）……記憶がない。
（ちらちらと人影が見えて1発撃ったと言っているが）……見えるかどうか分からない。しかし、警察は警察官を撃ちやがってと言う。
注：これは第三現場の犯行の記述で、彼は警察官Eを撃って重傷を負わせた。

（女の人を人質にしたと言っているが）……人と歩いたことは覚えている。
（女が撃ってはいけないと言ったのは）……そういうことの記憶はある。
（M社長のコーポで１人の男に会ったのは）……覚えていない。
注：彼がM社長宅に人質Fを連れていったときに、たまたま出会った同じF橋第二コーポの住人N〈男性〉に銃を向けて人質にしたが、M社長宅を退去するときに解放している。
（社長の部屋で銃で人を撃ってきたと言ったら、社長はそんなことを言われても困ると言っているが）……何で社長のところに行ったかと警察で言われても分からない。それでそう言ったのだと思う。
注：M社長の住居は城東区F橋にある。
（天理教のT家に行ったら、子どもが２人いて、１人の子が眼を覚ましたと言っているが）……暗いことは分かった。そういうことは分からない。
（２階に上がったのは）……２階に連れて行ったというのは、警察が言った。
（奥さんに外の様子を見させたのは）……
（天理教の家の前の倉庫のようなところに入り、窓からブロック塀に片手をかけて外を見たら、白いヘルメットのような物をかぶった人が動いているのが見えた。それでブロック塀と家の間を通って出たと言っているが）……出るときは覚えている。出るとき音がした。
注：T家はM社長の住居とは同じF橋にあり、両者は近接している。

次に犯行の目撃者の供述から客観的事実を明らかにしたい。

第一現場では、M電気工事会社の社員数名が仕事を終えて自動車で会社に戻り、後片付けをしていた。そこへ彼が猟銃をもって現れ、いきなりAを背後から射殺し、次いでBを前方から射殺した。彼の供述調書では背後から撃ったほうが後になっているが、目撃者による事実は上記のようにその反対である。

第二現場では、タクシー運転手Dによると、Dは知り合いのクラブのホステスCを自分の車で彼女の自宅まで送る途中、その現場で排尿のために車を停め、用を足した後、一度車の運転席に着いたが、猟銃を持った彼が近づいたので、Dは身の危険を感じて、車から降りて、車の前を通って、助手席の左横に立ち、助手席のCをドアを開けて外に出そうとしたとき、彼が「もう１人乗っているのは誰や」と言い、Dは「はい、彼女が乗っているんです」と答えたにもかかわらず、彼は先ずフロントガラス越しにCを射殺し、次いでDを撃って負傷させたという。

第二現場から第三現場に移る前に彼は第三現場のすぐ傍の友人のH方に立ち寄っている。Hの妻によると、彼はH夫婦に「人を撃った。３発撃った。助けてく

れ。ソ連に逃がしてくれ」とわけの分からないことを言ったので、Hは「正気か」と言うと、「正気や、酔っていない」と答え、「捕まったら機動隊に殺される。もう自殺する」と言い、形見だと言って、所持していたライターと着ていたカーディガンをH夫婦に渡し、「子どものことを頼む」と言った。H夫婦は彼に上衣を着せたという。

　第三現場では、彼が警察官Eを撃ったが、Eの公判調書によると、Eが彼に向けて強力ライトを照らしたところ、彼に撃たれて重傷を負ったという。後記のように、彼とEとの位置関係は、彼の供述はEのそれとかなり異なる。

　彼は第三現場を出てS郵便局の近くでたまたま通行中の女性Fを人質に取り、約50分間連行した。Fによると、彼は3mぐらい離れたところでFに銃を突きつけ、「動くな。わしの言うことを聞いたら殺しはせぬ」などと脅し、Fの左手を引っ張って逮捕した。彼はFと同行中、「わしは今4〜5人殺してきたんや」と言ったり、血のにじんだ左手の甲を示したり、自分の郷里や長女の話をし、たまたま近くに来たタクシーを撃とうとするので、Fが制止したら、撃つのを止めた。また、Fが「これからどこに連れて行くの」と訊いたら、彼は「北朝鮮へ逃げる。船の手配はつけてあるから、まずタクシーを止める」とも言った。M社長の住むF橋第二コーポに行ったが、そこでNという男性を人質にし、Nも一緒にM社長宅に行った。M社長の部屋では、M社長は「わしは何が何だか分からん」というようなことを言った。彼は「今4〜5人殺してきた」とか「北朝鮮に行くのや」と言っていた。それから、彼はFだけ付いて来いと言い、コーポを出て、ふたたび2人で歩きまわり、彼がFの制止にもかかわらず装甲車に発砲したりした。そしてぐるぐる歩きまわって、ふたたびF橋第二コーポ付近に来るが、そこでFは彼の隙を見て脱出したという。

　前記のようにM社長のコーポで人質にされたNによると、Nは一緒にM社長宅に行ったが、「今人を殺してきた。わしはもうおしまいや」と言って、Mにすがりつくような様子であり、Mの息子が彼を一生懸命慰めていた。そのうち、彼は弾丸が本物であることを示すために、部屋から出て階下に向けて1発試し撃ちした。そしてまた部屋に戻り、Nが動くと、「動くな、動くと撃つぞ」と言って、逃げる隙を与えなかったという。

　Fが彼から離脱したのは73年9月20日午前1時30分ごろであり、彼が警察に逮捕されたのは同日午前3時40分ごろであるから、その間の約2時間、F橋第二コーポの近くの天理教教会のT家にいたことになる。彼はT家に逃げ込んだ。Tによると、彼はT家に2時間ほどいたが、前半の1時間ぐらいは、彼の言うことは

支離滅裂で、辻褄が合わず、田中角栄と喧嘩してきたとか、自民党の手先に追われているなどと言い、非常に疲れて眠そうであるけれども、眠ると殺されるという不安があるので、あまり寝ないが、部屋に「へたる」（ぐったり座る）ような状態で、独り言を言い、身体は臭く、衣類は汗でべとべとであった。1時間ぐらいして、彼は水をくれと言い、水を飲んでから大分覚めてきて、話が分かるようになり、Tが自首を勧めたが、彼はあくまでも逃げると言うので、警察に包囲されている状況で、逃げ道が三つあるなかで一番成功率の高い逃げ道を教えたら、彼はその道を選んで出た。その後まもなく警察に狙撃されたという。また、Tによると、彼は誰かを殺してきたとははっきり言わなかった。Tは警察に捕まらないためには銃を捨て、洋服を着替えて出るとよいと言ったが、彼は衣類をTから借りるのを遠慮した。彼がT家を出るときは、かなり意識ははっきりして、Tに世話になったと言い、Tと握手したという。このTの供述によると、T家に来て**1時間ほどした同日午前2時30分ごろにはかなり覚醒し、逆にそれまで意識障害（もうろう状態）にあったことが推定される。**

　さて、彼は警察の取調べの際に各犯行現場の略図を書いている。その略図が事実と異なっている。

　第一現場では、被害者Aと被害者Bは道路上で反対側に分かれているのに、彼の略図では、自動車の中に被害者Aがいて、自動車の傍に被害者Bがいる配置になっている。その理由について、彼は、警察は電気工事会社の人たちが車で戻ってきたと言うので、1人は車から降り、1人は車に残っているだろうと思ったという。

　第二現場では、被害者Cは車の助手席に被害者Dは車から出て、助手席の傍に立っていた。しかし、彼が作成した略図では、被害者Cは後部座席に、被害者Dは運転席にいることになっている。このようになった理由について、彼は、警察は相手がどうせ死んでいるのだから好きなように書けと言ったので、タクシーで、運転手と客だと言うから、運転手を前に、客を後ろに書いたという。

　第三現場では、第二寝屋川の南側に彼がいて、その東南にいる被害者Eを撃ったことになっているが、彼が作成した略図では、H方の横の路地を出たところから大通りの両方向に発砲し、そのうちの2発が被害者Eに当たったことになっている。彼は路地から顔を出したら、人影がちらちらしたから、両方向にそれぞれ2発ずつ撃ったと申述書に記載している。なお、申述書とは、彼が警察に犯行を思い出して書けと言われて、73年9月29日から同年10月1日までの3日間に作成したものである。ところで、鑑定時には彼は警察官を撃ったことを記憶していな

いと言っている。

　警察が彼に記憶を喚起させるために（当時の取調べ警察官も公判でそう証言している）、上記のように申述書を作成させた。そのほかにも、警察調書を見ると、調書作成の順序がやや異様である。調書は9冊あるが、犯行に直接関係した調書は最後のほうに、すなわち73年9月28日、同年10月1日、2日にそれぞれ作成された3冊である。その前に作成された6冊は犯行に直接関係したものではない。面白いことには、同年9月26日の調書は犯行前の約1週間の毎日の彼の行動を逐一訊いている。もう一つ不思議なことには、彼を立ち合わせての実況見分をやっていない。

　これで事実関係の記述を終える。これをどう解釈するかである。鑑定書で考察したところを要約したい。

■鑑定結論

　彼は鑑定時はもちろん、取調段階でも犯行についての著しい記憶障害（健忘）を示している。この健忘が事実なのか、作為によるものかを考え、私は事実であるという考えを消去できなかった。次に、酩酊の場合にしばしば認められる身体的麻痺症状が彼の場合存在しなかった。それは目撃者の証言、的中した射撃などからも明らかである。また異常な精神状態が急激に発現している。すなわち、母方叔父T.M.の部屋から自室に戻ったころに急激に発現している。その行動は、錯覚、被害妄想を伴い、また猟銃乱射行為にはどうしても了解できないところがあり、したがって、深刻な見当識障害があったと考えられる。もちろん、友人H、人質に取られたFなどの証言では、彼が複数の人を殺害したという観念を有していた。あるいは、自己防衛のためにFやNを人質に取った。これらの事実は、彼が完全に錯乱していなかった証左ではある。しかし、精神状態全般に著しい障害があったことはどうしても否めない。私は病的酩酊を診断する標識として、健忘、身体的麻痺症状の欠如、精神病状の急激な発現、見当識障害を挙げた（拙著『犯罪精神医学』、248頁参照）。本例の酩酊状態もこれらの標識を充たしている。したがって、本件犯行当時、病的酩酊態にあったと判断された。

　病的酩酊としても、その終期はいつかという問題がある。彼が最終段階で天理教教会のT家で休息し、そこで1時間ぐらいして意識状態に覚醒の徴候が現れているので、そのころが病的酩酊の終期であると考えられる。したがって、午後9時30分ごろからその翌日の午前2時30分過ぎまで、5時間ほど病的酩酊が続いたと私は判断した。

　こうして、私は77年1月28日に鑑定書を提出したが、鑑定主文は「被告人

T.S.は鑑定事項にある、本件各時点において病的酩酊の状態にあったものと考えられる」であった。この結論は無罪判決を予想させるものであった。

　この事件は司法機関にとっても難問であったらしく、私の前に1回、私の後に3回、精神鑑定が行われたように記憶する。他の鑑定書の結論については、現在資料がないので、正確なことは言えないが、私と同様に病的酩酊と判断されたものがあった。ただし、東邦大のS氏は、第三現場までの期間を病的酩酊としたように記憶している。

　1審では79年4月13日に無期懲役が、2審では82年12月3日に控訴棄却で同じく無期懲役が言い渡された。上告審では84年10月18日に無期懲役の刑が確定した。とにかく長い裁判で、最終の刑確定まで、犯行時から11年1ヵ月が経過している。ともかく、裁判は私の見解を容れなかった。残念である。上告審では未決通算3,000日が与えられた。

3．病的酩酊による電車往来危険

　私は1967年5月に東京地裁より電車往来危険被告人J.O.について精神鑑定を命じられた。彼（被告人J.O.を指す。以下同じ）は犯行当時21歳で、東大教養学部の学生であった。起訴状によると犯罪事実はおよそ次のとおりである。

■犯罪事実
　彼は66年11月11日午前2時25分ごろ、東京都世田谷区北沢の、小田急電車上り線電車軌道内において、同所付近にあった枕木16本を電車軌道の上に積み上げ、そのために電車の往来の危険を生ぜしめたものである。

■本人歴
　彼は46年1月に香川県善通寺市で生まれた。父は香川大学の倫理学等の教授である。同胞は6人で、彼は5番目、三男である。彼は小・中・県立丸亀高校を優秀な成績で卒業し、64年4月、現役で東大教養学部理科一類に入学し、駒場寮に入った。入学後、文学に興味を感じ、自らも創作したり、寮の食事委員をしたり、アルバイトをしたりして、学業に専念できず、2回留年した。そして、66年11月に本件犯行を行った。

　本件犯行は飲酒酩酊時の犯行であるので、まず彼の飲酒癖について述べたい。
　父、兄、学友によると、彼は酒に強く、酔っても顔色、態度にあまり変化がなく、酒癖も悪くないという。彼に詳しく聴取したところ、次のようである。
　「それまでは正月にちょっと注いでもらって飲む程度であった。64年3月に東

大に合格したとき、長兄に連れられてビール、日本酒をかなり多く飲んだ。東大入学後、コンパなどでかなり多く飲んだ。一緒に飲んだ連中が先に酔って、彼らを送って行ったりするので、自分は酒に強いほうだと思った。64年は独りで飲むことはなかった。65年になると、独りで飲むようになり、学校の近くのスタンドバーや酒場で飲んだが、独りではそう多く飲まずウィスキーのハイボールを2～3杯飲む程度だった。これまで友人と2人でウィスキー角瓶（700ml）を空けたことが2～3回あるが、そういうときは足がふらつき、眠くなって寝てしまう。酔って気が大きくなり、陽気になるが、どちらかというと大人しいほうで、他人にからんだりすることはない。限度以上に飲むと、吐き気が出るときと、どんどん飲んで寝てしまうときとがある。そして寝たときの記憶がない。限度は清酒5合、ウィスキー2合程度であり、限度はだいたい自覚している」と言う。

彼によると、飲酒して次のようなエピソードがある。

① 64年12月20日ごろ、当時、彼は寮の食事委員をしていたが、従業員の忘年会に参加し、いい気になって飲んでいたら、ふわっとなってきた。友人のK.T.も一緒で、2人で抜け出した。忘年会のあったのは寮から200mぐらい離れた店で、そこから寮に帰る途中、K.T.が歩けなくなり、彼がK.T.を70～80mおぶって歩いた。K.T.を彼の部屋に帰し、彼は自分の部屋に戻ったと思うが、それから分からなくなった。気がついたら寮の食堂の従業員の更衣室のところに立っていた。他の委員にどうしたのかと言われて、そこで目が覚めた。1時間ぐらいの間の記憶がなく、寮のなかで何をしていたのか分からないという。

② 66年9月、学校の裏の飲み屋で友人のK.N.と3時間ぐらい飲み、一応勘定を払って、寮に帰り、さらにK.T.を誘って3人で上記の店に行って飲みなおした。そしてふたたび寮に戻り、彼はK.N.、K.T.を引っ張って屋上に行ったという話である。その後、気がついたら自室のベッドに寝ていたという。彼は飲み屋で最初に勘定したこと、2度目に2人を連れて店に行ったこと、寮に戻ってから2人を引っ張って屋上に行ったことの記憶がないという。K.T.の公判証言によると、店から2度目に戻るとき、彼は足がふらついており、K.N.と2人で彼を両側で支えて帰った。足のふらつき以外は平素酔ったときと変わりなかった。翌日、彼はK.N.から彼がK.T.に文句を言ったと聞いて、K.T.のところに謝りにきたので、彼が前日の酩酊時の記憶が十分になかったことは確かであるという。

以上から、彼は大量に飲酒するともうろう状態になり、後にそのことを全く記

憶していないことがあることが分かる。なお、酩酊後のこのような健忘は、英語圏ではブラックアウト（blackout）と呼ばれている。

　彼がアルコールに対してどういう反応を示すかを見るために**飲酒試験**を行った。彼が本件犯行当時、3時間ないし3時間半の間にニッカウィスキー700ml瓶の3分の2程度、より正確には505〜535ml飲んだと推定されたが、彼によると平素はウィスキー2合（360ml）程度が限度であるというので、ニッカウィスキー360mlを1時間程度に飲ませてその反応を見ることにした。(注：実際には1時間半を要した)。そして、飲酒試験中、定期的に採血して血中アルコール濃度の測定をした。実施したのは67年10月5日である。飲酒試験では、前記のように1時間30分にニッカウィスキー360mlを摂取させたところ、多少、多弁、高声になり、歩行も少しふらつく程度になった。2時間後、急に吐き気を訴え、大量の嘔吐をした。2時間30分後に傾眠状態になり睡眠に移行し、7時間後睡眠から覚醒した。したがって、異常酩酊は発現せず、単純酩酊が出現したに過ぎなかった。血中アルコール濃度は3時間30分後に最高1.26mg/mlに達したが、やや低い水準にとどまった。これは大量嘔吐による可能性がある。

　さて、**本件犯行当時の経緯**である。鑑定時の彼の陳述によると、およそ次のとおりである。

　「66年11月10日（本件犯行のあった日の前日）午後8時ごろ、友人から借りた自転車に乗って目黒区鷹番町のR.M.方に行った。[注：R.M.（女性）は彼の高校の同級生J.M.（女性）の姉で、彼は前に知人として同家を2回ほど訪れたことがある]。そのときは同日昼間あったアルバイトの肉体労働と、その前夜の睡眠不足のために疲れていた。同家に着いてから、彼は外出してニッカウィスキー角瓶（700ml）1本とコカコーラ1本を買ってきた。買って帰ったときには、J.M.が帰宅していた。それから炬燵に入って、彼はウィスキーをストレートで飲んだが、R.M.は角瓶の3分の1を飲み、彼は残り、すなわち3分の2を飲んだ。J.M.はコカコーラだけを飲んだ。彼らは互いに旅行、絵画、文学、学校などの話をし、主にR.M.がしゃべった。12時過ぎに同家を辞したが、同家の2階から降りるときは手すりにつかまり、ゆっくり降りた。酔っていたので自転車は置いたままにした。家を出て10mくらい歩いた記憶がある。そしてタクシーに乗った記憶がないが、タクシーから降りるとき料金を払った記憶がある。ひょっと見たら池ノ上駅（注：京王井の頭線の駒場東大前駅の隣の駅）であった。それからJ.T.の家で同女と顔を合わせたのは覚えている。（注：彼は世田谷区北沢の知人のJ.T.の家を訪ねたが、彼女の夫も顔を出したのですぐに引き下がった)。

そのとき、8ミリ映画の音と色彩のないものを見ている感じだった。（注：彼はアルバイト先で知り合った、10歳近く年上のJ.T.が未婚であると思っていたが、彼女が結婚しているのをそのとき初めて知った）。それから枕木の柵（注：犯行現場の線路の北側に枕木が立ててあって、柵のようになっていた）にもたれていた記憶がある。そのとき、あせり、いらいらしていた記憶がある。しばらくそこにいて、暗いところにしゃがんでいた記憶がある。それから明るいところで訊かれていた記憶がある。留置場に入れられるとき、反抗した記憶がある」と言う。

　これによると、彼がR.M.方を辞去してからの記憶が断片的であり、記憶の島がぽつりぽつりと存在する島性健忘が残ったことになる。しかも肝腎の、枕木を線路の上に置いた行為についてはまったく記憶していない。この健忘が真正のものかどうかについて、私は警察調書、検事調書、公判調書を詳しく検討したが、健忘が虚言によるものであると断定できなかった。［注：裁判所の認定（判決文参照）も同様に島性健忘を肯定している］。

　さて、彼が枕木を線路の上に置くのを目撃した、小田急線の北側に住む主婦K.S.の公判証言は次のとおりである。「犯行現場の線路のすぐ北側の家で寝ていたところ、飼い犬がものすごく鳴いたので目を覚ました。線路のほうで大きなわめき声が聞こえ、言っていることがよく分からないが、酔っぱらいの喧嘩が始まったと思った。男（彼のこと）が立ったり、しゃがんだり、うずくまったりする。『空手が何だ』『そんなものは怖くない』『どこまでも追っていく』『ついていく』などという言葉が聞こえた。空手という語は何度も聞こえた。それから少し静かになり、10分か15分うずくまる。それから物を投げる音がし、かけ声をかけながら、線路の上に物を投げているようである。それで危険だと思い、長女に警察へ電話で連絡させた。それから3分ほどして警察が来て、男が逮捕された。男は逃げようとしなかった。男が叫んでいたときは近所の人にも分かるような大きな声で、ものすごく怖い思い、K大学の学生が騒いでいるのかと思った。夫が止めようと言ったが、何をされるか分からない、危険なので、止めに出させなかった。男の様子はまともではない。酔っぱらって何も分からない状態であると思う」と言う。

■鑑定結論

　この目撃者の証言によると、彼は犯行当時、誰かと争っていて、相手が空手で攻撃を加えているような様子であり、平素は大人しい彼とはまったく別人のようである。したがって、彼の当時の言動は彼の平素の人格や、その場の状況から了解することは困難である。また、当時、枕木を16本も運ぶことができ、逮捕時の

警察官の証言からも歩行障害、言語障害が認められなかったことからも、身体的麻痺が欠如していたと考えられる。こうして、前に述べた健忘、精神状態の人格や状況からの了解困難性、身体的麻痺症状の欠如から、犯行当時、病的酩酊の状態にあったと、私は判断した。そして、私の鑑定主文は「被告人Ｊ.Ｏ.は本件犯行当時（昭和41年11月11日午前２時25分頃）、病的酩酊の状態であり、法家のいわゆる心神喪失の状態あったものと考えられる」というものであった。

その後、裁判所は日本医科大学広瀬貞雄教授、東京医科大学佐藤倚男助教授に別々に再鑑定を命じた。両氏の鑑定結果は私とは視点を異にしたが、いずれも病的酩酊と診断した。私のものを含めた３鑑定を検討して、東京地裁は68年６月４日、病的酩酊を認定し、心神喪失・無罪を言い渡した。ただ、裁判所は、彼が犯行前に訪れたＪ.Ｔ.が結婚しているのを知り、彼女に恋心を抱いていた彼が、大きな衝撃を受けたとし、その衝撃の病的酩酊への影響を重視した。控訴がなくて無罪が確定した。

4．病的酩酊における老女強姦殺人事件

私が鑑定した病的酩酊の事例では、鑑定結果が司法の場で病的酩酊と認定されて無罪になる場合は比較的稀である。私が鑑定して病的酩酊と判定した事例の中には、再鑑定が繰り返され、全部で５回も鑑定が行われ、最終的に病的酩酊が否定されて、心神耗弱・無期懲役になったものがある（上記の事例２）。

以下に、私の病的酩酊の鑑定結果が最終的に裁判所で採用された一つの事例を紹介するが、鑑定結果が法律実務家によって採用されたという意味で貴重であるばかりでなく、その強姦殺人の態様がはなはだ興味深く、そのためにも十分に報告の価値があると思われる。本例は拙著「病的酩酊による強姦殺人　犯行時における記憶欠損が顕著、三度の精神鑑定に」（法令ニュース，562号：46，1994）に報告されている。しかし、司法精神医学的に貴重な事例として、ここに上記の論文に加筆して紹介したい。

私は1978年８月、静岡地裁より強姦致死、殺人被告人Ｋ.Ｙ.の精神鑑定を命じられた。彼（被告人Ｋ.Ｙ.を指す。以下同じ）は本件犯行当時23歳である。犯罪事実は１審判決文によるとおよそ次のとおりである。

■犯罪事実

彼は、74年11月23日午前３時ごろ、静岡県焼津市内の農業Ｈ.Ｙ.方の母屋６畳間において、就寝中のＳ.Ｋ.(67歳)を、強いて姦淫しようとして迫ったところ、

抵抗されたので、同女の口をふさぎ、その頸部を両手で強く絞めるなどしてその反抗を抑圧し、同女を、強いて姦淫するとともに、頸部圧迫によりそのころ、同所で、窒息死させて殺害したものである。

　犯行現場となった農家は焼津市の東はずれにあり、国鉄（当時）東海道本線の石部トンネルに近いところにある。その農家では、当夜、母屋にたまたま被害者の老女だけが泊まっていた。母家の裏口には鍵がかかっておらず、その付近は供出用の米俵をネズミの害から守るために小さな電球が点いていて明るかった。離れ（わき屋）には家長のH.Y.、その妻、息子の１人が泊まっていた。被害者は家長の実姉である。他方、彼の住居は、犯行現場のはるか西方で、焼津市内の中央部に位置する。彼は仕事上、犯行現場の地域に来たことはあるが、被害者の家とはまったく何の関係もなかった。

　犯行が発見された状況が非常に興味深い。犯行は午前３時ごろ行われたと思われるが、同日午前７時ごろ家長の妻が母屋に行ったところ、被害者が腰部付近に腰巻をまくりあげたような格好で巻きつけているほかは、上、下半身とも裸のままで仰向けになり、両脚を広げ、陰部からかなり大量に出血している状態で、死亡しているのが発見された。**被害者の脚元に毛布が盛り上がっていたので、それをまくってみると、若い男が口を開けて眠っていたが、その男はすぐに目を開けて、同女の目と合った。それで、同女はびっくりして逃げ出し、精米所にいた夫を呼びに行き、２人で現場に戻ったところ、男の姿はなかった。**

　その男こそ**本件の被告人である彼**である。彼は前記のように、被害者の脚元で目を覚まし、犯行現場の状況を目撃し、すぐさまその場から逃げ出し、東海道本線の線路に上り、同線石部トンネル内を自宅とは反対方向の用宗・静岡方向に向かって徒歩で通過したうえ、用宗駅まで歩き、同駅前からタクシーに乗って、同日午前10時ごろ自宅に戻った。

　彼は母に対して、「変なほうへ行った。火葬場のほうに行って、知らない家に寝ていた。女の人が来て、起こされ、びっくりして見たら、枕元にはほかにもう１人寝ていた。それでびっくりして飛び出した。……俺はなにかしたのかな」と言った。それからまもなく、彼は兄Eの勤務先に電話して、同人に対して「すぐ帰ってきてくれ。何か悪いことをしたかもしれない」と言った。その後まもなく、他家に嫁いでいる姉がたまたま実家を訪れ、兄も帰宅した。

　彼の話から、彼が何か事件を引き起こしたか、あるいは事件に巻き込まれたのではないかと心配した兄と姉は、様子を見るために、自動車で彼が指示説明した場所まで赴いたところ、その付近にパトカーが止まっていたり、警察官が立って

いるのを見て、何らかの事件が起きたのではないかと思い、直ちに自宅に戻り、その旨を彼に伝えた。

彼は同日午前11時30分ごろ、兄、姉に付き添われて警察に出頭し、自首の取り扱いを受け、取調べを受け、同日午後2時30分ごろ強姦殺人容疑で逮捕され、自首調書が作成された。

ところで、私が静岡地裁から鑑定を依頼されたのは、78年8月であった。なぜ裁判が遅れたかについて述べておく。彼は容疑者として逮捕されたが、74年12月に処分保留のまま釈放された。その後の76年3月に静岡地検は、彼が本件犯行の犯人であるかどうか疑わしいとして、不起訴処分にした。しかし、77年3月に、静岡検察審査会は不起訴処分が不当であると議決した。静岡地検は再捜査のうえ、同年11月に起訴した。こういう経緯で裁判開始が遅延したのである。

彼が本件犯行の犯人であることは、彼の衣類に付着していた血痕の血液型が被害者のそれと一致すること、その他のいくつかの間接証拠から確実であると考えられ、裁判でもそのように認定された。

■本人歴

ここで、彼の**生活歴**、**酒癖**、**性格**などについて述べたい。

彼は50年12月に焼津市で漁師の二男として生まれた。同胞は実同胞5人、異母同胞1人、異父母同胞1人である。家系には精神異常者は見当たらない。家庭は経済的にも、雰囲気的にも問題はない。また、彼には特記すべき身体的既往歴はない。

彼は地元の小・中学校を卒業した。小学校では学業成績は中の下であり、落ち着きなく、やや粗雑、粗暴で、高学年では喧嘩が多かった。中学でも、学業成績は同様に振るわず、性行面でも陰気で、交友が少なく、女性の下着を盗んだり、そば屋に注文をしてそばを他家に配達させるという、悪戯をしたことがある。

中学卒業後は、後記の飲酒時の喧嘩のほかはとくに非行や犯罪はなかった。職業では、約7年間、マグロ漁船に乗り、遠洋漁業に従事していた。72年6～7月ごろ（21歳）、南アフリカ近海を航行中、船内で仲間と飲酒した際、喧嘩となり、それで急にその仕事がいやになり、ケープタウンで下船し、飛行機で日本に帰った。それ以来マグロ漁業とは縁を切った。その後は焼津市内の自宅に住み、運輸会社に勤めて、トラックの運転手をしていた。

性生活では、15歳ごろ漁船員としてケニアで売春婦を買ったのが、初めての女性経験である。漁船員のころは時々女遊びをしていた。その後はあまり遊んでいないという。中学時代、前記のように下着窃盗があり、フェティシズムがあった

が、その後はそういう行為はない。

　飲酒歴では、中学卒業後飲み始め、清酒は嫌いで、たいていビールを飲む。本件犯行のころには、自宅で晩酌にビール大瓶2本程度飲んでいた。自宅以外で飲むのは、月1回ぐらいで、兄Eと一緒に飲みに行くことが多かった。前に漁船員をしていたころは、ウィスキーもかなり飲んだことがある。前記のように、72年に南アフリカ近海で飲んで喧嘩したのが、酒の上での唯一の失敗である。他人の話では、彼は飲酒すると、目が据わるという。

　酒癖が悪いかどうかを知るために、79年2月6日に私どもの研究室において**飲酒試験**が実施された。3時間14分の間にビール3,640ml（大瓶の5本と4分の3本）を摂取させたところ、飲酒開始後3時間20分ごろ急に激しい興奮状態が出現し、検査者の言葉を被害的に曲解し、目が据わり、非常に攻撃的になり、検査者が持っている記録用紙を奪って、床に投げつけた。興奮の頂点は6分間で経過したが、その後も興奮状態は消長しながら30分ぐらい続いた。**この興奮状態では、その急激な発現、周囲の状況に対する失見当識、検査者に対する妄想的曲解があり、身体的麻痺症状を欠き、後に完全健忘を残し、病的酩酊が出現したと判定された。**

　次に、鑑定時の各種検査などで明らかになったところでは、彼の知能は平均的であり、性格は中学時代に非行が見られたことからも分かるように、感情の繊細さや豊かさに乏しく、内省的でなく、**情性希薄性の性格傾向**が存在する。

　さて、**本件犯行**は前記のように、74年11月23日午前3時ごろに起こったと思われるが、その前日午後6時ごろから彼は自宅でビール大瓶2本を飲んだ。その後、焼津市内の行きつけの酒場S店に1人で行き、そこでビール大瓶4本を飲んだ。その後バーP店でビール中瓶1本、バーH店でビール中瓶1本を飲み、スナックC店ではほとんど飲まない、というように、梯子酒をしている。したがって、午後6時ごろから翌日午前0時ごろまでの約6時間にビール大瓶6本、ビール中瓶2本を飲んでいる。つまり、平素の飲酒量をはるかに超える量を飲んでいる。

　飲食店の従業員の供述によると、これらの店での彼の行状は次のとおりである。

　まず、S店では、客のIという男が他の者と話しているのを自分に関係づけて誤解し、Iを店の前に連れ出し、暴力を加えかねない態度を示した。次のP店では、相当酔っており、身体がふらふらし、粗野な話し方で同じことをしゃべり、P店をJ店と思い込んでいたという。H店では、そこに千鳥足で来て、そこで自宅に電話したが、自分1人ではかけられず、店主にダイヤルを回してもらった（彼は兄Eに迎えを頼む電話をしたが、兄はS店からの電話だと思い、そこに迎えに行ったため、彼に会えなかった）。店内では目を閉じてこくりこくりしていた

という。最後のＣ店では、ふらふらし、腰をとられており、かなり深く酔っている様子で、卑猥なことを口にしていたという。

　彼はこのように４軒の飲食店を梯子した後、最後のＣ店を11月23日午前１時ごろに出て、自宅とは反対方向、すなわち東方へふらふら歩いた。犯行現場は最後の店から約４km離れている。犯行現場に到達するまでに、同日午前２時20分ごろ、彼は自動車で帰宅途中の未知の男のＮに遭い、「焼津まで乗せていってくれ」と頼んだが、自動車の行く方向と違うので断られている。そのとき彼は千鳥足で歩いていたという。

　私が鑑定を実施したのは78年12月から翌79年１月にかけてであり、事件発生から４年経過しているので、記憶の薄れも当然考慮される。鑑定時において彼が犯行前後のことについて記憶していることは、次のとおりである。

　すなわち、**酒場Ｓ店で飲んでいる途中から翌朝午前７時ごろに犯行現場で目を覚ますまでの間の記憶がほとんど完全に欠如している**。そして、記憶しているのは、①どこかの家か部屋に入ったこと、②なにか声が聞こえたこと、の二つだけである。

　鑑定になる少し前の、78年７月10日の公判でも、記憶に関して彼は同様な供述をしている。すなわち、①知らぬ家というのでなく、どこかへ入ったという記憶があります。②声がして、それがどうも女の人のようだったということです、と。

　また、彼の逮捕後の自首調書１通、警察調書８通、検事調書５通について、彼の犯行前後の記憶を調べてみても、記憶欠損は明白である。たとえば、Ｓ店にいる途中からの記憶がなく、Ｓ店を出たことも、その後３軒回ったことも記憶していないことは、各供述調書に共通している。最後の店を出てから被害者宅に行くまでの間の記憶も、わずかに第５回警察調書で、「どこかを歩いていた記憶がある」と供述しているに過ぎない。

　本件犯行についても、最終の第８回警察調書でさえ、次のような曖昧な供述をしているに過ぎない。すなわち、「焼津市内の浅草のＳ店に飲みに行き、それから思い出せないが、どこかの家に入り、部屋の中に布団が敷いてあったので、その中に入った。するとその寝た布団の横で女の声がした。女の声を聞いてやりたくなった。やろうとすると女が暴れたか大声を出したので口をふさいだ。それからやった」と。

　また、被害者を絞扼して殺害した事実は、彼は上記の最後の警察調書でやっと認めたが、その供述は次のような不自然なものである。「その当夜のことで、口をふさいだあとのことを考えてみると、両手で女の首を絞めた記憶があります。

そのことは、朝、目を覚ました時、半裸体の女の人を見て、どうしたのだろうと思った時に、両手で首を絞めたような記憶があったので自分で殺してしまったのではないかと思う……」と。

以上から、**本件の犯行前および犯行中については著しい健忘があり、犯行実行の詳細については聴取不能である。種々の状況証拠から、姦淫を遂行し、扼殺したことが確からしいと言えるだけである。**

■犯行当時の精神状態（診断）

いよいよ、**本件犯行当時の精神状態の診断**の問題になる。犯行が酩酊状態で実行されていることは確かである。それでは、その酩酊がビンダーの分類のいずれに属するかが重要である。すぐに、通常の酩酊、すなわち単純酩酊でないことは分かる。異常酩酊とすると、複雑酩酊か病的酩酊のいずれであるかが問題である。複雑酩酊か病的酩酊かの鑑別のもっとも根本的なところは、行為が状況から了解できるかどうかという点である。本件犯行をみると、どうしても状況から了解することが困難である。その他、いくつかの点で、本件犯行は病的酩酊の状態にあったと診断された。

本件犯行が状況から了解困難であることに関連して、次のような事実を指摘したい。本件犯行の態様でとくに目立つことは、①**姦淫の対象が67歳という老女であり、通常の対象ではないこと、②犯行現場に寝込んで逃走していないこと**、である。

第1の点に関しては、有名なドイツの精神医学者のグルーレが次のように述べている。「性犯罪において、犯行の目標に到達してからの態度が極度に残忍であること、あるいは**犠牲者の選び方が感情移入できないこと（小さな小児、老婆）、手口が理解できないこと**、こういうことがあると、場合によっては病的酩酊が考えられる」と。［グルーレ著、中田 修訳、『精神鑑定』．文光堂, 1957. 同じくグルーレ著、中田 修訳『精神鑑定と犯罪心理』（金剛出版, 1979)]。

老女を、しかも73歳という、さらに高齢の女を対象にしている事例を柴田洋子氏が報告している（柴田洋子、新井尚賢編、『酩酊犯罪の精神鑑定』．金剛出版, 1985. その中の「病的酩酊」の第4例）。この事例は本例とよく似ていて、28歳の男が梯子酒をした後、老女の家に侵入し、姦淫しようとして抵抗され、姦淫は未遂に終わったが、女を兵児帯で絞殺した。その後、近くの家の屋根に上って寝ているところを逮捕された。

ちなみに、病的酩酊で小さい小児に対して強姦殺人を犯した事例としては、著者らの報告例がある（中田 修、小田 晋著「病的酩酊による幼女強姦殺人の1例」、

犯罪誌, 32:194, 1966. 本論文は拙著『犯罪精神医学』に再掲)。犯人は20歳の男で、5歳の幼女を強姦し、処女膜裂傷、会陰部破裂の損傷を与え、扼殺した。種々の点から病的酩酊であることは確かである。

次に、**犯行現場に寝込んでいた点である**。犯罪者は犯行後、犯行現場から早急に退去するというのが原則である。もちろん、ずうずうしい犯人は犯行現場にとどまって、飲食したり、時間待ちしたりすることがある。しかし、寝込むようなことはまずない。しかも、ここでは単なる空き巣などでなく、強姦殺人という重大犯罪である。

したがって、ここに報告する事例はまさに異例であり、彼は犯行の状況を認識していないと考えられる。また、病的酩酊では、その後に深い睡眠（終末睡眠）が来るとされている。前記の柴田氏の事例でも、犯人は犯行現場の近くの家の屋根に寝ていたが、同様の現象が起こったと見て差し支えない。

■鑑定結論

ところで、この事例で、私の病的酩酊とする鑑定結果に対して、検察側から異論が出て、再鑑定が行われ、その結果は複雑酩酊を示唆するものであった。しかし、静岡地方裁判所は80年10月27日に病的酩酊を採用して、心神喪失を認定して、無罪を言い渡した。

東京高裁での控訴審では、更なる鑑定が行われ、その結果は病的酩酊を支持し、裁判所は84年1月25日に検察側の控訴を棄却した。その後、上告がなく、無罪が確定した。

追記：法令ニュースの論文では、精神鑑定が3回行われたとしているが、私の前にM氏が鑑定し、私の後にH氏、A氏が鑑定し、合計4人が鑑定しているので、4回と訂正したい。

5．病的酩酊における人物誤認殺人

私は1981年6月に大阪高裁より殺人被告人M.T.の精神鑑定を命じられた。彼（被告人M.T.を指す。以下同じ）は本件犯行当時43歳である。登場人物は仮名とする。犯罪事実は起訴状によるとおよそ次のとおりである。

■犯罪事実

彼は、79年4月24日午後8時ごろ和歌山県新宮市のSセンタービル2階のクラブ「R」に赴き、友人前野茂雄（当時36歳）とともに飲酒中、たまたま同店に来ていた客の萩原次郎と口論し、同人から頭突きされたことに激昂の余り、その報

復のため、近くのお好み焼き店「S」から刃体の長さ約19cmの肉切り包丁を持ち出し、同日午後11時ごろ前記クラブ「R」に引き返す途中の同店表出入口外階段の踊り場付近において、店内から出て来た前記前野茂雄を前記萩原次郎と速断し、やにわに殺意をもって、所携の肉切り包丁で前野茂雄を突き刺し、同日午後11時35分ごろ新宮市の市立市民病院において、同人を上腹部刺創にもとづく失血により死に至らしめ、もって同人を殺害した。

■家族歴

彼は35年5月に新宮市に生まれた。父徳蔵は農業を営み、傍ら材木の運搬をし、42年に53歳で肺結核のために死亡した。真面目でよく働いた。母とくは64年に70歳ぐらいで死亡した。とくは徳蔵と結婚したけれども、同女の母と同様に賭け事（ホンビキ）が好きで、そのため一時離婚したが、再度徳蔵と結婚した。とくはしっかり者で、親分肌で、徳蔵の死後、家庭のきりもりをした。

同胞は10人（男8人、女2人）で、彼は八男で、末っ子である。家系には、**酒好きで大酒の者が比較的多く、次兄哲夫は慢性アルコール症の傾向がある**。しかし、目立って酒癖の悪い者はいない。**母および母方祖母は賭け事が好きで、彼はその血を受け継いでいる**。五兄の息子に1人、不良化し暴力団に加入し、受刑中の者がいる。その他に特記すべき異常者はいない。

彼は、57年11月に妻安子と結婚し、2人の娘を儲けた。妻は温和で辛抱強く、結婚前から現在のNTTの夜間の電話交換手をし、鑑定時現在（以下、現在と略す）、昼間もスーパーストアで働いている。2人の娘もとくに変わりはない。

■本人歴

彼は、出生時のことは不明であるが、1歳で歩き始め、発育は普通で、幼少時に特記すべき大病に罹患したことはない。42年に地元の小学校に入学し、48年に同校を卒業した。同校の学籍簿によると、学業成績は、低学年では中位、高学年になって中の上である。課目のなかでは体操に優れている。授業中、注意散漫で、落ち着きがないことが指摘されている。性行でも、温順であるが落ち着きないとされている。

次いで、48年4月に地元の中学に入学し、51年3月に同校を卒業した。同校からの回答によると、学業成績は2年と3年のものが知られるが、保健体育に優れるけれども、全体として中ないし中の下である。性行も2年と3年のものが知られるが、2年では、「幸福感あるいは明朗性」「尊敬の態度」「正直の性質」が4で、他は3であり、3年では全項目が3である。

彼によると、**小学校では体操が良く、徒競走で学校代表になり、県大会で3位**

になり、県代表で出たことがある。餓鬼大将で喧嘩も強かった、中学では野球、陸上競技をやり、学業成績は振るわなかった。小・中学時代、とくに非行はなかったという。

　中学卒業後の職業歴であるが、家業の農業を手伝ったり、砂利の運搬、砂利掘りなどをした。57年11月に結婚したが、その少し前から巴川製紙のボイラーマンをしていて、58年に集団検診で肺結核が発見され、市内の病院に1年半入院し、退院後1年半自宅療養して、その後結核は再発していない。

　61年に市内のM酒販売店に勤め、車の運転、酒の販売に従事し、同店に1年余り勤めた。63年には、独立して、熊野川で採取された砂利をダンプカーで運搬する仕事を始め、その仕事を約8年間続けた。

　砂利運搬の仕事が暇になり、収入が減少するにつれて、**いつか賭け事に凝るようになり、ホンビキという賭博に夢中になり、そのために借金が増え、後には、遺産相続した田畑、兄哲夫などに新築してもらった家も売却した。**70～71年ごろ、3人の仲間とともにM商会を設立し、大阪で倒産した会社の不用品を安く買って、地元で売り捌く仕事を始めたが、それも長く続かず、3年ぐらいでM商会は自然消滅した。

　彼は74年に意を決して、葬儀屋を始めた。それが当たり、仕事は順調で、毎月50～60万円の収入があり、やっと苦境から這い上がることができた。ところが、79年に本件犯行が起こった。

　飲酒歴では、彼によると、飲酒開始は16歳ごろで、砂利運搬で金が入るので、仲間の家や飲み屋で毎日清酒5～6合飲み、酒に強いと言われた。家庭では晩酌をやらず、1人で飲まず、誰かと飲み、飲むのはもっぱら清酒で、ウィスキー、ビールはほとんど飲まない。量は通常、清酒5～6合であるが、梯子酒になると1升ぐらい飲むことがある。飲んで目が据わり、酒癖が悪いと言われたことがあるが、悪酔いするのは数回に1回ぐらいであるという。

　兄哲夫によると、63年ごろ、哲夫の家に同胞が集まったとき、彼は何かに気に入らなかったのか、刃物を振り回したことがある。それ1回で、ほかは朗らかな酒で、酒癖は悪くないという。妻安子によると、外で飲んできて、玄関で寝ることはあるが、暴れることはない。ただ、78年ごろ、子どもが口答えしたためか、テレビを投げて壊したことがある。しかし、外で飲んで失敗することがあるので、酒席に出るときはあらかじめ食事をさせるように注意したり、彼に忠告することもあるという。

　彼は酒の上で粗暴な行為に出ることがあるが、それが犯行に表れることがある。

犯罪歴を挙げると次のとおりである。
 ①　63．8．12宣告、新宮簡裁、道交法違反、罰金1,500円。
 ②　65．5．29宣告、新宮簡裁、業務上過失傷害、罰金3,000円。
 ③　69．5．15宣告、新宮簡裁、傷害、罰金7,000円。
 ④　69．9．27検挙、新宮署、傷害、起訴猶予。
 ⑤　71．6．23宣告、新宮簡裁、競馬法違反、罰金10,000円。
 ⑥　73．3．28宣告、新宮簡裁、業務上過失傷害、罰金4,000円。
 ⑦　74．5．11宣告、新宮簡裁、業務上過失傷害、道交法違反、罰金12,000円。
 ⑧　77．1．17宣告、新宮簡裁、業務上過失傷害、罰金3,000円。

　以上の犯罪歴を見ると、犯罪は8件あるが、軽微な犯罪のため、起訴猶予が1件、罰金7件になっている。業務上過失傷害、道路交通法違反が多い。注意散漫が関係しているであろう。**飲酒に関連した犯罪は③、④の傷害と酒酔い運転の⑦の3件である。**

　酒癖について補足すると、警察調書（79．5．9）によると、78年秋、数人で3軒のバーを梯子して、最後のバーでママにコップ酒を掛けるなどし、翌日それを忘れていて、友人に注意されて、バーのママのところに謝りに行ったことがあるという。

　以上から、**彼は常習飲酒者であるが、まだアルコール依存や慢性アルコール症にはなっていない。飲み出すと梯子酒になり、大量飲酒した場合にはときに粗暴な行為に赴くことがあることが確認された。**

　鑑定は、保釈中の彼を上京させ、都内のＮ病院に鑑定留置して行われた。81年9月の鑑定時の**現在証**は次のとおりである。

　身体的には、身長169.6cm、体重78.5kgで、闘士型体型である。内科的には血圧が142/100mmHgで、**最低血圧が高い。**また、**心電図で期外収縮の不整脈がある。**彼によると、このような所見は5年前に近所の医師に指摘されたが、特別な治療を受けていないという。胸部レントゲン所見では左肺門部に石灰化を認めるが、それは過去の結核の陳旧性病巣である。神経学的には異常はない。脳波ではメジマイド賦活で発作誘発境界閾値を示すが、その他の所見に異常はなく、正常脳波と認められる。

　精神的には、面接時、むしろ饒舌で、社交的で、親しみやすく、常識、知能、理解力は普通で、気分は安定し、拒絶的、嫌人的傾向はない。礼容は整い、表情も自然で、**精神病的所見はない。**各種心理テストを施行したが、ＷＡＩＳでは全検査ＩＱは97で、**知能は正常である。**性格的には、生活史、心理テストを総合して、

軽率、お人好し、他人の影響を受けやすく、賭け事で身代をなくし、要するに**意志薄弱の傾向**がある。しかし、明朗で、機嫌が良く、社交的で、人から親しまれる、好人物のところがある。

　本件犯行当時、彼は飲酒酩酊していたうえ、前記のように彼は大酒するととき に粗暴になり、そのために傷害まで犯しているので、鑑定時、飲酒試験を施行した。試験は81年9月24日午前10時から、東京医科歯科大学難治疾患研究所のわれわれの研究室で実施された。清酒を任意の速度で摂取させ、その際の彼の反応を詳細に観察し、定期的に血液を採取して血中アルコール濃度を測定した。経過の詳細は省略して、経過を要約的に述べると、次のとおりである。

　彼に清酒8合半（1,530ml）を2時間にわたって摂取させたところ、やや饒舌、上機嫌となり、飲酒開始1時間後に身体麻痺症状は漸次増強し、抑制の欠如も顕著となり、遠慮がなくなり、尊大で易怒的な傾向が一時的に出現し、30分ほどの傾眠状態の後、覚醒し、再度興奮が一時的に著明になり、暴言を吐き、その後沈静化し、嗜眠状態から睡眠に移行して、飲酒試験は終了した。**この経過から、短時間で大量に飲酒したせいもあるが、酩酊による生気的興奮がかなり著明で、複雑酩酊の状態に達したと考えられ、酒癖の悪いことが分かった。**なお、血中アルコール濃度は飲酒開始2時間後に最高284.4mg/dlに達し、高度の酩酊状態にあったことを示している。

■**本件犯行当時の精神状態**

　前記の犯罪事実のように、本件犯行は79年4月24日午後11時ごろにクラブ「R」の表出入口の外階段踊り場において、前野茂雄（注：10年来の友人で、彼の子分のような存在）を、報復の相手の萩原次郎であると誤認して刺殺したものである。

　彼の陳述にもとづいて、当日の経過を追うことにすると、以下のとおりである。

　彼は当日、午後4時（警察調書では5時）過ぎごろ、自宅で清酒1合を飲み、葬儀用の注文の花輪を車で寺に届ける途中、偶然、前野茂雄と出会い、前野を同乗させ、寺での仕事を終え帰宅し、5時半ごろから彼が買って来た1升瓶を、シビの刺身を肴に飲み始め、2人で1升瓶を空にした（注：両者はほぼ同量飲んだ）。8時前に2人で家を出て、別のところに行くつもりだったが、クラブ「R」の前を通りかかり、気が変わって「R」に入った。「R」ではママ大野幸子や3人のホステスが彼らを出迎え、裏出入口に近いデスクに案内され、彼は前野と向かいあって座り、ビールがテーブルに並び、キープされていた清酒1升瓶が床下に置かれた。**それ以後の彼の記憶が断片的で、多少とも記憶しているのは、「R」の表出入口の外階段の踊り場で包丁を手一杯に持っていたこと、「R」の表出入口**

のドアを叩いたこと、犯行後、自宅で2階にいる娘（長女春美）に何か呼びかけたことだけである。

「R」に入ってから本件犯行に至る経過については、事件記録に多数の人たちの供述がある。とくに「R」のママやホステス、彼と争いになった萩原次郎とその連れの供述がある。供述内容に矛盾するものもあるが、これらを総合すると、事実経過はおよそ次のとおりである。

彼と前野は午後7時50分ごろ「R」に入り、4番テーブルに案内され、彼と前野は向かい合って座り、ママと、ホステス4名が彼らの接待に当たった。彼は10時過ぎまで、キープしてあった清酒1升瓶から5合、ビール中瓶2本を飲んだ。その間、店内のステージでバンド演奏が始まり、前野は2〜3回踊った。そこへ萩原次郎が浴衣に丹前姿でスリッパを履いて、愛人の和泉一子と一緒に9時50分ごろに入店し、2番テーブルに座った。10分ほど遅れて萩原の友人の松田清志、藤沢吉雄と藤沢の妻瑞恵が入店し、萩原の席に合流した。

10時15分から再びバンド演奏が始まり、萩原が「花街の母」を歌い席へ戻ったところ、彼は萩原の席へ行き、「昨日、あんたとこの親父さんに世話になった。岩井 丞の祝いもろた」と萩原に話しかけた。萩原は彼と面識がなかったので、何のことか分からず面くらったが、「わしは勝浦の萩原ですが、知ってますか」と笑顔で応対し、「今日連れがなかったら一緒に飲んでもらってもよいが、客があるので……」と相席を婉曲に断った。すると彼はかなり酔っ払っていたので、会話はとぎれ、大人しく自分の席に戻った。（注：彼がなぜ萩原のところに挨拶に行ったかである。彼は勝浦のゴルフ場で萩原を見かけ、萩原が吉村組のヤクザであると思い込んでいた。本件犯行の2日前、新宮市議会議員の選挙があり、彼らが推す岩井 丞が当選確実となったころ、選挙事務所でその祝勝会が行われた。その場に思いがけず、吉村組の組長が祝いの品を持って現れた。このことを彼は面白くなく思っていた。しかし実際は、萩原は吉村組とは関係がなかった）。

自席に返った彼は不機嫌な様子で「面白うないんや」とママに言い、「茂（前野のこと）、もう帰ろう。面白うない」と言って、前野と一緒に「R」を表出入口から出た。その時刻は10時30分ごろである。ママが駐車場まで送ると、彼は足もとられず、独力で階段を降り、ポケットから2万円を出して、「2万円あったらええやろう」と言って、それをママに渡した。

それから10分ぐらいして、彼と前野は表出入口から再び「R」に入って来た。そのとき、彼は血相を変えており、萩原の連れの藤沢吉雄に対して「おまえがわしをどついたやろ」と言ったが、藤沢は全く身に覚えがないことを言われて驚い

た。また、彼は萩原に対して、藤沢を指しながら、「あいつがわしを殴った」と言い、「表に出て来い」と言って萩原の浴衣の襟を掴んだ。彼の激しい剣幕に対抗して、萩原は席を立った。こうして萩原と彼は裏出入口を出、外廊下において取っ組み合いになり、彼は萩原から何回か頭突きを受けた。

　萩原の連れの藤沢や前野が仲介に入り、萩原らは店内に戻り、彼は外廊下で、頭突きで出血した顔面を、ホステスの前川説子におしぼりで拭いてもらい、１人で店から姿を消した。

　その後、彼は「Ｒ」の近くのお好み焼き店「Ｓ」（当時留守であった）の調理場から包丁３本を持ち出し、「Ｒ」に向かい、同店の表出入口の外階段踊り場まで来た。そこへ表出入口から出て来た前野を萩原と誤認したらしく、前野の上腹部を包丁で突き刺し、殺害した。

　彼は突き刺した包丁をその場に残し、残りの２本の包丁は持ったままその場を離れ、自宅に帰った。前野がなぜ出て来たかの事情は、目撃者の供述に差がある。ホステス深田によると、同女が前野を送り出すために表出入口のドアを開けたとき、同女は彼が踊り場に包丁を両手に持って立っているのを発見し、その直後に前野が出て行ったという。萩原の供述では、萩原が帰ろうと思ってドアの外に出たら、階段（表出入口の踊り場に至る階段）を彼が包丁を２～３本持って上がって来るのが見え、連れの松田清志にその旨を伝えたところ、そのことを聞いた前野が勢いよく飛び出し、萩原らはホステスに誘導されて裏出入口から出たという。

　彼が前野を刺した行為を目撃した者はいない。しかし、「Ｒ」での演奏を終えて帰宅する途中のバンドマンらが駐車場から犯行直後の彼を見た。バンドマンらによると、「被害者の前野は『Ｒ』の西側の外階段踊り場に座りこみ、**彼が立ったまま『オイ、オイ』と声をかけ**、それからすぐに階段を降り、凶器の包丁を現場に残したまま姿を消した。前野はその直後、踊り場から階段を２～３回転げ落ち、階段の中途で静止した」という。また、目撃したバンドマンらは、転げ落ちる前野が傷を負っているとは思わず、ただ酩酊しているものと思い、そのまま退去したという。

　その後、彼は自宅へ帰った。長女春美によると、彼は「炊事場の外の土間に立って『春美下へ降りて来い』と呼ぶので、２階から降りると、両手に包丁を２本持ち、鼻血を流し、『人が俺をやっつけに来る。お前らここにおったらあかん。早くおばあちゃん（春美の母方祖母）のとこへ行け』と命令し、『表通りを通るな。裏道を通って行け。お前らの姿が見えなくなるまで見送ってやる』と言った」と言う。そして春美は妹の小春とともに裏道を通っておばあちゃんのところに行

た。

　その後、彼は自宅近くの駐車場に置いてあった彼の営業用貨物自動車を運転して、新宮警察署に出頭した。同署の大宮洋司警察官によると、「彼は午後11時40分ごろに血相を変えて飛び込んで来て、『前野茂雄をどないしたんや』と言って、大声でわめき、酒臭を強く出し、顔面は赤く、鼻血を出していた。彼に『誰が前野を殺したのか』と質問すると、『早くせんと、前野は死ぬかもわからん。〈ウーン〉と言って死にそうな声を出していた。**刺したのは勝浦の極道や。早く茂雄を助けて極道を捕えてくれ**』と言った」という。その後、彼は栗本巡査長の私用車に乗せられ、栗本巡査長の運転で「Ｒ」の近くまで行ったが、その車中で彼は、「**勝浦のゴルフ場で顔を合わせた極道の萩原とその子分に前野は刺された。刺されたのは『Ｒ』の階段のところであったが、茂雄は萩原らに連れて行かれて殺されている**」と言った。

　その後の警察署での取調べでは、彼は、包丁を３本持って行ったことについては、「酔っていたので何も覚えていないが、**茂雄が萩原らにやられていたので、包丁を３本持って『Ｒ』に行った**」と述べたという。（注：前野は「Ｒ」の店内で萩原らに暴行されたが、その事実を彼は目撃していない）。

　彼が「Ｒ」の表出入口の外階段踊り場で、前野を萩原と誤認して、前野を刺殺したが、その現場の照明が誤認を容易にするほど暗かったかどうかである。現場の照明については、司法警察官大井健作の実況見分書に詳しく出ている。それによると、「駐車場および階段付近は明るく、どの位置からも人の行動がほぼ確認できる位の状態であった」という。私は新宮市に出張した、81年10月10日午後８時ごろに、現場である「Ｒ」の表出入口の前に「Ｒ」のママの大野幸子と彼を立たせて、両者を観察したが、顔および着衣を明瞭に識別できた。それゆえ、**通常であれば、背広姿の前野茂雄を浴衣に丹前姿の萩原次郎と誤認することはない**。

　以上で本件犯行時、その前後の経過の記述を終わる。これから、当時の酩酊状態について検討したい。その前に当日の彼の飲酒量であるが、正確にはできないものの、清酒１升１合、ビール中瓶２本程度摂取していることになり、かなり大量に飲酒している。

　さて、前記のように、彼はクラブ「Ｒ」で最初に飲酒したときはとくに目立って粗暴な行動はなかった。ところが２回目に同店に行ったときには、**血相を変えており、萩原の連れの藤沢に「おまえがわしをどついたやろ」と言って、挑発的な言辞を吐き、それが契機で、彼は萩原に頭突きされるという羽目になった。彼は藤沢に殴られたという事実はなく、ここに彼の事実誤認がある**。

彼は萩原に頭突きされ、そのために激怒し、復讐の目的で、近所のお好み焼き店の調理場から包丁3本を取って、それらを持って「R」へ引き返し、同店の表出入口の外階段踊り場に赴き、**友人の前野を萩原と誤認し、前野を刺して殺害した。ここに重大な人物誤認がある。**

　目撃者の供述からは、踊り場に倒れた前野に対して彼は「オイ、オイ」と言い、自己が前野を刺したことを知らないような様子であった。**ここには自己の行為に対する事実誤認があると思われる。**

　彼は自宅に帰った後、新宮警察署に出頭して、**萩原が前野を刺した**などと言っているが、ここにも事実誤認がある。

■鑑定結論

　以上から、**本件犯行時、その前後に明らかな事実・人物誤認がある。**すなわち、**明らかな見当識障害が出現し、その行為は状況から了解困難である。**その他に、**広汎な健忘、運動麻痺症状の欠如**などが見られ、ビンダー（H.Binder）の酩酊分類の病的酩酊の状態にあったことには異論がない。

　したがって、**私は本件犯行当時、彼は責任無能力と判定されてしかるべき状態にあったと結論した。**

　大阪高等裁判所は83年3月4日、原判決を破棄し、心神耗弱を認定して懲役3年（未決通算150日）を言い渡した。原審（和歌山地裁田辺支部、80年7月4日）の判決結果は残念ながら不明である。彼はその後上告したが、上告棄却となった。

B　複雑酩酊

はしがき

　複雑酩酊は、アルコールによる生気的興奮の強度と持続性において単純酩酊から異なり、外的態度の秩序が失われ、平素の人格に異質的な行動が出現する。しかし、その行為は周囲の状況から了解可能であり、無差別、盲目的、非現実的、夢幻的な色彩を帯びることはないとされている。

　さて、ここでは5例を提示したが、いずれもいわゆる"酒癖の悪い"事例である。前記のように、複雑酩酊では無差別、盲目的などの色彩がみられないと言われているが、酩酊の極点ではそのような状態になり得る（事例4参照）。その場

合には責任能力は病的酩酊と同一に考えるべきであろう。

なお、複雑酩酊の事例については、拙著「きわめて酒癖の悪い酩酊犯罪者について―複雑酩酊と病的酩酊の接点―」(犯罪誌,60：71,1994) を参照されたい。

1. 酒癖の悪い女性放火犯人

　私は1969年4月に浦和地裁より現住建造物放火被告人K.O.の精神鑑定を命じられた。彼女（K.O.を指す。以下同じ）は犯行当時49歳である。起訴状によると犯罪事実はおよそ次のとおりである。なお、本例は拙著（病的酩酊.臨床精神医学,2:323,1973）の症例2として簡単に紹介されている。

■犯罪事実

　彼女は埼玉県川口市内の木造2階建て瓦葺家屋（建坪延べ15坪2合5勺）に夫Y.O.とともに居住していたが、68年10月29日午後8時過ぎごろ飲酒中のところ、たまたま帰宅した夫に対し帰宅が遅いなどと不満を述べたところ、同人がそのまま外出してしまったこと等から癇癪を起こし、火を放って同家屋を焼燬しようと決意し、同日午後9時ごろ、同家階下6畳間の畳の上や同家玄関上がり口のカーテン下に置いた新聞紙・包装紙等にマッチで点火して放火し、同家6畳間の柱、玄関上がり口上の鴨居に引火炎上させて、そのため現に人の住居に使用している同家屋の一部柱等を焼燬した。

■本人歴

　彼女は19年10月に東京市麹町（現在の千代田区に属する）で生まれた。父は映写技師をしていて、各地を転々とし、放蕩者で、42歳ごろにいわゆる脳梅毒（おそらく進行麻痺）に罹患し、精神科病院に入院して8年後に死亡した。母は温和、従順な性格で、夫の入院後、彼女夫婦や親戚の世話になっていたが、浮浪者になり、所在・生死も不明である。彼女は独りっ子で、同胞はいない。彼女は父の職業の都合で地方を回り、小学校も5〜6回変わり、宇都宮市や山形県鶴岡市などにいたことを記憶している。彼女は小学校尋常科卒業の学歴で、学業成績は不良であったが、剽軽で人を笑わせるほうであり、ずる休みなどはなかった。

　彼女の小学校5年生のころ父が精神科病院に入院し、小学校卒業後、麹町九段の父方叔父方に世話になり、同家の家事を手伝ったり、そこから近所の食堂などに女中に出たりしていたが、どこでも長続きしなかった。蒲田（現在の大田区に属す）の中華料理店の女中をしていた36年（彼女の16歳ごろ）に現在の夫（Y.O.）と恋愛結婚し、同棲した（正式の入籍は43年）。37年に独りっ子の長男

が生まれた。

　夫は工員をしていたが、40～43年の間と45年初めから同年9月まで応召した。その間は生活保護を受け、自らも鉄工所の工員をしたことがある。45年、夫の出征中、蒲田で戦災に遭い、長男を小学校1年生で集団疎開に出し、自らは茨城県笠間市の母方叔父のもとに疎開した。そのうち復員した夫もそこで一緒になったが、戦後の食糧難で、みじめな生活を送った。その後ひとまず夫は職を求めて川口市に行ったが、職がなく、賭博でその日を送るという生活であった。49年ごろから夫は市内の鋳物工場で働くようになり、その前に彼女も夫のもとに来ていたが、生活上の必要から居酒屋の女中などをしていた。

　彼女の気ままで短気な性格のために居酒屋もあちこち転々と勤めを変えた。その間夫は工員としての職業を続け、長男も就職するようになり、ようやく生活が安定し、62年には同市内の現住所に家を買い、長男に嫁を取らせた。長男夫婦と同居したが、彼女と嫁との折り合いが悪く、長男夫婦は出て行った。彼女はずっとパートなどで働き、本件犯行当時はS計量器会社に勤めていた。

　既往歴では60～61年ごろ虫垂炎の手術を受けた。63年10月に子宮癌で手術を受けたというので、当時執刀したH医師に照会したところ、臨床的には子宮膣部びらんで、前癌状態ということで手術し、子宮、両側卵巣、隣接リンパ腺を切除したという。なお、詳細は不明であるが、67年に肝障害で入院したことがある。

　鑑定時の所見では、身体的には身長141.8cm、体重50kgで、小柄な体格である。肝機能に軽度の異常がある。**脳波検査では、前頭、中心、後頭部優位に6サイクル棘徐波放電が頻繁に見られ、てんかん素質の存在が窺われる。この素質と後記の彼女の性格と関係がある可能性がある。**精神的には知能検査の所見などから知能は正常の下位にある。問題は性格である。夫によると、「もともと気がむらであり、気が小さく、すぐかっとなる。30分で気が変わる。すぐ涙を出して泣き出す。ぐずぐず言い、くどく、家の者に当たり散らす。些細なこと、なんでもないことが気に入らない。本人がテレビを観ていて、何か話しかけたが、こちらが聞こえないので黙っていると、聞いてくれないとぐずぐず言う。しかし、物を投げたり、人に乱暴することはない」と言う。父方叔父の妻Y.S.によると「気性の強い子で、子どものときからあのようで迷惑をかけている。理屈に合わない我儘を言う。前に私の家で世話していたとき、意見するとぷいと飛び出し、どうしょうもなかった」と言う。したがって、**性格は著しく情動易変性、気分易変性、爆発性、自己中心性である。**

　飲酒歴では、彼女によると、父方叔父に世話になっていたころ、叔父が菓子製

造販売のほかに喫茶・ミルクホールを経営しており、近所にカフェがあったりしたので、そのころ、すなわち13〜14歳ごろに飲酒を覚えた。蒲田の中華料理店に勤めていたころも少し飲んでいたという。夫によると、結婚後4〜5年は飲まなかったが、戦後がぶ飲みするようになり、コップで一気に飲み、吐いたこともよくあった。**酒にはそう強いほうでなく、1回に清酒2合程度で、その程度でも愚痴っぽく、口数が多くなり、夫だけでなく誰かれの区別なく悪口を言う。しかし、暴力を振るうことはなく、そのうちに寝てしまう。翌日はけろっとしている。酒癖の悪いのは年齢とともに強くなった**。夫はゆっくり飲むほうであるので彼女とは一緒に飲まないという。また、彼女によると、勤めから帰ってきて夕食前に清酒2合、または焼酎1合を飲み、夕食後は飲まない。朝から飲むのは休日などで、時間をかけて合計清酒5合ぐらい飲む。酔って体がぐらぐらしてくるのが気持ちが良い。後で覚えていないことがある。酒癖の悪いのは知っている。しかし、今まで酒を止めようと思ったことはないという。父方叔父の妻Y.S.の証言によると、彼女は酔ってやってきて、聞き捨てにならないこと、たとえばこの家を壊すのはわけはないとか言い、だだをこね、暴れてどこにでもひっくりかえり、そして寝てしまい、酔いが覚めるとけろっとしている。**1度は、酔ってきて、父方叔父に酒を買って来いと言い、叔父がそれを断ると、2人で殴り合いの喧嘩になった**という。前記のように、夫は彼女は酩酊しても乱暴することはないと言うが、このようにときには暴力を振るうことがあるらしい。

　鑑定時に**飲酒試験**を行った。これは彼女のアルコールに対する反応を調べるためである。ところで、本件犯行当日の飲酒量であるが、朝から犯行時まで断続的に清酒8合、それにブランデー8勺（0.8合）程度摂取しているようである。特に夕方から午後8時ごろまでに清酒5.5合、ブランデー8勺程度摂取している。したがって、**犯行当時、平素の飲酒量に比べて格段に大量の飲酒をしていることは明らかである**。鑑定事項の一つは「本件犯行当日の被告人の全飲酒量の場合、および当日の被告人の全飲酒量からブランデーを除外した場合の双方についての」飲酒時における精神状態、特に異常酩酊をするかどうかである。しかし、この条件を充たすような試験を行うことは諸般の事情から不可能であるので、通常の飲酒試験と同様に、任意にかなりの量のアルコール飲料を摂取させ、その際に生じる精神的変化を観察することにした。なお、経時的に血液を採取して血中アルコール濃度を計測することにした。

　試験は69年7月10日午前10時から東京医科歯科大学の私どもの研究部門の教授室で開始した。飲料は清酒2級を用いた。

20分で3合（540ml）を摂取するが、特に変化はない。
　30分後（飲酒開始後の意味。以下同じ）には、少し多弁で、話の内容が粗野になる。
　45分後（600ml摂取）には、大声で多弁に話し、爽快、発揚状で抑制がなくなる。「警察はわれわれのような微々たる犯罪者を捕えるが、三億円犯人は捕えられない」「息子は『手前で手前の家に火をつけて苦しんでいる。馬鹿な母ちゃんだ』と言う。ほんとに馬鹿な母ちゃんだ。5年でも10年でも刑務所に入ってやる」などと言う。
　52分後（720ml摂取）には、相変わらず多弁で、悪態をつく。「どうせ放火罪だ、放火罪だよ」「馬鹿だ。自分ではどうすることもできない。わー、わー、悔しい」と泣きじゃくる。そうかと思うと急に笑い出し、「先生を人殺ししようか。先生キスしましょうかと言ってその隙に殺せばよい」と言う。
　1時間後には、相変わらずの状態。目の前にいる人の悪口を大声で言う。「医者と坊主はどすけべーだ」「先生ははげ頭で、おっかーに吸い取られたんだ」と絶叫する。
　1時間10分後（5合＝900ml摂取。これで摂取終了）には、興奮状態が亢進し、大声で怒鳴り、喋りまくる。しかし、話の内容は理解可能で、支離滅裂にはならない。内容には繰り返しが多い。「手前らみなぶっ殺してやる。うぁー！」「畜生！手前は何だ、はげ頭の根畜生！　手前なんかぶっ殺せばいいんだ」などと言う。
　1時間30分後には、机にうつ伏せになり、やや眠そうである。
　1時間40分後には、急に立ち上がり、物を投げようとする。それを抑えると非常に興奮し、つかみかかってきて、蹴り、机を蹴飛ばし、3人でようやく取り押えて、教授室から第2研究室に移動させる。その際、机を蹴ったので、机の上の酒瓶が落ちて壊れる。第2研究室では一応乱暴がおさまり、絶叫、悪口は続く。
　2時間15分後には、ふたたび激しい運動性興奮状態が始まり、鑑定人につかみかかり、嚙みつき、蹴るなどするので、両手、両足、腹部などを寝椅子に拘束する。縛られたまま悪態をつく。
　2時間30分後には、縛られたまま同様な状態である。水を要求し、少し飲む。
　2時間40分後、トイレに行く。歩行はふらふらし、両側を支えられる。排尿後、ふたたび興奮するので、**再度拘束する**。
　3時間15分後には、少し興奮がおさまり、拘束を解いても攻撃的にならない。寝椅子から床の上に降りる。独語のように喋っている。
　4時間後には、同様な軽い興奮状態。寝椅子に上げても、すぐ床の上に降りる。

4時間30分後には、立って歩くことが可能になり、歩行も確実になる。興奮が減少し、第2研究室から教授室に戻す。

5時間10分後には「恥ずかしい。醜態を見せた」と言って反省し、酔いはかなり醒め、家に帰りたいというが、待たせる。そのうちにうとうとして睡眠に入る。その後軽い睡眠状態である。

7時間後（午後5時）には、1人で歩かせ、タクシーで川口市の自宅に鑑定人が付いて送る。車の中ではずっと寝ている。蕨駅前まで来ると、起き上がり、運転手に経路を教え、午後6時ごろ自宅に着く。そのころはまったく平素の状態である。

4日後の7月14日に飲酒試験時の記憶について聴取したところ、**清酒3合を飲んだところ、すなわち試験開始後30分までの記憶があるが、その後の事柄については完全に記憶が欠損していた。**タクシーで帰宅したことは記憶している。

血中アルコール濃度は、上昇はきわめて迅速で、30分後で1.0mg/mlに達し、1時間後で2.0mg/mlに接近し、その後はずっと2.0mg/mlを超え、3時間後で最高2.82mg/mlに達した。この血中アルコール濃度からすると泥酔状態になっても当然である。

以上の飲酒試験を総括すると、1時間余りの間に清酒5合（900ml）を摂取させたところ、比較的急速に多幸、抑制欠如、感情易変が見られ、飲酒開始後1時間前後から絶叫、悪口雑言、号泣の状態になり、さらに1時間40分後ごろから運動性興奮状態になり、攻撃的になり、つかみかかり、噛みつき、足蹴りし、そのため3人で取り押え、寝椅子に拘束せざるを得なかった。このような運動性興奮は多少の消長を示しながら、約1時間30分続き、その後徐々に沈静し、5時間後にかなり落ち着き、反省も出、その後軽い睡眠状態に陥り、7時間後には介助されながらも自宅に帰れる状態にまで回復した。**この酩酊状態はH.ビンダーの複雑酩酊に属することは異論がない。**この試験で彼女の酒癖が悪いことが明らかになった。なお、飲酒試験で激しい運動性興奮状態が発現したのには、飲酒が急速過ぎたことも関係していると思われる。飲酒開始20分間で清酒3合を摂取しているが、確かに飲み方が急速過ぎる。

■本件犯行当時の精神状態

簡単に説明することにする。彼女は当日勤務を休み、夫が出勤する午前7時より前に自宅で清酒をコップに1～2杯、夫の出勤後にもコップに1～2杯摂取し、午前10時ごろに外出して下着類を買い、そのついでに正午ごろ長男宅を訪れ、長男の嫁と2人の孫と外出してデパートに行って孫の衣類を買い、タクシーで長男

の家まで嫁と孫を送り、それから歩いて自宅に戻った。戻った時刻はよく覚えていないが、夜になっていたらしい。長男の家では、正午過ぎに清酒をコップに半分か1杯、買い物から帰った夕方にブランデーを8勺ぐらい飲んだ。自宅に帰ってもかなり大量に飲んだらしいが、よく覚えていないという。結局、前記のように、種々の証拠から当日摂取した量は、清酒8合とブランデー8勺程度であると推定されている。

さて、自宅に戻って夫の帰りを待っていたところ、夫は午後8時過ぎに帰宅した。帰宅が遅いとぐずぐず夫に文句を言った。夫はすぐに外出した。それでかっとなったという。そこまでは記憶があるが、その後のことはよく覚えていない。放火のことも、その動機も覚えていないという。夫に対する腹いせで放火したのかもしれない。幸い近所のY.Y.（男性）が駆けつけて消火したために小火(ぼや)で済んだ。Y.Y.の話では、**彼女は火が燃えているそばで布団をかぶって寝ていたが、消防署員が来て起こしたとき、「俺がつけたんだ。刑に処する。警察にいく」な**どと怒鳴り、どうすることもできなかったという。なお、放火の前らしいが、彼女はパンツとカーディガンといった奇妙な服装で近所のM.T.（女性）方を訪れ、「誰かに火を付けられたらしい」と言っている。M.T.によると、そのときはひどく酔っている様子ではなかったという。ともかく、**犯行当時も異常な酩酊状態にあったことが推定され、犯行はそのような状態で衝動的に遂行されたと考えられる**。

■ 鑑定結論

本件犯行当時の精神状態についての鑑定結果は、「本件犯行当時、被告人は複雑酩酊の状態にあり、その責任能力に重大な障害があったものと考えられる」というものであった。浦和地裁は69年11月14日に心神耗弱を認定し、懲役3年執行猶予3年を言い渡した。

2．履物商夫婦殺し——供述の変遷——

私は病的酩酊研究の契機になった鑑定例のことを拙著『犯罪精神医学』（金剛出版, 1972）の229-230頁に触れた。また、拙著「精神鑑定」〔矯正医学, 7（特別号）: 119, 1958〕で、本例の供述の変遷に触れた。

林　暲松沢病院長は1953年4月に東京地裁より強盗殺人被告人S.O.の精神鑑定を命じられた。私は林院長の鑑定助手を務めた。彼（被告人S.O.を指す。以下同じ）は本件犯行当時23歳である。起訴状によると、犯罪事実はおよそ次のと

■犯罪事実

彼は金員強取の目的をもって52年12月30日午後9時ごろ都内台東区浅草花川戸の草履表商A（当時35歳）方住居奥6畳間および同家裏庭、さらにその裏庭の南側にある物置を改造した3畳間等において、薪割り用鉈を持ってAおよび同人妻B（当時35歳）の各頭部、顔面等を数十回乱打し、昏倒させた上、A方奥6畳間においてA所有に係る現金約2万5千円を強取し、前記殴打による脳挫傷等によりAを同日午後11時55分ごろ、Bを同月31日午前5時30分ごろ、いずれも台東区内のS病院において死に至らしめたものである。

■本人歴

彼は29年7月、樺太恵須取町（注：樺太中部西海岸にあり、ロシア名はウグレゴルスク）に生まれた。実父は建築業を営んでいたが、彼が実母の胎内にいるときに結核で死亡した。実父母は内縁関係であった。実父母のあいだには5人の子が生まれ、彼は末っ子である。生後7ヵ月ごろに彼は同地のO家に養子に行った。養父は土木建築請負業で、経済的に豊かであり、彼は養父母に甘やかされて育った。地元の小学校を卒業し、次いでやはり地元の中学に入学した。小学校では学業成績は上位で、勝気、短気でよく喧嘩した。中学1年のときに養父母が満州に渡り、半年後に彼も渡満して養父母と合流した。満州では養父母のもとを離れて、錦州中学に入学して寄宿舎生活を送った。45年8月の終戦とともに中学を仮卒業になった。中学では学業成績は上位で、性行にも問題はなかった。

終戦後まもなく養父母と一緒になり、46年5月に養父母とともに内地に引き揚げ、養父母は北海道旭川市に行き、彼は山口県仙崎町の土建業者に雇われた。しかし、仕事がなく、宇部市に移ったが、そこでも仕事がなくぶらぶらしていた。同年9月に養父が死亡したという連絡があり、彼は旭川市に行って、養母と住むようになった。同地では電気工事人になったり、親戚の土木建築業者の帳簿責任者になったりしていた。51年11月ごろ窃盗の嫌疑で逮捕されたが、知人から盗品と知らずに自転車を買ったことが分かり、容疑が晴れて釈放された。しかし、世間体が悪く、また、義姉との折り合いが悪かったので、東京に出て将来は貿易関係の仕事をしようと思った。

彼は養母の同意も得て、52年4月に上京した。上京後、養父の知人で大相撲の年寄W氏を訪ねて、日本相撲協会の売店を手伝うことになった。夏場所が終わると仕事が暇になるので、同年6月ごろから神田神保町の割烹旅館Hの帳場の手伝いをした。同旅館で女中をしていた2歳年上のM子が彼に惚れ込み、同年8月ご

ろに2人のあいだに性関係ができ、まもなくその関係が発覚し、2人のうちのどちらかが退職するように勧告された。同年9月に2人は退職し、彼は秋場所の相撲協会の仕事を手伝った。M子のほうは築地の料理店に住み込みで働いた。同年10月末ごろから2人は墨田区錦糸町に間借りして同棲した。彼は同年11月初めから中央区の殖産住宅株式会社本社に勤めて外務員をした。同年12月中旬に同じく中央区の東京住宅株式会社に移った。内妻は同年12月下旬から別の料理店に移った。こうして同年12月30日の本件犯行を迎えることになる。

既往歴では、先天性鼠径ヘルニアがあり、10歳のころに手術した。熱性けいれんが5歳ごろまで、夜尿症が12歳ごろまであった。小学校5年（11歳ごろ）で右乾性肋膜炎になり3ヵ月で治癒した。同じく11歳ごろ学校で地ならし作業をしていたとき、他生徒の打ち下ろしたかけや（木槌）が後頭部に当たり、意識不明になったが、近所の病院に運ばれてから気がついた。その際、頭部の切傷で5針縫合された。中学1年（13歳ごろ）で右肋膜炎が再発し、半年間静養して治癒し、前記のように渡満した。終戦後内地に引き揚げ、48年ごろ右膝関節痛があり、薬物治療により5ヵ月ほどで治癒した。旭川市で電気工事人をしていた49年ごろ、電気工事中に感電して電柱や屋根から落下し、一時的に意識を失ったことがあるが、後遺症はなかった。

飲酒については、養母によると、養父が酒好きだったため、4～5歳ごろから養父と一緒に飲酒する習慣がつき、甘い物よりも酒のほうが好きだった。しかし、小学校5～6年ごろになるとその習慣もなくなったという。酒には強いほうで、清酒ならば1升以上飲める。しかし、常習飲酒者ではなく機会的飲酒者である。**飲酒して脱線行為がある。**すなわち、51年8月中旬、北海道上川郡層雲峡温泉で、土木建築業者の集まりで飲酒したとき、きっかけはよく分からないが、他の者と喧嘩になり、鍬の柄か棒のような物で殴り、3人を負傷させた。そのときのことは、夢中であったが多少の記憶はある。警察で説諭の上釈放された。また、52年12月中旬、錦糸町駅前の居酒屋で焼酎を飲み、2人の与太者が因縁をつけてきたので、口論になった。店の中で喧嘩すると悪いと思い、相手を店の外に呼び出し、殴り合いをした。1人を殴り倒し、他の者と格闘しているとき、警官が来たので逃走した。それゆえ、**酒癖が悪く、飲酒すると粗暴行為に発展する可能性がある。**

彼には覚せい剤を使用した経験がある。49年初めごろ、友人の真似をして覚せい剤ヒロポンを静脈注射したことがある。注射すると、心身ともに爽快になり、疲労感が消失した。覚せい剤の注射を1ヵ月半ぐらい続けたが、特に病的な精神状態にならなかった。50年2月ごろ1度友人宅でヒロポンを注射して、帰宅する

途中誰かに追跡されているようで不安になり警察に飛び込んだ。そのことがあってから恐怖心が強くなり、注射を中止した。ところが、上京後の52年8月ごろ不快な気分から2〜3日何回か注射したことがあるが、そのときは特に幻覚、妄想はなかった。その後は注射を止めていたという。

　53年9月9日〜同月28日の間、都立松沢病院に鑑定留置して鑑定審査が行われた。当時、身体的には特記すべき所見はなかった。精神的にも問診、心理テストで病的な精神所見はなく、知能も正常である。性格的には第三者の意見、従来の生活史、彼の陳述、観察所見を総合して、次のような傾向が見られた。几帳面、綺麗好きであることは確かで、身の回りは整理、整頓されている。凝り性、熱中性で競馬、麻雀などに熱中するところがある。前記のように、小学校時代、短気でよく喧嘩したというが、その後、飲酒した場合のほかは暴行、傷害などを犯したことはない。したがって、短気な傾向はあるとしても、異常といえる程度のものではない。要するに、几帳面、潔癖、凝り性、熱中性、短気といった性格傾向はあるが、異常性格のカテゴリーには属さないと考えられる。

　本件犯行が後記のように飲酒酩酊時の犯行であるので、彼のアルコールに対する反応を知るために**飲酒試験**が施行された。試験は53年9月19日午後1時40分より都立松沢病院の研究室で、空腹の状態で、焼酎（25％）を任意の速度で摂取させることで行われた。

　飲酒開始10分後、顔色、態度、談話に変わりなく、多少ぽっと温かくなったという。25分後、やや多弁となり、拘置所の処遇について不満を漏らす。表情、態度は不変である。35分後、眼の付近に軽い充血が見られる。40分後（焼酎360ml摂取）、一層多弁となり、犯罪者を取り上げて盛んに憤慨する。たとえば、「帝銀事件の平沢被告人だけでなく、殺人犯はすべて死刑に処するべきである。殺人をする者は普通の神経ではない。このような人たちは刑を受けても社会にもどるから犯罪は減らないのだ」という。**50分後ごろから声が高く、荒々しくなり、表情も厳しくなり、非常に易怒的、攻撃的になる。**「実験的に酒を飲ませるのは嫌だ、人を見せ物にする」と言って試験者を攻撃する。「私もこちら（松沢病院のこと）で新聞を読んでいるが、毎日のように殺人がある。品川区大井の映画館の殺人、バーメッカの殺人、こんなのはみな死刑にすべきだ。人権尊重などと生ぬるいことを言っているからだめだ」と常同的に憤慨する。試験者が異論を述べようとすると、一触即発の危険がある。1時間5分後（焼酎520ml摂取—ここで摂取を中止する）、顔色にあまり変化はないが、ときどき大きな息を吐き、やや苦悶状である。やや呂律が回らない。身体もやや不安定で、絶えず身体を動かす。大声で、

粗野な言葉で、前記のような内容を常同的に繰り返す。**周囲の者に対しても易怒的で、少しでも気にさわることを言われると、飛びかかってきそうな剣幕である。**たまたま部屋に入ってきた女性看護師に対して、「何だ、人の顔をじろじろ見て。早く出て行け」と怒鳴った。付き添っていた男性看護師が退室すると、「あの野郎、看護人のような顔して、酒も飲めないくせに」と悪口する。このような非常に易怒的、邪推的、被刺激的な興奮状態が続き、周囲の者は暴行を受けないかとはらはらしているだけであった。1時間30分後、吐き気を訴え、病棟に帰る。その際、歩行はやや不確実で、男性看護師に支えられねばならなかった。彼はすぐに病棟に帰るのを承知せず、病院の構内を15分ほど徘徊する。2時間40分後、病棟内で大量の嘔吐をし、苦悶状で、横臥したまま輾転反側する。その後悲哀的になり、流涙したり愚痴をこぼしている。そのうちに落ち着き、入眠した。後に飲酒試験時の記憶について聴取したところ、飲酒試験の大筋については記憶しているが、一触即発の状態とか、暴言を吐いたことの記憶はあいまいであった。**以上から、飲酒試験により異常酩酊が出現し、酒癖の悪いことが確認された。**

■本件犯行当時の精神状態

　前記のように、犯行は52年12月30日午後9時ごろである。また、彼は当時、東京住宅株式会社に勤め、建築契約をとる外務員の仕事をしていた。勤務先には彼の後輩であるCという男がいた。Cは本件の被害者のA方に間借りしていた。当日、彼はCに会いにA方を訪れ本件犯行になった。彼の陳述はおよそ次のとおりである。

　「その日の昼ごろ、女房の甥のDが私の家に来た。午後2時ごろDと一緒に家を出て、浅草に映画を観に行った。夕方、薄暗くなって（時刻不詳）、映画館を出て、DにDの従妹の夫に当たるCを訪れようと誘った。しかし、Dが承知しなかったので、私だけが浅草花川戸のA方に間借りしているCを訪れることにした。Cは同家の離れの3畳間を借りて住んでいた。私が行ったときは、C夫婦は外出していて留守だった。部屋の中の火鉢の火はほとんど消えていて寒かった。Aの細君Bに頼んで炭をもらってきて火を起こした。煙草を吸いながらCの帰りを待っていたが、なかなか戻ってくる様子がない。どのくらい待っていたかよく分からない。そのうちにちょっと近所をぶらぶらして来ようと思ってA方を出た。ところが、近くに蔦屋という飲み家があったので、そこに入った。そこで焼酎を4～5杯飲んだ。料理は別に誂えなかった。飲み終わって300円ぐらい勘定を払ったように思う。飲み家にいた時間もはっきりしないが、せいぜい1時間ぐらいでないかと思う。飲み家を出てCの部屋に戻ったが、Cはまだ帰っていない。部屋の

中は火の気がなくて寒い。煙草を吸っていたが、ふたたび火を起こすのも面倒である。Aさんのほうに行って火鉢に当たらしてもらおうと思った。中庭を通って台所の外からAさんに火鉢に当たらしてくれと話しかけた。Aは『君は酒に酔っている』とか『年の暮れで忙しいから君の相手はできない』などと言って相手にしてくれない。自分では大して酔っているとは思わなかったので、Aの言葉が癪にさわった。また、前にCを訪ねたときにAに会って話しかけたことがあるが、Aが不機嫌で返答しなかった。そのときの不愉快な気持ちが思い出されて、一層癪にさわった。そしてAと口論になった。そのときAが私を手で突いた。それでまったくかっとなり、Aと殴り合いになった。たまたま勝手口のガラス戸のそばに立てかけてあった薪割り用鉈が眼についた。それを手に取るなり、無我夢中でAの頭を殴った。何回殴ったのやら、どこを殴ったのやら、よく覚えていない。相手がどんな様子をしていたのやら、どんな声を立てたのやらよく覚えていない。そのときにAの細君Bがいたのかどうかも分からない。自分自身の気持ちもよく覚えていない。相手（A）が6畳間に倒れたのを覚えている。しかし、相手の姿がどうなっていたかも記憶しない。自分が手に傷を負ったのも気がつかなかった。相手が倒れても死ぬとは考えなかった。ちょうどそのとき誰かが逃げていくのを感じた、細君Bだと感知して、後を追った。追うというよりは自動的に後をつけたのである。細君はCの部屋に行ったが、そこで細君を夢中で鉈で殴打した。その際、鉈の柄が抜けて、柄なしで殴った記憶がある。細君が倒れたが、殺したという気はしなかった。（注：Bの死体のそばに鉈の柄が落ちていて、鉈の刃はA方の母屋の東側の路地内に残されていた）。細君の様子もよく分からない。いつも和服を着ていたからそのときも和服だと思う。（注：事実はジャンパーにズボンであった）。それから6畳間に戻ったものと思う。気がつくとラジオの音が聞こえた。どういうわけか分からないが、ラジオを調節して音を高くした。ラジオがどんな放送をしていたか分からない。それから茶簞笥の上の風呂敷包のような物が眼に入った。それに金が入っていると感じた。事実それに財布が入っていて、財布から金を取り出してズボンのポケットにねじ込んだ。金額は勘定しなかった。金に困っていることが潜在的に意識にあったから窃盗したのであろうと思う。（注：当時、彼には借金があり、金に困っていたのは事実である）。押入れや被害者の衣類を物色した記憶はない。流し場で手を洗ったかどうかも分からない。それから気がついたら帰途についていた。帰りのコースはよく覚えていないが、いつも通る厩橋を渡ったと思う。途中、夢中であり、どんな気持ちで帰ったかよく覚えていない。自分が殺人したという気もなかった。被害者が死んだような気もしな

かった」と。

　これによると、彼は近くの飲み家で焼酎を4〜5杯飲んで、A方に戻り、Aに火鉢に当たらしてくれと言ったところ、それを拒絶されて激昂し、Aと口論、殴り合いになり、ふと眼についた鉈でAを滅多打ちにし、さらにAの妻Bも同様に鉈で殴打して、両者を殺害した。その後、6畳間の茶箪笥の上にあった風呂敷包の中の財布から現金を窃取した。飲酒して異常酩酊が発現していたところへ些細なきっかけがあって、激しい爆発状態になったものと考えられる。**それを如実に示すのは、Aには67創、Bには24創の殴打創が残されていたことである。**彼が無我夢中であったというが、犯行当時、意識障害の状態にあったと思われる。当時、H.Binderの酩酊分類とその責任能力判定が我が国に知られておらず、もしそうであったら、本件の酩酊状態は複雑酩酊と判定され、限定責任能力が認定され、彼は少なくとも死刑を免れたであろう。ところがそうはいかなかった。

■鑑定結論

　鑑定人の林院長は、彼が短気、易怒性のてんかん病質に相当し、飲酒試験で一触即発の興奮状態を示したことから異常酩酊の素因を持ち、本件犯行当時も同様の異常酩酊状態にあったと判断した。ところで、当時の我が国では、異常酩酊としては病的酩酊のみが問題にされ、病的酩酊でなければ尋常（普通）酩酊であるという、二者択一論が通用していた。これに対応して、病的酩酊には責任無能力が、尋常酩酊には完全責任能力が該当するという、二者択一論が通用していた。このような見解からすると、本例のように強盗殺人で2人も殺害されているような事例では、死刑か無罪かという二者択一論になる。両者の中間の限定責任能力の道は閉ざされていた。林院長は前記のような考察から鑑定書に次のように書いた。「被告人は常時飲酒するような嗜癖者ではないが、何かの機会に飲むと深酒になり易く、且つ殆ど常にその結果甚だしく感情刺激性となり爆発的に前後をわきまえぬ憤怒に陥るのであって、これはその犯行の手口からも察せられるところである。かかる反応は彼のてんかん性の素因に通ずるもので、**その症状の形において病的酩酊といって差し支えなき程度のものと考える。**ただし、病的酩酊としてはもっと意識の障害の程度も高く、且つそのときの状態から人物、事態の誤認や幻覚、妄想的な体験もあるものと見られる状態もあるが、被告人の場合はその程度まではいっておらず、不完全ではあるが相当に記憶も存し、病的な異常体験も加わっているようなことはないと思う」と。これによると、**林院長は本件の酩酊状態を病的酩酊とするが、その程度は軽いものであるとした。**この見解が裁判所によって認められれば、前記のような二者択一論はあっても、**責任無能力とい**

えないまでも、限定責任能力が適用されて、死刑を免れる可能性がないわけではなかったと思われる。しかし、そうはいかなかった。

■再鑑定と裁判の経過

本例では供述の変遷が見られたが、その問題に入る前に、裁判の経過を取り上げよう。この点について、前記の拙著「精神鑑定」(1958) を引用しよう。

林院長の鑑定は前記のように彼の責任能力の軽減を示唆するものであったので、検察側はそれを不満として再鑑定を申請した。2回目の鑑定では、鑑定人は、犯行は計画的であり、まず抵抗の弱いBを殺害し、次いでAを殺害したと解釈した。そして、犯行当時は異常な状態ではなく、健忘は心因性健忘であるとした。この鑑定を不満とする弁護側は3回目の鑑定を申請した。3回目の鑑定では、Aを先にBを後に殺害したという彼の陳述が採用されたが、犯行は病的酩酊ではなく、ただ平素の爆発的傾向が発揮されやすい状態にあったとした。もっとも、この鑑定でもある程度の責任能力の軽減が認められた。東京地裁は、種々の証拠、とくに鉈の柄からBの血痕しか発見されなかったという証拠から、Bが先に、Aが後に殺されたと断定した。そして、1回目と3回目の鑑定は、Aを先にBを後に殺すという誤った事実関係にもとづいているから採用できないとし、2回目の鑑定を採用して、犯行当時完全な責任能力が存在するとして死刑を言い渡した。一部の事実認定に誤りがあるといって鑑定書を全面的に採用しなかったこの判決にはわれわれは不満である。事実がそうであったとしても、彼がアルコールに対して異常な反応を示す点が考慮されなかったことは遺憾である。その後、彼は控訴し、4回目の鑑定が行われた。その結果も3回目の鑑定のそれと大差がなく、控訴棄却になった。さらに、58年7月23日に上告棄却になり、死刑が確定した。そして、60年に彼は宮城刑務所の絞首台の露と消えた。

■供述の変遷

最後になったが、供述の変遷について述べる。上記のように、被害者のA、Bのいずれを先に殺害したかが、判決に決定的な意味を持っていたが、まさにその点が供述の変遷を左右した。すなわち、次のとおりである。

① 警察における第1回供述（53.1.6）では、殺害はAが先で、Bが後であり、殺害の場所は同一である。

② 警察における第2回供述（53.1.7）、同じく第3回供述（53.1.8）では、①と同様に、Aが先で、Bが後である。しかし、Bの殺害の場所はCの部屋である。

③ 警察における第4回供述（53.1.12）、第5回供述（53.1.13）では、Bが

先で、Aが後である。Bを先に殺害したのは、金を盗る意図が潜在的に頭にあったからではないかという趣旨の供述をしている。

④ 検察庁における供述（53.1.23）では、③と同一で、Bが先でAが後となっている。
⑤ 第1回公判調書（53.2.10）からは、AとBの前後関係について明らかにできない。
⑥ 第5回公判調書（53.3.28）では、Bが先で、Aが後である。
⑦ 林院長の鑑定（53.9.9〜53.9.28）では、前記のように、Aが先で、Bが後である。

　このような供述の変遷をどう考えるかである。私がシンポジウムで発表した58年の段階では、次のような見解であった。すなわち、「私は最初の鑑定以来、面会したり、文通したりして彼の経過を観察してきた。彼は2回目の鑑定を受けてから、拘禁反応を示し、拘置所の職員に対して被害妄想を抱き、拘置所では注意人物の1人になっているようである。しかし、彼は几帳面な、理屈っぽい性格であり、虚言を弄したりする性格から程遠い性格であると思われる。そして、彼が殺害の順序を間違って供述したとしても、それは決して欺瞞ではなく、実際に記憶が不確かなためであると考えられる。彼が殺害の順序を間違うほど（犯行当時）精神的に混乱していた、あるいはそれほど意識混濁が強かったと考えられる。被害者の受けた損傷がそれぞれ67創、24創であったのも、彼の激昂状態がいかに激しいものであるかを示すものと理解したほうが妥当ではなかろうか」と。

　ここで付け加えたいことがある。アントンという学者が、酩酊犯罪のように意識障害があって記憶障害が問題になるような事例では、最初の供述のほうが信憑性がより高いと言っている。つまり、時日の経過とともに記憶が薄れるとともに、種々の観念によって記憶が修飾、加工されて、供述が真実から遠ざかるというわけである。このアントンの所論に従うならば、本例で最初のころに、Aを先に、Bを後に殺害したという供述のほうが信憑性が高いと考えて差し支えなく、その供述と軌を一にするわれわれの鑑定時の供述に信憑性を認めるべきであると思う。彼が警察や検察庁で後に、最初の供述の反対のことを述べるに至ったのは、彼自身記憶に不確かなところがあったので、取調官に誘導されたのではなかろうか。凶器の鉈の柄にBの血痕しかついていなかったとしても、彼が鉈の刃だけでAを殴り続けたとはちょっと考えにくい。この点は謎であるが、前記のように、A、Bのいずれを先に攻撃したかはともかくとして、犯行当時の激しい激昂状態を無視することは許されないであろう。

私は本例の経験から、病的酩酊について徹底的に文献を渉猟し、拙著「病的酩酊の症候論」（精神医学，2：713，1960）を発表した。この論文は後に拙著『犯罪精神医学』に再掲された。この中で、今日、世界的にもっとも広く採用されているH.Binderの酩酊分類を我が国に初めて紹介した。この分類によると、本例の酩酊は間違いなく複雑酩酊に該当し、その犯行は限定責任能力に相当し、彼は死刑を免れたであろう。本例を通じて、私は精神鑑定が人の生命を左右することを痛感した。

3．元被鑑定人からの手紙は遺書であった

　私は1959年7月1日付けで東京医科歯科大学医学部総合法医学研究施設犯罪心理学部門の助教授になった。そしてすぐに、すなわち同月11日に静岡地裁より殺人、殺人未遂被告人U.S.の精神鑑定を命じられた。彼（被告人U.S.を指す。以下同じ）は後に詳しく述べるが、飲酒酩酊して大量殺人を犯し、私は病的酩酊と鑑定し、その後、別の医師が再鑑定し、その結果も同じく病的酩酊であったと聞いている。1審の判決は61年9月1日に言い渡され、懲役10年（未決通算450日）であった。彼は直ちに控訴した。しかし、同月6日に拘置中の静岡刑務所で自殺した。彼は刑務所内の理容室で、理髪をしてもらっている際に、鏡の前にあった剃刀を取って、それで自らの頸部を横10cm、深さ5cmぐらい切って、同日死亡したとのことである。その日の朝、私あての手紙を書き、それを私に送ってくれるように刑務所職員に渡した。その手紙は彼の養女K子の手に渡り、K子から私に送られてきた。この手紙は死の直前に書かれたもので、いわば彼の遺書である。異常酩酊のためにほぼ無意識の状態で犯した行為に対して、懲役10年という重い刑罰を受けた無念さが彼を自殺に追いやったものと考えられる。少し前にあった脳梗塞発作も一役を演じていると考えられる。

　次に彼の手紙の一部を掲載する。「前略ご免下さい。其の后御無沙汰致しております。悪しからずお許下さいませ。先生方様には皆お達者の事と思いますが、如何ですかお伺い申上げます。私は今年の5月18日の夜かるい中気に成りました。あるくのに一寸へんですが、体の方は丈夫です。字を書くのに一寸手が思う様に行きません。今後の事が心配に成ります。其の后裁判も長く成り、去る9月1日判決がありました。十年の言渡しを受けました。私が裁判所で言った事と、先生が鑑定した事と、ちがうとの事です。鑑定はぜんぜんみとめないと言ひました。私も実に残念で居ても立っても居られません。何が何だかわかりません。呉々

心配するのみです。**生きた心地もなく過ごしています。**（中略）判決トオ本をまだ見ないのでどこがわるいのかはっきりわかりません。中風に成ってから頭が悪るくなりましてなにもかもわすれてしまいました。こまった事だと思います。**死にたくても死ぬ事もできずほんとにざんねんに思います。**其の日その日を送るのが一生懸命です。先はよろしくお願致します。敬白」

　省略したところは、彼が控訴しているので、同年11〜12月ごろに東京拘置所に移るから、そのときはよろしくということである。なお、上記の文章には句読点をつけ、アンダーラインの箇所だけ修正した。

　私は彼の手紙のことなど忘れていたが、鑑定書にこの手紙だけホチキスでとめてあるのを知り、手紙の文章を紹介することにした。私は鑑定書提出後、裁判所に呼び出され、検事に長時間にわたり執拗に尋問されて疲労困憊したことを記憶している。

■犯罪事実

　彼は本件犯行当時48歳である。本件の犯罪事実は、起訴状によると、およそ次のとおりである（注：本件犯行は非常に複雑で、検察庁の事実認定が必ずしも事実に合致していない疑いがある）。以下に出てくる人物は仮名である。犯行場所のT部落は、静岡市（現在は同市葵区）といっても、安倍川の上流の西岸に沿い、東方には竜爪山が聳えている農村である。同部落には上田（仮名）姓の者が多い。

　1．彼はかねて仕事等の世話を受けていた上田成太郎（当時45歳）が水道工事等の部落費1万円を不正に費消したものと疑惑を抱き、同人を難詰したことなどから同人の反感を買い、以後、同人より事毎に辛く当たられるので、日頃、肉親以上に頼りにしていた同人が自己を見放したものとして、これを遺恨に思っていたところ、59年1月25日午後6時ごろ静岡市T部落のH院（寺院）で村民が集会した席上、彼の隣席に居合わせた成太郎と前記不正事実等のことより口論となり、その挙句、同人が怒って帰宅したことに激昂して同人を殺害しようと企て、一旦自宅に帰って接穂ナイフ（刃渡り6.7cm）を所持し、同日午後6時5分ごろ同部落内の成太郎方に赴き、接穂ナイフを逆手に持って同人の左胸部を突き刺し、よってそのころ同所において心臓刺創による出血のため死亡させて殺害の目的を遂げ、

　2．1の犯行の直前に、
① 前記上田成太郎方において同人の父上田作次郎（当時67歳）に対し、成太郎に面会を申し込んだところ、作次郎から「成太郎は頭痛のため寝ているし、お前は酔っているから帰れ」と断られたうえ、胸倉を掴まれて押し出されよ

うとしたので、にわかに激昂して同人を殺害しようと決意し、矢庭に所携の前記ナイフを逆手に持って同人の前胸部外１ヵ所に斬りつけ、さらに右肩部を突き刺したが、付近の上田佐平等に止められたため、作次郎に対し全治約１ヵ月間を要する、右前胸部より左上腹部に達する切創および右肩甲骨部刺創等の傷害を与えたにとどまり同人殺害の目的を遂げず、

② 同所において急を聞いて駆けつけた上田佐平（当時33歳）が彼の２の①の犯行を止めようとするや、同人をも殺害しようと決意し、「なに、この野郎、しゃらくさい」と怒鳴りながら所携の前記ナイフを逆手に持ち、同人の頭上に突き刺そうとして振り上げて同人の前額部に斬りつけたが、同人が逃走したため同人に対し全治約10日間を要する前額部切創を与えたにとどまり殺害の目的を遂げず、

3．1に記載の犯行直後、前記成太郎を刺殺したので自暴自棄となり、彼の家族の者を殺害したうえ自殺しようと考えて家族の者を探し求めているうち、

① 前同日午後６時10分ごろ前記成太郎方裏の畑に至り、暴れていた彼を制止しようとして組み付いてきた彼の養父杉野宗吉（当時72歳）をも殺害しようと決意し、矢庭に前記ナイフで同人の左肩部を突き刺したが、同人に対し全治約２週間を要する左肩甲部刺創を与えたにとどまり殺害の目的を遂げず、

② 前同日同時刻ごろ同部落の市田銀蔵方前付近路上において上田壮一（当時64歳）を発見するや、同人をも殺害しようと決意し、同人に対し「お前もかあ」と申し向け、同人をその場に押し倒したうえ、所携の前記ナイフで背後から同人の背部を突き刺したが、同人に対し全治約10日間を要する背部刺創を与えたにとどまり殺害の目的を遂げず、

③ 前同日午後６時10分ごろ、同部落内の彼の自宅前付近において、上田いそ（当時50歳）を発見するや、同女をも殺害しようと決意し、所携の前記ナイフで背後から同女の背部を２回突き刺したが、同女に対し加療約２週間を要する左背部２ヵ所に刺創の傷害を与えたにとどまり殺害の目的を遂げず、

④ 前同日午後６時15分ごろ、同部落内の上田壮一方において、矢庭に逃げようとした八田 聡（当時22歳）をも殺害しようと決意し、前記ナイフで同人の右大腿部を突き刺したが、同人に対し全治約10日間を要する右大腿部刺創の傷害を与えたにとどまり殺害の目的を遂げなかった。

■本人歴

彼は10年３月に静岡県安倍郡ＴＡ村（現在、静岡市葵区に属す）に生まれ、７人同胞の３番目、三男であり、父は日雇い、母は主婦で、家系には大酒家、酒癖

の悪い者が多く、母はやや低能である。

　彼は6歳のとき地元の小学校に入学し、同校尋常科を卒業した。彼によると、在学当時の学業成績は不良で、好きな学課は唱歌ぐらいであり、性行も不良で、悪戯で友だちと喧嘩したり、教師に叱られることが多かったという。小学校卒業後、TA村で父とともに日雇いをし、農作業、伐採作業に従事していた。34年5月（24歳）に、世話する人があって静岡市T部落の杉野宗吉方に婿養子に入り、宗吉の養女きみと結婚した。妻との間に子がなかったのでK子を養女にした。結婚後2年ほどして、静岡市の中心部に移り、遊技場（コリントゲーム、射的など）を経営した。その後、自動車の運転免許を取得し、運送店、材木店のオート三輪の運転手をした。45年6月に戦災に遭い、一家を挙げて静岡市T部落に移った。その後、木材会社の運転手、次いで日雇い兼茶仲買人をして暮らしてきた。資産としては田畑が約2反、山林が約5反に過ぎず、しかも借財が12万円余りもあり、生活に余裕がなかった。なお、家族は養父宗吉、妻きみ、養女K子の4人であり、養母は数年前に脳溢血で他界している。

　彼の性格については、妻によると、「主人は頑固一徹のところがあり、自分で言い出したことを通そうとする。このようなわけで内面（うちづら）は悪いが、人中ではあまり口が利けない、気の弱いところがある。仕事が真面目で、とても情け深く、近所の人が病気になると飛んで行って医者を呼んできたりする。また、子煩悩で娘のことは可愛がる。村で班長、消防団員、PTA会長などをしたが、責任感が強く、他の人たちから文句が出るのを非常に気にし、皆からもよくやってくれていると言われていた」と言う。彼によると、「私は平素は気が弱く、他人からも悪口を言われることはなかった。ただ、短気で、かっとなりやすい点はあり、妻などを殴ったこともある。しかし、妻はおとなしく、絶対服従であった」と言う。したがって、性格は、小心、真面目、頑固、短気な傾向があったようである。

　彼は酒好き、大酒家で、しかも酒癖が悪かった。 彼によると、「それまでは付き合いで飲む程度であったが、25～26歳ごろから多く飲むようになった。そのころは事業を始め、余分の金が入るようになったからである。飲むとかえって翌日楽であった。戦争で酒が統制になったときは、夕方静岡市内を回って、チケット売りの酒を飲んだことがある。戦後、木材会社の運転手をしていたころは、アルコールをお茶で薄めて飲んだこともある。そのためか、肝臓を悪くし、そのため一時酒を止めていたことがある。最近2～3年、とくに飲むようになった。毎晩のように焼酎（25%）2合ほど飲んでいた。**飲まないと十分に眠れず、頭がぼーっとしているようである。**手が震えるとは思わないが、飲み過ぎた翌日など手が

こわばるようであった。酒を飲むと大体は有頂天となり、歌ったり、騒いだりして眠る。しかし、飲み相手がからんできたり、気にさわることを言うと、暴れてしまう。**酒癖が悪いとよく言われていた**。最高の飲酒量は焼酎で5合、清酒で1升ぐらいである」という。妻によると、「主人は終戦後とくに飲み出したが、昨年（58年）夏ごろから多少神経衰弱気味であった。そのころ、毎晩のように夕食後家を出て川原のところに寝ていて、夜中の1時ごろぼんやりと帰って来る。飲まないと眠れないので、毎晩焼酎2合ぐらい飲んでいた。また、**そのころ新聞などを見ているとき、手が震えているようであった**。頭が重いとか痛いと言っていた。主人は酒を飲まないと気が弱くあまり喋らないほうであるが、**飲むと人と議論したり、ときに乱暴して、酒癖は悪いほうである**」と言う。

　飲酒して大喧嘩したことが3回ほどあるが、それは次のとおりである。

① 　49～50年ごろ、木材会社より請け負って彼が伐採を行い、岩村という男が出材をしていた。ところが岩村が材木の一部を横領したので、彼はそれを遺恨に思っていた。たまたまある寺で酒宴があり、その席上、岩村が彼にからんできた。岩村が「杉野（彼のこと）が何だ」と言うので、彼は「何だとは何だ」と言って岩村を殴った。そして彼は庫裡（く・り）から刺身包丁を持ってきて、殺してやると言って岩村に向かって行ったが、足を滑らして自らの手を切った。

② 　やはり同じころ、ちょうどお盆のころ、彼は夕食のために鯛を買ってきたが、養父の宗吉が南瓜を煮ていた。宗吉が鯛など余分だと言った。酔っていた彼はかっとなり、魚を料理していた包丁でもって宗吉に向かって行き、大喧嘩になったが、近所の上田きくが仲に入って収まった。

③ 　56～57年ごろ、静岡市G部落で伐採をしていたとき、彼は親方、同僚と5人で酒場に行き、みなで1升ほど飲んだ。そのときとくに多く飲んだのは彼を含んで2人であった。酔って親方と口論になり、店の外に出て取っ組み合いの喧嘩になり、彼が気がついたときは畑のなかに立っていた。そして、喧嘩したときの記憶はほとんどなかったという。

　彼は57年5月に、単車に乗っていて一時停止を怠ったために、静岡簡裁で、道路交通取締法違反で罰金500円に処せられた。それ以外に犯罪歴はない。

　59年10月の**鑑定時の所見**は次のとおりである。身体的には身長157.3cm、体重60kgで筋骨質の体型である。血圧は170/130mmHgで、高血圧がある。眼科医の診断では左右の眼底の動脈硬化が存在する（キース－ウェジナー分類の第2群）。神経学的には特記すべき異常はない。手指の振戦もない。脳波も正常である。要

するに、高血圧、脳動脈硬化症が存在する。

　精神的には、面接時の態度は丁重、従順であり、表情はやや弛緩し、一見田舎商人の印象で、静岡弁丸出しで、話し方はやや迂遠で、気分は平静であるが、事件内容に触れると緊張し、ときに涙を流し、情動易変性が認められる。問診によって見当識、記銘力、記憶、知識、判断力、計算力に著しい障害はないが、知識は貧困で、卑近な内容に限局している。心理テストでは記銘力検査、クレペリン連続加算テスト、脳研式標準知能検査（100点満点で30点）の成績は不良であり、彼の元来の知能は良好ではないが、**軽度の痴呆が存在するようであり、また、情動不安定であり、その原因は脳動脈硬化症によると思われる。彼は常習飲酒者であり、不眠等の離脱症状があり、軽度ではあるが慢性アルコール症の徴候がある。**

　本件犯行当時、12時間にわたって少なくとも焼酎5～6合、清酒3合を飲んでいるので、彼のアルコールに対する反応を見るために**飲酒試験**を実施した。試験は59年10月12日に、焼酎（25％）を任意の速度で飲ませた。結局、彼は1時間で500ml（約2.8合）を飲んで、それ以上飲むことを拒否したので、もう少し多く飲ませたかった。それでも、飲酒開始後1時間30分から急に被刺激的になり、脳波検査を拒否した。**1時間40分後には**、急に嗜眠状になり、眼を閉じ、盛んに歯ぎしりし、手足を不規則に動かし、一見眠っているようであるが、揺り動かしても覚醒しない。2時間7分後、揺り動かしているうちに急に眼を開け、「何、やる気か」と眼を据え、今にも跳びかかって来そうな様子になり、非常に険悪な様相になり、鑑定人らは危険を感じて身を避けた。その後、「すみません。負けました」などと言い、あたかも夢の中で格闘しているような様子であった。鑑定人らに攻撃を示したとき、鑑定人らを十分に認識していないようであった。その後、ずっと眼を閉じ、歯ぎしりし、手足の不規則運動を続けた。3時間後、一時眼を覚まし、やや落ち着き、その後睡眠に入った。5時間15分後、睡眠から覚醒し、頭が痛いと言って泣き叫ぶ。鎮痛剤を服用して徐々に落ち着く。以上の飲酒試験で出現したのは一種の意識障害、もうろう状態であり、通常、このような状態は出現しない。**病的酩酊への傾向があると考えられた。**

■本件犯行当時の精神状態

　彼の住むT部落はわずか20軒余りの小部落であり、多少とも年輩の者は交代で何らかの役員に選ばれるといった事情にあり、彼も例外ではなかった。すなわち、彼はたびたび上の段の班長に選ばれ、59年度もそれに選ばれた。また、57年から引き続いて消防団員に選ばれていた。彼としては内心、負担が重く、消防団員のほうは辞めたいと思っていたが、代わりがなくてそのままになっていた。一方、

公の事業に関して風波が立たないわけでもなかった。58年度に部落に上水道が建設されたが、それに支払う部落の預金の1万円が二重に支払われていることが、58年12月25日の役員改選の際に発覚し、責任者の上田禎夫、上田成太郎の両氏に疑惑の眼が向けられた。また、58年度に中部電力より部落に支払われた補償金10万円の管理についても疑惑が持たれていた。このような事情が彼を犯罪に駆り立てる背景として一役を演じている。以下、彼の陳述を挙げ、とくに上田成太郎との経緯をたどることにする。

「私は58年12月31日に成太郎の家にテレビを観に行った。そのとき成太郎に、同月25日の会計報告のとき1万円がどうもおかしいと思ったので、新年宴会のときに訊いてみようと言った。成太郎はそれはいいと答えた。59年1月2日に消防の出初式があるが、その前日（1月1日）に上田禎夫宅に行って、今年は消防団員を辞めさせてくれと言った。禎夫は心当たりを訊いてくれたが、代わりの人がいないので、頼むからやってくれということであった。仕方なく2日早朝に起きて、他部落の豊田啓二と一緒に、2部落を放水して回った。町内会長の木村誠一宅に行ったが祝儀をくれず、上田禎夫の家に行っても祝儀をくれず、頼んで1升出してもらった。そのようなことで豊田啓二から、T部落では区長も祝儀をくれないではないかと言われ、恥ずかしい思いをした。

1月3日に地元の三島神社で新年宴会が開かれたが、前日のこともあって多少面白くなかったので、私は口を切って禎夫に訊いた。水道工事費の1万円と、中部電力よりの補償金10万円はどうなっているか明らかにしてくれと言った。そのうち木村誠一が上田伸二に、預金通帳の1万円払い出しのところの備考欄の手筆が成太郎のものでないかと言ったので、成太郎は怒って木村を殴った。私は止めに入ったが、成太郎は私を突き飛ばし、『このインチキ野郎、おべっか野郎、あっちについたり、こっちについたり』と言った。成太郎は私が木村についていると思って面白くなかったのであろう。

その後、成太郎は私を白い眼で見るようになった。成太郎の父の作次郎に1月4～5日ごろ道で会ったが、私の畑の境界の石を取り換えてくれという。それが大きくて肥料を運ぶのに邪魔だという。その石は3年も前からあり、今までに文句が出たことはなかった。取り換えようと思って翌朝行ってみたら、成太郎のほうですでに取り換えていた。私は妻と、あの人たちは手掌を返すようで、きつい人たちだと話し合った。

成太郎は彼の山の木を伐って茶工場を建てるというので、58年暮れに私が頼まれて伐った。そして59年の正月になって工場を建てるときは頼むと言っていた。

しかし、正月になっても頼みに来ず、親戚の者や他の衆を頼んで仕事をさせた。

　私は57年から生活費として成太郎から１万円借りていた。成太郎は彼の山の木を43万円で他人に売ったが、33万円しか回収できず、10万円は取れないでいた。成太郎は私に頼むから10万円を取り戻してくれ、そしたら５万円あげる、借金の１万円はその５万円のなかから返してくれと言っていた。そして委任状は59年正月に仕事に来てくれたときに渡すと言っていた。ところが、１月７〜８日ごろ、成太郎の妻が来て、お茶の機械を入れたり、工場を建てるので金が要るから１万円返してくれと言う。私は待ってくれと言って断った。私の妻も『なるほど来るら（注：〈来るら〉は静岡弁で、〈来るようだ〉の意味）』と言った。

　１月３日のことがあってから、成太郎と道で会ってもただ挨拶だけで打ち解けなかった。私が自宅の前で薪割りをしているときに、成太郎が通ると、それまでは冗談を言ったりしたが、それからはお早うだけ言って通り過ぎ、何か厭な顔をしているようであった。

　部落の事態を円満に解決しようということで、H院の住職の高木菊太郎に斡旋してもらって、１月18日の夜、同院で上田禎夫、上田成太郎、木村誠一、私の４人が集まって手打ち式を行った。住職は自分の顔に免じて任せてくれと言い、皆が結構ですと言った。その酒の席で私は『こんなままでいたら、鉄砲を持ってきて、成太郎さんも皆も撃って、家内も殺して裁判所に出て死刑にでもなるつもりだった』と冗談を言った。そのとき皆、何となく物足りない気持ちで別れた。

　私は成太郎とはそれまで仲良く、成太郎も私には何でも相談してくれた。しかし、成太郎は私を誤解しているようであり、一度彼の家に行って話しようとも思った。飲んで行くと具合が悪いと思うし、飲まないとよく喋れない。そのようなわけで行けないでいた」と。

　この彼の陳述はおそらく事実であり、彼が成太郎の態度の急変を非常に気にしていたが、弱気な性格のために成太郎の誤解を解く機会を持つに至らなかったようである。しかし、彼が成太郎に対して強い怨恨とか復讐の気持ちまで持っていたとは考えられない。まして、同人に殺意まで持っていたとは考えられない。

　さて、本件犯行の当日（59年１月25日）のことである。その日は天神様の祭りの日であった。その日の経過について、問答式に彼の陳述を挙げよう。

　（その日どのくらい飲んだか）……妻が焼酎（25％）１升を買ってきていたので、朝６時半ごろ湯呑みで１杯飲んだ。お寺に行ってからは木村さんの持ってきた酒、演芸の舞台のところにあった酒を飲んだり、接待のときに飲んだ記憶がある。また、２回ほど家に帰って焼酎を１杯半ぐらい飲んできた。**その日全部でどのく**

い飲んだか、よく分からないが、焼酎で6〜7合、清酒では5〜6合飲んだかもしれない。

　（お寺でどんなことをしたか）……とくに役はついていなかったが、演芸会の司会を手伝ったり、他所の人の接待をした。

　（昼食は）……天神様の境内でどんぶりで赤飯をいただいた。

　（妻に南京豆もらったことは）……覚えている。夕方、妻にどらやきを買ってくれと言って、買ってきてもらったことがある。

　（その日、気持ちはどうだったか）……非常に愉快だった。冗談など言ったりしていた。

　（H院の庫裡でお開きの会のあった時刻は）……よく分からない。7時か。

　（そのときどんなことがあったか）……よく分からない。

　（会計報告のことは）……そのとき成太郎が何か言ったように思う。

　（あなたが成太郎に言ったことは）……覚えていないが、何か気にさわることを言ったのではないかと思う。成太郎が帰ってしまったから。**それで行って謝ってこようという気になったのは覚えている。**

　（一旦家に帰ったね）……帰った。家の者が餅かご飯を食べていた。食べないかと言われたが、食べなかった。そこでまた焼酎を飲んだように思う。

　（飲んでいないでしょう）……よく分からない。

　（仏壇の前の箱の中から接穂ナイフを取り出したのは）……覚えている。

　（何の目的で取り出したか）……成太郎の家に行くのに、これを持っておれば大丈夫だ、おっかなくないと思った。成太郎は怖い人だと思っていたので、持ち出したのでないかと思う。これで突くとか、殺すという気持ちはなかった。

　（それから）……途中でK子が来て止めたような気がする。何でもないよ、心配するな、話をしに行くのだからと言った覚えがある。

　（成太郎の家に行ってどうしたか）……今晩はと言って入った。作次郎が出てきたので、成太郎にとんでもないことを言って申し訳ない、謝りにきたと言った。私はテレビのある部屋のほうに行った。そのとき、ガラス越しに成太郎の背中が見えた。作次郎は「お前は酔っているから酔わないときに来い」と言った。私は成太郎のほうへ、勝手に通じる戸を開け、一歩入り込んだ。作次郎が私の左手を押さえていた。そのとき、成太郎にぽかりと右の眼のところを叩かれた。それからよく覚えていない。**成太郎を刺したことも、作次郎を刺したことも覚えていない。**

　（作次郎に押し戻されたことは）……別にそういう感じはしない。

（警察では作次郎を刺したと言っているが）……今考えても覚えていない。
（ああ言われ、こう言われると思い出せるのでないか）……思い出せない。
（作次郎に馬乗りになって押さえられたことは）……覚えていない。
（上田佐平を切ったことは） ……まぼろしにも覚えていない。
（それから裏の庭に出たことは）……裏の庭に出たと思う。
（成太郎が倒れていたか）……見えない。女の人が2人立っているのが雲のなかにポッと浮かんでいるように見えた。誰か分からないが、成太郎の妻と成太郎の母親でないかと思った。
（妻が止めたことは）……全然。いたとは思わない。
（宗吉が来たことは） ……来たかどうか覚えない。刺したことも覚えない。
（上田半蔵〈注：この者は被害者になっていない〉が棒を持ってきたことは）……ひょいと後ろを見たとき、棒を持ってきた者があるのが分かった。しかし、誰だか分からない。
（自分が向かって行ったことは）……分からない。
（上田壮一を倒して刺したことは） ……**覚えない。**
（八田　聡を刺したことは） ……**覚えない。**
（それから上田いそを刺したことは）……はっと気がついたら、自分の家にいて、喉が渇いて、水が飲みたくなって、焼酎を2杯ほど飲んだ。それから表に出ると、まぼろしのように誰かが来てぶつかった。どんと突いて胸を刺したように思う。上田いそが倒れたように思った。それから家に戻って酒を飲んだように思う。
（焼酎を上田いそに掛けたのは）……覚えている。
（1升瓶にどのくらい残っていたか）……覚えていない。
（それから）……駐在所に行こうと思って出たとき、巡査が来たので、ナイフを捨て、手錠をかけてもらった。巡査と格闘した覚えは全然ない。巡査は裏窓から入ってきたというが、全然考えられないことだ。
（成太郎を殺した気があったか）……成太郎が見えなくなったことが頭にあった。それで、そう思ったのでないか。
（妻や子を殺すと言ったと思うか）……そう思ったように思うがはっきりしない。
（自分の家に戻ってナイフに手拭を巻いていたが）……家で焼酎を飲んだとき、血で手がベトベトしたので手拭を巻いたように思う。
（妻を探したことは）……自分が自首しがてら妻を探しに行ったように思う。
（逮捕されてからのことは）……どうやって警察に来たか覚えない。

（気がついたのは）……夜中ごろ、水が飲みたくなり、かあちゃん水をくれと叫んだ。来たのは担当さんであった。かあちゃん困ったと言って泣いたというが、覚えていない。

（翌朝眼が覚めたときは）……朝6時ごろかと思う。便所に行きたくなった。留置場であるのでびっくりした。二日酔いみたいであった。物も言えず、頭が痛かった。それから毎日頭の薬もらって、寝ていた。

次いで、警察調書による彼の供述について述べる。

まず、当日の飲酒量である。①午前7時ごろ焼酎2～2.5合、②午前10時半ごろ清酒1合、③午前11時ごろ焼酎1合、④午前11時半ごろ清酒1合、⑤午後1時半ごろ焼酎1合、⑥午後3時ごろ焼酎1.5～2合、⑦午後4時ごろ清酒1合。**以上で焼酎5.5～6.5合、清酒3合である。**現在（鑑定時現在の略。以下同じ）、彼が述べた、前記の焼酎6～7合、清酒5～6合に及ばないが、かなり大量に飲酒している。

次に、犯行の少し前のことの記憶であるが、H院の庫裡でお開きの会があったとき、会計報告のあったことを覚えておらず、成太郎に彼が喋った内容を具体的には覚えていないように供述しているが、それも現在の陳述と同様である。

犯行についての記憶も、警察での供述は現在の陳述とほぼ同様であり、上田佐平、杉野宗吉、上田壮一、八田聡を刺したり、切ったりしたことは全然覚えていないと供述している。そして、上田成太郎、上田作次郎、上田いそとの格闘ないし刺突について若干の記憶を有していることも、現在の陳述と同様である。ただし、ごく末梢的な点で相違が見られる。一応参考のために供述調書の一部を引用しよう。

作次郎に酔っていないときに来るように言われてから「その時、右側の食堂のガラス戸の中に成太郎君がこちらへ背中を向けて座っているのが見えたので、小父さんはああ言うが、ここでゆっくり話をすりゃいいと思ってそのガラス戸の前に行って右手で右側の柱につかまり、左手で右側の戸を左にがらがら開けた。そして中へ顔を出したと思います。**その時、作次郎さんが私の横に来て、私を1～2回突き飛ばしたと思います。しかし突き飛ばされる前に成太郎君に顔の右側を殴られたような気もします。**後ろへよろよろとした時、右手にジャンパーのナイフを握り、それから向かって行ったと思います。そしてどうなったかよく覚えていないが、小父さんだか成太郎君を刺したような覚えがあります。突き飛ばされたり殴られたりしたので、かっとしたわけですが、その時の気持ちは思い出せません」。

この警察での供述によると、作次郎に突き飛ばされた記憶があり、作次郎か成太郎を刺した記憶がかすかにあるように述べている。しかし、とにかく、作次郎および成太郎の攻撃的な挑発によって彼が激発したことは事実である。それ以後の記憶は完全に欠如しているか、ただ断片的な漠然とした記憶があるに過ぎない。その断片的な記憶として、警察での供述でも現在の陳述でも同様であるが、「裏の庭に行くと、成太郎の母と成太郎の妻が立っているのが見えた」「棒を持った男（上田半蔵）が向かってきた」「成太郎を殺したらしい。これでは親や妻子を殺して自分も死のうと思った」というようなことに過ぎない。ただし、自宅に戻っていて、訪れてきた上田いそを刺した記憶がある。要するに、**彼の陳述は警察での供述とほぼ一致し、その供述や陳述は逮捕されて以来、現在まで一貫していると言ってよく、その信憑性は高いといえる。**

　ただし、**彼の記憶しているところで、その記憶が正確であるかどうか、すなわち記憶に錯誤がないかどうかを検討する必要がある。**まず、上田成太郎、作次郎に対する犯行に関して、私は目撃者である彼の妻きみの陳述を参考にした。同女によると、「主人が成太郎さんの家に入っていくと、作次郎さんがテレビの部屋から出て『酔っていないときに来い』と言った。そして、**作次郎さんは主人の胸倉を掴んで突き出して、土間に降りた。主人は『口で言えばよいではないか、突き出すことはない』と言った。そして、作次郎さんは『何、この野郎』と言った。2人が喧嘩になったので、私は仲に入って主人を止めた。**私は『おじいさん、私たちが可哀相だと思ったら、今日は勘忍してくれ』と言って泣いて頼んだ。きん（成太郎の妻）も勝手から出てきて、おじいちゃんよしなと止めていた。そのとき上田佐平が来た。主人は刃物を振り上げて佐平を切った。それから主人はガラス越しに成太郎の姿を見た。主人が『成太郎がここにいた』と言った。すると、成太郎さんが『何、この野郎』と言って戸を開けて出て来た。その後、ちょっと私は分からなくなった。怖くなって逃げたのではないかと思う。気がついたら土間の入口のところに立っていた。そして作次郎さんが出て来て主人を転がして馬乗りになった。『俺は年寄りだから殺されてもよい』と作次郎さんが言った。私は主人の刃物を取ろうとしたが、暗くて分からなかった。私もぼっとした。気がついたら主人も作次郎さんもいない。裏に出ると、畑に主人が立っている。それから上田半蔵さんや宗吉が来た。宗吉は主人を1回転がしたが、主人は宗吉を転がして肩を刺した。また、主人は全く気狂いのように畑の中を飛び回って半蔵さんを追いかけた。私も追いかけられて怖くなったので市田銀兵衛さんの家に逃げた」という。

この妻の陳述と比較すると、**彼の記憶している犯行当初の記憶すら、非常に断片的であり、前後の経過に対するまとまりに欠けている**。なお、**妻さえ彼が成太郎を殺害したり、作次郎を傷つけたときの状況を目撃していないのか、ぼっとしていて覚えていないのか、それについて情報を提供できない**。彼は成太郎に顔を殴られたと言うが、その目撃者がおらず、彼の記憶錯誤かもしれない。

彼が記憶している上田いそに対する犯行は、同女によると、彼女は彼の妻を探して彼の家に行き、玄関の横の障子を5～6寸開けた。部屋の中に彼がいて、いその姿を認め、いそに向かって来て、いきなり、いその背中の2ヵ所を刺したという。ところが、現在の彼の陳述では、家の外に出て、いそとぶつかるようにして刺したという。したがって、ここでも、彼の記憶に錯誤がある。

彼は上田佐平、杉野宗吉、上田壮一、八田聡に対する犯行を全然記憶していない。これらの犯行ついては、被害者および目撃者の供述に頼るほかはない。上田佐平、杉野宗吉に対する犯行は、彼らが上田成太郎、同作次郎に対する彼の攻撃を中止させようとしたのに対して、激しい興奮状態にあった彼が攻撃的に応じたものである。

上田壮一に対する犯行は、同人によると、彼が成太郎の家から自宅のほうへ上がって行く途中、市田銀蔵方前の路上で上から下りて来る壮一に会った。彼はいきなり壮一の胸倉を掴み、後ろに押し倒し、左股を2～3回蹴った。そして壮一が立ち上がると、彼は壮一の背部を左側方から刺した。また、彼は壮一の胸倉を掴むとき「お前もか」と言ったという。

八田聡に対する犯行は、同人によると、彼は妻を探していたらしく、上田壮一方に来た。そのとき聡がたまたま壮一方に来ていた。勝手口から来た彼は聡に妻が来ていないかと訊き、聡の背中に刃物を突きつけ、一緒に家の中を探して回った。それから炬燵の間に行って、彼が座り、聡は立っていた。彼はいきなり刃物を畳に突き刺した。聡がお客も来ているからと言ったら、彼は「聡、われもそういうことを言うのか」と言って、聡のズボンを左手で掴み、右手で刃物を聡の右膝のところに突き刺したという。

■犯行当時の精神状態（考察）

彼は1月3日の事件以来、上田成太郎一家のよそよそしい態度に、自分の言動が成太郎の気持ちを害した、何とかして成太郎の誤解を解きたいと思っていた。たまたま1月25日の天神様の祭りのとき、お開きの席で、隣にいた成太郎に話しかけたが、機嫌を損ねた成太郎は席を立って帰ってしまった。それで、**その家に行って同人に謝り、誤解を解きたいと思った**。しかし、成太郎は気性の強い、腕

力の強い人で、平素から怖い人だと思っていたので、**護身のために接穂ナイフを持って行った**。もっとも、その日は朝から断続的に少なくとも焼酎 5〜6 合、清酒 3 合ぐらい飲んでいて、かなり酩酊していた。成太郎の家に行ったところ、作次郎が出てきて、「酔っていないときに来い」と言い、胸を突いたので、喧嘩となり、作次郎を刺し、さらに止めに入った上田佐平をも切り、次いで食堂にいた成太郎が眼につき、そのほうに向かって行こうとしたとき、逆に成太郎から攻撃に出られ、そこで一突きに成太郎を殺害した。それから裏の畑に出て、**彼の激しい興奮を取り抑えようとする養父の宗吉、近隣者の半蔵と争い、宗吉に刺傷を与えた**。そのころは最も激しい興奮状態であり、**彼は狂気のように**（妻きみの陳述）、**あるいは人間と思えないほど**（半蔵の証言）**暴れていた**。それから妻の姿が見えないので同女を探すつもりか、成太郎を殺したので自暴自棄的になって家族を殺して自分も死ぬつもりか、とにかく自宅のほうに歩いて行った。その途中の路上で上田壮一に会い、同人を突き倒して刺した。その後の上田いそと八田 聡に対する犯行の順序について、起訴状のそれが正しいかどうか疑問があるが、起訴状に従うと、彼が自宅に帰っているとき訪れてきた上田いそに対していきなり刺傷を加えた。次いで、妻を探して上田壮一方に赴き、そこにいた八田 聡にも刺傷を加えた。その後、警察官が来て逮捕されたが、警察官の供述では、逮捕時、彼は暴れて抵抗したという。

　彼は上田成太郎に謝り、その誤解を解くために、同家を訪れたところ、成太郎の父の作次郎に出直してくるように言われ、さらに作次郎から胸を突かれるような行動に出られて、一挙に激しい興奮状態に陥り、それからは錯乱状態になり、次々と彼を取り抑えようとする者だけではなく、全く関係のない者にも攻撃を加え、その犯行は無差別、盲目的な様相を呈した。

　さて、本件犯行当時の責任能力をどう判定するかが問題である。この鑑定当時は、私は H. Binder の酩酊分類を知らなかった。しかし、Hans W. Gruhle の Gutachtentechnik (Springer, 1955) を翻訳し、訳書は『精神鑑定』（文光堂，1957）であった。この翻訳は後に改めて拙訳『精神鑑定と犯罪心理』（金剛出版，1979）に再掲された。このグルーレの著書のなかに、病的酩酊について次のような 4 症状が挙げられている。

　1）酩酊者に通常見られる多幸性のかわりに不機嫌がある。2）運動性興奮への傾向、そして運動性興奮は激昂や憤怒から容易に暴力行為に発散される。3）特定の行為が動機がないこと。例えば、未知の者に対する暴行、他人の物の破壊、階段を使わずに自分の家の玄関をよじのぼる。4）完全な健忘。この 4 症状が本

件犯行に当てはまるかどうかである。まず、4の完全な健忘であるが、彼には断片的で漠然とした記憶の島が残っており、完全な健忘ではない。しかし、犯行の経過のなかでは完全な健忘の部分が存在する。1と2は当てはまる。3は、最初の段階において、上田作次郎、同成太郎、上田佐平、杉野宗吉への攻撃にはある程度了解できるところがある。しかし上田壮一、上田いそ、八田聡に対する犯行はまったく了解不能であり、無差別、盲目的な犯行である。しかし、当時の我が国では酩酊犯罪に関して、尋常酩酊（普通酩酊）か病的酩酊かの二者択一的判定がなされるのが通例であった。そのような状況で本例を取り上げると、グルーレの4症状を完全に充足していなくても、この酩酊を尋常酩酊と判断することは到底できなかった。しかも、彼はもともと酒癖が悪く、飲酒試験でも異常な酩酊が出現した。さらに、病的酩酊の病的基礎と考えられる、高血圧、脳動脈硬化症、あるいは慢性アルコール症の存在が認められる。また、誘因として被害者による挑発がある。このような諸点を顧慮して、私は本件犯行当時、病的酩酊による責任無能力の状態にあると判断した。ただし、彼は平素から酒癖の悪いことを自覚していたから、禁酒ないし節酒すべき義務があるので、その意味で病的酩酊としても責任を完全には免れないとした。

　静岡地裁は前記のように61年9月1日に、心神耗弱を認定して、懲役10年（未決通算450日）を言い渡した。**判決文は、彼が上田成太郎方に赴く前にすでに「同人（成太郎）の態度如何によっては、同人を殺害することも敢えて辞さぬ決意をなし」と述べて、彼に予謀的殺意があったかのように認定している。私はそこまでの意図がなかったと考えている。**

　私は60年にH.Binderの酩酊分類を知り、改めて本例を見直し、本例では複雑酩酊の生気的興奮が被害者とくに上田作次郎の挑発によって激化し、無差別、盲目的な状態にまで進行したものであると考えるに至った。そして複雑酩酊でも、その極点では病的酩酊と等価的な状態になり得ることを知った。このような観点から本例を拙著「病的酩酊」（臨床精神医学、2：323，1973）に症例1として簡単に紹介した。

4．きわめて酒癖の悪い事例——飲酒試験の危険性——

　酒癖の非常に悪い事例を鑑定し、飲酒試験を実施して、被験者の激しい興奮に身の危険を感じることがある。そのような2事例は、拙著「きわめて酒癖の悪い酩酊犯罪者について—複雑酩酊と病的酩酊の接点—」（犯罪誌，60：71，1994）

に紹介されている。私が鑑定を引き受けたが、K氏に依頼して、飲酒試験をしてもらったところ、飲酒試験時に被験者が興奮して検者のK氏らが非常に危険な思いをした事例があるので、紹介したい。私自身この飲酒試験に参加できず、申し訳なく思っている。桜井図南男元九大精神科教授が徳島医大教授のとき、刑務所施設内で飲酒試験をし、被験者があまりにひどい興奮を示したので、以後、飲酒試験をするのを止めたという。飲酒試験の危険性を考慮して、施行するときは万全の準備が必要である。

　私は1970年11月に浦和地裁より道路交通法違反、重過失傷害被告人S.O.の精神鑑定を命じられた。彼（被告人S.O.を指す。以下同じ）は本件犯行当時20歳である。登場人物は特定の場合を除き仮名とする。犯罪事実は起訴状によると、およそ次のとおりである。

■**犯罪事実**

　1．彼は公安委員会の運転免許を受けないで、69年11月2日午後10時35分ごろ埼玉県朝霞市の路上において普通貨物自動車を運転し、

　2．呼気1ℓにつきアルコール1.50mℓ以上を身体に保有し、その影響により正常な運転ができないおそれがある状態で前記日時場所において、前記車両を運転し、

　3．前同日午後10時25分ごろ同市のS工業株式会社朝霞工場内より前記車両を運転して発進しようとしたが、彼は自動車の運転免許を受けず、かつ運転技術が未熟であった上に、その直前まで飲んだ酒の酔いが回って注意が散漫となり、前方注視も困難な状態になって、正確な運転をすることができない状態にあった。このような場合、彼としては道路上の運転を差し控え、もって事故の発生を未然に防止すべき注意義務があるのにも拘わらず、酒の勢いに駆られてこれを怠り、前照灯も点灯せずに運転を開始した。同日午後10時35分ごろ前記車両を時速約50kmで運転して同市溝沼の道路に至るや、酩酊のため前方を注視することができなかったのに漫然と運転を継続した重大な過失により、折柄、前方を同方向に進行していた安藤恒夫（当28歳）運転の原動機付き自転車を直前に初めて発見した。しかし何らの避難措置を講ずることができず、自車左前部を前記原動機付き自転車に衝突させて、同人を路上に転倒させた上、さらに同所進路左端に停車していた菅野正雄（当28歳）運転の普通乗用自動車に自車左前部を衝突させ、よって前記安藤に対し、加療約2週間を要する左耳部挫傷等の、前記菅野に対し加療約3週間を要する頸部捻挫の各傷害を負わせ、

　4．前記日時場所において、前記車両を運転中、前記のように、安藤、菅野の

両名に各傷害を負わせたのに、
　①負傷者の救護その他法令の定める必要な措置を講じなかった。
　②その事故発生の日時場所等、法令の定める事項を、ただちに最寄りの警察署の警察官に報告しなかった。
　犯罪事実は要するに、彼が無免許で、しかも酒酔いの状態で、貨物自動車を運転して、衝突により、2人の者に傷害を負わせ、その後適切な措置を講じなかったというものである。

■家族歴

　彼は49年5月に秋田県鹿角郡K町に生まれた。父は鑑定時現在（以下現在と略す）70歳である。地元の小坂鉱山に長く精錬工として働いていた。64年に脳卒中で、右半身麻痺になったが、認知障害はない。短気な性格である。酒好きであるが、酒癖は悪くない。母は父の後妻で、64年に51歳で脳溢血のために死亡した。教育がなく、正直であったが、あまり利口ではなかったという。彼の同胞は、異母同胞が9人、実同胞が4人で、彼は末っ子である。**異母を含めた13人の同胞のなかに、問題の人が4人いる。**すなわち、異母兄栄吉は66年に肺結核で死亡したが、生前、放浪癖があり、関東北部、北海道まで放浪し、仕事は長続きせず、意志薄弱者である。異母姉蓉子は3歳のとき麻疹の後に脳が冒され、同時に片目が失明した。3年ほど前に家出し、行方不明である。**異母姉峰子は数年前に精神異常となり、子どもを殺して自分も死ぬと言い、K組合総合病院精神科に一時入院し、治療を受け、退院後も同科に通院している。統合失調症の疑いと診断されている。**実兄智雄は窃盗の前科4犯があり、盛岡少年刑務所、大阪拘置所などでの受刑歴がある。

■本人歴

　彼は56年4月に地元の小学校に入学し62年3月に卒業した。同校からの回答では、学業成績は上位である。行動の記録では、強情張りであるとか、1人で遊んでいることが多いとか、短気で暴力的であるとかの記載がある。次いで地元の中学に入学し、65年3月に卒業した。同校からの回答によると、学業成績は上位である。性行では、次のような評価がある。陰気で、無口で、友人が少ない（1年）。動作緩慢で、作業をしたがらない（2年）。例外的なタイプであり、自ら発表することはないが、理解力はある（3年）。また、**中学2年ごろから喫煙が常習化している。**

　65年4月に彼は県立K高校に入学した。同校の児童指導部長森田信二の報告書によると、学習意欲低調で、学業成績は概ね下位で、英語には全然興味を示さな

かった。行動面での異常が目立ち、授業時でも突然教室外に逃れ、廊下や体育場の隅や、校庭に佇立(ちょりつ)していることがときどきあった。友人も少なく、学校から帰宅して外出するときは、自宅の裏山に行って、木刀を持って木や雑草を相手に跳び回り、昆虫や爬虫類を友としていたという。

　高校2年の1学期に自宅の裏にある共同墓地の墓石数十塔を倒すというショッキングな行動をした。彼は現在、憂さ晴らしのためにやったと言う。前記の森田はこの事件とその後の経緯について、次のような趣旨の報告をしている。「彼は墓石の下に巣食う昆虫（ゲジゲジ）が欲しくて、1塔を倒したら虫が出てきたので、墓参りの人に発見されるまでそれを繰り返した。彼はこの行為に反省している様子がなく、罪の意識を感じている気配がなかった。学校が彼の心身の状態を回復させるため暫時休学させたいと考えていたとき、彼は登校する振りをして、途中から山に入り、自殺を決行しようとしているところを山菜採りの人に発見されて事なきを得た。その後、学校と家族が協力して彼の健康の回復に努めたが、所期の効果がなく、2学年修了とともに自主退学の運びになった」と。

　67年3月の高校中退の後、父の勤務していたT組の倉庫で鉄筋工として働いた。しかし、ここでも同僚とうまく行かず、また同居していた兄たちともしっくり行かなかった。たまたま東京のF電線から就職の勧誘があって、彼も応募し、同年11月に上京した。F電線では見習工として6ヵ月勤めたが、仕事を休みがちであった上、後記のような飲酒上の暴行事件を2回起こし、試用期間が切れるとともに解雇された。仕方なく68年2月からF電線の下請けのS工業に就職し、現在に至った。F電線の職場で彼の面倒を見ていたYによると、「彼は働きぶりは従順で、真面目過ぎるほどであった。頭が良過ぎて深く考え過ぎるから、ノイローゼなどになったのでないか。ただ、非常に内閉的で、職場でも無口で、帽子のつばを下げて俯き加減に歩いていた」と言う。

　前記のように、彼には高校2年ごろから精神的な変化が見られるが、鑑定時に彼から聴取したところは次のようである。「中学2年ごろから、自分の体が変な臭いを持っている、体臭があるような気がして、他人と口を利くのが嫌になった。別に誰かから体臭を指摘されたわけではない。教室にいると、友達が変な風に思っているのでないかと考えた。家にいても気になった。常にそういう感じが付きまとった。臭いに敏感になり、好い臭いのする石鹸は使いたくなかった。高校を止めるまでこういう思いが続いた。不眠がちで、咳払いとくしゃみが気になって眠れなかった。このころに前に言ったような墓石を倒したり、自殺を企図したことがあった。堤防から5〜6m下に飛び降りようとしたが、その前に人に会い、

友人に遺書を渡してくれと言った。堤防にポケッと立っているとき家人が来た。先ほどの人が警察に届けたのでないかと思う」と言う。この陳述から、自殺企図はやや狂言的であると思われる。

　墓石事件の後、学校の勧めもあって、K組合総合病院精神科を受診した。学校に提出された診断書の病名は軽度の神経症であった。同科の診療録では、最初、統合失調症の疑いとされたが、後に生来性性格と環境から生じた（心因）反応とされている。

　私は鑑定書で、この当時の状態を神経症と診断したが、今から考えると、「**自分に体臭があり、周囲の者に嫌な思いをさせている**」という体験は、自己臭妄想の傾向があり、墓石倒し、自殺企図などの突飛な行動も伴っているので、統合失調症の前駆期に相当している疑いもある。これを補強する事実として、前記のように、異母姉峰子も統合失調症の疑いで精神科に入・通院している。

　本鑑定と関連が深い**飲酒歴**は次のとおりである。彼によると、郷里では祭りには酒が付き物であり、父が酒好きであったので、小学校時代から祭りのときに酒を飲んだ。中学3年ごろからは祭り以外のときにも飲酒するようになった。1回に清酒2～3合飲んだ。**高校に入ってからは本格的に飲み、焼酎、ウィスキーも飲んだ**。1回に500円のサントリー・レッドを1本空けたことがある。分からなくなるまで飲むようになったのは高校中退後である。今までに飲んだ最高は日本酒で1升5合、ウィスキーで（700ml瓶）1本、ビールで大瓶6本ぐらいであるという。父の報告では、彼が郷里にいたときは飲酒して他人に迷惑をかけたり、間違いを起こしたことはないという。

　彼によると、本件前に飲酒による失敗は次の5件であるという。

① 　67年の暮れ、彼はF電線のサッカー部に属し、その日、試合があってF電線は敗れた。試合後、部員がそれぞれビールを大ジョッキで飲んだ。その後、彼は1人で赤提灯に行って飲んだ。店を出て床屋に行き、散髪してくれと頼んだが、時間が遅くて断られた。それでも執拗に散髪を要求した。そのころ、預かっていたサッカー・ボールがないのに気づき、店員に対してボールをどうしたかと難詰した。その後のことはよく覚えていないが、**大暴れし、2～3人の警察官では取り押さえられず、応援の警察官が来てやっと取り押さえられ、城東警察署に連行・留置された。署の保護房でも暴れたらしい。**

② 　前の事件の少し後で、やはり67年の暮れ、F電線の寮で飲んで暴れた。夕食後ホワイト・オーシャン700ml瓶1本を空けた。郷里から一緒に出て来たOと話しているうちに分からなくなり、**酔って暴れ、物を壊したり、仲間に**

飛びかかって行ったりし、会社から彼の紹介者のＹが来て彼を押さえた。朝眼が覚めたら布団に寝ていたという。

③　酒癖が悪いことでＦ電線を解雇されたが、まだ寮にいて職探しをしていたころ、昼間、夜勤の人と一緒に飲み、分からなくなって、寮の管理人の奥さんを追いかけ回した。追いかけ回したことは覚えていない。

④　Ｆ電線から現在のＳ工業に移ってからのことで、68年秋、会社でビールを飲み、その後、朝霞市内のバーで日本酒とビールを飲んだ。そこから２軒目のバーに行った。そこには米兵が５～６人いた。普段から米兵に好感を持っていなかったので、「ヤンキー・ゴー・ホーム」と叫んだ。店員にたたき出され、それからのことはよく分からない。警察署に留置され、保護房で大暴れし、警察官に暴言を吐いたらしい。始末書を取られたという。

⑤　69年９月、天理教の会合で他の者と一緒に飲み、日本酒４～５合飲んだ。加賀という資材係の人に執拗にからみ、見かねた下請けの木下という男が彼を灰皿で殴り、彼は気絶した。後に彼は木下を警察に告訴した。このときのことは大体記憶しているという。

70年12月～71年１月の鑑定時の所見は次のとおりである。身体的には、身長172.5cm、体重59.5kgで、細長型に近い体型である。内科的・神経学的に異常なく、脳波も正常である。臨床生化学検査で肝機能は正常である。

　精神的には、面接時、彼は礼儀正しく、診察に協力的で、非常に几帳面である。態度はやや緊張気味であるが、概ね自然で、談話はむしろ寡言で、落ち着いて話す。問診で審査したところ、見当識、記銘、記憶、判断、計算に異常はなく、幻覚、妄想などの病的体験はない。数種の心理テストを施行したが、知能検査では脳研式標準知能検査、新田中Ｂ式知能検査、WAIS（言語性テストのみ）を施行したが、結果に若干ばらつきがあるが、知能は優秀である。とくにWAISの言語性ＩＱは133であった。

　性格的には、非社交的、自閉的で分裂気質というべき傾向が見られ、前記のように中学２年ごろから、自己臭妄想的体験があり、突飛な行動もあり、統合失調症の前駆期の疑いもあるが、鑑定時の所見からは統合失調症を疑わせる明確な所見はなかった。

　さて、飲酒試験である。鑑定事項は本件犯行当時の状況となるべく同じようにするという指示であったので、飲料にはホワイト・サントリー360ml、日本酒の澤之鶴５合を準備した。施行場所は神奈川県のＦ病院にし、71年１月11日午後６時半から施行した。検者はＫ氏で、検査助手に精神科医１名が付いた。前記のよ

うに私が立ち合わなかったのは申し訳ない。試験の経過の概要は次のとおりである。

飲酒開始後30分：ウィスキー180ml摂取。中国の陶淵明の酒の詩が好きで、白楽天や李白のものより好きだという。

同50分：多少酔ったと言い、歩行には足がふらつく。言語障害現れ、言葉遣いが多少荒くなる。白楽天を奴(やつ)と言う。

同1時間：これまでウィスキー280ml摂取。採血（血中アルコール濃度の検査のため）しようとすると、「もうそんな時間ですか」と言い、立ち上がるとき「ほらしょって」とふざけた掛け声をかける。「ああ、酔払ったな」と言う。廊下に人の足音がすると「うるせえ、この野郎！」と怒鳴る。トイレに行くが、失調症性歩行である。少し離れた部屋で職員の話し声がすると、その方を向いて「うるせえ、この野郎！」と怒鳴る。検者と向かい合っていても、廊下を人が通ると「誰だ、この野郎、お前は」と怒鳴り、検者がなぜそう言うのかと質問すると、ドアを押したような気がしたと言う。言語障害がある。

同1時間10分：ウィスキー360ml摂取。下卑た口調で「ウィスキー、もうねえんだな」と言って空瓶を手にする。検査助手に「うるせえ、この野郎！」と怒鳴る。煙草を捜しに立ち、自分のスーツケースが開けられているのを見て（彼が少し前にチリ紙を取るのに開け、そのまま閉めなかったのを忘れている）怒り出す。「誰が開けたって言うんだよ、この野郎！」と言う。検者が事情を説明すると、「あーあ、本当か、ああ、俺が閉めなかったって言うかよ！　ああ、そうか！」と威張りながら一応納得する。「覚えがあるか」と訊くと、「おら知らない」とスーツケースのチャックをシュッと閉める。誰にともなく「ぶっ殺してやる」と言う。**検者が危険を感じて連絡のために室外に出て帰って来ると、「どこへ行って来たんだ」と手は出さないが、立ち上がって向かって来る。鑑定を受けている身分を弁(わきま)えて落ち着きなさいと説得しても全然意に介さない。検者が看護人を呼ぶため再び室外に出ると、追って来る。検者が彼の体を押さえて押しとどめようとするが、全然応じない。もみ合っているときに病院職員が数人駆けつけて、彼の手足を持って、保護室に収容し、イソミタール（一般名アモバルビタール）0.5gを静脈注射して、麻酔した。**

飲酒試験は、被験者の激しい興奮のため、ウィスキー360ml摂取させるだけで中止せざるを得なかった。私は後にK氏から、いかに恐ろしい経験であったかを聞いた。

血中アルコール濃度は飲酒開始後1時間30分で219.6mg/dl、同じく2時間で最

高の220.5mg/dlに達していた。この程度の濃度であると、一般に十分な酩酊状態に達していると考えられる。飲酒試験時の記憶は、強制的に麻酔注射をされる少し前までの概括的な記憶があり、麻酔注射の事実は記憶していない。

　彼は従来、酒癖が悪く、前記のようにF電線に入社して以後、たびたび飲酒して暴力行為などを犯し、そのためにF電線を解雇されたほどであった。鑑定時の飲酒試験でも、ウィスキー360mlの摂取で、酩酊の進行とともに生気的興奮（vitale Erregung）が増強し、猜疑的心構えが目立ち、周囲に対する攻撃性が高まり、暴言を吐き、暴行に至る危険性を高めたので、検者は試験を中止せざるを得なかった。もし続行していたら、暴行、傷害等の不祥事が出現した可能性は十分にある。なお、酩酊により、歩行障害、言語障害の身体的麻痺症状が出現していた。この酩酊はH.Binderの複雑酩酊のカテゴリーに属するものと考えられる。

■本件犯行当時の精神状態

　前記のように、本件犯行は69年11月2日夜、無免許で酒酔い運転を行い、衝突事故を起こして2人の者に傷害を負わせ、事故時適切な処置を怠ったというものである。鑑定時、彼から詳細に事情を聴取したが、彼の陳述には信憑性があると思われた。当時、彼はS工業の工員をしていた。当日、昼間は普通に仕事をした。仕事を終え、寮に戻り、午後6時ごろから同僚2人とウィスキーのブラック・ニッカ1本を飲んだ。3人のうち1人はあまり飲まず、彼と同僚のKが多く飲んだ。午後8時ごろ誘いに来た者があって、松下という職員の家に行った。そこには7～8人が集まっていた。そこでビール1杯とそれから日本酒を飲んだ。日本酒は1升瓶を近野という者と2人で空けた。酔って愉快な気持ちで、歌を2曲ぐらい歌った記憶がある。午後10時ごろに松下家を出たらしいが、そのことは記憶していないという。

　それから、彼は自分の会社の工場から貨物自動車を運転して出かけ、事故を起こすわけであるが、どうして運転する気になったのかも、どこをどう運転したかの記憶もない。ただ、「衝突する前に赤信号を見た覚えがある」「衝突したとき物凄いショックがあった」といった断片的な記憶があるに過ぎない。衝突後のことは少し記憶があり、「初めはどうしたのかなと思った。（運転した車から）降りて見たら、バイクが自分のトラックの前にくっついていた。それで事故を起こしたのではないかと思った」「人が集まって来て、道路の真ん中に人が倒れていた。大丈夫ですかと声をかけた。道路の脇の方に運ぶとき一緒に手を貸したのではないかと思う」と言う。その他、被害者が病院に運ばれたことなどは記憶していない。その後、怖くなって寮に逃げ帰り、そこで逮捕されたという。彼は原動機付

き自転車と普通乗用車の2車に衝突しているのに、衝撃を受けたのは1回だと記憶している。時速50kmで走ったことなども記憶がないという。

　警察・検察調書における彼の供述は上記のものと異なり、「人ができて俺ができないわけがないと考えて運転した」「時速はトップレベルに入れて大体50kmで走っていた」「衝突直前に前方にバイクを発見した」「バイクがボンネットにかぶさるように上がって来た」「ボンネットの上に人が跳ね上がったまま進行したように思う」などと述べている。鑑定時の陳述との食い違いの理由について深く立ち入らないが、**現在彼が述べているように健忘が広く存在するというほうが事実に近いと思われる**。

　松下家で一緒に飲んだ同僚の森島菊男の供述では、「**彼は舌が回らず、眼も座っていた**。帰ったほうがよいと皆が言い、1人で立ち上がり、**相当ふらついていた**」という。これからすると身体的麻痺症状があったことは確かで、この点が彼の酩酊が病的酩酊でなく複雑酩酊であることの証拠となる。飲酒試験の結果もそれを補強する。

　■鑑定結論

　本件犯行当時の精神状態は複雑酩酊の高度の状態にあり、責任能力については限定責任能力が妥当であると考えられた。

　71年7月21日に浦和地裁は、飲酒の際に飲酒後運転する意図があったと認められないとして「原因において自由な行為」を適用せず、心神耗弱を認定して、懲役6月4年間執行猶予保護観察付を言い渡した。執行猶予がついたのは、20歳という若い年齢、前科のないことなどの情状が顧慮されたためである。

5．飲酒試験で異常酩酊が出現したが犯行当時は単純酩酊だった

　飲酒試験は犯行当時の酩酊状態を推定する補助手段として実施される。たとえば、飲酒試験で異常酩酊が出現すれば、犯行当時も異常酩酊であったという仮定が有力になる場合が少なくない。ところが、**飲酒試験で異常酩酊の一種である複雑酩酊が出現したのに、犯行当時の酩酊状態はどう見ても複雑酩酊ではなく、単純酩酊に過ぎなかったと推定せざるを得なかった事例があり、そういう1例をここに紹介したい**。どうしてそうなったかというと、結局は、複雑酩酊に達するには、ある程度以上の飲酒量、正確にはある程度以上の血中アルコール濃度が必要であるのに、犯行当時はそれまでの飲酒量が少なく、血中アルコール濃度が一定の水準にまで達していなかったと考えられる。この点に関して、影山任佐氏の研

究が有益である（影山任佐：アルコール犯罪研究．金剛出版，1992,165頁以下参照）。同氏によると、複雑酩酊が発現するには、血中アルコール濃度がおよそ180mg/dlに達している必要があるという。このためには一般的に日本酒で4合程度摂取する必要があると思われる。なお、この事例も矯正不能な犯罪者タイプである。

私は1987年11月に浦和地裁より現住建造物等放火、殺人被告人T.T.の精神鑑定を命じられた。彼（T.T.を指す。以下同じ）は犯行当時39歳である。起訴状によると、犯罪事実はおよそ次のとおりである。

■犯罪事実

彼は、家出した妻K子の姉T.M.（当時42歳）がK子の所在を隠しているものと邪推し、T.M.方に放火してこれを焼燬するとともに、腰髄損傷による両下肢麻痺のために歩行できずに在室している同女を殺害しようと企て、84年6月12日午後1時50分ごろ、埼玉県行田市の同女方において、所携のガソリン2ℓ入り缶の口蓋を外して同家南側6畳和室内に投げ込み、缶中のガソリンを付近に流出させた上、これに点火したマッチ軸を投げ入れて瞬時に発火させて火を放ち、同女の現在する木造亜鉛葺平屋住宅1棟（建坪約34.83㎡）を全焼させるとともに、同女をしてそのころ同所において、酸素欠乏により窒息死させて殺害したものである。

■家族歴

彼は45年4月に埼玉県熊谷市で生まれた。父は国鉄職員で、長年、熊谷駅の操車係をしていて、非常に真面目、無口であった。母は明朗、社交的な性格であった。同胞は5人（男2人、女3人）で、彼は4番目で二男である。家系では兄が酒癖が悪く、一時不良化したらしいが、その他に精神的に問題の人はいない。

■本人歴

彼は地元の小・中学校を卒業した。小学校では知能は良好で、低学年では学業成績も優秀で（図画が得意）、陸上競技では駆け足が学年で1位であったが、学習態度が不良で、礼儀知らずで、友達に暴力を振るい、口達者で友達を悪事に誘い、悪事をしても巧みにごまかした。中学では、2年生ごろから不良化が顕著になり、飲酒、喫煙、異性交遊を覚え、悪友と付き合い、学校では番長としてつっぱり、2年生の終わりごろからずる休みがひどくなり、学業成績は劣等となり、卒業式にも出席しなかった。また、学友Sによると、中学2年生のころに生きた猫に油をかけて焼き殺した。中学時代にはすでに刃物を所持していたという。したがって、**彼の反社会性**はごく**早期から現れている**。

中学卒業後は定職がなく、犯罪、施設収容、暴力団加入、ヒモ的生活の連続で

ある。まず犯罪歴は次のとおりである。
① 62年3月（16歳）検挙、傷害、強盗（路上）、浦和家裁熊谷支部、中等少年院送致、神奈川少年院入所。
② 65年7月検挙、暴力行為、東京地検、不起訴。
③ 65年7月、暴力行為、傷害、恐喝、東京高裁、懲役1年6月5年間執行猶予保護観察付。
④ 65年12月判決、熊谷簡裁、道交法違反、業務上過失傷害、罰金3万円。
⑤ 66年5月検挙、窃盗、浦和地検熊谷支部、起訴猶予。
⑥ 66年7月検挙、恐喝、浦和地検熊谷支部、起訴猶予。
⑦ 72年4月検挙、傷害、恐喝、東京高裁、懲役1年6月、川越少刑→府中刑→宮崎刑。
⑧ 72年8月検挙、暴力行為、浦和地検熊谷支部、不起訴。
⑨ 75年1月検挙、傷害致死、浦和地裁熊谷支部、懲役4年、府中刑。
⑩ 79年10月検挙、傷害、熊谷簡裁、罰金6万円。
⑪ 79年11月検挙、恐喝、浦和地検熊谷支部、起訴猶予。
⑫ 83年1月検挙、覚せい剤取締法違反、浦和地裁熊谷支部、懲役10月、川越少刑→府中刑。

彼は前記犯罪歴の①によって神奈川少年院に入所し、63年7月に同院を出所したが、先輩に誘われて熊谷市の博徒A一家という**暴力団に加入**し、フィルムの映画館への配達の仕事などしていた。しかし、65年ごろ暴力団から離脱した。暴力団加入と関連して、指つめ、文身（いれずみ）、陰茎の玉入れなどが見られる。

性生活では、神奈川少年院を出所してから、熊谷市内でバーに勤めていたＳ.Ａ.と知り合い、都内で同棲し、前記の犯罪③で逮捕される65年7月まで内縁関係が続いた。次に、66年ごろ、熊谷市でバーに勤めていたＦ.Ａ.と知り合い、71年ごろまで内縁関係が続いた。Ｆ.Ａ.は各地を回ってバー、キャバレー、ソープランドに勤め、彼は働かずに**ヒモのような生活を**していた。この5年間だけ彼は犯罪から遠ざかっていた。さらに、79年4月に府中刑務所を出所した後の同年8月ごろに、熊谷市でスナックを経営していたK子と知り合って同棲し、84年3月には婚姻届出した。彼は最初働いていたが、後には同女に働かせヒモのような生活をしていた。後記のように、同女に暴行を繰り返し、それが本件犯行の誘因になった。

飲酒歴では、飲酒は中学2年生ごろからで、初めは飲んで吐いたりしていたが、だんだん酒に強くなり、清酒で5合ぐらい飲めるようになり、そのうち65年ごろ

からウィスキーを飲むようになり、25〜26歳ごろには1時間半でサントリーオールド1瓶を飲んだことがある。最近はそんなに飲めず、酎ハイを好むようになった。**酒癖が悪いことについては複数の証人がいる。飲酒すると粗暴になり、犯罪のなかには酩酊時のものが少なくなく**、後記の飲酒試験でも酒癖の悪いことが証明された。

薬物乱用歴では、71年（26歳）ごろから**覚せい剤**を使用するようになった。84年ごろまで使用した。83年1月に覚せい剤取締法違反で検挙され、府中刑務所で受刑した（前記犯罪歴の⑫）。覚せい剤使用によって幻覚妄想状態になった。たとえば、72〜73年ごろ、夜道を歩いて川のところに来ると、強いサーチライトのようなもので照らされるという幻視があり、その光に照らされながら川を泳いで渡ったことがある。また、79年ごろ、姉が天ぷらを彼の家に持ってきたとき、それに毒が入っていると思い食べなかったことがあった（被毒妄想）。本件犯行の前に同居していた妻K子に殴打、暴行を繰り返したが、それには覚せい剤中毒による被害、被毒、嫉妬などの妄想が関与していると思われる。もちろん飲酒による粗暴性も無視できない。覚せい剤以外にも睡眠剤、鎮痛剤、エフェドリン、ヘロイン等を使用したこともあるという。

鑑定時の所見では、高血圧、高血糖、軽度の肝障害が見られる。精神的には知能はよく、口がうまく、詐欺・恐喝犯タイプであり、それに粗暴性が加わっている。性格的には自己中心性、自己顕示性、爆発性などを主とする異常性格（精神病質）である。

本件犯行当時に飲酒していたので**飲酒試験**をした。彼をN精神科病院に鑑定留置して、88年1月13日午前10時45分に飲酒試験を開始した。酩酊時の万一のトラブルを考えて、試験の場所として保護室を選び、鑑定人の私、鑑定助手（I氏）の2人が試験を実施した。近くには警官2名、N病院の医師、看護師が待機した。アルコール飲料としてはサントリーオールド60mlを水で3倍に薄めてコップに入れて摂取させることにした。試験の経過は次のとおりである。

10時45分：飲酒開始。

10時53分：ウィスキー60ml終了。とくに変化がない。

11時4分：ウィスキー120ml終了。「少し効いてきた」というが、状態は不変。

11時21分：ウィスキー180ml終了。「これで飲むのを中止してほしい。こんなところで飲むのは恥ずかしい」という。鑑定人は飲酒継続を懇願する。

11時30分：突如ウィスキーを一気に飲む（総量240ml）。その後再び飲酒拒否。顔面がやや紅潮し、少し多弁になるが、気分はやや不機嫌。

11時39分：片足立ちさせる。運動失調はない。説得しても飲まない。

　12時7分：突如としてウィスキーを一気に飲む（総量300ml）。片足立ちさせる。少し運動失調がある。

　12時12分：鑑定人が彼の姉妹が彼思いであると話すと涙ぐむ。やや多弁になり、図々しくなり、拘置所では自由に衣類が買えないから、上衣を買ってきてくれと、鑑定助手に強要的に言う。

　12時26分：徐々に多弁、無遠慮になる。説得しても飲まない。

　12時35分：突如としてウィスキーを一気に飲む（総量340ml）。**これから俄然粗暴となり、身の危険を感じさせる。**彼は鑑定助手に「日本そばを持ってこい」と命令する。鑑定助手はそれを伝えるために室外に出る。それと入れ替わりに警官2人が室内に入る。

　12時45分：コップに残っていたウィスキーを飲む（総量360ml）。前には勧めてもなかなか飲まなかったのに、今度は飲酒させろと強要する。しかし、それ以上飲ませない。**12時45分から14時までの1時間15分間はものすごい興奮状態である。大きな声で、悪口雑言の限りを尽くし、鑑定人、鑑定助手を脅迫、強要し、監視する警官の制止にも耳を貸さず、鑑定人らは針の筵に座っている心境であった。**彼は、「鑑定人の依頼で4杯目、5杯目を飲んだのに、もう飲ませない理由はない」とあるだけの悪口雑言をする。凄味のある顔でにらみつけ、今にも暴行しかねない様子で、鑑定人らは低頭して、いつ殴られるかと思いながら、飲酒させることを拒否し続けた。しかし、**鑑定人の腕をつかんだことはあったが、それ以上の暴行はしなかった。**彼の発言の**一部**を挙げると、「俺にも人間の血が通っているのだ」「俺にだって人権があるのだ」「俺は死刑を覚悟しているのだ」「この程度の飲酒量で鑑定ができるのか、正しい評価ができるのか」などである。

　その後の細かい経過は省略するが、病院側の配慮で、14時ごろ鑑定人らは退室し、保護室に彼1人にして様子を見たが、間もなく静かになり、入眠した。14時30分には睡眠中であった。それを確認して鑑定人は病院から退去した。鑑定助手はそれより少し早く退去した。翌日聞いたところでは、彼は15時30分に覚醒し、足を洗うと言って保護室から出て転倒した。15時40分に鰻重、ラーメンを注文し、16時15分に鰻重を、18時45分にラーメンを食した。同夜は睡眠剤の内服、精神安定剤の注射で熟睡し、翌朝午前7時に起床、洗面し、上機嫌であったという。

　血中アルコール濃度の測定は、彼の興奮状態のため、試験開始前と開始後1時間の2回しか採血できなかった。1時間後のそれは169.1mg/dlであり、かなり高く、その後200ml/dlに達していることは確かである。

私は翌１月14日に彼に面接して、飲酒試験時の記憶について調べた。その結果、飲酒開始後１時間半までの記憶はあるが、**飲酒開始後１時間45分から入眠するまでの約１時間半の激しい興奮状態の記憶は完全に欠損していた。**
　以上から、飲酒試験によって異常酩酊、しかも複雑酩酊が出現したことは確かである。

■本件犯行当時の精神状態
　犯行に至る経緯は非常に込み入っているが、ごく簡潔に述べることにする。
　まず、被害者Ｔ.Ｍ.である。彼女は彼の妻Ｋ子の姉であるが、65年４月に交通事故で腰髄損傷を受け、両下肢麻痺となり、重度の身障者になった。彼女の姉Ｋｉ子が彼女に同情し、その婚家の屋敷に余裕があったので平屋を建て増して、彼女に住まわせ、家族ぐるみで彼女の面倒を見てきた。78年にＫｉ子が死亡してからは彼の妻Ｋ子（まだ彼と同棲していなかった）が、彼女と同居して彼女の面倒を見ていた。Ｋ子は彼と同棲するようになってからは、彼女から遠ざかり、その代わりにＫｉ子の娘Ｍｉが彼女と寝食を共にして彼女の面倒を見ていた。**彼女は家の中ではいざりながら辛うじて移動し、犬を飼ったり、テレビを観たり、炊事、洗濯もしていた。**生活保護と姉Ｋｉ子の家族の援助もあり、それだけならば平穏な生活を送れたはずであった。
　次に、彼と妻Ｋ子との関係である。前記のように、彼は79年８月ごろにＫ子と知り合い、80年１月ごろから彼の家で同棲するようになり、84年３月に婚姻届出した。彼は酒癖が悪くて酩酊時に、さらに覚せい剤中毒になってからは種々の妄想に基づいて、Ｋ子に暴行を繰り返し、Ｋ子はたびたび家出しては戻るというパターンを反復していた。Ｋ子は家出すると姉のＴ.Ｍ.のところに逃げることもあり、その都度、彼はＴ.Ｍ.に妻が来ていないかと尋ねるというパターンもでき、彼女が妻の行方を知っていても隠しているのでないかという疑念を持ち続けていた。彼は彼女に「Ｋ子の居場所を教えろ。教えなければお前を殺すぞ。いざりめ早く死ななけりゃ俺が殺してやる」などと言って脅迫することもあった。
　彼の妻Ｋ子に対する暴行が激化し、Ｋ子は本件犯行の６日前の84年６月６日に家出して、東京都内で雑役婦をして身を隠した。彼は上記のようなパターンで連日Ｔ.Ｍ.のところに出かけるなどして、彼女を責めたててＫ子の行方を尋ねた。しかし、彼女は事実、Ｋ子の行方を知らないので（Ｋ子の供述参照）、返事のしようがなかった。彼は彼女が知っていて隠していると邪推した。それが発端で、**本件犯行が実行された。**彼が、彼女が犯行当時在宅しているのを知っていて放火したかどうかは、裁判での争点であった。（後記の判決では、彼が彼女が同家の

東寄りの６畳和室にいることを知っていたと認定している）。

　いよいよ本件犯行当日であるが、ここでもいろいろ疑問がある。彼の公判調書や鑑定人への陳述によると、犯行前に次のような断続的飲酒がある。
　① 午前７時ごろ：自宅で焼酎1/2合。（自供のみ）
　② 午前８時前：妹Ｔ.Ｔ.方で清酒２合。（Ｔ.Ｔ.の公判調書では１合。同人の警察調書には飲酒のことは出ていない）。
　③ 時間不詳（②と④の間）：手打ちうどん店で清酒２～３合。（自供のみ）
　④ 午前11時ごろ：姉Ｋ.Ｎ.方でウィスキー水割り２～３杯。（Ｋ.Ｎ.の供述に信憑性が乏しい）。
　⑤ 午前11時30分～午後１時少し前：焼肉店Ｓ園で酎ハイ２～３杯。（Ｓ園の店員Ｓ.Ａ.の警察調書では２＋2/3杯）。
　⑥ 午後１時～２時（後記の判決では午後１時20分ごろ）：飲食店ＳＮでビール２～３本。（ＳＮの店員Ｋ.Ｋ.によると彼の同伴者Ｋ.Ｓ.と彼に併せて３本出したという。Ｋ.Ｓ.の警察調書では彼は１本飲んだという）。

以上の飲酒の事実について各種の調査を検討した結果、①から④までの事実については彼および彼の姉妹の供述の信憑性に疑問があり、⑤と⑥だけが真実であると判断された。ともかく、**当日の飲酒量は彼の上記の供述のものよりは遥かに少ないと考えられる。**

　彼が被害者Ｔ.Ｍ.方に放火するのを意図したのは、彼の警察調書（84年６月25日）では、当日朝、Ｔ.Ｍ.がＫ子の行方を知っていながら隠していると思い、「Ｋ子は最後には行田の姉（Ｔ.Ｍ.のこと）のところに戻ってくるのだから、２人の帰る場所がなくなるように、火をつけて燃やしてしまおう」と思ったという。彼はその前日にＴ.Ｍ.方を訪れていることは確かなようである。当日朝、彼は彼女に電話した可能性もある。結局、埒が明かない苛立ちから犯行を決意したのであろう。後記の判決では、彼がＫ.Ｓ.（前記）と飲食店ＳＮで共に飲酒しながら話し合っているときに、「次第にＴ.Ｍ.に対する憎悪の念が募り、Ｔ.Ｍ.方に放火して鬱憤を晴らそうと決意した」としている。

　彼は当日午前中に車を運転して（当時、免許更新手続きを怠ったため無免許である）、妹Ｔ.Ｔ.方と姉Ｋ.Ｎ.方を訪問し、午前11時30分ごろ焼肉店Ｓ園に行き飲食したが、そこで小・中学校の同級生のＫ.Ｓ.が同人の妻の実家であるＳ園を手伝っていて、そこで２人は久し振りに会った。Ｋ.Ｓ.によると、同人は、彼が妻に逃げられて落ち込んでいて話を聞いてくれと言うので、彼を自車で飲食店ＳＮに連行し、そこで彼の話を聞きながら飲食した。午後２時ごろ（後記の判決で

は午後１時20分ごろ）ＳＮを出て、同人は彼を自車に乗せて、彼の指示のままに行田市のほうに向かって運転し（途中で彼はガソリンスタンドでガソリン２ℓを購入した）、Ｔ.Ｍ.方のそばまで行った。そこで車を停めると、彼は「ちょっと待っていてくれ」と言い、すっと車から降りたが、**このときの様子は酔っ払っている状態でなく、ごく普通に正気の人が行動しているように見えたという**。彼がＴ.Ｍ.方に行き、それから戻ってくるとき、Ｔ.Ｍ.方からぼーっと音がし、炎と黒煙が上がったのを見、彼が放火したのを察知した。犯行後、同人が車で彼をＳ園まで送ったが（Ｓ園の近くに彼の車が停めてあった）、その間に彼が警察に行くと言って２回も行田警察のそばまで行ったが、彼に自首の勇気がなかった。**彼を車から降ろしたとき、彼は「人間が１匹死んだんだよな」と言ったという**。

■鑑定結論

私は彼の取調調書、公判調書に基づいてＳ園を出た以後の経緯について彼から聴取したが、**大体の記憶があり、犯行の経過についての著しい健忘はない**。放火の経緯も、起訴状にあるとおりで、Ｔ.Ｍ.方でガソリン缶を、口蓋を外して室内に投げ込み、その後、点火したマッチ軸を投げ入れて放火したという。同行者Ｋ.Ｓ.の供述からも当時、酩酊は高度でなく、異常酩酊であったとも考えられない。したがって、**犯行当時は飲酒試験で発現したような複雑酩酊の状態ではなく、単純酩酊の状態にあったと推定される**。鑑定結果は「被告人は本件犯行当時、単純酩酊の状態にあり、その刑事責任能力に著しい減退があったとは考えられない」というものであった。裁判所は89年３月14日、完全責任能力を認定し、無期懲役を言い渡した。彼は控訴したらしいが、私は以後の裁判の結果を知らない。

Ｃ　例　外　型

はしがき

私は酩酊犯罪の鑑定をたくさん行っているが、その鑑定例のなかには稀にビンダーの酩酊分類にうまく当てはまらない事例があり、そのうちの３例は非定型異常酩酊として論文に発表したことがある。その論文は中田　修、石井利文著「非定型異常酩酊について」（犯罪誌，59：6，1993）である。この論文は拙著『精神鑑定と供述心理』（金剛出版，1997）144頁以下に再掲されている。ここでは、

同様な異常酩酊の例外型としてその位置づけが困難な事例を3例提示する。

1．不可解な強盗殺人──酒が人を変える──

　これから紹介する事例は、犯行当時酩酊していたが、犯行のための準備は周到で、犯行の記憶はかなりよく保たれ、一見、単純酩酊であったように見える。しかも、一家を襲って多数の者を殺傷するという大事件を犯したが、犯行自体は強盗殺人としてとくに異例ではない。しかし、**平素は財産犯罪の傾向のない者が、普段あまり飲めない酒を大量摂取したために、性格が変化して、急に金が欲しくなり、強盗を計画して実行したようである。ここではアルコールによって犯罪が動機づけられ、犯行は犯人の平素の性格には異質的であり、その意味ではこの酩酊は異常酩酊のカテゴリーに入れられる可能性がある。**とにかく、このような珍しい事例のあることを認識する必要がある。

■犯罪事実

　私は1969年2月に浦和地裁より住居侵入、強盗致死、強盗致傷被告人F.K.の精神鑑定を命じられた。彼（被告人F.K.を指す。以下同じ）は本件犯行当時27歳である。起訴状によると、犯罪事実はおよそ次のとおりである。

　彼は、顔見知りの埼玉県戸田市の峯田丑松（当時67歳。仮名。以下の氏名も同じ）方居宅に侵入して、金員を窃取しようと考えたが、もしや同人や家人に発見された場合は同人らに暴行、脅迫を加えて金員を強取しようと思い、暴行、脅迫に使用するため出刃庖丁1丁（刃渡り約15cm）、くり小刀1丁（刃渡り13.7cm）、電線2本、木綿紐1本、ストッキング1足を所持するとともに、覆面用や屋内の照明用としてタオル2本、懐中電灯1個をそれぞれ所持して、68年4月1日午前2時15分ごろ前記峯田丑松方に至り、同人方階下応接間のガラス戸を開けて同間に侵入した。所携のタオル2本で覆面したうえ、前記出刃庖丁を右手に携えて同人方2階に赴き、2階8畳間の障子を開けて、同間に就寝中の峯田丑松、同人の妻文江（当時62歳）の様子を窺っているうち、同人らが目を覚ましたので、同人らに気付かれたものと思い、そのうえは同人らに暴行、脅迫を加えてもその反抗を抑圧して金員を強取しようと考えた。右手に出刃庖丁を握ったまま2階8畳間に入り込み、文江の傍らに赴き、出刃庖丁を示し、その生命、身体に危害を加えるような態度を示して脅迫したうえ、手を伸ばして同人の身体を捉えようとしたが、同人において身体を後ろに反らして、丑松とともに騒ぎ立てたので、これ以上同人らに騒がれては他の者にも気付かれて犯行が露見してしまうのではないか

と考え、出刃庖丁で丑松の後頭部等に切りつけ、さらに左肩甲部を突き刺し、さらに出刃庖丁で文江の顔面、左肩甲背部、左上腕部に切りつけたり、突き刺したりした。その後、この騒ぎに目を覚まし、同人らを救助しようとして駆けつけた、同人らの息子の峯田 明（当時21歳）、峯田重四郎（当時27歳）と取っ組み合って格闘をし、その際、出刃庖丁で峯田 明の右胸、左手等、峯田重四郎の右腕にそれぞれ切りつけた。出刃庖丁による突き刺し等により峯田丑松を同日午前2時47分ごろ、同市内を走行中の救急車内において左肩甲部の刺創にもとづく左総頸動脈損傷による失血のために死亡させ、峯田文江を同年5月25日午前6時50分、同市のT中央病院において左肩切創、肋骨骨折等の損傷にもとづく肺の癒着のため全身衰弱を起こさせて死亡させ、峯田 明に対しては加療約6ヵ月を要する右胸壁切創、左鎖骨上部刺創、左手背、左前腕部切創、右膝部切創の、峯田重四郎に対しては加療約2週間を要する右前腕部、左手掌部切創の各傷害を負わせた。（注：彼は息子たちに取り押さえられ、金員の強取は未遂に終わった）。

■家族歴

彼の家族歴、生活歴を簡単に挙げよう。彼は41年1月に宮崎県北諸県郡T町（現在、都城市に属す）に生まれた。父は農業を営み、家庭は以前は貧困であったが、現在は中流の農家になっている。母は心臓病の持病をもっている。同胞は10人で、彼は6番目、三男である。家系には、父方叔母に心因性うつ病に罹患した者がおり、父が無口、短気であり、長兄が酒好きで、酒癖が悪く、父方祖父の弟にお人好しで、財産を失った者がいる。

■本人歴

彼は多子で貧困な家庭に生育した。地元の小学校に入学したが、学校の記録がなくなっているために学業成績、性行については不詳である。次いで地元の中学に進学したが、学業成績は中の下であり、性行については「感情の変化は見られず、よく落ち着いている。協力して仕事する。大体約束を果たす。悪感を与えず交友している。判断を誤ることが多い」とされている。**中学3年時の担任Mによると、彼は普通の生徒で、地味で、友人と協力する生徒であったが、ただ数理の面で劣るためそのような点でときどき誤りをし、教師には従順であったという。**その他何人かの意見でも、彼の行状に異常があったとは考えられない。

次に職業歴であるが、詳細に述べると冗長になるので、簡潔に述べる。彼は船乗り希望であったが、父に反対され、同じ町で大工見習になった。1度現場に行くのをさぼったために父に叱られ、1年半で辞めた。57年9月ごろに家を出て、四国に行き、徳島、高知で知人を頼って職を探したが見つからず、一旦帰郷した。

その後、福岡県のあちこちの農家で働いた。(それから転々と仕事を変え、各地を渡り歩いた。当時は我が国の高度成長期であり、いつでも仕事は見つかった)。その後、奥只見ダム(福島、新潟両県にまたがる)工事、北陸各地や山梨県でトンネル工事、砂防工事に従事し、61年には埼玉県蕨市のW組に属して、住宅団地建設工事、地下ケーブル埋設工事に従事し、62年には大成建設の下請け会社に属して学校建築に従事し、次いで戸田市のセメント工場に勤めた。64年には都内北区のH電気店に勤めて鉄塔の碍子（がいし）洗いをしたり、埼玉県川口市のW電気店に勤めて電柱のトランス工事に従事した。**最後に65年12月ごろから戸田市内の大田四郎の下で大工仕事に従事し、同市内のアパートA荘に単身で住み、食事は同じアパートのT夫婦に用意してもらっていた。こうして68年4月の本件犯行まで比較的落ち着いた生活を送っていた。**

彼は60年に家を出て奥只見ダム工事現場に行ってから2回ほど家に便りをしたが、67年7月ごろにバイクの運転免許を取るために必要な戸籍抄本などを送ってもらうために家に便りをするまで、7年間実家に音信不通であった。

既往症では、中学を卒業した56年の夏、家畜小屋に敷く白砂を採掘していたとき土砂崩れに遭い、その際近くにあった馬車で左肩を強く打ち、頸のところまで生き埋めになり、意識を失ったが、その後ほとんど後遺症はなかった。また、彼にはときどき、気分が乗らず、何もする気がなく、口を利くのも嫌で、食欲も減少することがあり、そのようなときには仕事を休んだ。このような状態は5日から1週間続き、2ヵ月に1～2回あるという。これは**抑うつ性不機嫌発作であり、うつ病圏に属するかもしれない**。この発作の始まりははっきりしないが、60年に家を出てから後であるという。

彼には1回だけ検挙されたことがある。すなわち、60年12月(19歳)に傷害罪で新潟県糸魚川署に逮捕され、61年2月に起訴猶予になった。それは、彼が同僚たちと一緒にバーで飲み、同僚の1人が土地の者と喧嘩になり、彼が仲裁に入り、相手を殴って顔に負傷させたものである。**窃盗、詐欺などの財産犯罪を行ったことはない**。

彼は、福岡県の農家で働いていたころ(16歳)、チンピラと付き合い、ヒロポン(覚せい剤の商品名)を注射したことがある。しかし、注射回数は少なかったという。

性生活では、中学2年のころ手淫を覚え、中学3年のころ、1学年年上の少女と山の中で性関係を結び、その関係は1年ぐらい続いた。その後は女遊びがときどきある程度であった。彼は67年9月ごろ同じアパートの住人T(前記)の紹介

でK子という女性と結婚話があったが、離婚していたK子に復縁話が出て、この結婚話は立ち消えになった。**同年11月ごろ親方の大田四郎の斡旋で、小学校の用務員の娘のM子と結婚することになり、68年4月29日に結婚式を挙げる話になっていた。結婚に備えて、彼は洋服箪笥、茶箪笥、テレビ、電気炬燵、座布団、布団、食器類などを買い揃えていた。**

飲酒歴では、彼によると、中学卒業後、大工見習をしていた15歳ごろ飲酒を覚えた。飲酒量は清酒2合ぐらいが適量で、せいぜい3～4合で、それ以上になると苦しくて飲めない。飲むと金時さんのように顔面が紅潮する。酒は好きでなく、飲酒は機会的である。酒で失敗したのは、傷害で検挙されたときだけであり、そのときはあまり酔っていなかった。もっとも、土方仲間と飲酒して喧嘩したことはあり、飲酒するとやや短気になるが、酒癖が悪いほうではない。1度、20歳ごろ飲酒してわけが分からなくなり、旅館に寝かされていたことがあるという。要するに、**彼は酒に弱く、清酒2～3合程度が適量で、機会的飲酒者であり、酒癖も悪くない。**

69年5～6月の**鑑定時の所見**では、身体的には左耳の軽度の難聴（小学校3～4年ごろ水が外耳道に入り、手でいじって鼓膜を破損した）、脳波に軽度の異常（シーター波の散発）があるほかは特記すべき異常はなく、気脳写にも異常はない。精神的には、最初の面接では、やや捨て鉢的な話し方、野卑な言葉遣いであったが、面接を重ねるにつれて終始平静で、むしろ上機嫌であった。一般に素直で、各種検査に従順に応じ、虚飾的な印象はない。知能はWAISで全検査IQが84であり、正常の下位であるが、知的障害とは言えない。性格は前にも触れたが、彼に接した多くの人たちの証言でも、彼は特に変わった性格でなく、「負けず嫌い」「同胞思い」「地味」「無口」などの傾向が指摘されているに過ぎない。ただ、**問題なのは前記のように、ときどき抑うつ性不機嫌発作があることである。短期間の躁うつ病のうつ発作なのか、気分易変性精神病質なのか**、断定できないが、あまりに短期間の発作であるので、後者のほうを選択した。もっとも、この気分変調と本件犯行の関連性はなさそうである。

本件犯行は飲酒酩酊時の行為であるため、鑑定時に**飲酒試験**を施行した。清酒を任意の速度で飲ませ、結果として1時間40分間に660ml(3.7合)を摂取させた。飲酒開始後20分（180ml摂取）では、顔面紅潮が強く、金時さんのようになる。1時間（400ml摂取）では、やや多弁、上機嫌であり、歩行はふらつく。1時間18分（540ml摂取）では、かなり酔った様子で、溜息をつく。1時間35分（640ml摂取）では、泥酔状態で、ふうふう言い、眼を閉じ、溜息をつく。1時間40分

（660ml摂取）では、飲酒を終了し、机にうつ伏せになるので、長椅子に寝かせる。1時間50分では嗜眠状態。2時間30分では睡眠中。以後睡眠が続き、4時間で覚醒し、4時間30分では普通に会話する。**以上から、単純酩酊が出現し、彼は酒に弱く、アルコール不耐性の傾向がある。**

■本件犯行当時の精神状態

犯行前日の68年3月31日午後6時ごろ、昼間の仕事を終えて親方の大田四郎宅に戻り、親方と一緒にビール大瓶3本を、2人で大体同じぐらい飲む（彼の飲酒量はビール大瓶1本半）。それから自宅に戻り、午後7時30分ごろから清酒をコップで3杯（3合）ほど飲んで、それから横になり、午後11時ごろから再び清酒をコップ4杯（4合）ほど飲んだという。彼の供述が確かなのは、彼は清酒1升を買って置いてあり、その1升瓶に2合程度残っているのが発見されたからである。したがって、**前夜の飲酒量はビール大瓶1本半と清酒7～8合であり、平素の適量の清酒2～3合程度をはるかに超える大量の飲酒をしたことが分かる。**

私は彼から犯行当時のことを聴取したが、不思議に思ったのは、彼がそれまで強盗のことなど全く意識していなかったのに、自宅で2度目の飲酒をした後に突如として、強盗を意図し、周到な準備をし、前から大工仕事で同家の事情などを知っていた峯田家をターゲットにし、自転車で30分ほどかけて、同家に赴いて残虐な強盗殺人等の事件を起こしたことである。当時、彼には大工としての稼ぎがあり、結婚を目前に控えていたが、結婚式の日取りは先に延ばすことも可能であった。ただし、彼の両親が愛知県瀬戸市に住んでいる彼の姉のところに来ているので、彼は8年振りに両親に会うつもりで、犯行当日でもある4月1日に列車で愛知県のほうに行く予定であり、両親に5～6万円ぐらい手渡したい意図もあったという。しかし、そんな無理をしなくてもよいし、これまで財産犯罪などやったこともない者が、どうして急に強盗など考えたのか私には不可解であった。**体質的にむしろアルコール不耐性にある者が大量の飲酒をしたために、性格が変化したとしか考えようがない。**起訴状にあるような峯田家における犯行の経過を彼は十分に記憶しており、当時、意識障害があったとは考えられない。

私は鑑定当時、酩酊によって**性格が一変して**平素の性格では到底実行しないような犯罪を実行する事例があるかどうか、文献を探す努力をしなかった。現在でもそういう事例を知らない。もしこの事例が病的酩酊の諸標識を具えていれば、問題は簡単であるが、そうではなく、単純酩酊の状態にあったとしか言えない。もっとも、前記のように性格の変化が起こっているので通常の単純酩酊ではない。

■鑑定結論

　こうして私は判断に困ったが、鑑定主文において、「被告人の本件犯行時の精神状態では普通酩酊（注：単純酩酊と同義）と異なる酩酊の特徴が認められ、その動機は平素の人格から充分に了解できない面があり、限定責任能力が妥当な状態であったと考えられる」とした。

　浦和地裁は71年5月28日に無期懲役を言い渡した。**判決は私の異常酩酊が疑わしいとする見解を否定してこう結論づけている**。「本件犯行の動機、本件に至る経緯、本件の態様は、この種事案において必ずしも異とするには足らず、なかんずく、犯行が計画的であり、そのための用意は周到であり、屋内に侵入する際の具体的行動、家人のいないところには現金がないとの判断のもとに老夫婦の寝室を見つけこれを狙った行動等、その行動は終始一貫しており、飲酒酩酊し、精神状態に欠陥のある状況のもとになされた行為とは到底認めることはできない。さらに、犯行後の警察官に対する供述は、ほぼ一貫して矛盾がなく、その記憶は詳細かつ正確である」として犯行当時の責任能力の著しい減退を否定した。また、彼は年が若いこと、従来真面目な生活を送ってきたこと、本件犯行を深く反省していることなどを酌量して無期懲役を選択したという。

2．犯行についての健忘を訴える酩酊犯罪者——非定型異常酩酊——

　これから紹介する事例は、大量飲酒の後の高度の酩酊状態で、共に飲酒していた女性の手提鞄を強奪した酩酊犯罪例である。ここでも、犯人は犯行についての健忘を訴えており、その健忘は事実らしい。ただし、犯行の経過をみると、複雑酩酊に病的酩酊の特徴が付加しているようで、とにかく非定型異常酩酊というべき状態が出現している。本例では、長時間にわたって飲酒、酩酊を続け、睡眠を奪われているが、そういう場合にはもうろう状態などの病的酩酊状態が出現しやすいと言われている（Rasch, W.: Schuldfähigkeit. In: Ponsold, A.: Lehrbuch der gerichtlichen Medizin. G. Thieme, Stuttgart, S. 55, 1967.）。

　私は1973年7月に東京地検F検事より強盗致傷被疑者F.N.の精神鑑定を依嘱された。彼（被疑者F.N.を指す。以下同じ）は本件犯行当時23歳である。登場人物は特定の場合を除き仮名とする。犯罪事実はおよそ次のとおりである。

■犯罪事実

　彼は73年6月23日午前1時50分ごろ、都内目黒区上目黒の東横線中目黒駅前路上においてタクシー待ちをしていた永田由美子（当時47歳）に対し、「遊びに行

こう」などと申し向け、同女がこれを拒否するや、中目黒駅構内に同女を引きずり込み、同女の前頸部を両手で絞めあげ、手拳で殴打する等の暴行を加え、その抵抗を抑圧したうえ、同女所持の現金303,500円位およびダイヤの指輪ほか10点（時価合計約1,009,900円位）在中の黒皮製ハンドバッグ１個をもぎ取って強取し、暴行により全治５日間を要する右口腔部擦過創、前頸部挫傷を与えた。

■家族歴

彼は49年９月に青森市大野に生まれた。父昌義は農業を営み、彼の９歳のとき直腸癌で死亡した。真面目な性格で、酒は晩酌程度で、酒癖は悪くなかった。母リンは鑑定時現在（以下、現在と略す）53歳で、明朗、楽天的な性格で、肥満型体型である。彼の同胞は６人で彼は５番目、三男である。家系には、父方叔父に１人、大酒家で酒癖のやや悪い者がいるほかに目立った異常者はいない。

■本人歴

彼は、出産は安産で、幼小児期に特記すべき病気に罹患したことはないが、小学校２年ごろまで夜尿症があった。彼は56年４月に地元の小学校に入学し、同校を卒業した。同校の児童指導要録によると、学業成績は中位で、図工が得意であり、性行では、ひょうきんで、おどけて人を笑わせるところがあったという。次いで62年４月に地元の中学に進み、同校を卒業した。同校の生徒指導要録によると、学業成績は中位であり、優れた学課もない。性行ではユーモラスで陽気な性格で、失敗も多いと評価されているが、とくに不良行為はない。65年４月に青森県立Ｄ高校に進学した。同校２、３年の担任であった青田宏二の回答によると、彼は初めは大学進学のつもりであったが、そのうちに実力がないことを認め、勉学に意欲をなくし、１年時の成績は中位、２、３年時は下位であった。しかし、性格は明るく、純粋、一本気で、多くの友人に愛されていたという。

彼は高校卒業の前に防衛大学を受験したが不合格になり、卒業時の68年３月に自衛隊に入隊し、八戸陸上自衛隊で訓練を受けたが、型にはまった教育が気にいらず、69年４月に除隊した。その後は、地元青森市でトンカツ店の店員、神奈川県川崎市の三菱自動車の工員、また埼玉県大宮市のトンカツ店の店員、都内池袋のトンカツ店の店員、地元のパチンコ店の店員、同じく地元のこんにゃく店の店員、同じく地元での図書販売員などをやり、71年には実家から200万円を出資してもらって地元で肉店を経営したが８ヵ月で営業不振のために廃業し、73年３月に埼玉県北葛飾郡三郷町で土方をやり、同年４月から川崎市の川崎駅前のパチンコ店「Ｍ」の店員となり、本件犯行に及んだ。**彼の性格は、頻回転職に見られるように、やや飽き易く、意志薄弱の傾向がある。**

彼はやや空想的で、歌や芝居が好きで、ラジオののど自慢に出たことがあり、いつか芸能界に入りたい、そして一旗挙げたいという希望を持っていた。しかし、短気、粗暴な傾向はなかった。

　飲酒歴では、前記のように父方叔父に大酒家がいて、同人の勧めで、少時からときどき飲酒したことがあった。本格的に飲酒するようになったのは、68年に自衛隊に入隊してからである。飲むのは主としてビールであり、飲むと解放感を味わうことができた。清酒を1升も飲んだことがある。しかし、酒にはそう強くないという。**酒による失敗は次のように何回かある**。
　①　68年9月（19歳）、自衛隊の記念日に体育館で酒宴があり、大量に飲酒し、同僚と喧嘩となり、後でそのことの記憶がなく、びっくりした。
　②　21歳ごろ、郷里の青森市の神社で、兄政利の結婚式があり、清酒を銚子12〜13本ほど飲み、気がついたら警察の留置場にいた。後で訊いたら、兄政文と口喧嘩し、暴れて家族が押さえきれないので、警察に保護されたという。
　③　73年4月、埼玉県三郷町で土方をしていたとき、自宅とスナックで合計20本ほどのビールを飲み、スナックで死ぬとか言って、**自分の右手の示指と中指を剃刀で切った**。死ぬなどと言ったこと、指を切ったことは覚えていない。
　彼が酒癖の悪いことは家族も知っており、郷里の警察に保護されたのは、前記の兄政利の結婚式のときのほかにもう1回あるという。彼が暴れ出すと押さえきれないので警察を呼ぶことになる。**飲まないときは大人しいが、飲むと人が変わったようになる**という。
　彼には**犯罪歴**が1回ある。すなわち、71年1月14日の逮捕で、同年2月5日に浦和簡裁で暴行、暴力行為等処罰に関する法律違反のために罰金3万円に処せられている。この事件は、彼が当時勤めていた埼玉県大宮市のトンカツ店の店主の息子に加勢して、不良の相手を殴打したもので、そのときはビール1本ぐらいしか飲んでいなかったので、犯行はよく記憶していて、酩酊はあまり関係ないという。
　73年7〜8月の**鑑定時の所見**は次のとおりである。身体的には闘士型の体型で、内科的・神経学的に異常はなく、脳波も正常である。私は彼に4回面接したが、精神的には、素直、従順であり、談話は普通で、見当識、記憶、知識、判断力に目立った異常はなく、気分は平静で、病的体験はない。9種の心理テストを施行したが、脳研式標準知能検査では100点満点で70点であり、新田中B式知能検査ではIQが87である。その他の所見も参照して、知能は平均的である。性格では、意志薄弱性、それに自己顕示性の傾向があるが、異常性格とは言えない。

本件犯行は酩酊犯罪であり、彼が酒癖が悪いというので、**飲酒試験を施行した**。ビールであると長時間にわたって飲ます必要が生じる恐れがあるので、空腹時に清酒を任意の速度で飲ませることにした。73年8月29日午前10時から私どもの研究室で施行した。飲酒量は、飲酒開始後1時間30分（以下、飲酒開始後を略す）で5合（900ml）を摂取させた。その経過の概要は次のとおりである。

　彼は試験中、顔色を変えず、言語障害はなく、歩行障害も少なかった。しかし、精神的にはかなり著しい変化を示した。40分ぐらいから、それまでもよく喋っていたが、声高となり、一層多弁となり、明らかに発揚状態になった。1時間では歌を歌わせてくれと言って「柳ヶ瀬ブルース」を歌った。**1時間10分から悲憤梗概調となり、本件犯行について「俺は強盗などやる男ではないのだ、自分は本当に覚えていないのだ」と言う。1時間30分には絶叫調になり、「嘘はございません」と何回も大声で叫んだ。しかし、鑑定人や周囲の者に攻撃的になることはない。絶えず喋り続け、話の内容は鑑定人の質問に対応していた。**

　1時間40分から、話がまとまらず、支離滅裂となる。2時間で多少落ち着いたので長椅子に横にさせる。相変わらず喋り続け、発揚状態である。3時間には今までの経過について質問したが、概括的な記憶はあるが、細かい点では誤りがあり、たとえば悲憤梗概した内容は覚えておらず、記憶障害が残存している。そのような質問をしている間に**興奮状態が再燃**し、3時間10分には「これからは絶対犯罪はやらない。誓ってもよい」と絶叫し、泣きわめく。そのような興奮状態は約10分間続き、その後3時間30分から約50分間睡眠状態に陥る。その後はずっと平静で、酔いも醒めてきたようである。そこで泣きわめいたことについて訊いたところ、わめいたことは漠然と記憶しているが、泣いたことは覚えていない。4時間30分に飲酒試験を終了し、丁寧に挨拶して看守に連れられて東京拘置所に帰った。

　以上から、**酩酊による生気的興奮が非常に強く、しかも長く続き、抑制解除が著明であるが**、一応、周囲の状況と対応した行動をとり、行動が無差別、盲目的にならない。したがって、H.ビンダーの複雑酩酊が出現したと考えられる。なお、複雑酩酊ではしばしば暴力的になるが、彼の場合はそういうことはなかった。言語障害、歩行障害などの運動麻痺症状は比較的軽度であった。これによって、彼の酒癖の悪いことが証明された。

　飲酒試験中に30分ないし1時間ごとに採血して作成した血中アルコール濃度曲線と飲酒量の曲線を次に図表として提示する。血中アルコール濃度は2時間で最高の2.20mg/ml（220mg/dl）に達しているので、充分な酩酊度に至っていると考

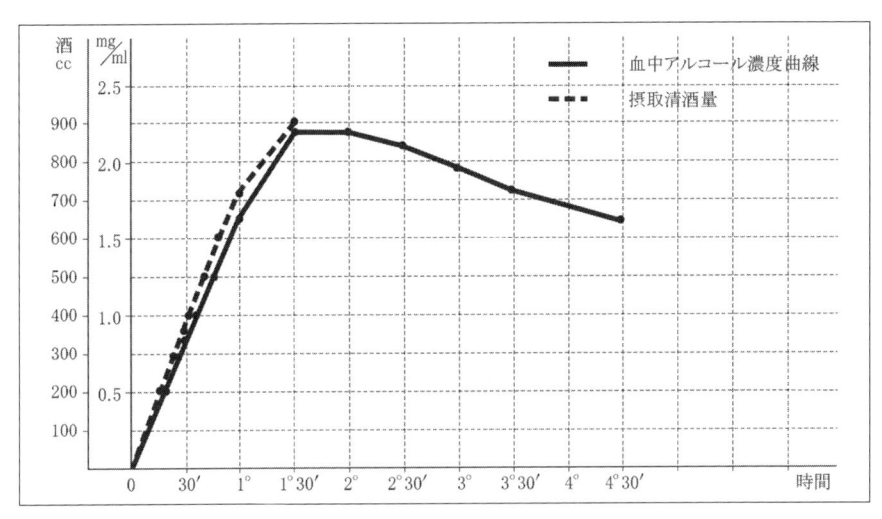

えられる。

■**本件犯行当時の精神状態**
本件犯行の前日、73年6月22日からの経緯についての問答の一部を挙げよう。
(その日は公休日か)……ええ。
(その日はどうしたか)……山田博美に誘われて、中目黒に行くというので一緒に行った。
(何時ごろ川崎を出たか)……お昼ごろ。
(昼食は食べなかったか)……ええ。11時ごろまで寝ていて、朝食も摂らない。
(前の日は)……午後11時半ごろ仕事が済んで、午前4時まで麻雀をやっていた。麻雀をやる前にビール5〜6本飲んだ。
(中目黒に何時ごろ行ったか)……時計がないのでよく分からないが、午後1時ごろではないか。
(最初に何したか)……山ちゃん(山田のこと)が前に働いていたパチンコ店に行ったが、休みであった。近くの別のパチンコ店に入って、パチンコした。山ちゃんと奥さんは店員と話していた。(注:山田は妻と一緒に出かけていた)。
(その店にどのくらいいたか)……30分といなかったと思う。
(それから)……スナックに行った。
(3人で入ったか)……もう1人、山ちゃんの友達。(注:山田の男友達)。
(そこで何をしたか)……ビールを飲んだ。山ちゃんと自分でビール大瓶3〜4本飲んだ。ほかの2人はコーヒーを飲んだ。
(そこにどのくらいいたか)……約30分。

(それから)……ラーメンを食べに行った。あまり細かいことは覚えていない。奥さんともう1人の男はいなかった。
(中華料理店では飲んだか)……2人でラーメンを食べ、ビール4本ぐらい飲んだ。そのときは山ちゃんはあまり飲まなかった。
(中華料理店にはどのくらいいたか)……30分ぐらい。
(それから)……西小山（目蒲線沿線）に行った。山ちゃんが前に勤めていたところの人に5万円貸してあるので、それを取りに行くついでに遊びに行った。西小山ではパチンコ屋を5～6軒回った。
(パチンコ代は山田が奢ったのか)……全部奢ってもらった。
(パチンコが終わったのは)……8時ごろであった。
(そのころは酔いは醒めていたか)……頭はぼんやりしていた。私がパチンコをやっている間に山ちゃんはスナックで飲んだのか、酔っていた。
(それから)……電車で自由が丘で乗り換えて中目黒に戻った。
(中目黒では)……スナックに入った。
(その名は)……ピーコックという。
(そこでは)……ビール7～8本飲んだ。
(店の人は6本と言うが)……そうかもしれない。はっきり覚えていない。
(代金は)……僕が出した。3,100円払った。3,080円であったが、釣りは要らないと言って、僕が払った。
(そこには30分ぐらいいた)……ええ。
(その店にもう2回行っているらしいが)……確かに行っていない。
(どうして行っていないか)……行ったという記憶がない。
(ピーコックからどこに行ったか)……プレイヤーというバーに行った。
(そこでどのくらい飲んだか)……そこで2人でビール20本ほど飲んだ。
(どうしてそのくらいと分かるか)……バーでは3本ずつ持ってくる。ばかばか飲んでいた。
(そこでは何をしたか)……歌を歌った。流しが来たから何回か歌った。
(ふらふらしていたか)……ふらふらしていた。
(女の子がそばにいたか)……女の子のスカートをめくったのは覚えている。
(代金は誰が払ったか)……山ちゃんではないかと思うが、覚えていない。
(どのくらい取られたか)……山ちゃんが後で面会に来たとき、2万円以上取られたと言った。
(その店を出たのを覚えているか)……覚えていない。

（それからどこにいたか）……女の人と一緒に飲んでいたのを覚えている。（注：その女性が本件の被害者、永田由美子である）。
（そのとき山田は一緒か）……山ちゃんがいない。
（山田とどうして別れたか）……どういうふうにして別れたか分からない。プレイヤーで歌を歌って酔いが回ってきたと思う。
（女の人と飲んでいたのは大善だね）……大善という名も知らない。
（女の人と飲んでいるときは）……楽しく注いだり、注がれたりしているのは覚えている。
（どんなことをしたか）……なんか５百円札を煙草代だと言ってやったことを覚えている。
（その女とどこか泊まりに行こうと思ったか）……別にそういう気はなかった。
（その店を出たのを覚えているか）……知らない。
（その女と別れたのは）……知らない。どちらが先に出たかも知らない。その店に入ったのも知らない。先に女がいたのか、後から女が来たかも分からない。ただ一緒に飲んだのは覚えている。
（女の人の年は）……分からない。着物か洋服かも分からない。ただどこかのおばさんという感じ。
（それから）……川の中を走っているのを覚えている。そういう感じ。それから網から登って落ちて顔を打った感じ。それから暗いところに佇んでいるとき、すごく騒々しい感じがした。（注：網というのは、彼が犯行後、逃げてローラースケート場のところに来て、その囲いの鉄柵のことらしい）。
（警察に逮捕されたことは）……覚えていない。
（どういうふうにして警察に来たか）……分からない。
（いつ気がついたか）……朝です。
（そのときどう思ったか）……同じ房の人に起こされた。また、酔って何か喧嘩したかと思った。それから川の中を走った記憶があるようなないような。大分怪我でもさせたかな。その日、その次の日、頭が痛くて、調書を取られているときも頭が痛くて、煙草も吸えなかった。
（その他は）……ハンドバッグを盗ったのはどうしても分からない。プレイヤーから大善にどうして歩いたか、どうしても分からない。

以上の問答は７月17日、20日の分であるが、７月30日には追加的に次のような問答があった。

（事件のことを思い出すか）……酒のせいにするわけではないが、酒を恨む。

（その女の人にどこかに行かないかと言ったか）……記憶はない。
（２万円ほど持っているから行かないかと）……覚えはない。
（その女を殴ったのは）……覚えていない。
（ハンドバッグを盗ったのは）……分からない。
（中目黒駅のホームに逃げたのは）……分からない。
（ホームから階段を降りたのは）……分からない。
（誰かに追いかけられているような）……分からない。

　以上の彼の陳述と店の従業員の供述を参照すると、犯行前に飲酒した飲料と量は次のとおりである。

① 中目黒のスナック（店名不詳）　ビール大瓶1.5〜２本（山田と同量飲んだとして）
② 中目黒の中華料理店（店名不詳）　ビール大瓶４本。（山田はあまり飲まない）。
③ 中目黒のスナック「ピーコック」　ビール中瓶3.5〜４本。［同店員Ｔの供述では２人でビール中瓶６本、（その後２回来店したが、３回目に）６月23日午前１時過ぎに彼が来てビール１本注文したという］。
④ 中目黒のバー「プレイヤー」　ビール中瓶10本（同店経営者Ｉの供述ではビール中瓶を２人で20本ぐらい飲んだという）。
⑤ 中目黒の大衆酒場「大善」　ビール大瓶2/3本。（「大善」の店員Ｎによると、ビール大瓶２本の注文があり、彼は１本の2/3ぐらい飲んだという）。

　以上のビールの飲酒量をビール大瓶に換算すると、16.9〜17.8本に相当する。すなわち、ビール大瓶17〜18本ほど飲んだことになる。ビール大瓶１本のアルコール分は清酒１合のそれに相当する。それゆえ、清酒１升７〜８合に相当するアルコール分を飲んだことになる。これは必ずしも正確な量ではないが、とにかく大量の飲酒をしたことには相違ない。

　ここで、上記の問答から知られる、彼の犯行当時の事柄に関する健忘に立ち入りたい。彼の陳述によると、前記のように、「プレイヤー」で飲んでいる途中からの記憶がなく、それ以後のことで記憶があるのは、「『大善』だということはよく分からないが、そこでおそらく本件の被害者の永田由美子（47歳、バーのマダム）と一緒に飲んでいたこと、そのとき女に金をやったこと」「川の中を歩いたこと」「（ローラースケート場と思われるが）そこの鉄柵を飛び越え、頭を打ったこと」「（逮捕現場と思われるが）暗いところに佇んで、周りが騒がしかったこと」ぐらいである。犯行そのものも逮捕も記憶になく、６月23日朝、留置場で覚醒す

るまでの記憶はない。
　この健忘が真実か否かを取調段階の供述調書で検討しよう。
① 警察調書（73年6月23日）：「大善」で被害者と一緒に飲んだこと、金を渡したことの記憶はあるが、その他は、「気がついてみると川の中をハンドバッグを手に持って走っていましたが、川の中から道路に這い上がり、金網の柵を乗り越え道路に出ると、このときお巡りさんがいるような気がして人家の方に逃げ込みました。そして軒下に体を縮めて潜んでいましたら、お巡りさんが4～5人来て捕り押さえられました」という。**その他の事実、とくに犯行前後の経過は全然覚えていない。**
② 検事調書（同年6月30日、7月1日の2回）：**前記の警察調書とほぼ同一である。**
③ 検事調書（同年7月10日）：**当日、検事と現場付近を歩いて、記憶を呼び戻そうとしたが、想起したのは従来の記憶のままであった。**
　このようにして、取調段階の供述も現在の陳述とほぼ同様であり、供述ないし陳述に一貫性があり、犯行についての健忘は間違いないと思われる。
　以下に、犯行の前後の客観的な事情について述べよう。
　私は当日の同行者山田博美から聴取したところ、当日の足取り、飲酒量も彼の陳述に大体一致するが、山田の陳述では「プレイヤー」では2人でビール20～30本飲み、そこでは彼はかなり酔っていて歌も2～3回歌い、女の子のスカートをめくったりしていた。「プレイヤー」を出たのは6月23日午前0時半ごろと思うが、彼を「ニュー東京」（パチンコ店）の前で待たせ、山田は妻を妻の友人宅に預けてあったので、妻を迎えに行った。ところが妻はすでに帰宅していたので、「ニュー東京」のところに戻った。ところが、ほんの1分ほどの間に彼はいなくなっていた。その辺を探したが、彼の姿は見えなかったという。
　スナック「ピーコック」の従業員Tの供述調書では、「6月23日午前0時30分ごろバー『小紋』の女の子2～3人と同店のマスターと一緒に『ピーコック』に来たが（注：これが『ピーコック』への2回目の来店であり、彼の記憶にないが、その前にバー『小紋』に寄っているらしい）、一見大変酔っており、眼が座って、肩をいからし、話し方もチンピラ風であり、舌もよく回らない感じであった。それから午前1時ごろ『ピーコック』へ来た（3回目の来店。これも彼の記憶にない）。そのときは**一層荒れていて、脅迫めいた言辞を吐き、ジュークボックスを叩いたり、相当悪酔いしており、足元もふらふらしていたが、一喝すると大人しくなって、すみませんと言った**」という。またTが「小紋」の女に聞いた

ところでは、彼は彼女たちに対して、体に触ったり、殺してやると言ったり、中目黒駅前でしつこく口説いたという。

本件犯行の被害者永田由美子の検事調書によると、「大善」で彼と一緒に飲酒していたが、彼は無理に5百円札を同女の帯のあいだに挟んだり、チップだと言ってハイライト（紙巻き煙草の1種）2本ぐらいを同女のハンドバッグの中に入れたりしたが、多少酔っている感じであった。「大善」を出て同女の後を追って来て、同女の左腕を引っ張って「2万円持っているから遊びに行こう」と誘い、同女が断ると、同女を引っ張って行き、柱のところに同女の首を押しつけ、同女が助けを叫び、通行人が来て彼を制止したが、それに頓着なく、同女の左頬を手拳で1回殴り、同女のハンドバッグを奪ったという。なお、ハンドバッグの紐が切れたので、彼がいかに強く引っ張ったかが分かる。

その後の逃走経路であるが、目撃者などの証言から、彼は犯行後、中目黒駅（東横線）の改札口を通ってホームに入り、ホームから鉄製の階段を通って蛇崩川（じゃくずれかわ）（目黒川に合流し、水が少なく、容易に横切れる。最近は暗渠になっている）に飛び降り、川の中を歩いて、目黒川との合流点の手前で、コンクリート壁を登り、ローラースケート場の鉄柵を越え、そこから少し行った地点で蹲っているところを逮捕された。彼はその前までは足元がふらふらしていたらしいが、逃走するころには、危険な鉄製の階段を降りたり、蛇崩川を歩いたり、コンクリート壁や鉄柵を登ったりしていて、**運動機能に障害がなかったことが、注目に値する**。逮捕した警察官の高橋直彦の供述によると、少しは酒を飲んでいたことは確かであるが、しっかりした口調、しっかりした動作から泥酔状態ではなかったという。

さて、本件犯行の酩酊について考察することにする。彼は元来、酒癖が悪く、飲酒試験においても複雑酩酊が出現し、複雑酩酊の出現しやすい素質が存在する。**本件犯行前には梯子酒でビール大瓶に換算して17～18本という大量の飲酒をした**。そのために生気的興奮が徐々に亢進し、欲動、抑制解除が増強し、とくに性的興奮が上昇し、その極点で**本件犯行が為された**と言える。彼はたまたま知り合った永田由美子に色情を募らせ、同女を誘惑しようとして拒否され、そこで一挙に爆発して、同女に殴打などの暴行を加え、性欲から所有欲に欲動放散が起こって、ハンドバッグの強奪に至った。したがって、一連の行為は複雑酩酊の極限的状態にあったとも理解できる。しかし、犯行直後の逃走過程を見ると、通常の複雑酩酊に見られる身体的麻痺が一転して麻痺欠如に切り替わっているようである。病的酩酊の特徴である身体的麻痺症状の欠如がここで現れているようである。したがって、犯行後突如として複雑酩酊から病的酩酊に転換した可能性も否定でき

ないが、**複雑酩酊の亜型**で、**複雑酩酊に病的酩酊の特徴が混入した**とも考えられる。そうとすると、非定型異常酩酊のカテゴリーに属することになる。

■鑑定結論

私は、責任能力について、複雑酩酊に病的酩酊の特徴が加味されている点から、限定責任能力よりも責任無能力を推した。**東京地検は私の見解を容れて、73年9月12日に不起訴処分**にした。仄聞するところでは、処分決定後、彼は禁酒を誓い、兄に引取られ、もっと安定した職業に就くことに努力すると言ったという。なお、彼が不起訴になったのには、彼が犯行直後に逮捕され、盗品がすぐに被害者に戻って、実害が少なかったことも関係しているであろう。

3．不可思議な強盗致傷——非定型異常酩酊？——

これから紹介する事例では、本人は知能、性格ともに正常であり、犯罪歴も道路交通法違反、業務上過失傷害以外にはない。梯子酒で大量飲酒した後、知り合いの女性の家に侵入し、**同家で同女に気づかれずに睡眠に陥り**、2時間ほど睡眠した後に覚醒し、同女の寝室に入り、同女に暴行・脅迫を加えて、金銭等を強奪し、同女に傷害を負わせた。本人は会社役員であり、金銭に困っている状況は全くない。結婚して家庭も円満であり、性的不満もない。なぜ住居侵入したか、なぜ強盗致傷を実行したか、よく分からない。**この犯行は私には平素の人格から了解不能であり、酩酊によって人格が変化したとしか考えられない**。このような酩酊状態を病的酩酊と言ってもよいかもしれないが、H. Binderの病的酩酊からすると非定型的である。多少とも著しい健忘、急激な発現、身体的麻痺症状の欠如、見当識障害などの病的酩酊の諸標識を充たしていない。

私は1977年3月に静岡地裁浜松支部より、住居侵入、強盗致傷被告人K.O.の精神鑑定を命じられた。彼（被告人K.O.を指す。以下同じ）は本件犯行当時31歳である。登場人物は特定の場合を除き仮名とする。犯罪事実は起訴状によるとおよそ次のとおりである。

■犯罪事実

彼は、小高木材株式会社の専務取締役をしていたが、山口敏子（当時31歳）から浜松市A町に同女の住宅の建築を依頼され、これを完成して76年6月ごろ引き渡したが、同年10月23日午前2時ごろ金品を窃取する目的で、同女の居住する同住宅に赴き、所携の合鍵を使用して勝手口より故なく侵入した。同日午前4時ごろ同女の寝室において金品を物色しようとしたところ、同女が身体を動かしたの

で気づかれたと思い、同女に暴行・脅迫を加えて金品を強取しようと決意し、矢庭に同女の上に乗りかかり、同女の両腕を背後に回して、ナイロンタオルで緊縛し、所携のハイソックスで目隠しをしたうえ、背後から腕で同女の首を締め、手拳で同女の腹部等を殴打した。「騒ぐと殺すぞ、金はあるか、金を出せ」と申し向け、さらに逃げようとする同女を押し倒して、「逃げたり騒いだら殺すぞ」と申し向けるなどの暴行・脅迫を加え、その反抗を抑圧して、同女所有の現金85,750円、財布1個（時価4,000円相当）およびセーター1枚（時価1,500円相当）を強取した。この際、暴行により同女に対し加療約2週間を要する顔面挫傷、前額部血腫、左上腕挫傷等の傷害を負わせたものである。

■家族歴

彼は45年6月に静岡県浜名郡S村（後に浜松市に属す）に生まれた。父隆夫は鑑定時現在（以下、現在と略す）68歳で、浜松市T町に住み、約40年間国鉄に勤め、車掌業務に就いていた。現在は退職し、農業をしたり、長男が経営する木材会社の手伝いをしている。真面目、温和な性格である。母カズエは現在65歳で、彼の父を婿養子に取った。明朗、社交的な性格である。彼の同胞は4人で、彼は三男で末っ子である。兄が2人と姉が1人いる。長兄の照男は現在42歳で実家の近くで小高木材株式会社を経営している。温和、社交的である。次兄秀夫は現在38歳である。神田家に養子に行き、浜松市内でガソリンスタンドの管理者をしている。温和な性格である。姉の千代子は現在35歳で、建築業者のIと結婚し、温和な性格である。**彼の家系には、特記すべき異常者はいない。**

■本人歴

彼は、出産は難産で、臍帯が首に巻きつき、仮死状態で生まれたが、生後の発育は順調で、幼少時に特記すべき大病を経過しなかった。小学校3年のとき虫垂炎で手術し、同じく5年のとき扁桃腺炎から腎炎になったが、間もなく全治した。その後、特記すべき疾病に罹患していない。

52年4月に地元のS小学校に入学し、58年3月に同校を卒業した。同校よりの回答によると、学業成績は中の上で、学習意欲旺盛で、努力賞を授与されている。性行にも問題なく、正義感、責任感、協調性、指導性はAの評価である。

次いで地元のS中学に入学し、61年3月に同校を卒業した。生徒指導要録によると、学業成績は中の上であり、性行にも問題なく、評点Aの項目のほうがBのそれより多い。「茶目気が多い」「茶目な性格」との所見があり、ユーモアに富み、明朗な性格のようである。

次に県立I農業高校農学科に入学し、同校から送られた学業成績証明書による

と、学業成績は中の下で、体育だけが優れている。性行では、全項目がBで、性行の所見として、1年には「内向的で、多少粗暴なところがあり、やるときはやるが、陰では怠ける」とされている。しかし、とくに非行はなかった。

　彼が高校を卒業するときは、父の国鉄退職のときに当たり、彼は父の退職に代わるように国鉄に就職した。彼は静岡市の鉄道教習所で1年間教習を受け、静岡駅の貨物の仕事に従事した。こうして国鉄を5年間無事に勤め上げたが、長兄が浜松市内で小高木材会社を創業したので、手伝ってほしいと言われ、69年に国鉄を退職し、小高木材の専務として働き、同社が建築部を増設したので、主としてそこで建築請負の仕事に従事した。

　彼は70年11月に見合いで山上由子（47年2月生まれ）と結婚し、浜松市T町に家を建てて住み、長女、長男を儲け、夫婦円満で、何不自由ない生活を送った。

　犯罪歴としては、重大な犯罪はなく、業務上過失傷害で罰金6万円を科され、道交法違反（速度違反）で1回、罰金8千円を科されている。

　性生活は、23歳ごろ静岡市の喫茶店の女店員と性関係したのが初交である。しかし、女遊びはあまりしたことがない。**結婚後は妻以外の女性との関係はない。性的倒錯はない。**

　飲酒歴では、飲酒は20歳ごろからで、機会的に飲み、**清酒4〜5合が適量である。両親や長兄によると、彼は酩酊とすると、陽気になり、歌を歌ったりする。乱暴したことはなく、酒癖は悪くない。**家の外で飲んで、泥酔して自分で帰れなかったことはないという。ただし、**飲食店「円」の経営者野島吉雄の供述では、彼が飲み過ぎるとからむような態度があったという。また次兄神田秀夫の供述によると、酔うと気が大きくなるのか、祭りの屋台の前に寝転んで、轢(ひ)いてみよというような無鉄砲なことをやることがあるという。**

　77年6月11日〜同月16日の間、都内練馬区のN病院に彼を鑑定留置して審査した。**鑑定時の所見は次のとおりである。**

　身体的には、身長167cm、体重68kgで、混合型体型である。内科的・神経学的に異常はない。脳波は、中心・頭頂部に6〜7Hzのθ波の散発があり、境界線脳波である。

　精神的には、鑑定留置中の行動に異常はなく、面接時には、質問に素直に答え、多弁・冗長なところとか、虚偽を弄するところはなく、全く正常な印象であり、**精神病的所見は皆無である。**見当識、記憶、知識、判断等に異常はない。数種の心理テストを施行したが、脳研式標準知能検査では100点満点で77点で、正常範囲の知能である。WAISでは、全検査ＩＱは87で、やや低いが、テスト実施日は

飲酒試験の翌日であることを考慮すべきである。したがって、**知能は正常範囲である。**

性格であるが、従来の生活史から、とくに非行や犯罪の傾向はない（業務上過失傷害、道交法違反が各1回あるだけである）。面接時所見や心理テストからも目立った所見はない。ただし、中学時代の性行では、茶目気があるという記載がある。中学3年のときの担任M.M.に問い合わせたところ、「本人の性格ですが、落ち着きがなく、茶目なほうであったと思います。本人に対して特別、個別に指導した記憶はありません。問題を起こしたことはありません」という。父母や長兄照男によると、彼は口数の少ないほうで、どちらかというと気が小さいほうである。仕事は非常に真面目で、日曜日でも出勤する。世話好きで、人から頼まれると断りきれない。酒を飲んでも暴力を振るうことはなく、酒癖は悪くない。夫婦喧嘩しても殴ったりしたことはない。性生活も普通であるという。以上から、**性格はやや小心、無口、真面目、お人好しのところがあり、中学時代には茶目気のところがあったようであり、とにかく性格は正常範囲であると考えられる。**

本件犯行は飲酒酩酊時に実行されているので、彼の酒癖の良否を推定するために**飲酒試験**を施行した。飲酒試験には清酒を任意になるべく多く摂取させる目的で、清酒4合瓶2本を準備した。試験は77年6月15日午前10時からN病院の1室で施行した。2時間5分間に清酒4合（720ml）を摂取させた。**それ以上の摂取を彼は拒否した。**もっと多量に摂取させるべきであったと思う。この程度では、顔面紅潮、軽度の多弁、歩行不確実などの状態になったが、異常と思われる症状は出現せず、**Binderの単純酩酊が出現したに過ぎなかった。**それゆえ、この飲酒試験の結果は本件犯行当時の状態の検討にあまり参考にならないと思われる。

■本件犯行当時の精神状態

前記の犯罪事実にあるように、彼は76年10月23日午前2時ごろに浜松市A町の山口敏子（31歳）方に故なく侵入し、同日午前4時ごろに同女に暴行・脅迫を加えて、現金8万円余り在中の財布1個とセーター（子ども用）1枚を強取し、同女に傷害を負わせた。**住居侵入と強盗傷害の間に2時間のギャップがあるのは、その間に彼は同家の応接間で睡眠したためである。**この点も興味深いところである。

被害者山口敏子は同市K町の機械工具販売M株式会社に勤めていたが、76年6月30日付けで同社を退職し、M株式会社の社長西本典夫（45歳）の世話を受けていた、俗にいう二号・妾であることは周知のところである。

前記犯罪事実にあるように、同女は同市A町に建坪24.5坪の木造平屋建て住宅

4 異常酩酊例

犯行前日の飲酒

飲酒開始時刻(午後)	場所	飲料の種類	飲酒量
6時30分	会社事務所	日本酒	湯呑茶碗1～2杯
7時30分	伊藤屋	日本酒	銚子2本
8時30分	かみや	日本酒	銚子4本
10時	円	ウィスキー	水割り3～4杯

を新築し、本件犯行当時、そこに住み、本件の被害者になった。この家屋は、彼が専務取締役をしている小高木材株式会社の建築部がその建築を請負い、76年5月下旬に一応完成し、同年6月以後同女がそこに居住していた。

しかし、家屋は一応完成したが、内装工事等にまだ手を加えるべき箇所が残っており、**彼は同家の合鍵1個を預かり、職人等を出入りさせていたが、鍵の返却がぐずぐず遅延し、本件当時もこの鍵を所持していた。このことが悲劇の一因になった。**なお、彼は仕事の関係でたびたび同女に接していたが、両者のあいだに特別な関係はなかった。

裁判所から提示された犯行前日の飲酒は上の表のとおりである。彼は当日午後6時半ごろから午後11時半ごろまでの約5時間の間に、単独または会社の同僚と飲酒した。湯呑茶碗1杯を約1合と、銚子1本の量を0.8合と見なすと、日本酒の摂取量は5.8～6.8合である。ウィスキー濃度を40％、日本酒のそれを15％とし、水割り1杯のウィスキーの量を60mlとして、摂取したウィスキーを日本酒に換算すると、水割り3～4杯は日本酒の2.7～3.6合に相当する。こうして、総飲酒量を日本酒で示すと、8.5～10.4合となる。すなわち、**彼は犯行前日に日本酒8合ないし1升に相当するアルコール量を摂取したことになる。彼の適量は4～5合と言われているから、その2倍のアルコールを摂取したことになる。**

彼から犯行に関して事情を聴取したが、その問答の一部を挙げよう。なお、鑑定人は主として76年10月23日警察調書に基づいて聴取した。

　(事件の1週間ぐらい前に合鍵に気づいたか)……それまで気に留めてなかった。1週間ぐらい前に鍵が事務所の机の中にあるのに気づいた。ついでのときに山口に渡そうと思い、事件の前日（10月22日）にジープの中の鍵袋に入れた。
　(事件の前日は普通に働いたか)……10月22日ですが、2～3ヵ所現場があった。打ち合わせなどでいつもより忙しかった。
　(その日、夕方飲み出したのは)……どこかの現場から酒の上がりがあり、つまり2級酒4～5本あった。

(〈事務所で〉湯呑茶碗でどのくらい飲んだか)……1～2合。

(それから誰となく飲みに行こうと言ったね)……ええ。

(最初にどこに行ったか)……伊藤屋という居酒屋。

(兄の神田秀夫の車で行ったね)……ええ。

(神田、玉井、勝野、あなたの4人で行ったね)……ええ。

(そこで銚子14～15本、皆で飲んだね)……そのくらい。(注：伊藤屋の伊藤千恵子の供述では4人で8本ぐらい飲んだという)。

(午後8時ごろそこを出たか)……そこに1時間ぐらいいた。

(それから「かみや」に行ったね)……ええ。

(そこで清酒4～5本とビール2～3本を皆で飲んだね)……ええ。(注：「かみや」の神谷英子の供述では4人でビール5本、日本酒銚子8本飲んだという)。

(そこで酒を飲んだのはあなたと誰か)……神田以外は酒とビールを飲み、私は酒だけ飲んだ。(注：玉井 昇の供述では、彼と玉井は酒だけ飲み、神田と勝野はビールを飲んだという)。

(それから「円」に行ったね)……ええ。

(社長がそこにボトルを預けてあったね)……サントリーオールド。

(そこで皆2～3杯飲んだか)……ええ。(注：「円」の野本吉夫の供述では彼は4杯飲んだという)。

以上は彼が飲酒した経緯である。これからの問答は最後の店から出た後の経緯に関するものである。なお、飲酒中、彼が人にからんだり、粗暴な行動に出たことはない。

(それから歩いて自宅に帰ったか)……ええ。

(自宅には縁側から入ったか)……いつもそういう癖になっている。

(ズボンを穿いたまま横になったか)……ちょっと分からない。

(奥さんにちょっかい出したか)……自分は覚えていない。

(外の畑のところに出たか)……出て吐いたように思う。

(酒飲むと吐くのか)……たまに吐くことがある。

(外に出たとき合鍵のことに気がついたか)……ついたというか。(はっきりしない様子)。

(警察では芝生に休んでいるとき、山口さんの家に金でも盗りに行こうと思ったと言っているが)……思わなかったと思いますが。金のことなんか。(注：彼は76年10月23日警察調書で、芝生で休んでいるとき、作業衣の左胸ポケットに合鍵のあるのに気づき、山口さんの家に行けば金があるだろうから行っ

てみるかと思ったと供述している)。
(セックスのことは)……そんなこと考えなかったと思う。
(会社に歩いて行ったね)……歩いて行くしかない。そして一度戻って来たと女房は言う。ジープで家に帰って来た記憶はない。会社から直接山口さんの家に行ったと思う。
(妻があなたがおっぱいを触ったとか、妻が怒って別の部屋に行ったと言っているが)……覚えていない。女房がこう言っているが、こうでないかと警察は言うので、女房のほうが正しいだろうと言った。最初の調書も自分の想像で言っているところがあり、必ずしも正しいとは限らない。(注：彼の記憶のないところは、警察は第三者の供述をもとに、彼を誘導していることは明白である。取調べの全部的可視化の必要性が浮かぶ)。
(会社からジープに乗って来て、家の周りの道を1回りしたと妻が言っているが)……覚えていない。家内がそう言っているが。
(山口さんの家に行くのに、国道1号線を東に走るのか)……これはいつもそういう道を通るので、そう思うと言ったのだ。
(酒飲んでいるから注意して速度を40kmに制限したというのは)……ジープだからあまりスピードが出ない。40kmぐらいでないかと想像で言った。
(K高校の西側を行くというのは)……その道しかない。
(山口さんの家の勝手口を鍵で開けたのは)……覚えている。
(応接間に入ったのは)……覚えがあると言えばある。
(そこで寝込んだのは)……知らない。自分ではそれほど寝たかどうか分からない。ちょっと横になった程度にしか思えない。(注：山口家の応接間で2時間ほど睡眠した事実は確かであるが、彼にはその記憶がはっきりしない)。
(どうして山口さんのところに行ったのか)……目的といって分からない。
(あなたに気があるように見えなかったか)……分からない。山口さんは金がないことは知っている。金を盗る目的は絶対ない。
(好奇心、すなわち山口さんがどういう生活をしているか見たいために行ったとも言っているが)……動機が金でもセックスでもないとすると、好奇心ぐらいしかないのでそう言った。自分として何の目的で行ったかよく分からない。

以上の問答から、彼にはかなり著しい健忘があることが分かる。酩酊が高度であったための健忘であろう。ジープを運転しているから酩酊が高度ではないとはいえない。私は高度の酩酊でも事故をおこさずに運転できる場合があると思う。なぜ山口家に行き、その中に侵入したか、彼は自分でも分からないと言い、客観

的にも動機を明らかにできる証拠がない。夢遊症者が行動するのに類似している。
　ちなみに、住居侵入の動機について取調段階でどう供述しているかを見ると次のとおりである。
　①76年10月23日警察調書：金が欲しいという目的。（利欲）
　②同年10月28日警察調書：妻に拒否されたので、うっ憤晴らしに出たが、飲み屋が閉まっているので、何の気なく、被害者宅に行く。その家に入って、被害者の寝姿を見たいという好奇心を持った。（好奇心）
　③同年10月29日警察調書：前回と同様で、動機は好奇心。（好奇心）
　④同年10月30日警察調書：金を盗む目的。事件の1週間ぐらい前に、会社の机の中に合鍵を見て、被害者宅に入り、金を盗むのとどんな生活か見ようと思った。（利欲＋好奇心）
　⑤同年11月1日検事調書：夜の二号の生活を見たいという好奇心と、あわよくば金を盗ろうと思うが、強盗までは考えていない。（好奇心＋利欲）
　⑥同年11月9日警察調書：金が欲しい理由は、専務として大工や部下の前で体面を保ちたいためである。（利欲）
　⑦同年11月10日検事調書：金が欲しい理由は専務としての体面を保つため。ここでも動機として好奇心と利欲が挙げられている。（好奇心＋利欲）
　以上の警察調書、検事調書は彼と捜査官の合作である。とにかく正常な精神状態であれば、住居侵入などしないであろうし、するだけの根拠が見当たらない。侵入時に何か理由があったかもしれないが、それは異常な意識状態（夢幻様状態）の産物であり、正常な心理からは了解不能である。たとえ、侵入時に利欲、好奇心、あるいはその両方が働いていたとしても、それは異常意識の産物である。
　彼は山口宅の応接間で2時間ほど睡眠して、それから覚醒した後、山口敏子の寝室に入り、強盗傷害の犯行を実行するが、覚醒後の経緯についての問答を挙げる。

　（目が覚めてから）……目が覚めて一瞬ここはどこかと思ったが、山口さんの家だとすぐに気づいた。それから山口さんの寝室の隣の部屋に行き、豆球をつけた。（注：寝室の隣の部屋は居間で、そこに豆球をつけたと言うが、棒状蛍光灯2本の中の1本をつけたかもしれないが、彼の記憶は曖昧で、**後記のように、寝室で被害者と騒ぎになり、寝室から居間に2人が移ったときに電灯をつけたという彼の陳述もある**）。
　（それから）……山口さんの寝室に入った。
　（暗いでしょう）……山口さんの頭のほうぐらいは分かる。

（覆面していたでしょう）……ビニールのタオルで覆面しようとしたが、取れたのですぐに止めた。（注：彼は76年10月23日警察調書で、山口家の風呂場からナイロンタオルを取り、被害者の寝室に入る前に、それで顔の眼の下を覆ったと述べている。同年10月30日警察調書でも同様な供述をしている）。

（しばらく様子を見ていたというが）……しばらく見ていた。**動いたので見つかったと思った。**

（それで）……肩のあたりを手で押さえた。ベッドの向こう側に山口さんが落ちた。私もそのはずみで向こう側に落ちた。

（それから）……山口さんが何をするのか、何の目的だと言う。「黙っていろ！静かにしろ！」と言った。**騒がれてはいけないと思った。山口さんは何の目的だ、何の目的だと言った。**金ならば隣の部屋にあると言って、居間に行き、手提鞄（ハンドバッグ）から財布を出した。私は手に持ってテーブルの上に置いた。静かにしろと言って外に出ようとしたが、靴下がないのに気づいた。大人しくしろと言って、靴下を寝室で捜したが見つからない。シャツみたいな物（ブラウス）を山口さんの頭にかぶせて、それで出て来た。

（山口さんに目隠ししたのは）……（頭をかしげる）。眼に何かした。騒がれるといけないと思った。**ベッドの横に2人とも倒れ、騒がれたとき、これは大変なことになったと思い、ただ外に逃げることしか考えない。**（注：彼は自己の靴下の片方で同女に目隠ししたが、同女には彼の行動が見えていた）。

（山口が傷ついたのでは）……靴下を捜しているとき、女が逃げようとしたので、手にかけた。それで傷つけたのでないか。

（1度財布をテーブルの上に置いたのに、どうして持って来たのか）……それは。（首をかしげる）。**タオルみたいなもの（子どものセーター）もあった。なんであんなものを持って来たか分からない。財布もどういうつもりで持って来たのか、分からない。ただとっさ。**

（財布やセーターを帰りに捨てたのは）……これはいけないなと思った。中身（現金）だけ持って来た。それをどうする気はなかった。

（ジープは）……自分の家の車庫に入れた。片一方の靴下は持って来て、それを女房が洗った。（注：妻由子の供述では、彼の靴下片方が、同日朝、同女が使用している自転車の荷台に置かれていたという）。

（電話機を抜いたのは）……電話機が畳の上に出ていた。山口さんともみ合ったので、そのとき足に引っ掛かったのでないか。自分で抜いた覚えはない。（注：**彼は警察調書、検事調書で電話機を抜いたと供述し、被害者山口敏子も彼が**

抜いたと供述している）。
（山口さんの手を縛ったのは）……縛ったが、痛いと言うのですぐ取った。**騒がれてはいけないというだけ**。**大変なことになったという気**。目隠しなどもすぐ取った。（注：彼は最初覆面に使ったナイロンタオルで被害者の両手を後ろで縛った）。
（帰る前に居間でお茶を飲んだとき、布巾で湯吞茶碗を持ったのは）……ええ。騒がれたので渇いたので、テーブルの上にあった湯呑みで飲んだ。**布巾で持ったのは指紋を付けないため**。

次に、被害者山口敏子の警察調書、検事調書に基づいて私が聴取したときの問答を挙げる。

（被害者が、あなたが両手で首を締めたと言っているが）……そんなことはない。（注：同女は眠っているときに彼に首を締められたように思って大声を立て、ベッドから転げ落ちたというが、転げ落ちる前は睡眠中であるので、締められたというのは錯覚である可能性がある）。
（被害者があなたの両手に嚙みついたと言っているが）……よく覚えていない。
（掛布団をかぶせて押さえたと言うが）……2 人が床に落ちたとき掛布団も落ち、被害者が騒いだので掛布団を掛けた。苦しいというのですぐ取った。
（あなたが「騒ぐと殺すぞ」と言ったと言うが）……覚えていない。静かにしろと言った。
（**手を縛ったり、目隠ししたり、猿ぐつわをしたのは**）……した。しかし、すぐ取った。（注：彼は自己の靴下の片方で被害者に目隠ししたが、被害者が居間でハンドバッグから財布を取り出して彼に渡したり、彼が湯吞茶碗でお茶を飲むのを観察しているので、目隠しをしていても充分に用をなしていない。**同女は近視で、当時コンタクトレンズを取っていたので、面識のある彼を確認していない**）。
（あなたが被害者の背と腹を両手で叩いて押さえたと言うが）……居間に行って座らせようとして腰を押した。それを叩いたと言うのでないか。
（あなたが被害者の後ろに回り、両脇から手を入れて居間に連れて行ったと言うが）……両脇に手を入れたかどうか分からない。
（**居間に行って豆球をつけたと言うが**）……豆球かどうか分からない。電気はつけた。（注：前記のように、彼は寝室に入る前に豆球か蛍光灯をつけたという。ここに彼の記憶の曖昧さがある）。
（首を締めて「騒ぐと殺すぞ」と言ったと言うが）……そんなこと言っていない。

すぐ靴下が気になって寝室に捜しに行った。(注：最後のころ靴下の片方がないので捜し回ったが、徒労であった)。
(テーブルの上から箸を取って、それを被害者の背中に指して「お前は死ぬぞ。俺をなめるな」と言ったと言うが) ……そういうことは絶対ない。警察でも否定した。
(寝室で明るい電球をつけたのは) ……つけた。
(ブラウスを頭からかぶせて、取れたのでまたかぶせた) ……かぶせたかもしれない。

以上の問答から彼の精神状態を考察する前に、上記の問答でよく分からないと思われるので、彼が応接間で睡眠から覚醒した以後の行動を整理して示したい。ここでは、1審判決文を参照して記述したい。(注：これが完全に真相であるとも言えない)。

彼は山口敏子宅の風呂場から取ったナイロンタオルで覆面して、寝室に入り、就寝中の同女の様子を見ているうちに、同女が体を動かしたので、気づかれたと思い、同女の上に乗りかかり、目を覚ました同女ともみ合うなどするうちに、同女から何の目的かと訊かれ、問われるままにとっさに「金だ」と言い、「金はあるか。金を出せ」と言い、同女の両腕を背後に回してナイロンタオルで縛り、自己の靴下(ハイソックス)で同女に目隠しや猿ぐつわをし、それから同女が金は居間にあると言うので、同女の両脇に手を入れて同女を居間に運び、背後から左腕を同女の首に回して締め付け、手拳で同女の腹部等を殴打するなどし、「騒ぐと殺すぞ」などと言い、さらに逃げようとする同女を押し倒して柱等に激突させ、同女からハンドバッグを出させ、それを強奪した。

ここで、彼の強盗致傷の行動を考察しよう。彼は酩酊して睡眠に陥り、それから覚醒したが、まだ酩酊が残っていて、清明な意識状態に達していないままに、おそらくちょっとした好奇心から同女の寝室に入った。**同女を見ているうちに、同女が動くので、見つかったと思い、周章狼狽し、そこからの彼の反応は一方では、犯行の隠蔽という目的に貫かれており、同女に目隠し、猿ぐつわをし、暴行、脅迫を加え、電話機を抜き、湯呑茶碗に指紋が付かないように配慮していたり、靴下の片方を捜し、ブラウスを同女の頭にかぶせたりしている。一方では、彼女が何の目的であるかと言うので、ついうっかり金目的だと言ったために、その線での行動が続き、同女に財布入りのハンドバッグを出させて、強盗が成立した。**

このような犯行の経過を見ると、強盗犯としてはあまりにも素人の犯行という印象が強い。犯行を隠蔽するための行動はあまりにも中途半端で、首尾一貫して

いない。たとえば、目隠し、猿ぐつわ、両手の緊縛などをしているが、その効果が不充分で、しかも直ぐに取り外している。私はこの犯行は単に不慣れな者がやっただけではなく、**被害者への対応に周章狼狽して、一種の原始反応（クレッチマー）の状態に陥っていた**のではないかと考えた。あるいは、**小心な性格の者が、危機状況に直面して一種のパニック状態になっていた**のではないかと考えられる。なお、被害者の女性がどのような反応を示したかは明らかではないが、かなり激しく抵抗した（彼の指を噛んだ事実もある）ので、そのことが彼のパニック状態を加速したかもしれない。

■鑑定結論

本件犯行当時の精神状態から見た責任能力であるが、私の鑑定結論は、住居侵入時は単純酩酊の高度の状態から夢幻様意識状態に移行しており、強盗傷害時には単純酩酊の上に原始反応ないしパニック反応が出現しており、**両犯行時とも限定責任能力の状態にある**と考えられた。夢幻様意識状態では病的酩酊の範疇に入る。しかし、鑑定当時はそのことを明記しなかった。とにかく、私には不可思議な事例であった。

静岡地裁浜松支部は78年1月20日に、私の鑑定結果を否定し、犯行は彼の人格から了解不可能ではないとして、完全責任能力、情状酌量を認定して、懲役3年6月（未決通算60日）を言い渡した。彼は控訴し、私は東京高裁による2審で証人として出廷したが、判決結果を知らない。

5　酩酊関連犯罪例

はしがき

　私の鑑定例のなかにはアルコール酩酊時に犯行した事例がかなり多い。そのなかで異常酩酊例の重要なものは前章に提示した。ここではその他のもので、興味あるものとして8例を提示することにした。そのなかで、酩酊が放火を誘発した事例（事例1、事例2）や、犯行時の健忘が問題である事例（事例3～5）などはとくに有益であると思われる。なお、表題に酩酊関連犯罪を用いたが、それは酩酊犯罪と同義である。

1. 飲酒に誘発された連続放火の1例（1）

　犯人の男性は栃木県の農村地帯の郵便局に勤める集配人で、地元の地理に詳しく、外で飲んで帰宅する途中に繰り返し放火していた。**連続放火には飲酒の影響がある場合が少なくないが、この例では1件を除きすべての放火が飲酒酩酊時であった。**（例外の1件は他の放火と違って、動機は犯行の隠蔽であった）。本例では、放火の明白な動機が自覚されていないが、繰り返しているうちに放火後の逃走に対するスリルを感じるようになっている。また、他方、線路に石などを置く電車往来危険も繰り返していた。したがって、**悪戯の動機が放火にも働いていたように思われる。**本例は拙著『放火の犯罪心理』（金剛出版，1977）の「連続放

火犯人の研究」の204頁の事例3として簡単に報告されている。なお、この「連続放火犯人の研究」の原典は拙著「連続放火の犯罪学的研究」（犯罪誌，42：102，1976）である。

■犯罪事実
　私は1974年9月に宇都宮地裁より現住建造物放火、同未遂、非現住建造物放火、同未遂、建造物等以外放火、窃盗、電車往来危険、器物損壊、詐欺、道交法違反被告人Ａ.Ａ.の精神鑑定を命じられた。彼（被告人Ａ.Ａ.を指す。以下同じ）は本件犯行当時20～23歳である。犯罪事実は、犯罪の個数が多いので、起訴状を参照しながらなるべく簡略に記載する。

1．窃盗
① 彼は73年6月7日午前10時ごろ、栃木県下都賀郡Ｏ町の彼と同じアパートの2階のＳ方居室の茶箪笥から現金26万円を窃取した。
② 郵便外務員をしていたが、73年9月下旬ごろ、Ｏ郵便局付近で、県公金送金通知書1通（額面6,800円、栃木地方出納事務所よりＯ町のＳＧ宛て）の入っている封書1通を窃取した。

2．詐欺
　73年10月1日に、前記の窃取した県公金送金通知書を悪用して、ＳＧになりすまして、足利銀行栃木支店で銀行員Ｍを欺いて、現金6,800円を騙取した。

3．器物損壊
① 72年5月11日午前0時27分ごろ、Ｏ町のＯ郵便局事務室の北側空き地で、宿直員を驚かそうと考え、同所に散乱していた瓦のかけら1個を同局事務室を目がけて投げ、窓ガラス1枚を損壊した。
　その他6件の器物損壊は実質的に放火であり、ここでは後掲の放火に含めた。

4．道交法違反
① 73年10月22日午後11時27分ごろ、Ｏ町の国道上で原動機付き自転車を酒酔い運転し、
② 前同日時、場所において、最高速度毎時30kmを32km超過する毎時62kmで同自転車を運転した。

5．電車往来危険　（以下の事実により電車の往来を危険にした）
① 70年3月23日午後8時ごろ、Ｏ町の東武日光線新大平下駅南方約600mの上り線路内で、レールの上に小石15個を並べ、さらにその南方に線路脇にあった木製枕木4本を置いた。
② 同日午後9時15分ごろ、同線静和駅北方約400mの下り線路内において、

同線路脇に敷設してある通信線ケーブルを保護するための鉄筋コンクリート製蓋19枚をはがしてレールの上に並べた。

③ 71年10月17日午後9時ごろ、同線新大平下駅南方約1.2kmの上り線路内において、付近にあった古藁（ふるわら）約10束をレールとレールの間に並べた。

④ 71年11月11日午後8時40分ごろ、同線新大平下駅南方約700mの上り線路において、付近に集積してあった冷蔵庫梱包用木箱3個ぐらいをレールとレールの間に並べ、さらに土中に埋まっていたコンクリート製ヒューム管1本をレールの上に置いた。

⑤ 71年11月20日午後10時30分ごろ、同線新大平下駅南方約423mの下り線路内において、同線路脇にあった前記②と同様の鉄筋コンクリート製蓋約15枚をはがしてレールの上に置いた。

⑥ 72年3月4日午前2時ごろ、O町で中古自転車1台を窃取し、同日午前2時過ぎごろ同自転車を引いて同線静和駅北方約1.2kmの下り線路を歩いているとき、その後輪が線路内の橋梁枕木と枕木の間に差し挟まったので、そのまま放置した。

6．放火

件数が非常に多いので放火一覧表として以下に掲げた。

この一覧表では26件が起訴されたものであるが、実質的には放火であっても、公共危険性が低いために、6件（番号3，5，6，17，19，20）は器物損壊で起訴されている。2件では放火の前後に窃盗が行われている。すなわち、番号15では、アパートの居室に侵入して、作業ズボン1着を窃取したが、そのズボンの中には現金千円その他雑品が存在した。このズボンにオートバイから漏れたガソリンをかけて、それに点火して放火した。番号26では、家屋に放火した直後に同家のオーブントースター1台を窃取した。

一覧表によると、犯行の時期は、71年3月15日から73年9月2日の約2年6ヵ月にわたっている。**犯行がとくに頻繁であったのは72年であり、18件（69.2%）が同年に行われている**。犯行時刻はほとんどが深夜であるが、73年の番号23，26は午後7〜8時台で、やや早くなっている。**1晩に複数回放火している場合が6度見られ、番号7〜10は1晩に4回放火している**。頻回連続放火ではこのような現象はよく見られる。犯行地区は比較的狭い範囲で、とくに彼の職場や住居に近接したO町T地区が圧倒的に多い。O町ではT地区以外でも放火している場合があるが、それはわずかである。O町に近接するI町S地区にも2件見られる。この地区は彼の実家があり、72年12月ごろにO町T地区のアパートに転居するまで、

放火一覧表

番号	放火日時	放火地域	放火対象	被害
1	71. 3.15 午後10：30	O町T地区	収納小屋の藁	収納小屋1棟全焼
2	同日 午後10：35	I町S地区	畑の藁	藁焼失
3	71.11.20 午後11：30	O町T地区	野藁	野藁焼失
4	71.12.23 午前 1：30	同上	収納小屋の藁	収納小屋、納屋、空き家1棟等焼く
5	72. 1.17 午前 1：50	O町N地区	オートバイのガソリン	オートバイ1台焼く
6	72. 1.30 午後11：30	O町TM地区	田の稲藁	稲藁200束焼失
7	72. 2.19 午前 1：40	O町T地区	勝手口の紙袋	紙袋焼失
8	同日 午前 1：45	同上	同上	紙袋、古材の一部焼く
9	同日 午前 1：50	同上	オートバイのガソリン	消火され被害ほとんどない
10	同日 午前 1：55	同上	同上	オートバイ5台、置場の一部焼く
11	72. 3.16 午前 1：40	同上	貨物自動車の助手席	貨物自動車1台焼く
12	72. 5.11 午前 1：00	I町S地区	ベッドの布団カバー	モーテル1棟焼く
13	72. 5.19 午前 0：45	O町NM地区	段ボール箱の紙屑	勝手口の木柱を焼く
14	同日 午前 1：10	同上	稲藁の穂先	工場1棟、倉庫2棟、従業員室1棟全焼
15	72. 5.26 午前 1：30	O町T地区	ガソリンの付いたズボン	戸袋、土台柱、板張り、屋根裏等を焼く
16	72.10. 3 午後11：50	O町A地区	発泡スチロール	工場1棟、倉庫2棟焼く
17	72.10.14 午後11：00	O町T地区	稲束	稲藁約50束焼く
18	72.10.24 午後10：25	同上	物置の大豆ガラ	消火される。被害なし
19	同日 午後10：30	同上	自動車のボデーカバー	ボデーカバー1枚焼く
20	同日 午後10：50	同上	稲束	稲藁4束、脱穀機カバー、ベルト1本焼く
21	72.12.30 午前 0：40	同上	物置の紙屑	物置の一部焼く
22	同日 午前 0：50	同上	杉林内の稲藁	稲藁全部消失
23	73. 2.24 午後 7：50	同上	納屋のそばの麦藁	納屋1棟全焼
24	73. 7. 1 午前 0：40	同上	納屋の中の叺	叺と紙袋の一部焼く
25	同日 午前 0：45	同上	トタン葺き建物の中の新聞紙	トタン葺き建物、家屋1棟全焼
26	73. 9. 2 午後 8：00	O町A地区	箪笥の中のワイシャツ	家屋1棟全焼

彼はこの実家から通勤していた。とにかく、**放火範囲は非常に限局され、この範囲内に彼の住居がある。**

彼の住むところは農村地帯であるため、**放火対象は圧倒的に藁が多く、収納小屋、納屋、物置、田畑の中にある稲藁、藁束、麦藁などが多い。**その他、紙袋、紙屑、新聞紙、発泡スチロール、叺、大豆カスなどである。やや特異なのは、オートバイを倒してガソリンを流失させてそれに放火していたり、自動車の助手席、ボデーカバーなどにも放火している。例外的に、番号15では盗んだ作業ズボンにガソリンをかけて放火したり、番号26では室内の箪笥の中のワイシャツに放火している。

放火の被害では、前記のように器物損壊で起訴されているのが6件もあり、一般に軽微なものが多く、とくに2件（番号9、18）のように、消火されたため、被害がほとんどない場合もある。それでも、番号4，14，16，25，26のように家屋、工場、倉庫等が全焼している場合がある。

以上、放火一覧表にもとづいて概括的な知見を述べたが、犯行の動機、経過などについては後記する。

■**家族歴**

さて、彼は50年1月に栃木県下都賀郡I町に生まれた。父は鑑定時現在50歳で、小農を営んでいる。従来健康であったが、73年ごろから低血圧、立ちくらみ、栄養不良で、胃潰瘍と言われているが、ぼつぼつ働いている。母も同じく50歳であるが、高血圧、めまい感があり、服薬している。彼の同胞は11人で、彼は二男である。同胞のうち3人は夭折している。長男も夭折したので、彼は事実上の長男である。家系には、父方祖父が晩年うつ病のようになったらしいが、そのほかには特記すべき精神異常者はいない。

■**本人歴**

彼の出生時、満期・安産で、幼小児期の発達も普通で、特記すべき疾患にかかったことはない。なお、蓄膿症は後記する。彼は56年4月に地元の小学校に入学し、62年3月に同校を卒業した。同校よりの回答によると、学業成績は中ないし中の下である。性行では、6年のときだけ項目別の評点が示されているが、全項目がBである。行動の所見では、「根気がない」「落ち着きがない」「物事をよく考えないで行動する」といった評価がある。次いで、62年4月に地元の中学に入学し、65年3月に同校を卒業した。同校からの回答では学業成績は中ないし中の下である。性行では、「金銭の使い方が悪い」「落ち着きがない」「自信がなく、成績に無関心である」と評価されている。とくに非行はなかったらしい。

彼は65年4月に足利市の私立T高校に入学し、68年3月に同校を卒業した。同校の2人の教師の警察調書によると、生徒指導要録にもとづくと思われるが、学業成績は各学年、各学科の成績はおおむね中ないし中の下であるが、社会が比較的良く、（学年は不詳だが）50人中15番であったという。性行では各学年、各項目ともほとんどがBであり、ただ2年のときに「協調性」がCとなっている。教師のSによると、彼は口数が少なく、友人がなかったという。

　彼は高校卒業に際して日立化成に就職するつもりでその就職試験を受けたが、高校在学当時からアルバイトに行っていた地元のO郵便局に就職するほうが、事実上の長男として好ましいのではないかと言う近親者の勧めもあって、O郵便局に勤めた。そこでは終始、外務員で郵便物の集配を担当していた。そのせいで地元の地理に詳しくなり、放火に好都合になった。**職業が連続放火に一役を買うとは皮肉な運命である**。前記のように、彼は最初はI町S地区の実家から通勤していたが、72年12月ごろにO町T地区のアパートに移った。

　既往歴では蓄膿症が挙げられる。放火犯人に蓄膿症が多いというのが警察関係の通説である。彼によると、中学2年ごろから鼻が詰まり、近くの医院で蓄膿症と言われ、手術を勧められた。その後手術しないで良くなり、高校卒業後、就職してときどき鼻出血があり、70年に栃木市内のK耳鼻科を受診し、鼻洗浄を受けながら服薬した。1ヵ月ぐらいで薬も飲まなくてすみ、本件で逮捕されてから症状がなくなったという。**蓄膿症があったとしても軽度のもので、放火とあまり関係はなさそうである**。

　それから交通事故で意識不明になって入院したことがある。70年7月に他人から借りた乗用車を酒酔い運転してブロック塀に擦るように衝突し、栃木市のM外科病院に2ヵ月ほど入院した。このとき胸部から頭部にかけて打撲傷を負い、衝突した直後意識を失い、病院で気がついたという。逆向健忘はなかったらしい。とくに強い後遺症もなかった。彼はこの事故のため栃木簡裁で道交法違反として罰金2万5千円に処せられた。

　本例では放火の誘発剤としての飲酒が問題であるので、**飲酒歴**に触れる。彼によると、O郵便局に就職した18歳ごろから飲酒の機会があり、初めは付き合いで飲む程度であったが、20歳ごろから独りでも飲むようになり、そのころは清酒2合程度であった。そのうちに銚子7～8本も飲めるようになった。**頻繁に飲むようになったのは71年（21歳）ごろからで、2日に1回ぐらいは近所の飲み屋に行き、1ヵ所で清酒3～4合飲むといった調子で、梯子酒はしなかった**。酒代は1ヵ月3万円ぐらいになった。飲酒は必ず夜で、飲酒しても必ず食事をすることに

していたという。飲酒すると、**顔は赤くなり、爽快、多弁となるが、他人と喧嘩することはなく、酒癖は悪くない**。酒には強いと言われ、銚子7〜8本は飲め、それ以上飲んでわけが分からなくなったことが3回ほどある。1回目は19歳ごろ郵便局で初めて飲まされ、自動車で自宅に送られた。2回目は71年に同僚の結婚式で酔い、引出物を片手に持って自転車を片手で運転して、橋から川に落ちた。3回目は、時期は不詳であるが、酔って溝の中に片足を突っ込んで寝ていたという。

　性関係では、21歳ごろから数人の女性と関係はあったが、恋愛、同棲の経験はなく、性欲倒錯もない。道交法違反（前記）のほかに犯罪歴はない。

　74年12月の**鑑定時の所見**は次のとおりである。身体的には、身長171.9cm、体重58.5kgで、細長－闘士型の体型である。内科的・神経学的に異常はない。既往症として蓄膿症があったが、鑑定時には自覚症状はなく、耳鼻科的検査はしなかった。脳波にも異常はなかった。

　精神的には、5回面接したが、表情、態度は自然で、談話ははきはきして、見当識、記憶、知識、判断力に異常はなく、気分は平静で、どんな質問にも興奮することなく、陳述は客観的で、誇張や修飾の傾向はない。精神病の所見もない。8種の心理テストを施行したが、**知的能力は平均的**であり、新田中B式知能検査でIQは88であった。性格は過去の生活歴を見てもそれほど変わったことはなく、職場でも大きな失敗はなく（本件犯行の詐欺は重大であるが）、他人からも変わり者と見られていない。しかし、飲酒の影響下ではあれ放火を頻繁に繰り返し、窃盗、詐欺、器物損壊などの犯行もあり、**意志不定性、情性希薄性の異常性格の傾向があるかもしれない**。

■本件犯行当時の精神状態

　前記のように本件は、放火（実質的に放火で、器物損壊で起訴されているものも含める）26件のほかに窃盗、詐欺、器物損壊、道交法違反、電車往来危険の犯罪で起訴されている。ここでは放火に重点を置き、他の犯罪は簡単に触れることにする。放火については、26件のすべてについて、取調調書を参照しながら彼から聴取し、その概要は鑑定書に記載したが、ここでは重要な諸点について考察したい。

　1．鑑定時の陳述と警察、検察庁における供述の異同

　彼に警察、検察庁で真実を述べたかと訊いたところ、それを肯定し、訂正するところはほとんどないと答えた。ただし、72年5月11日に瓦破片を投げてO郵便局の窓ガラスを壊した行為（前記、犯罪事実3の器物損壊の①）だけは、宿直の

職員を呼ぼうとしたが、前に溝があって声が届かないので、瓦破片を投げたらガラスが壊れ、すぐ逃走したので、悪戯の動機はないという。事実、**私に対する彼の陳述は取調調書のそれとほとんど同一であり、彼の供述ないし陳述の信憑性は高い**。

 2．酩酊時の犯行と非酩酊時の犯行

彼に本件犯行でどれが酩酊時のもので、どれが非酩酊時のものかを訊いたところ、次のとおりである。非酩酊時の犯行は、前記1の①の窃盗（これは、彼が同じアパートの住人の留守の部屋に入って現金26万円を窃取した）、前記1の②の窃盗と2の詐欺（これは、送金通知書在中の郵便物を窃取して銀行員を騙して送金を現金化した）、放火一覧表の番号26（住居に侵入して放火してその後で窃盗した）であり、その他はすべて酩酊時であるという。そうとすると、**26件の放火のうち25件は酩酊時の犯行である。また、6件の電車往来危険もすべて酩酊時の犯行である**。もっとも、警察調書によると、電車往来危険の3件（前記5の③、④、⑤）では、飲酒していないか、飲酒の事実が明確ではない。

 3．放火の契機になった体験

彼によると、「69年11月ごろ（19歳）、O町の飲食店において独りで2〜3合、日本酒を飲んだ。それから自転車で自宅に帰る途中、煙草を吸おうと思ってマッチをすり、そのマッチを何の気なしに捨てた。そうするとシビ（稲藁の先）が積んであるのにマッチが落ち、シビが燃えた。そのときは午後10時を過ぎていた。藁は燃えたが、それが田圃の中だったので事件にならなかった。藁が燃えて、とくに快感はなく、何も感じなかった」という。**彼は何も感じなかったというが、この体験が潜在意識になって、放火を繰り返すようになった可能性はある**。

 4．最初の放火

起訴されておらず、放火一覧表に載っていない放火がある。彼によると、「**70年7月ごろ、O町T地区で初めて放火した**。これは届け出がなくて起訴されていない。このときも2〜3合清酒を飲んだ帰りである。人家の近くにバイクがあり、バイクを人家のないところに持って行き、燃やした。**いらいらというのか、むしゃくしゃというのか、そういう気持ち**であった。放火してすっとする感じはなかった。その後スリルを感じるようになった」という。**放火の動機は悪戯のようであるが、彼にははっきりした自覚はない。その前に、一種の不満があったようである**。

 5．放火と等価的な電車往来危険

彼の住所の近くには東武日光線が走り、新大平下駅や静和駅も近くにある。彼

は前記の犯罪事実にあるように、70年3月23日から72年3月4日にわたって6件の電車往来危険を犯している。これらはいずれも東武日光線のレールの上、あるいはレールとレールの間に障害物を置いて、電車の往来に危険を与えたものである。最後の犯行（前記5の⑥）は窃取した自転車を引いて線路を歩いていて、自転車の後輪が枕木と枕木の間に挟まって取れなくなくなったので、他の5件とはやや事情が異なる。電車往来危険の最初は70年3月23日で、彼の最初の放火の同年7月ごろよりも前に遡る。そして彼によると、一時、放火よりも電車往来妨害を繰り返していた。そして、最初の犯行は、飲酒した帰り、東武日光線の線路に沿って帰るが、前から交換ずみの枕木があるのを知っていて、脱線転覆などの危険はないと分かっていたので、小石と枕木をレールの上に置いたという。（同日後刻、同線路の別の場所に鉄筋コンクリート製蓋をレールの上に置いている）。また、**障害物を置いて逃げるとき、口では言えないスリルがある。酒を飲むと、不満はないが悪戯したくなる。普通の人なら石を投げるくらいであるが、自分はでかいことをやるという。**ここでは電車往来危険についてはこれ以上言及しない。**私は本件において、放火と電車往来危険とは、飲酒酩酊時と悪戯の動機において共通すると考え、両者は犯罪学的に等価的であると思う。**

6．連続放火の特徴

　彼から聴取して、彼の連続放火の二つの特徴を取り上げたい。最初の特徴は一般の連続放火にも共通する。

　① **なるべく大火事になるのを避けようという配慮がある**。たとえば番号4では、収納小屋に放火したのが他の建物に火が移り、大火になり、家屋が全焼したが、彼は後で現場でそれを知り、ショックを受けている。あるいは、建物の前に点火した紙屑を置く場合にも必ず建物から10cmほど離したところに置くなどする。あるいは、オートバイを倒して漏れ出るガソリンに放火するときにも、オートバイを建物から離したところに移して放火する。このように配慮したが、大火になった場合が5件ほどある。もっとも、番号26は、家屋に侵入して金品を物色したが、盗る物がなく、犯行隠蔽の目的で洋服箪笥のなかのワイシャツに放火し、この放火だけは別個に考えなければならない。

　② 放火後すぐ逃走し、**うまく逃走することにスリルを感じる**。彼は郵便局の集配人を長く続け、その地域の地理に詳しい。どこに空き家があり、どこに燃えやすい稲藁などがあるかを知悉し、そのことに優越感をもっていた。そして、放火してすぐ逃走するが、うまく逃走することにスリルを感じたという。連続放火を繰り返すうちに自警団ができたり、警察が張込むようになり、

そういう状況からうまく逃れるのにスリルを感じていたようである。

7．連続放火の動機

前記のように、番号26だけは別個に考えねばならず、そこでは犯行の隠蔽が動機である。ところが、他の放火はいわゆる愉快放火である。しかし、私が逐一、各放火について聴取しても、彼は放火してもそこで快感や解放感を感じなかったとか、世間を騒がして面白いという気持ちもなかった、不満があって、そのうっ憤を晴らすつもりで放火したわけではないという。**要するに、彼は放火の動機としてはっきりしたものを自覚していない**。ただ、前記のように、放火後、逃走するのにスリルを感じるようになっている。

ところで、連続放火の動機としては、不満の発散、火に対する喜び、悪戯の三つが重要であり、しかもこれらが相互に関連している場合が多い（拙著『放火の犯罪心理』25頁、200頁参照）。上記のように、彼は不満の発散、火に対する喜びの動機をはっきり否定している。それでは無動機かというと、そうではないと思う。悪戯の動機が残っている。**彼自身は自覚していないが、悪戯の動機が推定される。それを示唆する有力な証拠は、彼が同じころに電車往来危険の犯行を繰り返していることである。電車往来危険は悪戯の動機によって理解できる**。

それでは、彼の放火が悪戯の動機であるとしても、彼は悪戯という動機も意識していない。火に対する喜びの動機が潜在的にも存在しなかっただろうか。**前に述べたように、放火を繰り返す前に、彼がたまたま煙草を吸うためにすったマッチを捨てたところ、稲藁に点火してそれが燃え上がったという体験があった。そのとき彼はとくに感動しなかったと言うが、何らかの痕跡を彼の心に残し、それが潜在意識として働いて、酩酊の影響下に放火を惹起した可能性がある**。従来からも、たまたま火事を見た、復活祭の火を見たといった体験から、放火に奔る事例はよく知られている。人間には本来火を喜ぶ傾向、放火衝動が存在するのだという見解がある。放火のための放火、明白な動機のない放火の場合に放火癖という言葉を使うとすれば、**本例も放火癖のカテゴリーに入れても決して無理ではない**。

以上のような考察から、**彼の一連の連続放火は番号26を除いて、動機的には悪戯が最も有力なものとして取り上げられるが、人間に本来存在する火に対する喜び、あるいは放火衝動が、偶然の小火（ぼや）から覚醒され、酩酊の影響下で放火として実現したとも考えられる**。

なお、彼はときには気分の変調などが放火実現に影響していると述べたが、多くの場合、そのような事実はなかった。また、蓄膿症は放火と関係ないと彼は述

べた。
■鑑定結論
さて、鑑定結論であるが、彼は犯行当時酩酊していたが、異常酩酊の所見はなく、犯行の経過について詳細に述べることが可能であり、当時目立った意識障害があったとは考えられず、彼の平素の人格は知能が正常で、性格的にも著しい異常性格が見られないので、犯行当時の責任能力に著しい減退はなかったと判断された。

宇都宮地裁は75年5月30日に、完全責任能力を認定して、懲役12年（未決通算500日）を言い渡した。

2．飲酒に誘発された連続放火の1例（2）

この事例は事例1ほど頻繁に放火していないが、放火は必ず飲酒酩酊時で、動機も漠然としていて、同様に飲酒によって放火衝動が揺り動かされたように思われる。また、煙草を吸ったときに、煙草につけて残ったマッチの火を可燃物につけた場合もあり、そういう場合は火のついた煙草のポイ捨てなどの行為と紙一重であり、放火ではあるが、失火との境界線にある犯行である。

■犯罪事実
私は1967年9月に東京地裁より窃盗、放火、同未遂被告人M.I.の**放火、放火未遂当時の精神状態**について鑑定を命じられた。3件の窃盗は現在、鑑定書からその詳細を知ることができないが、軽微なものであると思われる。彼（被告人M.I.を指す。以下同じ）は本件犯行当時、43歳である。放火、放火未遂の犯罪事実は、起訴状によるとおよそ次のとおりである。

① 彼は67年4月14日午前1時15分ごろ、都内荒川区のY方付近を通りかかった際、紙屑入りの炭俵が同家北側下見板に立てかけてあるのを発見するや、これを利用してYおよびその家族の居住する木造平屋建て1棟に放火しようと企て、炭俵内の紙屑にマッチで点火し、現に人の住居に使用している家屋に放火したため、火は下見板に燃え移り、よって、同家屋の下見板約0.5㎡を焼燬した。

② 同日午前1時30分ごろ、同区のH所有の木造モルタル塗り瓦葺平屋建て倉庫内に立ち入った際、板張りの床上に多量の包装紙にくるんだスリッパ製造用反物が山積みされ、その積み荷の中から包装紙様の紙片がはみ出ているのを発見するや、これを利用して同倉庫に放火しようと企て、所携のマッチの

火を紙片につけて放火し、床板に燃え移らせ、同倉庫1棟および棟続きの木造トタン張りトタン葺平屋建て倉庫1棟（延べ258.23㎡）を焼燬した。

③　同日午前2時18分ごろ同区のT所有の木造トタン葺材木倉庫に材木が立てかけてあるのを発見するや、同倉庫に放火しようと企て、付近にあった叺、米俵、ポスター等を寄せ集めて立てかけてある材木の根元に置き、マッチで点火して材木を燃え上がらせて同倉庫を焼燬しようとしたが、通行人が発見して消火したため、ポスター、米俵、叺の一部を焼燬させたにとどまり、目的を遂げなかった。

■家族歴

彼は24年2月に東京市南千住（現在の荒川区南千住）に生まれた。父は茨城県出身で、国鉄職員として都内の田端駅の信号係をしていたが、定年退職後は年金生活をしていて、脳溢血のため71歳で死亡した。温和な人柄であった。母は勝気な性格であったが、彼の本件犯行後、胆石症のため79歳で死亡した。彼の同胞は8人で、彼は6番目、四男である。長兄は鑑定時現在54歳で、自動車運転手をしている。26歳ごろ、妻が結核のため死亡し、自らも結核に罹患して、厭世的になり、2度自殺を図り、精神科病院に入院した。その後も病弱であるが、再婚し、家庭の支柱となっている。おそらく、妻に先立たれ、自らも病気になり、心因性うつ状態になったものと考えられる。この長兄以外に特記すべき精神異常者は家系に見当たらない。

■本人歴

小学校は地元のU小学校の尋常科およびD小学校の高等科を卒業した。学籍簿は紛失ないし焼失していて入手できなかった。彼によると、学業成績は下で、歴史以外の学課は嫌いであり、ずる休みはなかったが、低学年では腕白で、よく喧嘩したという。

彼は38年3月に小学校を卒業し、R工業荒川製作所に就職し、6年間真面目に勤めた。45年7月に現役で入隊したが、間もなく終戦となり復員した。47年から板橋区のR機械に仕上工として就職し、4～5年勤めたが、会社が移転するために辞めた。その後、荒川区のN鉄工所、E社（鉄工所）、T輸送機械に勤めた。62～63年ごろにT輸送機械を辞めてからは職場を転々と変え、最後にU鋼板に工員として勤めていて本件犯行に至った。

彼が最近数年間、職場を転々と変えるようになったのは、彼によると、そのころから職場の仕事に自信がなくなり、以前には簡単にできた仕事でも何かうまくできないような気持ちになり、焦りが出た。そして職場が変わって不慣れな仕事

につくと給料も安い。またこのような憂うつな気分を紛らわすために酒を飲むようになり、ときには梯子酒をやる。さらに、そのころから手足が冷え、痛み、そのために仕事が十分にできない。職場を転々と変え、失職しているときもあり、彼の飲酒のための失費もかさみ、家計は火の車で、妻の苦労は並大抵ではなかったという。このうつ状態については後に立ち入る。

　彼は54年に現在の妻と見合結婚し、2人の男の子を儲けた。夫婦仲は普通であった。しかし、彼が最近酒を飲んで、ときに妻に乱暴するようになり、妻との仲もやや不調になった。

　身体的既往歴では、小学校入学前から小学校3年ごろまでの両側中耳炎、小学校6年ごろの右肺浸潤、19歳ごろの左肺浸潤、24～25歳ごろの胃潰瘍があり、39歳ごろから左上肢、左下肢の神経痛がある。

　本件犯行は飲酒酩酊時であるので、**飲酒歴**について述べよう。彼によると、飲み始めたのは24～25歳ごろで、当時は父がまだ生きていて、父と一緒に晩酌に清酒2合ぐらいを飲み、独りで飲むことはほとんどなかった。父は59年8月に死亡した。前記のように62～63年ごろから、職業上の不満、焦燥などから独りで酒屋に行ってコップ酒などを飲むようになり、金があれば梯子酒もするようになった。焼酎、ウィスキーでもただ酔いたいために飲んだ。飲酒量の最高は清酒8合から1升ぐらいである。飲むと家に帰って粗暴になり、物を投げたりしたことはあるが、酒癖がとくに悪いようではない。また、酩酊すると徘徊癖が現れ、ふらふら歩き回ることがあった。さらに、飲んだときの記憶がないこと（ブラックアウト）もあったという。以上より、**飲酒嗜癖はあったが、手の震え等の離脱症状はなく慢性アルコール症にまではなっていなかったと思われる。**

　67年10～11月の**鑑定時の所見**は次のとおりである。身体的には、身長160.8cm、体重56.0kgで、ずんぐりした闘士型の体型である。神経学的には、左下肢の膝、腰部に痛みがあり坐骨神経の走行に圧痛があり、**左坐骨神経痛がある**。また、左の肩甲部の凝り、左の肘部から末梢にしびれがときどきあるという。脳波所見も正常である。

　精神的には、面接時、彼は小心でおどおどし、犯行のこと、家族のことを考えて、**非常に悲観的、抑うつ的である**。談話はややどく、しばしば涙を流して後悔の情を示す。しかし、その他には病的所見はなく、意識は清明で、見当識、記銘力、記憶、知識、判断力に粗大な障害はなく、**知能は正常の範囲である**。幻覚、妄想等の病的体験はない。知能検査では脳研式知能検査を施行し、老眼のせいもあるが、100点満点で53点であり、正常であるが下位の所見であった。**性格は、**

小学校低学年では粗暴であったが、一般に小心、内気、真面目であり、異常性格とはいえない。

さて、前記のように、彼は62〜63年ごろから抑うつ状態であり、彼によると、「以前何でもないと思っていた仕事に失敗したり、こんなものできないのかと思うと余計失敗する。職場を変わり、自分の専門でない仕事だと給料が安い。そしてまた職場を変わる」「この4〜5年、体力的、精神的に自信がなくなり、うさばらしに酒を飲む。どこかきちんとした勤めを捜さなければならないという焦り、また家の立ち退きを迫られていたので、昨年（66年）の暮れごろ、とくに酔っぱらうために飲んでいた。金もないので、妻からわずかな金をもらって、焼酎やアルコールを薄めたようなウィスキーを飲んでいた。酒のためにいつかとんでもない間違いを犯すのではないかと思っていた」「この2〜3年は生活に困ったので、家では漬物と味噌だけで妻と自分はすまし、子どもと母には違った物を食べさせていた。家内には本当に申し訳ない」と言う。なお、家の立ち退きの問題では、大家から66年11月に現在住んでいる家を明け渡してくれと要求されたが、転居する当てもなかった。

この38〜39歳ごろから持続しているうつ状態を精神医学的にどう理解するかである。**鑑定人としての私は、彼の病像に躁うつ病に特徴的な制止（inhibition, Hemmung）が見られないので、躁うつ病性うつ病ではないとし、職業上、家庭上、生活上などの不満、焦燥から心因性に生じた心因性うつ状態と診断した。しかし、今から考えると、うつ病にも種々の病態があるので、躁うつ病性でないまでも、うつ病が発現していたと考えるべきかもしれない。**

鑑定時に**飲酒試験**を実施した。清酒720ml（4合）を1時間に摂取させたところ、抑うつ的気分が増強し、抑制が低下し、罪の意識に苛まれ、話し方がくどくどと迂遠になったが、とくに粗暴になるとか、見当識障害、その他の病的症状は出現せず、単純酩酊の状態が見られた。

■本件犯行当時の精神状態

前記の犯罪事実のように、起訴された3件は同一の日に連続的に行われたものである。鑑定人に対する彼の陳述を要約すると次のとおりである。

67年4月13日夕方、会社の仕事が終わり、長男の遠足の費用として千円を社長から借り、自転車に乗って帰途についた。最初に会社の近くの「T」という大衆酒場で清酒2級をコップ3杯ほど飲んだ。1時間か1時間半ほどしてその店を出、ついで居酒屋「養老乃滝」に行き、清酒2級をコップ2杯ほど飲んだ。その後、一旦自宅に帰った。妻に止められたが、また家を出た。自宅の近くの民謡酒場（店

名不詳）に行き、ビールを何本か飲み、さらにO小学校北側の飲食店「A」に行き、清酒2杯飲んだまでの記憶がある（警察の調査では4杯）。そこを出た記憶がなく、K商店街で自転車を盗んで、それに乗って自宅に帰った。それから再びその自転車に乗って家を出た。

　その後どこをどう通ったかわからないが第一現場に行った。その地域は30年も住んでいるのでよく知っている。風呂屋の前に立派な家があるが、それも前から印象に残っている。風呂屋の前から南の方へ歩いた。（注：自転車はそれまでにどこかで乗り捨てた）。よろめきそうになって露地に入り込んだ。疲れたようになってどこかの家に寄りかかっていた。しばらくして煙草を吸った。そばに炭俵がふくらんでいた。炭俵から白い紙が出ていた気がする。煙草につけて残ったマッチの火をその紙のところに持っていった気がする。火が燃えたように赤くなった。そのまま自分はマッチの棒を落としてそこを離れた。少し歩いたら後ろのほうで騒ぐ声がしたので、戻った。炭俵が燃えているのが見えた。そこの家の人と思うが男と女で火を消していた。動機については、「ただ漠然と、煙草に火をつけた残りのマッチの火を持っていっただけである。それ以外の動機、原因は分からない」と言う。

　それから南の方、自宅の方へ行ったがどこをどう通ったか分からない。第二現場の倉庫のところに来た。そこは仕事に行くときに通るところである。家の追い立てをくっているので、空き家か倉庫を間切って借りられないかと何度も考えたことがあった。倉庫に何で入ったか分からないが、入ると荷物があり、それに寄りかかって休んだような気がする。そのとき煙草を吸って、そこにちょっとこのくらい（20cmぐらい）の螺旋状の紙みたいな物があった。多分、包装紙の端が丸まっていたのでないかと思う。煙草に火をつけ、残ったマッチの火をそれにつけたのでないかと思う。なぜ火をつけたか自分でも分からない。無意識というか、第1回の放火と同様にはっきり覚えがない。外に出て東の方に歩いて行った。少し行って後ろを振り返ったら、建物から煙が立っているようであった。どういうわけもなく戻った。倉庫の道路に面した窓から中を見ると、中は火や煙で一杯であった。私はどうして燃えるのかと思った。自分がつけたことを忘れていた。そこで3～4人の人と話した気がする。それから現場の西方のK中学の近くに来て、自分がやったことを思い出した。自分がとんでもないことをしたと思い、火が他所に移ったら大変だと思った。そのとき消防ポンプが来た。自分は現場の隣の家から荷物を出すのを手伝ったように思う。

　それからどんなふうに歩いて第三現場に行ったか本当に分からない。材木屋の

前にお稲荷さんがある。そこで立ち止まって小便をしたように思う。その脇に米屋がある。**米屋の米俵を見てそれに火をつけようという気になった。それを持ってどこかを燃やそうと思ったらしい。**現場の前の商店街のところに持って来て、材木屋の横の普通の露地だと思った（実際は材木屋の材木と材木のあいだの通路）。そこに持って来て、またお稲荷のある家の塀に貼ってあるポスターも持って来て、もしゃくって、それに放火した。**動機はよく分からない。本当に分からない。**そのまま家に帰ろうとしたが、人声がするので、戻った。米俵など道路に持ち出して消していた。パトカーが来て、参考人として来てくれと言われ、嫌だったが警察に行った。

その後のことは省略する。**彼の放火は、その動機について彼自身よく分からないと言い、第一、第二現場では、煙草に火をつけて残ったマッチの火で近くの可燃物につけたようで、放火意欲があまり強くないが、第三現場ではわざわざ叺、米俵、ポスターを運んで放火しているので、放火衝動がかなり強いと見るべきである。とにかく、飲酒によって誘発された放火衝動にもとづく放火であり、その根源には悪戯、火に対する喜びなどの衝動があると仮定される。**なお、前記のように、犯行前の飲酒量は正確にはできないが、かなり大量に飲酒しており、酩酊の程度もかなり高度で、四囲の状況の把握も不十分であり、かなり強い意識障害が仮定できる。なお、うつ状態と放火との関連性は明らかではない。もっとも、うつ状態が飲酒を誘発し、延いては飲酒嗜癖を導き、飲酒が放火を誘発したことは確かである。

彼は起訴された3件の放火の他にも3件放火したと自供している。それらは次のとおりである。

① 警察が確認したところでは、67年1月2日である。その日、自宅で清酒をコップ2杯飲み、家を出て八幡さまに行き、そこでウィスキーのポケット瓶1本を飲んだ気がする。帰宅して就寝したが、起き出して外出し、K商店街で清酒を飲んだ気がする。その後、近所の家の前に船のような形の箱があり、その中に紙や雑誌が入っていて、それに放火したように思う。また、もう1軒の家の裏に紙が束ねてあるのに放火した。しかし、火事にならず、消防車が来なかった。動機はよく分からないという。

② 警察の確認では67年2月3日であるが、その日、風呂に行く前に自宅で飲酒した。風呂屋から出てから飲んだかどうかよく分からない。前にSという会社で一緒に働いていたTという人の家の前の箱の中に紙を入れて放火した。燃えたかどうか分からない。**Tには快く思っていないところがあったので、**

火をつけて驚かしてやろうと思ったという。この場合は放火の動機は怨恨である。

■鑑定結論

起訴された本件の犯行当時の責任能力は、軽いうつ状態が基盤にあり、酩酊それ自体は異常酩酊とは言えないが、酩酊の程度がかなり高度であり、かなり強い意識障害を思わせる所見もあり、放火にはいわゆる動機がなく、放火衝動が飲酒によって揺り動かされ、それを抑制できなかったと思われるため、限定責任能力の状態にあると考えられる。鑑定書では酩酊が単純酩酊でなくて複雑酩酊の傾向があるとして、その点も限定責任能力の理由の一つにしていたが、複雑酩酊を取り上げることは困難であろう。

裁判所がどう判決したか、判決文がないので分からないのは、はなはだ遺憾である。

3．犯行についての健忘を訴える酩酊犯罪者（1）

私は1959年7月1日付けで東京医科歯科大学医学部総合法医学研究施設犯罪心理学部門の助教授に就任した。私が赴任した当初、古畑種基教授（研究施設長）が鑑定を受命されて、私ども犯罪心理学部門の者と、裁判化学部門の者とが協力して、鑑定を手伝った事例が2例あった。私どもは精神医学的審査を受け持ち、裁判化学の者は血中アルコール濃度の測定を受け持った。その2例とも酩酊犯罪であり、これからそのうちの最初の1例を紹介したい。これから紹介する事例では、本人は酩酊時、自ら勤める旅館に放火したが、犯行を記憶していないと陳述した。当時、私はこの種の鑑定に未熟であったせいもあるが、健忘の陳述の真偽について入念に検討したけれども、それを判別することができなかった。

■犯罪事実

古畑教授は59年7月に宇都宮地裁より放火被告人Ｈ.Ａ.の現在および犯行当時の精神状態についての鑑定を命じられた。彼（被告人Ｈ.Ａ.を指す。以下同じ）は本件犯行当時38歳である。犯罪事実は起訴状によるとおおよそ次のとおりである。登場人物は特定の場合を除き仮名とする。

彼は58年7月25日ごろから栃木県日光市の大村屋旅館（代表者星田まき）方で中番頭をしていたが、同年10月2日ごろ同旅館に入った中番頭福井光雄と、サービス料の配分、中番頭の先輩としての彼の采配の振り方について折り合わず、この間に古参の外番頭吉野恭三も介入した結果、他の中番頭と同じように風呂場の

仕事まで担当せざるを得なくなったので、当初彼が種々面倒を見て引き立ててやった新参の福井等と同等な立場までなり下がり、なお吉野、福井等から敵視されるものと憤懣の念にかられるに至り、さらに日頃勤勉でない吉野を自己以上に重んずる旅館側に対しても人を見る目がないものとこれを恨みに思っていた。たまたま同年11月8日、前記福井が彼を 蔑 ろにして客の番を取り、かつ、反抗的態度に出たのでそのことを詰問したところ、かえって前記吉野より彼が前夜客席において飲酒したことを詰られた上、その顔面を殴打された。さらに吉野と旅館外に出て決着をつけようとしたが、同人側の板前大下 勲も同行し、果ては吉野より明日から辞めてくれ等と罵られたことに痛く憤激し、両名より遅れて大村屋旅館に戻り、茶の間の様子を窺ったところ、番頭、女中等が彼のことを話題にし、嘲笑しているところを見るに及び、日頃の憤懣も一気に想起され、この際同旅館に火を放って原因不明の火事を出し、同旅館の者たちにそのうっ憤を晴らそうと決意した。同日午後11時20分ごろ同旅館2階羽衣の間に至り、同部屋北東側押入れを開け、その向かって右手上段に入っていた枕の紙カバーに所携のマッチを擦って点火し、よって間もなく枕に接した浴衣、布団等を経て唐紙、天井板に燃え移らせ、よって人の現在する同旅館新館木造亜鉛葺2階建て、延べ47.9坪の中、2階延べ26.16坪、同本館木造亜鉛葺3階建て、延べ158.4坪の中、2、3階、延べ75坪を焼燬した。

■家族歴

彼は20年3月に埼玉県大宮市（現在のさいたま市大宮区）に生まれた。父利三郎は45歳で肺炎のために死亡した。無口、真面目、几帳面な性格であった。清酒1升ぐらい飲める大酒家であったが、酒癖は悪くなかった。母としは鑑定時現在（以下、現在と略す）61歳で、温和な性格である。彼の同胞は4人で、彼は長子で、妹2人、弟1人がいる。**家系には精神異常者と思われる者が1人いる。すなわち、父の長兄の玄一は42歳で死亡したが、死亡前2年ぐらいから神経衰弱気味になり、悲観的となり、閉居して無為の状態になった。一時は座敷牢の生活をした。詳細は不明で、病名も不詳である。**

■本人歴

彼は前記のように大宮市に生まれたが、4歳のころ群馬県多野郡の父方祖父母の許に預けられ、同地の小学校に入学し、1年修了とともに前橋市の両親の許に移り、同市の小学校に転校し、4年2学期から埼玉県本庄市の小学校に転校し、32年3月に同校を卒業した。次いでF商業学校に入学し、同校2年修了で家庭の都合で退学した。

埼玉県本庄市立H小学校よりの回答によると、卒業時の学業成績、性行は次のとおりである。

学課	修身	国語	算数	歴史	地理	理科	図画	唱歌	体操	手工	操行
評点	8	8	4	8	6	6	7	8	7	7	丙

以上から学業成績は中の上程度である。

性行については、操行が丙であり、「我意強く、闘争型、社会性乏しく、根性曲がり、友人と離反する」とあり、特異児童のようである。

F商業高校よりの回答によると、彼が同校在学中の学業成績は以下のとおりであり、性行については不詳であるという。学業成績は劣等であり、とくに数学が不良である。また、操行の評価も非常に悪い。

	修身	国語 購読	国語 作文	国語 習字	数学 算術	数学 珠算	数学 代幾	歴史	地理	理科	英語 訳読	英語 話作	英語 書習	商業 要項	商業 簿記	図画	体操	教練	合計	平均	番／人中	操行
第一学年	69	56	79	75	37	33		63	50	61	67		61			65	74	76	866	62	85／101	70
第二学年	68	63	60	75		46	32	66	43	52	50	48	58	57	76	65	75	66	1000	59	82／98	60

商業学校中退後、東京市滝野川の鼈甲店員、旧制浦和高校の寮の給仕、東京銀座のカフェーのボーイ、同じく銀座のバーのバーテン、日本郵船の船員、陸軍造兵廠の事務員などと、転々と職を替えた。41年3月に応召し、東部第38部隊（高崎市）に入隊し、北支に派遣され、河北、山西の各地を転戦し、46年4月に復員した。

戦後は在家日蓮宗浄風会の布教事業に従って群馬県、東京都、京都府などを巡回した。48年7月に群馬県多野郡の小学校の助教諭になり、それを約1年勤めた。49年1月に現在の妻きみと見合結婚をし、同女とのあいだに2男1女を儲けた。なお、職業歴では、さらに麻雀クラブを経営したり、資源回収業をしたり、不動産会社、日本電建（住宅販売会社）に勤めたり、ミシンの外交をした。しかし、どの仕事にも長続きしなかった。56年3月ごろから、妹の菊子が女中をしていた水上観光ホテルの番頭になり、それ以来、温海温泉、湯檜曽温泉、磯部温泉などの旅館の番頭をした。58年4月に郷里の群馬県多野郡で麻雀クラブを計画したが、開店日に飲酒して負傷したことがあり、それを取り止めにした。間もなく、新潟県の大湯温泉の旅館に勤め、同年7月から日光市の大村屋旅館に勤め、そこで中番頭をしていて本件犯行に至った。

身体的既往歴では、出産に異常なく、乳幼児期の発達も普通であった。11歳ごろ木から落ちて脳振盪を起こしたことがあり、13歳ごろ物干し竿が落ちてきて頭に当たった（意識喪失はない）。21歳ごろ戦地で落馬して右胸部、左大腿部など

に打撲傷を負ったことがある。もっとも、これらの外傷後、持続的な精神的変化が生じた証拠はない。その他、25歳ごろ蓄膿症の手術を受けたことがある。

趣味としては、軍隊時代に麻雀を覚えたことと、少時から家族とともに在家日蓮宗浄風会という宗教団体に加入しているぐらいである。

飲酒歴では、軍隊時代に酒を覚え、飲めば清酒1升ぐらいは飲める。通常は、5～6合程度である。酔うと上機嫌になり、陽気、多弁となり、最後は眠ってしまう。酒癖は悪くなく、酒の上で喧嘩、乱暴などしたことはない。ただ、泥酔して2度ほど失敗したことがある。1度は、49年1月に許婚者の家で6合程度飲んで便所に行き、肥え溜めに落ちたことがある。もう1度は、58年4月に路上に寝ていたところを発見されたが、そのとき衣類はなくなり、顔面、腰部に負傷していた。なお、泥酔した翌日、酩酊時の行動を覚えていないこと（ブラックアウト）がしばしばあったという。

59年8～9月の**鑑定時の所見**は次のとおりである。

身体的には、身長161.9cm、体重55kgで、標準的な体型である。内科的・神経学的に異常はない。脳波も正常である。

精神的には、彼は59年8月24日から同年9月1日までの9日間、東京医科歯科大学病院神経精神科病室に鑑定留置されたが、その間の行動にはとくに異常と思われる点は見られなかった。彼は医師、看護師の指示に従順に従い、病院の規律を乱すことなく、食事、睡眠なども普通であった。問診時、着衣は整い、態度は丁重で礼容があり、談話も控え目である。むしろ真面目で礼義正し過ぎる態度である。問診で精査したところでも、見当識、記憶、記銘力、知識、判断力などに異常はなく、幻覚、妄想等の病的体験はない。それゆえ、現在、精神病は存在しない。数種の心理テストを施行したが、脳研式標準知能検査では100点満点で71点であり、平均的知能である。ヴェクスラー・ベルヴュー・テストでは全検査IQは117であり、これからも知能は正常であることが分かる。

さて、性格であるが、鑑定留置中の行動の観察、面接時の態度の評価からは、彼は控え目、従順、几帳面、真面目で人当たりも良く、とくに性格に偏りがあるように見えない。彼の妹たちの陳述でも、彼は誠実で思いやりがあり、正直過ぎてかえって損をする性格であるという。彼と長く交際している佐々岡義男（在家日蓮浄風会の教務）の陳述でも、彼は素直、正直であり、難を言えば気が弱く、依存的であるという。

彼の従来の生活史を概観しても、前科はなく、目立った悪行もない。ただ、注目すべきは、**転職が非常に頻繁なこと**である。このことから、何か性格に不安定

なところがあるのではないかと疑われる。彼に転職の理由を訊くと、より良い地位を求めて職業を替えたのではないという。ところで、前記のように、小・商業学校からの回答によると、操行の評価が非常に悪く、とくに小学校からの回答では、「我意強く、闘争型、社会性乏しく、根性曲がり、友人と離反する」ということである。したがって、一見、真面目、従順、社交的であるが、かなり異常な半面を潜めていると考えることも可能であり、そのような異常面が抑制の乏しい幼少期に顕著に現れていたと解釈できる。また、頻回転職もこのような性格的欠陥の表現であるかもしれない。もちろん、現在の彼を異常性格と断定することはできないが、平素は抑制されているけれども、特殊な状況下では異常な性格面が表面に出てくる可能性があると考えられる。

　本件犯行は酩酊犯罪であるので、**飲酒試験**を施行することにした。本件犯行前に清酒8～9合摂取していると考えられるので、飲酒試験では清酒をできるだけ大量に飲ませることにした。試験は59年8月31日午前10時から実施した。試験の結果の概要を示すと次のとおりである。

　2時間30分の間に清酒970ml（約5.4合）を摂取させたところ、爽快、多弁な時期を経て、飲酒開始後1時間40分から2時間30分にかけて被刺激性、攻撃性の興奮状態が見られ、その後、嗜眠状態に移行した。全経過を通じて、精神状態の変化は漸進的であり、ある時期から急激に変化するということはなかった。興奮期においても周囲に対する見当識は保たれ、自制もかなり可能で、粗暴な行為に出ようとしても抑制することができた。また、病的な不安、幻覚などは出現しなかった。裁判化学部門で測定された血中アルコール濃度では、飲酒開始後3時間で最高の235mg/dlに達し、十分な酩酊度に達していた。したがって、**病的酩酊でなく尋常酩酊が出現した**と判定された。（注：当時、私はまだビンダーの酩酊分類を知らなかった。ビンダーの分類だと、この飲酒試験の結果は単純酩酊と判定される）。

■ **本件犯行当時の精神状態**

　事件記録と彼の陳述によると、犯行当日（58年11月8日）までの経緯はおよそ次のとおりである。

　彼は58年7月から日光市の大村屋旅館に勤め、中番頭をしていたが、同年10月初めごろから新しく福井光雄と小村為夫の2人が入ってきた。彼はこれら2人の先輩格であったが、サービス料の分配のことで福井と折り合いが悪くなり、外番頭をしていた吉野恭三もこれに介入し、吉野とも折り合いが悪くなった。また、彼の妹の千代子も同旅館に女中として勤めていたが、千代子と板前の大下　勲と

の間に些細なことから悶着が起こり、その際、彼が千代子に加担したために、彼は大下とも不仲になった。このような事情であったけれども、彼と福井、吉野、大下との間に目立った衝突はなかった。また、彼の勤務態度も普通であり、女将からもかなり信頼されていた模様である。

　さて、本件犯行当日の経緯であるが、彼は次のように陳述している。その陳述は常に一貫しており、公判廷における供述とも一致している。

「11月8日は昼間、20人の団体客を案内して中禅寺湖、湯元を回って午後4時半ごろに帰って来た。それから客を風呂に案内したり、宴会場の準備をしていたが、大体一段落ついたので、午後6時半ごろ、旅館の前の酒店（大原屋）に行って、2級酒を200mlのコップに1杯ぐっと飲んだ。その夜、午後6時ごろから羽衣の間（2階）と紅葉の間（1階）で団体客の宴会が始まっていた」。

「女中の山田照子が、羽衣の客はサービス如何によってはチップをはずむと言っていると言うので、午後7時過ぎにその宴会に顔を出した（宴会の客は14名であった）。客は1時間も放って置かれたと言って機嫌が悪かった。私は平身低頭して謝り、酌をして回った。そのうち客も機嫌を取り直し、私を支配人などと言って酒を注いでくれた。私は調子を出して飲み、踊りを踊ったりした。（彼は主として清酒を飲み、7～8合は飲んだという）。午後8時ごろと思うが、福井にサービス料を分けてやるから手伝ってくれと言った。そのとき、福井は私が紅葉の間に出す酒を間違って羽衣の間に運んだと言ってぶつぶつ言っていた。その酒は幹事の人に話して、調場に預けてある1升から返すことにした。その後、踊ったりしていたが、客の数もだんだん少なくなり、食事になったので、私は宴会場から引き上げた。そのころ、私は8時半ごろと思っていたが、実際はもっと経っていたらしい。階下の廊下で福井に会って、自分が何か言ったが、何を言ったか覚えていない。時間がどのくらい経ったか知らないが、**吉野に殴られた**。そのときの吉野の顔はぱっと思い出す。それからどうしてか知らないが、吉野、大下と旅館の外に出て行ったことを覚えている。外で何を喋ったか覚えていない。後で考えて見ると、吉野に殴られたので決着をつけるために出たと思う。それから独りで後から旅館に戻ったように思う。それから気がついたら、月の間にいて布団を敷いているのを覚えている。それから小村が布団敷きを手伝いに来たのを覚えている。その後、どのくらい経ったか知らないが、女中部屋にいた。**山田照子（前出）に、『今夜は殺しでも何でもしてやる』**と言ったのは覚えている。どうしてそんなことを言ったのかよく分からないが、吉野に殴られるところを女中なんかに見られて癪だったので強がりを言ったのではないかと思う。大下が女中部屋に

来て、『Ａさん（彼のこと）、殺すとか言っているが誰のことかい』と尋ねた。それに返事をしたかどうか覚えていない」。

「そのうちに火事だというので２階に上がって行った。羽衣の間で小村と吉野が消火器をいじっていたが、なかなか（消火剤が）出ないようであった。自分が消火器をいじっていたら出たのを覚えている。それから小村に勧められて階下に降りた。それから女の先生の客が心配になって、２階の牡丹の間に行こうとしたが、間違って曙の間に行った。そこで煙にまかれて非常に苦しかった。やっと窓の錠を開けて屋根に出たようである。屋根伝いに奥のほうの部屋に逃げたのか、屋根から飛び降りたのかよく分からない。それから女中部屋で私物の整理をした。その後一段落ついて、皆が警察に呼ばれて取調べを受けた。そのころは自分では午後10時ごろだと思っていたが、実際は午前１時ごろであったらしい」と。

次に、上記の陳述を補足するために、私と彼との問答を挙げる。
（羽衣の間の宴会場で写真を撮っている客があったのを知っているか）……１人、カメラを持っている人がおり、三脚とフラッシュで撮っていた。
（終わりごろ、客が４～５人になったのを覚えているか）……覚えている。女が３～４人、男が２人残っていた。
（下の紅葉の間の宴会場にも出入りしたのを覚えているか）……覚えていない。
（吉野に客とあまり飲んではいけないと注意されたのを知っているか）……覚えがない。
（吉野に殴られる前に、君のほうからかかって行ったのを覚えているか）……覚えていない。
（吉野、大下と外に出て何を喋ったか、どこで喋ったかは覚えているか）……覚えていない。ただ、２人と一緒に出かけたことは覚えている。
（旅館に戻って、茶の間で皆が自分を笑っているのを見たか）……覚えていない。
（ジャンパーに着替えたことは）……覚えていない。
（月の間の布団を敷くのに小村を探したことは）……覚えていない。ただ月の間で自分が布団を敷いているのを覚えている。そのときに小村が手伝いに来たのを覚えている。
（女中部屋に入ったのを覚えているか）……覚えている。
（誰がいたか）……山田照子。
（何のために行ったか）……習慣的に何となく行ったと思う。
（照子に何と言ったか）……「今夜は殺しっこの喧嘩をしてやる」と言った。
（なぜそんなことを言ったのか）……喧嘩すれば結局は刃傷沙汰になるのが普

通である。そういう潜在意識があったから言ったのであろう。
　（火事だと聞いてどうしたか）……廊下に出た。はっきり分からないが２階に上がり、すぐ羽衣の間に行った。
　（電灯はついていたか）……蛍光灯がついていたように思う。
　（君が行ったとき誰がいたか）……吉野、小村がいた。２人が消火器をいじっていたのを覚えている。
　（それから消防が来たことは覚えているか）……消防夫が来たのも、消防ポンプが何台来たかも知らない。
　（その日警察でどんなことを調べられたか）……いろいろ調べられたが、私の言う時間がでたらめだなと言われ、私も憤慨した。火事で濡れているのに火も出さないと言って文句を言ったことを覚えている。その後は警察でうたた寝した。
　（朝、目が覚めたときは）……覚めたときは何時か分からないが明るかった。胸のところが痛かった。まだぼんやりしていた。
　以上の彼の陳述と事件記録を参考にして、犯行当日の精神状態を考察すると、次のとおりである。彼は11月８日の午後６時30分ごろに清酒を200ml（１合余り）飲んだ。７時過ぎから羽衣の間の宴会に加わって、午後10時ごろまでに約７～８合（自供であって正確ではない）の清酒（ビールはほとんど飲んでいない）を飲んでいる。したがって、彼は当夜約３時間半の間に清酒８～９合摂取したことになる。酩酊状態の経過を推定すると、宴会場では陽気、多弁となり、客と一緒に歌ったり踊ったりしていたが、宴会の終わりごろからやや被刺激的になり、福井、吉野などに対して横柄な態度をとるようになったと考えられる。そのため吉野と喧嘩となり、吉野から殴打されるような事情になったものと考えられる。その後で吉野、大下とともに旅館を出て、近くの空き地でいわば対決したわけであるが、結局大事に至らず物別れになっている。その後、旅館に戻り、月の間の布団を敷き、それが済んでから女中部屋に行って、女中の山田照子に「今晩は人殺しでもしたい」などと、かなり激しい言葉を発している。その後、火事になり、消火に協力している。

　吉野に殴打されたという刺激で、彼はかなり感情的に興奮していたことは事実のようである。女中たちの証言でも、彼はひどく酔っており、怖いようであったという。ところで彼の記憶であるが、私が何回も入念に問い質したところでも、宴会の終わるころからの記憶は断片的であり、吉野に殴られたこと、吉野、大下と旅館を出て行って、また戻って来たこと、月の間の布団を敷いたこと、女中部

屋に行って山田照子に前記のような言葉を吐いたこと、火事になって消火器をいじったこと、女の客を助けるのに牡丹の間に行くのを間違って曙の間に行って煙にまかれたこと、辛うじて急場を逃れたこと、その後、女中部屋で私物の整理をしたことなどを断片的に漠然と覚えているだけである。

　しかし、どういう理由で吉野に殴られたのか、吉野、大下と空き地でどんな話をしたのか、火事になって消防が来たのかどうか、旅館の客がどうしたのか、などということは皆目覚えていないようである。**もっとも、羽衣の間で客の相手をしていた時分のことは割合よく覚えているようであるから、8〜9合の飲酒で酩酊の程度が高まり、意識状態も変化し、被刺激性も亢進し、その結果、このような記憶欠損を残すようになったと考えて差し支えない**。ただし、彼の酩酊状態を考察すると、精神状態の変化は飲酒量にある程度並行しており、急にある時期から異常な精神状態が起こってきたと思われる様子はない。しかも、酩酊していても、他の者との意志疎通は可能であり、布団などを敷くことも可能であった。また、かなり感情的に激していたようであるが、吉野に殴打されたという事情から理解でき、まったく理解できないような感情状態（病的な不安）ではなく、あるいは幻覚、妄想などの病的体験があった様子もない。したがって、**精神医学的に、当時の酩酊状態は異常酩酊には当たらないと思われる。ただ、その酩酊の程度がかなり高度であったことは確かである**。

　ところで、起訴状では羽衣の間の押入れの中の枕紙に放火していることになっており、**彼もこの事実を警察と検察庁の調べのときに認めているが、公判廷の供述や鑑定時の陳述では、その事実はまったく覚えてないと否認している**。私はこの点について何度も質問したが、いつも同じ応答であった。その応答の態度からは彼が虚偽を弄しているようには思えなかった。しかし、虚偽を弄している可能性も否定できない。**要するに、事実、彼が放火していながら、意図的に否認していることも可能であり、その逆に、放火していながら記憶していないことも酩酊状態であったために可能である**。

　放火に関しての私と彼との問答を参考のために挙げれば次のとおりである。
　（吉野、大下と空き地で話し合った後に旅館に戻り、女中部屋を覗いたら皆が自分を笑っているので憤然としたということになっているが、そうなのか）
　……私は茶の間を覗いた覚えがない。警察で、茶の間の人たちが貴方のことを何か言っていると思わなかったかと言われ、言っていたかもしれないと答えた。
　（話しているのでどう思ったと答えたか）……悪口を言われるとどう思うかと

警察で訊かれ、癪にさわると言った。
（その後どうしたと言ったか）……癪にさわるので、2階の羽衣の間に行ったと言った。
（孤独感にかられ独りになりたいと言わなかったか）……取調べのあった当時（11月15日）、家に帰りたいと思っていたので、その当時の気持ちでそのように言った。
（羽衣の間の入り口はどうなっていると言ったか）……格子戸は開いていたと言った。警察で、女中が宴会の後で閉めてきたと言っているではないかと言われ、では開けて入ったと言った。
（放火のことはどう言ったか）……初め、窓のところにマッチを擦って投げたと言った。警察が、それでは信用できないと言うので、煙草（「いこい」）につけたマッチを癇癪玉の代わりに押入れに投げたと言った。投げただけではつかないと言われ、枕紙の下のほうにつけたと言った。
（押入れの戸のことはどう言ったか）……初めはマッチをつけてから開けたと言ったが、それではいけないと言われ、戸を開けてからつけたと言った。
（どうして嘘の自供にしたのか）……警察で、いくら弁解し、事実知らないから知らないと言っても警察は「八方手を尽くして調べた。東京にまで行って調べてきた。Aさん（彼のこと）貴方だけだ」と言って私を信用しない。「大村屋に行っていた人、従業員、100以上の目が貴方を見ていたのだ」とか、「赤色のジャンパーを着ていたのは貴方だけだ」とか、「私と手を握って早く家に帰るようにしよう。貴方はよかったんですよ、前科がないということがよかった。酒を飲んでいたことがよかった。私も酔って署長を殴ったことがある」とか言われ、私以外に犯人はない、申し開きしても聞いてもらえないと思った。煙草もなくなるし、胸も痛い。情けないことには法律は知らない。警察では事件は大したことはないと言う。大したことはないなら、何を言っても聞いてくれないのなら、いずれ母、妹、女房などに会ったときに本当のことを伝えたい、自分の潔白を表したいという気になって心ならずも自供した。
（検察庁でも同様の自供をしているのは）……そのころ付いていた弁護士は今の多田さんではなく、私の言うことを聞いてくれない。自分の述べたい真相を聞いてくれないので自信をなくしていた。そのころに検事調べがあり、検事さんは温厚な人であったが、警察と同様に自分のことを信用してくれないと思い、警察の通りに認めた。ただ1ヵ所だけ警察と違って言ったところがある。それは放火後、押入れの戸を閉めてきたと言ったことです。私は検事

調べが終われば家に帰れるかとも思っていた。最後に検事さんから起訴するからと言われたが、起訴とはどんなことか分からなかった。

このようにして、鑑定時、私には彼が犯行を記憶していないという陳述の信憑性について解決できなかった。鑑定時から50年以上経過した今日において考察してみると、疑問が起こってくる。まず、**本件犯行に至る経緯について記憶に欠損があるが、かなり多くの記憶の島が残っているのに、なぜもっとも重要な放火の場面だけ白紙のように記憶が欠けているのだろうか。これが最大の疑問である。**刑罰を免れたいと思う場合、まず、犯行そのものを覚えていないとするのが常套手段である。政治家が巨額の献金を不法に受領した場合、受領自体を覚えていないと弁明するのはよくあることである。次に、アントンの言うように、犯行後の最初の供述のほうに信憑性を認めるべきである。したがって、警察、検察庁で彼が放火を認めていることを無視できない。もちろん、警察、検察庁の取調べに行き過ぎがあり、冤罪が生まれる場合がある。ともかく、鑑定時に、私は捜査調書を供述心理学的にもっと詳細に検討すべきであったと思われる。私は、このような事例から、捜査段階での録音・録画の必要性を主張するようになった。録音・録画は取調べを可視化するものとして、非常に有益であり、しかも部分的（一部的）可視化ではなくて全部的（全面的）可視化が必要である。**酩酊犯罪のように記憶障害が問題になる場合が多いケースでは、ぜひ全部的可視化を実施すべきである。**

■鑑定結論

鑑定結論として、鑑定人は「犯行当時の記憶欠損も強ち否定できない」とし、犯行当時は尋常酩酊（ビンダーの分類では単純酩酊）の状態にあったが、酩酊の程度がかなり著しく、限定責任能力が妥当であるとされた。

裁判結果がどうなったか、残念ながら不明である。前記のアントンの文献は次のとおりである。Anton, A.:Die klinische und forensische Beurteilung pathologischer Rauschzustände.C.Marhold,1958.

4．犯行についての健忘を訴える酩酊犯罪者（2）

前掲事例3の放火被告人H.A.が犯行についての健忘を訴えていたが、それと同様な、やはり放火の事例があるので紹介したい。この事例でも、健忘の訴えの真偽について確証することができなかった。

■犯罪事実

　私は1971年4月に長野地裁より現住建造物放火未遂、窃盗、業務上横領被告人Ｓ．Ｔ．の精神鑑定を命じられた。彼（被告人Ｓ．Ｔ．を指す。以下同じ）は放火未遂の犯行当時23歳である。登場人物は特定の場合を除き仮名とする。犯罪事実は起訴状によるとおよそ次のとおりである。ここでは鑑定に関係のある現住建造物放火未遂の犯罪事実のみを挙げる。

　彼は69年10月9日午後7時ごろから翌10日午前3時ごろまでの間飲酒した後、普通貨物自動車を運転して帰途に就いたが、先に奢ってやって共に遊興した高本行雄と別れる際、自宅が遠いので同人に泊めてほしいと依頼したが断られたことや、飲酒中、何者かに同自動車のエンジンの電気系統の配線を外される等の悪戯をされたことで気持ちがうっ積していたところから、人家に放火すればこの気持ちも晴れようと考えた。同日午前3時50分ごろ長野市篠ノ井の山本次雄方前付近路上に停車し、同自動車備付けの非常発煙筒を発火させ、それを現に同人ほか2名が住居に使用している同所所在木造瓦葺家屋居宅（建坪96.69㎡）の勝手口板扉に立てかけて逃走したが、付近を警ら中の警察官に発見されて消し止められたため、扉の一部を燻焼したに止まり、その目的を遂げなかった。

■家族歴

　彼は45年10月に長野市Ｓ町に生まれた。父昭義は鑑定時現在（以下、現在と略す）60歳である。現在、観光タクシーの運転手をし、傍ら農業に従事している。以前はＳ病院に長く勤め、事務、レントゲン技師などをしていた。酒好きでかつては清酒5合ぐらい飲んでいたが、最近は2合ぐらいである。酒癖はやや悪いが、酒で失敗したことはない。性格は几帳面、真面目、小心、易怒的な傾向がある。母文枝は現在58歳である。20年前、出産後胃下垂のため胃痛、食欲不振になり仕事ができなくなり、最近ようやく回復し、農作業に従事している。温和で優しい性格である。彼の同胞は5人（男3人、女2人）で、彼は4番目、三男である。家系には特記すべき異常者はいない。

■本人歴

　彼は、出産はやや早産であったが、出生時体重は普通で、発育がやや遅れ、小学校低学年まで幼児語を喋っていた。生後1年ごろ百日咳に罹患し、重症で生命が危ぶまれたことがある。夜尿症が小学校4～5年ごろまであった。

　彼は52年4月に地元の小学校に入学した。同校より全学年の学業成績、性行についての回答があった。それによると、**学業成績は全学年を通じて中ないし中の下であり、6年のときの学習態度の評価では「根気なく、常に悪戯しており、落**

ち着きなし。読めるが理解していない」という。行動の記録では、5年、6年のものが回答されているが、各項目の評価では、5年ではBに少しCが混じているが、6年ではCが圧倒的に多く、Bはわずか2個にすぎない。**性行の所見では、明朗、社交的であるが、忘れ物をたびたびしたり、根気なく、移り気で、責任を持てないなどという。**また、悪戯が多い（3年）、幼児語を使う唯一の子である（4年）という記載もある。

彼は58年3月に小学校を卒業し、地元の中学に進学した。同校よりの回答では3年のときの学業成績、性行が報告されている。学業成績は中の下で、音楽、美術、保健体育が5段階評価の3で、他の課目はすべて2である。性行では、各項目の評価はすべてBである。**性行の所見では、思考が浅く、しばしば注意を受けるが、素直に聞き取るという。**

彼は61年3月に中学を卒業し、地元の市立H高校工業科機械課程に進学した。同校より学業成績証明書及人物考定書が送られてきた。それによると、学業成績は中の下である。人物考定では、各項目のうち「情緒の安定」だけがCで、他はすべてBである。**総合所見では、「盗みを何とも思わない」「卒業後、酒に弱く、酒を飲むと酒乱になり易く、正しい判断ができず、人の物を盗りたがる」という。**

市立H高校の教諭で、彼と卒業後も交流のあった鈴元芳郎の回答では次のとおりである。「**彼の言うことにいつも嘘、偽りがあるように思う。高校時代も盗みをしたことがときどきあり、その都度話し合いをするのですが、少し経つとまた盗みをする。**退学処分にすべきだとして職員会議で問題になったことがあります。私はどうしても退学させてはいけないと思い、卒業させたのです。先天的なものも含まれているような気がいたします。……他人にはとても良く、販売などさせても実力があります。卒業後たまに会って、私の顔を見ると、俺は何も悪いことはしていないと言うのです。**人の物を盗んで平気でいるような生徒です。盗むときには酒を飲んだときか、友人関係で盗むことが多いと思います**」と言う。

彼によると、「小学校5年のとき友人と2人で川に泳ぎに行き、田に水があったので田の中に入り、寝転がったので苗が駄目になった。家の者が行ってまた田植えした」という。また、「不良になったのは、高校2年のころからで、友人が学校を休もうと言うので、それに誘われて学校を休み、川で遊んだり、親戚の家でアルバイトしたりした。そのころは学校で煙草を吸っており、生徒の半分ぐらいは吸っていた。番長がいて、金を集めてこいと言う。それで学校の寮に入って金を盗んだり、模型飛行機を盗んだりした」と言う。

彼は64年3月に高校を卒業した。彼によると、卒業後最初に長野日産に応募し

たが、高校時代の不行跡が露見して不合格になった。それで、鈴元芳郎教諭（前出）の紹介で都内中野区の雪印乳業の下請け会社に就職した。営業の仕事に就いたが、間もなく胃が悪くなり、集金した金を車の上に載せていて盗まれるなどのことがあり、7～8ヵ月で辞めた。その後、長野県更埴市の養鶏場に1週間ほどアルバイトに行った。次いで長野市内の岩田商会に入り、そこは室内装飾の会社で、彼は現場の仕事をこなし、会社の命令で一時、新潟出張所に派遣されたことがある。この会社に勤務中に本件放火未遂を犯したという。

彼は本件の放火未遂で逮捕・起訴されたが、保釈になり、長野市内の丸山産業（総合家具センター）に勤務し、そこで窃盗、業務上横領を犯し、再び逮捕・起訴されたが、再度保釈された。その後、親戚の丸木造園（現在の長野市篠ノ井にある）で働いていた。彼は71年3月19日に警察に出頭すべく自宅を出たが、出頭せずに出奔して、東京、新潟などでペンキ職人、庭師の手伝いなどをしていた。勤め先の職員旅行で上諏訪（長野県）に行き、そこで窃盗を犯し、同年6月25日に逮捕され、以後勾留中である。なお、放火未遂で逮捕された後に保釈中に犯した窃盗、業務上横領は放火未遂と併合されて裁判されることになった。これらの犯行については後記する。

彼には次のような**非行・犯罪歴**がある。

① 62年11月、窃盗、長野家裁、不処分。高校2年のときで、親戚の自転車を無断で使用し、それを返却しなかった。
② 65年1月、傷害、長野家裁、保護観察。更埴市の喫茶店でコーヒーを飲んでいるとき、酩酊した酒癖の悪い男が店に来て騒いだので、彼は同人とトラブルとなり、背負いで投げ、同人が腰の骨を折った。
③ 65年3月、道交法違反（速度違反）、罰金。
④ 65年7月、道交法違反（速度違反）、罰金。
⑤ 66年3月、窃盗、不起訴。当時、岩田商会に勤めていたが、会社で余っている材料を無断で持ち出し、友人の経営するバーの床に敷いた。
⑥ 69年8月、住居侵入、強姦致傷、新潟地裁長岡支部、懲役3年執行猶予4年。

判決文によると、犯罪事実の概要は次のとおりである。「彼は長野市内の岩田商会の室内装飾工をしていたが、69年5月27日に長岡市に出張仕事に赴いていたが、同日夕刻から止宿先のT旅館、市内の飲食店などで梯子酒をした後、翌28日午前3時15分ごろ、以前にそこの内装工事をしたことのあるK中央総合病院看護婦寄宿舎の中を覗き見ようという劣情を抱き、同看護婦寄宿舎1階5号室（9畳間）

の裏側に至り、少し開いているガラス戸の隙間から中を覗いたところ、同室内のカーテンの向こうに看護婦が寝ていると思い、その看護婦を強いて姦淫しようと決意し、同室内に侵入し、准看護婦平野玉枝（当時23歳）が就寝中であるのを認め、同女の右側に両膝をつき、上半身で同女を押さえつけ、大声を立てて助けを求める同女の口を左手でふさぎ、同女に対し「騒ぐな」「声を出すな」「刺すぞ」などと申し向け、抵抗する同女の頭部を右手で殴打し、さらに同女の左肩部に噛みつき、同女のネグリジェをまくり上げ、パンティを引き下げるなどして、強いて姦淫しようとしたが、他の者が来る気配がしたため逃走し、姦淫は未遂に終わったが、同女に全治約10日間の顔面擦過傷、左肩部咬創、左拇指関節痛等の傷害を与えた」という。

⑦ 69年10月、放火未遂、これは私が鑑定することになった本件である。

⑧ 70年11月起訴、窃盗、業務上横領。これらは、前記のように、保釈中の事件である。

（1） 他の1人と共謀し、70年9月4日ごろ、勤務先の会社の戸棚1棹を窃取した。

（2） 同年9月27日ごろ、勤務先の会社の商品を売り、集金した金から2万円を横領した。

（3） 同年11月18日ごろ上山田温泉の旅館の駐車場に駐車してある車の中からステレオパック1個、手袋1双を窃取した。

この他、起訴されていない、住居侵入や窃盗（71年6月、上諏訪で窃盗、前記）などがある。

飲酒歴では、彼は65年に岩田商会に就職してから飲酒の機会が多くなった。2人で一緒に飲んで清酒の1升瓶を空けたことも多く、清酒5〜6合は飲める。飲むと話がくどくなり、他人にからんだりするが、暴れることは少ない。一般に飲むと朗らかになり、騒ぐほうである。**他人からは酒癖が悪いと言われており、自分でもそうだと自覚している**。飲酒を慎まねばならないと思いつつも、人に誘われるとつい飲んでしまう。飲む量はそのときの調子で変わり、コップ1杯のビールで吐いたことがある。前科の住居侵入、強姦致傷の場合は飲酒していた。

性生活では、手淫は中学2年ごろからで、高校3年のとき同級生の女性と旅館で性関係をした。また、66年ごろボーリング場で知り合った2歳年下の女性と仲良くなり、性関係し、相手が妊娠し、婚約したが、相手の両親が反対して別れた。彼は未婚である。性欲倒錯はない。

彼は急に立ち上がったりすると立ちくらみし、低血圧のことがある。また、血

を見ると気持ちが悪くなることがある。

71年8～9月の**鑑定時の所見**は次のとおりである。身長174.2cm、体重76kgで、丸顔の大柄で、闘士－肥満型の体型である。内科的には血圧が110/74mmHgで、やや低血圧であり、前記のように立ちくらみ（起立性低血圧）があり、自律神経系の不安定性がある。その他、神経学的に異常はない。脳波は6～8Hzの徐波の散発があり、境界線脳波の所見である。

精神的には、礼儀正しく、従順で、粗暴、投げやり、欺瞞的な態度は見られなかった。問診、心理テストによって精神機能を審査すると、精神病的所見はなく、知能は正常の下位である。（脳研式標準知能検査では、100点満点の66点で、平均的知能であり、新田中B式知能検査ではＩＱが84であった）。問診で調べたところ知識がやや貧困であった。性格は従来の生活史を考慮して、**発揚性、意志薄弱性、情性希薄性の性格異常（精神病質）**である。

本件犯行は酩酊犯罪であり、彼が酒癖が悪いということであるので、飲酒試験を施行することにした。清酒を4合程度を任意の速度で飲ませることにした。71年9月14日午前10時40分から、私どもの研究室で施行された。施行前に血中アルコール濃度の検査のため採血したところ、冷汗をかき、不快感を訴える。飲酒開始後1時間30分で220mlを摂取させたが、30分～1時間間隔の採血時に不快感を訴えていたところ、**1時間40分に少量の嘔吐をし、長椅子に横になる。1時間50分には頭痛を訴え、飲酒を拒否した。**このような事情で十分に摂取させることができず、**飲酒試験は失敗した。**

■本件犯行当時の精神状態

犯行は69年10月10日であり、鑑定時はそれから1年半以上経過しているので、記憶が薄れている可能性があるが、犯行についての彼の陳述は以下のとおりである。

（その日は昼間働いていたね）……ええ。
（どこで）……上山田（現在、長野県千曲市に属し、温泉地）のパレスホテルで。
（仕事は朝、何時に始まるか）……8時半から。
（朝、家を出たのは）……7時15分に出て、会社に8時半ごろちょっと寄った。
（現場に着いたのは）……それから1時間ぐらい遅れる。
（昼休みは）……弁当で、自分の家から持って行く。
（その日は午後も仕事したか）……1日中仕事があった。
（その日は昼間、酒飲まないか）……飲まない。
（会社に戻ったのは）……6時半か7時ごろ。

(それから)……ジープで家に帰ることになった。(注:ジープは起訴状では普通貨物自動車となっている)。
(篠ノ井まで来たね)……ええ。
(なぜ家に帰らなかったか)……酒飲みたくなった。
(飲んだら運転できないのでないか)……あまり酔うとハイヤーで帰り、ジープは置いておく。
(篠ノ井のどこに最初行ったか)……丸井食堂。一杯飲み屋で前に行ったことがある。
(何時ごろ行ったか)……7時半ごろ。
(独りで飲んだか)……清酒を冷でコップ2杯。川魚の煮物を肴にした。
(どのくらいいたか)……30分ぐらい。自分のジープがあるのを見て友達が来た。
(誰か)……小村孝夫と北出。2人は自分を誘って国道端のレインボーに行った。
(そこまで何で行ったか)……タクシー。
(レインボーで何を飲んだか)……ビール。十何本。3人でみな同じくらい飲んだ。
(自分1人では)……4～5本飲んだ。
(レインボーではどうしていたか)……マスターが来て話をしたり、ショーを見たりした。
(レインボーを出たのは)……11時ごろまでそこにいた。
(それから)……吉野寿司に寄った。
(その前にも吉野寿司に顔出したことがあるか)……ちょっと、(そこにいた)高本行雄に会っただけで出て来た。
(3人で吉野寿司でどうしたか)……ビールと刺身。ビール2本ぐらい取り、コップに2杯ぐらい飲んだ。
(どのくらいいたか)……30分ぐらい。
(北出は先に帰ったか)……ええ。
(そこを出てジープのところに行ったか)……酔っていてふらふらした。ふらふら歩いているように思った。
(事故を起こすのではないかと思わないか)……そんなこと思わず、車のところに行った。エンジンをかけたがかからない。それでおかしいと思って、ボンネットを開いて調べた。プラグが外れかけていたので、1本はめた。エンジンがかかったがまだおかしいので、吉野寿司に行った。
(そして)……高本行雄君に見てもらった。高本は車に詳しい。プラグがまだ

外れていて、直してくれ、エンジンが普通に戻った。それから吉野寿司で食べる物はないかと言って、お茶漬けを食べた。

（それからドライブインに行ったか）……ええ。

（君が行こうと言ったのか）……自分が言ったかどうか分からない。

（4人で行ったね）……マスターの斉藤、木下（クラブ経営者）、高本と自分。

（誰が運転したか）……高本がジープを運転した。

（そこで何を食べたり飲んだか）……ビール1～2本にモツか何か。

（君はどのくらい飲んだか）……コップに1杯ぐらい。

（そのとき高本に泊めてくれと言ったか）……泊めてくれと言ったらしいが、自分は覚えていない。

（高本らと別れて）……ジープに乗って家に帰ろうとした。

（1回転〈Uターン〉してまた吉野寿司に行ったか）……吉野寿司は閉まっていた。マスターの家に高本が行っているのかと思った。

（高本のオートバイはあったか）……なかった。

（それで〈マスターのところから〉戻ってジープを停めたか）……停めて、**発煙筒を取り出して、高本が来たら脅かしてやろうと思い、角（十字路の角）に立って待っていた。しばらく待ったが来ない。**

（山本次雄の家の勝手口に発煙筒を持って行って板扉に立てかけたのは）……覚えていない。

（警察に捕まったのは）……酔って運転するのかと言われて、お巡りだと分かった。（注：当時、警察官が警らをしていて、彼の行動を目撃し、彼を逮捕した）。

（発煙筒を車から持ち出したのは）……覚えている。

（道路で高本を待っていたのは）……覚えている。発煙筒につけたのは覚えていない。

（その前に吉野寿司に戻ったのは）……覚えている。

（高本が来ないので癪にさわったのは）……来ると思ったから脅かしてやろうと思った。

（山本さんを脅かしてやるとは）……そんなこと思わない。

以上から、彼が犯行前に大量の酒精飲料を飲んだことは確かである。彼の陳述によると、丸井食堂で清酒コップ2杯、レインボーでビール4～5本、吉野寿司でビールをコップ2杯、ドライブインでビールをコップ1杯飲んだという。コップ1杯を1合とすると、清酒2合に、（ビール1本は清酒1合に相当するから）

ビール4～5本にコップ3杯とすると、**清酒に換算して、7～8合飲んだことに
なる**。よくこれで車を運転できたと思う。実際はもう少し少ない飲酒量であった
かもしれない。ともかく、彼は車で自宅に帰るのが不安で、高本にその晩泊めて
くれと言ったのは、理解できる。

　彼の陳述では、彼は高本に宿泊を断られた（彼はこのことを現在覚えていない）
のに、高本とドライブインで別れた後に、高本の行方を追っているのはちょっと
理解できず、高本を待って、脅かしてやるために車から発煙筒を取り出したとい
う。それから、発煙筒に点火して、全然関係のない山本方の勝手口の板扉に立て
かけて、放火したが、警察官に目撃されて消火され、放火未遂に終わっている。

　彼の記憶であるが、発煙筒を取り出すところまでは、概括的な記憶があり、吉
野寿司を出て車で帰宅しようとしてエンジンがかからず、自分で修理したり、高
本に修理してもらったところなどはよく記憶している。また、放火の直前のこと
も記憶している。それにも拘わらず、**発煙筒に点火したことも、山本方の勝手口
の板扉に発煙筒を立てかけたことも覚えていない**という。つまり、犯行のところ
だけ覚えていない。こういう場合、その陳述の信憑性が問題になり、陳述は虚偽
かもしれない。しかし、当時、高度の酩酊状態であったことは確かで、健忘を強
ち虚偽と決めつけるわけにもいかない。ここに**精神鑑定の謎（enigma）**がある。

　陳述の真偽を確証するためには、捜査段階の供述との照合が重要である。（注：
現在の陳述と公判廷での供述はほぼ一致している）。ところが、理由は明らかで
はないが、警察・検察調書は鑑定人の私に提示されなかった。ただ、公判調書の
本人尋問から間接的に捜査段階の供述を窺うことができるに過ぎない。それに
よると、彼は警察において、うっ憤晴らしの目的で発煙筒を置き、放火の意図があ
ったように供述しているらしい。彼は公判では、火のついた発煙筒を山本方の勝
手口の板扉に立てかけたことを記憶せず、動機も記憶していないと供述し、放火
の故意の有無が争点になっている。こうして、**捜査段階の供述との照合が十分に
できないため、放火についての健忘の真偽を確証することができなかった**。今か
ら考えると、**逮捕後の当初の供述に、より大きなウェイトを置くべきであった**と
考える。

■鑑定結論

　さて、本件犯行当時の精神状態から見た責任能力であるが、彼が当時、高度の
酩酊状態にあり、彼自身平素から酒癖が悪く、当時、複雑酩酊の状態にあったと
判断し、限定責任能力を推した。

　長野地裁は71年12月22日に、放火に心神耗弱を認定して、懲役1年4月（未決

通算150日）を言い渡した。

5．犯行の全健忘を装う酩酊犯罪者

　飲酒酩酊して2件の放火を連続して行った犯罪者が、鑑定時、犯行当時の事柄についての全健忘を訴えていたが、全健忘は本人の虚言であることが判明した事例を紹介したい。酩酊犯罪では健忘の訴えが多く、その訴えが真実であるか否かの判定が困難な場合がしばしばである。捜査関係者には、覚えていないなんて話にならないと言って、酩酊犯罪者の健忘を最初から無視しようとする傾向がある。**一般に、アントンのように、犯行直後の供述に信憑性を求めるべきである。**

■犯罪事実

　私は1967年3月に静岡地裁沼津支部（山本五郎裁判長）より非現住建造物放火、現住建造物放火未遂被告人E.T.の精神鑑定を命じられた。彼（被告人E.T.を指す。以下同じ）は本件犯行当時30歳である。登場人物は特定の場合を除いて仮名とする。犯罪事実は起訴状によるとおよそ次のとおりである。

① 彼は65年12月15日ごろ、実母いそが彼の酒癖の悪さに愛想をつかして家出したことに憤懣やるかたなく悩んでいたが、66年7月27日夜、飲酒酩酊して憤懣が一時に爆発して、そのうっ憤を晴らすために放火しようと企て、同月28日午前3時5分ごろ御殿場市芙蓉沢の外沢治夫方家屋の西南隅の窓下に立てかけてあったすのこ板（横78.7cm、縦92.0cm）に所携の灯油をかけた上、所携のマッチですのこ板に点火したが、その直後、家人である外沢正純に発見されて消火されたため、同人の現に住居に使用している家屋を焼燬するに至らず、放火の目的を遂げなかった。

② 彼は引き続いて同日午前3時40分ごろ、御殿場市川島田の材木商菅沢要一方倉庫前に至り、同倉庫に接着して置かれてあった風呂桶の上の炭俵に所携の灯油をかけた上、所携のマッチで炭俵に点火して放火し、倉庫に移焼させ、よって人の住居に使用せず、かつ人の現在していない菅沢所有の木造トタン葺2階建て倉庫1棟の一部を焼燬した。

■家族歴

　彼は36年3月に静岡県御殿場市に生まれた。父金蔵は45歳で虫垂炎のために死亡した。少時、腫瘍の手術をしたとき神経を損傷したため左脚が悪くなり、竹細工職人をしていた。飲酒しなかったが、短気、頑固な性格であった。母いそは鑑定時現在（以下、現在と略す）55歳である。50歳ごろから両耳の高度の難聴があ

る。かつて右膝の関節リウマチに罹患し、現在もその部位に痛みがある。面接した印象では知能、性格ともに普通である。**彼の同胞は8人（7男1女）で、彼は2番目、二男である。しかし、同胞のうち長男を含め5人が夭折し、現在生存しているのは彼、弟富雄、妹雅子の3人だけである。家庭の貧困のため同胞の多くが栄養失調などで夭折したらしい。**家系には不詳のところが多いが、短気、頑固な性格の父金蔵以外に目立った異常者は見当たらない。

■本人歴

彼は、出産に異常なく、幼少時、胃腸が弱かったほかには大病をしたことがなかった。地元の小学校を卒業した。同校からは5年生の学業成績と性行の記録が送られてきた。学業では音楽、工作が優で、他の課目はすべて良であり、中位の成績である。性行では、「きまりよい児」「言語明瞭、はきはきしている」と評価されている。次いで地元の中学を卒業した。同校からの報告によると、**3年のときの成績と思われるが、各学課の評点は、音楽の2を除いて、他の学課はすべて1であり、最下位に相当する。性行では、評価項目のほとんどすべてに不良な評価がされ、たとえば、「ほとんど他人と交際しない」「泣いたり、怒ったり、常に（情緒が）不安定である」「責任感はほとんどない」「軽率で他人の物を盗ったりする」などと評価されている。**家庭が貧困で、家業の手伝いをする必要があったらしく、欠席日数は、1年は不明であるが、2年は48日、3年は80日である。

彼は51年3月に中学を卒業し、御殿場市内の農家の手伝い、同市内の製作所の工員、千葉県木更津市の海苔採取人、御殿場市での土工、豆腐店の店員、馬方、クリーニング店の外交員などと、**転々と職業を替え、職場に長続きしない**。なお、中学卒業の年の8月に父が死亡している。**56年（彼の20歳）ごろから犯罪が始まっている。検挙歴は次のとおりである。**

① 56.11.28　窃盗（自転車盗）、御殿場署、起訴猶予。
② 56.12.21　窃盗（雑物盗）、御殿場署、57.1.21、静岡地裁沼津支部、窃盗、懲役1年執行猶予3年。
③ 58.3.26　詐欺（寸借）、御殿場署、起訴猶予。
④ 58.3.27　放火、御殿場署、58.11.25、静岡地裁沼津支部、非現住建造物放火、同未遂、現住建造物放火、同未遂、懲役4年。

　　この放火の犯罪事実の概要は次のとおりである。

（1）58年3月14日午前0時ごろ、御殿場市の飲食店で飲酒を拒絶されて憤激し、そのうっ憤を晴らすために同日午前1時ごろ、付近の物置に放火して、その一部を焼燬した。

（2）同日午前2時過ぎごろ、同じ動機で、同市の自動車車庫にあった自動車のゴム製敷皮に放火したが、未遂。
（3）同時刻ごろ、同市の住宅に立てかけてあった炭俵に放火したが、未遂。
（4）同日午前2時40分ごろ、同市の豚舎軒下の藁束に放火して豚舎1棟の一部を焼燬した。
（5）同日午前2時45分ごろ、同市の住宅に付置した風呂場の衣類棚の衣類に放火し、火が住居に移焼し、住宅の一部を焼燬した。

本件犯行も1晩に連続して2件放火しているが、この前科の放火も1晩に連続して5件放火していることが興味深い。また、この犯行も酩酊時のものである。この犯行では精神鑑定が行われ、心神耗弱が認定されている。

彼はこの放火事件で前記のように懲役4年を言い渡され、八王子医療刑務所で服役した。同所長西田捷美の報告によると、知能指数が89であったが、精神遅滞者として処遇し、彼は温和、元気で、明るく、規律違反なく、真面目であったという。

八王子医療刑務所出所後、自宅に戻り、しばらく親戚のT.T.の手伝いをし、その後、御殿場市の五光建設の土工をするようになった。65年6月ごろそこを辞め、母と一緒にゴルフ場に1ヵ月ほど勤めた。ふたたび五光建設に戻ったが、66年5月に辞めた。その後、八王子市の上田という大工の手伝いをした。1ヵ月ほどで御殿場市に戻り、芙蓉組で土工をしていて本件犯行に至った。

飲酒歴について、彼はこう述べる。「飲酒するようになったのは20歳ごろである。当時、農家で働いていて濁酒（どぶろく）を飲み始めたからである。そのうちに酒好きになり、ほとんど毎日のように飲んでいる。少しだと機嫌が良いが、**清酒3〜4合以上飲むと酒癖が悪くなる。土方仲間と喧嘩する。警察に保護されたことも5〜6回ある。交通事故に遭ったことも3回ほどある。後で記憶のないことも何回もある。**たとえば、お前は1晩中喧嘩していたと言われても、覚えていない。床屋のガラスを壊したと言われても覚えていない。朝起きたら木の股に引っ掛かっていた。土手から落ちて木に引っ掛かったのであろう。他人の勝手場に寝ていたこともある。刑務所を出てから1年ほど禁酒していたが、建設会社では職場に酒があるので、また飲み出した」と言う。

母によると、「**彼は飲むと頭にくると言って、何もかも分からなくなる。ひょろひょろ歩き回る。家で飲んでも外に出かけてしまう。酔って戻ってくると、寝ている私をいきなり殴ったりするので、おちおち寝ていられない。**家で焼酎2合ほど飲ませることにしているが、それだけで足りず、100円、200円と小遣いを請

求する。やらないと暴れる。酔って障子を壊したこともある」と言う。弟の富雄も、彼が酔って近くの川に倒れていて助けたことがある。また、酒が嫌いになる薬（抗酒剤）を飲ませようと思っていたところに本件犯行が起こったという。

その他、母や弟によると、**彼は非常に飽き易く、仕事に長続きせず、給料などもあまり家に入れず、入れても小遣いを請求し、不良の者と交遊して、家のテレビ、ラジオを持ち出して売ってしまうので、彼の行状にほとほと愛想が尽きた**という。そのため、65年12月に母が家出して、妹雅子夫婦の許に厄介になっている。66年正月に彼が詫びて、妹夫婦は彼を同居させたが、彼は職場を転々としている。家族は貧困に喘いでいるが、それなりに彼に愛情を注いてきた。しかし、彼にはそれに報いる気持ちがなかったらしい。

67年4～5月の**鑑定時の所見**は次のとおりである。身体的には、身長151.0cm、体重53.0kgで、体型は肥満型に近い発育異常型である。内科的・神経科的に異常はない。脳波も正常である。

精神的には、温和、無口、不活発、未熟な態度であったが、**面接を繰り返していた後のある面接では、自分に気にくわない質問には険悪な態度になり、気分の被刺激性、易怒性が見られ、感情的に粗野で、思いやりのない、冷たさを露呈した**。問診によって精神機能を調べたが、意識は清明で、見当識、記憶、記銘に異常はないが、知識、判断力はやや不良である。幻覚、妄想等の病的体験はない。次に12種の心理テストを施行した。脳研式標準知能検査では、100点満点で30点で、知的障害に相当する結果である。鈴木・ビネー式知能検査ではＩＱは79であった。新田中Ｂ式知能検査ではＩＱは59で、知的障害に相当する結果である。WAISでは、全検査ＩＱは81であった。**知能検査の結果にばらつきがあるが、問診所見などを総合して、精神遅滞境界線程度の知能であると判定した。性格は、生活史なども考慮して、意志薄弱性、情性希薄性、爆発性の異常性格（精神病質）と判定**した。

本件犯行が酩酊犯罪であり、前記のように彼が酒癖が悪いらしいので、彼のアルコールに対する反応を見るために、**飲酒試験**を施行した。種々の点を考慮して、日本酒4合ほどを任意の速度で摂取させて反応を見ることにした。場所は東京医科歯科大学の私どもの研究室を用い、67年5月8日午前10時に開始した。試験の経過を逐一記述することをしないで、その概要を述べる。

彼に1時間25分間に日本酒800ml（4.4合）を摂取させたところ、徐々に多弁、爽快、抑制減退が増長し、**飲酒開始1時間30分後（以下、飲酒開始を省略）から粗暴、攻撃的となり、蹴ったり、噛みついたり、手を振り回し始め、ついに床に**

倒れ、噛みついたり、診察を拒否するようになり、やむを得ず、1時間50分後にイソミタール・ソーダ（麻酔薬）0.5gを静注した。その後、浅眠状態から深い睡眠状態になり、再び覚醒して興奮状態になったので、2時間20分後にクロールプロマジン（向精神薬）25mgを筋注した。4時間30分後に覚醒し、試験を終了した。血中アルコール濃度は1時間30分後に最高の199mg/dlに達し、十分な酩酊状態に達したと考えられる。この飲酒試験によって、彼に異常酩酊（複雑酩酊）の傾向があることが証明された。

■本件犯行当時の精神状態

　前記の犯罪事実から分かるように、彼は66年7月28日の午前3時5分ごろと午前3時40分ごろに2件の放火を実行している。まず、鑑定時に彼から事情を聴取したときの問答の一部を挙げる。

（犯行の前日は仕事に行ったか）……（午後）5時まで仕事した。

（夕食は摂ったか）……食べない。飯場に戻ったが食べない。1升瓶があったので、湯呑茶碗で2～3杯飲んだ。

（誰と飲んだか）……伊藤（伊藤幸三らしい）と飲んだ。

（伊藤はどのくらい飲んだか）……2杯ぐらい飲んだ。

（酒はいつも飯場にあったか）……あった。毎日のように飲んでいた。夜は大抵2杯飲んだ。

（それから）……伊藤と碁を2～3回やった。

（それから飲みに出かけたか）……散歩に出かけ、駅の周りを散歩し、飲みに入った。

（何時ごろか）……8時半ごろかな。

（何という飲み屋か）……長岡という飲み屋だった。店に2～3人いた。

（どのくらい飲んだか）……焼酎とビールを、後から来た友達と分けて飲んだ。最初焼酎をコップに1杯飲み、あと1杯はビールに混ぜてジョッキに入れ、半分は友達が飲んだ。

（代金は支払ったか）……友達が支払ってくれた。自分は出かけるとき100円しか持っていなかった。焼酎代は自分が払ったかな。

（何か食べたか）……何か食べたかな、覚えていない。

（イカサシを食べたことになっているが）……

（それから9時半ごろ長岡を出たことになっているが）……出た。またふらふら歩いて朝鮮人のやっている店、ホルモン料理屋に入った。

（春光園というのか）……そう。そこで酒4～5杯飲んだ。

（警察では3杯飲んだと言っているが）……4杯ぐらい飲んだ。
（それから）……それから出て飯場に帰った。
（何時ごろか）……自分では覚えていない。
（それから）……それから後のことは全然覚えていない。
（気づいたのは）……朝、自分の家（御殿場の実家）で寝ていた。
（何時ごろ眼が覚めたか）……10時ごろ眼が覚めた。
（起きてどうしたか）……誰もいないから洗濯して干していたら警察が来た。
（そのときどう思ったか）……夕べ何かしたのかなと思った。警察に引っ張っていかれて事件のことをいろいろ言われた。自分では分からないが、そうでないかと言われると、そのような気がした。
（自分でやったような気がしたか）……した。
（〈飯場に戻ってあちこち〉電話したことは）……覚えていない。
（夜中の12時ごろ飯場に帰ったことは）……
（そのとき炊事のおばさんがいたか）……いたかもしれない。
（石油の缶を持ち出したのは）……警察で言われたから、そうかなと思った。
（〈写真を見せて〉白灯油を覚えているか）……前から飯場の外側にあるのを知っていた。
（母親がいないのでむしゃくしゃしたと言ったのは）……警察で何か（動機について）言えと言われると、それくらいのことしか言えない。
（寂しかったことは事実だろう）……それは事実です。
（寂しくていらいらしていたか）……していることはしていた。

　以上から、彼は仕事を終えて飯場に帰り、飯場で少し飲酒し、外出して長岡という飲み屋、次いで春光園で飲んで飯場に帰り、その後、飯場から石油缶を持ち出し、実家に帰った。その途中2件の放火を犯しているが、**春光園を出て飯場に帰ったあたりからの記憶はなく、実家で眼が覚めて気がついたという。**なお、問答で前記しなかったが、実家に帰る途中、国道246号線沿いのガソリンスタンドのところを通ったことをかすかに覚えているに過ぎない。それゆえ、**彼には広汎なほぼ完全な健忘、全健忘があることになる。**

　そこで**彼が陳述する健忘が真実かどうかについて検討する**ことにした。ここで警察における供述を問題にしたい。供述調書は66年7月28日、29日の2回に作成されている。それによると、彼は犯行の前後の事情をかなり詳細に供述している。そして「よく覚えていない」という表現はほとんど使われていない。私の従来の経験では、記憶の喪失が確かであると思われるときには、供述調書の最初のころ

の供述では、「覚えていない」という表現が調書に記載されていることが多い。そして、取調べが回を重ねるにつれてより詳細な事柄が供述されるようになる。ところが、**本件では僅か2日の取調べで、すでに詳細な事柄についても供述している点が注目に値する**。もし、彼が上記のように、春光園を出て飯場に戻ってから翌朝、実家で眼を覚ますまでの間の記憶がほとんど全く喪失しているとすれば、いかに捜査官が有能で、証拠の収集が迅速であっても、このように完結した調書が早急に出来上がることは困難であると考えられる。

さらに立ち入って警察調書を検討すると、たとえば、彼は、「御殿場市仁杉の三根さんという芙蓉組の世話役さんに電話をかけると、僕の声が判ってすぐ切ってしまいました。僕としてはそれが冷たくされたと思い、先程から頭がむしゃくしゃしていたので一度にカーッとなってしまったんです」と供述している。この供述は66年7月28日にされている。ところで警察が三根から供述調書を作成しているのは7月29日になっている。三根の供述では、近所の船村酒店の電話で彼に呼び出され、金を貸してくれと言われたので駄目だと答えたという。もっとも、飯場の馬杉静雄、深田光江は、彼が船村に電話していることを7月28日に供述している。**十分に異論なく証明はできないが、彼が三根に電話をかけ借金を断られて憤慨した事実を、彼が記憶していて自発的に供述した可能性がある。**

また、石油缶を持ち出して運ぶ途中、休止して一服したというのも、彼の供述がなければ、取調官として休止した場所などを特定することは不可能である。あるいは、第二現場に行って放火の前に一服したと言っているが、これも彼の供述がなければ取調官はそれを記載できないであろう。また、**第二現場で柵のような物の上に炭俵が積んであったと供述し、後に風呂桶が暗かったので柵のように見えたと訂正しているが、彼が犯行当時、風呂桶を柵のような物として知覚した記憶がなければこのような供述はできないであろう。**

彼は現在、日本石油のガソリンスタンドのところを通ったことだけを覚えていると述べているが、供述調書では、「湯沢のスタンド付近で消防署のサイレンが鳴るのを聞き、僕が火をつけて火事になったんだと思いました」と述べている。それゆえ、このことが特に強く印象に残ったのであろう。

したがって、おそらく、現在述べるようなほぼ完全な健忘は真実でなく、事実はある程度の記憶が残存していたと考えられる。その他、鑑定書には関連した事情に深く立ち入っているがここでは省略する。

■**鑑定結論**

放火の動機としては、鑑定書では警察での供述を取り上げ(現在、彼は犯行当

時の記憶がないと言う）、母が家出したため自己の面倒を見てくれる者がないという、孤独感から生じたうっ憤を晴らすために、自己と無関係な対象に放火したと考えられ、**直接の動機は不満の発散である**。そして、放火には、彼の平素の性格の上に、**飲酒による異常酩酊である複雑酩酊が重要な役割を演じている**と考えられる。

本件犯行当時の責任能力としては、複雑酩酊の場合に通常適用される、限定責任能力が妥当であると、考えられた。

静岡地裁沼津支部は67年7月3日に、再犯加重をし、心神耗弱を認定して、懲役8年（未決通算300日）を言い渡した。

6．事態誤認から傷害、傷害致死を犯した酩酊犯罪者

飲酒して高度の酩酊状態になると、意識障害のために見当識が障害され、周囲の状況を誤認し、そのために思わぬ犯罪に赴くことがある。私の鑑定例のなかに、知能、性格ともに正常な男性が、高度に酩酊して、事態誤認から思わぬトラブルを引き起こし、そのために暴力三昧に晒され、その結果、激情状態になり、ふたたび事態誤認から傷害、傷害致死に赴いた、珍しい事例があるので、簡潔に紹介したい。

■犯罪事実

私は1971年2月に福井地裁より殺人未遂、殺人被告人T．T．の精神鑑定を命じられた。（注：殺人未遂、殺人で起訴されたが、判決では傷害、傷害致死に罪名が変更された）。彼（被告人T．T．を指す。以下同じ）は本件犯行当時32歳である。登場人物は特定の場合を除き仮名とする。ここでは、犯罪事実を起訴状でなく、1審判決文から引用することにする。

彼は70年7月9日午後6時ごろから、福井県遠敷郡N村（現在、同県大飯郡おおい町に属す）のスナックバー「K」こと江田孝作方および他2軒の飲食店で飲酒し、相当酔って午後10時ごろ再び右「K」に戻って来たが、同僚である松田一雄（当時22歳）、須田正雄（当時25歳）の両名が同店のボックスで声高に話し合っているのを見て、同人らが相客の佐田正樹（当時20歳）、戸田忠雄（当時21歳）らに因縁をつけられ困っているものと誤解した。同人らに対し「うちの若い者にお前らは何文句があるか」などと言い出したことから口論となり、同僚らに止められて一旦は収まったものの、彼は再びカウンターに座った佐田に対し、「お前さっき、わしによくも文句をつけたな、表へ出ろ」とまたからんだため、前記「K

前路上において喧嘩となった。しかし、彼は佐田、戸田の両名から手拳で数回顔面を殴打されたうえ、その場に押し倒されて腹部を数回足蹴されるなど一方的に攻撃され、加療約1週間を要する右眼窩部打撲・皮下血腫を負わされた。これに憤激し、報復として両名に対し刃物で切り付け、足腰が立たないようにしてやろうと考え、「K」より約40m南方にある料理店「S」こと栗野正治方調理場から刃渡り約15cmの出刃庖丁と刃渡り約26cmの刺身包丁を持ち出し、これを両手に持って右「K」の方へ引き返して来た。

① 同日午後10時30分ごろ、「K」付近路上において、刃物を持っているのを見て彼を制止しようと近寄った前記松田を、佐田らの1人が彼にかかって来たものと誤解し、いきなり右手に持っていた出刃庖丁を松田の下半身目がけて1回突き刺し、同人に対し加療約1週間を要する右大腿部内側切創の傷害を負わせ、

② さらに佐田らを探すべく前記「K」の内外を徘徊していたところ、犯行後間もなく同所付近道路中央において、佐田らの同伴者である河崎明夫（当時36歳）を認め、同人と対峙して2〜3語言葉を交わすうち、矢庭に同人に対し右手に持った前記出刃庖丁と左手に持った前記刺身包丁を同時に同人の下半身目がけて突き刺し、同人に左股動脈損傷を伴う左大腿前面刺創および左腸骨窩刺創の傷害を負わせ、よって同日午後10時45分ごろ、同所において前記左股動脈損傷に基づく失血により死亡するに至らせた。

■**家族歴**

彼は38年3月に高知県吾川郡G村で生まれた。父義明は鑑定時現在（以下、現在と略す）59歳である。小学校高等科卒業で、39年から約30年間四国電力に勤め、現在は吾川郡I町に住み、四国電力の関連会社に勤めている。性格は頑固、偏屈、気難しいほうであるが、一面気の弱いところもある。酒好きで大酒家であったが、酒癖は悪くなく、最近は晩酌1合程度である。母の幾代は現在52歳である。小学校尋常科卒業で、性格は勝気、働き者であり、農業に従事している。酒好きであるが、酒癖は悪くない。彼の同胞は6人で、彼は2番目で二男である。長男の正人は現在35歳で、高校卒業ないし中退で、56〜57年ごろブラジルに移住し、サンパウロで農業に従事している。同人は、放浪癖があり、意志薄弱の傾向がある。その他の同胞にとくに変わった者はいない。**家系には、母方叔母に1人、20歳ごろに結婚に失敗して精神病になり、精神科病院に何回か入院した者がいるが、精神病の病名等については不詳である。**

■本人歴

　彼は、出産は普通で、幼児期に大病をしたことなく、小学校4年（9歳）ごろ右股関節炎（ペルテス病）に罹患し、1年間ギプス固定を受けたが、その後遺症として、右脚が左脚よりも細いが、とくに機能障害はない。20歳ごろ蓄膿症で手術を受けたことがある。

　彼は44年に地元の小学校に入学し50年3月に卒業した。同校からの回答によると、6年の学業成績、性行だけしか分からないが、各学課の細分された各分野の評価は、音楽と図工の一部に5段階評価（＋2、＋1、0、－1、－2）で0があるほかは、全部＋2ないし＋1であり、**優秀な成績である**。性行についても、各項目はいずれも0以上で、「持久力」「計画工夫」は＋2である。

　小学校卒業後、地元の中学に進学したが、同校からの回答では、学籍簿で残っているのは、各学年の欠席日数（欠席は1年の10日が最高）と、2年に施行された知能検査でIQが125であることだけである。

　53年4月に高知県立追手町高校K分校に入学したが、1年在学しただけで退学している。1年の学業成績は国語3、社会4、理科4、習字2、保健体育4、英語3である。

　彼によると、小学校では成績はクラスで1番で、数学と理科が得意で、国語と音楽は不得意であった。腕白であったが、喧嘩はあまりしなかった。中学でも成績はクラスで1番であった。高校は定時制で、通学に時間がかかり、授業に興味をなくし、1年修了で中退したという。

　彼は中学卒業後、家業の農業を手伝っていた。そして、60年3月に父の遠縁に当たる川上照子（41年生まれ）と結婚した。2人の間に子はいない。妻と彼の両親のあいだの折り合いが悪く、60～61年ごろ2人は両親から離れ、尼崎市に行き、彼は住友金属の臨時工になった。その後、妻の兄が勤めている京都府亀岡市の谷村木材株式会社に移り、木材の搬出の仕事に従事した。そこに3年ないし3年半勤めて、妻の兄の友人の伝で現在の福井県遠敷郡N村に移り、T木材株式会社に勤めるようになった。T木材に就職したのは65年4月である。彼は63年に自動車の運転免許を取得し、自ら軽トラックを所有して木材の搬出をしていた。伐採地のN村から小浜まで木材の搬出をおよそ1日2回行って、月収7～8万円あった。冬場は雪が多いので、奈良県のほうに出稼ぎに出て、木材の搬出をしていたという。妻は飯場の炊事婦をしていたが、本件後は軽電気工場の工員をしている。

　飲酒歴では、中学のころ、すなわち12～13歳ごろから酒好きの父と一緒に家で飲んでいた。高校中退後、家業の農業に従事しているころ、酒が好きになり、結

婚後も飲んでいた。家を出て尼崎市の住友金属に勤めていたころはあまり飲まなかったが、亀岡市、さらに現住地に来て、酒量が多くなった。**酒には強いほうで、清酒７〜８合が限度で、５合ぐらいではしっかりしている。**主として清酒を飲み、本件犯行の前ごろはかなり飲んでおり、飲み屋、スナック等で飲んでいた。**酩酊して喧嘩したことはなく、酒癖は悪くなかったという。**妻も彼は酒癖が悪くなかったと証言している。

　彼は本件で公判段階になった後、保釈されていたので、川崎市のＴＹ第三病院神経科に鑑定留置して鑑定審査をした。留置期間は71年４月21日〜26日の６日間であった。**鑑定時の所見**は次のとおりである。

　身体的には、身長163.4㎝、体重73kgで、闘士型の体型である。前記のように９歳ごろに右股関節炎（ペルテス病で、若年者に多く、予後が良好である）に罹患し、そのために右大腿部が左のそれより細い（膝蓋骨の上端より10㎝上方で大腿部の周囲を測定したところ、右は51.8㎝、左は54.0㎝であった）。内科的には、軽度の肝機能障害がある（GOTが49〈正常値は８〜40〉、GPTは54〈正常値は５〜25〉）であるほかは異常はない。神経学的にも異常がない。脳波も正常である。

　精神的には、従順であるが、芯の強いところがあり、やや愛想がなく、素っ気ない態度である。質問には素直に応答し、虚飾的なところはない。問診で調べたところ、見当識は保たれ、意識は清明で、記憶、記銘、知識、判断力、計算力に異常はない。また、幻覚、妄想などの病的体験はない。数種の心理テストを施行したが、脳研式標準知能検査では100点満点で72点である。新田中Ｂ式知能検査ではＩＱは105であった。それゆえ、知能は正常である。性格にもとくに目立った偏りはない。**以上より、精神的には正常である。**

　本件犯行は酩酊犯罪であるので、彼のアルコールに対する反応を見るために**飲酒試験を施行した。**71年４月25日午前10時から施行し、清酒を任意の速度で摂取させることにした。飲酒開始30分後（以下、飲酒開始を省略）で３合摂取させたところ、顔面紅潮以外にとくに酔いが見られず、37分後に急に吐き気、胃部の違和感を訴え、48分後に少量の嘔吐があり、結局、飲酒試験を中止した。血中アルコール濃度は３時間後に最高58.3mg/dlにしか達しなかった。それゆえ、**飲酒試験はその目的を遂げることはできなかった。**前記のように彼においては酒癖は悪くないということである。

■ 本件犯行当時の精神状態

　冒頭に提示した犯罪事実によって犯行の経緯はおよそ理解できるであろう。ここでは補足的な事実を加えたい。

まず、鑑定時の問診の問答の一部を挙げよう。
　彼は当日、いつもと同様に小浜まで 2 回、材木を搬出し、夕方飯場にもどったが、自宅には帰らなかった。
　（自分の家に戻らなかったか）……戻らない。そのころは飯場に泊まっていた。妻は飯場の炊事婦をしていた。
　（飲んで運転して帰るつもりだったか）……少し飲んで帰るつもりだった。
　（最初どこに行ったか）……最初に料理店「S」に行った。車は「S」のそばの修理工場のところに停めた。
　（「S」には何時ごろに行ったか）……6 時過ぎ。
　（お客はいたか）……2 ～ 3 人はいたと思う。顔見知りの者であった。
　（酒はどのくらい飲んだか）……コップで 3 ～ 4 杯。はっきりしたことは忘れた。
　（もっと少なくないか）……さあ、2 ～ 3 杯飲んだとき、吉野喜太郎が来た。
　（そして一緒に飲んだか）……ええ。
　（「S」にどのくらいいたか）……1 時間か 1 時間半。
　（それから）……吉野とどちらが誘うともなく、「K」に行った。
　（銚子を何本飲んだか）……15 ～ 16 本という。吉野と飲んだ。それから後から来た早村日出夫と 3 人で飲んだ。早村はいつの間にかいなくなった。
　（15 ～ 16 本というのは店でそう言うのか）……店に任せてある。
　（1 人で何本飲んだか分からないね）……ええ。
　（「K」には後から誰か来たか）……須田、松田が来た。彼らは T 木材で伐採夫をしていた。
　（それから喜六亭に吉野と行ったね）……ええ。吉野が誘った。
　（車に乗って行ったか）……ええ、それは覚えている。
　（喜六亭では飲んだか）……どれだけかはっきりしないが、特級か超特級を飲んだ。
　（何杯飲んだか）……1 杯か 2 杯でないか。
　（店の人はちょっと口つけただけと言うが）……後でそれを聞いた。
　（それから車で「K」に戻ったのは）……知らない。後から車が「K」のそばにあるのを聞いた。現場検証のとき「K」のそばに車があった。
　（「K」に戻ってどんなことを覚えているか）……賑やかに飲んでいた。
　（また飲んだのか）……店の中で人が飲んでいた。須田や松田が飲んでいた。
　（それで）……知らぬ若い男が須田や松田にからんでいると思った。
　（態度を見てそう思ったのか）……大きな声を出しているからそう思った。前

に小城というＴ木材の若衆が殴られたことがあるのを知っていた。
(原田組〈本件で彼がトラブルを起こした相手の所属する暴力団〉に殴られたのか) ……誰か分からない。
(実際はからんでいなかったわけだね) ……そうらしいです。
(錯覚したのだね) ……ええ。酔ったら勘違いすることがある。酔うと物が二つに見えることがある。
(相当飲んだときか) ……そのときの気分、雰囲気、体の調子で違う。他人が言うのには、5合ぐらいのときでも眼が座ると言う。テレビ観ていて二重に見えることがある。
(ところで、そのときどう言ったか) ……うちの若衆に因縁つけるなと言った。
(相手はどう言ったか) ……はっきり細かいことは分からない。警察でもどこに座っていたか訊かれたが、よく分からなかった。
(結局、喧嘩になったのは) ……覚えている。
(店の外に出たね) ……一遍、話がつき店に戻ったということは警察で聞いた。しかし、覚えていない。……
(2回目外に出たね) ……その経緯はよく分からない。
(外に出てどうだった) ……**一方的にやられたように思う**。酔うと脚が弱い。普段から酔うと脚が弱い。
(相手は2人だね) ……ええ。後で聞いたら佐田と戸田だという。
(どちらが主であったか) ……さあ、はっきり分からない。警察では佐田が主犯であると言うが、自分には区別つかない。どちらにも同じようにやられたと思う。
(顔もやられたね) ……**眼をやられた。右眼が見えなかった**。
(あなたも殴ったのでないか) ……殴ったかもしれないが、殴った覚えはなく、一方的にやられたように思う。
(それから) ……正夫(幡野正夫のことで、「Ｓ」の板前である。彼が佐田、戸田に暴行される前に呼びに行っている)が来たと思う。呼びに行ったかもしれない。どこの者か分からないので、話つけてくれると思ったか。
(正夫が来てから) ……それから包丁取りに行った。(「Ｓ」の調理場の) **包丁差しから包丁を抜いたのを覚えている**。
(何本か) ……両手に持った。
(出刃庖丁と刺身包丁というが) ……後から聞いたが、よく覚えていない。ただ包丁だけは覚えている。

(仕返しのためか)……はい。殺すということは念頭にないが、向こうは大勢だし、仕返ししようと思った。……
(かっとなっていたか)……はい。
(それから)……**向かって来る者があったので、右手か左手か分からないが、包丁で突いた。**後から考えると、止めようとした者だが、そのときは分からなかった。
(暗くて見えないことはないね)……ええ。街灯は近くにある。普通ならば顔は分かる。
(松田はよく知っているか)……一緒に生活しているからよく知っている。
(薄暗くても普通は見分けがつくね)……ええ。
(いきなり刺したね)……ええ。
(自分のところに来る者はみな敵だと思ったね)……ええ。
(刺した相手がどうなったかは)……分からない。
(それから)……ちょっと分からないが、道路の真ん中で言い争ったような気がする。それが後から聞いたら、河崎明夫だという。仲裁に入った人らしい。
(言い争ったが、それから)……包丁で刺したことを覚えている。
(2ヵ所刺しているが)……2回やったのか。おそらく1度に両手で刺したのでないか。原田組というのをその直前に聞いたので、やくざの仲間で、怖いという先入観があった。小浜あたりでは皆から恐れられている。こういうことが念頭にあったので、余計怖かったのでないか。
(相手が倒れたのを知っているか)……後ろ向けに倒れたと思うんですが、気がついたら、「Ｓ」の主人と正夫が私の両腕を押さえて包丁を取った。
(それから)……分からない。「Ｓ」に座っていたら警察が来て、小浜署に連れて行かれた。ちょっと調べがあり、寝たが、夜中に起こされて調べがあった。
(河崎明夫が死んだことは)……夜中に署で起こされたときに聞いた。本当だかどうか分からなかった。

以上の陳述は素直な態度で、**慎重に述べられ、警察、検察庁**における供述と大体一致し、したがって、それは信頼できる。そのうえ犯行は多くの目撃者の前で行われ、それゆえ、多くの参考人の供述があり、それらと彼の陳述を比較検討することも可能である。ここでは、煩雑にならないように、要点に絞ることにする。

当日の彼の飲酒量であるが、彼の陳述、その他参考人の供述などを総合すると、明確にはできないが、最低でも清酒6.5合、最高では同じく9.7合摂取したことになる。いずれにしろ、大量の飲酒をしていたことになる。

当時の酩酊の程度であるが、参考人の供述に多少の差はあるが、かなり高度に酩酊していたことは確かである。幡野正夫の検事調書では、彼が午後10時ごろに呼びに来たとき、**眼が座っているので、酔っているなと思った**という。

さて、もっとも重要なことであるが、彼は2度目に「K」に来て、**原田組の佐田と戸田が彼の同僚の松田や須田に因縁をつけていると思い、佐田、戸田に逆に因縁をつけたのは、異論なく彼の事態誤認のためである**。したがって、彼は犯行直前に状況を誤認するほど酩酊していたと言える。

この誤認が佐田、戸田とのトラブルを誘発し、同人らと口論になり、同人らから殴打、足蹴の暴行を受けた。この暴行で激昂した彼は、同人らに報復するために、近所の料理店「S」の調理場から出刃庖丁と刺身包丁を持ち出し、「K」に戻る途中または戻ってから、同僚である松田や仲裁に入った河崎を闇雲に敵だと思い（ここにも**事態誤認がある**）、両者に攻撃を加えたのが本件犯行である。**本件犯行の際には、酩酊の上に、佐田、戸田による暴行によって情動状態になっていた。すなわち、酩酊と情動の累積がある**。

さらに、彼の犯行当時の記憶について言及すると、前記の問答から分かるように、全く記憶していない全健忘ではないが、部分的に**記憶欠損**がある。たとえば、彼は佐田、戸田と口論になり、1回は店の外に出て仲直りし、その後再び口論になり、再度店の外に出て、彼らに暴行されるが、彼は仲直りした事実を全く覚えていない。このような記憶欠損は警察、検察庁での取調べの際にも存在している。また、彼は佐田らに暴行される前に、「S」の板前の幡野正夫を呼んで来ているのに、暴行された後に同人が来たと記憶しており、**記憶錯誤**がある。ともかく、**著明な記憶障害を示すほど酩酊が高度であったことが分かる**。もっとも、本件の被害者の松田や河崎を刺した事実は記憶している。

■**鑑定結論**

本件犯行当時の精神状態から見た責任能力であるが、本件犯行はかなり高度の酩酊の上に激しい情動が加わり、重大な事態誤認にもとづいて実行されているので、**限定責任能力の状態にあったと鑑定された**。

福井地裁は71年9月30日に、心神耗弱を否定したが、起訴状の罪名を棄却して傷害、傷害致死を認定し、懲役6年を言い渡した。

7．女性の焼身自殺による放火の１例について

　放火を研究していて、自殺目的の放火にときどき遭遇する。焼身自殺と言われるのがそれである。自殺者はできるだけ楽に死にたい、なるべく自分の身体を損傷しないで死にたいと思うのが自然である。だから、焼身などの自殺手段を選ぶなどというのは、よほど異常な精神状態でなければならない。もちろん、宗教的な信仰から焼身自殺が行われる場合があるが、それは別次元のものである。

■犯罪事実

　私は1976年3月、秋田地裁横手支部より現住建造物等放火被告人Ｊ.Ｆ.の精神鑑定を命じられた。彼女（被告人Ｊ.Ｆ.を指す。以下同じ）は犯行当時30歳である。起訴状によると、犯罪事実はおよそ次のとおりである。

　彼女は、かねて夫Ｈが麻雀に凝り、家庭を顧みないことなどに憤懣を抱いていた折から、76年1月2日午前0時ごろ横手市内の居宅において、夫が彼女に対して金を隠したなどと言い、彼女を泥棒扱いしたと憤慨し、激昂の余り室内に灯油を撒いて放火しようと企てた。同日午前1時30分ごろ同居宅内物置から灯油の入った石油缶1缶を持ち出し、同居宅台所において石油缶を夫と奪い合い、床板などに撒布された灯油にマッチで点火して引火させ、床板などに燃え移らせて放火した。そのため夫らが現に住居に使用している木造2階建て家屋1棟、および隣接するＡやＢらの現住する木造2階建て家屋1棟、Ｃらの現住する家屋の一部と物置、便所、Ｄ所有の風呂場、便所などを焼燬した。

■家族歴

　彼女は45年12月に秋田県平鹿郡十文字町（現在、横手市に属す）に生まれた。父は電器店の経営を経て、食堂を経営している。同胞は3人で、彼女が長女で妹、弟がいる。**家系、とくに母方に大酒家が多く、母方祖父はアルコール中毒で死亡し、母方叔父の1人は大酒家で同時に酒癖が悪い。**

■本人歴

　彼女は地元の小・中学校を卒業したが、小学校では学業成績は中ないし中の下であり、性行では勝気で、学友と喧嘩したり、校外で盗みがあったという。中学では学業成績は小学校と同様であり、性行では「のんき、我儘な面がある」とされている。彼女は61年に県立Ｍ高校に入学したが、学業成績が振るわず、63年3月、**2年終了で中退した。**同年4月に、秋田市のＡ美容専門学校に入学し、1年のところを1年半で卒業した。その後、秋田市内の美容院にインターンで入り、

3～4ヵ月で別の美容院に移った。しかし、**炊事ばかりさせるのでそこを飛び出し**、友人のもとにしばらくいたが、**秋田市内のバーにアルバイトとして勤めるようになった**。そのことが父に露見し、父に実家へ連れ戻された。それが65年ごろである。

彼女は実家の食堂を手伝っていたが、厳格な父を嫌がり、**66年に家出して秋田県内の湯沢市に行き、そこであちこちのバーでホステスとして勤務した**。彼女は68年3月に後に夫となったHと知り会い、相愛の仲になり、同年5月から同棲し、両親は結婚に反対したが、折り合いがつき、同年12月に結婚式を挙げた。そのときは彼女は妊娠5ヵ月であった。夫のHは彼女より2歳近く年上で、高校卒で、横手市内でバーを経営していた。結婚後、彼女夫婦は横手市内の夫の両親と同居し、彼女は夫のバーを手伝っていた。彼女は次々と3人の男の子を産んだ。長男は69年4月に、二男は71年2月に、三男は72年9月に生まれた。本件犯行による火災で長男だけ助かり、二男、三男は焼死した。夫との生活については後述する。

既往歴では特記すべき疾患に罹患したことはなく、一般に頑健である。月経は14歳時に初潮で、周期は規則的で、期間は5日間ぐらいで、月経開始の最初の日に腰痛、下腹部痛がある。本件犯行当時は月経中ではなかった。妊娠中絶を4回行い、73年11月の妊娠中絶の際に不妊手術を行った。

飲酒歴では、19歳ごろ秋田市でバーに勤めていたときに初めてビールを飲み、湯沢市でバーのホステスをしていたときビール4～5本飲めたが、とくに酔っぱらうことはなかった。結婚後、夫の経営するバーを手伝ったが、やはりビールを飲んだ。73年ごろから地元の秋田でもウィスキーを飲むのが流行するようになり、彼女もウィスキーを飲むようになった。ウィスキーでは700ml入りボトルの3分の1ぐらいは飲めるという。飲むと周囲に刺激されやすくなるが、今まで暴力を振るったり、物を壊したり、客に迷惑をかけたことはないという。夫によると、彼女は女としては酒に強いほうであり、本件より1～2年前から、飲酒すると言葉遣いが変わり、夫に対してつっかかってきたり、怒りっぽくなった。しかし、お客にそういう態度をとることはなかったという。これからすると酒癖がとくに悪いようではない。

76年6～7月の**鑑定時の所見**は次のとおりである。身体的には特記すべき異常所見はない。精神的には、面接時、表情、態度にとくに不自然なところはなく、礼容があり、鑑定人に従順である。ただ、犯行と関連した話や、夫や子の話になると、感情的になり、涙を流すことがあった。知能は平均的であり、精神病的所見はない。**性格は、従来の経歴からも、勝気、奔放なところがあるが、異常性格**

とも言えないように思われる。

　鑑定時、彼女のアルコールに対する反応を見るために東京医科歯科大学の研究室で**飲酒試験**を実施した。本件犯行当時、サントリー・オールドの水割り10杯ほどを2～3時間の間に摂取したというので、同じ銘柄のウィスキーをコップに30ml入れてそれを水で割って飲ませることにした。3時間10分で10杯（ウィスキー300ml）を飲ませた。飲酒開始1時間30分後（ウィスキー180ml摂取）ごろから抑制が低下し、多弁、大声になり、号泣するようになる。2時間後（210ml摂取）にはさらに興奮が高まり、非常に憤慨し、机をたたき、咳呵をきる。**2時間45分後（270ml摂取）には、最高の興奮状態で、机の上をたたきながら、喋り続け、すごい剣幕で、スカートを捲り上げ、脚を見せ、カンカン踊りを踊る**。3時間10分後（300ml摂取）には急に泣きわめき、本件時に2人の子を救えなかったことを悔やみ、このような号泣が15分間続く。3時間55分後には、食事を要求し、弁当を出したところ、こんな貧弱な物を食べさせると言って、悪口雑言の限りを尽くす。4時間10分後には興奮がやや収まり、その後はまだ被刺激的であるが、目立った行為はなくなり、5時間15分後に飲酒試験を終了し、東京拘置所に帰した。後日、飲酒試験時の記憶について訊いたところ、飲酒開始1時間30分以後の事柄についてほとんど完全に覚えていなかった。**以上の試験で、彼女の言動に多少の誇張はあったかもしれないが、異常酩酊、とくに複雑酩酊が出現したことは確かと思われる**。

　本件犯行当時の精神状態に入る前に、彼女と夫の関係について述べよう。

　彼女によると、結婚後、彼女は夫の経営するバーの手伝いをしていた。そのうちに子が次々できたが、本件犯行当時は子どもを寝かせてから夫の店に行って手伝っていた。夫は遊び好き、酒好きであった。結婚当初から友人を連れてくることが多かった。また、自分の店から他の店に回って泥酔して帰ることも多かった。夫は喧嘩っぽいところがあり、70年に他人の喧嘩に介入して、罰金5千円を科されたことがある。指輪のついたままの手で彼女を殴り、彼女の左眉を傷つけたことがある。**73年夏には夫からひどい暴行を受け、顔が（四谷怪談の）お岩のようになったことがある**。そのときは、夫が午前5時ごろに帰宅し、ズボン、シャツを脱がせろといったが、彼女がそれをせずに小言を言ったために、夫から顔面を殴られ、頭髪を引っ張られた。彼女は「殺される」と叫んで、実家に逃げ帰った。夫との喧嘩が激しかった72～73年ごろは、5～6回実家に逃げ帰ったことがあり、1回は2ヵ月も夫のもとに帰らなかった。夫から顔をお岩のようにされた73年夏以降は夫に抵抗し、夫にかかっていくようになり、そのためか夫は暴力を振るわ

なくなったという。
　さらに彼女によると、**夫は麻雀好きで、夫の両親が死んだ70～71年ごろからは積極的に麻雀をやるようになった**。（注：義父は70年に、義母は71年に死亡した）。義母が死んだときも、麻雀のためにその死に目に会えなかった。夫は店を彼女に任せて自分は麻雀をするようになった。彼女は賭け事が嫌いで麻雀に加わらなかった。**75年7月に夫が夫の麻雀仲間の結婚式に参列し、彼女は店に出ていたが、その日はたまたま店を開いていなかった。結婚式の後、夫は仲間を連れて店に来たが、店が開いていなかったので、「俺に恥をかかした」と言って激怒し、帰宅後、彼女の両親の悪口を言い、「今からでも店を開け」と言ったので、彼女はタクシーを拾って実家に帰った**。そして、彼女は離婚するつもりで、秋田市の中華料理店で働いていた。その後、人を介して、夫が麻雀を絶対止めるから戻ってくれというので、同年10月に夫のもとに戻った。しかし、夫の行動は三日坊主で、まもなく昼間からでも麻雀をやり、夜中から朝方まで飲酒するようになり、店のほうは彼女に任せていた。ただ、前のようには暴力を振るわなくなった。彼女は2～3回自殺を考え、1回は実行しようと思ったことがあるという。
　このような彼女の陳述について、私は夫Hに面接してそれが事実であることを確認した。また、私は彼女の両親に面接したが、彼らは彼女の陳述を支持した。したがって、**本件犯行の背景には彼女の夫に対する不満がうっ積していたという事情がある**。

■本件犯行当時の精神状態

　彼女の当時の事情についての記憶に欠損があるので、真相の把握に苦労したが、横手市に赴いて夫Hから事情を聴取し、調書を検討することによって彼女の陳述を補足することにした。こうして犯行前の経過を再構成すると次のとおりである。
　本件犯行の前日、すなわち76年1月1日のことである。
① 午後1時過ぎに、夫の友人EとFが彼女宅を訪れ、手土産にサントリー・オールド2本を持参する。
② 夫が電話で呼んだため、午後2時ごろGとIが来る。
③ 彼女はこれらの客にビールを出す。
④ 午後3時ごろから夫はこれらの客と麻雀を始める。彼らは麻雀しながらウィスキーの水割りをときどき飲む。Fだけは酒嫌いで清涼飲料水を飲む。
⑤ 午後6～7時ごろ彼女が彼らにラーメンを出す。
⑥ 午後9時半ごろ麻雀が終わる。それから、ウィスキーの水割りを各自で飲みながら、歌を歌ったりする。彼女も飲み、歌う。Fのみは飲酒しない。

⑦　午後11時半ごろ、E、G、Iはタクシーを呼んで帰る。Fは飲酒していないので、自家用車で帰る。彼女は客を玄関まで送る。

　ともかく、彼女は来客が帰るまで無作法なことはしなかった。いよいよその後の経過であるが、彼女よりも夫のほうがよく記憶しているので、主として夫の陳述にしたがって経過を追うことにすると、次のようである。

　来客が帰り、夫と2人になり、たがいにウィスキーを飲んだ。そのうちに夫が1万4、5千円を彼女に渡し、彼女はその金をセカンドバッグに入れた。夫はその金を彼女の小遣いとして渡したという。その後、**夫は渡した金のなかに五百円札が2枚あったから千円札と両替してくれと彼女に言った。そのころから彼女の様子がおかしくなった。**彼女は五百円札がないと言う。夫はあるはずだから見てみろと言ったら、**彼女は自分を泥棒扱いにすると言う。**「私を泥棒扱いにする」と繰り返していた。その様子は今までにない様子であった。喧嘩になるといけないと思い、夫は黙っていた。そのうちに、彼女はこんな金いらないと言って**一万円札をこなごなに破った。**また、彼女はセカンドバッグを破った。彼女は泥棒扱いにしたと繰り返し、夫に謝れと言い、泥棒扱いするなら実家に帰ると言って、**家を出てタクシー会社のほうに行った。**夫は後を追い、彼女を連れ戻した。（注：タクシー会社によると、このときは1月2日午前0時20〜30分ごろである）。夫は後片付けして寝ると言って後片付けしていると、**彼女はガスコンロに火をつけて、自分の髪の毛を燃やした。**夫はコンロの火を消した。そのころ、彼女は死ぬとか、夫に一緒に死んでくれと言う。その後夫は、片付けをしていると、ガラッというガラス戸の音がしたので見ると、**彼女が物置から石油缶を運び込んでいた。夫が石油缶を取ろうとして彼女と争い、石油缶には前から蓋がなかったので、灯油が床板の上、ファンシーケース、夫と彼女の衣類に飛び散った。**夫は石油缶を取り上げて土間に持って行き、戻ってから彼女の頬を1回殴った。その後2人は口論し、**彼女はマッチに火をつけて、それを夫のほうに投げた。**灯油のかかっていた夫の衣類に火がついた。夫に火がついたと同時に室内にも火がついた。夫は風呂場に行き、水をかぶり、衣類を脱ぎ、裸になり、消火器を取って、ファンシーケースが盛んに燃えていたので、消火器でその火を消した。そのとき火は天井に回っていた。その間彼女は台所にぼんやり立っていた。**夫は彼女に「2階の子どもを見てこい」と言った。彼女ははっと気がつき、2階に上がり、3人の子を起こす。**長男だけを2階から外に飛び下りさせ、その後で彼女も飛び下りる。その後、彼女は家に入って2人の子を救おうとするが他の者に止められる。夫のほうはその間に119番通報しようとしたり、2階の子を救おうとするが、それらを

果たせず、家の外に出る。長男以外の2児は焼死した。彼女も火傷を負った。

以上がおよその経過であるが、各行動のなかで一部順序が異なるところがあるかもしれない。彼女の鑑定時の記憶には欠損があるが、それは取調調書におけるそれと大体同様である。彼女の記憶は次のとおりである。記憶のある場合は＋、ない場合は－で示す。

① 一万円札を破る……＋
② セカンドバッグを破る……＋
③ タクシー会社に行く……＋
④ ガスコンロで頭髪を燃やす……＋
⑤ 石油缶を持って来る……＋
⑥ 夫と石油缶を奪い合う……－
⑦ 夫に頬を殴られる……－
⑧ マッチをすった……－
⑨ 2階で子どもを起こす……＋
⑩ 2階から飛び下りる……＋

このように犯行当時の後半の一部に記憶欠損があり、夫に「2階の子どもを見てこい」と言われてはっと気がつくという**覚醒体験**があった。したがって、その前に意識障害があったことは明らかである。

■**鑑定結論**

彼女は夫との葛藤で不満を蓄積させていたうえに、ウィスキー水割りをかなり大量に摂取したために異常酩酊、ここでは複雑酩酊の状態に陥り、夫が千円札を五百円札2枚と両替してくれと言ったのを曲解して、夫が自分を泥棒扱いしたと思い、激しい興奮状態になり、自殺、拡大自殺を意図して、遂に自宅に放火した。**犯行は複雑酩酊のうえに情動状態が加重し、限定責任能力の状態にあったと鑑定された。**

71年9月25日、秋田地裁横手支部は、心神耗弱を認定し、彼女の2人の幼児が焼死したことなども考慮して、懲役3年（未決通算200日）を言い渡した。

8．アルコール依存者の詐欺（無銭飲食）累犯の1例

私は1968年11月に長野地裁から詐欺被告人Ｓ．Ｆ．の精神鑑定を命じられた。彼（被告人Ｓ．Ｆ．を指す。以下同じ）は本件犯行当時33歳である。犯罪事実は起訴状によるとおよそ次のとおりである。

■犯罪事実

① 彼は68年9月6日午後7時30分ごろ長野市内のバーRにおいて、女店主に対し代金支払いの意思ならびに能力がないのにあるように装い、「今夜は5,000円ばかり飲むから注文しないようなものを出したり、ボルようなことはするな」などと申し向けてビールなどの注文をし、同女をして飲食後、代金の支払いを受けられるものと誤信させ、その場において同時刻より午後10時30分ごろまでにビール10本ほか7点の飲食物（代金合計4,880円相当）を同女に提供させて騙取(へんしゅ)した。

② 彼は飲食、宿泊代金支払いの意思および能力がないのにあるように装い、飲食店主および同従業員、旅館従業員等を欺罔(ぎもう)して飲食物を騙取し、または宿泊遊興代金の支払いを免れようと企て、68年8月31日ごろより同年9月6日ごろまでの間、前後4回にわたり別紙犯罪事実一覧表記載のとおり、同表欺罔の方法欄記載のとおり各被害者を欺罔し、各被害者をしてそのように誤信させ、そのため同表記載の飲食物をそれぞれ交付させて騙取し、または宿泊代、芸妓玉代等の支払いを免れて財産上不法の利益を得た。

別紙犯罪事実一覧表を掲げるのは省略するが、犯行場所は新潟県妙高高原町のホテル1軒、長野市内の飲食店2軒、同じく同市内の料理屋1軒であり、被害の合計は21,168円相当である。

■家族歴

彼は35年8月に長野県上水内郡S町で生まれた。父は長野県出身で、愛知県一宮市の国鉄機関区に勤めていたが、31年ごろ結婚し、満州に渡り、大連市で満鉄の技師をしていた。43年に太平洋戦争に応召し、梅毒性疾患の脊髄癆に罹患し、除隊となり、47年に内地に引き揚げた。その後病気が進行し、56年に50歳で死亡した。母は内地に引き揚げてから生活保護を受けながら地元の製材工場で働いている。同胞は3人で彼は長男である。妹は夭折し、弟は母が勤めるのと同じ製材工場に勤めている。彼の家系には酒飲みが多く、父方祖父、母方祖父、母方叔父2人が大酒家である。

■本人歴

彼は大連市の国民学校に入学したが、内地に引き揚げてからは、一家がS町に住むようになって、地元の小学校に転校し、同校を卒業した。次いで地元の中学を卒業した。在学中、学業成績は中位で、性行は普通であった。中学卒業後、東京都内でプレス工として働いていたが、約4ヵ月で嫌になって帰郷し、地元の建設会社で土工をした。その後再び都内でプレス工として働いた。ところが、作業

中右手の中指、示指を怪我し、医者に通っているうちに、たばこ、酒を覚え、飲み屋の女に金をつぎ込み、勤め先から3万円を横領した。この事件は家裁に受理されたが、不処分になった。

　その後再び帰郷し、新潟県妙高高原町の旅館の番頭になった。旅館で飲酒する機会が多くなり、無銭飲食するようになった。すなわち、58年6〜7月（22歳）に3件の、飲食店での無銭飲食がある。これらについては、同年9月、長野地裁において、詐欺罪で懲役1年執行猶予3年を言い渡された（初犯）。その後、地元で土方をしていたり、鉄工所に勤めたりしていたが、定職がなく、相変わらず毎日のように飲んでいた。60年1月ごろ長野市内で、1日に飲食店を3軒回って無銭飲食し、60年2月に長野地裁において、詐欺罪で懲役1年執行猶予3年を言い渡された（第2犯）。さらに、同年8月ごろ長野市内で、3〜4軒の飲食店で無銭飲食し、同年9月に長野地裁において、詐欺罪で懲役10月を言い渡された（第3犯）。前記の二つの刑の執行猶予が取り消されて、それらを併せて、前橋刑務所で受刑した。出所後、地元で土工をしていたが、64年6月ごろ上京して都内でプレス工場に勤めたり、建設会社の飯場に入って土方をしていた。同年6月、新宿区内のバーで無銭飲食し、同年8月に東京地裁において、詐欺罪で懲役8月を言い渡された（第4犯）。この刑のため長野刑務所で受刑した。その後、地元の土建会社に勤めていたが、大酒家であった近所の人が長野市内のN病院に入院してアルコール中毒が治ったと聞いて、65年10月から翌66年4月まで同院に入院した（病名は渇酒症）。なお、渇酒症は周期的に暴飲する状態である。

　退院後は抗酒剤アンタブースを服用し、1回飲酒したほかは、断酒を続け、長野市内の薬品会社のセールスマンをしていた。66年9月ごろT子と恋愛関係になり、同年12月に婚姻届出をした。67年6月に長男が生まれた。長男が生まれる前の67年2月ごろから抗酒剤の服用を怠り、同年3月ごろには友人の誘惑に負けて、1晩あちこちで飲み歩いた。そのため、後見役の土建会社社長と母にN病院に再入院させられた。同院には同年3月から6月まで入院した。前回の入院では療養態度が良好であったが、今回は看護者の目を盗んで無断離院して飲酒して帰院することがあり、嘘を平気でついたという。

　N病院を退院してまもなく無銭飲食した。すなわち、67年7月19日午前から同日夜にかけて新潟県妙高高原町の飲食店で5件の無銭飲食をした。ここに彼の犯行のパターンである、梯子酒による無銭飲食の連続が見られる。これら一連の犯行のため、67年9月に新潟地裁高田支部において、詐欺罪で懲役1年2月を言い渡された（第5犯）。この刑のため長野刑務所で受刑し、68年8月に出所した。

さて、**本件犯行**である。彼によると、次のとおりである。68年8月16日に長野刑務所を出所した。そのときは、絶対に飲まないというほど強い決意を持っていなかった。長い拘禁生活であったので、夫婦生活を楽しみにして帰宅した。ところが、妻は夜の営みを拒否し続けた（妻によると、妊娠するのが怖かったという）。8月20日ごろから長野市内の冷凍食品販売会社に勤めるようになった。同月19日に床屋に行き、そのついでにビール4本飲んだ。妻に対する不満があり、飲んではいけないと思いつつ飲んだ。久し振りだったのでビールの味はうまかった。25日ごろ、勤め先の親会社から清酒1升を借りてきて、自宅で飲んだ。妻や母が注意したので、コップ2杯だけ飲んだ。その直後もっと飲みたくなり、家を飛び出して、顔のきくそば屋でコップ酒2杯飲んだ。それ以後は妻も母も腹を立て、口もきかず、朝食も一緒にしないし、弁当も手渡してくれない。帰宅しても、妻はいい顔をしないし、相変わらず夫婦生活を拒否した。8月27、28、29日は会社の帰りに飲んだ。

ところで、本件犯行が挿入的に行われた、8月30日から9月6日までの、断続的な暴飲コースは次のとおりである。

8月30日、会社に出勤し、夕方、会社の車を運転して帰途についたが、酒店でコップ酒を2～3杯飲んだ。続いて別の酒店で知人のOを見かけ、Oにおごってもらい、酒を3～4杯飲んだ。Oより先にその店を出て、まだ飲みたくて、車で妙高高原町に行った。しかし、夜遅くて、どの飲み屋も閉まっていたので、仕方なく同町で車の中で寝た。

8月31日朝、時刻が遅くなったので、会社に電話して半日休ませてくれと言った。また飲みたくなり、同町のホテルKに、休ませてくれと言って入った。部屋には冷蔵庫があり、そのなかにビールなどたくさん入っていたので、飲み出した。それから、芸者を呼んで歌ったりした。夜、外出して2軒ほど飲み歩いた。（その飲食代はホテルKが立て替えた）。その夜は同ホテルで1泊した。

9月1日、同ホテルでビールを2～3本飲んで、午後3時ごろ同ホテルを出た。そのとき、金がないと言うと、身元を証明する人を出せということで、保護司のS町長の名を出し、その家に電話し、ホテルの了解を得た（ホテルKでの無銭飲食は本件犯行の②の一部になっている）。ホテルKを出て、自宅のあるS町に行き、レストランでビール2本飲み、さらに長野市に行き、縄のれんで酒を飲んだ。その帰り、車を運転して、信号を無視し、警察につかまり、留置場で一夜を明かした。

9月2日、警察署を出て、そば屋で飲んだ。その帰り、ジグザグ運転をして、

警察から会社に連絡され、会社から迎えに来た。そして、会社の関連会社の2階に寝かせられた。しかし、その夜、こっそり抜け出して、長野市内のすし屋で飲んだ。

9月3日早朝、すし屋の支払いを会社の専務に頼んだところ、同日午前10時ごろ解雇され、借金などを支払った残りの6,800円をもらった。こんな羽目になったので家に帰れないと思い、映画館に入って思案した。そこを出て、あちこち飲み歩き、その夜は旅館M荘で1泊した。

9月4日、M荘のママとビール4～5本飲み、テレビを観ながら雑談した。午後4時ごろM荘を出て、飲食店Sで飲んで金を使い果たした。それから飲食店Jで無銭飲食した（これは本件犯行の②の一部になっている）。その夜は国鉄長野駅で寝た。

9月5日、長野駅の近くの、顔見知りのママのいる飲み屋に行って、そこで1日中飲んだ。その店から妻の勤め先に電話し、家に帰りたいが体裁が悪いので、迎えにくるように妻への伝言を頼んだ。その際、問われるままに、飲んでいる店の電話番号を教えた。その直後、母から電話があり、ホテルKの件で手配になっているから、警察に自首するように言われた。しかし、自首する気になれず、その夜も長野駅で寝た。

9月6日、自分が情けなくなり、自分の精神状態がおかしい、もう1度診てもらおうと思い、前に入院したことのあるN病院に行った。待合室でしばらく待っていたが、主治医に会うのが怖くなり、病院を出た。病院の近くの飲食店Mに入り、そこでは死人のような気持ちであり、胃がただれているようで、なかなか飲めなかったが、だましだまし飲んだ（これも本件犯行の②の一部になっている）。その後、長野市内の料理店Fで飲食し、芸者も上げているが、知り合いの女店員がいて、一応つけにしてもらった（これも本件犯行の②の一部になっている）。それからバーRに行き、ビール10本飲んだことになっているが、ウェートレスがそのビールのかなり多くを飲んだ。最後に鞄の中などを調べられ、解雇証明書が見つかり、告訴され、逮捕されたという（これは本件犯行の①である）。

以上の8日間の行動を見ると、彼はその都度、かなり巧みに虚言を駆使している。また、彼が地元に顔が利くこと、当時、一応名の通った会社に勤めていたこと、などが相手を信用させるのに役立ったようである。

69年1～2月の間に私は東京拘置所において彼に面接して鑑定調査した。その所見を簡単に紹介する。彼の父が梅毒性疾患に罹患していた関係で、彼は7歳ごろ先天性梅毒による角膜実質炎に罹患した。そのとき駆梅療法を受けた。鑑定時、

眼科検査で矯正視力は正常であり、血液の梅毒反応も陰性であった。脳波に安静時、左前側頭部にθ波の群発が見られたが、てんかんの存在は否定された。その他、身体的には異常所見はない。

精神的には、精神病の徴候はなく、知能は正常で、性格的には協調的、活動的で循環気質に属するが、意志薄弱性異常性格の傾向がある。

母によると、彼は酒さえ飲まなければ、優しくて良い子である。飲むと梯子酒になる。家で2～3合も飲むと、窓や風呂場からでも飛び出して飲みに行く。ときどき無性に飲みたいような顔つきをしている。今まで、1年に12～13万円も後始末しなければならなかった。彼の近所で、顔見知りのところで飲めばよいが、知らないところで飲めば無銭飲食になるという。

彼によると、飲酒を始めたのは53年（18歳）ごろであり、酔うと眠らないで、一晩中でも飲んで歩く。2～3日飲み続けると居眠りが出てくる。酔うと気分が最高で、この世の中が自分の天下のようで、何の悩みも心配もない。酔いが醒めてきてもかなり長く楽天的で、相当醒めてこないと不安が出てこない。清酒を2合以上飲むと、そのような楽天的な気分になる。そして飲み続けたいために、でたらめを言ったりするようになる。酩酊中のことは大体の記憶がある。少なくとも印象の強いところは覚えている。歩行はふらふらするが、呂律が回らなくなることはない。喧嘩をしたり乱暴することはない。25歳ごろからは、いつも飲みたいという気持ち（飲酒欲求）がある。飲む話などを聞くと、無性に飲みたくなる。バーの状況などを思い出すと、ぐっと飲みたくなる。特に飲みたいときは週に2回ぐらいある。そういうときには、（前記の母の陳述のように）風呂場からでも裸足で飛び出して飲みに行く。N病院第1回入院の前ごろは、飲酒欲求がもっとも強烈であったという。

鑑定時に飲酒試験を実施した。彼に1時間以内に清酒4合（720ml）を摂取させたところ、顔面紅潮、爽快、多弁、発揚、軽度の抑制減退、さらに軽度の言語障害、歩行障害が出現し、単純酩酊の状態になったが、複雑酩酊、病的酩酊の特徴は出なかった。

■**鑑定結論**

以上から、**彼においてはアルコールに対する精神的依存がきわめて強烈で、そのために飲酒を抑制できない状態であり、アルコール依存に罹患していることは確かである。そして、飲み始めると、爽快、楽天的な気分になり（一種の躁状態）、抑制が喪失し、大量に飲み続け、ときには連日、断続的に飲み続ける。このような飲酒は"連続飲酒"と呼ばれている。連続飲酒では、loss of control (Jellinek**

が見られる。私はloss of controlを制御不能と訳した。**本例ではまさに制御不能の状態が出現していたと思われる**。なお、渇酒症の問題には深く立ち入らないが、本例は古典的な意味の渇酒症には当たらない。

　私の鑑定結果は限定責任能力を推すものであった。長野地裁は69年3月25日に心神耗弱を認定して、懲役6月（未決通算157日）を言い渡した。

　本例は、拙著「アルコール渇望からの無銭飲食」（法令ニュース，589号，62，1997）にも報告され、本書ではそれに加筆した。

6　アルコール幻覚症例

はしがき

　私がアルコール幻覚症の犯罪を最初に経験したのは、拙著「アルコール幻覚症による殺人の1例」（永江三郎、木戸又三共著：犯罪誌，35：188，1969）の事例である。この論文は拙著『犯罪精神医学』（金剛出版，1972）264頁以下に再掲されている。以下に8例を紹介するが、その中で「5．アルコール幻覚症か統合失調症か？（1）」は特に注目すべき事例である。鑑定時、アルコール幻覚症と診断したが、後に明らかに統合失調症であることが判明した。事例6と7も同様なケースで、確定診断を統合失調症とした。ブロイラー以来、アルコール幻覚症と統合失調症の異同の問題が論議されているが、ベネデッティの言うように、アルコール幻覚症が慢性化する場合は、器質性脳疾患が除外できれば、統合失調症を考えるべきである。最後の事例8はアルコール幻覚症か覚せい剤幻覚症か診断に迷ったケースでる。

1．アルコール幻覚症の犯罪——弟殺し——

　私は1980年5月に横浜地裁横須賀支部より殺人被告人T.M.の精神鑑定を命じられた。彼（被告人T.M.を指す。以下同じ）は本件犯行当時44歳である。起訴状によると、犯罪事実はおよそ次のとおりである。

■犯罪事実

彼は79年10月19日午後2時30分ごろ、神奈川県逗子市の自宅1階7畳板の間において弟のM.M.（当時41歳）に対し、殺意をもってその頸部に麻ロープを巻き付けて絞緊し、よって、その場で同人を窒息死に至らしめ、もって、同人を殺害した。

■家族歴

彼は35年7月に横浜市で生まれた。父は問題の人で、東京市で海軍軍人の子として生まれ、大学中退後、船員、軍需会社の課長を経て、終戦後はブローカーをしていたが、家庭内ではワンマンで、妻に厳しく、一時、家を出て愛人と同棲したことがあり、詐欺や恐喝の前科3犯があり、刑務所に入ったこともあり、76歳で脳溢血の後遺症で死亡した。**同人は自己中心的な異常性格者であろう。**母は鑑定時66歳で、横浜市出身で、海員ホームに勤めているときに彼の父と知り合い結婚した。身体各所に神経痛があるが、最近は長男が経営する肉店を手伝っている。鑑定人が面接した印象では、さっぱりした性格で、知能も普通である。同胞は4人で、彼は2番目、二男である。長兄は中学卒業後、肉店に奉公し、現在は逗子駅前で肉店を経営し、真面目で、気難しい性格である。弟のM.M.は本件犯行の被害者である。同人は生まれつき頭が大きく水頭症があり、小学校に2〜3年まで行ったが、学業成績は不良であった。その後、日産自動車O工場に勤務していた28歳のとき、フォークリフトがバックして来るのに当たり、頭、腰、脚を痛めた。その後、耳が聞こえなくなり、順天堂大学病院で診察を受け、髄液の流通が悪くなっているとして、髄液を心臓に入れる手術を受けた。そのときの医師の話から、同人は45歳ぐらいまでしか生きられないと思い込み、自暴自棄的になり、会社を辞め、自宅でぶらぶらして、身体障害者年金を支給され、飲酒に耽溺するようになった。40歳のとき髄液を排出する管が詰まり、横浜市のK病院で再手術を受け、管を膀胱に入れた。その後も相変わらず、飲酒に耽り、飲酒して家を出て徘徊し、ときには道端に倒れていることがあった。**要するに、同人は生来性の知的障害者であり、事故によって水頭症が悪化し、手術を受けたが、前途を悲観して、アルコール依存に陥っているという、不幸な人である。**もう1人の同胞の彼の妹は特に変わりはない。以上より、彼の家系には、父は自己中心的な異常性格者であり、詐欺や恐喝の前科3犯がある。弟は生来性の知的障害者であり、後に外傷により水頭症が悪化し、前途を悲観して自暴自棄的になり、飲酒に耽溺してアルコール依存に陥った。また、母方従弟に、頭部外傷後、一時的に精神異常になった者がいる。なお、母によると、住所は横浜市内を数ヵ所転々としたが、

10年ぐらい前から逗子市内に母、彼、弟の3人が同居しているという。

■**本人歴**

彼は横浜市のM小学校に入学し、その後、同市のH小学校に転校したというが、M小学校の児童指導要録は見当たらず、H小学校から彼が在籍した事実が証明されなかったという。ともかく、当時家庭は貧困で、小学校にはあまり登校せず、学業成績も不良で、5年生ぐらいまでしか行かなかったという。当時、瓦せんべいの行商をしたり、行商の魚屋の手伝いして小遣いを稼いだという。中学には行っていない。

職業歴では、14歳ごろから横浜市内の魚屋に奉公し、1年ぐらいして、兄が勤める同市内の肉店に勤め、勤めて6年ほどして同市内の別のところに肉店を出してもらい、そこで働いていたが、悪友ができ店の金を遣い込み、そこを辞めた。その後は、A造船、O工業、S建設などに勤め、最後にはNというとび職の親方のもとで働いていて本件犯行に至った。

前記のように、彼は肉店に働いていたとき悪友に誘われ、それから次のような犯罪歴がある。

① 傷害、58年2月24日判決、横浜簡裁、罰金2千円。
② 窃盗、61年12月20日判決、横浜簡裁、懲役10月2年間執行猶予。
③ 贓物牙保(ぞうぶつがほ)、62年12月25日判決、横浜簡裁、懲役6月3年間執行猶予保護観察付、罰金3千円。
④ 傷害、64年12月4日判決、川崎簡裁、罰金2万5千円。
⑤ 窃盗、67年1月19日判決、横浜簡裁、懲役1年4年間執行猶予。
⑥ 強姦致傷、69年7月21日判決、大阪地裁、懲役2年、大阪拘置所で受刑。71年8月20日仮釈放。彼によると、橋を架ける仕事で大阪に行き、同僚と一緒に不良の女の子らと旅館に行き、性関係し、告訴されて強姦致傷になったという。
⑦ 器物損壊、78年10月28日判決、鎌倉簡裁、罰金1万円。

以上の犯行の多くは飲酒酩酊中のもので、その他の犯行は共犯のあるものである。

飲酒歴では、21歳ごろから飲酒するようになり、飲むときは徹底的に飲み、飲まないときは1週間でも飲まない型である。たとえば、自宅にいるときはあまり飲まないが、とび職の仕事があり、振舞い酒などが出ると、徹底的に飲んでしまう。清酒だと1升ぐらい、ウィスキーだと角瓶1本ぐらい飲む。それから74年ごろから常習飲酒になり、毎日のように飲み、**79年3月ごろから、手指振戦などの**

離脱症状が出現し慢性アルコール症の状態になっていた。酒癖が悪く、酩酊すると粗暴になり、喧嘩して傷害、器物損壊などに及ぶことがある。

覚せい剤は19～20歳ごろ、肉店の店員をしていたころ1年ぐらい使用したことがあるが、幻覚などは出現したことはなかったという。

さて、彼に最初に幻聴のあったのは、76～77年ごろ、すなわち彼の41～42歳ごろである。それは夏ごろで、横浜市内の公園で、周りにたくさんの人がいて、彼がベンチに座っていると、「どうだ奴」「あいつは麻薬中毒だ」「もうボケるだろう」などと聞こえ、周りの人たちが麻薬取締官のように見えた。そして2日間、その場から逃げ出せなかった。つまり、**たくさんの麻薬取締官に包囲されている、包囲攻撃状況の体験があった**。それからは聞こえなくなったという。

その後、78年11月ごろ、富山市に女がいるので行けという声が聞こえ、富山市に行ったら、富山駅の待合室に女がいる。女に話しかけたら、彼女がついてきたので、彼女を逗子まで連れてきた。自宅まで連れてくるわけにいかないので、横浜市鶴見の旅館に連れて行った。彼が旅館から焼鳥屋に行っているあいだに彼女はいなくなったという。

持続的に幻聴があるようになったのは78年12月である。当時、都内で電線工事をしていたが、昼間、仕事の休憩時に、競馬で6-8に賭けろという声が聞こえた。その夕方、ある仕事仲間と新橋で飲み、横須賀線に乗ったが、逗子で降りる前に、「おまえの家族は呪われている」「おまえは仕事であっちに行き、こっちに行きしていると、死ななければならない」とはっきり聞こえた。知らない女の人が来て、「あなたMさん（彼のこと）でしょう。今あなたのことをマイクで言っている」と言う。逗子で降りて駅長事務室で訊いたら、そういうマイクの装置はないという。その後もときどき聞こえていた。

79年1月から自宅の2階に寝ていると、トントンと雨戸を叩く音がし、小さい女の声で「あれー」と言い、内容はよく分からない。酒屋の主人、飲み屋のママなど、知っている何人かの会話が聞こえ、彼の悪口を言っている。自分が包囲されているようで不安であった。とび職の親方のNに相談すると、酒のせいの幻聴だと言う。それから**79年4月ごろまで酒を止めたら、幻聴はなくなったが、不眠であった**。

79年4～5月ごろ働き始めて、仕事で千葉のほうに行ったが、誰かが後をつけて来るようで、自宅のある逗子で見たブルーバードとまったく同じ車で、ナンバーまで同じ車が宿舎のところにある。宿舎で5人ぐらいで一緒に寝ていたが、眠れない。それで我慢できず、清酒、ビールを大量に飲んだ。そしたらまた聞こえ

6 アルコール幻覚症例

てきた。そして暴れたらしいが、翌朝はよく覚えていない。それから自宅に帰り、こんどは通いで働いていたが、幻聴はなくなったという。その後、本件犯行（79年10月19日）の10日ぐらい前からひどく聞こえるようになったという。

　以上から、76〜77年ごろ、すなわち41〜42歳ごろに2日ほど続く幻聴、包囲攻撃状況があり、その後、78年11月に1日ほど幻聴があり、同年12月から持続的に幻聴があり、飲酒を止めると病状は消失し、79年4〜5月ごろにも、追跡妄想、幻聴が一過性にあり、さらに本件犯行の前から幻聴がひどくなった。**彼は常習飲酒者で、近年、手指振戦といった離脱症状もあり、慢性アルコール症の状態にある。そのような基礎のうえに幻覚妄想状態が出現し、飲酒を止めると病状が消失し、情意鈍麻等の人格変化が見られないので、私はこの病状はアルコール幻覚症であると考えた。**もちろん、この診断は後記の鑑定時の所見も参考にして決めた。

　80年7〜8月の鑑定時には、身体的では、左上腕から左前腕にかけて文身（いれずみ）があり、両手の小指の第2節が切断されている。左手のほうは、64年ごろ暴力団から借金して支払えず、そのために指つめをしたという。右手のほうは本件犯行時に指つめをした。彼は暴力団の構成員であったことがあるらしい（1審判決文参照）。その他、身体的に特記すべき異常はない。精神的には、幻覚症が本件犯行で逮捕された後約2週間で消退し、鑑定時は平静で、従順であり、病的所見はない。ただし、前にあった幻聴や追跡妄想などに対して、それらが事実無根の体験であると思いきれず、病識は不十分である。知能は正常の下位で、WAISで全検査IQは94であった。性格的には、粗暴、自己中心的な傾向があり、前記のように犯罪歴があり、とくに酩酊すると粗暴な傾向が増強する。ただし、母や障害者の弟に対して思いやりがある。

■本件犯行当時の精神状態

　犯行は前記のように79年10月19日に弟を絞め殺したものである。彼は同年9月末か10月初めまで、前記のようにとび職の親方Nのもとで働き、その後は自宅でぶらぶらしていた。犯行1週間前ごろから食欲がなく、吐き気があり、飲酒もしなかったが、このように体調が悪いので、母の勧めで犯行当日の午前、横浜市K区のK病院で診察を受けたが、確実な診断は得られなかった。

　彼の陳述では、「本件犯行の10日ぐらい前から声がひどくなった。その年の9月ごろから暴飲した。本件の4〜5日前から飲んでいなかった。テレビに別の像が映ったり、テレビのチャンネルがひとりでに回ったり、2階から外を見ていたら、前のA家からマスクをした人が自分を覗いている。母に訊いたら、マスクなどした人はいないと言う。本件の前夜、細い針金のようなものが飛んで来て顔に

当たり、『おまえは呪われている』『逗子で飲んで借金を返さない』などと聞こえる。飲み屋のママが言っている声である。『借金を返すといっても、奴は働いていないから』とママとその旦那が話している。そういう声は1晩中聞こえる。『おまえ行ってもらってこい。2階にいるから』と言う声が聞こえたので、玄関を開けたが、誰もいない。傘を差して歩いたが、そのときは聞こえなかった。また、家に戻って、朝方になって、細い光がバーンと入って来て、ステレオに当たった。ステレオのマイクから喋り出した。『おまえは飲んで、親同胞や他人に迷惑をかけ、強姦した。役に立たないから早く死んでしまえ』と言う。『今からタップダンスをしろ』と言う。だんだん大きな声になる。誰かがやって来ると思った。それで電話をかけ、パトカーが来た。警察官は『おまえシャブ（覚せい剤）やっているんだろう』と言った。パトカーが帰るとまた聞こえる。『おまえパトカー呼んだ』という声がし、台所の換気扇のところに男の顔が映った。『おまえパトカー呼んだ』『有罪だ』『無罪だ』と繰り返し聞こえた。母や弟に尋ねたが、そういう声は聞こえないという。しかし聞こえるので家の前に出た。『白い車に乗れ』と言うので、白い車は近所のFさんの家の車だと思った。Fさんの家で悪戯していると思い、そこに行った。そのとき何を言ったか分からないが、Fさんが呼んだのかパトカーが来た。前とは別の警察官が来て、自分は説明した。その人は医者に行けと言った。それでK病院に行った（前記参照）。K病院からの帰り、逗子駅前の兄が経営する肉店に寄ったが、『肉持って来い』という声がした。Fさんの声だと思った。兄の店で8千円分の肉を買って、Fさんの家に行ったが、誰もいない。12時ごろ自宅に帰ったが、土砂降りだったので、衣類が濡れたため、着替えした。それからまた声が聞こえてきた。『どうしようかな、お袋さんも殺そうかな。交通事故のように見せかけたらよい』と聞こえた。母（当時、兄の肉店を手伝っていた）に電話した。母に『早く帰ってくれ』と言った。家には弟はいなかった。雨がひどくなり、2階に寝ていると、『外見ろ、外見ろ、おまえの弟がとんでもないことをしたから迎えに行け』と言う。階段を下り、玄関から外に出たら、道路に弟が倒れていた（注：弟は酔っ払って道に倒れていた）。弟を抱えて石段の上を引きずり上げて、自宅に入れた。それから俺はウィスキーをラッパ飲みした。『殺せ』『お袋も危ない』という声がした。それからの記憶はなく、気がついたら警察の留置場にいた。警察で調書を取られたが、そのときも声が聞こえていた」と言う。

　母の陳述は上記の彼の陳述を裏付け、こう述べる。「彼がおかしかったのは事件の2日前ごろからで、雨が俺の膝の上に落ちてくる、濡れていると言う。おか

しいな、雨は漏っていないと弟も言っていた。彼は外に男と女がいないかと言う。確かに誰かが外にいて自分を狙っていると言う。事件の前の晩と思うが、家の裏に人がいて、木のところに人がいると言う。木の葉が下がっているのが、人のように見えるらしい。彼は外に出てライトで照らして見た。自分でパトカーを呼んだ。私はパトカーの人に、自分の子が少しおかしいのではないかと訊いたが、パトカーはそのまま帰った」と言う。

　前記のように、彼は当日、道に倒れている弟を自宅に引きずり上げ1階の7畳板の間に寝かせ、それからウィスキーをラッパ飲みしたまでの記憶があるが、それ以後のことはごく断片的な記憶を除いて全く覚えていない。そして母親が帰宅したときは、彼はすでに弟を絞殺した後で、彼は焼身自殺を企図していた。母によると、次のとおりである。「私が自宅に戻ると、台所のガスコンロの上に座布団が置かれ、そこが燃え、その上の換気扇も燃えていた。私は座布団を除き、ガスの元栓を閉めた。それから、彼は風呂場の焚き口のところにしゃがんで、シーツをかぶっていた。(注：彼はベッドのシーツを剝がして、それにウィスキーをかけ、それを頭からかぶり、風呂場の焚き口のゴムホースを抜いてこれに点火し、このガスの火を背にしてしゃがんでいた)。私は近所のFさんを呼んで来て、火を消してもらった」という。その後、母は彼が指をつめているとは知らなかったが、彼が母のブラウスを切って手に巻いているのを見た。(注：彼は弟殺害後、右手の小指を切断した。母は2〜3日後、彼が切断した小指の断片が手拭に巻かれて置かれているのを発見した)。それから母は彼の弟が死んでいるのに気づいたという。

　近所のFの警察調書によると、「当日午前7時45分ごろ彼がF家を訪れ、『この車に乗れという指令が来たから来た』と言った。それで110番して警官に来てもらって彼を自宅に帰した。午後1時15分ごろ彼がびしょ濡れになってF家を訪れ、『すみません』と言った。(中略)午後2時30分ごろ、彼の母が来て急を知らせたので、彼の家に行き、台所を消火し、風呂の焚き口には彼がしゃがんで『待ってください。待ってください。すぐに消えますから』と言うのを聞いた。消火後、私は家に帰り110番したが、彼がF家に来て、『すみません。すみません』と言い、『酒をかぶって死のうと思ってやったんや』と言った」という。(注：彼が酒をかぶって死のうとしたと言ったのは、事実、ウィスキーをシーツにかけて、それを頭にかぶったという意味である)。

　彼を逮捕した警察官Nの報告書によると、「彼は逮捕時、弟がベッドの上で焼酎を飲んでいるから癪にさわるので、ベッドの上から突き落とし、さらに頸にロ

ープを巻いて絞め殺したと自供した」と言う。

　鑑定時に私が彼から聴取したときは、前記のように彼は弟を殺害したときのことをほとんど全く覚えていない。ただ、彼が弟を絞めているときと思われるが、喉が締まる音か、放屁の音か分からないが、グギーグギーという音がしたのを記憶しているだけである。犯行の動機も全く記憶していない。

　前記のように、彼が逮捕されたとき、彼は弟が焼酎を飲んでいるのに腹を立てて殺したと述べている。彼は警察、検察の取調べで、犯行の動機について供述しているが、その供述は一貫していない。第1回警察調書では、「弟が、自分が弟の酒を飲んだと言って挑戦してきたので弟を殺した」と供述している。第2回警察調書では、「身体障害者の弟を道連れに自殺しようとした」と供述している。検事調書では同様に、「自分と弟の2人は母に迷惑をかけているので、自分たち2人がいなくなれば母が幸福になると思い、弟を殺して自分も死のうと思った」と供述している。

■ **鑑定結論**

　結論として、アルコール幻覚症の場合は、原則として意識障害がこないが、本件では犯行前に飲酒したために意識障害が生じ、そのために著しい健忘が生じた。彼は犯行の経過も動機もほとんど全く覚えていない。動機としては、いろいろ憶測はできるが、決め手がない。上に挙げた動機も、あるいは幻聴の声に支配されて殺害したという可能性も、いずれも可能性はあるが、そのどれに決めることもできない。それが鑑定時も今も私の見解である。ともかく、犯行当時、明らかなアルコール幻覚症で、しかもそれに酩酊が加重して意識障害もあり、責任無能力の状態にあると鑑定された。

　横浜地裁横須賀支部は81年3月27日に、心神耗弱を認定して、懲役4年（未決通算300日）を言い渡した。判決文はアルコール幻覚症および酩酊の合併を容認したが、犯行動機は、彼と身体障害者の弟がいると母が不幸であるので、弟を道連れに自殺しようというものであると認定した。そのきっかけとして、彼が弟のウィスキーを飲んだので、弟が怒って彼を挑発したことであるという。責任無能力を認めなかった理由としては、犯行が直接幻聴に支配されていないこと（犯行直前に幻聴がなかったと認定）と、当日の彼の行動に合理性が見られたこと（たとえば当日、自宅から独りで横浜市のK病院に診察を受けに行って、ちゃんと戻ってきたこと、その他もろもろの行動）が挙げられている。

　その後、私が彼の母から電話で聞いたところ、1審判決後、控訴せず、刑が確定し、横浜刑務所で落ち着いて受刑中であるということであった。さらに、84年

3月8日に母から電話で聞いたところ、同年1月20日に仮釈放で出所した。入所中は幻聴がなく、よく働いたが、同衆と喧嘩して夜間独居になった。**出所後眠れないときに幻聴がある。出所後酒は全然飲んでいないという。**私は精神科を受診することを勧めた。**出所後飲酒しないのに幻聴があるというので、**アルコール幻覚症よりも統合失調症に診断を見直すべきかと考えられるが、それ以上追跡していないので、何とも言えない。

2．アルコール幻覚症の犯罪——自殺目的からの拳銃強奪未遂——

　アルコール幻覚症で被害的な幻覚妄想状態から自殺を意図し、拳銃を入手してそれによって自殺しようと考え、派出所を襲い、警官から拳銃を奪おうとして未遂に終わった事例を簡潔に紹介したい。本人は糖尿病にも罹患していたが、そのための体調不良が自殺を企図するのに多少とも関与していた。幻覚症は逮捕後急速に消退しているので、統合失調症への診断見直しは問題にならないと思われる。

■犯罪事実

　私は1985年1月、東京地検Ｉ検事より公務執行妨害、強盗殺人未遂、銃刀法違反被疑者Ｙ.Ｋ.の精神鑑定を依嘱された。彼（被疑者Ｙ.Ｋ.を指す。以下同じ）は本件犯行当時43歳である。犯罪事実は次のとおりである。

① 彼は、拳銃強取の目的のため、85年1月9日午前9時ごろ、東京都内のＥ派出所において、交番勤務中の巡査部長Ｍ（当時34歳）に対し、殺意をもって所携の柳刃包丁（刃体の長さ約25cm）でその腹部を目がけて突き刺そうとしたが、同巡査部長が体をかわし、同柳刃包丁の刃先が携帯無線機に触れたにとどまり、同巡査部長らから制圧されたため、同巡査部長殺害および拳銃強奪の目的を遂げなかったとともに同巡査部長の職務の執行を妨害した。

② 業務その他正当な理由による場合でないのに、前記日時場所において、前記柳刃包丁1丁を携帯した。

■家族歴

　彼は41年8月に都内亀戸に生まれた。父は新潟県柏崎市出身で、上京して東京都水道局に勤めていたが、太平洋戦争中の45年の東京大空襲で家が焼失し、郷里の新潟県に疎開し、そこでＴ石油の守衛をしていた。61年に上京したが、間もなく脳溢血で死亡した。温和な好人物であった。母は新潟県出身で、28年に結婚し、家庭の主婦をしていたが、糖尿病に罹患し、入退院を繰り返し、衰弱して70歳で死亡した。温和な性格であった。彼の同胞は7人で、彼は5番目、二男である。

同胞のうち3人は夭折した。家系には特記すべき精神異常者はいない。

■**本人歴**

彼は、45年の東京大空襲で罹災したために一家が新潟県柏崎市に疎開したので、同市の小学校に入学した。同校からの回答では、学業成績、性行に関する資料がないので、それらについては不詳であるが、彼によると学業成績は中位で、非行もなかったという。その後、同市の中学に進み、57年3月に同校を卒業した。同校の生徒指導要録によると、学業成績は中の下で、性行では温和、消極的、お人好しの傾向が見られ、特に非行はなかった。

中学卒業後、地元の自転車店に4年ほど勤め、61年に一家が上京したので、彼も一緒に東京に出て、板橋区の自宅から埼玉県和光市のH技研にアルバイトで通った。1年で人員整理のために辞め、板橋区のH技研の下請け会社に移った。そこも1年足らずで辞めた。63年ごろ、現在雇われている解体工の親方のTと知り合い、その紹介で、映画館に勤め、映画フィルムの運搬を4～5年やった。その後、Tと一緒に解体の仕事をしたが、重労働のために1年ぐらいで辞めた。その後、種々の日雇い仕事をしていたが、7～8年前から再びTの下で解体工の仕事を続け、本件犯行に至った。

身体的既往歴では4年ほど前、生命保険に加入するときに医師の検診で糖尿病を指摘されたが、当時、自覚症状はなかった。しかし、2年前から体重が減少し、1年前から両下肢にしびれ感があり、口渇もある。特別な治療を受けていない。糖尿病は母の遺伝であろう。

飲酒歴では、23～24歳ごろから飲酒を始め、最初はあまり多く飲まなかったが、5～6年前から飲酒量が多くなり、毎日ビールならば大瓶5本、清酒ならば5合、サワー割り焼酎ならば5杯ぐらい飲む。彼はサワー割り焼酎とビールが好きである。3年ほど前から不眠、手指振戦といった離脱症状があり、慢性アルコール症の状態になっている。覚せい剤の使用歴はない。

彼には次のような軽微な犯罪歴がある。

① 65年5月9日、池袋署、窃盗（仮睡者盗）、起訴猶予。彼によると、池袋駅で酔っ払いから腕時計を窃取したが、彼も酩酊していたという。

② 68年10月28日、板橋署、道交法違反、不処分。彼によると、オートバイの無免許運転を犯したという。

③ 72年11月17日、警視庁交通捜査課、道交法違反、罰金1万円、酒酔い運転。

85年2月の**鑑定時の所見**は次のとおりである。身体的には小柄で、体重が43.5kgで、痩せて、顔色が蒼白である。糖尿病があり、空腹時血糖値は233mg/dlで、

正常値の90〜110mg/dlより著しく高い。尿にも糖が陽性である。肝機能にも障害があり、GOT、GPTの値が高い。神経学的に膝蓋腱反射、アキレス腱反射が消失し、両下腿に知覚麻痺、しびれ感があり、糖尿病性と思われる末梢神経障害がある。その他、身体的に特記すべき異常はない。

精神的には、落ち着き、温和、従順で、幻覚、妄想などの病的所見はない。軽度の不眠を訴え、軽度の手指振戦があり、慢性アルコール症がある。知能はやや低く、WAISでは全検査ＩＱは71で、精神遅滞境界線に相当する。性格は、軽微な犯罪歴があるが性格異常と言えるほどではなく、消極的、温順、不活発、意志薄弱の傾向がある。

本件犯行当時、アルコール幻覚症の状態にあったが、そのような症状が出現したのは、彼によると、84年10月ごろ（43歳）である。夜間に多いが、幻聴があるようになり、声の内容は必ずしも明確でないが、彼を追いかけてくるような男の声が多かったという。そして、彼は当時、アパートに住んでいたが、85年1月3日には、同僚のNに対して、「アパートの2階の人が騒いでうるさいので木刀を持って文句を言いに行った。その2階の暴走族と交際している奴が仲間を呼んで仕返しにくる」と言ったという（Nの警察調書参照）。この2階で彼の部屋の真上に住んでいるHによると、Hもその内妻も彼とは面識がなく、彼に木刀で脅迫されたことはなく、同人は暴走族と無関係であるという（Hの警察調書参照）。ところが、後記のように、**彼は本件犯行の直前の同年1月9日未明に、Hの部屋から呼ぶ声を幻聴で聞き、同人の部屋を訪れている。**幻覚妄想状態が最も著明であったのは、本件犯行当日であるが、当日の経過は後記する。**本件犯行直後に逮捕され、警察署に勾留されたが、逮捕後1週間ぐらいで幻聴は消失した。**このように**断酒によって早急に病状が消失することからもアルコール幻覚症が支持される。**

■本件犯行当時の精神状態

前記のように、本件は85年1月9日午前9時ごろE派出所に拳銃を強奪する目的で、立番勤務中のM巡査部長に柳刃包丁を突きつけたが、すぐに腕を押さえられて、未遂に終わったものである。

事件記録、彼の鑑定人に対する陳述によると、およそ次のような経緯である。彼は84年10月ごろから主として夜間、幻聴、追跡妄想があるとともに、糖尿病に起因すると思われる倦怠感があり、仕事への意欲も失われ、同年12月からは5日ぐらいしか働かなかった。しかも、飲酒に耽溺し、毎日のように大量の飲酒を続けていた。85年になって1月8日まで正月休みで、9日から仕事が始まることに

なっていた。8日の午後6時30分ごろ同僚Nの家を訪れ、そこで清酒2〜3合を飲んだが、彼は誰かに追いかけられるとか、あと1年も体がもたないと言い、怯えた様子であったという（Nの供述）。彼はその後、Nとその娘のY子と一緒に近くの「K」という飲み屋に行き、焼酎のサワー割り2杯、ビール大瓶1/2本を飲んだ。午後10時ごろ飲み屋を出てN家に戻り、そこで炬燵に入った。そのときも誰かがついて来るとか、戸を叩いていると言って、怯えている様子であったという（Nの供述）。それからN家を出て、その界隈をぶらつき、どこかの赤提灯に入り、焼酎のハイサワー3〜4杯飲み、1月9日午前3時ごろその店を出たことをかすかに記憶している。

　それから気がついたら自宅に戻って着替えしないで布団の中に寝ていた。午前6時半ごろ2階のHとその内妻の部屋から「お茶でも飲みにおいで」という声が聞こえたので（幻聴）、Hの部屋に行ったところ、たまたまドアが開いていたので、部屋に入った。ところが、Hとその内妻がベッドに入っていたので、様子がおかしいと思ったが、起きて来たHの勧めるままに炬燵に入り、お茶を飲み、10分ほど話をして、自室に戻った。Hは彼が酔っ払って部屋を間違ったと思ったという（Hの供述）。

　彼は自室に横になっていたが、2階のHの部屋で大きな声で喧嘩している様子で、Hとその内妻が彼を追いかけて来るように聞こえ、そのまま逃げ出した。逃げている間、2人に他の者も加わった声が絶えず聞こえていた。彼は埼玉県の兄のところに逃げようと思ったが、所持金が7千円しかなかった。借金しようと思い、近くの同僚のNKの家に行き、1万円借りた。そのとき、彼は「男の怒鳴る声が聞こえるだろう」と言ったので、NKは外に出て見たが、それらしい者の姿が見えなかったという（NKの供述）。NKの家を訪れたのは午前7時ごろであった。

　NKの家を出たが、相変わらず追いかけて来る声が聞こえるので、近くの建築中のビルの2階に上がって身を隠した。声が聞こえなくなったので、建築現場を囲んでいるトタン囲いに手をかけて路上に下りた。その際、トタン囲いで両手の掌を切った。**そのとき急に厭世的になり、体もだるいし、生きているのが嫌になり、自殺を意図した。そして刃物で自らを刺して死のうと思った。**近くに中学校があるのに気づき、給食室に包丁があると思ったので、同校に入る男の人について入り、給食室から柳刃包丁1本を盗んだ。それを右手に持ち、ジャンパーの左内側に隠した。学校を出てしばらく歩いていると、道端にトラックを停めて運転手が朝食を摂っていた。両手から血が出ているのを見て、運転手が軍手をくれた。

軍手をはめたが、どこか医者がいないかと思い、その運転手のトラックの助手席に乗せてもらい、あちこち捜したが、捜し当てることができず、環七通りで降ろしてもらった。

そのころ出血も止まり、**刃物で死ぬつもりであったが、盗んだ包丁は錆びていて切れそうもないので、拳銃で頭を撃ったほうが確実に死ねると思い、派出所で警官から拳銃を盗もうと思った。**トラックを降りて30分ぐらい歩いたら、E派出所のところに来た。派出所の横の駐車場で様子を窺った。警官が2人いるが、なかなか1人にならない。**どうせ捕まってもよい、殺されてもよいという気になって、派出所に入った。**

E派出所では、M巡査部長が立番勤務で、T巡査が外出予定でたまたまお茶を飲んでいた。彼がいかに襲い、いかに逮捕されたかは、彼および両警官の供述調書があり、逮捕後、彼が実演している。要するに、彼は派出所に入って、いきなり柳刃包丁をM巡査部長に突き出したが、同人はすぐに彼の右腕を押さえ、彼を壁に押し付け、T巡査も加勢して、簡単に彼は逮捕された。

以上から、彼は幻聴、追跡妄想のために逃げ回っているうちに、厭世的になり、自殺を意図し、初めは刃物で自らの体を切って死のうと思い、柳刃包丁を盗んだが、それが錆びているので、拳銃で自殺することに気が変わり、派出所で警官を襲って拳銃を強取しようと思い、その目的を実行に移し、警官に逮捕されて未遂に終わった。**アルコール幻覚症では被害的な幻覚、妄想から自殺に赴く場合が多いことはよく知られている。**

■ 鑑定結論

鑑定結果は、本件犯行当時、アルコール幻覚症の状態にあり、責任能力は喪失していたというものであった。東京地検は心神喪失を認定して、不起訴処分にし、彼は精神科病院に入院したと聞いている。

3．アルコール幻覚症の犯罪——放火——

ビルツによって、アルコール幻覚症に特徴的な症状として、包囲攻撃状況ないし包囲攻撃体験というのが記載されている。これを我が国に初めて紹介したのは私であると誰かが言っていた。私が初めて論文の中にこれを紹介したのは、永江三郎、木戸又三両氏との共著論文「アルコール幻覚症による殺人の1例」（犯罪誌, 35：188, 1969）である。この論文は拙著『犯罪精神医学』（金剛出版, 1972）264頁以下に再掲されている。この体験について、そこでは「患者が屋内や室内

にいると、外部から多くの敵がおしよせて来て包囲攻撃を受けるような幻覚体験があり、患者は戸や窓に鍵をかけたり、バリケードをきずいたりすることがあり、ビルツはこのような心理状況をBelagerungssituation（包囲攻撃状況）と呼んだ」と記載した。これから紹介する事例では、定型的ではないが包囲攻撃状況が出現し、敵の正体を明らかにし、敵を打破するために放火した。**敵の正体を明らかにするとは、放火すれば敵が姿を現すであろうと思って放火したというわけである。**統合失調症の放火でも、幻聴の声の主を確認するために放火する場合があるが、それと同様である。市場和男氏との共著論文「精神病と放火」（犯罪誌，26：71，1960）では、この種の動機を「病的体験の原因を解決するため」と称している。なお、この論文も拙著『犯罪精神医学』の42頁以下に再掲されている。

■犯罪事実

私は1975年1月に東京地裁より現住建造物等放火被告人Y.I.の精神鑑定を命じられた。彼（被告人Y.I.を指す。以下同じ）は本件犯行当時43歳である。起訴状によると、犯罪事実はおよそ次のとおりである。

彼は、74年6月14日午後6時30分ごろ、東京都北区のS荘の居室において、同室内の畳に食用油を振り撒き、そのうえに襖紙を破って積み重ねたうえ、これにマッチで点火して火を放ち、同襖紙から順次、畳、床、天井に燃え移らせ、よって、Hら6名が現に住居に使用する、O所有のS荘の木造モルタル瓦葺2階建て1棟（総面積約80㎡）のうち約50㎡を焼燬した。

■家族歴

彼は31年5月に埼玉県北足立郡に生まれた。父は元国鉄職員で、退職後、小規模な農業を営んでいて、56年に心臓発作で死亡した。母は小学校2年までしか行かず、読み書きがほとんどできなかったが、子どもの世話はよくしていた。同胞は9人で、彼は7番目、三男である。家系には、彼の母方叔父、弟のS.M.が大酒家で酒癖が悪い。弟のS.O.は一時ノイローゼとなり、統合失調症と診断されたことがあるが、正確な診断は不明である。

■本人歴

彼は地元の小学校に入学し、一家の転居で1度転校し、その小学校の高等科2年で退学している。**同校からの回答では、学業成績は下位で、欠席日数も多く、性行では不器用で作法を覚えない、注意散漫で投げやり、学習態度悪い、などの評価が見られる。**彼によると、「勉強嫌いだった。腕力は強く、運動は得意で走るのが速かった。喧嘩が強く餓鬼大将だった。よく近所の子をやっつけ、女の子をいじめた。父によく叱られ、叱られるのが怖くて、帰宅せず、神社などで寝た」

などと言う。

47年ごろから都内の鋸(のこぎり)工場に勤め、当時は真面目に働いたが、3年ほどして工場が諏訪市に疎開したため、そこを辞めた。その後の詳しい職業歴は省略するが、工員、とび職、土工等をし、職場を転々と変え、その間に飲酒、覚せい剤使用、犯罪の反復などが見られる。

飲酒歴では、飲酒を開始したのは50年、19歳ごろからであり、当初は焼酎、濁酒(どぶろく)などを2〜3日に1回飲んでいたが、そのうちに毎日飲み、常習飲酒になった。飲むと被刺激的、抑制欠如になり、酒癖も悪い。59年と66年と2度、過度の飲酒のために、一過性に錯視、被害・追跡念慮があったことがある。73年10月、名古屋市の飯場で働いていたとき、不眠が出没するようになり、**74年1月に暴飲し、不眠、易疲労性、倦怠感があり、同市のT病院（内科）に入院し**、肝臓病、糖尿病の合併を指摘された。入院中も飲酒を止めず、強制退院になった。しかし、就労できる状態でなかったので、自ら希望して、同市のM病院（精神科）に入院した。同院からの回答によると、入院は同年2月8日〜4月13日の間で、**離脱症状や精神病症状はなく、診断は慢性アルコール中毒と肝障害であり、四肢のしびれ感はあったが、それも軽快して退院した**という。その後東京に戻り、兄の家にいたが、再び飲酒を始め、**同年4月25日、浦和市のKクリニックを受診した。同クリニックのS医師の証言によると、同年4月25日〜5月25日の間に6回クリニックの外来に通院し、診断は慢性酒精中毒で、不眠を訴えていたが、離脱症状や幻覚、妄想はなかった**。そして、5月8日までは断酒していたが、その後はまた飲み始めたという。

彼はそれまで兄や姉のところに寄寓していたが、同年5月29日に犯行現場となった都内北区のS荘に入居した。その後、N建設の飯場に入ったが十分に働けず、同年6月11日に飯場を出て、翌12日に自宅に戻った。その後まもなく本件犯行になるが、その後の経緯は後記する。

彼には覚せい剤使用歴がある。彼は飲酒を始めたと同じ時期に、覚せい剤のヒロポンの注射を始めている。どのくらい長く使用をしたかはっきりしないが、61年に府中刑務所を出た後はやらなくなったという。覚せい剤の使用により種々の錯覚、追跡念慮などがあったという。

彼には次のような犯罪歴がある。
① 50.2.13、埼玉蓮田署、傷害、懲役2年執行猶予3年。
② 51.7.15、同署、暴行、起訴猶予。
③ 55.3.9、赤羽署、窃盗、起訴猶予。

④　55.12.4、埼玉岩槻署、暴力行為、懲役8月執行猶予3年。
⑤　57.3.20、同署、傷害、罰金6千円。
⑥　58.1.30、同署、恐喝、暴行、懲役8月、浦和刑務所受刑、59年8月仮釈放。
⑦　58.7.24、世田谷署、傷害、罰金2万円。
⑧　60.1.17、四谷署、詐欺、起訴猶予。
⑨　60.2.3、池袋署、暴行、罰金5千円。
⑩　60.7.5、埼玉川口署、傷害。
⑪　60.10.15、大宮署、器物損壊。
　⑩と⑪について懲役1年が言い渡され、府中刑務所で受刑し、61年10月に出所している。
⑫　68.3.2、浦賀署、傷害、罰金2万5千円。
⑬　71.4.30、高井戸署、傷害、罰金2万5千円。
⑭　72.11.5、神奈川高津署、傷害、罰金2万5千円。
⑮　73.6.3、愛知中村署、窃盗、起訴猶予。

　以上の犯罪のうちの①は、18歳の犯行で、彼は父に叱責されたことに腹を立て、同人の後頭部を杉の棒と鉈で数回にわたり殴打したものである。なお、上記の各犯行の多くは飲酒酩酊時のものである。⑪と⑫の間に6年半近い犯罪間隔があるが、この間に埼玉県草加市の暴力団のN組に加入して、そこでとび職として働き、比較的安定した生活をしていたためと考えられる。72年ごろからは暴力団から離れている。

　75年3〜4月の**鑑定時の所見**では、身体的には、GOT、GPT等が高値を示し、肝機能障害がある。アルコール性の肝障害であり、肝硬変に移行している可能性があるが、腹水、浮腫、胃食道静脈瘤等の所見はない。精神的には、彼は素直、率直な態度で、検査にも協力的であった。記憶もよく保たれ、生活歴、既往歴を詳細に述べることができた。**外見上、知能はそう低いとは思われなかったが、WAISでは全検査IQは65であり、軽愚程度の精神遅滞に相当し、知的障害が認められる**。性格的には、発揚性、意志薄弱性、爆発性の異常性格が存在する。なお、鑑定時には幻覚、妄想等の病的体験はなく、後記の犯行当時に見られた幻覚症はすでに消退している。

■本件犯行当時の精神状態

　彼は警察調書ではおよそ次のように供述している。74年6月9日からN建設の飯場で働いていたが、周りが騒がしく、夜も眠れず、ノイローゼ気味になっていて、6月12日の朝、北区のアパートに帰って来た。その後も夜間一睡もできず、

気がおかしくなってしまって、いろいろなことが頭に浮かんで、考え込んでしまい、6月14日に、赤羽駅前でコップ酒5～6杯を飲み、アパートに戻り、自室で冷や酒を2合ほど飲むうちに、睡眠不足の疲れや、酒の酔いや、頭のガンガンなどで、もうどうにでもなれという、やけくその気持ちになってしまい、**部屋に火をつけて死んでやろうという気**を起こしてしまい、午後6時10分ごろに、外から人に入られないように、入口のところに畳1枚を立てかけ、テレビを置き、食用油を畳のうえに撒き散らし、襖の紙を破って2ヵ所に集め、水をボールに2杯ぐらい頭にかけ、ガス栓を全開し、誰か入って来たら切りつけてやろうと思って、胴巻きの中にステンレスの包丁を隠し、紙の山に火をつけた。火と煙で胸が苦しくなり、無我夢中で窓から屋根に逃げ出し、野次馬や消防車目がけて瓦を投げつけたという。その後、検察調書、公判調書の供述では若干の追加、訂正はあるが、大筋は一貫している。

　鑑定時の彼の陳述を要約的に記すと次のとおりである。**彼が異様な雰囲気を感じ始めたのは6月12日の夜からである**。その夜眠れず、アパートの誰かが帰って来て、ガタガタすると、彼が追われているような感じがした。人通りがあって声が聞こえると、彼の悪い面ばかり言われているようであった。翌13日、前夜と同様に追いかけられるようで、アパートで話していることが彼のことを言っているようで、彼はいらいらし、バーンバーンとドアを叩いたり、階段を上り下りした。階下の大家のところに行き、そこにいた運転手に「おまえら、何で人の悪口を言ってるんだ。表に出ろ」と言った。相手は震えて、「すみません」と言った。眠れると思ってその日も昼間から酒を飲んだ。**名古屋にいたとき1度喧嘩したヤクザが彼を追って来たようで、「あんな奴殺してしまえ」とか「名古屋にさらって行っちゃおう」などと言っている**。そのうちにヤクザも引き揚げたらしいが、その夜も眠れなかったという。

　さて、犯行当日の6月14日である。その日はボーッとして午前10時ごろまで部屋でごろごろしていた。幻聴も激しく、**表では、トランシーバーのような物を持って話し合っていて、彼を狙っているようである。その連中のなかに彼の兄弟などもいるように思った**。午前中に部屋で清酒4合瓶を買って来て飲み、午後、赤羽の屋台に行って飲んだ。屋台では愉快になって隣の人と話したりした。午後4時ごろ自宅に戻った。

　それから犯行に至る経緯を問答で示すと次のとおりである。
　　（帰ってから何をしていたか？）……4合瓶に残っていた酒を飲んでいたのでないか。

（なぜ火をつける気になったのか？）……やはり、気が大きくなったんじゃないですか。いろいろ考えて、かっときちゃったんですよ。何かその辺に兄弟たちとか何かが来ているとか……あの奴ら、悪い奴らだ。皆で話し合ってどこかの部屋にいるのでないかと思った。兄貴たちとか隣近所の人やら俺のことを話しているんで……あの野郎ら、何やってるのか……と。それで飲んでいるうちにかっとなって、……火でもつけて焼いてやろうかと思った。

（自分も死ぬ気だったのか？）……うーん。多少は死ぬ気もあったみたいだね。それと、**周りの奴らをやっつけてしまえという気持ちもあったですよね**。それで、ちゃんと段取りしてね。手拭を腹巻きの上に結んで包丁を差したんですよ。**誰かいると思って、飛び込んで来ると思ってね**。

（火をつけてから逃げるという考えはなかったか？）……いや、**火をつけたら誰か来る**……そればっかしだったね。

（何しに来るのか？）……捕まえに来るか、消しに来ると思った。

（もし来なかったら）……そんなこと考えなかった。

（自殺する気持ちは？）……死ぬつもりはなかったんですが……**来たら脅かしてね。ナイフでも振りまわしてやろうかと思ってね**。

（バリケードをつくったのはなぜか？）……それは奴らがいつ来るか分からないから……そして、**火がまわったら入って来ると考えてたんですよ。それでかたがつくと……**。

（どのようにして火をつけたのか？）……唐紙を八つ裂きにし、二山(ふたやま)にして、それからテレビや畳を入口に積み上げ、腰に包丁を差して、ガス管を一杯に伸ばし、コップ酒をあおりながらいろいろ考えて……目の前が暗くなり、立ち上がって食用油を畳の上に撒き、手前の紙の上に火をつけた。

（なぜ逃げたのか？）……火がまわったら、おっかなくなって……窓を開けたら柿の木があったので、逃げちゃった。

（中略）

（屋根の上で瓦を投げたのは？）……もう目の前が真っ暗でした。いやがらせ……もう滅茶苦茶でした。なあに、野次馬ども、こん畜生と思ってね、追っ払って、丸焼きにしてしまおうと思ったんですよ。それに、餓鬼がね、「乗っ取り」だとか何とか騒いでいたように聞こえたんですよ。誰かを人質にしているみたいに子どもに見られたんですよ。そう聞こえたんですよ。それで瓦を投げたんですよ。だから、何だかね、今考えると漫画みたいですよ。

（なぜ逃げ出したのか？）……大体火がまわったようだし、それにパトカーが

見えたから……一目散に逃げたんですよ。でも行き止まりの坂が、雨で滑って登れなくて……諦めて遊園地に引き返し、そこで待っていたんですよ。

■鑑定結論

　以上より、慢性アルコール症の上にアルコール幻覚症が出現し、幻聴、追跡・被害妄想が続き、最後に包囲攻撃状況になり、多くの敵に包囲され、敵が彼を捕えるために侵入してくると思い、敵と対決するために、自室にバリケードをきずき、包丁を腰に差し、放火することによって敵が飛び込んでくれば、その正体も分かり、連中を打破し、かたをつけることができると思って、放火した。したがって、犯行は幻覚症の病的体験に直接支配されており、犯行時、責任能力は欠如していたと考えられる。なお、前記しなかったが、幻覚症状態は逮捕後数日で消退しているので、統合失調症は一応除外できる。しかし、その後の長期の病後歴は追跡していない。

　東京地裁は75年9月17日に、心神耗弱を認定して、懲役3年6月（未決通算300日）を言い渡した。判決の主旨は、本件の動機を自殺と認定し、バリケードをきずいたり、包丁を用意したのは、消防署員や誰かに捕えられて自殺の目的を果たすことができないと考えたためであるとし、幻覚症と犯行との動機関連性はないとして、責任無能力を排除して限定責任能力を認定したようである。私には、責任能力の問題はともかくとして、彼の行動は十分に病的体験と動機的関連性はあると思われる。

4．片側性幻聴の1例

　幻覚が片側にしか体験されない、たとえば幻視で片側の眼にだけ見える、幻聴では片側の耳にだけ聞こえる場合がある。このような幻覚を片側性幻覚という。私は1例だけであるが片側性幻聴の事例を経験したことがある。それは私がかつて精神鑑定した、**主として難聴のある片側の耳にだけ幻聴が聞こえる事例である**。珍しい事例として紹介したい。私は鑑定当時、その多くはフランスの文献であるが、片側性幻聴に関する文献を収集したが、残念ながら、廃棄して、現在、手元にはない。本例は、拙著「アルコール幻覚症者による殺人未遂—片側性幻覚という珍しい事例—」（法令ニュース，587号：46，1996）に簡潔に報告された。ここではその文章を、若干加筆して利用することにした。

　アルコール幻覚症は慢性アルコール中毒の上に生じる精神病の一つである。症状は統合失調症の妄想型に類似し、意識は原則として清明で、幻聴、被害妄想、

不安を主症状として、通常、急性に経過し、断酒すると通常6ヵ月以内に治癒する。しかし、飲酒を続けていると再発することが多い。アルコール幻覚症と統合失調症の関係は密接であり、長期間経過を観察していると、最終的に幻覚、妄想が長く持続し、統合失調症に特徴的な人格変化も生じ、統合失調症と断定せざるをえない場合が稀ではない。ブロイラーは、アルコール幻覚症は本質的には統合失調症であるという見解である。その見解の是非はともかく、常習飲酒者に急性の幻覚妄想状態が出現し、一過性に経過し、アルコール幻覚症と診断するのがもっとも妥当であると思われる事例がある。

ここに紹介する事例は、常習飲酒者で、ある時期から幻聴、関係妄想が発現し、同人は前科を重ねている累犯者であるが、**刑務所に入って断酒を余儀なくされると幻聴などが消失し、出所して飲酒すると再現する**、といった経過を繰り返していた。鑑定時には幻聴がかなり長期化していたが、統合失調症に特徴的な人格変化がないので、統合失調症に診断を変更すべき余地はないわけではないが、**私は一応、アルコール幻覚症の遷延型とみなした**。

■犯罪事実

私は1979年10月、浦和地裁より殺人未遂、銃刀法違反被告人Ｓ.Ｋ.の精神鑑定を命じられた。彼（被告人Ｓ.Ｋ.を指す。以下同じ）は本件犯行当時50歳である。犯罪事実は起訴状によるとおよそ次のとおりである。

① 彼はＡ（当時37歳、彼の異父弟）に対する恐喝未遂罪および脅迫罪により2回処罰され、いずれも刑務所で服役したが、これはＡが事実を歪曲して警察官に訴えて出たため、不利な判決を受けた結果であると邪推して、極度に同人を憎悪するあまり、ついに同人を殺害しようと決意した。そのため、79年4月11日午前10時過ぎごろ、埼玉県川口市内のＡ方付近路上で、同人に対し、持っていた文化包丁（刃体の長さ約14.9cm）で、いきなり同人の腹部付近をめがけて突きかかり、同人を殺害しようとしたが、同人に危うく体をかわして取り押さえられたため、その目的を遂げなかった。

② 業務その他正当な理由がないのに、前記日時、場所において前記文化包丁1丁を携帯した。

■家族歴

彼は28年8月、埼玉県川口市に長男として生まれ、私生児である。父母については疑義があるが、彼を認知している者を父とみなし、その内縁の妻を母とみなして、以下の記述をする。

父は埼玉県与野町（現在、さいたま市に属す）の出身で、川口市内で植木職を

していたが、後に都内板橋区に転居した。彼の母とは内縁関係であった。温和な性格で、酒好きであったが、酒癖は悪くなかった。38年ごろ、妻、すなわち彼の母に捨てられ、不遇な日を送りながら、50年に60歳でメチルアルコール中毒のために死亡した。

母は埼玉県入間町の出身で、彼の父と内縁関係になり、彼とその弟Tをもうけ、その後、夫を捨てて情夫Bのもとに奔り、38年にBと正式に結婚した。Bとのあいだにm子、Aを儲けている。多淫で、気性の強い女である。75年に72歳で脳溢血のために死亡した。

同胞は、実同胞は弟Tだけである。異父同胞は1女（前記のM子）と1男（前記のA）である。実弟Tは落石防止の金網張りの仕事をしているが、とくに変わったところはない。M子は鑑定時、41歳で、大宮市内の精神科病院に入院中である。同院の回答から、M子が統合失調症に罹患していることは確かである。Aは本件犯行の被害者であるが、鑑定時、38歳で未婚であり、川口市内のS工業所に住み込みで働いている。中学卒で知能がやや低いようである。

以上、家系については不詳な点が多いが、**異父妹に統合失調症者がいることは注目すべきであり、アルコール幻覚症と統合失調症の遺伝関係は古くから肯定されている。**

■ **本人歴**

彼は6歳ごろ、家族とともに川口市から都内板橋区に転居し、35年4月に同区内の小学校に入学した。38年に母と義父Bなどとともに北区赤羽に転居し、同区内の小学校に転校したが、まもなく父が迎えに来て、板橋区の前の学校に戻って、41年3月に同校を卒業した。同校の学籍簿から4～6年の学業成績、出席状況が知られる。学業成績は不良で、ほとんどの課目が乙、丙の評価になっている。欠席も多く、とくに6年では事故欠が129日になっている。彼によると、当時、母と別れて父に育てられ、家庭は非常に寂しく、彼は八百屋の手伝いをして小遣いを稼いでいたという。

小学校卒業後、足立区北千住の工業所に住み込みで勤め、酸素溶接の技術を身につけた。**終戦直後、不良者と知り合い、共同で砂糖などを盗んだり、盗品を買って売り払うことを繰り返した。以後、犯罪を反復するようになった。**

ここで彼の犯罪歴を略記する。

① 45.12.8（17歳）宣告、東京区裁、窃盗、贓物故買、懲役1年以上3年以下、罰金100円。川越少年刑務所、函館少年刑務所受刑、47年3月仮釈放。

② 48.12.4宣告、東京地裁、窃盗、住居侵入、懲役1年2月。府中刑務所受刑、

49年11月満期釈放。
③　55.11.29宣告、川口簡裁、窃盗、懲役2年8月。浦和刑務所習志野支所受刑、57年12月仮釈放。
④　58.11.22宣告、東京簡裁、暴行、器物損壊、罰金8,000円。
⑤　62.3.24宣告、浦和地裁、窃盗、懲役1年6月。府中刑務所受刑、63年9月満期釈放。
⑥　67.7.12宣告、川口簡裁、窃盗、懲役10月。府中刑務所受刑、68年5月満期釈放。
⑦　69.8.15宣告、浦和簡裁、脅迫、罰金8,000円。
⑧　69.11.6宣告、浦和地裁、脅迫、懲役6月。府中刑務所受刑、70年3月満期釈放。
⑨　70.11.16宣告、浦和簡裁、傷害、銃刀法違反、罰金50,000円。
⑩　74.5.17宣告、浦和地裁、傷害、懲役6月。府中刑務所受刑、74年10月満期釈放。
⑪　76.5.25宣告、浦和地裁、恐喝未遂、懲役1年。府中刑務所受刑、77年4月仮釈放。
⑫　77.10.20宣告、浦和地裁、脅迫、懲役8月。新潟刑務所受刑、78年4月満期釈放。

　彼は前記の②での服役後、酸素溶接の技術を生かして、あちこちの工業所、とくに59年に義父Bが作ったW工業所に勤め、後記のような結婚によって、かなり長く犯罪から遠ざかった（前記の②と③の間）。しかし、再び不良者にそそのかされて窃盗を繰り返したり、あるいは飲酒して暴力犯罪を行って、受刑を反復するようになった。

　彼は49年ごろ母方従妹のT代と深い仲になり、54年に長女が生まれ、61年2月に婚姻届を出し、同年4月に長男が生まれた。

　彼は前記の⑥での服役後、土方仕事をしていたが、たまたま帰宅したところ、部屋に敷いてあった布団の敷布が血だらけで、部屋には同じアパートのWという男がいた。彼はWが妻を強姦したと思った（私がT代から聴取したところでは、当時、彼女は月経中で、そのために敷布に血がついたので、Wに強姦されていないという）。それでWを恨み、69年8月、酒の勢いでWの部屋に押しかけたが、Wは留守であったので、その家人を脅迫した。それが前記の⑦である。

　この犯行で罰金刑に処せられたが、罰金を支払った当日、酒の勢いで、彼は再びW方に押しかけた。Wは留守で、その家人を脅迫した。それが前記の⑧である。

この事件で服役した後、妻のもとに戻ったが、彼のたびたびの受刑で生活に困った妻は、彼の受刑中、ある男の援助を受け、その男の情婦になっていた。この妻の不貞を知った彼は、酒の勢いで、その男のところに押しかけ、包丁で同人の顔に切りつけた。これが前記の⑨である。この事件がきっかけで、彼は妻と離婚した。

前記の⑨で服役した後は、溶接の仕事から離れ、土方、日雇いなどの単純作業に従事しながら、ときどき犯罪を繰り返していた。前記の⑩から⑫までの三つの犯行は、本件犯行に通じるところがあるので、後に述べる。

彼は18歳ごろから飲酒するようになった。酒好きで、飲み出すとすぐに梯子酒になり、とことんまで飲む。アルコール飲料であれば、何でも飲む。このようにして常習飲酒者になった。酒癖が悪く、清酒3合も飲むと、ぶつぶつ独り言を言い、粗暴になってくる。従来の暴力犯罪はすべて飲酒酩酊時のものである。

彼によると、61年8月（33歳）ごろ、窃盗などで警察に追われていたが、たまたま川口市内のお寺の墓地で一夜を明かした。そのとき、どこからともなく、大勢の人の声が聞こえた。その声のほうに歩いていくと、声がぴたりと止まった。そして、もとのところに戻ると、また聞こえる。幻聴はこの一夜だけであったという。

また、63年9月に前記の⑤での服役から出所したが、出所後1週間ほどして、妻と寝ていて、夜中に目を覚ましたところ、女の声で歌うのが1晩中何回も聞こえた。幻聴は1夜だけであったという。

3回目に幻聴があったのは、68年12月以降である。彼によると、当時、飯場暮らしで、毎日のように飲酒していた。そのうちに、他人の話し声が自分のことを言っているように思われたという。（注：これは厳密には関係妄想である）。また、寝ていると、自分を殺すというような声が聞こえた。

同年12月28日に自宅に帰ると、前記のように、敷布に血がついているので、妻がWという男に強姦されたと思い、ウィスキーを飲んで妻と喧嘩した。その1～2日後に再び声が壁から聞こえ、「壁から聞こえるのは神様と思え」「口にチャックしろ」と言う。また天井から「偉いわね、この人神様と話している」と聞こえた。水道の蛇口の水の音がすると、人の声が聞こえ、車の音が人の声に聞こえたという。（注：これらは**機能性幻覚**である）。

69年の正月もずっと声が聞こえ、自宅にいたが、異父弟Aが住み込んでいるS工業所へ来いという声に支配されて、そこまで雪の中を何回か往復した。しかし、**同年初めの3～4ヵ月は自宅に閉じこもり、まったく動かず、昏迷状態を続け、**

その間絶えず幻聴があったという。その後、前記の⑦、⑧の犯行を犯し、また受刑するようになった。

　刑務所に入って、強制的に断酒させられると、幻聴が消失する。出所して飲酒すると幻聴が出るが、その程度が軽いので、70年3月に出所して以後は、土方、日雇いなどの仕事を続けていた。77年4月に、前記の⑪での受刑から出所したが、その晩大酒したところ、それまで1年ぐらいなかった幻聴が翌日から再現したという。

　ところで、彼の幻聴はほとんどもっぱら右側の耳に聞こえた。つまり、片側性幻聴である。59年ごろ、彼が自宅で寝ころんでいて、妻にタバコをくれと言い、妻が吸いかけのタバコを彼に渡し、彼が右耳のところでそれを受けたとき、タバコの火が彼の右耳の中に入り、そのために後記のように鼓膜が欠損して難聴になったのであろう。片側性幻聴が難聴のある側の耳にみられることが多いことは古くから知られている。

　いよいよ本件犯行である。その前に、前記の⑩〜⑫の犯行も本件と関係があるので、それらについて触れる。⑩の犯行は、判決文によると、彼が74年2月26日に、異父弟A方で、酒に酔って、同人に難題をふきかけ、同人がそれに応じないので激昂して、Aの腹部めがけて文化包丁を突き出し、同人の左第二指に加療約1週間を要する傷害を負わせたものである。彼によると、精神科病院入院中の異父妹M子に面会したところ、同女から家人に退院の話をしてくれと頼まれたので、A方に行き、その話をAにしたところ、断られたため口論になり、傷害事件に発展したという。

　⑪の犯行は、起訴状によると、76年3月20日に彼がA方を訪れ、「金を出さなければぶっ殺すぞ、ぶっ殺すぞ」などと怒号し、あたかも刃物を隠し持っているかの様子をして、同人から金を脅し取ろうとして未遂に終わったという。彼によると、金に困って、酒に酔った勢いで、借金のためにA方に行き、口論になり、Aが椅子を振り上げて打ち下ろし、椅子が彼の股に当たったという。Aによると、彼が確かに刃物を持っていると思い、椅子を振り上げたが、振り下ろしていないという。

　⑫の犯行は、起訴状によると、77年8月12日に彼がA方に赴き、同人に居丈高に「今、刑務所から帰ってきた。この前何で警察に訴えた」「もう一度来て殺してやる」などと怒号して、脅迫したという。彼によると、酒を飲んで寝ていたところ、幻聴の声で亡父が芸者と写した写真がA方にあると聞こえたので、その写真を取りにA方に行った。そこでトラブルになり、事件になったという。この犯

行は幻聴の声に誘導されていて、その意味で本件と類似する。

　以上の3件は、彼と異父弟Aとのトラブルに端を発するもので、トラブル自体はいわば兄弟喧嘩であり、彼はそれを警察沙汰にするのはけしからんと考え、Aのほうは身の危険を感じるのでそうせざるを得なかったという。

　さて、本件犯行であるが、彼は⑫での服役から78年4月に出所した。その後、同年10月ごろから、弟Tと一緒に落石防止の金網張りの仕事に静岡県の現場で働いていた。ところが、79年2月ごろに落石で右脚を打撲し、その治療のために都内豊島区に前から弟Tとともに借りていたN荘に戻って静養していた。

　他方、78年12月ごろから持続的に幻聴があった。彼によると、**本件犯行当日の午前9時過ぎに目が覚めた。起きる前にAの夢を見ていたが、その内容ははっきりしない。Aの工場から大勢の人の声で、「10時までに来い」と聞こえた。また、殺すか殺されるというようなことも聞こえた。それでどうせ殺されるならAを殺してやろうと思って包丁を持って出かけた。Aの工場に行ったが、大勢の人がいると思っていたのに、誰もいないのでがっかりした。事務所からAが顔を出し、「何しに来た」と言った。Aの顔を見て、懐かしくなった。しかし、いきなり「おまえを殺すつもりで来たんだ」と言って、包丁を突き出した。Aは左手で彼の包丁を持った手をつかみ、くるりと体を回転させ、すぐに包丁を取り上げた。もう殺すつもりはなかったので、Aにすぐ包丁を取り上げられた。その後、警察に通報され、まもなく駆けつけた警察官に逮捕されたという。**

　以上の彼の陳述は、彼の公判での供述と同様である。しかし、警察調書、検事調書での彼の供述では、Aが従来、自分とのトラブルを警察に通報したために、自分が何回も受刑する羽目になったと、Aを恨んでいたので、Aを殺すために、現場に赴いたとなっており、幻聴があったことは出ていない。

　私の問診、検査などは79年12月～80年1月に行われたが、彼には身体的には高血圧のほかには特記すべき所見はなかった。ただし、**耳鼻咽喉科の診察では、右耳に難聴があり、その耳の鼓膜が完全に欠損している。そして、診察医の意見では、タバコの火と鼓膜欠損との因果関係は十分考えられるという。**

　精神的には、表情、態度は自然で、談話は活発であり、情意鈍麻はなく、人格はよく保たれ、**分裂病くささはない。**知能は正常範囲で、性格は意志薄弱性異常性格で、酒癖が悪く、複雑酩酊の素因がある。

　ところで、**鑑定時は本件犯行時より8ヵ月以上経過しているが、まだ軽度であるが、幻聴、関係妄想が続いている。**すなわち、「夜中に話し声が聞こえる。昼間他人が喋っているのを聞くと、自分のことを言っているように思う」と言う。

■鑑定結論

ベネデッティによると、幻覚妄想状態が6ヵ月以上続くと、アルコール幻覚症ではなくて、統合失調症か器質脳疾患を考えるべきであるという。しかし、彼が長期にわたる常習飲酒者であり、断酒すると症状が消失し、飲酒すると再発することを繰り返してきたこと、現在、情意鈍麻、人格変化がないことから、アルコール幻覚症の遷延型とみなした。

私は彼の陳述を重視し、彼は本件犯行当時、アルコール幻覚症に罹患し、犯行は幻聴に誘発されたもので、責任無能力を認めるのが妥当であるとした。

浦和地方裁判所は80年10月28日、彼が前々から被害者Aを恨んでいたこと、Aや当時の目撃者の証言では、彼が「殺しに来た」「殺すまで何回も来る」などと言ったこと、包丁を持って行くなど、犯行の準備をしていることなどから、幻聴や夢が犯行のきっかけとなったが、犯行は了解可能な動機に基づき、合理的な準備下に現場に臨んでいるので、本件犯行当時、完全責任能力の状態にあったと認定し、懲役1年6月（未決通算420日）を言い渡した。

さて、本例で特徴的なのは片側性幻聴である。彼では幻聴はほとんどもっぱら右耳に聞こえ、稀に左耳に聞こえる。幻聴が片側の耳に聞こえることは稀な現象で、私の経験でも従来この種の幻聴を見たことがない。本例では、幻聴が聞こえる右耳は高度の難聴で、左耳は健全である。このように、難聴のあるほうの耳に幻聴が聞こえることは従来の文献でも指摘されている。なぜそうなのか？　私の考えでは、幻聴は、何かに注意を集中するときには聞こえず、ぼんやりしているときにふと聞こえる。この現象を指摘したのは西丸四方氏である。それゆえ、左耳は健全であるので、絶えず外界の音の刺激を受けて緊張しているが、逆に右耳はほとんど全く外界の音を受け入れないか、いわゆる弛緩した状態にあるので、幻聴は多く難聴の右耳に現れるのではなかろうか。

5．アルコール幻覚症か統合失調症か？（1）

アルコール幻覚症と統合失調症の異同の問題はずっと昔から論議されている。私はアルコール幻覚症の犯罪例を何例か鑑定したことがあり、定年退官後のSクリニック勤務でアルコール幻覚症の事例を数多く見ることができた。比較的軽い病状で、早急に治癒する事例ではあまり問題なくアルコール幻覚症と診断できるが、病状が遷延するような事例では統合失調症との鑑別が非常に困難になる。そして結局、統合失調症と最初から診断すべきであったと、診断を見直すべき場合

がある。E.ブロイラーはアルコール幻覚症も本質的には統合失調症であるとしたが、その学説は傾聴に値する。この鑑別の困難性は両者の症状に明確な相違点がないことに帰着する。以下に、アルコール幻覚症と診断したが、後に統合失調症と診断を訂正すべきであると思った、1 鑑定例を紹介する。この事例では、犯人の男性は幻覚妄想状態で通り魔的に次々と犯罪を行い、裁判段階ですでに岐阜大のN教授が鑑定してアルコール幻覚症と診断し、私も再鑑定して同じ病名を付けた。そして彼は心神喪失・無罪になった。ところが、その後数年して彼がひょっこり私を訪ねて来て、そのとき彼が荒唐無稽な系統的妄想を持っているのを知り、統合失調症に罹患していることに間違いないと思い、鑑定時の診断を見直す必要があると痛感した。ただ、彼が訪ねて来たときに、詳しい問診をしなかったことや、その時期を明確にできないのを残念に思う。なお、彼がみすぼらしく、金に困っている様子だったので、交通費として若干の金子(きんす)を与えた。

■犯罪事実

　私は1976年8月に岐阜地裁より、住居侵入、強姦未遂、住居侵入、窃盗、住居侵入、強盗被告人Y.E.の精神鑑定を命じられた。以下、被告人Y.E.を彼と称する。起訴状によると、彼の犯罪事実はおよそ次のとおりである。彼は本件犯行当時42歳である。

① 75年12月4日午前11時40分ごろ、窃盗の目的で、岐阜県羽島市内の酒類販売業T.K.方裏勝手口から同家北8畳間に侵入したところ、たまたまT.K.の妻M子（当時38歳）に発見されるや、にわかに劣情を催し、強いて同女を姦淫しようと企て、いきなり同女の首筋を両手で押さえつけ、店先土間に転倒した同女の上に馬乗りになり、その抵抗を抑圧して強いて姦淫しようとしたが、同女が極力抵抗したため、その目的を遂げなかった。

② 前同日正午ごろ、窃盗の目的で、前記T.K.方の近隣のD.O.方に侵入し、

③ 前同日午後0時10分ごろ、第2現場より少し離れたH農協A支店裏広場において、同所に駐車していたT.M.所有の軽4輪自動車内から手提鞄1個（時価約1,000円相当）を窃取し、

④ 前同日午後0時20分ごろ、窃盗の目的で、第3現場の近くのY.K.方に侵入し、奥6畳間で物色中、同間ベッドで横臥していた同人の長男の妻M.K.（当時31歳）に発見されるや、とっさに同人を脅迫して金品を強取しようと決意し、矢庭に同女の肩などを押さえつけ、所携の出刃庖丁を胸元に突き付けながら「金を出せ、声を出すと殺すぞ」などと申し向けて脅迫し、その抵抗を抑圧したうえ、645円在中の二つ折財布（時価約1,000円相当）、ミ

ノルタカメラ1台（時価約1万円相当）および手提鞄1個（時価約500円相当）を強取し、さらに同家台所8畳間に至り、前記 Y.K. の母 Mr.K.（当時86歳）に発見されるや、同女に前記出刃包丁を示しながら、「金を出せ」と申し向けて脅迫し、その反抗を抑圧したうえ、同家8畳間和箪笥内から現金5,690円ぐらい在中の蟇口（がまぐち）1個（時価約1,000円相当）を強取したものである。

■本人歴

彼の生活歴を簡単に紹介しよう。彼は33年6月に名古屋市内で生まれ、父母は内縁関係で、それゆえ彼は私生児であり、彼は母のことを全く知らない。父は道楽者で、転々と職を替え、賭博、女、酒に溺れ、彼の母の後に2人の女と次々と結婚し、52歳で肝臓破裂で死亡し、異常性格者である。彼は幼時から、父母によって預けられた羽島市の父方伯父 M.E. に実子同様に育てられた。地元の小学校高等科1年まで行き、その後、愛知県西春日井郡の実父継母のもとに引き取られ、同地で新制中学2年を修了した。在学中の学業成績は中の上である。性行にも目立ったことはない。

中学2年を修了して名古屋市の製陶会社に就職したが、3ヵ月で辞め、それからは仕事を転々と替え、定職に就かなかった。そして早期に非行化し、窃盗、横領等を繰り返し、49年8月（16歳）に瀬戸少年院に入所した。次いで50年10月にも同院に入所し、そこでは行状不良のためと思われるが、京都医療、姫路少年刑務所付設特別、愛知特別の各少年院に順次移送されて、51年12月に仮退院になっている。さらに53年3月に宮川医療少年院に入所している。なお、少年時、覚せい剤や麻薬のヘロインを使用したことがあるらしい。

成人になってからも以下のように犯罪・受刑を繰り返した。

① 54.9.30、強盗、窃盗、名古屋地裁一宮支部言渡し、懲役6年、三重刑務所、60.3.31仮釈放。
② 61.3.16、恐喝、暴行、横浜地裁川崎支部言渡し、懲役10月、岐阜刑務所、61.12.16満期釈放。
③ 63.5.30、強盗、名古屋地裁一宮支部言渡し、懲役5年、岡崎医療刑務所、68.3.29仮釈放。

ところで、彼は暴力団に加入していた時期があり、61年12月に岐阜刑務所を出所した後に愛知県一宮市の暴力団（博徒）に一時身を寄せたが、暴力団と関係したのはこのときだけである。さて、上記の③の犯罪で岡崎医療刑務所を出所してから本件犯行までの7年8ヵ月の間は犯罪から遠ざかっている。彼によると、岡崎医療刑務所で受刑中、釈迦の経句集を読んで人間の尊さを教えられて感激し、

犯罪から足を洗うことを決意したという。そして、本件犯行時まで、いろいろの職業に従事したが、主として建築関係の仕事をしていた。本件犯行当時は愛知県稲沢市のＦ組でとび職や鉄骨組立工として働いていた。なお、彼は未婚を通している。

　飲酒歴では、岡崎医療刑務所を68年３月（34歳）に出所してから１年ほどして、毎日のように清酒４〜５合飲み、清酒のほかにビール、ウィスキーも飲んだ。酩酊すると体が温まり、気分が爽快になる。酒癖はあまり悪くなく、酒で失敗したことはほとんどない。ただ、75年９月ごろ酩酊して何の関係もない人の家の戸を叩いて警察に保護されたことがある。常習飲酒のせいか72〜73年ごろから体が寒く感じたり、手が硬直したりして、飲酒するとよくなることがあった。しかし、手指振戦、不眠等の明白な離脱症状はなかった。ついでに、彼は頭痛薬ノーシンを最近まで連用していた。

　さて、本件犯行当時から10〜11ヵ月経過した76年10〜11月に、私は彼に面接するなどして鑑定した。**鑑定時**、身体的には特記すべき異常はない。精神的には、彼は馴々しい態度で、多弁、早口で、喋り出すと熱を帯びてくる。顔色、表情、姿態にとくに不自然なところはない。注意力はあり、機転が利き、知能は良好である。性格は発揚性、意志不定性、自己顕示性の異常性格である。後記のように、本件犯行時より少し前の75年11月20日（42歳）ごろから幻覚妄想状態が継続し、76年５月ごろまで幻聴があった。当時、岐阜拘置支所に収容されていたが、その後もときどき一時的に食欲が不振で、看守たちが自分のことを言っているように思った（関係妄想）。そして**鑑定時でも同様に看守たちが自分を監視しているように思い、関係妄想が存続している**。それから、第２回面接（76年10月29日）の後、１晩中、本件犯行当時に近い状態になり、当時のことをまざまざと思い出し、胸が圧迫され、観念が次々と湧出し、房の中に何か装置があるのではないかと思ったという。このような体験はエクムネジー（Ekmnesie）といわれている。したがって、**鑑定時にも関係妄想、一過性の食欲不振、胸部圧迫感、エクムネジー等の症状があり、幻覚妄想状態が完全に消退していない**。そして、人当たりが良く、統合失調症に見られる鈍感で冷たい印象がないので、アルコール幻覚症と診断するのがもっとも妥当であるとされた。

■**本件犯行当時の精神状態**

　彼は75年11月20日ごろから精神異常を示すようになった。すなわち、彼によると、愛知県江南市の建築現場で働いているとき、「Ｅ（彼）は何も変わりなくやっている。おかしいですね」と、現場監督と刑事らしい男が話している。その男

たちの声がパッと頭に入ってくる。また、現場でF.F.と働いていると、相棒が「E、雁首は一つだよ」と言いながら新しい斧を振り上げた。現場の近くにある高校の女子生徒が通学の途中、「あの人は人がええな」と言った。近くを通るおばさんが「これから忙しくなる」と言った。現場の近くに喫茶店があるが、現場と喫茶店が何かテレパシーで連絡して「400か600か」と言っている。現場で昼寝すると、ラジオのような音で、ああでもないこうでもないと話していたり、「あの女のところに行け」とか、「喫茶店に行け」などと言ってくる。夜、寮に帰ると、周りでテープレコーダーをかけて「おい、E、今殺しに行くぞ」とか「早く吐いて楽になれ、68年に岡崎（医療刑務所）を出て何していたか」などと言ってくる。彼のことで皆が激しく議論するのが毎晩のように続いた。テープを流して脅すのは、彼をF組から追い出そうとするらしい、何か策動があるらしい。電波を彼の脳波に送って彼の心を読み取る装置があるのでないかと思ったという。このほかにもいろいろ不思議な体験が続いた。**このような状態はまさに幻覚妄想状態である。**

　彼の長い陳述からごく一部を抜き出すと、彼は同年11月30日ごろに、F組を辞めて別の職場を探そうとして、名古屋市北区のS.A.のところに就職を頼みに行ったが、石油ショックで仕事がなく、断られた。それから歩いていると、電波や指令が来て、「そこに乗れ」というので、ドアの開いている駐車中の車の助手席に乗った。その車の持ち主が来て、「僕の車だから降りてください」というので降りた。地下鉄で名古屋駅に行ったが、駅には刑事やヤクザのような人が10人、20人と並んでいる。名鉄に乗り、一宮で乗り換え、笠松まで行ったが、車中には女が2人彼を追跡していた。笠松駅からタクシーで伯父（M.E.）のところに行ったが、その途中、対向車の人はみな彼を観察していたという。

　そして、**彼は同年12月3日午後に作業現場から失踪した。**彼によると、「無抵抗の抵抗も最後のところに来た。私は食べ物を吐いたり、胸がどきどきした。最後の手段として私を吐くようにさせているのでないかと思った」と言う。その後、現場近くの江南市の派出所に行き、「自分は追い詰められているような状態である。逮捕状、指名手配が出ているのか」と訊いた。警察官は何もないと答えたが、ガラス窓のほうに伸び上がって合図しているようであった。（注：同年10月18日に発生した、岐阜県大垣市の女教師殺し事件は迷宮入りになっていたが、彼は自分がその犯人に疑われ、追跡されていると思い込んでいたところもある）。寮に帰って荷物を持って逃げようと思い、歩いていると追跡されているようである。**墓場のそばに行って、ウィスキーの角壜1本を買い、墓場でそれをガブガブ飲んだ。**

そして訳分からなくなった。江南警察署に保護され、F組の社長が迎えに来て寮に帰った。宵になって寮を出て歩いたが、「**南無妙法蓮華経**」**という声が繰り返し聞こえた**。「あれは女にぼけている。ぼけている」と聞こえ、警官に化けている者が追跡している。一宮市に行き、**ある人家の軒下にぶら下がっている洗濯用の紐で首を吊った**。その家の主人が出てきて、彼は「110番してくれ」と言って、結局O派出所に行った。それから一宮警察署に保護を求め、1～2時間寝かせてもらって、そこを出、12月4日の明け方、「F組に帰ったほうがよい」と聞こえて組に行くが、組の周りに社長の車、同僚のYの車が駐車していて、怖くなり、伯父のところに行くことになったという。

前書きが長くなったが、いよいよ犯行当日の12月4日である。彼の陳述を要約的に述べると、同日午前8時過ぎに羽島市の伯父M.E.の家に行き、そこで同人とその息子夫婦に会った。そこでも幻聴があった。伯父に500万円貸してくれと言い、結婚のための結納金が要るからと言った。(注：彼は前から、F組の専務の妻の妹であるT子と結婚したいと一方的にと思い込んでいた)。伯父に「出て行け」と怒鳴られてそこを出た。それから歩いているときに**金物店で出刃庖丁を買ったが、自殺するつもりであった**。

① そして、第1現場のT.K.方に接近するが、その近くに交番があった。もう捕まったほうがよいと思った。そのとき**電波で「警察は問題にしていない。事件をやらないと警察は問題にしない。そうでないとのたれ死するまで追跡されるぞ」**と聞こえた。(注：ここで罪を犯して逮捕されたいと思ったわけである)。T.K.方に窃盗の目的で入り、物色しようとしたとき、同家の主婦M子 (38歳) に遭い、急に姦淫する気になり、襲いかかり、パンティストッキングを引っ張り、馬乗りになって強姦しようとしたが、未遂に終わった。(注：被害者は彼の陰茎を強く掴んで抵抗したというが、彼はそれを否定する)。

② 第2現場のD.O.方では、庭で72歳の老婆G.O.が豆殻を叩いていた。彼は「私は主人の友人だ。主人はどうした」と話しかけると、老婆は「主人は勤めに出ている、奥さんが2階に寝ている」と言った。「それなら、奥さんを見舞いに行く」と言って彼は家に入り、2階に行くと40歳の主婦K.O.がベッドに寝ていた。主婦は大声を上げ、老婆が上がってきて、「お引き取りください」と言うので、引き上げた。立派な家で、主婦は学校の先生のように上品で、強姦する気は起こらなかった。

③ それから第3現場の農協のところに行った。その広場に軽自動車が停まって、乗っている男 (T.M.) が出て行った。彼はその車の中に手提鞄があっ

④　それから第4現場のＹ.Ｋ.方に行った。家の中に入ると、「**カローラ103、格好よい**」「**やっちゃえ**」と聞こえた。屋内を物色して回り、墓口、手提鞄、ミノルタカメラ、二つ折財布等を盗ったが、ベッドから起き上った主婦（M.K.、31歳）を見て驚き、彼女に出刃庖丁を突き付けた。彼は「金はどこにあるか」と訊いた。2階にあるというので、彼が先に2階に上がった。彼女は大声を出しながら出て行った。（注：彼の陳述は主婦M.K.の供述と異なり、彼女によると、彼は「声を出すと殺すぞ、金を出せ」と言って財布入り現金を強取したという。また、彼はMr.K.（86歳）も脅迫して現金を強取しているが、彼はそのことをよく覚えていないという）。

以上、犯行についての彼の陳述を要約的に示したが、この一連の犯行の間に幻聴があり、それに支配されて行動している場合があることは明らかである。彼は第4現場を出て、主婦M.K.の叫びによって集まってきた群衆、駆け付けた警察官に包囲されて、逮捕された。

■鑑定結論

私の鑑定結論は、「**被告人Ｙ.Ｅ.は本件犯行当時、アルコール幻覚症の状態にあり、責任無能力の状態にあったと考えられる**」というものであった。裁判所は77年8月10日、この鑑定にもとづき心神喪失を認定し、無罪を言い渡した。

ここで、前鑑定のN教授の鑑定に触れると、同氏はアルコール幻覚症と診断しながら、本件犯行当時は幻覚妄想状態ではなかったとしている。彼の陳述を聴けば、犯行当時も幻聴があり、その声に支配されて行動しているところがあることが十分に納得できたはずである。

ここで、アルコール幻覚症と統合失調症の異同について触れたい。前記のように、鑑定時、彼は活発で、統合失調症の中核症状としての情意鈍麻が見られず、統合失調症に特有な「分裂病くささ」がなかった。それで、彼が長期にわたって飲酒に耽溺していたこともあり、アルコール幻覚症を選択した。ただ、**鑑定書にも触れたが、ベネデッティの見解では、病状が6ヵ月以上継続する場合は統合失調症か器質性脳疾患を考えるべきであるという**（Benedetti,G.:Die Alkoholhalluzinosen.Thieme,1952参照）。この見解があり、しかも鑑定時に前記のように、**病状が完全に消退しておらず、とくに関係妄想が存在した。発病は75年11月であり、鑑定時は76年10〜11月であるから、病状は1年間続いていて、病期は6ヵ月をはるかに超過している。したがって、アルコール幻覚症でなくて統合失調症と**

診断すべきであった。前記のように、彼が数年後にまったく異論のない統合失調症の病像を示していたのである。そうとすると、ベネデッティの偉大さが認識される。

6．アルコール幻覚症か統合失調症か？（2）

　これから紹介する事例では、アルコール幻覚症か統合失調症のいずれであるか決定できず、診断を保留すると鑑定書に記載した。その後、裁判所は再鑑定を実施し、再鑑定人がアルコール幻覚症と診断したのを受けて、アルコール幻覚症と断定し、私の鑑定を排斥した。また、裁判長は、証言のために出廷した私に対して、鑑定実施上の瑕疵（被鑑定人が服薬しているのを知らずに飲酒試験したこと）について厳しく叱責された。私は、鑑定ではあらゆる局面で慎重に慎重を期さねばならないと、肝に銘じた次第である。なお、私は証人として、本例ではアルコール幻覚症より統合失調症へ診断を修正したいと証言し、そのことも裁判長を激怒させた。

■犯罪事実

　私は1980年4月に東京地裁（O裁判長）より殺人被告人E.Y.の精神鑑定を命じられた。彼（被告人E.Y.を指す。以下同じ）は本件犯行当時42歳である。登場人物は特定の場合を除き仮名とする。鑑定にはK氏にお世話になった。犯罪事実は起訴状によるとおよそ次のとおりである。

　彼は、かねてから酒のため健康を害し労働意欲なく、自暴自棄に陥っていたところ、79年11月15日午後11時20分ごろ、東京都大田区大森の彼の実弟山本兼四郎方において、同夜も深酒していたことを彼の内妻の吉田キク（当時45歳）から厳しく叱責されたことに激怒し、このうえは同女を殺害して自殺しようと決意し、山本方台所から文化包丁（刃体の長さ約17cm）1丁を持ち出し、包丁で同女の胸部を1回突き刺し、よって、そのころ、同所において、同女を胸部刺創による失血により死亡させ、もって同女を殺害した。

■家族歴

　彼は37年2月に函館市で生まれた。父福男は青森県出身で、北海道に渡り、函館市で靴屋を開業し、太平洋戦争中に北海道上磯郡K町に疎開し、同地に定住した。37年に結婚し、58年3月に脳卒中のために48歳で死亡した。性格は温和で、常習飲酒者であったが、酒癖は悪くなかった。母ナカは同じく青森県出身で、66年10月に心臓病のために53歳で死亡した。彼の同胞は5人で、彼は1番目、長男

である。彼と関係の深いのは、四男の兼四郎（前出）である。同人は43年に函館市で生まれ、高校卒業後、上京して、彼の下でアルミサッシ工事請負業に従事したが、78年以降、彼に代わって親方になり、本件犯行現場になった都内大田区のアパートに住んでいる。常習飲酒者であるが、酒癖は悪くなく、性格的にも異常はない。不詳の点が多いが、彼の家系には特記すべき異常者は見当たらない。

■本人歴

彼は43年4月、函館市内のH小学校に入学したが、一家が上磯郡K町に転居したため、同町の小学校に転校し、49年3月に同校を卒業した。同校の6年のときの学業成績が入手できたが、概して中位の成績であり、図工が不得手のようである。次いで同町の中学に進み、52年3月に同校を卒業した。同校3年の学業成績は、中の上である。次いで、函館高校K分校定時制普通科に進学し、56年3月に同校を卒業した。学業成績は中ないし中の下で、高学年になるにつれて低下している。

彼は高校卒業後、家業の手伝いをしていたが、58年3月の父死亡により家業は廃業となり、近所のセメント工場で働いた。その後はときどき出稼ぎのために上京して飯場で働き、また北海道に帰るという生活を続けた。そのうちに、友人に誘われて、T工業というサッシ建具業で働き、大田区蒲田の同社の寮に住んだ。他方、知人の紹介で、千葉県出身で保育所の保母をしていた鶴田信子と結婚し、住所を転々とし、最後に大田区大森のアパートに住んだ。このアパートが奇しくも本件犯行の現場となった。信子との間には3人の子が生まれたが、長女は5歳のときに先天性心臓奇形の手術を受け、手術後死亡した。他の2人はいずれも男の子である。

彼はT工業に勤めていたが、独立して同社の下請けとして、自らが親方となり、弟兼四郎を含めて5人ぐらいの従業員を使って、窓枠アルミサッシの取り付け工事を行い、K工業の下請けのほかに独自に注文を取り、ときには簡単な家屋工事も手掛けた。ところが、後記のように78年に全身に蕁麻疹が生じ、身体の調子が悪くなり、仕事もあまりできず、建築組合、サラリーマン金融等から借金を重ね、借金が約400万円に達した。そのころ彼の自宅近くに住み、飲食店「S」の経営者である吉田キクと親しくなり、同年9月ごろには肉体関係を結び、自宅に帰らず、同年10月ごろからキクの住む品川区豊町の借家で同棲生活を始めた。吉田キクは彼より3歳年上で、高校生の息子があり、夫と別居し、夫との間に離婚話が出ていた。彼の妻の信子は借金取りに苦しめられ、アパートを彼の弟の兼四郎に譲り、2人の子を連れて千葉県茂原市に転居した。信子との正式の離婚は本件犯

行後である。

　両親はすでに死亡しているため、彼の出生時、幼少時のことは不詳である。70年ごろ蕁麻疹のため大田区のA病院に1週間入院し、74年には虫垂炎のため同区のS病院に入院して手術を受けた。77年にタクシー乗車中に追突され、鞭打ち症のため同区のY病院に3ヵ月ほど通院したが、後遺症は残らなかった。

　彼は63年3月に窃盗（工場荒らし）で神奈川県稲田署に逮捕され、川崎区検で起訴猶予になった。それ以外に犯罪歴はない。

　飲酒歴では、飲酒開始は17歳ごろで、そのころは機会的飲酒で、飲めば清酒5合程度飲めるが、適量は2〜3合程度である。本件犯行当時は、ほぼ毎日ビール1〜2本飲み、1日おきぐらいに清酒2合程度とビール1〜2本飲んでいた。彼も弟兼四郎も彼の異常酩酊を否定している。なお、手指振戦、発汗等の離脱症状は出ていない。

　性生活では、女性との初めての性関係は20歳ごろで、北海道で遊郭に2〜3回通ったことがある。素人との関係は前妻の信子とが初めてである。彼が信子を捨てて、年上で子持ちの吉田キクと同棲するようになった理由は彼の説明ではよく分からない。

　精神病歴であるが、**前妻信子、弟兼四郎、および彼によると、彼は78年夏ごろ（彼の41歳）から帰宅しない日が続き、帰宅しても汗と泥まみれで、髪も鬚も伸び放題で**、野宿したり、簡易宿泊所に寝泊まりしていた。とくに前妻の陳述では、仕事にも責任感がなくなり、下請けを引き受けても、その約束を守らず、仕事場にも顔を出さず、帰れば、電話が鳴るとカーテンの陰に隠れたり、1人で何かブツブツつぶやくという状態を始めとして、**異常な行動が顕著になったという**。彼によると、仕事がうまくいかず、借金が増え、同年夏ごろから蕁麻疹が全身にできた。大田区内のY病院に通院し、精神的にも肉体的にも疲労し、考えもまとまらず、仕事に対する意欲がなくなっていたという。一方、**吉田キクとの同棲開始間もなくの同年11月末より幻聴が出現している**。Y病院での外来治療中に、外で自分の悪口を言っている声が聞こえ、病院の外に飛び出したが誰もおらず、同院の主治医に相談し、紹介されて、東京慈恵医大附属病院精神科を受診した。

　同院の外来診療録によると、彼は78年12月18日より翌79年1月25日まで6回通院し、幻聴を主訴とし、**統合失調症ないし心因反応の疑い**と診断され、ハロペリドールおよびクロルプロマジンといった抗精神病薬が投与されたが、その後は治療を中断している。なお、彼の場合、幻聴等に対してある程度の病識があり、同院の外来診療録にも「病的体験に対してある程度の距離がある」と記載されて

いる。その後は蕁麻疹もようやく軽快し、幻聴も79年4月ごろには消失し、同年夏ごろまでは比較的良い状態が続き、仕事にも復帰し、弟兼四郎の下で働き始めている。（注：前記のように、彼が病気で働けないので、事業の親方を弟兼四郎に譲っていた）。

働き始めても、精神病状が完全に寛解したようではなかった。兼四郎の警察調書によると、「兄は今年（79年）から私の仕事を手伝うようになりました。（中略）しかし、兄は働いても月10日から20日ぐらいのもので、（中略）仕事をやらせても上の空というか身につかない状態で、（中略）昔の兄を知っている人であればびっくりするくらいの変わりようだったのです」と言う。**同年10月ごろより、再度幻聴が出現している。この間とくに飲酒量が増えた事実はなく、むしろ健康を配慮して飲酒量を控えている。**幻聴の内容は、彼の悪口を3人称的に、複数の人たちが語り、声の主はすべて知人、友人で、直接彼に悪口を言ったり、命令するものではない。幻聴体験があると、彼は不安になり、また声の主を探そうとして、屋外へ飛び出したり、声の主と思われる人に電話したりした。**幻聴以外に、仕事場で仲間が話していると自分のことを言っているように思う関係妄想や、誰かに追いかけられていると思う追跡妄想もあった。**この時期、彼は慈恵医大でもらった抗精神病薬の残りをときどき服用し、服用すると、熟睡し、幻聴、妄想が軽減ないし消失し、病状が軽快していた。

80年5～6月の**鑑定時の所見**は次のとおりである。

身体的には、身長168.8cm、体重68.0kgで、中肉中背である。全身に色素沈着があるが、蕁麻疹の治癒の痕である。内科的・神経学的に異常はない。脳波も正常である。

精神的には、面接時、接触は良く、着衣に乱れはなく、表情、態度に奇矯な点はなく自然である。面接中、激怒することなく、気分は比較的安定している。幻覚、妄想はない。思路は円滑で、作為体験等はない。**幻覚、妄想は本件犯行後1週間ぐらいで消失したという。**したがって、**面接時所見からは精神異常は寛解している。幻覚、妄想を中心とした病像**から、**幻覚症**と考えられ、**診断はアルコール幻覚症か統合失調症のいずれか**が疑われた。覚せい剤、有機溶剤等の薬物の使用はない。数種の心理テストを施行したが、WAISでは全検査IQは100で、知能は正常である。性格検査では、攻撃性がやや高く、情動不安定性の傾向が見られる。

彼は種々の情報から、本件犯行当日午後5時過ぎから午後10時過ぎまでに清酒3合、ビール大瓶1本半、ビール中瓶3本程度摂取していると考えられる。これ

を清酒に換算すると、清酒7合程度摂取していることになる。したがって、彼のアルコールに対する反応を見るために**飲酒試験**を施行した。試験は私どもの研究室で80年5月29日午前9時半から施行した。4時間10分間に清酒5合（900ml）とビール540mlを摂取させたところ、飲酒開始後30分ほどでやや多弁になり、抑制がとれ、漸次好機嫌になり、開始後2時間ほどで身体麻痺症状が顕著となり、一過性に気分易変的になり、傾眠状態に移行した。**以上から単純酩酊が出現した**と考えられる。

■本件犯行当時の精神状態

前記の犯罪事実のように、79年11月15日午後11時20分ごろ、弟兼四郎の家で彼が内妻吉田キクの胸部を、文化包丁で一突きして殺害したものである。鑑定時には、彼から事情を聴取し、その他種々の資料を検討した。

前記のように、彼は78年夏ごろ（41歳）から精神病が発病し、幻聴を主訴とし、情意鈍麻、人格障害を伴い、精神科治療等により寛解していたが、79年10月ごろから幻聴が出現し、精神病が再燃していた。したがって、**本件犯行当時は精神病の病勢期にあった**。彼は当日昼間、弟兼四郎や従業員らとともに仕事に従事している。たまたまその日は幻聴がなく、ただ、仲間の者が自分の噂をしたり、グルになって自分に何かたくらんでいるように思う被害関係妄想があった。

夕方仕事が終わってから、**仕事仲間と一緒に数軒の飲食店を梯子して、前記のように清酒にして7合ぐらいを飲んだ。この飲酒量は彼の平素の飲酒量をはるかに超えるものである**。ただし、飲酒量の割には身体的麻痺症状が軽微であったらしい。梯子酒の間、最初は弟も含めて6人で飲んでいたが、後には近藤千尋という同僚と行動を共にし、途中で内妻吉田キクを呼び寄せた。最後の店を出て近藤と別れ、キクと2人で帰途についたが、店の近くに弟の家があるので、いつものようにその家に立ち寄った。そのとき、弟はまだ帰宅していなかった。彼とキクはしばらく縁側に座って待ち、引き揚げようとして出たときに弟が帰ってきた。屋内に入り、4畳半の炬燵に入った。梯子酒の途中から、キクは彼が深酒することをきつく忠告していたが、弟の家でも相変わらず忠告を繰り返していた。**そのため2人の間に口論があったが、口論はそれほど激しいものではなかったのに、突如として彼が台所から文化包丁を持ち出して、キクの胸部を一突きして殺害した**。

この犯行について鑑定時に彼から聴取したが、彼はよく記憶しておらず、自己の行為を理解できないようである。これに関連した問答の一部を挙げる。

（弟さんの家では部屋でも口論していたということだが）……いやそのことで

裁判のときに話しようと思っていることがあるんですが、キクがワーッと言っても口論したことはないが、僕も男ですから本当に腹が立てば手を挙げると思うんです。でも争いする理由は何もないんです。ただ僕としてはキクに怒られるのは分かるんです。また飲んで、体が悪いのに、それで怒ったと思うんです。また車から降りて弟のところへ寄ったんでそれでなお怒ったんだと思うんです。

（それで）……検事さんにも何かグチグチ言われた覚えがあると僕言ったんですけどもね。ただはっきりはしないんですよね。

（それでどうして殺したの）……だからその殺したのが自分で納得いかないんです。

(中略)

（ではどうして殺したんでしょうね）……ただ僕が思うに、その日に近藤にナタで、自分が本当に悪いならナタで指でも腕でも切ってやると言っているんですが、そのことが事件となんかよく分かんないけど関係あるんではと思うんですよね。（注：彼は当時、同僚らに対して被害関係妄想を持ち、自己に非があるならば指を詰めてもよいと近藤に言っていた）。

この陳述の信憑性と関連して、彼が逮捕された直後の警察調書を調べた。彼は犯行のあった翌日（79年11月16日）の警察調書では次のように供述している。

「（弟の家の）部屋に入ってから奥の4畳半の部屋に炬燵が作ってあったので3人でその炬燵に入ったのです。(中略)**炬燵に入ったころには酔いがまわってきておりその後のことは、はっきり覚えていないのです。**(中略)炬燵に入ってから剣（キクの旧姓）が私に、『身体が悪いのに酒なんか飲んで』という意味のことを言って文句を言ったのです。私も言葉は何と言ったか覚えていませんが何か言い返したりしたのです。**今考えてもそのときどうしてそんな気持ちになったのか全く分かりませんが、キクを包丁で刺して自分も死のうという気になってしまったのです。**(中略)私は台所から包丁を持ってきて炬燵のところに戻ると、すぐに座った姿勢から立ち上がって行ったかよく覚えていないのですが、キクを殺して自分も死のうと思っていきなり包丁で剣のところを突いたのです。**剣の身体のどの辺をねらったのか、どんな動作でやったのか、そのときの剣の姿など酒に酔っていたのと無我夢中でやってしまったので思い出せません。彼女を刺してしまってからの後のこともぼうとしてしまって思い出せません**」と言う。したがって、鑑定時ほどではないが、犯行直後でも記憶障害があったことが分かる。

弟の部屋の炬燵に彼、キク、弟の3人が入ったが、犯行の目撃者である弟の供

述は次のとおりである。「相当酔いもまわってきたので、座っているのがきついので早く帰ればよいと思いながら横になったのです。顔を6畳間の方にして横になり、(中略) うつらうつらしていたのです。兄貴と彼女（キク）は何か言い合いをはじめたようでしたが、そのときの内容や言葉などは覚えていませんが、**彼女の方が兄貴のことをきつい言葉で何か文句を言って、それに対して兄貴が言い返すという調子だったのです**。彼女もどちらかというときつい方で、いつものとおりまたやっているなという感じでそれほど気にしないで、早く帰ってくれればと思って横になっていたのです。そのうちに横になってから10分位したときだったと思いますが、**兄貴がぱっと立って彼女の後ろのところを通って台所の方へ行く**のが見えたのです。私は兄貴が台所の方へ行くのを見ても便所へでも行ったのかなと思って別に気にもとめなかったのです。兄貴が台所の方へ立ってから時間的にはほんの数秒の後だったと思っていますが、すぐに彼女の声で、何をするのよと少し大きな声で言うのが聞こえたので、私ははっと上体を起こしてみたのです。見たら向う側に座って炬燵に入っていた**彼女が上体を後ろのテレビにもたせかけるようにして両手を前に投げだすようにしており、胸に包丁がささっていたのです**」と言う。なお、その後、弟は119番し、救急車、警察が来たが、彼は茫然と立ったままであったという。以上から、**彼の刺殺行為がいかに刹那的、衝動的であり、了解困難なものであったか、また犯行後の態度も不自然である**。

ここで**診断**について述べたい。私は鑑定書で、アルコール幻覚症か統合失調症のいずれであるか決定できず、確定診断を保留した。アルコール幻覚症に多少ともこだわった理由は、本件の起訴前の簡易鑑定で、Ｉ医師が「被疑者は統合失調症ではなく、慢性アルコール中毒のアルコール精神病（幻覚症）に罹患していた」と診断していたせいでもある。さて、本例がアルコール幻覚症として不自然な点を挙げよう。

① アルコール幻覚症は慢性アルコール中毒の上に発病するとされているが、彼は酒好きであり、常習飲酒者になっていたが、飲酒量はそれほど大量でなく、手指振戦、発汗等の離脱症状が出ておらず、慢性アルコール中毒としても軽症である。もちろん軽症の慢性アルコール中毒の上にも幻覚症が発病することはないとは言えないが、**本例の慢性アルコール中毒はとにかく軽症である**。

② 幻覚、妄想等の体験からアルコール幻覚症と統合失調症を区別することは困難であるが、情意鈍麻、人格変化などの存在の有無が鑑別上問題になり、前者にはそれがなく、後者にはそれがある。前記のように、**本例では発病後、**

寛解状態にあっても情意鈍麻、人格障害のあることは、彼の働きぶりについての弟の供述から推測できる。
③　彼の精神病は78年夏ごろに発病し、本件犯行はそれから1年以上経過している。病状は薬物治療で寛解したが、半年ぐらいで再発している。彼は発病後飲酒を控え目にしていたのに再発している。アルコール幻覚症で再発することはあるが、再発の契機となるのは再飲酒である。たとえば、アルコール幻覚症者が受刑して、受刑中病状が消退し、出所後飲酒して再発する場合がある。**本例では再発と飲酒との関連性が明らかでない。**
④　ベネデッティによると、アルコール幻覚症の症状はせいぜい半年しか継続せず、それ以上継続するときは、統合失調症または器質性脳疾患を考えるべきであるという。本例では発病後寛解、再発を繰り返しているが、病状は1年以上経過し、寛解期にも情意鈍麻、人格変化が残存し、再発も飲酒との関連性が明らかでないので、**病状が半年以上経過していると見なしてよい。それゆえ、ベネデッティの見解に従えば、器質性脳疾患は除外できるので統合失調症が考えられる。**

以上のような理由で、**私は本例を統合失調症と診断する**。なお、私が鑑定書提出後、公判廷で統合失調症が疑わしい理由として、本件犯行後も、東京拘置所で「隣房の者や職員が自分の悪口を言っているなどと彼が言っていた」と同所職員から聞いた事実を取り上げたからである。鑑定書作成前にこのような重大な事実を聴取しなかった不手際を反省しなければならない。これを知っていれば、幻聴が再発後半年以上継続していることになり、ベネデッティの所論からもアルコール幻覚症が排除される。とにかく、**本例の鑑定では不手際が多く、裁判長の厳しい叱責を受けたのも無理はない。**

■**鑑定結論**

鑑定結論では、私は本件犯行当時、幻覚症の上に病的酩酊が出現したとし、責任無能力を示唆した。裁判所は判決文で種々の理由を挙げて病的酩酊も否定した。**今からすると、病的酩酊を持ち出すまでもなく、犯行は統合失調症者の衝動行為 (impulsive Handlung) で、その際、単純酩酊が促進的作用を及ぼしたとすべきであったと思う**。裁判長は私の鑑定に激しい怒りを感じたらしく、公判廷で私を叱責し、すぐに再鑑定を決定し、杏林大学精神科のT教授を再鑑定人に選び、同氏は本件犯行当時、アルコール幻覚症で複雑酩酊の状態であったと鑑定した。裁判長はT氏の鑑定結果を採用した。

東京地裁は、81年4月27日、心神耗弱を認定して、懲役5年（未決通算450日）

を言い渡した。

7．家族皆殺し事件

■犯罪事実

　私は1980年12月に新潟地裁より殺人、非現住建造物等放火未遂被告人S.W.の精神鑑定を命じられた。彼（被告人S.W.を指す。以下同じ）は犯行当時39歳である。起訴状によると、犯罪事実はおよそ次のとおりである。

① 彼はかねて妻（36歳）から馬鹿にされ、父（71歳）から口うるさく叱責されるため、両名に対して憤激の念を抱いていたところ、79年8月3日午後9時30分ごろ、新潟市郊外の自宅階下8畳茶の間において、妻から「また酒を飲んで真っ赤な鬼みたいな顔をしている。毎晩飲んで馬鹿になって」などと口汚くののしられたことに激昂した末、同女を殺害しようと決意し、同茶の間でテレビを見ていた同女の背後からその頸部にタオルを巻きつけて力いっぱい絞めつけ、そのため同女をその場で窒息死させて殺害した。

② 次いでこの際、かねて遺恨を抱いていた父も殺害しようと決意し、階下奥6畳間において、就寝中の同人の頸部にタオルを巻きつけて締め上げ、その場で同人を窒息死させて殺害した。さらにこの上は母（72歳）、長男（13歳）、次男（9歳）の3名も生かしておけば不憫だと考え、同女らを殺害した上、自殺しようと決意し、階下6畳間において就寝中の同女らの各頸部に順次タオルを巻きつけて締め上げ、そのためその場において上記3名を窒息死させて殺害した。

③ 同日午後11時ごろ自宅（2階建て、204㎡）を焼いて焼身自殺しようと決意し、階下および2階の床一面に灯油50ℓを振りまいた上、翌4日午前5時ごろ、同家玄関においてマッチを擦って点火し、同所に振りまかれた灯油に火を放とうとしたが、折から駆け付けた近隣者Kに制止されたため目的を遂げなかった。

　この犯行は両親、妻子ら計5人を一挙に殺害するという、すさまじい一家皆殺し事件である。起訴状では上記のように、妻や父に対する怨恨が犯行の発端をなしているようである。しかし、私が鑑定時に彼から聴取したところでは、犯行の動機は明らかではなく、動機不明といってよい。私は鑑定結論として、犯行当時、彼がアルコール幻覚症に罹患していたと判断したが、その後に彼の病状を追跡して、統合失調症に間違いないと考えるに至り、診断を変更した。したがって、本件

犯行は統合失調症の病初期の謎のような犯行のカテゴリーに属すると考えられる。

彼は家族5人を殺害した後、それぞれの死体を階下10畳座敷に運び、仏壇・床の間に死体の足のほうを向け、仏壇・床の間に向かって右から父、母、長男、次男、妻の順に平行に並べ、それらにシーツをかぶせた。「安置」した死体のそばで自殺することにした。自殺の手段としては、農薬の使用、包丁による割腹を選び、そして家もろとも家族全員で灰になろうと思った。そのため、屋外の貯蔵タンクから数回、灯油をポリ容器で運んできて、自宅のあちこちに散布した。また、物置から1杯のコップに八分目に入れた農薬スミチオンを、台所から包丁1丁を、仏壇の前の机の上からマッチ1箱を持ってきて、死体のそばに置いて、準備をととのえた。そのころは夜半過ぎになっていた。彼は数珠とローソクを持って自宅を出、近所の自家の墓や神社に参り、その足で近隣の知人、親戚の3軒を回り、前記殺人のことは言わなかったが、それとなく別れを告げた。彼の訪問を受けて、その様子が変だと思った2人が、時を異にして駆けつけ、彼の放火を阻止した。近隣者が駆けつける直前に、彼は農薬スミチオンを服用し、包丁で割腹を試みたが、腹部の皮膚3ヵ所に軽い切り傷をつける程度であった。近隣者2人に取り押さえられ、農薬が効いてきたため、間もなく意識がもうろうとなり、H病院に送られた。なお、殺人の前と後に数回にわたって飲酒している。

■家族歴

彼は39年10月に新潟市郊外の農家に長男として生まれた。同胞7人のうち3人は夭折し、姉3人と彼が成人した。同胞のなかの唯一の男子のため甘やかされて育った。家系には精神異常者はいないが、姉3人は精神遅滞者といえないまでも知能が低い。父は元農夫で、戦後の農地解放でかなりの土地を取得し、その後農地を売って得た金で多くの借家を建てるなどして、裕福な生活を送っていたが、脳溢血後遺症、糖尿病で、犯行当時は自宅で静養中であった。母は元気で、野菜を作って、行商していた。妻は近くのかまぼこ工場に勤めていた。長男は中学1年生、次男は小学校3年生であった。

■本人歴

彼は地元の小・中学校を卒業したが、小学校では中の下であった学業成績が中学ではさらに低下し、中学3年では課目の半数に最低の評価がされている。性行も不良で、小・中学校を通じて、悪戯が多く、喧嘩し、弱い者いじめをするなどと指摘されている。中学卒業後、地元の高校に進学したが、2年で中退している。知能が低いために学業についていけなかったらしい。

その後は、家業の農業を手伝いながら、農閑期には近所の土建業者に雇われて、

土方仕事に従事していた。昭和40年代になって父が農地を売ったり、借家を建てたりしたため、農業が暇になったので、土方仕事が専業となり、近所のＳ組にずっと雇われてきて、本件犯行に至った。

　彼は65年４月に結婚し、長男、次男を儲けた。妻は、結婚早々から近くのかまぼこ工場に勤め、貯金に熱心であり、無口、無愛想であった。妻は彼に不満をもっていたが、それには彼のほうに非があった。彼は妻の貯金通帳から金を流用したり、妻の所持品を入質したことがあり、また79年には、編み物に熱中して子どもを早く入浴させない妻を殴り、妻がしばらく実家に帰ったことがある。

　父が後継者としての彼に不満をもっていたことは、同人が家計簿に走り書きした記載から明らかであり、彼が愚か、無口で、酒、タバコに耽り、働いた金を家に入れないなどと、苦情を吐露している。また、彼は75年４月に乗用車を買ってもらうために、子どもと親を殺して自分も死ぬと言って両親を脅し、母が彼の子を連れて近隣に避難したことがある。そうして彼は自家用車を買ってもらった。

　中学時代の性行からも予想できるように、上記のように家庭では父や妻に不満をもたれ、家庭内でトラブルを起こし、地域での役職に就いたり、集会に出席するのを嫌い、飲酒、パチンコ、競馬などを好み、計画性に乏しかった。しかし、一応、土方仕事を継続し、他人とは大きな摩擦を起こさず、以下の軽微な犯罪のほかには重大な反社会的行動はない。

① 　57年９月（17歳）検挙、銃刀法違反、新潟家裁で保護観察。
② 　57年10月　検挙、窃盗、新潟家裁で①の犯行とともに保護観察。
③ 　74年７月　検挙、道交法違反、新潟簡裁で罰金３万5,000円。

　飲酒歴では、19歳ごろから飲み始め、初めは寄り合いなどで飲んだが、後には自宅でも飲むようになり、本件犯行の４～５年前からは毎晩清酒２～４合を飲むようになった。最高７合ぐらい飲んだことがあるが、普通は４～５合で酔ってしまう。飲酒すると顔が赤くなるので、それを非常に気にしたことがある。酒癖は悪くなく、鑑定時に飲酒試験をしたが、単純酩酊が出現したに過ぎなかった。慢性アルコール症の症状は出ていなかった。

　さて、私が精神鑑定を行ったのは81年３～４月で、犯行後１年半余り経っていたが、それまでに新潟県の国立療養所犀潟病院のＴ医師が起訴前の精神鑑定を行っていた。前記のように、本件犯行の際に彼が農薬スミチオンを服用し、意識もうろうとして、79年８月４日午前６時ごろにＨ病院に移送され、同日正午ごろ意識が戻り、その後順調に回復し、同月８日に警察署に移された。ところが同月14日ごろから明らかな精神異常状態が出現し、同月24日に新潟地検は前記Ｔ医師に

鑑定を依頼し、彼は同日から同年9月27日まで犀潟病院に鑑定留置された。そしてT医師の鑑定書は同年10月に提出された。
　その鑑定書によると、彼は8月14日ごろから9月11日まで本件と関係した夢を見て眠れず、「家族、親族などの亡霊が真っ赤に燃えているのが見える」「地元の人が首を切られたり、腹を切られたりしている」「新潟で大事件が起こったので大平総理が来る」などと言ったが、このような幻覚妄想状態は異常体験反応および拘禁反応である。本件犯行当時は急性アルコール幻覚症の状態であったが、幻覚や妄想は犯行を促すようなものではないので、限定されてはいるが責任能力はあるという。この鑑定結果に基づいて検察庁は彼を起訴した。このようにT医師の鑑定のころには1ヵ月ほど、夢幻様の急性精神病状態が持続した。
　ところが、私が鑑定したころには、彼は落ち着き、問診は可能で、幻覚、妄想もなく、精神病的印象はなかった。しかし、無口で、自発的にはほとんど話さず、自己の経歴などについての陳述は不明確で、当然知っていてよいようなことも知らないようであった。問診で計算させたり、知識などについて質問しても、その成果は非常に不良であり、知能の障害がある。知能検査も不良である。総合的に判断して、境界線ないし軽愚程度の精神遅滞があると思われる。性格的には非社交性、自信欠乏性、意志薄弱性の異常性格がある。
　鑑定時に彼から聴取したところ、**犯行当時の精神状態**は次のとおりである。犯行当日、彼は午後6時ごろ帰宅し、ただちに清酒1合ほど飲み、その後夕食時にも清酒を1合ほど飲んだ。それから外出して、近所のI農機具店にお茶を飲みに行ったが、客が来ていて、すぐ帰宅した。そして後記のように、自宅でまた2合ほど飲み、その後犯行が行われた。彼は私にこう述べた。「2～3日前からおかしかった。人が自分を実際は馬鹿にしていないのに、馬鹿にしているように思った。そういうことばかりを考え、頭がぼーっとしていた。当日の夜、I農機具店から戻って2階に上がると、近所のアパートから笑い声が聞こえ、自分を馬鹿にしているようであった。それから、階下の10畳居間に座っていると、4～5人の者が刀や鉄砲を持って自分を殺しに来るようであった。姿がはっきり見えないが、確かにそういう気がし、そういう者が出たり消えたりする。おかしいなと思って、台所に行って、酒を2合ほど飲んだ。それから8畳茶の間に行ったら、妻がテレビを観ていた。妻に『また酒飲んで』と注意された。自分は暑いから汗ふき用のタオルを首にかけていた。ふっとして妻の首をそのタオルで絞めた。それからじいちゃんを絞め、ばあちゃんを絞め、子を殺した」と。
　私は、注意されたために激怒して、妻を殺したのではないか、また恨んでいた

から父を殺したのでないかと、しつこく質問したが、彼はふっとしたので、動機は分からないという。5人を絞め殺すときは「**人に何か言われてやっているようで、ひとりでに身体が思うように動いた感じである**」という。そして5人殺してから初めて「これからどうしよう。大変なことをしたと思った」と言う。

　この陳述を若干裏付ける証拠がある。すなわち、警察調書によると、彼が本件犯行の数日前から「頭がぼーっとしている」「他人に悪口を言われている」などの体験があり、犯行前日には作業現場で老女の言葉を被害妄想的に曲解した事実がある。彼は妻にこのようなことを打ち明け、妻は実家の母と相談し、彼に精神科病院で診察を受けることを勧めている。また、彼は警察調書で、「今はあの時（注：犯行時の意味である）は頭がおかしくなっていたのではないかと思われる節があるのです」と述べている。

　ところで、起訴状では、前記のように、殺害の動機がよく了解できるように記述されている。妻を殺したのは、前々から憤激の情を持っていた上に、口汚く罵られ、激昂したためであり、父を殺したのも、前々から憤激の情を持っていて、遺恨からであるという。母、長男、次男を殺したのは、不憫なためであるという。検事調書の内容は起訴状の内容とよく一致している。

　しかし、彼が取調官に誘導された可能性がある。妻や父は前記のように彼に不満を持っていたらしいが、彼のほうが彼らに強い憤激の情を持っていたかは疑問である。ともかく、私は鑑定時の彼の陳述を重視し、殺人が幻覚妄想状態の背景のもとにまったく衝動的に実行され、いわゆる動機なき殺人であると考えた。**診断については、彼が常習飲酒者であることなどを考慮して、アルコール幻覚症とした。そして、本件犯行当時、責任無能力が妥当な状態にあったと鑑定した。**鑑定書は81年5月に裁判所に提出された。

　私の後にH氏が再鑑定を受諾したが、82年1月ごろから彼は拘置所で精神病状態を示すようになった。H氏は同年5月から7月までU精神病院に鑑定留置して鑑定し、同年10月に鑑定書を提出した。鑑定結果は、彼は現在、激しい幻覚妄想状態を示していて、自己を正確に表現することは不可能で、その状態は異常体験反応と診断され、専門的治療が必要であり、本件犯行当時は幻覚妄想状態下にあったが、その推移と程度は明確にできなかったというものであった。

　裁判所はこの鑑定結果を受けて、同月下旬、前記のT医師に治療しながらの鑑定を命じた。彼は同年11月に前記の犀潟病院に鑑定留置され、約半年間の観察と治療の結果が、83年5月に鑑定書として提出された。その鑑定結果は、幻覚妄想状態で、認識・表現・自己防衛能力が低下し、その状態は拘禁反応によって生じ、

今後も入院治療が必要であるというものであった。そして、その後も入院が継続された。

84年12月10日ごろに、私はたまたま出張のついでに犀潟病院を訪れ、彼を問診する機会を得た。彼には幻聴や身体幻覚があり、病識は欠如していた。幻聴はほとんど絶え間なくあり、「かつて同級生であったSとIの声が聞こえる。彼らは交代で、私を殺すとか生かすとか言ってくる。声はどこへもついてくる」と言う。また、「腹のところが電気がかかったようにピリピリする」という身体幻覚がある。**問診の結果、私は彼に統合失調症が存在していることを確認した。そして、謎のような本件犯行は統合失調症のごく初期の産物であるとあると考えるに至った。**それとともに、前に私が下したアルコール幻覚症という診断を撤回した。アルコール幻覚症では、通常、急性の経過をとり、持続期間はおよそ6ヵ月以内とされている（ベネデッティ）。彼は長く拘禁されていて、その間アルコールを摂取していない。アルコール幻覚症はアルコールを摂取しない限り消失するはずである。しかし、彼の場合、私の鑑定時は寛解状態があったが、後に顕著な病状が牢固として持続するようになっている。したがって、**統合失調症の診断が妥当である。**

その後、86年4月9日に新潟地裁は、犯行当時はアルコール幻覚症のために心神耗弱の状態にあったとして、懲役20年（未決通算600日）を言い渡した。ただし、判決文には、判決時も彼は不正常な精神状態にあると認定している。彼は同年5月2日に犀潟病院を退院し、新潟刑務所に送られた。その後の彼の消息は不明であるが、おそらく医療刑務所に移送されたであろう。

なお、この事例は拙著「精神病初発時の家族皆殺し」（法令ニュース，565号，18, 1995）に発表されている。本書ではそれに加筆した。

8．アルコール幻覚症か覚せい剤幻覚症か？

慢性アルコール症の上に覚せい剤を数日連用して、幻覚症が生じ、被害妄想から傷害事件を起こし、アルコール幻覚症か覚せい剤幻覚症か区別がつかず、結局、アルコールと覚せい剤の相乗作用で幻覚症が起こった可能性が高いと考えた事例があったので紹介したい。今から考えると、覚せい剤の影響のほうが強く、覚せい剤幻覚症と考えたほうがよいと思われる。この事例を簡潔に書きたい。

■犯罪事実

私は1979年7月に浦和地裁より覚せい剤取締法違反、傷害、窃盗被告人M.C.について傷害事件に関してのみ鑑定するように命じられた。彼（被告人

M.C.を指す。以下同じ）は本件犯行当時32歳である。傷害事件の犯罪事実は起訴状によると、およそ次のとおりである。

彼は78年2月10日午前3時40分ごろY（当時39歳の男性）に対し、所携の包丁で同人めがけて切りつけ、よって、同人に全治約3ヵ月間を要する左肘部切創の傷害を負わせた。

■家族歴

彼は45年7月に宮城県登米郡に生まれた。父は土工、闇屋などをし、道楽者で、家を出て情婦と同棲し、46歳のとき腸の癌で死亡した。母は鑑定時67歳で、文盲であるが知能は低くないらしい。夫との間に10人の子を儲け、そのうち4人は夭折した。彼は10人同胞の8番目、六男である。家系には、兄（五男）が統合失調症に罹患し、精神科病院への入院を繰り返し、幻聴があり、無為徒食している。

■本人歴

彼は地元の小・中学校を卒業したが、学業成績は不良で、性行では、欠席が非常に多いが、目立った非行はなかった。中学卒業後、しばらく地元の農家に奉公していたが、その後は地元を離れて、土工、建設会社従業員、酒造会社運転手等をしたが、悪友のSに誘われて、集団窃盗を繰り返すようになった。犯罪歴は次のとおりである。

① 72年1月21日判決、越谷簡裁、業務上過失傷害、罰金2万円。
② 75年4月2日判決、市川簡裁、窃盗、懲役2年6月、黒羽刑、76年11月12日仮釈放。

彼は上記の①のほか物損事故、信号無視、定員オーバー、無免許運転などで4回罰金刑を受けている。上記の②は、主犯Sを含めた4人の共犯による犯行である。さらに、本件犯行で鑑定にならなかった窃盗事件では、77年12月28日から78年2月2日までの間に5回にわたり、茨城、千葉、埼玉の各地で野積みの建築資材を窃取したもので、Sが主犯で彼はいわゆる従犯であった。本件犯行で同じく鑑定にならなかった覚せい剤取締法違反は、後記の傷害事件と関連するが、77年2月9日に彼が埼玉県春日部市の自宅で覚せい剤のフェニルメチルアミノプロパンを使用し、同日、自宅に同じ覚せい剤が発見され、覚せい剤の使用と所持で立件されたものである。

飲酒歴では、彼は大酒家である。61年3月に中学を卒業して、間もなく都会に出、主として神奈川県の建設会社で働いていたが、16歳ごろから本格的に飲酒するようになった。飯場にいたので主に焼酎を飲んだが、清酒、ウィスキー、ビール、何でも飲んだ。18〜19歳ごろから常習飲酒になり、清酒、焼酎を毎日のよ

に4～5合飲んでいた。70～71年ごろは酒造会社に勤めていたが、酒が安く飲めたので、1週間に2～3回は清酒を1升以上も飲み、勤めの後半は朝酒をして会社を休んだり、業務上の失敗も多くなった。黒羽刑務所を出所してから本件犯行の傷害を犯すまでの約1年3ヵ月は前と同様に毎日のように飲酒していた。酒癖は悪くなく、酩酊するとすぐ睡眠に入った。**離脱症状があり、アルコールが切れると手の震え、背中や襟元に虫が走っているような感じがあった。しかし、振戦せん妄や幻覚症が出現したことはなかった。したがって、慢性アルコール症の状態が存続していたことは確かである。**

覚せい剤の使用については、傷害との関連で後記する。

79年8～9月の鑑定時には、眼瞼、手指に軽度の震えがあり、軽度の肝機能障害があり、これらは慢性アルコール症の所見と考えられる。その他身体的に特記すべき異常はない。精神的には、知能は、WAISで全検査IQは74で、精神遅滞境界線である。性格的には意志薄弱性異常性格の傾向がある。現在、幻覚、妄想等の病的体験はなく、精神病的所見はない。

■本件（傷害）犯行時の精神状態

さて、鑑定事項である、本件犯行の傷害時の精神状態である。彼は76年11月12日に黒羽刑務所を出所し、とび職などをして働いていたが、前に共犯として窃盗を繰り返した悪友のSと再会し、再び窃盗をSと一緒に繰り返し、働くのを止めていた。そして初めはS方に同居していたが、78年2月から春日部市のコーポに住むようになった。

彼は78年2月3日に、黒羽刑務所で知り合い彼よりも先に出所していた、茨城県笠間市のTのところへSと一緒に出かけ、Tから覚せい剤をもらった。**それから本件傷害までの1週間に7～8回覚せい剤を注射した**。最後に覚せい剤を使用（静脈内注射）したのは、犯行の前日の2月9日正午ごろである。なお、覚せい剤を使用していて、快感を感じ、不眠などがあったが、幻覚妄想状態は出現していなかった。また、覚せい剤を連用していたこの間も毎日飲酒を続けていた。

同年2月9日の午後4時ごろ、SのほかにH、SAが彼の家に来て、4人で酒を飲み、午後7時30分ごろまでに一緒に清酒1升ぐらいを飲んだ。そのころ彼は、**事実そういうことがないのに、Sが彼のコップの中に覚せい剤を入れたように思い、これを飲むと死ぬと思って飲まず**、彼が流し台の下に隠してあった覚せい剤の包みの封を切り、それを灰皿に捨てた。ここで、**Sが自分を殺すために覚せい剤を自分のコップの中に入れたという幻覚ないし錯覚性被害妄想が出現したわけである**。

彼はその後Ｓから２万円を借りて、独りでソープランドに行き、その帰途「Ｎ」という酒場に寄り、そこでビールを飲み、たまたま同店に居合わせた客で、初顔合わせのＹと話しているうちに、ジャンパーの内ポケットに所持していた覚せい剤１包みを同人に渡し、話のなかでＨの名前が出、２人とも自分が知っているＨが同名異人であることに気づかず口論となり、これを確かめるため、彼はＹを自宅に連れて行った。

　彼は翌10日午前１時30分ごろにＹとともに自宅に着き、そこにいたＳ、ＨとＹを加えて４人で（注：ＳＡは退去していた）、また酒を飲み始め、同日午前３時40分ごろになり、**そのような事実はないのに**、Ｓが眼で合図するような仕草をしたり、Ｙに彼を殺すように頼んでいるように思われ、Ｙが手真似で外に出るように言うので、包丁を持ってＹと一緒に外に出て、近くの路上で、Ｙを殺さねば殺されると思い、包丁でいきなりＹに切りつけ、同人に左肘部切創の傷害を負わせた。彼は危険と恐怖を感じ、犯行後すぐに近くの公衆電話から110番し、同日午前４時過ぎ、警察官が現場に駆け付けたところ、彼は「パトカー１台ではしょうがない」と言った。以上からも、**彼がＳやＹによって殺されるという幻覚ないし錯覚性被害妄想を体験したことは確かである。そして、本件犯行がこれらの被害妄想に直接支配されたものであることも確かである。**

　さて、本件犯行当時、幻覚妄想状態、すなわち幻覚症の状態にあったが、彼は慢性アルコール症であったので、アルコール幻覚症が出現した可能性がある。しかし、本件犯行前に１週間にわたって覚せい剤を連日使用し、犯行の前日にも使用しているので、覚せい剤幻覚症の可能性がある。さらに、アルコールと覚せい剤の相乗効果によって幻覚症が出現した可能性がある。その場合、アルコールと覚せい剤のいずれにより重点を置くべきかという問題がある。鑑定時にはその点には触れなかったが、**今から考えると、覚せい剤に重点を置きたいと思う。その理由は、覚せい剤を使用した直後に幻覚症が起こっているからである。覚せい剤は１回の大量使用でも幻覚を起こさせるとされている。本例の場合、少量の使用でも７〜８回も連用しているから幻覚が起こっても不思議ではない。**なお、彼の場合、逮捕されて警察に留置されたが、警察では幻覚や妄想は体験されなかったようである。

■鑑定結論

　鑑定結果は、彼は本件傷害の犯行当時、アルコール幻覚症、またはアルコールおよび覚せい剤による幻覚症の状態にあり、しかも犯行は妄想に直接支配されたものであるので、責任無能力の状態にあったとするものであった。浦和地裁は79

年11月9日、傷害には心神喪失を認定して無罪を言い渡し、覚せい剤取締法違反と窃盗に対して懲役1年8月（未決通算550日）を言い渡した。

7 覚せい剤中毒例

はしがき

　私は覚せい剤中毒の犯罪の研究にかなりの精力を注ぎ、かなり多くの論考を著している。鑑定例もかなり多く、その中で学問的に有益と思われる事例については報告している。その論文には、たとえば中田　修、石井利文共著「覚せい剤精神病知見補遺（1）―誇大妄想と滅裂思考―」（犯罪誌，59：101, 1993）や中田　修、石井利文共著「覚せい剤精神病知見補遺（2）―薬物に対する異常反応―」（犯罪誌, 61：96, 1995）がある。これらの論文は拙著『精神鑑定と供述心理』（金剛出版，1997）に再掲されている。以下に13例の鑑定例を提示する。そのうちの1例（9の被告人T.W.）は前記の後者の論文の事例2と同一である。

1．覚せい剤中毒と犯罪（1）――燃え上がり現象――

　覚せい剤中毒の精神障害、つまり覚せい剤精神病は私の大きな研究テーマであり、私の退官記念講演のテーマは「精神鑑定から見た覚せい剤中毒」であった。そして覚せい剤中毒についてのかなり多くの論著を公にしている。覚せい剤中毒の犯罪の鑑定例も22例に及んでいる。これらの事例のうち学問的に有益なものについてはすでに報告済みである。今回、いままで報告されていない事例を調べてみて、一応紹介する価値があると思われるものを少し紹介してみたい。まず、覚

せい剤精神病状態としてはごく定型的であるが、その出現が燃え上がり現象 (kindling effect)、あるいは逆耐性現象 (reverse tolerance phenomenon) といわれているものを紹介したい。覚せい剤使用で精神病状態が出現しても、覚せい剤使用を中断していると、病的状態は消失する。ところがその後、少量の覚せい剤を使用してもただちに病的状態が出現する。これが燃え上がり現象とか逆耐性現象といわれるものである。つまり、一度覚せい剤精神病が出現すると、患者の体質が覚せい剤に対して過敏に反応するようになるために、少量の薬物使用でも精神病状態が再現するのである。

■犯罪事実

私は1985年3月に東京地検Ｉ検事より傷害被疑者Ｋ.Ｉ.の精神鑑定を依嘱された。彼（被疑者Ｋ.Ｉ.を指す。以下同じ）は本件犯行当時41歳である。犯罪事実は次のとおりである。

① 彼は85年3月10日午後1時ごろ東京都豊島区のＩビル201号室の彼の居室において、「供養する。姉に電話する」等と幻想的な言動を発して暴れ、その説得に入った彼の妻Ｋ子に対し牛刀（刃体の長さ25.7cm）で下腹部、右口唇等を切りつける等の暴行を加え、よって同人に対し、右下腹部刺創、右口唇切創による全治約1週間の入院加療を要する傷害を与え、

② 前同日午後2時ごろ、前記同所においてさらに仲裁説得中の実兄Ｔ.Ｉ.に対し前記牛刀で右臀部を刺す等の暴行を加え、よって同人に対して右臀部刺創による全治不明の入院加療を要する傷害を与えたものである。

■家族歴

彼は44年1月に北海道旭川市で生まれた。父は朝鮮慶尚北道出身の朝鮮人であり、時期ははっきりしないが日本に渡り、北海道で行商、小作人などをし、戦後は日本に帰化し、旭川市で廃品回収業をしていて、76歳で肺癌のために死亡した。母は北海道雨竜郡出身の日本人で、32年に彼の父と結婚し、70歳で心臓病のために死亡した。彼の同胞は8人で、彼は6番目、二男である。家系には、父方は不詳のところが多いが、彼の弟Ｔ男は長期にわたって有機溶剤中毒から離脱できないでいる。

■本人歴

彼は50年4月に旭川市内の小学校に入学し、56年3月に同校を卒業した。学業成績は中の下ないし中位であり、学習意欲がやや乏しく、落ち着きないとされている。性行では喧嘩をよくし、粗暴であると評価されている。次いで旭川市内の

中学校に入学し、59年3月に同校を卒業した。学業成績は中の下で、注意散漫、学習意欲乏しいとされている。性行では軽率で、短気であるとされている。次いで彼は私立高校に入学し、62年3月に同校を卒業した。生徒指導要録によると、学業成績は不良で、3年では56人中55位である。性行では、「級内では浮薄の感じのする生徒の1人。他に対する依存性が強く、自己主張をせずに意志薄弱で誘惑に乗じ易い」とされている。

高校卒業後、旭川市内のF物産に勤めたが、1年ぐらいで自発的に辞め、その後、父の廃品回収業を手伝っていたが、テキ屋のG一家に入り、露天商の手伝いをしていて、犯罪を繰り返すようになった。ここでまとめて犯罪歴を挙げる。

① 64年12月8日、旭川中央署、恐喝、詐欺、65年1月22日、旭川地裁、恐喝、傷害、懲役1年執行猶予3年。彼によると、酩酊して、タクシー運転手の態度が悪いので、たんかを切り、同人を殴ったという。

② 65年9月29日、旭川中央署、詐欺（無賃乗車）、起訴猶予。彼によると、酩酊してタクシーの無賃乗車をしたという。

③ 66年8月19日、旭川中央署、暴行、住居侵入、公務執行妨害。同年9月27日、旭川地裁、住居侵入、暴行、公務執行妨害、懲役8月、函館少年刑、67年5月8日、満期出所。彼によると、酩酊して知り合いの女のところに行ったところ、男が来ていて、暴れ、警察官にも抵抗したという。

④ 70年3月13日判決、旭川簡裁、傷害、罰金7,000円。彼はこの事件のことはよく覚えておらず、飲酒して喧嘩したのでないかという。

⑤ 70年9月24日、東京王子署、傷害、同年10月15日、東京簡裁、罰金25,000円。彼によると、酩酊して通行人と喧嘩して殴ったという。

⑥ 72年6月18日、旭川中央署、覚せい剤取締法違反、同年10月4日、旭川簡裁、覚せい剤取締法違反、罰金20,000円。この事件については後記する。

⑦ 73年12月12日、神奈川川崎署、傷害、同年12月14日、川崎簡裁、傷害、罰金20,000円。彼によると、焼鳥屋で飲酒し、友人がとび職風の男と喧嘩し、仲裁に入って相手を殴ったという。

⑧ 74年9月11日、東京王子署、傷害、同年9月13日、東京簡裁、傷害、罰金30,000円。彼によると、酩酊して路上で殴り合いの喧嘩をしたという。

⑨ 74年12月13日、東京王子署、暴行、同年12月16日、東京簡裁、暴行、罰金80,000円。彼によると、路上で喧嘩したが、当時酩酊していたかどうか分からないという。

⑩ 82年5月5日、東京巣鴨署、暴行、同年5月6日、東京簡裁、暴行、罰金

50,000円。彼によると、スナックで飲酒して横にいた者と喧嘩したという。
⑪　83年6月24日、東京巣鴨署、覚せい剤取締法違反、同年8月31日、東京地裁、覚せい剤取締法違反、懲役1年6月執行猶予3年保護観察付。この事件も後記する。

　以上から、**彼の犯行は主として酩酊時の暴行、傷害であり、もともと短気な性格で、しかも異常酩酊（複雑酩酊）の傾向があったらしい。**その他、2回、覚せい剤取締法違反で処罰されている。

　次に、彼の犯罪歴以外の生活歴を簡単に述べたい。前記のように、彼は旭川市でテキ屋に加入していて、前記の③の犯行で函館少年刑務所で受刑したが、同所を出所した後、暴力団と手を切り、刑務所内で溶接技術を習得したので、大阪市に行きO工業という造船会社に就職し、1年余り勤めた。その後、広島市の工務店で軽量鉄骨の仕事をしていた。半年ぐらいで胃潰瘍になり、旭川市に帰り父の仕事を手伝い、胃潰瘍の手術を受けた。その後寿司屋に勤めていてM子と結婚し、70年2月に入籍し、長男、長女を儲けたが、73年4月に離婚した。その間に上京し、都内北区の個人経営の職場に勤めて配管工をしていた。東京に1年ぐらいいて再び旭川市に戻り、またぐれてマージャンなどをし、覚せい剤に手を出し、前記の⑥の覚せい剤取締法違反を犯した。妻と離婚後、上京し配管工をしていたが、最近は何人かと共同で仕事をし、75年7月にK子と再婚し、2年前に上京した兄T.I.と一緒に仕事をしていて、本件犯行に至った。

　ここで改めて覚せい剤乱用歴について述べよう。彼によると、72年初めごろ（28歳）、旭川市でマージャンをしていて、夜更かしによいというので、勧められて覚せい剤を使用した。覚せい剤を注射すると、目が覚め、すっきりした。そして断続的に半年間ぐらい使用していた。72年10月に覚せい剤取締法違反で有罪判決を受けた。当時は幻覚、妄想はなかったが、夜中に歩き回り、友人の家を訪ね回ったりするため、自分では自覚がなかったが、他人が見ておかしいというので、8ヵ月かそれ以下の間、精神科病院に入院した。（注：その病院は札幌市にあるというが、病院名は不詳である）。**80年ごろ東京で生活していたが、5〜6回覚せい剤を使用したところ、誰か、右翼の人に付けられているような気がし、電話の話も盗聴されているように思ったり、妻が浮気しているように思い、天井から覗かれているように思い、また漠然とであるが声が聞こえるようである。**（注：覚せい剤の使用で、追跡、被害、注察、嫉妬妄想、それに漠然とではあるが幻聴が出現して、覚せい剤精神病の定型的な病像が出現している）。このときは旭川市にもどり、2ヵ月ほど静養して治癒した。さらに、83年6月に知人から覚せ

剤をもらって2～3回注射したところ、80年ごろと同様な状態になり、自分から警察に保護を求めたという。(注：そのため前記の⑪の犯行となった)。

　以上から、彼は72年に初めて覚せい剤を使用し、そのときは半年ぐらい断続的に使用し、不眠、多幸、興奮等の効果があったが、幻覚妄想状態は出現しなかった。80年ごろに覚せい剤を5～6回使用したときは、明らかに妄想と軽度の幻聴が出現した。83年にはほんの2～3回使用しただけで同様な幻覚妄想状態が出現した。したがって、**彼においては、覚せい剤に対する過敏性が出現し、燃え上がり現象ないし逆耐性現象が出現していたと考えられる**。そして、本件犯行時にも同様な現象が見られたが、そのことは後記する。

　85年4月の**鑑定時の所見**であるが、身体的には文身（いれずみ）があり、陰茎に玉を1個入れている。その他特記すべき異常はない。精神的には、表情、態度に不自然なところはなく、すでに幻覚、妄想は消退しているが、それらの体験に対して彼は半信半疑であり、病識は不十分である。知能は正常で、ＷＡＩＳの全検査ＩＱは99である。性格は爆発性、意志薄弱性で、異常性格の傾向が見られる。

■ 本件犯行当時の精神状態

　本件犯行は前記のように、85年3月10日午後1～2時ごろに、彼が豊島区内の自室で、妻Ｋ子および兄Ｔ．Ｉ．に傷害を負わせたものである。私は事件記録を参照し、妻、兄からも事情を聴取し、彼を問診した。その結果は次のとおりである。

　前記のように、彼はこれまで覚せい剤を使用して精神異常状態になったことはあったが、その後とくに後遺症もなく、普通に配管工として働き、妻や兄との関係も普通であった。ところが、彼によると、85年3月8日午後7時ごろから友人のＳと巣鴨の自宅の近くの赤提灯で、酎ハイ4～5杯を飲み、それからの記憶は確かでないが、大塚あたりのどこかでＳと2人で飲み、結局、タクシーで足立区のＳの自宅近くまで行き、そこでＳと別れ、どこかの旅館で泊まった。彼はＳと飲み歩いているときに、大塚あたりの飲み屋かどこか他の場所か分からないが、前から顔見知りの男から覚せい剤と注射器を買い、便所で注射したという。(注：注射した時刻は明らかでないが、3月8日の深夜であった可能性が大きい)。その後、3月9日未明にもう1回注射したという。

　さらに彼によると、旅館に泊まっているときから、何かつけ狙われているような気がし、落ち着きなく、あまり眠れなかった。3月9日正午ごろまで眠っていて、それから旅館を出て、ぶらぶら歩いて浅草に行った気がする。夕方、自宅に帰った。妻が彼の様子がおかしいと思い、彼の兄を呼びに行った。兄が来た。**兄に連れられて兄の家に行った。兄の家では寒いのにカーテンが揺れている。なぜ**

だか窓を開けている。**何かあるなと思った。自分が殺されるように思い怖くなった。**落ち着かないので兄と2人で外に出た。歩いていてもどこかから人が来て殺されるように思い、そのため人の多いところを歩いた。警察に連絡して保護してもらおうと思ったが、兄に制止された。街を歩いていてラーメン屋に入った。警察官が来たが、偽刑事のように思い、暴れたらしい。巣鴨署に保護された。そこで何をしたか分からない。**拳銃で殺してやるとか、どこかに埋めてやるとかいう声が聞こえたという。**

兄T.I.と妻K子によると、3月9日午後11時前に彼が帰宅した。彼の様子がおかしいので、妻は兄T.I.に連絡した。兄が彼の家に行った。兄が見ると、彼が妻と口論しているので、彼を妻から離そうと思い、彼を兄の家に連れて行った。彼が110番して警察に保護を求めようとしたので、兄がそれを制止した。それから2人で外出して、2時間ほど街中を歩いた。彼は保護を求めるためにパトカーを探していた。「K」というラーメン屋が閉まっていたが、そこから彼は包丁を持ち出した。別のラーメン店の「J」に入った。そこで彼は警察に電話すると言うので、兄がそれを制止した。彼は所持していた包丁を取り出した。兄と妻（注：妻もその店に来ていたらしい）は彼から包丁を奪った。兄は仕方なく店主に警察を呼んでくれと頼んだ。警察官が来て巣鴨警察に保護されたという。

ここで、彼の陳述を先に聞こう。彼によると、3月10日の朝、兄が来て保護房から出され、引き取られた。車で帰るのも怖く、歩いて帰った。途中狙撃されるように思い、車の陰に銃口が見えた。家に帰っても全然落ち着かず、お経（立正佼成会の経本）でも読んだら気が落ち着くかと、お経をあげていたら、急に覚えなくなり、そこにある物が変な物に見える。**窓をこじ開けて人が入って来るように思ったり、押入れに人が隠れているように思った。流しから包丁を持ってきて暴れたという。**

ここで鑑定時の問診の問答の一部を挿入しよう。

（どうして奥さんを刺したのか）……どうして刺したか分からない。多分、自分が誰も来ないように錠に鍵をかけた。それだのに妻が誰かを入れようとしたので暴れた。（注：この彼の陳述は間違いないと思う。後記の妻の陳述やC.O.の供述と相応する。**彼は、敵が自宅に押し寄せて来るという幻覚妄想体験を持ち、その防衛策として家に鍵をかけた。**そこに、知人のC.O.〈74歳の女性で立正佼成会の信者〉が来たので、妻は同女を入れようとし、そこで彼と妻がもみあい、彼が妻に傷害を負わせたらしい。後記参照）。

（兄を刺したのは）……兄は自分を落ち着かせようとした。自分はあちこち電

話した。
(姉のT子のところに電話した？)……ええ、5～6軒電話したような気がする。怖いので助けてもらうため。
(殺されると思った？)……**相手（仮想の敵）が何人も何十人もいる。あちこちから何十人も尾行している。家の中にも何人か入って隠れている。押入れの中にも隠れている。**
(声が聞こえるか)……家の中では聞こえない。
(見えるか)……はっきり見えないが、人の影が映る。窓を開けるような人の影が見える。怖いから新聞記者を呼べと言った。巣鴨警察もグルと思ったので、巣鴨警察以外の警察を呼べと言った。
(C.O.さんが来たのは)……途中から入って来たのは知っている。
(C.O.さんはあなたを落ち着かせようと説得した？)……自分が呼んだかどうか知らないが来た。
(妻が怪我してから妻がいなくなったか)……怪我したからすぐ病院に行けと言って表に出した記憶がある。(注：妻の陳述では、彼がそう言ったことはないらしい)。
(警察が来た)……ピンポン鳴るから、覗き窓から覗いた。巣鴨警察の人だったので、他の警察を呼べと言った。
(警察がベランダに出たあなたに包丁を落とせと言ったので、あなたは包丁を落としたか)……包丁を落とした。自分はどうせ死ぬと思ったので、自分でも死のうと思った。**兄にビール瓶で後ろから頭を殴られた。そのとき兄ともめ、兄を刺したと思う。**(注：後記の兄の陳述からもこれは事実である)。そして兄が倒れたので、自分も死のうと思った。そのままだと兄は死ぬと思った。兄を窓の方から玄関の方に連れて行ったと思う。ドアを開けたとき、兄を病院に連れて行ってくれと言った。そこで逮捕された。
(包丁をベランダから落とし、警察がベランダに上がって来て逮捕されたらしいが)……覚えていない。(注：警察官は梯子で2階のベランダに上がって来た)。

兄と妻によると、次のようである。

3月10日朝、兄は保護されている彼の様子を見に巣鴨警察に行った。警察は「本人と会って責任が持てるようだったら連れて行ってもよい」と言った。兄は彼に面接して、薬の効果がまだ切れていないと思ったが、兄は彼を引き取った。ところが、恐怖にかられた彼は警察のロビーから一歩も出ようとしなかった。兄は北

海道の姉K子に電話して、姉が彼の面倒を見ると言うので、彼に北海道に一緒に行ってやると言ったら、彼は納得して帰宅することになった。午前11時ごろ帰宅して、彼は供養するというので、妻、兄、彼が20分余りお経を読んだ。そのうち彼があちこちを閉め、身を守るために牛刀を持ち出したという。

さらに、83年の覚せい剤使用のときと違い、殺されるという気が非常に強く、巣鴨警察を信用しなかった。彼は警察庁に電話しろとか、新聞記者に電話しろと言う。兄は電話番号を調べたり、でたらめの電話をかけた。そのうちに知人のC.O.が来たが、そのころから彼は圧倒的に狂ってきた。**畳に牛刀を刺したり、テレビから見られていると言ってテレビを棒で叩いたり、牛刀で押入れを刺した。**警察官が来たとき、彼はドアを少し開けて見て、巣鴨署の人だと知って怒り出し、巣鴨署の人が殺しに来たと思ったらしい。C.O.が彼の顔の汗を拭いた。拭いても5分も経たないうちに汗が出る。**兄は何とかして彼から牛刀を取り上げたいと思った。ビール瓶が目についたので、これで脳振盪を起こさせようと思い、彼の頭をビール瓶で殴った。しかし、脳振盪は起こらず、2人はもみあいになり、兄は彼に臀部を刺された。**兄は刺されて熱いと思い、気を失った。その後、担架で階段を運ばれ、パトカーで病院に運ばれたが、その間のことは断片的に覚えているという。

妻によると、彼が知人のC.O.を呼び、同女が来たとき、妻がドアを開けようとした。そのとき同女を見た彼は誰か敵が来たと思ったのか、妻を制止し、そのはずみで妻の口唇と右下腹部を傷つけた。妻は口唇を傷つけられたのを覚えているが、右下腹部の傷は気づかなかったという。そしてC.O.が部屋に入り、妻は外に出たという。

C.O.の警察調書によると、3月10日午後1時ごろ、彼の兄から電話があり、同女が電話に出ると、彼が「大勢の人が殺しに来ているからおばあちゃん助けてくれ」と言うので、同人は彼の部屋に行った。同人が玄関のドアをガタガタさせていると中から彼がドアを開け、同時に彼の妻が外に飛び出した。室内に入ると彼が包丁を持っており、「誰かが殺しに来ている。だから殺したほうがいいんだ」と言い、新聞社や警視庁を呼べと言っている。彼は部屋の箪笥、押入れを包丁で突き刺した。兄と彼が取っ組み合いをしているうちに、兄が倒れ、血が流れ、彼はベランダに出て、外にいる警察官に救急車を呼ぶように頼んだという。

現場に駆けつけた警察官の現行犯逮捕手続書によると、彼の部屋を合鍵で開けたが、中からチェーンがかかって開かない。包丁を持っている彼を説得したが駄目であった。午後2時ごろ室内でガチャンという音がし、「救急車を呼べ」とい

う声がし、その後、彼がベランダに来て、「兄貴を刺した。救急車を呼べ」と言うので、「包丁を下に投げろ」と説得し、彼は包丁を道路上に落としたという。
　以上から犯行のおよその経緯が分かり、彼の陳述もかなりの点で第三者の陳述や供述と一致する。ことに妻を刺したのは、彼が仮想の敵に包囲攻撃されているという幻覚妄想状態にあったときに、妻が知人のC.O.が来たからドアを開けようとしたので、彼が妻を制止し、妻ともみあって、そのはずみで妻を傷つけたことが分かる。兄を刺した場合も、兄が荒れ狂う彼を制圧する窮余の手段として、ビール瓶で彼の頭部を殴打し、兄と彼がもみあいになって、そのはずみで彼が兄を刺したようである。もっとも、彼は覚せい剤精神病の状態で、高度に興奮していたため、犯行については十分には記憶していない。

■鑑定結論
　さて、本件犯行前に、覚せい剤を、その量は明らかではないが、わずか2回使用して、非常に激烈な幻覚妄想状態が再現したことは、燃え上がり現象ないし逆耐性現象が出現したものと思われる。また、犯行時の精神症状の中核は、多くの敵が自己を取り巻き、自己を殺すというものであり、これはビルツ（Bilz）の包囲攻撃状況のカテゴリーに属する症状であり、アルコール幻覚症や覚せい剤精神病によく見られる。
　鑑定結論は「彼の本件犯行（傷害）時は、覚せい剤中毒による幻覚症状態、とくに包囲攻撃状況にあり、責任無能力と見なしてよい状態にあった」というものである。東京地検は85年6月6日に傷害については不問に付し、覚せい剤取締法違反で起訴した。なお、犯行後の尿検査で覚せい剤の陽性反応が見られた。

2．覚せい剤中毒と犯罪（2）──道路交通法違反──

　覚せい剤中毒による激しい幻覚妄想状態で自動車を運転し、そのために他の自動車との衝突事故を起こして逮捕された、珍しい事例を紹介したい。自動車運転中、多彩な幻覚、妄想が次々と生じ、それらの病的体験に影響されながら運転していたので、事故を起こすのはむしろ必然的であった。犯行当時の精神状態以外はなるべく簡潔に記述したい。

■犯罪事実
　私は1980年8月に東京地裁八王子支部より道交法違反、覚せい剤取締法違反被告人K.O.の精神鑑定を命じられた。彼（被告人K.O.を指す。以下同じ）は本件犯行当時20歳である。起訴状によると、犯罪事実はおよそ次のとおりである。

1．80年3月22日起訴のもの

① 彼は80年3月11日午後5時4分ごろ、都内府中市の道路において薬物の影響により正常な運転ができないおそれのある状態で、普通貨物自動車を運転し、

② 前記の日時、場所において、信号機の表示する赤色の燈火信号に従わないで、普通貨物自動車を運転して通行し、

③ 同日午後5時9分ごろ同市内の道路において、前記車両を運転中、自車をM.S.運転の普通乗用自動車に衝突させ、同車の右後部フェンダー等を損壊（損害額約11万円）させる交通事故を起こしたのに、その事故発生の日時、場所等法律の定める事項をただちに事故現場付近にいた警察官に報告しなかった。

2．80年4月2日起訴のもの

彼は法定の除外事由がないのに、80年3月11日午後3時ごろ、都内府中市の彼の居宅において、覚せい剤であるフェニルメチルアミノプロパンを含有する白色結晶約0.04gを溶解した水溶液0.25mlを自己の右腕に注射し、もって覚せい剤を使用したものである。

■家族歴

彼は60年2月に長野市で生まれ、父は彼が2〜3歳ごろに彼の母と別居し、鑑定時、所在不明である。同人は仕事に飽きやすく、放浪性があり、飲酒、賭け事を好み、意志薄弱性の性格異常者のようである。母は鑑定時47歳で、夫と別居後、種々の仕事に就きながら2人の子を育て、鑑定時は病院の付添婦をしている。彼には姉が1人いる。家系には、父が前記のように性格異常者であり、母方祖母が精神病になったというが、詳細は不明である。

■本人歴

彼は幼時に父と別れ、母に養育され、母の仕事の都合などで住所の変更も多く、学校も転校が多かった。小学校は川崎市の学校に入学したが、群馬県の学校を卒業した。学業成績は中の下で、明るく温和であるが、人に利用されやすいと評価されている。中学は群馬県の学校に入学し、川崎市の学校を卒業した。学籍簿によると、学業成績は下位で、性行では、「人の顔を見て行動する」「生活態度があいまい」「大人的ずるさがある」「短気で怒りっぽく、投げやりである」と評価され、2、3年では欠席、遅刻が非常に多い。

彼によると、小学校時代から悪友と交わり、万引きを繰り返した。中学2年ごろから不良仲間に誘われてシンナー吸引に耽り、幻覚や「夢」の状態を楽しんだ。

その他、喫煙、共犯による恐喝、万引きもしたという。74年11月（14歳）に恐喝で、同年12月、75年2月にそれぞれ窃盗で補導され、これらの非行はすべて共犯事件で、補導後、家裁で保護観察処分を受けているという。

　彼は75年3月に中学を卒業した。その後は職業を転々とし、犯罪の反復、薬物乱用の生活である。卒業とともに川崎市で職業訓練所に入所し、工業高校定時制に入学したが、同校の上級生と喧嘩し、すぐに訓練所も定時制高校も辞めた。それから同市のＳ興業に勤めたが、75年8月ごろから悪友に誘われてシンナー吸引を再開した。その後も転職を繰り返していたが、76年10月に友人とともに北海道に行くために家出し、青森県で補導された。その後、76年12月か77年1月ごろから覚せい剤を使用したが、その点は後記する。

　77年2月に公務執行妨害のために検挙された。犯罪内容は、同年2月13日午後8時ごろ、川崎市内の駐車場に車を停めて、友人2人とともにシンナーを吸引していたが、友人の1人が先に帰るために車に乗って発車させ、他人の2台の車に衝突させた。その後、彼は別の友人の車に乗せてもらって帰途に就いたが、途中で警察の職務質問にかかり、シンナーを吸引していることが分かり、車から降ろされた。それからパトカーに乗る、乗らないで警察官ともめ、警察官を殴ったり蹴ったりしたものである。この事件で、77年3月に横浜家裁川崎支部で公務執行妨害、毒劇物取締法違反のため中等少年院送致の決定があった。この決定により多摩少年院に入所し、78年11月に仮退院になった。なお、多摩少年院入所中、急性肝炎の疑いで一時、関東医療少年院に転送された。多摩少年院では行状が不良で、反省のため静思寮に7回入れられている。多摩少年院仮退院後も転職を繰り返した。

　ここで改めて、覚せい剤乱用歴について述べる。**多摩少年院に入所する前の76年12月か77年1月ごろ、川崎市に住み、無職で徒遊していたとき、悪友のＳが覚せい剤を持って遊びに来、そのとき初めて覚せい剤を注射した。**その後、彼は新宿で薬を買って、少年院に入る前に3〜4回注射した。最初に使用したときは、薬の量が少なくて効果がなかった。2回目から効果があり、注射すると、髪の毛が立ち、心臓が急に止まるような気がし、多弁、多動になった。薬が切れると、だるく、ぼんやりし、やる気がなくなる。しかし、幻覚などは現れなかった。少年院では覚せい剤の快感が忘れられず、退院したらまたやりたいと思っていた。

　78年11月に仮退院してからは、毎週1回、1日3〜4回注射していた。79年2月からは毎日注射していた。同年6月から群馬県水上の建設会社の飯場で働いていたが、そのころは毎週1回土曜日にやっていた。同年10〜11月ごろ薬がなくな

り、都内池袋まで薬を買いに行き、買った後、大量に注射して激しい幻覚妄想状態になった。すなわち、彼によると次のようである。

「池袋の友人宅で注射し、池袋から赤羽に行き、そこでうどんを食べた。うどん屋で隣の男が自分が注射したことを知っているようで、そのように聞こえ、外に出ると誰かか後をつけて来るように思った。赤羽で高崎行きの電車に乗った。耳に声が聞こえてくる。『あの野郎、殺してやる』と言うので、最初、刑事かと思ったが、やくざだと思い直した。電車の1両全部にやくざとその息のかかった者がいると思った。自分に危害を加えようとするので怖い。途中で降りようとすると、入り口で逃げようとするのを防いでいる。閉じ込められたと思った。隣にチンピラみたいなのが座っていて、胸の中に手を入れ、匕首(あいくち)を出して自分を殺すのではないかと思った。列車は高崎止まりで、高崎で乗客はすべて降りた。自分は降りれば何かされると思い、降りなかったが、車掌が来て降りた。そこからどの電車に乗るか分からない。もう午後11時ごろである。夜中の1時ごろに夜行列車が来るのが頭に浮かばない。駅でうろちょろしていると公安官が来た。覚せい剤が見つかったと思い、覚せい剤を注射したと言った。『この野郎、口が軽いな』と公安官が言った。これもやくざの仲間かと思った。公安室に連行され、寝ろと言われ、眠った。朝7時に水上行きの切符を買ってもらい、その列車に乗った。列車には学生がたくさん乗っていて、自分のことを言っている。『あいつだ、あいつは池袋の友人を捨てて来た。きたない奴だ』と言う。友人とやくざが組んでいると思う。学生も組んでいると思う。池袋で別れるとき友人と多少の争いがあった。そして沼田で降りた」と。（注：以下省略。このような幻覚妄想状態が続きながら水上の飯場に帰った）。

79年11月ごろ水上の飯場を辞めて、その後、山梨県大月市の自動車教習所に合宿して教習を受け、80年2月に普通乗用車の運転免許を取得した。水上の飯場を辞めてからも断続的ではあるが覚せい剤を使用していたが、前記の池袋で注射したときのような激しい幻覚妄想状態にはならず、せいぜい隣の部屋に誰かが入って来てガサガサするとか、箪笥の引出しを開けたりするとか、玄関の戸がパタンと音を立てるとか、夜、外に車が来ると警察が来たのでないかと勘ぐるとか、幻聴もはっきり聞こえないで、何かごにょごにょ言っている程度であった。こうして本件犯行に至る。

ここで薬物乱用について補足すると、彼は前記のようにシンナーを吸引していたが多摩少年院を仮退院してからは吸引を止めたという。また、中学3年ごろ悪友に勧められて鎮痛剤のオプタリドンやハイグレランを一時使用したことがある

という。
　80年11月の**鑑定時の所見**は次のとおりである。身体的には、右手の手背に不規則な斑痕があり、それは中学３年の時にマッチの火で焼いた痕である。左手の手背に円形の２個の斑痕があり、それは一つは中学３年のときマッチで焼き、もう一つは79年７月ごろセメントを焼いて、それでつけた痕であるという。これからすると自己サディズムの傾向があるかもしれない。また、左手の手背の拇指と示指の間に黒子のような文身を入れているが、多摩少年院で入れたという。その他、身体的には特記すべき所見はない。精神的には、表情、態度は自然で、感情的にも安定し、知能は良好で（新田中Ｂ式知能検査でＩＱは137）、性格は、彼の生活史から、早期より非行性が目立ち、とくに薬物依存の傾向が強く、不良交遊から非行、犯罪に赴く傾向が強く、発揚性、意志薄弱性の異常性格が認められる。後記のように彼は本件犯行当時、覚せい剤中毒による幻覚妄想状態にあったが、その状態は検挙後２〜３日で消退し、鑑定時にはそのような状態は全く見られなかった。

■ **本件犯行当時の精神状態**
　彼は80年３月６日ごろに、前に就職していた会社を辞めてぶらぶらしていた。３月９日に友人の愛人Ｋ.Ｎ.を通じて、同女の父が経営する川崎市のＮ製作所を紹介された。**同日、悪友から覚せい剤を買い、そこで覚せい剤を１回注射し、**その日の夜Ｎ宅に挨拶に行き、覚せい剤のせいで多弁で、それほど就職の意志がなかったが、簡単に就職の契約をした。Ｎ製作所から府中市の自宅に帰り、自宅には彼の愛人のＭ子や少年院の後輩がいた。**自宅に帰ってまた１回覚せい剤を注射し**た。愛人や後輩を車で送り返し、ふたたび自宅に戻ったのは午後10〜11時であった。**同夜はよく眠れず、ラジオを聴いていると、女の歌手の声が彼の知っている女の声に聞こえた。また、勝手に誰かが家の中に入って来て歩いているように感じた。**しかし、それは頭のせいだという自覚があり、翌日Ｎ製作所に出勤するため、疲れるといけないので、風呂に入り、翌３月10日は眠れないまま出勤した。その日はほっとしながら見習いの仕事をした。
　同日の夜、愛人のＭ子を自宅に呼び、「今晩眠れないと、明日で３日眠れないことになる」と言いながら、**その夜もさらに１回覚せい剤を注射した。**Ｍ子をその家に送り、友人に電話で覚せい剤を求められたので、その家に覚せい剤を持って行った。その後就寝したが、眠れず、横になっていると、**彼の体がぐにゃぐにゃで、顔が曲がっているようであり、尻を触ると、尻がこけ、尾骶骨ががたがたになったようであり、骨が溶けてきたようである。変な臭いがし、吐く息が物の**

腐ったような臭いがする。耳の中、頭の周りで蠅が飛んでいるようである。こうして不眠のまま3月11日の朝になった。

3月11日は朝から幻覚妄想状態が続き、種々の異常体験があったが、それらの記述は省略する。同日N製作所に出勤し、昼になって車で社長夫婦をその家に運び、そこで昼食をご馳走になるが、社長の言葉などを妄想的に曲解し、不安になり、逃走することになる。昼食後の経緯は彼の陳述によると、次のとおりである。

「昼食後、社長夫婦を工場に運んだ。社長夫婦は降りたが、自分は車の中で考えた。自宅に覚せい剤と注射器を炬燵のところに放置してきた。今ごろ警察が来て没収されているかもしれない。工場で仕事するよりは自宅に帰るべきだと考えた。社長に調子が悪いので帰ると言った。社長は『やばいか』と言った。（注：社長の警察調書では、同氏は『大丈夫か』と言ったという）。車の中では、なぜ社長がやばいかと言ったかを考えていた。それからいろいろ連想した。（中略）走っている車のメーターを見ると、ガソリンが減っていない。これはおかしいと思った。ラジオをかけた。ラジオでいろいろなことを言ってくる。今、自分が車を運転し、ガソリンが減らないが、後で何千、何億の請求書が来るのだと考えた。そして借金を返すために友人のM.H.のように働かねばならないのだと思った。自分は試されているのだと思った。ラジオで友達の声が聞こえた。『おまえは友達いるか』と言う。『いない』と答える。『金はあるか』と言う。『財産はない』と答える。『他の者は暴走族をやったりしているが、おまえはやりたくないか』と言う。そこで暴走族の真似をして急に車を飛ばした。府中刑務所の近くの交差点に来た。ラジオは『おまえはまだ子どもだ』と言う。『いや俺は20歳だ』と答える。府中刑務所は成人刑務所だからそこに入ろうと思った。青信号で停まっていると、後ろからクラクションが鳴った。別の考えが浮かび、刑務所に入るよりは楽しく遊んだほうがよいと思い、府中刑務所の反対の方へ曲がった」。

「それからあちこち曲がりながら八王子の方に行った。意識ははっきりしているが、どこをどう通ったのか覚えていない。なぜ八王子の方に行ったのかも分からないが、一つだけ理由がある。ラジオで、誰か1人を殺さねばならない、何か悪いことをしなければならない、勝負しなければならないと言う。八王子に嫌いなKという男がいる。それをやっつければ自分が助かると言う。Kの家を探したが分からない。八王子市内をぐるぐる回った。ラジオの誘導が続き、木があって水があって涼しいところを探せと言う。ブーブーと音が二つすると右、三つすると左に曲がれと言う。そのとき前屈みになっていたので、胸がクラクションを自然に押していたようである」。

「八王子から戻って来て聖蹟桜ケ丘あたりまで来たが、そのころもひどかった。来る車の運転手がすべて組織になっていて、1人でも裏切り者が出ると、日本中の者が組織に入り、その者の敵になる。自分が日本人全部から敵視されている。N社長は韓国人であり、母のパトロンのK（注：母はずっと前からKという者の情婦であった）も韓国人である。ここで、韓国人の陰の大物がいると思った。ラジオでは『おまえはM子と結婚しなければならない』と言う。そして、そのように考えていると、聖蹟桜ケ丘で車にぶっつけた。バリバリという音がした。前から女が運転する車が来た。女があっと声を立て、自分に『あなたはわたしたちの仲間だ。今までのことは許してやる』と言った。そしてにこっと笑ったようで、こちらも手を振った」。

「それから車を走らせていると、がたがた体が震えた。そのとき、ラジオは『今の瞬間でおまえは死んだ』と言う。もしかしたら俺は死んで、肉体がないんだと思った。外を歩いている人から、自分が車を運転しているのが見えないかもしれない。2〜3日前の夜を思い出し、そのときM子と一緒であったが、M子が死んでいて、幽霊として最後のお別れに来たのでないかと思った。今、車の助手席にM子の姿が見えないが、M子の声が聞こえる。今朝カルシウム剤をM子に買ってもらったが、そのときM子は金を道に落とした。自分はそのまま車で去ったが、M子は金を拾おうとして車にはねられ、死んだかと思った。（注：前記のように、前夜、骨が溶けるような体験があった。彼は骨の再生のために、当日朝、M子にカルシウム剤を買ってもらった事実がある。しかし、M子が車にはねられて死んだというのは彼の幻想である）。悪いことをしたと思って泣いている。最後に母のことを思い出した。母に会いたいと思った。母が働いているM病院の前を通った。ぱっと見たら、母のような姿が見えた。その直後、がっちゃんがっちゃんやった（注：衝突の意味）」。

「自宅に帰ったら、薬や注射器が残っていた。そのとき薬を注射して死のうと思った。皆が死んでいる。死ねば皆のところに行ける。行けば笑顔で迎えてくれると思った。そして薬を注射したが、とくに変わりがなかった。注射しているとき家の外で、車のドアをパタンと閉める音がし、M子の声がした。今まで車の助手席にM子がいたが、体は見えなかった。自分が薬を注射したので、M子の体が現れたのかと思った。しかし、家の外に出たが誰もいなかった。それから何を考えたのかM子の家（日野市）の方へ行った。M子の家に行くと、おばさんたちが集まっていて、びっくりしてまた走った」と。

このような彼の陳述のなかで、他の車にぶっつけたり、衝突したりした感じは

あるが、本件で問題になっているのは上記の陳述内容の後刻の出来事であり、その点についても私は彼から聴取した。彼が前記のようにすでに接触事故を起こしていたので、警察は彼の車を追跡し、彼の車を停車させるために自転車、オートバイでバリケードを作ったりした。彼は幻覚妄想状態にあったため、現実を十分に理解できなかったようである。たとえば、**警察官が彼の車をオートバイで追いかけてくるのを、「自分の道案内、死んだ世界の道案内」のように思っている。**彼の車が自転車、オートバイによるバリケードの前で1回はUターンしたが、また引き返してバリケードを突き切って直進し、その後に本件の1の③の追突事故を起こした。そしてその直後に逮捕されているようである。

■鑑定結論

以上から、本件犯行当時は、その前の3日ほど毎日1～2回覚せい剤を使用し、幻覚妄想状態が出現し、被害関係妄想、幻聴、思考散乱、不安などを伴い、病識も失われていた。本件犯行は明らかな幻覚妄想状態において行われた。当時、幻聴とともに、多彩な妄想体験があったことは前記の彼の陳述で明らかである。道交法違反に関する責任能力については、責任無能力の状態にあり、本件は覚せい剤取締法に対してのみ処罰すべきであるとした。

東京地裁八王子支部は81年10月15日に、完全責任能力を認定して、懲役1年4月（未決通算180日）執行猶予3年保護観察付を言い渡した。判決文によると、裁判所が責任能力を肯定する常套手段であるが、「幻覚や妄想等の病的体験が本件犯行当時被告人の全人格を支配していたとは認めることができない」という文言が使われている。私はこのような裁判所のやり方をすでに批判している［拙著「責任能力をめぐる最近の問題（覚醒剤中毒と精神分裂病）．現代精神医学大系，年刊版，'87-B，中山書店，p 309，1987参照］。

3．覚せい剤中毒と犯罪（3）——慢性覚せい剤中毒——

覚せい剤中毒で幻覚妄想状態が出現した後に、その病状が固定し、一生治癒しない場合も数％にあるとされている。そうでなくても、その後、薬物を使用しなくても幻覚妄想状態が再現する場合があったり（フラッシュバック現象）、少量の薬物の使用で再現する場合がある（燃え上がり現象あるいは逆耐性現象）。なかには、1度幻覚妄想状態を経過して精神科病院に入院すると、その後、その病状を利用して詐病を試みて、精神科病院への入院を繰り返す場合もある。これから紹介する事例は、慢性覚せい剤中毒で、しかも犯罪傾向の著明な性格異常（精

神病質）であり、まことに処遇困難な事例である。こんな厄介な人間はとうてい精神科治療の対象ではない。

■犯罪事実

私は1987年8月に宇都宮地裁より殺人、銃刀法違反被告人R．T．の精神鑑定を命じられた。彼（被告人R．T．を指す。以下同じ）は本件犯行当時39歳である。起訴状によると、犯罪事実はおよそ次のとおりである。

① 彼は宇都宮市内のU百貨店6階時計売場で購入した腕時計の修理を申し出た際に、応対したF（当時54歳の男性）が故意に彼の腕時計を傷つけたとして憤激し、同人を殺害しようと企て、86年9月16日午後1時35分ごろ、前記時計売場において、所携の刃体の長さ約21cmの柳刃包丁で同人の腹部を突き刺し、よって同日午後6時、同市内のT救命救急センターにおいて、同人を腹部刺創にもとづく出血性ショック死するに至らせて殺害し、

② 業務その他正当な理由による場合ではないのに、前記日時、場所において前記柳刃包丁1丁を携帯した。

■家族歴

彼は47年5月に山口県熊毛郡T町に生まれた。父は旧制中学卒業後満州に渡り、そこで石炭の採掘、販売をし、結婚していたが、終戦後山口県に帰り、鉄工関係の会社に勤めていて、66歳で心不全のため死亡し、やや短気な性格であった。母は栃木県出身で、43年に彼の父と結婚し、53歳で交通事故のために死亡した。同胞は3人で、彼は末っ子、二男である。家系には、父がやや短気な性格であるのと、兄が生来性の難聴である以外に、特記すべき異常者はいない。

■本人歴

彼は54年4月に地元の小学校に入学し、60年3月に同校を卒業した。児童指導要録によると、学業成績は中ないし中の下で、「能力も持ちながら学習を顧みない。注意散漫」と評価されている。性行では、彼は入学前から粗暴であったが、その傾向は増長し、**5年では「極めて我儘、短気ですぐ暴力を振るい、全校生徒に恐れられている」**という。また、**2年のとき田圃の藁積みに放火した**という。次いで 地元の中学に入学し、63年3月に同校を卒業した。生徒指導要録によると、学業成績は中位で、「学習態度不良、とくに女教師のときにその傾向が著しい。要注意」とされている。性行では、「**我儘、利己的、協調性なし、暴力的、粗雑、むら気が非常に多い**」「**利己的で責任感乏しく、短気であり、友人がなく、怒りやすい。盗癖あり、要注意**」などといった評価がされている。63年4月にY学園高校に入学した、同年6月に退校処分を受けている。その原因は同月、恐喝で検

挙されたためで、**山口家裁岩国支部で保護観察処分**になった。彼によると、Y商業高校の生徒を恐喝して時計を取ったという。その後、広島県安芸郡の姉M子の嫁ぎ先に寄留してK高校定時制に入学したが、3ヵ月で中退している。

　その後は、職業は転々とするか無職であり、犯罪、施設生活に終始している。犯罪歴に移る前に、暴力団加入歴について簡単に触れる。64年ごろ柳井市の愚連隊K会に属していた。そこで恐喝、暴行で検挙され、新光学院という少年院に送致された（後記参照）。71年に山口市のG一家のS組に加入したが、その後破門になり、75年に光市のO組に加入し、そこで暴力団同士の争いで殺人未遂を犯した。その事件で受刑した後は暴力団から足を洗っている。

　犯罪歴は次のとおりである。

① 63年6月26日、恐喝、柳井署、同年8月14日、山口家裁岩国支部、保護観察。前記のように、Y商業高校の生徒を恐喝して時計を取った。

② 64年7月25日、暴力行為、柳井署、同年11月10日、山口家裁岩国支部、不処分。彼によると、仲間の1人が20歳ぐらいの男に金を強要しているところに、彼が入り、相手を殴ったという。この事件で、彼は姉のもとで試験観察になった。

③ 65年4月6日、強姦未遂、柳井署、不送致。彼によると、高校の1級下の女性を山の中に誘い、強姦未遂を犯したという。

④ 65年7月14日、恐喝、暴行、柳井署、同年8月23日、山口家裁、特別少年院送致、新光学院→大分特別少年院、66年12月26日出所。彼によると、1級上の男子生徒に貯金通帳を持ってくるように脅したという。暴行は別件で、彼はよく覚えていないという。

⑤ 67年2月1日、強盗、傷害、強盗予備、銃刀法違反、同年6月30日、山口地裁、懲役4年、山口刑→広島刑→城野医療刑→山口刑、71年3月22日満期釈放。判決文によると、彼は共犯1人とともに67年1月31日に短刀を携えて、徳山市の質店で強盗目的で侵入口を物色し（強盗予備）、質店付近でタクシーに乗り、熊毛郡T町まで走らせ、運転手に短刀を突きつけ、現金2,000円、腕時計等を強取したという。

⑥ 71年7月14日、暴力行為、防府署、同年7月30日、起訴猶予。この犯行は、彼はよく覚えていないという。

⑦ 71年11月8日（判決）、山口簡裁、清掃法違反、罰金5,000円。起訴状によると、彼は共犯1人とともに、同年9月9日に山口市内の特別清掃地域内の水路にポリ容器、紙屑、空き瓶等を不法投棄した。彼によると、当時、山口

市内で女性と同棲していて、転居するために屑物を投棄したという。

⑧　71年9月14日、傷害、暴行、公務執行妨害、防府署。

⑨　71年9月16日、傷害、暴行、防府署。⑧と⑨は併合されて、同年12月27日に山口地裁で懲役1年6月が言い渡された。広島刑、73年5月5日満期釈放。判決文によると、同年9月4日に山口市内の路上で、21歳の男性に些細なことで因縁をつけ、同人の顔面を殴打して、顔面打撲症の傷害を負わせた。また、同年9月14日に防府署に赴き、警官、Ａ（近所の60歳の男性）と話し合っているとき、些細なことで憤激し、机上のヘルメットでＡの頭部を殴打した（暴行）。暴行犯人として彼を捕えようとした警官を殴打したり、植木鉢を投げつけるなどしたという。

⑩　76年2月23日（判決）、道交法違反、柳井簡裁、罰金40,000円。彼によると、これは無免許運転であるという。

⑪　76年6月4日、殺人未遂、徳山署、同年11月25日、山口地裁、殺人未遂、銃刀法違反、火薬類取締法違反、懲役6年、山口刑→名古屋刑、82年8月27日満期釈放。前にも触れたが、判決文によると、彼は75年4月ごろから反Ｇ一家のＯ組の組員になったが、当時、Ｇ一家と反Ｇ一家の対立闘争があり、彼は反Ｇ一家の上役から依頼されて、殺し屋になり、76年5月28日にＧ一家の有力者Ｚを徳山市内で拳銃で撃ち、加療約1ヵ月の左肩銃創を負わせたという。

⑫　82年11月7日、強盗、強姦、東京空港署、同年11月29日、起訴猶予。Ｕ病院Ｔ医師の回答書によると、同年11月5日、東京都内でタクシーの無賃乗車をし、運転手と口論になり、暴力を振るったという。彼によると、この際運転手から50,000円強奪したという。なお、逮捕時、強姦をやったことになっているが、そういう事実はないという。

⑬　84年4月9日、傷害、銃刀法違反、宇都宮東署、同年6月1日、宇都宮地裁、傷害、銃刀法違反、懲役1年4月、黒羽刑→府中刑、85年9月16日満期釈放。判決文によると、彼は84年4月6日にＵ病院を退院したが、行き先がなく、東京都内や埼玉県内の友人宅を泊まり歩いたが、同月9日、Ｕ病院に未清算金の支払いを受けようと思い、国鉄東北線で宇都宮に向かい、宇都宮駅で駅員に無賃乗車を発見され、4,500円を請求され、支払った。その後、その料金請求に納得せず、同駅に赴き、前記の駅員の後頭部を所携の登山用ナタで切りつけ、加療約10日間の後頭部切創を負わせたという。

彼は上記の犯罪で4回受刑しているが、**どの受刑でも、行状はきわめて不良で**、

反則を繰り返し、職員を告訴・告発し、まったく手に負えない処遇困難者であるが、反則等の詳細は省略する。

次に彼は従来、6回精神科病院に入院しているので、入院の経緯、入院中の病状等について簡単に述べる。

① **I病院（徳山市）入院**　彼は73年5月5日に広島刑務所を満期釈放になったが、同月9日午後3時過ぎ、**山陽本線戸田駅の駅員に、「今ラジオのニュースを聴いたが、警察へ出頭したいので電話してくれ」と言い、駅員が電話し、パトカーが来て、彼はパトカーに乗った。ところが、彼はパトカーを運転中の警官の拳銃を後方から奪取しようとし、前後の事情から精神異常者と認められた。彼は警官に「昼の臨時ニュースで自分が追われていることを知った」「暴力団が俺を取り巻いているので、拳銃でやっつけたいため警官の拳銃を取ろうとしたのだ」と述べた。**精神衛生鑑定で統合失調症と診断され、同年5月11日〜10月20日の間、I病院に措置入院した。入院当初の幻覚、妄想は入院後次第に消退し、概して平穏な生活を送っていたが、時折、大声を上げたり、他の患者に暴力を振るい、離院も2回あった。看護日誌に、入院するまでヒロポンを注射していたという彼の発言の記載がある。

② **Y病院（柳井市）入院**　I病院退院後N造船の仕事に行ったが、不眠があり、**誰かに狙われていると怯え、「死ね、死ね」という声が聞こえ、自殺しようと思ったと言い、**Y病院に73年10月27日〜74年1月28日の間、措置入院した。入院時、幻聴、考想化声、関係・被害・追跡妄想、自殺念慮があり、統合失調症様状態であったが、入院4日で症状が消失した。入院中、弱い者いじめしたり、他の患者に用事を言いつけたり、看護者に反抗した。なお、初診時に「2年前まではヒロポン中毒であった」と述べたという。

③ **F病院（山口県厚狭郡）入院**　Y病院退院後、74年2月4日、**駅にいたら突然、組の者から追いかけられるような気がし、父に伴われてY病院を訪れた。副院長T医師が面接したが、彼が前回入院時、弱い者をいじめたり悪戯した話をしたところ、突然激昂し、机の上の鉄の灰皿を投げ、電話機で殴り、頭突きでT医師を負傷させたので、**精神衛生鑑定の結果、74年2月4日〜8月17日の間F病院に措置入院した。入院当初は躁状態で多弁、74年4月ごろから自閉的で、同年7月18日に保護室入室を希望し、「こんなときいつ事故を起こすか分からない」と言う。同年7月21日、突然興奮し、碁盤で他の患者を殴り、挫裂傷を負わせた。病名は統合失調症であるが、入院前に精神衛生鑑定したTU医師は、彼が広島刑務所出所後ヒロポンを注射したと言うの

で、妄想症候群（ヒロポン中毒に基づく疑い）、爆発性精神病質と診断している。

④　S病院（山口県玖珂郡）入院　74年8月17日にF病院を退院し、実家に戻ったが、退院後3日の同月20日に、**突然鎌で父に切りかかり、その後も誰かを殺して自殺すると言い続けているというので**、警察より搬送されて同年8月21日〜75年3月5日の間S病院に入院した。入院後約1ヵ月、自分の考えを他人が知っている（考想察知）、悪口が聞こえると言って、おどおどしていたが、74年10月以降は平静となり、他の患者と普通に交流していたが、ときどき些細なことで腹を立て他の患者を叩いたという。病名は統合失調症である。

⑤　K病院（山口県玖珂郡）入院　彼は82年8月27日に名古屋刑務所を出所して、山口県光市の妻のもとに帰った。（注：彼は75年10月にM子と結婚し、長女を儲けたが、後に協議離婚した）。しかし、精神異常のためK病院に82年9月2〜18日の間入院した。同院M医師によると、彼は82年9月2日に光市のM商店にステテコ姿で現れ、**ビール1本を注文して飲酒中、何かに怯え、その様子が不自然だったので**、同店主が警察に通報した。駆けつけた警察官が現場で彼に聴取したところ、「**俺は殺される**」「**俺は8月27日に刑務所を出てきたが、新大阪駅ホームで誰かがマイクによって指令を発し、皆が俺を狙って来た。俺は死んだほうがよい**」などと言った。左手首に包帯をしており、警察官が怪我の状況について問いただすと、支離滅裂な返答をし、明らかに精神異常状態と認められたので、徳山保健所を通じてK病院に入院したという。入院後一貫して緘黙状態で、顔貌は生硬で、不眠である。82年9月13日、妻の面会があり、「（暴力団の）親方や相手方からやられる」「家に帰ったとき自動車が停まっていた」などと言った。医師は情報が得られないので、名古屋刑務所に問い合わせ、同所で統合失調症の診断で治療を受け、入所中幻覚、妄想があったと聞いた。9月14日の医師による面接で、笑顔が見られ、気分が楽になったと言い、疎通性も出、このようにしてほぼ安定した状態になり、9月18日に退院になった。

彼によると、名古屋刑務所を出て光市の妻のもとに帰ったが、G一家の報復が怖く、岐阜県多治見市の兄M男に相談しようと思い、同市に行きM男の住所を探したが分からず、レストランでビールを大量に飲んだところ、暴力団に追われるようになり、**各務ヶ原警察署に保護を求めて行ったが、保護しない、帰れと言うので、柄付き灰皿で窓ガラスを割り、そのとき左手首に怪我をして医師の手当て**

を受けた。兄M男が呼ばれ、M男に名古屋駅で新幹線に乗せられ、光市の妻のもとに帰ったという。

⑥　U病院（宇都宮市）入院　彼は82年9月18日にK病院を退院し、光市を離れ、名古屋と東京の保護観察所を経て、東京都足立区の更生保護会のS会に同年9月20日〜11月5日まで入所した。S会のSG氏によると、彼は入所当初、誰かに狙われていると言い、不眠を訴えたので睡眠剤を与えていたが、彼の要求で、2回にわたって合計1ヵ月分の向精神薬をK病院から送らせた。また、道路舗装や土木作業に出したが長続きしなかった。入所中、精神状態は安定していたが、彼以上に凶暴な同衆と共謀して他の同衆をコーラ瓶で殴り、その後、彼以上に凶暴な同衆の脅しを逃れてS会を出たという。彼はS会を出た11月5日の夜、前記の犯罪歴の⑫の強盗、強姦を犯して逮捕され、東京空港署から大森署に移された。**彼によると、それまで服用していた向精神薬が切れ、女の笑い声が聞こえ、壁が動くようになったという。そして同月下旬、精神衛生鑑定を受け、統合失調症の診断で、要措置、要入院の判定になったが、都内では彼を引き受ける病院がなく、足立福祉事務所の斡旋で宇都宮市のU病院が引き受けることになった。**東京地検は強盗、強姦について起訴猶予処分にした。

　こうして82年11月27日〜84年4月6日の間U病院に入院した。U病院T医師によると、病名は毒物中毒（ヒロポン）、精神病質である。入院中、幻覚、妄想、不機嫌な気分変調、攻撃性を認めたが、幻覚、妄想は速やかに消退した。なお、83年7月20日午後8時ごろ、患者Kが4〜5名と雑談しながらお茶を飲んでいたところ、突然彼が部屋に入って来て、Kの足、手、顔を殴るという事件があり、彼の希望で同年7月21日〜10月12日の間保護室に入った。彼が保護室に入ったのはこの1回だけであるという。鑑定時に彼に聴取したところ、Kは同室者に暴力を振るったり、大うそつきであり、自ら煽動して4〜5人を逃走させたのに、彼はその責任を他の者に転嫁したりしたため、前から憤慨していたので殴打した。決して幻覚や妄想でやったのではないという。

　さて、彼は84年4月6日にU病院を退院した。この退院には次のような事情がある。同年3月ごろU病院の不祥事が発覚し、メディアで大々的に報道された。同院では看護師の暴力で2人の患者が死亡し、営利目的のために患者を過剰に収容したり、無資格者が患者の診療をしたり、作業療法として院長の一族の企業で患者を使用したり、患者の死体を無資格者が解剖したりといった、さまざまな不祥事が明るみに出た。これを契機に当局は専門家によって入院患者を診察させ、

入院の必要がないと認められた患者を退院させた。このような措置によって、当時落ち着いていた彼は退院となった。

ところが、彼はU病院退院直後、前記の⑬の犯行を犯し、府中刑務所で受刑し、同所を85年9月16日に出所し、本件犯行に至った。府中刑務所出所後の経過は後記する。

87年9～10月の**鑑定時の所見**では、身体的には、左上腕に文身を消した痕がある以外は特記すべき所見はない。精神的には、数回の面接を通じて、彼に奇妙と思われることは一度もなく、表情、態度は自然であり、非常に礼儀正しく、記憶も良く、従来の粗暴な行状からは考えられないほど平静であった。知能も正常で、WAISで全検査IQは102であった。かつては幻覚、妄想があったと考えられるが、鑑定時にはそのような病的体験は彼自身も否定し、一応存在しないと思われる。**性格については、生活歴から分かるように、彼は幼少時から極めて短気、粗暴であり、中学時代から非行・犯罪を繰り返し、少年院や刑務所への入所を反復し、凶悪な常習犯罪者になっている。まさに異常性格（精神病質）であり、爆発性、狂信性の特徴を示している。狂信性は、彼には好訴傾向があり、受刑中に職員に対する告訴・告発を繰り返しているところに見られる。**

次に慢性覚せい剤中毒の点である。彼は本件の第9回公判（87年7月7日）で、覚せい剤は76年1月ごろ3回ほど注射しただけであると述べ、鑑定時にも同様の陳述をしている。しかし、私は彼が過去に入院した精神病院への照会、受刑した刑務所の行状の前科身分帳による調査等により、次のような結論に達した。（注：結論を導く個々の調査結果はすべて鑑定書に記載したが、ここでは省略する)。彼は71年（彼の24歳ごろ）暴力団G一家に加入して、覚せい剤をかなり頻繁に使用した疑いが十分にある。当時にも幻覚や妄想があった可能性があるが、異常行動は表面に出ていない。しかし、73年5月に広島刑務所を出所して、おそらく再び覚せい剤を使用し、そのために「暴力団に追われている、取り囲まれている」といった幻覚妄想状態になり、自ら警察に保護を求め、I病院に入院している。**常習犯人が警察に保護を求めるほどであるから、その恐怖、不安は尋常ではなく、作為でそうしたとは到底考えられない。**その後、退院してはすぐ入院するという経過で、Y病院、F病院、S病院に入院しているが、退院後、覚せい剤を使用した可能性もあるが、使用しないでもフラッシュバック現象で幻覚妄想状態が再現した可能性は十分にある。**彼自身もフラッシュバック現象を自覚し、S病院退院後は向精神薬の服用を欠かさないようにしている。**76年の殺人未遂の犯行後、逃走中に覚せい剤を使用して幻覚妄想状態になったという供述があり、このときは

覚せい剤使用の可能性がある。そして名古屋刑務所受刑中も向精神薬を使用していた。同所を出所して光市の妻のもとに帰ったが、G一家の報復を恐れて多治見市の兄に相談するために、同市に行き、飲酒によって幻覚妄想状態が出現し、警察に保護を求めたが、これはフラッシュバック現象であることが確からしい。その後、82年11月に強盗、強姦で逮捕後、大森署に勾留中に幻覚妄想状態になったときには、フラッシュバック現象があったというよりは、彼の作為の可能性が高い。というのは、彼には欺瞞傾向があり、しかも覚せい剤精神病を経過した者は同様な精神状態を詐病することも稀ではないからである。**以上から、私は彼が覚せい剤中毒による精神病に罹患し、ときどきフラッシュバック現象も起こるような慢性覚せい剤中毒の状態にあったと考える。過去にも覚せい剤中毒の診断がなされている。もっとも統合失調症と診断している医師が多いが、私は鑑定時の所見からも統合失調症は除外できると思う。**

■本件犯行当時の精神状態

前記のように、84年3月にU病院の不祥事が発覚し、その余波で彼は同院を退院し、その直後に前記の⑬の犯行を犯し、府中刑務所で受刑することになった。他方、U病院事件を契機に「U病院を糾弾する栃木連絡会議」が結成され、そのメンバーにはA、B、C、D、E、F等の者がいた。彼らは彼の支援者になり、文通などで受刑中の彼を支え、85年9月16日の彼の出所にはA、C、Fが府中刑務所まで出迎えた。出所直後は支援者宅に泊まるなどしたが、同月19日には宇都宮市内のP荘に住居が決まり、宇都宮市役所福祉課から生活保護を受給し、前記の支援者の支援を受けながら、1年間無事に暮らしていて、本件犯行を犯すことになった。その間の精神状態は次のとおりである。

支援者のAによると、**彼は府中刑務所を出所したその夜、Aの家に泊まったが、彼は一睡もせず、「自分は命を狙われている」「暴力団の者に監視されている」と言い、追いつめられた状態であった**という。翌9月17日にT精神衛生センターを受診し、向精神薬の投与を継続的に受け、精神状態は平静化した。その後は前記のP荘に住んでとくに波瀾なく過ぎていたが、**86年8月下旬ごろから精神異常状態が再現した**。彼は支援者のBの家によく出入りしていたが、Bによると、彼は風呂を出てパンツ1枚で歩き、E家の近くで普請(ふしん)があったが、**大工たちが彼の悪口を言っている、近くで遊んでいる子どもたちが彼の悪口を言っているなどと言うようになった**という。また、支援者のAによると、彼は本件犯行の少し前に、近所の八百屋やパン屋が彼の悪口を言い、また**P荘の大家や民生委員が彼のことを言いふらしていると言った**という。私が民生委員のKに聴取したところ、**本件**

犯行の1週間ぐらい前に、彼が血相を変えてK家を訪れ、Kが彼のことを言いふらしていないかと尋ねた。Kは自分は人の秘密を言わないと言ったら、彼は納得して帰ったという。これらの2回の幻覚妄想状態は、彼が覚せい剤を使用したとは考えられないので、慢性覚せい剤中毒のフラッシュバック現象ではないかと思われる。とくに、私の経験では、刑務所などを出所した直後にフラッシュバック現象が起こることが多い。

　鑑定時に、後者の幻覚妄想状態について彼に訊いたところ、「近所の店に行ったら、お宅は日当たりがいいからいいですねと言う。だから民生委員が言いふらしていると思った。その店はパン屋であったが、魚屋の店員も同じことを言う。自分のアパートの近所の花屋の店員が変な目で見る。隣の1軒家で自分のことを言ったかどうか分からないが、『泥棒！』と言っているのが聞こえる。本件犯行前1週間ぐらいから薬を服用しなかったら、またあのようになり、女の笑い声が聞こえるようになった」という。したがって、本件犯行前に幻覚妄想状態にあったことは否定できず、作為でそうしていたようには思えない。

　ところで、本件犯行は幻覚や妄想とは一応無関係で、了解可能な犯行である。彼によると、彼は高級時計を持ちたいという気持ちから、85年10月中旬にU百貨店6階時計売場で、スイス製ラドーの腕時計を13万円のところを4万5千円で月賦で買った。ところが、この時計は3日間に2分も遅れるという不正確な品物であり、本件犯行までに3～4回U百貨店時計売場に持って行き、修理に出した。応対に当たった同店のFが実際に専門店に修理に出さなかったらしく、時計は一向に正確にならず、とくに3回目（あるいは4回目）に修理に出したときは、東京の仕入れ先にまで送ったから今度は完璧に直ったとFが言った。にもかかわらず、相変わらず直っておらず、彼がFを追及したところ、実際は東京の仕入れ先まで修理に出していないことが分かった。**彼はこのように誠実を欠いたFに怒りを募らせていた**。この3回目（あるいは4回目）に激怒した彼の様子を見た、同じ6階の電気製品部の店員Tがとりなして、今度は東京まで修理に出してもらうことになった。その修理が終わって製品が戻ってきて、86年9月12日に彼は時計を受け取った。しかし、時間の遅れは直ったものの、竜頭を引いても秒針が止まらず、時計のガラスの1時のところに1ヵ所、5時のところに2ヵ所にキズが付いているのが発見された。このキズはFが故意に付けたと思い、Fに報復しようと決意した。彼が時計のガラスのキズをFが故意に付けたと思ったのは、このガラスは超強化ガラスで、普通のことではキズが付かず、彼が山口刑務所で、ラドーの時計を持った看守がその時計を石でゴシゴシ擦って見せたが、キズが付かな

かったことを見ていたからであるという。

　検事調書によると、彼はガラスのキズを発見した9月14日ごろには、「**それまで押さえていた私の怒りが爆発して、Fさんに対し、あの野郎生かしておけない、殺してやるという気持ちなった**」と言う。犯行の前日の9月15日の夜は、興奮のために眠れず、16日の午前1時ごろ外出して、中華料理店「K」と某スナックで飲酒した。

　本件の犯行過程を簡潔に述べれば、次のとおりである。彼は9月16日午前10時過ぎ自宅を出、その際、凶器を入れるのに使用するU百貨店の買物袋を携帯し、K刃物店で柳刃包丁を買い、食堂で食事をするなどして、U百貨店に行き、1階で柳刃包丁を包装紙にで包んで買物袋に入れ、6階の時計売場に行った。店員のFが食事に行っているということで、外出して喫茶店で時間をつぶし、再び6階に行った。彼はFに対し、竜頭のこと、ガラスのことを言ったところ、Fはニヤニヤしながらガラスは落としてもキズが付くと言い訳したので、**激昂した彼は包丁で2回、Fの腹部を刺した**。その後、6階の他の店員に包丁を取り上げられたが、その際大暴れして、時計、電気掃除機を投げたり、店員と殴り合いしたりし、最後に店外に出、タクシーで帰宅した。犯行のことを支援者のBに話したところ、自首を勧められ、警察に自首した。

　■**鑑定結論**

　以上から、**本件犯行は十分に了解可能であり、彼のような爆発性、狂信性の精神病質を前提とすると、より一層了解可能である**。当時、軽度の幻覚妄想状態があったが、そういう条件がなくても十分に起こり得る犯行である。したがって、**責任能力に関しては、我が国に保安処分制度がなく、彼を処遇できるような精神科病院が存在しないという前提で、責任能力の判定は裁判官の裁量に委ねた**。

　宇都宮地裁は88年10月18日に、完全責任能力を認定して、懲役13年（未決通算500日）を言い渡した。判決文によると、「被告人は本件犯行のしばらく前から軽度の幻覚、妄想状態にあったものと思われるが、本件犯行が右の幻覚、妄想等の病的体験の直接関与により惹起されたとは認められず……」と述べられ、完全責任能力が認められている。

4．覚せい剤中毒と犯罪（4）——著明な粗暴性——

　これから紹介する事例では、**自宅の壁、天井、家具などを破壊するという、暴力が目立っていた**。そのような暴力は、覚せい剤中毒の影響もあるが、元来の爆

発性性格によるものであろう。本件犯行は隣家夫婦に対する殺人、殺人未遂であるが、これには覚せい剤中毒の影響はなく、カラオケ騒音に対する憤怒によって動機づけられたものである。しかし、**本人は犯行時の記憶喪失を訴えた。私は彼が作為的にそのような虚偽の供述や陳述をしたと判断した。また、覚せい剤中毒の精神状態として、母が別人になったと思うような病的体験があり、それはカプグラ症候群（Capgras syndrome）に近縁であると思われる。**

■犯罪事実

私は1987年10月に東京地検仲田 章検事より殺人、殺人未遂被疑者T.I.の精神鑑定を依嘱された。彼（被疑者T.I.を指す。以下同じ）は本件犯行当時26歳である。犯罪事実は次のとおりである。

① 彼は87年9月19日午後8時ごろ都内品川区のM.K.方の玄関前において、応対に出たS.K.（43歳の主婦）に対し、殺意をもって、所携の包丁様刃物で同女の前頸部、側頸部等を突き刺すなどし、よって、そのころ同所において、同女を刺創等に基づく失血により死亡させて殺害した。

② 前記日時、場所において、前記M.K.（48歳）に対し、殺意をもって、前記刃物で同人の右頸部、右前腕部等を突き刺すなどしたが、同人に右頸部切傷等の傷害を負わせたに留まり、殺害の目的を遂げなかった。

■家族歴

彼は60年10月に都内品川区で生まれた。父は配管工で、やや短気な性格であったが、49歳で痔の手術中に死亡した。母は57年に結婚し、鑑定時54歳である。東京電力の検針員をしている。同胞は2人で、姉が1人いる。家系には特記すべき精神異常者はいない。

■本人歴

彼は67年4月に地元の小学校に入学し、73年3月に同校を卒業した。児童指導要録によると、学業成績は下位で、注意散漫、理解が浅く、根気がなく、基礎学力がないとされている。性行では、粗野、悪戯で、自己中心的で、責任感に乏しいなどと評価されている。次いで地元の中学に進み、同校を76年3月に卒業した。生徒指導要録によると、学業成績は下位である。性行では、基本的社会性に欠け、自分勝手で、他人に対する思いやりがなく、集団の決まりを守れず、付和雷同的で、他方、気の弱い一面があるとされている。

中学卒業の際、私立高校を受験したが、不合格になり、都立O高校定時制に入学した。そして昼間は食堂のウエイターをしていた。しかし、定時制高校は半年で退学した。そのころ、すなわち76年10月ごろ、友人の勧めで、**右翼団体のK青**

年同盟に加入し、当時目黒区にあった同同盟の事務所に詰め、街頭宣伝活動などに参加し、後記のような犯罪を犯したり、覚せい剤使用を始めた。78年12月ごろこの右翼団体から離脱した。

その後、彼は板橋区のM工業に2年近く勤めて、給排水の仕事を覚え、次いで港区のC商会に勤めて空調関係の仕事を覚えた。そして、独立して配管・空調の仕事を自営したが、1年弱で独力では仕事が捗(はかど)らないことが分かった。それから、亡父が前に勤めていた東大和市のG設備（衛生給水と暖房の仕事をする会社）に85年5月ごろから勤務していたが、86年8月ごろより一時止めていた覚せい剤に耽溺するようになって出勤しなくなり、同年11月に同社を辞めた。その後、覚せい剤取締法違反で逮捕されたり、覚せい剤中毒で都立松沢病院に入院したりし、87年5月から同年7月まで品川区のMA工業に配管工として勤めた。その後は無職で本件犯行に至る。

犯罪歴は次のとおりである。
① 78年10月21日、暴力行為、碑文谷署、保護観察処分。
　警察記録によると、彼は当時、K青年同盟に加入していたが、会長K.M.らとともに、新築中の事務所の工事が遅延していることに因縁をつけ、建築業者を呼び付けて、暴行脅迫したという。
② 79年11月26日、暴力行為、恐喝、碑文谷署、不処分。
　彼によると、金融業者に代わって、支払いの悪い債務者の店に行って、暴力的に取り立てたという。当時、彼は右翼団体から離脱していたのに、このような行為をした。
③ 80年6月23日、傷害、本富士署、不処分。
　彼によると、配管工の仕事をしていて、勤め先の同僚と仕事上の関係で喧嘩となり、相手の頭部を仕事上の道具で殴打して傷害を負わせたという。
④ 85年6月14日、新宿簡裁、業務上過失傷害、道交法違反、罰金15万円。
　彼によると、ワゴン車を運転して、新宿区内で追突事故を起こした。当時、運転免許停止中で、無免許運転でもあったという。（注：彼は18歳で運転免許を取得し、これまで速度違反2回、駐車違反4～5回を犯しているという）。
⑤ 86年11月1日、覚せい剤取締法違反、荏原署、同年12月15日、東京地裁、懲役1年執行猶予3年保護観察付。
　判決文によると、彼は86年11月1日に自宅に覚せい剤フェニルメチルアミノプロパン0.255gを所持していたという。後記のように、彼は覚せい剤を使用して、幻覚妄想状態になり、母の顔が別人のように見え、母の頭部を硬貨入りの袋で殴

打し、母が警察に通報し、彼の覚せい剤所持が発覚した。

ところで、K青年同盟の会長K.M.、同副会長KE.M.の陳述では、同同盟にいたころの彼は、気の弱い半面、短気で、会長が相手と話しているとき、彼が走って来て、相手を突き飛ばして、暴力行為で逮捕されたことがある（注：これは前記犯罪歴の①かもしれない）。彼は気が弱いから、何とか自分を強くみせたい、誇示したい気があったという。

次に覚せい剤乱用歴である。彼によると、**K青年同盟に加入していた77～78年ごろ（16～17歳ごろ）、初めて覚せい剤を注射した。**当時、1回の量ははっきりしないが、1日1回程度で、もっぱら静脈内注射をしていた。全体として20～30回やった。注射するとさっぱりした感じで、痛みなどなくなり、不眠になる。しかし、快感などはなかった。当時はまだ幻覚や妄想はなかったという。K青年同盟の前記の会長、副会長の警察調書によると、覚せい剤をうつと、相手と向き合っても怖くないというので、他の何人かの組員と同様に覚せい剤を注射していたという。

彼によると、その後覚せい剤の使用を止めていたが、81年ごろ、すなわちC商会に勤めていたころ、とくにきっかけがなかったが、意志が弱いために、覚せい剤使用を再開し、1日2回、何ヵ月も注射を続けた。すると、**自分の体が臭くて体臭が気になり、誰かから見られているような感じがしたり、小さい虫が見えたりし、さらに人の声が聞こえるようになった。車を運転していると、誰かが後をつけてくる、自分の車を他の車がつけてくるようになった。**C商会を辞めて無職のとき、あるいは自営していたときも、1週間に1回注射して、あとの5日ぐらいは休むとか、2～3日やって2～3日休むというやり方をしたという。このようにして、81年ごろから覚せい剤使用を継続し、幻覚妄想状態が出現していたが、母や周囲の者は彼に異常行動を認めなかった。

さらに彼によると、85年5月からG設備に勤めるようになって覚せい剤を止めていたが、ときどき通勤の帰りなどに人につけられている感じがし、幻聴もあったという。他方、G設備の社長の警察調書によると、彼の勤務ぶりは良好で、仕事の呑み込みも早く、同人は彼を信用していたようである。ところが、同年8月の盆休みから彼は覚せい剤の使用を再開し、再三督促されても出勤せず、結局同年11月1日付けで退職となった。彼によると、当時頻繁に覚せい剤を注射し、**天井に誰かがいるようで、棒で天井を突いて天井板に穴を開けたり、天井板を剥がしたりした。また、箪笥、窓ガラス、壁、襖などを手拳で殴って破壊した。**このような破壊は何となくやることもあるが、幻聴の声が聞こえていらいらしてやっ

たという。鑑定時に彼の自宅を見分したところ、天井、押入れの戸、壁などに破壊の痕跡がある。また、その時期は82年1月ともいうが、便所の壁がぶち抜かれて、その穴が残存している。ガラス戸は1度壊して、ガラス屋が来て修理したが、ふたたび壊し、その後はそのままになっている。2階の天井は剥がれていないが、母が修理したという。その他、壁板にあちこち母が修理した跡が残っている。

　86年11月1日に、母の警察への通報で彼が逮捕されたことは前に触れたが、通報のきっかけになったのは、当日早朝に起こった彼の母に対する暴行である。母の警察調書によると、当日午前7時ごろ母が階下で寝ていると、2階から彼が降りてきて、「俺は覚せい剤をやっている。お前もやっているだろう」と言って母を起こし、「その顔は覚せい剤をやっている顔だ」などと言って、黒色鞄で母の後頭部を殴ったという。このときの事情を彼に訊いたところ、「母の顔が全く違う人の顔に見え、母がどこかに連れ去られたように見え、関係のない奴が寝ていると思って殴った。その後すぐに母の顔に戻り、驚いてしまい、救急車を呼ばねばならないと思った」という。鑑定人が母に訊いたところ、彼は母に向かって「お前の眼がおかしい」とか「顔がおかしい。元の顔にしろ」と言ったという。この母の顔がまったく別人の顔に変化したという体験は人物誤認のカテゴリーに属し、既知の人が別の瓜二つの人に入れ替わったように体験する現象である、カプグラ症候群に近縁な症状である。覚せい剤中毒にカプグラ症候群が出現した事例はすでに報告されている。

　この事件によって東京拘置所に勾留されたが、同所からの報告では、86年12月1日に同房者2名と口論になり、事情聴取のため職員が彼に出房を求めたところ、彼がその職員の胸倉をつかんで引っ張るなどの暴行をし、保護房に収容されたという。もっとも、この暴行は覚せい剤中毒とは無関係らしい。

　彼は前記のように、86年12月15日に懲役1年執行猶予3年保護観察付の判決を受け、自宅に戻った。彼は鑑定時に、また本件犯行で逮捕された後の取調べで、上記の釈放後、覚せい剤をやっていないと述べている。しかし、彼は87年1月27日に松沢病院に入院するが、その病床日誌には、同年1月28日の医師の診察の際に、「覚醒剤最終は1週間前」という陳述が記載されている。また、入院時、左腕に注射痕があったという記載もある。私はこの事実にもとづいて再度彼に確かめたが、依然として否認を続けた。この点に関連して、彼が松沢病院退院後2ヵ月近く勤めたＭＡ工業の社長夫人Ｈによると、「彼は普段大食のほうであるが、全く食事をせず、他の者に訊いても昼間も全く食べない日があった」と言う。ＭＡ工業の社長Ｍ.Ａ.によると、「彼のようにバケツで水をかぶったように汗をか

く男を見たことがない」と言う。**このような陳述からも、彼が当時、覚せい剤を使用していた疑いがある。**もっとも、本件犯行で逮捕された後の尿検査では覚せい剤の反応は陰性であった。

さて、元に戻って松沢病院入院について述べよう。同院には87年1月27日〜同年2月24日の間入院している。同院の病床日誌によると、彼は同年1月19日から家出して行方不明になっていて、同月25日にふらりと帰宅した。そして訳の分からないことを言い、家の中の家具、建具を滅茶苦茶に破壊した。同月27日に母が警察に連絡し、彼は荏原署に保護され、精神衛生法による措置入院になり、松沢病院に入院になった。入院時の診察で、「**覚せい剤を誰かに取り換えられた。誰かがやったに違いない。それで腹が立って、柱を殴ったり、ガラスを割ったりした。他人を刺したり、放火したりするとひっぱられるからしない。ひっぱられないならするかもしれない。誰でもそうでしょう。ちがいますか**」と言う。また、「**自分が本日食べたミンチカツは食べているはしから腐ってしまった。以前には牛乳が飲んでいるうちに腐ってしまったことがある。変なことだが本当にあったことだ**」と言う。その他、入院中に彼が述べている病的体験に次のようなことがある。「自分の考えが、何も言わないのに他人に伝わることがある」（考想伝播）「誰も周りにいないのに声が聞こえる」（幻聴）「3年前よりお化けが見えたり、仏壇から話しかけてくる」（幻視、幻聴）「職場へも誰かが邪魔しに来て途中で仕事がなくなったりする。競馬場でも誰かにつけられたりする」（被害・追跡妄想）。また、入院前に母の服を切り裂いたり、家の中を壊したことについて、「**自分がクリーニングに出した服がざらざらになって返ってきたり、いろいろ嫌がらせをされたので腹が立ってやった**」と言う。

彼は入院後2日の1月29日に幻覚を否定している。彼は2月2日に他の患者を脅し、「**俺は6人を刺している。お前なんか何でもない。ヤキを入れてやる**」と言った。その後も他の患者を泥棒扱いする。すなわち、自分のロッカーの中の食べ物がなくなったのを、盗んだのだと言う。あるいは職員のいないところで他の患者をいじめる。そのため2月4〜13日まで保護室に収容された。保護室に入れるときには、職員4〜5人がかりであったという。彼には向精神薬を大量に投与されていたが、他の患者を脅迫するようになって電撃療法が5回施行されている。彼は同月14日〜21日の予定で外泊したが、彼は帰院せず、そのまま退院になった。

私は彼について松沢病院入院中の事情を聴取したところ、彼は入院するに至った経緯などを克明に記憶し、また病的体験などを肯定する。しかし、**同院で他の患者を脅迫したために保護室に収容されたことは、強硬に否定する。**さらに、入

院前に1週間ほど家出して行方不明になっていたことについて、どこに行っていたか分からないという。

彼は松沢病院退院後、病院から出された向精神薬をほとんど服用せず、精神科を受診することもなかった。母の警察調書および私への陳述も、彼の精神状態は平静で、家具を破壊することもなく、昼間働いて夕方戻って来る母に親切で、食事、洗濯等も手伝い、とくに精神病を思わせることもなく、覚せい剤を使用しているように思われなかった。**本件犯行日の早朝、母が実家の福島県のほうへ法事に出かけたのも、彼の精神状態に不安がなかったからである**という。

ところで、彼は新聞広告を見て品川区のＭＡ工業に87年5月から同年7月まで2ヵ月弱、配管工として勤務した。同社の社長夫人や社長の陳述によると、前記のように、彼が食事しないときがあったり、ものすごく汗をかくときがあった。しかし、普段は普通に働いていた。同年7月15日、社長と一緒に働いていた彼が、あまりにも汗をかき、ぼんやりしていて仕事にならないので、社長は彼を解雇した。ＭＡ工業を解雇された後、毎月5日が給料日であるのを知っている彼が、給料日の前日の8月4日に社長宅を訪れ、**社長に給料の支払いを強要したが、そのときの彼の形相はただごとではなく、社長の頸を押したり、頭髪を引っ張り、「てめえ、銭出すのか、出さねえかよ」と言った**。結局給料を出すことになり、彼は一旦自宅に帰り、領収書を持って戻ってきたが、そのときは別人のように冷静であったという。近隣者の話でも、松沢病院退院後は家で物を壊したりする音は聞こえず、道で会っても挨拶をしたという。

彼が利害、打算に長けていたことは、次のようなことで分かる。彼は前記のように86年11月にＧ設備を退職したが、同年12月に東京拘置所を出所した後、五反田職安に赴いて、雇用保険の申請を申し出て、3ヵ月後でないと出ないと言われ、その後ふたたび申請して、90日分約49万円の支給の決定を受け、分割払いの2回分22万円余りを受け取り、その後本件犯行で拘置されたため、受け取りは本人が行かないとだめということで受け取れなくなった。またＭＡ工業に勤めるとき、日給1万3千円のところを1万5千円にしろと粘ったが、結局彼の主張は通らなかったという。

その他、本件犯行に関連した事項については後記する。

87年10〜11月の鑑定時には、身体的には、身長181cm、体重100kg以上（100kg体重計で計れない。彼によると、東京拘置所入所時104kgあったという）、非常な巨漢である。**歯が悪く、大臼歯がすべて欠損している**。覚せい剤乱用のせいかもしれない。**左前腕の正中静脈に覚せい剤注射によると思われる硬結が残っている**。

身長が高いので染色体異常（ＸＹＹ型など）の疑いで検査したが、染色体に異常はなかった。脳波は正常であった。その他特記すべき異常はなかった。

精神的には、私は東京拘置所で彼に6回面接したが、彼は頬から下顎にかけて髭を生やし、頭髪は坊主刈りにして、一見中国人風である。質問には「ハイ、ハイ」と大きな声で答えて、一見素直である。しかし、**面接を重ね、少し立ち入った質問などをしていると、とくに第3回の面接の際に、興奮して、いきなり手拳で面接机を強打し、私は身の危険を感じた。幸い興奮はすぐ収まったが、激昂しやすい爆発性の性格**であることが分かった。その後、私は質問には気を使い、彼も自制していたようであるが、快くない質問を避けようとする態度が明らかに見られるときがあり、彼の陳述態度に不自然なところがあった。

彼には思考の乱れがまったくなく、記憶も詳細にわたり、知能も良好で、私の質問に誘導されることはまったくなかった。表情、態度にも異常はない。したがって、精神病的な印象は全然見られない。病的体験について何回か聴取したが、87年10月5日に東京拘置所に来てから、たまに幻聴があると言うが、その内容はよく分からないという。いくつかの心理テストを施行したが、WAISでは全検査ＩＱは82であった。以上から、彼は覚せい剤乱用でかつて幻覚妄想状態が出現したことがあったが、鑑定時は精神病的状態は見られず、まれに幻聴があるというが、その陳述は必ずしも信頼できず、知能は正常で、性格は著明な粗暴性、爆発性を示す精神病質である。

■本件犯行当時の精神状態

前記の犯罪事実のように、彼は隣家の主婦Ｓ.Ｋ.を殺害し、同女の夫Ｍ.Ｋ.に対して殺人未遂を犯したものである。私は彼に自由に、また警察、検察庁の調書に基づいて、犯行の経過を述べさせた結果は、要約すると次のとおりである。

犯行当日（87年9月19日）の朝から夕食を摂取するまでのことはよく記憶しているが、夕食後のことは全く記憶していない。Ｋ家に行ったことも、そこで犯行が行われたことも全く記憶がなく、犯行後、五反田か目黒に行き、山手線に乗り、上野に行き、そこから徒歩で浅草に行き、浅草雷門の交番で時間を訊くまではぼんやり記憶している。交番で時間を訊いてから後のことは明確に記憶し、地下鉄で五反田に来て、そこから東急池上線で荏原中延に来て、そこで降り、駅前の24時間ストアで1ℓ入りの紅茶パックを買い、自宅に戻り、逮捕されたという。

この犯行時の全健忘は事実だろうか。健忘の前提として意識障害が想定されるが、意識障害を起こすような、てんかん、アルコール酩酊は否定されるし、覚せい剤中毒も、彼が当時覚せい剤を注射していたことを否定するし、尿検査で覚せ

い剤は陰性であった。たとえ覚せい剤を使用していたとしても、覚せい剤精神病では原則として意識障害をきたさない。

そこで、逮捕以後の供述を調書で調べた結果は次のとおりである。

① 弁解録取書（87.9.20）　K家に行ったのは覚えている。刃物で切りつけたかはボーッとしていて覚えていない。

② 警察調書（87.9.20）　外に出ろという声でK家に行き、S.K.に何か言ったらしいが、何を言ったか分からない。その後は歩いているのを知っているだけで、浅草の交番で声の命令で時間を訊き、声の命令で家に帰った。

③ 警察調書（87.9.25）　何となくK家に行ったのは覚えており、S.K.とM.K.の顔を見たような気もするが、何を話したか分からない。五反田か目黒→山手線→上野→徒歩→浅草は少し覚えている。浅草の交番で時間を訊いてからはよく覚えている。

④ 検事調書（87.9.21）　K家に刃物のような物を持って行ったのは知っているが、犯行のことは知らない。山手線→上野→浅草→雷門交番→自宅は知っている。

⑤ 検事調書（87.9.28）　夕食を食べ、その片付けをしたところまでしか覚えていない。山手線に乗ったこと、上野で降りたこと、浅草を歩いたこと、浅草交番で時間を訊いた以後は覚えている。（これは鑑定時の陳述とほぼ同一である）。

以上から、最初はK家に行ったこと、S.K.などに会ったことは記憶していたが、前記の⑤からはそれも記憶していないとなっているのは不自然である。取調べを繰り返すとともに記憶が回復するのが通例である。また、幻聴で種々行動したと言うが、幻聴の声が都合よく次々と聞こえるのは不自然である。

次に犯行の態様である。M.K.や彼ら夫婦の娘M代の取調調書によると、彼はK家を訪れ、玄関のチャイムを鳴らしてS.K.を呼び出し、同女が彼を確認し、彼がK家の庭にハンカチを落としたから拾ってくれと言い、S.K.が2度も庭を捜しに行き、ハンカチはなく、その後彼がS.K.の頸部、右上肢、背部などを刺し、さらにK家の中に入り、M.K.の頸部などに切りつけ、同人はすぐに庭のほうに逃げ、助けを呼び、殺人未遂に終わったという。この経緯からすると、**彼がK家を訪れ、S.K.とは普通の応対をしており、全く衝動的に行動しているわけではない。**

次に、凶器はあらかじめ用意していたと思われる。凶器と思われる包丁様の刃物は犯行の翌日、犯行現場に近いN小学校プール横路地のL型集中升から発見さ

れ、それの特殊な烙印から、台東区内のＴ屋包丁店の商品で、彼が87年6月下旬ごろ同店を訪れ特注して購入したことは、同店主の証言（その詳細は省略）から確実である。しかし、彼は捜査当局にも私にも、彼がこの刃物を購入・所持したこと、犯行に使用したこと、犯行後投棄したことを否定した。

　さらに、本件犯行の動機である。彼は動機は分からないと言う。しかし、次のような事実がある。Ｋ家は80年ごろからカラオケ・セットを自宅に設置し、家族で夜遅くまで大声で歌い、近所はその騒音に悩まされていたことは、近隣者の一様に認めるところである。本件犯行の前ごろも回数は減少していたが、ときどき歌われていた。**彼がＫ家のカラオケをうるさく思い、自宅の2階から怒鳴ったりしたことには近隣者Ｈ．Ａ．の証言がある**。母の警察調書によると、「87年1月中旬ごろ、裏の婆あは夜遅くまでカラオケをやっている。……裏の婆あは悪いからやらなくちゃならない」と言っていたという。ＭＡ工業の社長夫人Ｈの警察調書によると、彼は87年7月下旬ごろ、「隣の婆あ（Ｓ．Ｋ．）がうるさくて寝られねえんだよね」と言ったという。

　彼が殺害したＳ．Ｋ．との従来の接触についても、Ｍ．Ｋ．の検事調書では、86年ごろ、彼がＫ家の庭にハンカチを落としたから捜してほしいと言ってきたのでＳ．Ｋ．が捜してやった。その前にも同じことが2～3回あったという。ところで、警察、検事調書によると、彼は最初は「Ｓ．Ｋ．の顔は知っている。今までにネクタイか何かが自分の家の2階からＫ家の庭に落ちてもらいに行ったことがある」と供述しているのに、後には「Ｓ．Ｋ．とは事件の前に商店街ですれ違って会ったほかは今まで会ったことはない」というように変化している。

　また、彼には詐病の傾向があった。私が鑑定時に彼に病的体験について訊いたところ、彼は本件犯行の前ごろには夜眠れず、盛んに幻聴があったと言う。幻聴の内容について訊くと、「誰かが自分に話しかける内容が支離滅裂である。よく分からないもの」とか「どんな声かと訊かれると分からない」と答える。私はこのような陳述と母の前記の陳述との乖離などからも、彼の陳述を信用できないと考える。

■鑑定結論

　このほかにも述べるべきことがあるが、冗長になるので、結論を急ごう。以上から、**本件犯行は、隣家のカラオケの騒音に悩まされた彼が、その復讐のために、計画的に実行したもので、彼が述べる種々の供述や陳述は虚言であり、まったく信用できない**。彼はそれまで覚せい剤乱用で幻覚妄想状態を経過したことは事実であり、86年11月に覚せい剤取締法違反で逮捕されて、以後、覚せい剤をやって

いないという彼自身の陳述を全面的に信用できないにしても、**松沢病院退院後は日常生活が平穏で、異常な行動もなく、母が安心して福島県の実家に出かけている**。したがって、**本件犯行当時は覚せい剤の後遺症はほとんど見られず、また本件犯行は十分に了解可能な行為で、そこに病的体験の影響は見られない**。それゆえ、**責任能力の著しい低減が認められない**と鑑定された。

　この鑑定結果にもとづき、東京地検は起訴し（理由は不詳だが、S.K.に対する殺人だけを起訴している）、1審の東京地裁は89年3月1日に、限定責任能力を認定して、懲役8年（未決通算250日）を言い渡した。裁判所が限定責任能力を認定したのは、生来性の精神病質の上に、覚せい剤精神病の影響でその傾向が増幅したと判断したためらしい。前記のように、私は母の供述や陳述から、松沢病院退院後は平静で家具を破壊することもなかったとしたが、判決文には、松沢病院退院後も、仏壇を壊したり、訳もなく物を壊したと書かれている。ここでちょっと付け加えるが、カラオケの騒音を垂れ流した被害者の側も責められるべきである。私が鑑定したピアノ殺人事件と同類である。

5．覚せい剤中毒と犯罪（5）——父に対する傷害——

　覚せい剤中毒による精神病では、統合失調症、アルコール幻覚症などと同様な幻覚妄想状態（幻覚症）が出現するが、一般にその状態は非常に激烈、多彩であり、それにもとづく犯罪も非常に激烈なものが少なくない。殺人、傷害の被害者には、通り魔的犯行の場合もあるが、やはり家族、親族、近隣者などの身近な者が被害者になることが多い。私の鑑定例のなかに、覚せい剤中毒の男性が被害妄想から父に傷害を与えた事例があるので簡潔に紹介したい。その者は異常性格者で、しかも常習犯罪者である。覚せい剤中毒者には元来、異常性格（精神病質）を有する者が多く、この例でも、精神科病院に5回入院しているが、処遇困難なために短期間で退院している。**精神科病院ではどこでも覚せい剤中毒者の入院を好まず、入院させてもすぐ退院させる場合が多い**。私は都立松沢病院で受け持ったある措置入院男子患者が、他の患者に暴力を振るうのに手を焼き、東京都に頼んで仮退院させたことがある。それは1950年代中ごろのことである。これから紹介する事例の鑑定には山上　皓氏にお世話になった。

■犯罪事実

　私は1982年10月に神戸地裁姫路支部より傷害被告人Y.O.の精神鑑定を命じられた。彼（被告人Y.O.を指す。以下同じ）は本件犯行当時35歳である。登場す

る人物は特定の場合を除き仮名とする。犯罪事実は起訴状によるとおよそ次のとおりである。

彼は82年6月4日午前11時30分ごろ、姫路市H町の集合住宅の小嶺照男方居間において就寝中の父大田富雄（当時70歳）が、自己に見知らぬ素振りをしたとして立腹し、所携の包丁で同人の胸部を突き刺し、よって同人に加療約1ヵ月間を要する左胸部刺創等の傷害を負わせた。

■家族歴

彼は47年4月に兵庫県飾磨郡H村（現在、姫路市に属す）に生まれた。父富雄は同地で皮革業を営み、26歳で結婚し、事業は繁盛したが、43歳で顔面神経麻痺を病んだために引退し、消防団長を長く務めた。性格は外向的で、周囲の信頼も得ている。母つる子は21歳で結婚し、家事をよく切り盛りしたが、リウマチのため歩行がやや不自由で、61歳ごろ脳卒中になったが、鑑定時現在は回復して、家庭で孫の面倒を見ている。性格は普通である。彼の同胞は8人で、彼は4番目、二男である。同胞のうち2人が夭折した。他の同胞に特記すべき異常者はいない。彼の家系にはとくに遺伝負因は見当たらない。

■本人歴

彼は幼少時、明るく、活発で、運動神経が発達し、喧嘩をよくした。家庭は裕福で、長男が夭折したため、二男の彼は母にとくに甘やかされて育った。54年4月に地元のH小学校に入学し、60年3月に同校を卒業した。同校の児童指導要録によると、**学業成績は体育を除いて下位であり、性行も不良で、「学習意欲ない」「腕白過ぎる」「自分勝手で他人を顧みない」**などと評価されている。次いで地元のH中学に進んだが、**3年生のとき（62年10月）に強姦事件の共犯として神戸家裁姫路支部で中等少年院送致の決定を受けた**。H中学からの回答によると、学業成績は一般に1年では評点2、2年では1、3年では1であり、極めて不良である。性行では、情緒不安定で合理性、客観性に欠けるという。彼によると、中学時代番長のようで、よく喧嘩し、歓楽街にも出かけたという。

さて、少年院送りの原因となった強姦事件であるが、彼は暴力団員の命令で、彼が付き合っていた中学3年の女の子を呼びに行き、仲間の強姦の手引きをしたが、彼は姦淫に加わらなかった。しかし、彼はすでに素行不良で、試験観察中であったために、そのような厳しい処分になり、中等少年院の加古川学園に入所し、そこで中学の課程を修了し、同園を64年1月に仮退院した。

仮退院後、親戚の経営するK皮革に勤め、真面目に働いていたが、半年ぐらいで辞め、不良仲間と交遊し、**64年8月に窃盗を犯し、不処分**になる。（その後、

67年までに3回窃盗で逮捕されたが、いずれも不処分、不送致、審判不開始になっている）。その後、2歳年下の美容師白木芳子を自宅に連れ込んで約半年同棲したが、芳子の親の反対にあって別れた。その間N皮革で運転助手として働いた。66年暮れから1歳年上の木本一美と同棲したが、**67年6月に強姦事件を犯した**。この事件は彼が付き合っていた女性が中国人のKと関係があるという噂を聞き、彼の仲間とともに同女とKをホテルに連れ込んで問い質したが、同女がその事実を認めなかったので、仲間に同女を輪姦させた。同様な事件を同女に対してもう1回繰り返した。この事件で68年2月に逮捕され、同年6月に神戸地裁姫路支部で、逮捕監禁、強姦、窃盗罪として懲役2年6月の言渡しを受け、姫路少年刑務所で服役した。

　この事件で逮捕される前、67年8月ごろから内妻の木本一美と一緒に神戸、大阪、堺などを転々としパチンコ店で働いた。**最初に3ヵ月間勤めた神戸のパチンコ店（三宮会館）で常連客に勧められて初めて覚せい剤を注射し、快感を覚えた。これが彼の20歳のときである。**

　70年7月に姫路少年刑務所を出所したが、間もなく暴力団員田村　勇方に出入りし、再び覚せい剤を使用し、頻繁に注射を繰り返した。その結果、同年10月ごろから精神病症状が出現した。その症状は、誰かが追いかけて来るという追跡妄想、誰かが自分が覚せい剤を注射していることを密告するという被害妄想、誰かが電波で彼に話しかけてくるという幻聴、しかも叔父や姉の声で、彼の行動を指摘し、干渉する、などである。このような幻覚妄想状態（幻覚症）は覚せい剤の注射を止めると消失する。

　その後、ときどき短期間就職し、覚せい剤の使用を短期間中断することがあるが、結局は覚せい剤から逃れられず、病的状態は消長しながら続いていた。幻聴の声に命令されて左薬指を詰めたり、自宅の欅戸（けやき）に消火器を投げつけたり、自宅に放火するために石油缶を取りに行ったとき警察官に逮捕されたりした。欅戸に消火器を投げた段階で、彼の精神異常が父に気づかれ、73年10月に精神科の仁恵病院（姫路市）の第1回入院となる。それも含めて5回、精神科病院に入院することになる。

　以下、犯罪歴および入院歴を時系列的に整理すると次のとおりである。
① 62.10.1逮捕、強姦、中等少年院送致、加古川学園入所、64.1仮退院。
② 64.8.27逮捕、窃盗、不処分。
③ 65.2.26逮捕、窃盗、不処分。
④ 65.6.15逮捕、窃盗、不送致。

⑤　67.3.24逮捕、窃盗、審判不開始。
⑥　68.2.1逮捕、逮捕監禁、強姦、窃盗、懲役2年6月、姫路少年刑務所受刑、70.7出所。
⑦　73.10.22入院、（器物損壊、放火未遂）、仁恵病院、73.11.5退院。
⑧　74.8.21入院、（傷害）、仁恵病院、74.9.17退院。
⑨　75.4.16逮捕、強姦、懲役3年、神戸刑務所受刑、78.5.11出所。
⑩　79.10.22入院、（義兄に対する脅迫）、光風病院、79.11.4退院。
⑪　80.9.22入院、（義兄に対する傷害）、垂水病院、80.10.23退院。
⑫　81.9.7入院、（親族に対する脅迫、暴行）、仁恵病院、81.10.2退院。

　上記の犯罪歴および入院歴の⑦についてはすでに説明したが、⑧では、74年8月に彼が義兄北田茂夫（彼の姉の夫で、近くに住み、金融業者）に対して被害妄想をもち、包丁で切りかかったことが原因で、仁恵病院に第2回の入院になった。彼の義兄への妄想の内容は、彼の姫路少年刑務所入所中に義兄が彼の内妻を奪ったというものである。この義兄が後の彼の妄想体系の中心人物になる。

　次に、上記の⑨の強姦の内容であるが、彼と不良仲間の4人が仲間Ｉの知り合いの16歳の女をホテルに連れ込んで輪姦したが、彼は勃起せず、姦淫不能であったという。この事件で懲役3年を言い渡され、神戸刑務所で受刑し、78年5月に出所した。なお、**彼の犯罪歴では強姦が重要な位置を占めている。**

　出所後、一時真面目になり、喫茶店で知り合った梶原史子と78年10月に結婚し、Ｃ皮革に勤めたことがある。妻史子は良くできた女で、種々の技能を持ち、彼を支えた。また、当時、彼は自動車運転免許を取得するための講習を受け、そのために覚せい剤の使用を止めていた。しかし、些細な契機で覚せい剤を再び使用するようになり、幻覚妄想状態が再現し、幻聴の中に妻の声が聞こえ、そのために**妻を殴打したり、妻を実家に追い返したりしたので、80年2月に妻は家出して姿を消した。**その前の79年10月には、光風病院（神戸市、精神科）に入院した（前記の犯罪歴および入院歴の⑩）。長く覚せい剤の使用が続き、それに伴い幻覚妄想状態も続き、**妄想内容に変化が起こり、妄想の体系化が行われた。**すなわち、**義兄北田茂夫が「殺し屋」組織を作り、その一味には朝鮮人も加わっている。**その組織が電波によって彼に種々のいやがらせをする。また、その組織は多くの殺しを実行し、彼の命も狙っているという。彼はこの組織の存在を確かめるために、警察署に訴えたり、スコップを持って**義兄の家に押しかけ、**警察に捕まった。そのため、光風病院に措置入院になった。

　前記の⑪では、被害妄想からたびたび義兄の家に押しかけたりしていたが、た

たまたま義兄が車で家を出るのを見て、彼も車でその後を追い、**追いついて義兄を傘で突いて、警察に逮捕され**、垂水病院（神戸市、精神科）へ入院になった。

その後も幻覚妄想状態が続き、それまでも父富雄に対しても暴行していたが、父が彼に覚せい剤の使用を止めさせるために、近所の人や親戚の者に彼の監視を依頼したと妄想し、**父の首筋を掴んで責め立てたりした**ので、仁恵病院の第3回入院となった（前記の⑫）。父は彼に対して無抵抗を続けていたが、身の危険を感じて、娘の家や自らが団長をする消防団の詰所に避難していた。**このような父への被害妄想が本件犯行につながった**。

彼は5回、精神科病院に入院したが、入院して覚せい剤から離れると幻聴は比較的急速に消失した。この事実を「皆が一時的に電波を止めた」ためであると理解し、真の病識は出ていない。各病院からの回答を紹介することは省略するが、**入院期間は最低14日から最高32日にわたり、その短さに驚く**。彼の退院要求と家族の引き受け承諾とのあいだで病院当局は非常に苦慮している。覚せい剤中毒者がいかに**処遇困難**であるかが分かる。

覚せい剤以外の嗜癖であるが、アルコールは滅多に摂取せず、シンナーは過去に数回吸引した程度である。

性的には強姦罪の反復からも分かるように放縦で、彼によると過去に商売女も含めて70人ぐらいの女性と関係があるという。

82年11～12月の**鑑定時の所見**は次のとおりである。

身体的には、身長160cm、体重63kgで、闘士型である。内科的には異常はない。神経学的には、両側の下肢、とくに足背に軽度の知覚麻痺があるが、その原因は不明である。脳波は正常である。

精神的には、面接時、彼は愛想よく、表情、態度等は自然である。幻覚、妄想は消失している。彼によると、本件犯行後4～5日で消失したという。ただし、現在でも、瞬間的に両耳を電波が通るような感じがあるという。したがって、**現在は覚せい剤精神病は著しく軽快している**。数種の心理テストを施行したが、脳研式標準知能検査では100点満点で64点であり、知能は正常である。WAISでは全検査ＩＱは76で精神遅滞境界線に相当する。総合的に判断して知能は正常の下位にあると考えられる。**性格的には、従来の生活史を考慮して、意志薄弱性、爆発性を主徴とする異常性格（精神病質）であると考えられる**。

本件犯行当時の精神状態

81年10月に仁恵病院を退院して自宅に帰り、父と2人の生活になった。母は脳卒中の後、長期入院中であった。退院後、自宅で無為に過ごし、再び覚せい剤の

使用を始め、すぐに幻覚妄想状態になり、とくに電波を介しての幻聴が激しかった。前記のように、電波の発信源が、義兄北田茂夫が開設した「殺し屋」組織であると妄想していたので、義兄の家に引かれた電話線を切断するなどした。また、幻聴が夜に多く、そのためたびたび父を起こすなどしたので、父は娘（彼の妹早乙女）の住む小嶺照男方に避難した。それでも彼の妹などは彼のために食事や食料などを届けていた。

ところで、彼は前記のように、義兄が「殺し屋」組織を設立し、電波を発信したり、彼の命を狙っているという妄想をもち、その組織について父に執拗に問い質すことがあったが、事情を知らない父は答えようはなかった。**彼は父が事情を知りながら無言を続けるのは、彼を無視している、あるいは彼に対して"意地"（恨みの意味）をもっていると妄信するようになった。**この妄信には幻聴が密接に関係している。彼によると、「近所の人の声で、しきりに『親父が息子に意地をもっている』と言うのが聞こえた。父の声でそれに対して『意地なんかもっていない』と言うのが聞こえた。母の声で『いや、もっとる』と言うのが聞こえた。また駅前に住む友達の声で、『意地もっとるんや。Ｙちゃん（彼のこと）が迷惑かけとるから』と聞こえた」という。そして、本件犯行の１週間前には、彼は「親がわしのために意地をもって、北田のことや機械（発信装置）のことを言ってくれなかった。だから俺は長い間１人で苦しんできた。親や弟妹たちは北田ばかりかばって、わしを病院にばかり入れていた」とかなり強く確信した。

本件犯行は82年６月４日午前11時30分ごろに起こった。犯行の事情についての問答の一部を挙げよう。

（犯行を思い立ったのはいつですか）……親がわしに意地をもっとると皆が言うので、その日の朝、一遍親を脅かしてやらなと思った。

（なぜその日にそう思ったの）……もうおかずも切れるし、また買うてもらわなと思って、それでふっと皆が意地もっていると言うから、一度脅かしに行ってやれと思って、それでパーッと行ってしまった。包丁持って。

（どうして包丁持ったの）……ただ脅かしてやろうと。グズグズ言ったら包丁出してやろうと思って。今まで隠してあったことを言ってもらいたいという気持ちもあった。

（それからどうしたの）……自転車で10分くらいで妹の家（小嶺方）に行った。**親は奥でテレビ観て横になっていて、振り向きもしなかったから、それでなにげなく包丁を出して「こらー」と尻のところをパッと突いた。**

（声をかけなかったの）……声はかけてません。人が入って来るのに、素知ら

ぬ顔しているからね。それでパッと刺してしまった。
（親は眠っていたのでないの）……それは後で聞いたんですね。そのときはテレビがかかっていたから、起きていると思った。入って行ったら分かるはずなのに。それで腹が立って。
（尻ではなく胸を刺したのでないの）……そのとき毛布かぶっていたので、尻のつもりで軽く片手で1回刺したけど。海老状に寝ていたから。
（それからどうしたの）……親が起き上がったから、パッと逃げた。親が「何しよった！」と言ったからパッと逃げた。

彼の上記の陳述は警察・検察調書の彼の供述と大筋において一致している。**彼は、父が自分に対して意地（恨み）を持っているというかなり強い確信から、父を脅かしてやろうと意図して、父の逃避している小嶺方に赴き、テレビの前で寝ていた父が起き上がらないので、無視されたと思い、いきなり父を刺した。犯行が妄想に動機づけられていることは確かである。**

■鑑定結論

責任能力に関しては、犯行が覚せい剤精神病の幻覚・妄想に起因しているので、責任無能力が妥当であるとされた。

神戸地裁姫路支部は83年6月8日に、心神耗弱を認定し、再犯加重して、懲役10月を言い渡した。

判決文にはこう記載されている。「**一般に覚せい剤中毒の幻覚症状は精神分裂病のそれに比較すると、意思、感情には損なわれない部分が残存し、従って幻覚妄想が存在するにも拘わらず、不法行為を弁識し、それをなさない意思の自由が多少とも残されているものと理解されている**うえ、犯行自体が専ら覚せい剤による幻覚症状に帰因する場合と通常右の幻覚症状の下にあってもそれだけでは犯行に至らないが、本人の犯罪傾向ある性格偏倚と相俟って犯行に及んでいる場合とを区別して本人の責任能力を判断することが適当であるとの考え方も充分了解し得るところであって、……」と。次いで、「彼の場合には、その前科、前歴に照らして右のような性格のかたよりがあり、覚せい剤中毒の幻聴が犯行を命令しているのでなく、犯行のきっかけとなっているに過ぎないので、是非善悪を弁別し、またはそれに従って行動する能力は、著しく減退しているが喪失していない」という。私はこの判決文の趣旨に批判的である。私の見解は拙著「責任能力をめぐる最近の問題（覚せい剤中毒と精神分裂病）」（現代精神医学大系, 年刊版, '87-B, p309, 中山書店, 1987）に見られる。

6．覚せい剤中毒と犯罪（6）——窃盗未遂——

　覚せい剤をとくに慢性に使用した場合、幻覚妄想状態（幻覚症）になり、そのような病的状態から殺人、傷害、強盗、放火などの凶悪犯罪が生じることが比較的多い。しかし、窃盗、詐欺などの財産犯罪はまれである。ここに報告する事例はまさにこのようなまれなケースで、幻聴に支配されて窃盗（スリ）を試み、すぐに逮捕されたため、窃盗未遂に終わったものである。また、この事例では、男の同胞のほとんどの者に犯罪の経歴があり、犯罪者多発家系、あるいは犯罪者家系といってよい現象がある。犯罪は素質と環境の両要因によって形成されるが、素質要因が強く働いている犯罪も少なくない。この事例の常習犯罪もその見本であろう。本例は拙著「覚せい剤中毒者の窃盗未遂　犯罪者が多発する家系の事例」（法令ニュース，605号：21，1998）に報告された。その記述に加筆してここに提示した。

■犯罪事実

　私は1984年1月、東京簡裁より窃盗未遂被告人S．A．（犯行当時50歳の男）の精神鑑定を命じられた。犯罪事実は起訴状によるとおよそ次のとおりである。以下被告人S．A.を彼と称する。

　彼は83年8月31日午前9時5分ごろ、東京都中央区銀座四丁目、営団地下鉄銀座線の銀座駅構内階段上において、出勤途上のKという男性の右後ろポケット内に右手を差し入れ、現金約2万円および定期乗車券等43点在中の黒皮製二つ折り定期入れを窃取しようとしたが、同人に発見逮捕されたため、その目的を遂げなかった。

■家族歴

　彼は33年6月に静岡市内に生まれた。

　父は71年に67歳で死亡した。静岡市内に生まれ、同地に住み、会社員として長く勤めた後、小さな食品・雑貨店を営んでいた。一本気、短気な性格で、子どもに対して非常に厳格で、子どもを強く殴打することもしばしばであった。しかし、犯罪歴はない。

　母は鑑定時、78歳である。夫との間に9人の子を儲けたが、63年に協議離婚している。優しい性格で、知能はやや低いらしい。

　彼の同胞は7男2女の9人で、彼は3番目、三男である。

　長男は鑑定時、56歳で、3年ぐらい前から弟（後記の五男）が経営する、静岡

市内の料理店の店長をしている。窃盗の前科2犯がある。現在の職業に就くまでは、私鉄職員、タクシー運転手など、職業を転々とした。

二男は51年に、暴力団K組の組員として、暴漢に襲われて刺され、20歳で死亡した。詳細は不明であるが、前科が2～3犯あり、服役したこともあるらしい。

四男は鑑定時、48歳である。静岡市内で金融業を営んでいるが、83年に貸し金取立ての件で、数名の者と監禁罪を犯し、未決勾留中である。

五男は鑑定時、44歳である。静岡市内で料理店を経営し、兄（前記の長男）に店長をさせ、妻にはクラブを経営させている。詳細は不明であるが、前に暴力団の組長をし、前科がある。83年にホテルのフロント係を殴打して、傷害罪で検挙された。

六男は鑑定時、40歳である。強盗致死、死体遺棄、私文書偽造、同行使、詐欺で無期懲役になり、C刑務所で受刑中である。この強盗致死の犯行は、静岡市内の旅館に宿泊滞在中の男が多額の金銭を所持しているのを知り、同人を自宅に誘い出し、共犯1人とともに同人に殴る蹴るの暴行を加え、同人所有の現金、預金通帳を奪い、犯跡を隠蔽するために同人の胸部を短刀で突き刺して殺害したものである。この者は累犯者で、今回の服役を含めて刑務所に5回入っている。

七男だけが例外で、犯罪歴はない。鑑定時34歳で、静岡市内で金融業を営み、母と一緒に暮らしている。

女の同胞2人のうち、長女は結婚して3人の子を儲け、しっかり者である。二女は8歳で交通事故のため死亡した。

そのほか、父方、母方の祖父母に前科者はいないらしい。ともかく、前記のように、男の同胞の中で前科歴のないのは七男だけで、三男である彼（後記参照）と六男は常習犯人であり、二男、五男は暴力団員の経歴があり、前科もある。長男、四男は軽微な前科歴を持っている。環境の影響も無視できないが、主として素質がこのように多くの犯罪者を輩出させたと思われる。

■本人歴

彼は地元の国民学校（小学校）を卒業した。学籍簿によると、学業成績が非常に不良で、6年では、最低の評点の「可」が全課目につけられている。性行では、「学習態度がもっとも悪い」「注意散漫にして永続性なし」「精神薄弱児と思われる」「腕力は強く、そのために級友に恐れられている」「教師の目の届かぬ所で悪戯絶えない」「上級生の命にはほとんど服従せず、清掃等もほとんど怠けている」などと評価されている。後記のように、知能は平均的であるから、精神薄弱児に当たらず、学業成績が悪いのは勉学に熱意がないからであろう。出席状況も悪く、

6年では事故欠が126日である。彼によると、ずる休み、家庭内窃盗、野荒らし、家出などがあった。また、厳しい父に体罰を受けたり、押入れに閉じ込められたりしたという。学籍簿には家庭環境について次のように記載されている。「生計に困るほどでないのに、家の中はしまりなく、母親、父親ともに教育に無関心。……家庭でも馬鹿にされ、頓着されず、ほかされて（放棄されて）いるらしい」（3年）。

46年3月に国民学校を卒業し、家業の食品・雑貨店を手伝っていたが、49年4月（15歳）に窃盗（忍び込み）で検挙されて以来、主として窃盗を繰り返し、65年8月に窃盗（スリ）で検挙されるまで、16犯の検挙歴を重ねた。

窃盗の手口は、最初は忍び込みであったが、57年7月の第11犯以後は、スリの常習犯になっている。なお、野荒らし、空き巣ねらいが各1犯ある。窃盗以外の犯行では、恐喝未遂・暴行が1犯ある。

これらの犯行で、中等少年院に2回、特別少年院に1回入院した。その後、水戸少年、金沢、府中、小菅、名古屋、岡崎医療の各刑務所で服役している。**岡崎医療刑務所では看病夫として服役した。**

彼は65年ごろから静岡市内でH子という女性と同棲していた。第16犯で、常習累犯窃盗罪で懲役3年を言い渡され、岡崎医療刑務所を68年9月（35歳）に仮釈放で出所したが、H子と同棲しながら更生しようと誓い、2人で悪友の多い静岡から離れて名古屋に行き、同市で、彼はラジエーターの会社に勤め、H子はスナック、次いでサウナ、最後にソープランドに勤めた。彼は上記の会社を数ヵ月で辞め、H子の稼ぎで暮らすという、ヒモ的生活を送っていた。69年11月に婚姻届を出した。71年ごろH子から資金を出してもらい、同市内で金融業を始め、仕事は順調に経過していた。72年ごろたまたま静岡市に行ったとき、小学校時代の友人にすすめられ、覚せい剤を注射してもらった。それから覚せい剤に病みつきになった。

ところが、妻H子が彼の覚せい剤使用を嫌い、73年7月に協議離婚した。

74年に名古屋から静岡に移り、同市内で金融業を始め、T子という女性と同棲し、74年4月に入籍し、75年12月に1女を儲けた。

その前の75年2月に道交法違反（無免許運転）、覚せい剤取締法違反（覚せい剤の所持、譲渡）、火薬類取締法違反（弟〈前記の四男〉から預かって、猟銃実包を所持する）で検挙された。これらの犯行で懲役1年を言い渡され、府中刑務所で服役し、76年7月に仮釈放で出所した。

その後、静岡市内で、貸金の取立てなどしていたが、妻T子と不仲になり、77

年4月に協議離婚した。その後も同市内に住み、娘の世話をしたり、弟（前記の五男）の自宅の電話番をしたりしていたが、覚せい剤に耽溺し、**77年ごろから初めて幻覚が出現するようになった。**

78年8月に覚せい剤取締法違反（覚せい剤の不法使用、所持）、道交法違反（無免許運転、速度違反など）で検挙され、懲役1年10月を言い渡され、福岡拘置所で雑役として受刑し、80年7月に仮釈放で出所した。

その後、静岡市内に住んだが、出所祝いに覚せい剤をもらい、再び覚せい剤に耽溺し、幻覚妄想状態になった。80年9月に奈良県天理市の天理教本部に赴き、翌81年2月まで滞在し、その間は覚せい剤から遠ざかった。

その後、大阪市内でパチンコ店に勤めたり、人夫をしたりして、再び覚せい剤を使用した。81年11月に同市内のデパートでスリを犯して逮捕された。この犯行時は幻覚妄想状態になく、当時無職で、将来の生活に不安を感じて犯行したという。この事件で、懲役1年2月を言い渡され、神戸刑務所で服役し、83年2月に満期釈放で出所した。

以上から、国民学校卒業後はほとんど犯罪と服役の連続で、30代半ばで一時社会化したが、覚せい剤に溺れるようになって、再び犯行を重ね、**全部で19犯の検挙歴になった。**このような生活のため、やや持続的に就いた職業は金融業ぐらいである。

彼の覚せい剤使用については前に触れたが、ここで彼が体験したその薬理作用について、少し立ち入りたい。

前記のように72年に初めて覚せい剤を使用した。覚せい剤を注射すると、スッとするような、軽い気分になり、3日ほど眠れなかった。それから覚せい剤に病みつきになった。73年夏ごろ、静岡市内で、友人に便所で注射してもらったとき、右半身が感じなくなり、身体が冷たくなった。そして、死の不安があり、自動車の中に入り、ヒーターを入れてもらい、弟（前記の五男）を呼んでもらった。数時間後にやっと汗が出、危機を脱したという。これは覚せい剤の過量注射によるショック状態であると思われる。

覚せい剤を使用していたが、幻覚が出現するようになったのは、前記のように77年ごろからである。**当時の幻覚で目立ったのは微小幻覚（小さい虫、粉などが見えたり、虫などが皮膚を這うように思う）**である。彼によると、指先から無数の虫が出、身体全体が虫だらけになる。また、小さなゴミのようなものが上のほうから落ちてくる。その虫について研究したところ、バクテリアが身体全体に繁殖していることが分かった。それを除くには、風呂に入り、バスボンという洗剤

を使うとよいという。微小幻覚はコカイン中毒、アルコール中毒などにも見られるが、覚せい剤中毒にも現れることが知られている。

　前にも触れたが、80年7月に福岡拘置所を出所したが、その後、**覚せい剤による定型的な幻覚妄想状態が出現した**。彼によると、自宅の階下にいると、救急車のようなものが来て、階段のところのガラスにその車の影が反射し、自分を精神科病院に入れようとしている。そうされると困ると思っていると、2階で音がするので、相手が2階から来たら、包丁で自分を切ってやろうと思い、実際に自分の頸部を切った（頸部に切傷痕が残っている）。向かいの家のアンテナにテレビカメラが付いていて、なにかトランシーバーでやりとりしているようで、ピーピーという音がしている。もし相手が出て来たら、本格的に頸を切るつもりであった。2階でコトコト音がしている。車の音もピーピー鳴っている。……このような状態が1晩中続いた。これで怖くなり、天理教本部に行くことになったという。

　この1晩の体験では、敵が押しかけてきて自分を精神科病院に連れていこうとしているようで（被害妄想）、多彩な幻視、幻聴があり、不安から自傷行為に赴いている。これはアルコール幻覚症、覚せい剤精神病にときに見られる**包囲攻撃状況（ビルツ Bilz）**に相当する体験である。

■本件犯行当時の精神状態

　本件犯行当時の精神状態の前に、彼の陳述に基づいて、本件犯行までの経緯を簡単にたどってみたい。

　彼は83年2月に神戸刑務所での服役を終えて出所した。その後、神戸市内にとどまり、服役中に知り合った暴力団員の雑用をしていた。そしてまもなく、覚せい剤を乱用するようになり、83年4月ごろから幻覚が激しくなった。幻視、幻聴がひどく、街中を歩いていると、見張られているようであった。

　警官の声で、「神戸にいると危険だから大阪に行け」と聞こえたので、同年6月ごろ大阪に移り、日雇いなどをし、最終的に西成区のあいりん地区に比較的長く宿泊し、覚せい剤から遠ざかっていた。そして、金を貯めて、静岡に帰り、住居を定めたいと思った。

　たまたま同年8月27日に神戸市に行き、久しぶりに覚せい剤を注射し（28日に2回注射）、激しい幻覚妄想状態が再燃した。そして、それ以後本件犯行に至るまで、幻覚妄想状態が続くことになる。彼の陳述を要約すると、次のとおりである。

　警官の声で「暴力団の組長が逮捕されたが、それはおまえが密告したせいだと言って、暴力団がおまえを追っている」と聞こえた。また、「神戸で、ある女が

殺された。その犯人としておまえを暴力団が追っている」とも聞こえてきた。それで逃亡することにして、大阪の止宿先から私物を持ち出して、京都を経て大津に出、そこで国鉄に乗り、名古屋で乗り換え、静岡を乗り越して、小田原に着いた。その間ずっと幻覚が続いていた。

　小田原に着いたのは8月31日午前3時過ぎである。小田原駅のベンチに座っていると、「所持金を全部捨てろ」と聞こえたので、貯めて所持していた24万円ぐらいを、ズボン、シャツなどとともに買い物袋に入れて、そこに放置した。

　その後、幻聴の声に導かれて、国鉄の線路を越えて、小田急小田原駅に行った。そこに空の車両が止まっていた。ところが、その車両の中にはたくさんの乗客が乗っているように見え、前に彼が金を借りた人も乗っていて、「ひとり1人に謝れ」と言うので、線路の砂利の上に座って謝ったが、返事がなかった。その後いろいろの幻聴があり、夜が明けるまで、その場に釘づけになっていた。

　午前6時35分か48分発の新宿行き小田急電車に乗った。車中でもいろいろと幻覚があり、幻聴の声に命令されて途中下車したこともあった。とにかく、新宿に着き、国鉄で渋谷に行き、そこで営団地下鉄銀座線に乗った。

　次に、本件犯行の経過と態様を少し詳しく述べる。

　彼によると、渋谷発の地下鉄とも知らず、前から2両目に乗った。刑事の声で「A（彼）な、教えてやるからな、降りろと言うときは降りろ」と言う。「相手は近くにいるからな」とも言う。追い手のほうからも「逃がすようなことはしないからな」と聞こえる。銀座駅より前に降りろというように聞こえ、降りようとすると、「相手がそっちに行ったからやめろ」と言うので3両目との連結部に来てしゃがんだ。銀座駅で、「降りろ、早く逃げろ」と聞こえ、パッと降りた。

　ホームは混んでいたが、階段はあまり混んでいなかった。「前にいるのは刑事でな、話してあるからな、刑事の財布をスレ！」と言う。「盗れない」と答えると、「いいから手を突っ込め、もう間に合わない。早く突っ込め、警察に助けてもらえ」と言う。それで、どちらの手を突っ込んだか分からないが、パッと突っ込んだという。

　このようにして、彼は幻覚妄想状態のなかで、架空の追い手に追いかけられ、窮地に陥って、警察に助けてもらうために、幻聴の声の命令に従って、階段ですぐ前を登っている会社員のズボンの右後ろポケットから現金等の入った定期入れをスリ盗ろうとして、未遂に終わった。もちろん。彼はスリの常習犯であり、スリ自体には習熟しているが、**ここでは幻聴の声の命令による行為が問題である。**

　ところで、8月28日に覚せい剤を使用した後、本件犯行まで3日間続いた「長

期の間断のない幻覚妄想状態」が犯行に直結している点に、覚せい剤精神病の犯行の特徴がある。

84年2～3月の私の鑑定時には、身体的には両前腕の肘静脈に覚せい剤の注射痕としての着色、硬化が見られ、高血圧症が存在するが、脳波所見は正常である。

精神的には、まだ軽度であるが幻視、幻聴が残っている。「夜、電波で自分の名前を呼ぶ声が聞こえたり、自分の考えに干渉する声が聞こえる。本を読んでいると、横で物が動いたり、壁にポッと光が当たったりする」と言う。

しかし、表情、姿態は自然で、記憶、知識、判断力は正常である。脳研式標準知能検査では100点満点の60点で、知能は正常範囲にあり、性格は意志薄弱性異常性格である。

■**鑑定結論**

さて、**本件犯行当時、3日間持続する激しい幻覚妄想状態の末、幻聴に命令されて犯行に及んだと考えられ、その行為自体は責任無能力に該当する。しかし、私は、覚せい剤使用が違法であることを本人が十分に自覚している点は判決に考慮されるべきである、と鑑定した。**

84年6月25日、東京簡裁は、本件犯行当時、幻覚・妄想に全人格が支配された状態であるとは認められないとして、心神耗弱を認定して、懲役1年（未決通算240日）を言い渡した。

7．覚せい剤中毒と犯罪（7）——窃盗——

覚せい剤中毒で幻覚症などが出現し、それが消退した後に、覚せい剤を使用しないにも拘わらず、幻覚症状態などが再現することがあり、これは覚せい剤中毒のフラッシュバック現象と呼ばれている。**このような再現が刑務所などを出所した直後に見られることが多いこと**は、中田　修、石井利文著「覚せい剤中毒性精神病状態における犯罪—心神喪失又は心神耗弱と認定された事例—」（法総研紀要，26.Ⅰ：211，1983）に報告されている。この論文は拙著『精神鑑定と供述心理』（金剛出版，1997）の179頁以下に再掲されている。これから紹介する事例は、有罪だが執行猶予の恩典に浴して拘置所から出所した直後から覚せい剤のフラッシュバック現象が出現し、そのような状態が軽度ながら継続している間に窃盗を犯した。本人は公衆電話機料金箱から現金を盗む常習犯であるが、犯行には覚せい剤後遺状態、アルコール酩酊、本人の低知能などの要因が関与していた。鑑定のための家族調査には石井利文氏に非常にお世話になった。

■犯罪事実

私は1983年1月に札幌簡裁より窃盗被告人M.H.の精神鑑定を命じられた。彼（被告人M.H.を指す。以下同じ）は本件犯行当時41歳である。登場人物は特定の場合を除き仮名とする。犯罪事実は起訴状によるとおよそ次のとおりである。

彼は82年8月29日午後3時45分ごろ札幌市中央区北三条のF銀行ビル地下1階喫茶店「D」において、同店備え付けの公衆電話料金箱から熊本 力管理にかかる現金11,290円を窃取した。

■家族歴

彼は41年1月に北海道虻田郡K村に生まれた。（注：その村は羊蹄山の北麓で倶知安の東南に位置する）。父正作は55年に喘息のため56歳で死亡した。国鉄機関部に長く勤め、退職後は農業に従事していたが、喘息の持病のため寝たり起きたりの生活であった。温和で他人に信用されていた。酒は嗜まなかった。母ハルは82年に81歳で心不全のため死亡した。勝気で、自我が強かったが、よく働いた。酒を嗜み、飲むと陽気になった。彼の同胞は9人で、彼は8番目、六男である。同胞のなかの三男茂は現在56歳で、骨董を扱ったり狩猟したりしているが、短気で酒癖が悪い。四男一雄は、異常性格者で、18〜19歳ごろから盗癖があり、怠け者で、現在行方不明である。五男邦夫は現在44歳でクリーニング店を経営しているが、前科があり、2〜3年前に覚せい剤取締法違反で懲役1年執行猶予5年の判決を受けた。元来短気、悪戯者で、異常性格者である。

母方叔父の三吉亀吉は現在50歳で統合失調症に罹患して、総武病院（船橋市、精神科）に入院中である。同院長中村康一郎の回答では、27歳ごろに発病し、たびたび家出して警察に保護され、対人恐怖（妄想）があり、北海道紋別市の日赤病院に3年間入院した。軽快退院後、ふたたび家出し、各地を放浪し、2年後、川崎市で自殺未遂をして警察に保護され、以後6年間北海道の精神科病院（病院名不詳）に入院した。71年に一家が千葉県鎌ケ谷市に転居し、同年4月、幻聴、作為体験、思考滅裂、意志阻害等の症状で総武病院に入院した。同年11月に未治退院して北海道の武田病院に入院した。73年1月から総武病院に再入院し、鑑定時現在（以下、現在と略す）、無為、自閉的な生活を送り、荒唐無稽なことを言っているという。異論のない慢性統合失調症者である。

彼の家系には統合失調症、犯罪性異常性格、自殺（母方叔父に1人、橋から飛び降りて自殺した者がいる）などの負因がある。

■本人歴

父母が死亡しているため、彼の出生時、幼少時のことは不詳である。彼の家庭

は多子家庭であり、貧困で、彼は小・中学時代、家業の手伝いをさせられたため欠席が多かった。彼は47年4月に蛇田郡K村のK小学校に入学し、48年4月にやはり同村のN小学校に転校し、同校を卒業した。同校から送られた児童指導要録では1、2年のものしか分からない。それによると、両学年とも学業成績は中の下で、とくに算数が不良である。性行概評では、**明朗だが注意散漫で、飽き易い、よく喧嘩する**などと評価されている。

次いで、53年4月に同村のK中学に入学し、56年3月に同校を卒業した。同校から送られた生徒指導要録によると、3学年を通じて学業成績は中の下であり、性行については、明朗、雷同性、無責任な行動はあるが、一方では世話好き、目上の人に対する尊敬がみられるという。知能検査の結果では、1年のときの新田中B式ではIQが58、3年のときの標準B式ではIQが76となっている。

中学卒業後、札幌市中央区の表具店M屋に勤めたが、兄邦夫がクリーニング店に勤めていてそのほうが給料が良いので、1年半ぐらいでM屋を辞め、中央区のYクリーニング店に勤め、そこで5年間真面目に勤めて年季を終えた。その後、新しい技術を覚えるためもあり、札幌市内のあちこちのクリーニング店を回った。そしてクリーニング職人の国家試験にも合格したという。

札幌市内のクリーニング店を回っていて、悪友に誘われて犯罪に手を染めた。犯罪歴は次のとおりである。

① 62.7.14（21歳）、札幌中央署、窃盗（忍び込み）、62.10.2、札幌簡裁、懲役1年執行猶予3年。
② 63.2.25、札幌東署、恐喝、傷害、63.12.6、札幌地検、起訴猶予。
③ 66.11.22、札幌西署、窃盗（電話機荒らし）、66.12.23、札幌簡裁、懲役1年執行猶予3年。
④ 67.3.30、札幌東署、窃盗（電話機荒らし）、67.5.23、札幌簡裁、懲役10月、③の執行猶予取消しの刑とともに札幌刑務所で受刑。68年10月出所。
⑤ 71.3.6（宣告）、軽犯罪法違反、札幌簡裁、科料900円。
⑥ 82.6.26、札幌東署、窃盗（電話機荒らし）、82.8.23、札幌簡裁、懲役1年執行猶予4年。

この犯罪歴に深く立ち入らないが、**窃盗では公衆電話機の料金箱を荒らして料金を窃取することを繰り返している、珍しいケース**である。彼は64年11月に石野真知子と見合結婚し、長男を儲け、小樽市で独立してクリーニング店を経営した。ところが、妻の母が情夫と駆け落ちしたため、妻が実家の面倒をみるために帰ってしまった。そのため、彼は食事の用意までしなくてはならず、寂しくて、労働

意欲を失い、職場を放棄してパチンコに行き、悪い男に誘われて、合鍵を作って電話機荒らしを行い、前記の③の事件となり、執行猶予付きの有罪判決を受けた。その後も妻は相変わらず留守がちで、彼は働く意欲が出ず、前記の④の電話機荒らしの事件を起こした。それから、**前記の④以後、その間に軽犯罪法違反はあるが、⑥までの15年間、本格的な犯罪から離れていて**、3度目の電話機荒らしを行った。

石野真知子とは、札幌刑務所を出所後の68年11月に離婚し、長男は他家に養子に行った。その後はクリーニング職人としてあちこちの職場で働き、自炊したり、食事付きの店に住み込み、暇なときはカラオケ酒場に行ったり、金で女を買ったりして、気儘な生活を送り、犯罪から遠ざかっていた。

兄邦夫が経営するクリーニング店に勤めていて、そこに顧客として来ていた富田八重子と恋仲になり、76年8月に結婚し、同女との間に長女、二男を儲けた。八重子と結婚してから札幌市東区の邦夫のクリーニング店を譲り受けて、そこを食堂に改造して、夫婦で食堂を経営した。ところが妻の両親が彼の前科を知り、結婚に反対し、77年ごろから妻と別居し、79年9月に離婚した。

その前の77年秋ごろ彼は同市東区の喫茶店「M」に出入りし、同店の経営者持田里子と知り合い、78年初めごろから同女と同棲し、喫茶店「M」を手伝うだけでなく、2人でスナック「L」を新たに始めた。しかし、里子が結核で入院したため、喫茶店もスナックも廃業した。

その後、邦夫のクリーニング店を手伝ったり、造園業のアルバイトをしたりしていたが、里子の入院中、自炊したり、また寂しく、不眠、抑うつ状態になり、遂に覚せい剤を使用するようになり、80年12月に同市中央区の桑園病院（精神科）に入院した。覚せい剤使用と桑園病院入院などについては後述する。

飲酒歴では、20歳ごろから飲み始め、酒にはそう強くなく、清酒で2合程度である。桑園病院退院後は暴飲することがあり、その後に幻覚が生じることがあった（後記）。

身体的既往歴では、75年に胆嚢炎になったが入院せずに治癒し、76年秋には交通事故で右膝関節打撲を負い、80年11月には十二指腸潰瘍（自殺目的で農薬を服用して生じた）に罹患した。

さて、**覚せい剤使用と精神病歴**である。前記のように内妻持田里子が結核のために入院したので、孤独感、悲哀感に捉われていた80年8月（39歳）ごろ、スナック「L」のかつての顧客に会い、同人がすっきりする良い薬があると言って勧めたので、覚せい剤を注射してもらった。そのとき気分がすかっとして、同夜は

眠れなかった。その後、ときどき同人から薬を買って、自分で注射していた。そのうちに注射しても快感がなく、不眠、食欲不振が強くなり、**幻覚、妄想が出現するようになった**。すなわち、人が追いかけてくるような気がしたり、人の声が聞こえ、壁に人の姿が映ったり、目を閉じても人影が見えたり、音に敏感になって遠くの車の音が聞こえたり、人に覗かれているように思った。したがって、**幻聴、幻視、追跡妄想、注察妄想などが出現した**。同年9月には内妻は退院してきており、彼は同女に隠れて注射していた。

　抑うつ状態に幻覚妄想状態が加重したために、同年11月に3回**自殺未遂**があった。1回目は農薬を服用したが、咽頭部が刺激されてすぐに嘔吐した。2回目も農薬を服用し、今度は薬が胃のあたりまで行ったが、嘔吐した。その後、医師に十二指腸潰瘍だと言われた（前記）。3回目は縊首したが、内妻に発見された。

　内妻に勧められて同年12月22日〜81年1月7日の間、桑園病院に入院した。同院の病床日誌によると、抑うつ気分、自殺念慮が主訴で入院した。入院後の彼の陳述によると、**彼は内妻に嫉妬・被害妄想をもっている**。すなわち、里子は彼の友人のAと関係があり、彼女が帰宅すると必ずAが現れ、泊めてくれなどという。彼女は自分が何かしようとすると妨害し、自分を馬鹿にするという。81年1月6日に他の患者に頼まれて馬券を買いに無断で離院して、自宅に帰り、飲酒したため、1月7日に退院になった。入院期間は僅かに17日間であった。

　桑園病院退院後、彼はSクリーニング店に勤めたが、それも長く続かず、その後、造園業のアルバイトに行ったり、職探しをしていた。生活は内妻が働いていたので困らなかった。ただし、住宅問題などもあり、抑うつ状態が依然として続いていた。内妻が桑園病院にときどき行って、薬をもらってきて、彼に服用させていた。彼によると、退院後は覚せい剤を全然使用しなかったという。しかし、**飲酒時や不眠時にフラッシュバック現象があった**。彼によると、「酒を飲むと、頭がガンガンする。そして吐く。その後に、寝ていてもゴトゴト音がする。耳鳴りがする。窓から光が入ってくると、人が動いているような気配がしたり、人影が映ったりする。2階で人が歩くと、押入れに人がいるような気がする」と言う。このように、飲酒すると、音、光に敏感になり、人が動くような、人影が映るような、錯覚、幻覚が生じる。

　このような覚せい剤中毒の後遺症が続くなかで、**82年6月23日に3件の電話機荒らしの犯行を15年ぶりに実行した**。彼によると、当時職探しをし、鞄の中に履歴書を入れていた。内妻が働いていたので金に困っていなかったが、最初の現場になった商店（そこの公衆電話機を荒らした）の近くに、前に金を貸した人の家

があり、そこに金を取りに行こうとして、たまたま店頭に電話機が見えて電話機荒らしをした。それから3回目の犯行後、店の人に追いかけられ、鞄を落として逃げた。鞄の中に履歴書があり、3日後に逮捕されたという。なお、**犯行当日の夜、彼は自宅のそばの発寒川に飛び込んだが、川は浅く、自殺未遂に終わった。**現在、私は彼にその事情を訊いたが、明確な答えは得られなかった。金に困っていないのに犯行を、しかも15年ぶりに繰り返したことには、覚せい剤中毒後の不安定な精神状態が関与しているかもしれない。この事件で2ヵ月余り勾留され、懲役1年執行猶予4年の判決を言い渡され、**同年8月23日に釈放されて社会に出、それから僅か6日後に同じ電話機荒らしの本件犯行を繰り返した。**

83年2～3月の**鑑定時の所見**は次の通りである。

身体的には、身長157.5cm、体重61.5kgで、混合型の体型である。**陰茎の包皮の下に玉を2個入れている。**68年10月に札幌刑務所を出所した直後に入れたという。内科的・神経学的に異常はない。脳波も正常である。

精神的には、面接時、素直で礼容があり、精神病的印象はない。しかし、一般にやや陰うつ、不活発で、質問に対して明確な応答ができず、知能がやや低いという印象である。しかし、意識は清明で、見当識があり、記憶、記銘力に粗大な異常はない。数種の心理テストを施行したが、脳研式標準知能検査では29点で、著しく不良で、精神遅滞を示すが、テスト時に作為があった疑いがある。田中ビネー式知能検査ではＩＱが71で、精神遅滞境界線に相当する。**総合的に判断して知能は精神遅滞境界線と考えられるが、日常生活に支障はない。**性格的には、意志薄弱性の異常性格の傾向があり、神経症性、自信欠乏性の特徴もある。**現在、覚せい剤中毒による**精神病状態はないが、**本件犯行後もときどき人影が見える**などの幻視があり、82年11月ごろ以来そのような体験は消失したという。

■本件犯行当時の精神状態

本件犯行は彼には手慣れた電話機荒らしの犯行であり、一見、常習性の犯行で、精神異常の関与がないようである。しかし、拘置所出所の僅か6日後の再犯というのはちょっと納得がいかない。**彼に聴取したところ、札幌拘置支所出所直後に覚せい剤中毒のフラッシュバック現象があったらしい。**次にそれに関連した問答の一部を挙げよう。

（8月23日に判決があり、札幌拘置支所から出たね）……ええ。

（出所のときどうだったか）……出る前から眠られない。圧迫感があり、裁判のことも心配であった。

（出るとき）……家内（内妻）が迎えに来た。門を出て煙草を1服吸った。頭

がふっとし、**誰かがついて来るような、追いかけられているような気がした**。時間があるから（バスが来るまで時間がある）、お茶を飲まないかと家内が言った。バスの待合所の前の喫茶店に入った。そこでは落ち着かなく、**近くに先生（看守のこと）がいるのでないかと家内に言ったように思う**。時間があるのに早々に喫茶店を出た。

（内妻の公判調書では、あなたは雑誌記者が来たので、家内が死んだことを記事にしてもらうんだと言ったというが）……そういうことを言ったかよく分からない。何か言ったことは間違いない。後で煙草を吸ってふっとしたとき、（自分の犯行が）新聞に出て就職に影響すると思って、そういうことを言ったのかな。それから家に帰って、履歴書などを書いた。働くことしか頭になかった。**履歴書では、生年月日を間違ったり、住所も前の栄町のところを書いたりした**。

（家内が死んだと思ったのか）……

（**自宅に帰って、内妻にこの家にいてもよいのかと言ったというが**）……ええ。（注：内妻持田里子の公判調書にこのような供述がある）。

（他人の家のように思ったか）……勘違いしたのか、他家に来ているように思った。家で履歴書を書いているとき先生（看守）がいるように思った。

（家に帰って酒飲んだか）……忘れようと思って飲んだ。

（飲むと悪くなるね）……ええ。（注：飲酒後、幻覚があったと言ったことがある）。

以上から、彼が拘置支所を出所した直後に、追いかけられるような気がし、看守がいるような幻覚妄想状態が出現している。その他自宅に帰って、そこが他家のように思ったり、彼は現在記憶していないが、おかしなことを内妻に言っている。**環境の変化がこのようなフラッシュバック現象が起こしたのであろう**。

その後、内妻がアルバイト情報を見て、市内のNクリーニング店に勤めることが決まり、8月30日が初出勤であったが、その前日の29日に店の工場を下見するために外出し、本件犯行を行った。彼から事情を聴取したが、その結果は取調調書の供述と大筋で一致した。

まず、なぜ合鍵を持って出たかについて、彼はこう述べている。「家で錠の把手が壊れ、家内に直してくれと言われた。直す道具を捜すのに道具箱を見た。そのとき道具箱の中に、前に南京錠で作った合鍵が1個残っていた。それを見て捨てようと思い、（ズボンの）ポケットの中に入れた」という。そして、**犯行を意図して合鍵を持って出たわけではないという**。

彼は当日午後、工場の下見のために外出したが、その前に義母の家に行き、就職祝いということで清酒を出され、1合ぐらい飲んだ。また、桑園病院からもらっていた精神安定剤を服用した。彼によると、工場に出かけて地下鉄に乗ったが、非常に酔った感じで、ふっとしたという。そして、大通で降りるところを札幌駅前まで行った。そこで、階段を上って地上に出る途中に喫茶店があるのが見え、「具合が悪く、酔っていたので」その店「D」に入ったという。

「D」に入って、コーヒーを注文し、Nクリーニング店に電話しようとしたが、電話番号が分からない。それで自宅に電話をかけたがなかなか出ない。注文したコーヒーが来ない。たまたまズボンのポケットに手を入れたら、合鍵があり、「無意識に」犯行をやってしまった。店員にすぐ見つかり、金をポケットに入れて逃げたが捕まってしまったという。犯行は短絡的で、従来の悪い癖が出たようである。そのとき幻覚や妄想はなかった。

■鑑定結論

82年8月23日に勾留から釈放されたが、その直後から幻覚妄想状態が出現し、すなわちフラッシュバック現象が起こった。覚せい剤中毒の幻覚症のフラッシュバック現象が、刑務所等の施設から釈放された直後に多いことは、私が法務省の資料を研究して指摘したとおりである。本件犯行は釈放後6日であり、犯行当日には明らかな幻覚症の状態にあったという証拠はないが、犯行は極めて短絡的であり、覚せい剤中毒後遺状態の上にアルコール酩酊が加重し、低知能、意志薄弱性性格などの要因も働いて、犯行が実行されたと考えられる。そして、**私は覚せい剤中毒のフラッシュバック現象を重視して限定責任能力を推した。**

札幌簡裁は、83年7月5日に、完全責任能力を認定して、懲役10月（未決通算100日）執行猶予4年を言い渡した。判決文によると、犯行に目的性、計画性が認められ、警察・検察調書の各供述を見ても彼の行動面に特に精神の異常を感じさせないとしている。前刑で執行猶予がつき、猶予期間中に再犯したのに、また執行猶予がついたが、1年以下の軽い刑で情状が許す場合にはそういうことは可能である。

8．覚せい剤中毒と犯罪（8）――幻聴による傷害――

覚せい剤中毒による幻覚妄想状態からの犯罪として、幻聴にもとづく不特定の者に対する傷害の事例を紹介したい。事例としてそれほど特異ではないが、本人が同性愛者である点がやや特異である。**同性愛は最近では性同一性障害と呼ばれ**

ているが、これはアメリカの診断統計マニュアル（DSM）の和訳からきている。同性愛という伝統的名称があるのに、こんな訳語を用いる必要があるのだろうか。覚醒の「醒」の字が当用漢字に昇格したので、最近は覚せい剤でなく覚醒剤と書くようになっている。私は従来のまま「覚せい剤」で通すつもりである。当用漢字になったからと言って、書き方を変える必要があるのだろうか。躁うつ病についても同様で、躁鬱病とは書きたくない。もっとも、私は精神病院を精神科病院に書き改める最近の慣例には従っている。

■犯罪事実

私は1986年7月に横浜地裁より傷害被告人Y.O.の精神鑑定を命じられた。彼（被告人Y.O.を指す。以下同じ）は本件犯行当時35歳である。登場人物の名前は特定の場合を除き仮名とする。犯罪事実は起訴状によるとおよそ次のとおりである。

彼は86年4月30日午後7時34分ごろ横浜市中区のY文化劇場において、同劇場支配人村木 功（当時63歳）から「スリ、オカマ」などと言われたと邪推して激昂し、同人に対し、ビール瓶で頭部を1回殴打し、割れた瓶の鋭利な残体で顔面を数回突き刺すなどの暴行を加え、よって同人に加療約2週間を要する頭部、頸部、右前腕切創などの傷害を負わせた。

■家族歴

彼は50年6月に秋田県平鹿郡平鹿町（現在、横手市に属す）に生まれた。父周吉は53年に48歳で脳溢血で死亡した。青果業を営み、朝市で野菜、果物を販売した。性格はやや厳格で、酒は少し嗜んだ。母ナミは鑑定時現在（以下現在と略す）76歳である。秋田県雄勝郡の出身で、86年に腸出血があり、腸の一部を切除した。現在、軽度の認知障害がある。多くの子を育て、働き者であった。彼の同胞は10人で、彼は末っ子で五男である。2人は夭折している。家系には特記すべき異常者はいない。

■本人歴

彼は、出産は軽く、幼少時に大病をしたことはない。57年4月に地元のA小学校に入学し、63年3月に同校を卒業した。同校の児童指導要録の4〜6年のものが知られるが、学業成績は中である。性行では「協調性」と「情緒の安定」にCが見られるが、他はすべてBである。「作業を怠けたり、友だちとの争いが多い」（5年）「行動に表裏があり、作業なども怠けることがある。**男より女の級友に人気がある**」（6年）と評価されている。この「**男より女の級友に人気がある**」という評価は将来の彼の同性愛を予見させる。次いで、彼は地元のA中学に進学し、

66年3月に同校を卒業した。同校の生徒指導要録によると、学業成績は中の上であり、性行では、2年の「積極性」がAであるほかは各項目がすべてBである。性行の所見では、「言行不一致である」とか「権利は主張するが義務は果たさない」といった記載がある。次いで県立H高校に進学し、69年3月に同校を卒業した。同校の生徒指導要録によると、学業成績は中の下である。性行では、3年のときに「協調性」がAであるほかは、すべての項目が全学年でBである。性行の所見では、決断力、実行力に欠ける点と意志の弱さが指摘されている。

　高校卒業後の職業歴であるが、不明の点が多いが、上京して、T製鋼、H株式会社などに勤めたが、その後は主として水商売の仕事に入り、同性愛に目覚めて、ゲイボーイとして働くようになった。ここで**同性愛について彼の述べるところは次のとおりである**。

　「幼稚園のころから女性的に育った。小学校のころ近所に同級生は女ばかりであった。女の子とばかり遊び、ゴム取りとかおはじきなどをした。藁小屋で遊ぶとき、こっそり姉の着物を着て踊ったり歌ったりした。芸事が好きでこっそり口紅をつけたりした。料理を作るのも好きで、作って母や同胞に食べさせた。シスターボーイと呼ばれ、野球などの仲間に入れてもらえなかった。高校時代はあまり女の子と遊ばなかったが、謝恩会で化粧して踊ったり歌ったりした」。

　「しかし、同性愛に目覚め、同性と肉体関係を結ぶようになったのは、高校卒業後、東京にいたときである。（注：その時期は明らかでないが、19〜20歳ごろであろう）。その後、**女性になりたいと真剣に悩み、性転換を考えたこともある**。22〜23歳ごろから本格的にゲイボーイになり、ゲイバーに勤めた。その場合は女装する。顔が『ぬけ顔』（目がボーッとして愛くるしく、パープルフェイス）で、女性らしく、女装には自信があった。客が女と間違えることがあった。ゲイバー以外にもキャバレー、スナックなどにも勤めた。最初勤めたのは千葉県の松戸、次いで東京の錦糸町、また松戸に戻り、その他横浜、大阪、広島、函館などで勤めたことがある」。

　「お客と勤務外でホテル、アパートなどで性関係を持つ。そういう場合は肛門性交を行い、自分は受け身で、正常位、後背位などをとる。好きな男性であると、肛門性交のとき勃起する。しかし射精は通常、手淫でやる。同性の肛門に自らの陰茎を挿入することもある。たまに女性と性交したことがある。男性がそばにいると女性と関係しやすい。男性と同棲したことも1回ある。他の同性愛者と愛人の取り合いをしたことがある。肛門性交を繰り返していたために痔になり、手術したことがある。街頭に立って売春したこともある。そのために逮捕されたこと

がある（後記）。自分が同性愛者であることは広く知られている」という。**彼のように幼少時から女性的で、異性に興味がなく、もっぱら男性に性的関心をもつ同性愛は、遺伝素質によるもので、体質性同性愛と呼ばれている。**

　彼には次のような**犯罪歴**がある。犯罪には同性愛に関係する場合と覚せい剤に関係する場合がある。

① 77.4.8、大阪南署、迷惑防止条例違反、77.4.11、大阪区検、起訴猶予。彼によると、売春目的の客引きで逮捕されたという。

② 77.8.3、大阪南署、迷惑防止条例違反、77.8.4、大阪簡裁、罰金1万円。記録によると、売春目的の客引きで逮捕、処罰された。

③ 81.10.3、警視庁東京水上署、覚せい剤取締法違反、81.11.20、東京地裁、懲役1年執行猶予4年。判決文によると、81年8月に横浜市の簡易宿泊所で覚せい剤を共犯に注射してもらったという。

④ 82.7.21、警視庁荒川署、公務執行妨害、銃刀法違反、82.7.23、不送致。彼によると、後記の⑤の犯行で横浜南署に逮捕され、尿検査で覚せい剤が検出されたが、釈放された。その後放浪し、絶望的になり、自殺を意図し、包丁を所持し、荒川土手で睡眠剤を服用したところ、警察官に発見され、警察官に包丁を振り回した。精神衛生鑑定で、同年7月22日に大泉病院に措置入院になったという（後記）。

⑤ 82.10.30、神奈川県南署、覚せい剤取締法違反、83.4.21、横浜地裁、懲役10月、83.9.7、東京高裁、控訴棄却、黒羽刑→八王子医刑（③の執行猶予取消の刑も同時に服役）、85.1.6満期出所。判決文によると、彼は82年6月中旬から同月24日の間に、横浜市内で共犯に覚せい剤を注射してもらったという。

⑥ 85.6.4、神奈川県神奈川署、迷惑防止条例違反、85.6.12、神奈川簡裁、罰金1万円。起訴状によると、売春目的で85年6月4日夕刻、横浜市内をうろついたという。

⑦ 86.4.14、逮捕された警察署不明、86.4.26、山形簡裁、暴行、罰金3万円。起訴状によると、86年4月14日午後6時15分ごろ、山形市内の路上で、通行中の女性（当時14歳）に対し、その顔面を殴打するなどの暴行をしたという。彼によると、就職相談などのため山形市の兄昭三のところに行った帰り、国鉄蔵王駅前でベンチに座っていたとき、3人連れの女子中学生がそばで話していたが、その1人が「**泥棒、スリ！**」と言ったので、その者の頬を平手で叩いたという。**おそらく覚せい剤中毒にる幻覚妄想状態で幻聴が生じて犯行**

に及んだと思われる。

次に、**精神病歴**であるが、彼は次のような施設で精神医療を受けた。

1. **千歳篠田病院**（山形市、精神科）

同院長加籐正實の報告書によると、同院には79年5月18日〜8月4日の間入院した。受診の約2年前（77年）より覚せい剤らしいものを注射し、受診の4〜5日前にも注射したところ、頭痛が激しく、気持を統制できなくなり、脳がやられたと思い、山形市の兄昭三に相談し、山形大医学部附属病院を受診し、そこの紹介で同院に入院した。症状には幻聴（トントンという音や囁く声）があった。軽快して退院したが、同年8月20日に再び来院し、心気的訴えをした。同年9月27日以後は来院していない。**診断は覚せい剤中毒**であるという。

以上の報告書では、覚せい剤の初めての使用が77年ごろであるが、彼によると、千歳篠田病院入院の1年ぐらい前、すなわち78年ごろであるという。また、同院入院時、幻聴が出現しているが、このころ幻覚妄想状態が初めて出現したらしい。

2. **大泉病院**（都内練馬区、精神科）

同院長吉野雅博の報告書によると、同院に82年7月22日〜同年10月30日の間入院した。**病名は覚せい剤中毒**。病状は、些細なことを自分に結びつけ、迫害されているという被害関係妄想、誰かから後ろをつけられているという追跡妄想があり、入院後10日ぐらいは妄想が継続し、気分が不安定であったが、次第に平静化し、措置入院の必要性がなくなり、軽快退院したという。（注：この入院は前記犯罪歴の④の後の自殺未遂のための措置入院である）。報告書には幻聴の記載はない。退院後ただちに横浜拘置支所に勾留された。

3. **八王子医療刑務所**

同所の診療録によると、彼が被告人として横浜拘置支所にいたとき、同所で「オカマ、泥棒などと言われる」「スピーカーで言いふらしている」などという幻聴があり、大声を出したり、その後、東京拘置所に移っても夜間「うるさい」「この野郎」などと独語したり、「職員が『盗人！』などと嫌がらせを言う」と言った。受刑者として黒羽刑務所に入所した後の83年10月6日に、外部の医師に診察を受けたところ、覚せい剤使用者（精神病質）という診断であった。同年10月17日に「俺はスリじゃない、泥棒じゃない」と大声で繰り返し、同月20日にも同様に大声を発した。このため84年1月23日に八王子医療刑務所に移送された。同所での初診時、不眠、幻聴、注察妄想がある。**病名は覚せい剤中毒後遺症**。84年2月6日の診察中、他の受刑者を見て、「あいつが私に馬鹿と言ったんですよ」と言って、急にきつい目付きになり、攻撃的になった。その他、無気力、好褥的である。同

年5月8日には同衆が「自分の顔をジロジロ見る」と言う。こうして精神状態は薬物治療の効果なく不変、未治。出所が近づいて精神衛生法26条による通報がされた。しかし、精神衛生鑑定で措置不要となり、85年1月6日に釈放となり、更生保護会に収容されたという。

4．せりがや園（横浜市）

同園長酒井正雄の報告書によると、横浜市中区福祉事務所の依頼で彼を診察し、彼は85年4月19日から同年7月31日の間、同園に合計7回通院した。病名は覚せい剤中毒後遺症で、症状は被害・追跡妄想で、「警察官が自分をつけ回す」などと訴えた。向精神薬を投与したという。彼によると、当時横浜市中区のアパートに住み、生活保護を受けていて、福祉事務所の指示でせりがや園に通院した。しかし、前記犯罪歴の⑥のために生活保護打ち切りになったという。

以上より、彼は79年5月（28歳）に千歳篠田病院に入院したが、そのころから幻覚妄想状態が出現した。覚せい剤の使用はその1年ぐらい前かららしい。彼によると、ゲイボーイなどをしていて、ヤクザ者と性関係をもったが、そのような機会に半強制的に覚せい剤を注射された。最初はそれほど違和感がなかったが、79年に使用したときに非常に強い影響が出て、幻覚妄想状態が出現した。**その後、覚せい剤の使用はそれほど頻繁でなかったのに、精神病状態は慢性化し、不治状態になり、覚せい剤を使用しなくても、幻聴などが出没するようになったようである**（固定・持続病像）。

身体的既往歴では、小学校時代から中耳炎、副鼻腔炎が慢性化し、中学2年のとき両耳の手術をし、難聴が残存した。飲酒歴では、81年11月に覚せい剤取締法違反の判決があった後から飲むようになった。機会的にビール大瓶3本ぐらい飲む。酒癖は悪くない。

86年8～9月の**鑑定時の所見**は次のとおりである。

身体的には、身長174.6cm、体重61.5kgで、細長型の体型である。一般に体毛が薄く、腋窩毛が非常に薄い。声変わりしていない。このような身体的特徴は同性愛と関係があるかもしれない。（注：同性愛と身体的特徴は一般に無関係とされている）。前記のように、中耳炎、副鼻腔炎による難聴がある。内科的・神経学的に異常はない。脳波も正常である。

精神的には、私は彼が最初から鑑定を希望していなかったことは弁護人から聞かされていた。また、鑑定期間中に裁判所に上申書を出して鑑定の中止を申請した。しかし、面接を繰り返したけれども、とくに拒否的ではなく、質問には普通に応じていた。身体検診、脳波検査、心理テストも実施可能であった。**彼の喋り**

方は女性的で、絶えず折り畳んだハンカチを持ち、それを口元などに当て、服装も上下を赤または白に統一し、赤いパンツを穿いている。前記のように**体質性同性愛が存在していることは確かである**。

　同性愛傾向を除いて、表情、態度に奇異、不自然なところはなく、分裂病くささ（プレコックス感）はない。質問にはすぐ応じるが、応答は非常に迂遠、冗長である。これは生来性のものと思われる。しかし、話が散漫でまとまりを欠く、**思路障害があり、これは覚せい剤中毒の後遺症状かもしれない**。［注：覚せい剤中毒精神病に思考滅裂のくることはすでに指摘されている。このことについては中田　修、石井利文著「覚せい剤精神病知見補遺（1）―誇大妄想と滅裂思考―」（犯罪誌．59：101, 1993.）を参照されたい。本論文は拙著『精神鑑定と供述心理』233頁以下に再掲されている］。心理テストを施行したが、WAISでは全検査ＩＱは99で知能は正常である。性格は、同性愛の影響は無視できないが、従来の生活史からみて、意志薄弱性の傾向がある。

　覚せい剤中毒精神病によって、幻覚妄想状態（幻覚症）にあったことはすでに記述したところである。ここで、鑑定時に彼から聴取した病的体験の一端を紹介したい。

　「横浜拘置支所でもあったが、東京拘置所に移ってとくに、食物の中に異物、毛、毛髪、陰毛、小石、鼠の糞などが入っている。故意に入れられているように思う」

　「隣の房でガタガタ音がする。声が隣の房でする。そのために眠れず、不安になる」。

　このような陳述の真否を確かめるために東京拘置所職員に訊いたところ、彼が食物の中に虫、毛髪などが入っていると言ったことがあり、彼が興奮して便器の蓋を強く閉めたことがあるという。

　彼が過去に「泥棒、スリ！」といった内容の幻聴を聞いたことは前記のとおりであるが、鑑定時聴取したところ、14年ぐらい前、ゲイボーイをしていて馴染みの男性と性関係を結んだとき、その男の洋服のポケットから5〜6万円を盗んだことがある。しかし、この事件は公にならなかったという。**過去の体験が幻聴の内容に関連することは、ビルツがアルコール幻覚症で経験している**。

　また、「山形市の千歳篠田病院を退院して東京に出て、ゲイボーイをしていたが、近所の人や駅員が自分の職業を知っていて『オカマ、ゲイボーイ』などと言う」という。自己の秘密を知られるというのは、考想察知に近縁な体験である。

　記述が冗長になるので、これ以上、病的体験に立ち入ることはしないが、**幻覚妄想状態は79年ごろから消長はあっても、しかも覚せい剤を使用しなくても、持**

続していたようである。以上から、彼が覚せい剤精神病に罹患し、それが慢性化していたことは確かで、病状は鑑定時にも存続していた。

■ **本件犯行当時の精神状態**
　本件犯行は前記のように、86年4月30日に横浜市中区のY文化劇場（映画館）の中で行われたものである。当時、彼は宿所も定職もなく、仕事と住居を捜していた。犯行当日も横浜市中区曙町の旅館を出て、宿所を捜す目的で寿町などの簡易宿泊所に当たったが、夕刻でないと窓口が開かないなどのために、宿所が決まらないままに本件犯行に至った。なお、取調調書によると、当日、飲食したり、ゲイ仲間のところに行ったりしている。飲酒しているが、酩酊が問題になるほどではない。この間にも病的体験があった。たとえば、スナック「S」では、店主の息子が小さい声で「泥棒！」と言ったという。あるいは別の喫茶スナックでも店を出るときに「泥棒！」と言われたという。
　午後5時ごろY文化劇場に入るが、しばらくして一時外出して「H」という食堂に入り、飲食した（その際、清酒銚子1本を飲んだ）。同店の主人が注文を取りに来たとき「スリ！」と言ったので、彼は「糞爺！」と言って睨みつけたという。それから劇場に戻って、しばらくして便所に行くためにロビーに出た。そのとき村木 功が椅子に座って切符もぎをしていた。彼は村木の後ろを通って便所に行くとき、村木が「スリ、オカマ」と言った。それで激昂して、ビール瓶で同人の頭部を殴打するなどしたという。
　村木の警察調書によると、同人は彼が便所に行くのは感じたが、振り向かず、また彼に話したことはないという。

■ **鑑定結論**
　彼は、病識がなく、村木が確かに言ったと確信しているが、それまでにもたびたびあった同様な幻聴の声を聞き、それに支配されて犯行に至ったことには異論はない。
　責任能力については、「被告人（彼）は犯行当時、幻覚妄想状態にあり、犯行は幻覚、妄想に支配されており、しかも最近数年間は覚せい剤を使用していないにも拘わらず、このような病的体験が持続しているので、この状態を招いた責任を問うことはできないので、責任能力が喪失していると考えるのが妥当である」と鑑定書に記載した。それと同時に精神科病院での充分な治療の必要性を書き加えた。
　横浜地裁は87年2月27日に心神耗弱を認定して懲役7月を言い渡した。判決文は、「幻聴の成り立ちは、被告人の病前の人格、生活状況に照らして了解可能で

あって、全くの人格異質性が認められない」としている。

9．監禁、殺人等被告人Ｔ.Ｗ.精神鑑定書（概要、覚せい剤中毒例）

　覚せい剤中毒による犯罪例で、私がもっとも辛抱強く被告人の陳述を聴取した事例を紹介したい。この例は中田　修、石井利文著「覚せい剤精神病知見補遺（２）―薬物に対する異常反応―」（犯罪誌, 61:96, 1995）の事例２として発表され、同論文は拙著『精神鑑定と供述心理』（金剛出版，1997）255頁以下の「覚せい剤中毒者が薬物に示す異常反応」として再掲されている。この論文では、覚せい剤中毒者では、覚せい剤、常用薬、食物、水などに対して過敏になり、異常反応を示す場合のある事例として提示された。後記のように、本例では、監禁、殺人等の一連の犯行の最終段階で、このような異常反応が出現し、それが被毒妄想、殺人につながった。

　さて、ここでは、犯行の経緯についての被告人の陳述を少し詳しく紹介したい。暴力団員、覚せい剤使用者というと検察官、裁判官は「悪い奴」だという先入観で見るが、覚せい剤中毒の幻覚妄想状態下の患者は、全く自由を失っているのであり、責任能力を喪失していると、われわれには見える。判決は常に有罪である。私はこの矛盾についてたびたび警告してきたが、事態は一向に進展しない。**日本の法曹、刑法学者は何をしているのかと言いたい。**

■犯罪事実

　私は1981年５月、静岡地裁沼津支部より監禁、殺人、公務執行妨害、銃刀法違反、火薬類取扱法違反、道交法違反、暴力行為等処罰法違反、覚せい剤取締法違反被告人Ｔ.Ｗ.の精神鑑定を命じられた。彼（被告人Ｔ.Ｗ.を指す。以下同じ）は本件犯行当時37歳である。登場人物は特定の場合を除き仮名とする。犯罪事実は起訴状によると、およそ次のとおりである。

　１．80年９月30日起訴のもの
① 　彼は80年６月26日午後１時30分ごろ、静岡県田方郡大仁町のＴ醸造株式会社前において、かねて同棲していた山本春美（当時21歳）の居所を聞き出すために、春美の妹で同会社の社員であった山本和美（当時19歳）を呼び出し、同女に対し所携の散弾銃１丁を見せながら「早く車に乗れ」と命じて同女を自己の運転する普通乗用自動車内に乗り込ませ、ただちにドアをロックして、自動車を発進させ、同女に対し、「姉ちゃんのいる所を正直に教えてくれ、正直に言わないとぶっ殺すぞ」等と申し向けて脅迫したうえ、同郡中伊豆町

の同女の家に立ち寄る等した後、通報によって駆けつけた警察官の追跡を受けながら、同日午後10時10分ごろ、同郡天城湯ヶ島町まで走行し、その間約8時間40分にわたり、同女を自動車内に閉じ込めて脱出することを不能ならしめて、もって同女を不法に監禁し、

② 同日午後10時10分ごろ、同郡天城湯ヶ島町の路上において、前記監禁等の犯罪の制止・検挙の任務に従事中の大仁警察署警部山野恵一（当時54歳）らから犯罪行為を制止された際、同人を殺害しようと決意し、いきなり自動車から左斜め前方約2m先に立っている同人に対し前記散弾銃を発射し、散弾をその胸部に命中させ、もって、同警察官の職務の執行を妨害するとともに、即時同所において同人を胸腹部銃創に基づく失血により死亡させて殺害し、

③ 法定の除外事由がないのに、前記②記載の日時、場所において前記散弾銃1丁および火薬類である散弾銃用実包17発を所持した。

2．80年9月30日起訴のもの

① 彼は公安委員会の運転免許を受けないで、

ⅰ）80年4月15日午前2時ごろ、静岡県田方郡修善寺町の道路において普通乗用自動車を運転し、

ⅱ）同年5月9日午後5時15分ごろ、宮城県古川市新田の道路において普通乗用自動車を運転し、

ⅲ）同年6月26日午後3時30分ごろ、静岡県田方郡中伊豆町の道路において普通乗用自動車を運転し、

② 同年6月26日午後1時15分ごろ、静岡県田方郡大仁町の菊田理容店内において同店の経営者菊田 亘（当時41歳）およびその妻和江（当時39歳）らが散弾銃の所持を警察に通報したものと邪推して憤慨し、両名に対し所携の猟銃である散弾銃の銃口を向けながら、「今、警察に電話したな、今に来る。お母ちゃんだって判っているだろう。変なことをすると後家になるぞ」などと怒号して、同人らの生命、身体等に危害を加えるような気勢を示し、もって、凶器を示して脅迫し、

③ 同日午後2時50分ごろ、同郡中伊豆町の杉下ガソリンスタンド内において、同店の従業員斉木光彦（当時46歳）らが、散弾銃の所持を警察官に通報して足止めのため預けた鞄を返還しないものと邪推して憤慨し、斉木に対し、「早くしろ、分かんないわけがないだろう。お前ら時間稼ぎしているんだな。警察へ連絡したんだろう。ぶっ殺すぞ」などと怒号したうえ、所携の同散弾銃を1発発射して同人の生命、身体等に危害を加えるような気勢を示し、もっ

て、凶器を示して脅迫した。

3．80年10月31日起訴のもの

彼は法定の除外事由がないのに、

① 80年6月25日午後5時ごろ、静岡県田方郡韮山町の路上に駐車中の普通乗用自動車内において、フェニルメチルアミノプロパンを含有する覚せい剤結晶粉末約0.045gを溶解した水溶液約0.25mlを自己の左腕部に注射し、もって、覚せい剤を使用し、

② 同月26日午後10時12分ごろ、同郡天城湯ヶ島町の路上に駐車中の普通乗用自動車内において、フェニルメチルアミノプロパン塩酸塩を含有する覚せい剤結晶粉末約4.0578gを所持した。

4．80年11月20日起訴のもの

彼は80年6月26日午後3時50分ごろ、静岡県田方郡修善寺町の路上において、同所まで山本和美（当時19歳）を自己の運転する普通乗用自動車内に監禁してきた際、監禁等の犯罪を制止し、彼を検挙するため追跡していた大仁警察署巡査宮野明憲（当時31歳）および同署巡査中井利夫（当時30歳）の乗車するパトロールカーの前方約37m先路上から、パトロールカーめがけて所携の散弾銃を1発発射し、宮野巡査のヘルメットやパトロールカーの車体等に散弾を当てしめ、もって、同巡査らの職務の執行を妨害した。

■家族歴

私の鑑定は再鑑定であり（注：前鑑定人はS氏）、私の鑑定書には前鑑定書と重複しないようにしているため、父母のことも記載されていない。新たに分かったことで前鑑定書に追加すべき事項として次のようなことがある。父方祖父母は従同胞同士の結婚である。父方祖父の弟に銀吉、亀次郎というのがいるが、彼らは酒飲みで、放蕩したという。**彼の妹真子は統合失調症に罹患しているというので、入院先の伊豆函南病院に照会したところ**、第1回入院は71年9月10日〜77年9月10日の間で、第2回入院は78年8月14日から鑑定時現在（以下現在と略す）に至っている。病状、経過としては、発病は71年8月下旬（22歳）で、不眠、不安、自閉、幻聴、幻視、注察妄想、自我障害、滅裂思考などであり、最近はかなり軽快し、病的体験は消失し、鈍感であるが、簡単な室内作業に参加しているという。病名は統合失調症であるが、**病状、経過からその病名に疑義はないと思われる**。母方叔父に1人、精神遅滞者がおり、現在、浜松市の精神遅滞者の施設で働いている。精神遅滞が内因性か外因性か不明である。

■本人歴

　彼は42年10月に静岡県田方郡大仁町（後に伊豆の国市に属す）に生まれた。彼の学歴については前鑑定が小・中・高校に照会して、学業成績、性行について調査し、その結果を鑑定書に記載しているので、重複するので簡単に補足的に記述する。彼は高校2年（60年3月）で中退したが、中学の学籍簿の記載からも、学習意欲に乏しく、短気な傾向が見られ、高校では欠席が多く、自己中心的で、粗暴性、狡猾さが認められ、悪友ができ、非行性が目立ってきて、後記の犯罪歴につながった。父母の陳述によると、彼は小・中学は普通で、優しい性格で、ときに短気であった。高校2年（17歳）ごろからぐれ出したという。彼の妹の麻子によると、彼は母に可愛がられたためにやや我儘、短気、頑固であり、厳格、専制的な父の前で小さくなっていて、心の中で父に反発していたという。

　職業歴は、およそ次のとおりである。高校中退後、K建材、O建設、H木工、S生コンなどに勤め、運転助手、土方、さらに大型車の運転免許を取ってからはトラックの運転をし、京浜地区に出てK運輸、Y運輸、M建設に勤めたことがある。土田摂子と恋仲になって横浜市で同棲して沖仲仕をしたり、彼女と結婚後、修善寺駅前で夜の屋台をしたことがある。74年には本格的な的屋になり、露天商、金融業を始めている。79年9月に府中刑務所を出所してからは、事業を始めるということで父に1千万円出資してもらい、横浜市内のビルで梱包会社を設立し、2人の社員に仕事をさせたが、開店休業の状態であったという。

　彼は普通乗用車の免許は18歳ごろ、大型車の免許は21歳ごろ取得したが、70年2月以後、免許更新の手続きをせず、73年2月以降、免許は失効になっている。したがって、本件犯行の道交法違反は無免許運転である。

　彼には次のような**非行・犯罪歴**がある。

① 60.4.30（17歳）、傷害、恐喝、大仁署、60.6.30、静岡家裁沼津支部、不処分。

　彼によると、湯ヶ島町のバーで飲み、他の土工と喧嘩したのと、恐喝は仲間の友人の皮ジャンパーを強いて借りたという。

② 61.6.12、業務上過失傷害、沼津簡裁、罰金2万円。

　彼によると、大仁町でバイクに乗っていて、郵便配達の自転車に追突し、相手に怪我をさせたという。

③ 61.5.10、傷害、恐喝、大仁署、61.8.14、静岡地裁沼津支部、懲役10月執行猶予3年。

　判決謄本によると、恐喝は4件で、地元で金銭、皮ジャンパー、腕時計を

喝取した。傷害は、数名と共謀して、地元で30歳の男性の頭部、顔面を棒または手拳で殴打して負傷させた。

④ 62.3.21、暴行、傷害、大仁署、62.6.4、静岡地裁沼津支部、懲役4月以上6月以下、62.11.26、東京高裁、控訴棄却、③の執行猶予取消刑とともに川越少年刑受刑、63.10.23仮釈放。

判決謄本によると、

ⅰ）修善寺町で、乱暴する彼を取り押さえようとしたMの顔面を殴打した。

ⅱ）同町で、三田某と共謀して、2人の男性に因縁をつけ、両名を手拳、板切れで殴打して負傷させた。

⑤ 64.2.13、傷害、大仁署、74.3.3、三島簡裁、罰金1万円。

⑥ 64.6.30、住居侵入、傷害、三島簡裁、罰金1万円。

⑦ 65.11.18、傷害、65.11.29、三島簡裁、罰金1万3千円。

以上3件は、彼はよく覚えていないという。

⑧ 67.7.6、傷害、大仁署、68.2.15、静岡地裁沼津支部、懲役1年2月、名古屋刑受刑、69.4.15満期釈放。

判決謄本によると、犯罪事実の概要は次のとおりである。

ⅰ）修善寺町で、他3名と共謀して、自転車で通行中のⅠ（45歳、男性）に因縁をつけて、同人を殴打、足蹴りして負傷させた。

ⅱ）同町で、彼はY（21歳、男性）が彼を「君」呼ばわりしたと言って、他1名と共謀して、同人を手拳、棒で殴打して負傷させた。

⑨ 69.9.19、銃刀法違反、大仁署、69.10.16、静岡地検沼津支部、起訴猶予。

彼によると、登山用ナイフを所持していて密告されたという。

⑩ 73.3.3、傷害、警視庁小金井署、73.9.14、東京地裁八王子支部、懲役1年6月、74.2.27、東京高裁、控訴棄却、神戸刑受刑、75.7.2満期釈放。

判決謄本によると、犯罪事実の概要は次のとおりである。

ⅰ）東京都内を進行中の自動車の中で、前に同棲したことのある藤本和枝（23歳）に元の関係に復するように迫ったが、拒否されたため、たまたま車中にあったナイフで同女の顔面等に切りつけ、負傷させた。

ⅱ）修善寺町の飲食店で、K（24歳、男性）に因縁をつけ、植木鉢、鉄製ジンギスカン鍋等を同人に投げて負傷させた。

⑪ 76.11.26、傷害、三島署、76.12.6、沼津簡裁、罰金10万円。

起訴状によると犯罪事実の概要は次のとおりである。

彼は同棲中の内妻飯田幸子（24歳）が友人等の面前で別れ話を持ち出したのに

憤激し、
 ⅰ）76.1.23、修善寺町の路上で同女に対して、顔面を手拳で殴打したり、大腿部付近を足蹴りし、
 ⅱ）76.1.24、同町の自宅で同女の性器に煙草の火を押し付け
 ⅲ）同日、同所で、同女に対して、腕、腹、大腿部等を殴打したり、足蹴りし、
 ⅳ）同月26日、同所で、同女に対して、顔面を殴打したり、大腿部を蹴るなどして、同女に全治約1ヵ月を要する傷害を負わせた。
 ⑫ 78.5.28、暴力行為違反、大仁署、78.7.18、静岡地裁沼津支部、懲役1年2月、府中刑受刑、79.9.2満期釈放。
  判決謄本によると、犯罪事実の概要は次のとおりである。
 ⅰ）77.7.27、地元で、忘年会に誘って、それに応じなかったY（31歳、男性）に因縁を付け、同人の腹部、顔面、頭部等を手拳で殴打し、さらに雪駄でその前額部を殴打して、全治約10日間の傷害を負わせた。
 ⅱ）78.2.28、午後2時ごろから午後3時ごろまでの間に、横浜市の公衆電話から電話を修善寺町のH方にかけ、応対に出たHの妻（29歳）に対し、彼の配下の宮田和雄が以前Hに傷害を負わせた件で懲役刑に処せられたことに因縁を付け、暴言を吐いて同女およびHを脅迫した。

 暴力団との関係では、彼はそれまでも暴力団と付き合いがあったが、正式に組員になったのは66～67年ごろで、現在、極東組S一家に加入しており、極東組は的屋である。彼が的屋で露天商などをしたことは前記のとおりである。暴力団と関連して、本格的な**文身**が入れられ、**指つめ**（左小指の第2関節から先を切断している）がある。

 飲酒歴では、彼によると、17歳ごろから飲み始め、清酒は嫌いで、ウィスキー、ビールを飲み、ウィスキーは水割り4～5杯、ビールは大瓶3本ぐらいであるが、ウィスキーではボトルの7割、ビール10本ぐらい飲んだこともある。毎日のように飲んでいたが、80年1月に心臓病で入院して以後は、節酒しているという。彼の**酒癖の悪い**ことは周知のとおりで、警察の調査で、「素面では大人しいが、一旦酒が入ると、一変して誰彼の見境がなくなり、凶暴性を出し、極悪となる」という。彼がたびたび暴行、傷害を犯しているが、それらの犯行は飲酒時に多い。

 性生活では、彼は**性的に放縦**で、多くの女性との同棲歴があり、**母**によると、**ヒモ的生活を送っていた**という。彼には正式に結婚した女性、すなわち土田摂子がいる。彼によると、61年ごろ彼女と知り合い、同棲するようになった。彼女は彼より3歳年下で、地元のT電気の工具をしていて、彼の友人の紹介で彼と知り

合い、同棲するようになった。しかし、彼女の両親が同棲に反対したので、2人で横浜市に出奔し、彼は沖仲仕をしていたという。2人は67年1月に婚姻届出した。2人のあいだには長女（現在14歳）、次女（現在10歳）の2人の娘がいる。妻摂子によると、彼は酒癖が悪く、酩酊すると乱暴し、71年ごろから女関係でほとんど家に帰らず、生活費もほとんど入れず、彼女は73年ごろから勤めに出ている。彼女は彼の素行不良と、何度も家を空けることで、たびたび離婚を考え、実家に帰ることもあったが、最終的には79年11月ごろに家を出て、別居している。そして、本件犯行後の80年7月に正式に離婚した。なお、犯罪者によく見られるが、彼は**陰茎の皮下に玉を5個入れている**。

　身体的既往歴では、出産は満期・安産。5歳ごろワイル病に罹患したが、後遺症はなかった。小学校5年ごろ両側扁桃腺の切除手術をした。彼によると、74年ごろいわゆる狭心症の発作があり、すなわち頸部の左半分、胸部の中央部から左側にかけて痛む発作があり、伊豆リハビリテーション病院（中伊豆町）に10日ほど入院した。80年1月にも同様な発作があり、伊豆日赤病院（修善寺町）に入院したという。同院内科翁　秋雄医師の警察調書によると、同年1月7日に胸が苦しいと言って受診し、**軽い心筋梗塞、高血圧症**で、同月14〜24日の間入院し、その後は通院して服薬しているという。高血圧症といっても、最高血圧は136mmHg、最低が98mmHgで、最低がやや高い程度である。その後、彼は覚せい剤を注射しているが、同年3月30日にも同様な発作があり、救急車で、池田病院（駿東郡長泉町）に入院した。同院池田　誠医師の回答によると、彼は同年3月30〜4月1日の間入院した。3月30日午前7時ごろ覚せい剤を注射したところ、呼吸困難、下肢のしびれ感、後頭部痛を訴え、心電図に右脚ブロックが見られたという。

　覚せい剤の使用については後記する。

■現在証

　81年7〜9月の鑑定時の所見は次のとおりである。

　身体的には、身長166.2cm、体重86.0kgで、肥満型の体型である。文身、左小指の指つめ、陰茎の玉は前記のとおりである。左上口唇に横に走る2.8cmの切傷痕、左側頭部に縦に走る7.6cmの切傷痕があるが、これらは喧嘩でできた傷の痕である。内科的には打聴診で異常はなく、血圧は120/96mmHgで、最低血圧が高い。神経学的にも特記すべき異常はない。脳波も正常である。

　精神的には、彼に何度も面接したが、態度に礼容があり、やや尊大な印象であるが、暴力団員から予想されるような粗野さはなく、問診でもとくに興奮することはなかった。意識は清明で、見当識、記憶、記銘力、知識、判断力に粗大な異

常はなく、幻覚、妄想等の病的体験はない。**かつて覚せい剤中毒による幻覚症状態にあったが、現在は治癒している**。談話は普通で、虚偽を弄しているところはない。ただし、職業歴、女性関係、暴力団関係については体面を考えていたのか、私はもう一つ深く立ち入ることができなかった。心理テストは11種類施行された。脳研式標準知能検査では77点、新田中B式知能検査では知能指数は82であり、面接所見からも知能は正常である。性格は、横断面的観察ではよく分からないが、生活史を検討する縦断面的観察により意志薄弱性、爆発性、自信欠乏性を主徴とする精神病質の傾向があると見なされる。今から考えると、精神病質と言ってよいであろう。

■本件犯行当時の精神状態

　彼は79年9月に府中刑務所を出所し、静岡県田方郡大仁町の実家に帰り、家には妻子、両親がいた。彼はヤクザの道から離れる気はなかったが、何か良い職を見つけたいと思い、坂田忠雄、宮田和雄と相談して、横浜市内のビルの1室を借りて、父に1千万円を出資してもらい、梱包会社を設立したが、彼自身はほとんどその仕事に触れず、修善寺町のヤクザ仲間と行動を共にし、露店商、金融業などをしていた。他方、彼は結婚後長年にわたって家庭を顧みず、情婦を囲ったり、罪を重ねていたので、妻は彼に見切りをつけ、79年11月ごろに家を出て、別居生活に入った。

　妻に逃げられた彼に起こったのは**山本春美との関係**である。彼女は59年4月生まれで、彼より17歳年下である。その両親は中伊豆町八幡でスポーツ用品店を経営し、その支店を長岡駅前に出し、彼女がその支店を任せられていた。妹の和美は2歳年下でT醸造（大仁町）に勤めていた。彼が春美、和美姉妹を知ったのは、79年10月10日の中伊豆中学の体育会の日で、当日彼は会場で綿菓子売りをしていて、春美に会って、彼女を可愛いと思った。80年2月中旬に、彼は春美が店番をしているスポーツ用品長岡店を訪れ、暴力団の制服の刺繍を頼んだ。これがきっかけで、彼は春美、和美を食事に誘ったりして、親交を深め、2月中旬には伊豆長岡町にKマンションを借りて、そこで、あるいはモーテルで彼女と初めて肉体関係を結んだ（注：その後まもなく、同町のOマンションに移る）。彼に夢中になった春美は、スポーツ用品店の仕事も放棄して、モーテルなどで彼と情交を重ね、3月初めごろ彼女の父に2人の関係が知られ、彼女は父から彼と手を切るように強く忠告された。3月5日に春美は意を決して、実家を飛び出して彼の許に身を寄せ、2人の同棲生活が始まった。2人は互いに熱愛し、彼も春美と結婚し、暴力団から足を洗うつもりであった。彼女は妹の和美と連絡を取り合い、実家に

は住所を知らさなかったが、ときどき電話していた。

　前記のように、彼は、74年ごろから狭心症様発作があり、80年1月には伊豆日赤病院に、同年3月30日には池田病院に入院した。同年5月下旬には春美のほうが胃の圧迫感、吐き気を訴え、池田病院を受診し、肝臓が悪いということで同院に入院し、彼が付き添った。そのころ後記のように、彼には覚せい剤中毒による幻覚妄想状態が続き、彼女は6月22日に都内江戸川区の紅谷病院に転院し、6月24日に彼は病的体験から彼女を放置したまま同院を逃げ出した。彼女は6月25日に両親によって実家に連れ戻された。そして、その翌日の6月26日に、彼は本件の監禁、殺人等を犯した。これら一連の出来事には後に詳しく立ち入ることになる。

　本件犯行は、覚せい剤中毒による精神病状態で実行されたので、まず、覚せい剤使用について述べる。彼の陳述は必ずしも正確ではないが、およそ次のとおりである。

　彼は75年7月に神戸刑務所を出所し、その直後に覚せい剤を1～2回使用したが、とくにそれ以上の関心はなく、幻覚症にもならず、覚せい剤使用を嫌っていた。80年1月、同月14日の伊豆日赤病院入院の前に、当時横浜市で梱包会社を経営していたが、たまたま都内新宿の喫茶店「パリジェンヌ」に行ったとき、覚せい剤を購入した。当時、妻は家出中で、事業も順調でなく、心疾患で節酒が必要であったことなどで、心身ともに疲労していたため、覚せい剤を使用する気になった。こうして覚せい剤使用は飲酒の代替になったらしいが、使用開始は同年2月中旬である。使用始めのころは、覚せい剤の注射は隔日に1～2回であったが、6月には1日3～4回となり、ときには、耳掻き3杯分も注射することがあった。注射は静脈内注射であり、注射部位に硬結、着色が見られることがあるが、現在そういうものは見られない。

　以下に、覚せい剤の病的精神状態の記述に移る。彼の陳述は非常に詳細にわたるが、少し整理し、省略して記述する。

　「80年3月中旬（37歳）に、伊豆長岡町のOマンションに春美と同棲していたが、**着物を着たおばあさんが自分の脇をすっと通る**。春美におばあさんが台所のほうに行ったとか、風呂場のほうに行ったと言った。母に電話したとき、眼の前をおばあさんが通ったと言ったら、母は何を言っているんだと言った」（注：幻覚症の発症）。

　「それから**物音がすると、誰かが自分のところに様子を見に来たように思った。誰かに見張られている**。Oマンションの裏を車が通ると、誰かが自分のところに

来たのかと思う。戸の外に誰かがいると思った。隣の部屋で誰かが聞いているように思ったりする。誰かが自分を狙っているのかと思った。相手が警察であったり、前に勤めていたところの親方の大村道雄（かつて彼がその配下であった暴力団の親分。その後、同人は暴力団から足を洗った）でないかと思った」。（注：注察妄想が現れる）。

「3月30日に心臓発作があり、救急車で池田病院に行った。救急車に乗る前に**墓が眼の前に浮かび、石神が墓から手招きしている**。そのことを春美に言った。また、病院に見舞いに来た母にも言った」。（注：幻視）。

「Oマンションで誰かが入口から入って来るとか、カーテンのところから覗かれているように思い、入口のドアに元からチェーンがついているが、別にチェーンをつけたり、太い針金で縛ったり、ロープを張ったり、カーテンを二重にした」。

「舎弟の宮田和雄とは10年以上付き合っていて、彼はOマンションにも絶えず出入りして、それまで何ともなかった。3月30日に心臓発作があって池田病院に入院したが、**宮田が見舞いに来たとき、その態度、様子から宮田と春美が出来ているように感じた**。退院後の4月4日に月ヶ瀬の『踊り子』で春美の誕生会を開き、宮田や和美も加わった。そのとき**宮田と春美が眼と眼で物を言っている**。宮田と春美が出来ていると思った。しかし、宮田は和美と付き合っていたから、そんなことはない、変だなと思った」。（注：嫉妬妄想が出現した）。

「4月4日の誕生会のとき和美が春美に何かプレゼントすると言ったが、その後、ウサギのぬいぐるみが届けられた。春美が和美に電話したところ、ぬいぐるみは宮田が贈ったと言った。もう1回春美に訊いたら、和美はあれは冗談だと言ったという。その後、電話で宮田に確かめたら、宮田もあれは和美の冗談だという。それで私の誤解だったと思った」。

「5月9日に春美と宮城県古川市に行った。古川拘置支所で上本という男に面会したが、そのとき無免許運転で捕まった（本件犯行の2の①のⅱ）。そのころ春美の眼が真黄色なのに気づき、それから戻ってから、春美を池田病院に通わせ、6月5日に同院に入院させた。**春美が入院する少し前から声が聞こえるようになった**。悪口や、いろいろゴチャゴチャ聞こえてきた。また、誰かに見られているような感じはいつもあった」。（注：幻聴が出現した。春美の入院中、彼は終始春美に付き添っていた）。

「春美が入院して、急にひどくなった。看護婦長が春美と内緒話しているように思ったり、夜になると、廊下の音などが気になる。春美と病院を出て三島市に買物に行ったとき、**春美が誰かと連絡していると思ったり、そう聞こえてくる**。

池田病院内でも春美がどこかと連絡しているようであり、**宮田と連絡しているのかと思った。それで春美に、俺に隠しているのかと言い、病院を飛び出した。三島駅の近くから病院の春美に電話し、『お前がそういう良からぬことをしていると、どこかに行くぞ』と言った。**春美が帰って来いと言うので帰った」。

「6月15日に若衆の大石が見舞いに来たが、宮田の使いで来たのだろうと思い、手紙か何か持って来ただろうと言った。**春美から眼が離せなかった。眼を離すと電話か何かで連絡するだろうと思った。そのように固まっていった。**病室は個室であったので、トイレがついている。**トイレの天井の空気抜けのところから人が覗いているようで、登って行って覗いてみたりした。**そのころは完全にご飯も食べられなかった。看護婦が春美にシャンプーを借りに来たが、それが何かの合図のように思った」。

「人の笑い声が自分を笑っているようで、**誰かが拉致しに来るようで、**1日外泊の許可を取り、春美と自宅に行き、物置から銃を持ち出し、宮田の舎弟の飯原波生のところに寄って、銃身を短くしてくれと頼み、飯原は2日ぐらいで銃身を切って持って来、それを護身用に車のトランクの中に入れていた」。（注：被害妄想が現れた）。

「6月16日ごろ、春美と2人で外出し大仁の山の上に行き、宮田と連絡していないか、嘘をついていないか、本当のことを言えと言って、**春美を殴った。**春美を殴ったのはこれが初めてである」。

「6月17～18日ごろ、**人など見えないのに、人が飛び込んで来るとか、廊下の音で、今度は俺のところに来るのだと思い、自分がすっかり取り囲まれ、自分が連れて行かれるような気がした。部屋を真っ暗にしたり、ブラインドがあるのに、その内側にシーツでカーテンをした。『殺しに来るぞ』と教えてくれる声がする。**春美に何か用意したらと相談したら、**春美は手でピストルの真似をした。それで銃を部屋の中に持って来た」。**

「春美にはその親に電話させていたが、入院のことは隠していた。自分の妹の小枝子の夫の横手隆信を呼んで、春美の病気の診断書を春美の親に届けてもらうことにした。横手が来る前の6月20日から21日にかけての夜はひどかった。**夜中に部屋はすっかり取り囲まれていると思った。春美に手伝わせて、毛布、敷布を窓に画鋲で留め、入口には冷蔵庫、椅子、机でバリケードを作った。**不安で仕方なく、誰かにいてもらいたい気持ちであった。朝方4時か5時ごろ春美に遺書を書き、自分は死ぬから、車をやるなどと書いた。5時ごろ、廊下を歩く音がし、自分を拉致しに来たと思った。出れば撃ち殺されると思い、ベッドの隅に身を隠

した。6時半ごろ看護婦が検温に来たが、それも部屋に入れなかった。そのとき敵だと思ったが後で看護婦と分かった。6時半か7時ごろワゴン車で配食が来たが、入れさせなかった。まだ、敵に囲まれていると思った。窓から飛び出そうかと春美に相談したこともあった」。(注：これは**ビルツの包囲攻撃状況**の定型例である)。

「21日午前6時半か7時ごろ横手が来た。私は横手でなく、敵だと思った。結局、横手を1時間半ほど外に待たせて、冷蔵庫などを片づけて入れ、その日に春美の診断書を親に届けてもらうことにした」。

「22日午前2時ごろ、眼を覚ますと、人の気配がした。たまたま春美がトイレに立つときであった。誰かが入って来るように見えた。廊下で、外のトイレに入る音、車のキーの音、鈴の音がした。すぐ部屋を出て見たが、誰もいない。**春美に誰かと会っただろうと言った。春美は誰も見ないという。『お前の言うのは嘘だ』と言って春美を殴った**。春美が男を引き込むと思った。ソファーにライターがあった。それは実際は自分が置いたものであるが、春美が外で誰かに会ったと思った。また、春美が嘘をついているという声も聞こえた。それで何回も春美を殴った」。

「そのころ宮田が自分の家にいるという声も聞こえ、22日午前2時か3時ごろ、自分の車で春美と一緒に自分のOマンションに行った。自分の部屋に誰かがいる気配がし、押入れ、トイレ、風呂場を見た。**箪笥の引き出しの中に人が入っているような気配がした**。その前、Oマンションに着くと、春美が逃げ出さないように、車のトランクの中に入れた。その後池田病院に帰ったが、殴られた春美の顔が腫れていたので、沼津の自分の妹の愛子のアパートに行って、薬を買ってきてもらって、それで春美の傷の手当てをした」。

「知人の加賀正一の紹介で、都内江戸川区の紅谷医院に春美を転院させることにして、22日午後7時ごろ自分の車で同院に到着した。同院でも、夜疲れていても眠れない。誰かが部屋に入って来そうである。21日ごろから覚せい剤の注射を止めていた。誰かに監視されているようであった。ドアのノブのところに、タオルを破って作った紐をかけて、人が飛び込んで来ないようにした。**1日中誰かから注察されていることは頭から離れなかった**」。

「23日昼ごろ、知人の加賀が奥さんと一緒に来た。そのとき奥さんが吸った煙草を灰皿に捨ててあるのを翌24日に見て、自分は宮田が来て吸っただろうと春美に言った。加賀の奥さんが春美に手紙を渡しているように思った」。

「23日の夜、自分の頭が混乱していた。**春美と宮田がからんでいるのが眼の前**

に見えた。春美に俺を裏切るなら知らないよと言った。午後9時か10時ごろ、『春美！　春美！』と呼ぶ声が聞こえた。春美に訊いたら、何も聞こえないと言う。春美と2人で非常階段、屋上、調理室などを見て回った」。

「24日、春美がレントゲン検査でレントゲン室に入った。私は外で待っていた。そこで変な声が聞こえてきた。敵に連絡したとか、宮田に連絡したとか、耳の奥に聞こえた。早く逃げろと命令され、この病院から出たほうがよいぞと言う。それで無理にレントゲン室に入り、『それまで裏切るならば知らない。さよなら』と一言言って、病室にも帰らず、半ズボンとスリッパのままで飛び出した」。

（注：その後、都内のあちこちで靴、ズボンを買いに店に入ったり、横浜市の彼の会社に寄ったりするが、その経緯は省略する。その間も病的体験があった）。

「（24日夕方）横浜駅東口から当てもなくバスに乗り、バスでは後ろから3番目ぐらいのところに座っていたが、汗を一杯かき、見られているようで、縮こまっていた。初めは客が一杯いたが、だんだん客がいなくなり、見たら人が全部自分を取り囲んでいる。拳銃を向けているようであった。私は銃を持っていないのに、撃たれて撃ち返したようである。そこはどうしても記憶がない。三渓園の近くでバスを降りた」。

「どこをどう歩いたか知らないが、外人ハウスの家の庭に逃げ込んだ。身をかがめると人がいる。それからまた家があり、その裏が物凄く急な山であり、その山に逃げ込んだ。山に入ったのが午後10時ごろであった。人に取り囲まれているようであった。下から追われているようで、山の中腹まで行ったが、それ以上登れない。四つん這いになり、木の根につかまったりした。車の音などが物凄く聞こえ、夜中になると、ジュラルミンの盾が見え、機動隊が来ているみたいであった。上から見た外人ハウスの庭に盾が見えた。人も見えた。警察かどうか分からないが敵だと思った。もっと上に上がろうと思ったが、草や木が一杯で登れない。午前2時か3時ごろキツネが見えた。初めは犬だと思った。それがキツネで、初めは小さいのが、後には大きいのが4〜5回出た。じっと見据えるようで怖かった。朝方近く、ジュラルミンの盾が山の上から見え、私は『撃つな！』と2度叫んだ」。

私は彼に三渓園付近の見取図を書いてもらい、実際に現地に行って見分した。それらしい外人ハウスを捜したが、たしかに外人ハウスがあり、その近くに木の茂みのある小山があるが、彼が書いたのと全く同じような外人ハウスは見当たらなかった。しかし、茂みのある山があること、外人ハウスがあることは事実であり、彼が述べる体験が架空であるとは思えなかった。

（注：25日の朝、彼は埼玉県戸田市の友人窪井隆吉のところに行き、彼に同行を求め、それから2人で江戸川区の紅谷医院に行った。その前に病院に電話して知っていたが、春美はすでに実家に戻っていた。加賀に預けてあった彼の車をもらい、窪井に運転させて、伊豆の地元に戻った。その間もいろいろ病的体験があるが、省略する。なお、**25日午後5時ごろ、韮山の蛭島で覚せい剤を注射した**〈**本件犯行の3の①**〉）。

「26日午前3時ごろ、修善寺町の宮田の家に行った。そこには、宮田の内妻の田中寿子がいた。そこでは寿子やその母がいるところで、電話機を縛った。下駄箱も捜した。どこにも宮田はいなかった。**宮田のアパートの周りに敵がいるようで、周りを電灯で見て回った**。それから中伊豆町に向かった。**宮田が自宅に帰ったようで、『電話しろ』という声が聞こえ**、清水のコインスナックの前の公衆電話で宮田の家に電話した。内妻の寿子が出て、『お兄さん、今来て調べたとおり、宮田はいない』と言う。それから、中伊豆町白岩の大見川に行き、そこで夜が明けた。そこの釣り小屋で寝た」。

（注：以上で、本件犯行のあった80年6月26日の早朝までの経過についての彼の陳述の紹介を終わる。もちろん省略があることは前記のとおりである。鑑定書では、これまでの経過に関連した、第三者の供述等も記載したが、ここでは省略する）。

　次に**本件犯行当日の経過**についての彼の陳述を挙げよう。

「26日朝、20分ほど釣り小屋で寝た。起きたとき、窪井と釣り客が自分の悪口を言っていた。和美が7時ごろ家を出て会社に向かうのを知っていたので、バスに乗る前に和美を捉え、春美への伝言をしようと思った。ところがうっかりして中伊豆町の山本家に着いたのは7時40〜50分になっていて、和美はもういなかった」。

（注：その後、中伊豆町の杉下ガソリンスタンド、中伊豆温泉病院などを経て、和美が勤務しているＴ醸造のところに行き、そこでＴ醸造付近の菊田理容店での犯行〈**本件犯行の2の②**で、罪名は暴力行為等処罰法違反〉となる。それまでも、何か追われているようで、いろいろな異常行動があった）。

「それから菊田床屋に行き、メモ用紙とボールペンを借り、和美にメモを書いて写真と金を渡すつもりであった。書き始めたが、そのときも追われていることが頭にこびりついていた。半分ぐらい書いたら、**追いかけて来そうで、取り囲まれたように錯覚して**、店を出た。誰かに追われていると思っていたから、車を店の前に停めればよいのに、わざわざＯ小学校の植え込みの中に隠して、それから

菊田床屋に入ったが、一旦車に帰った。**車の中にいると、菊田 亘（菊田理容店の主人）が顔を入れて様子を見、メモ用紙があるかと言った。そのとき菊田がスパイに来たと思った**。銃には黄色いバスタオルをかぶせて運転席の下に置いてあったから見えるわけはない。それなのに菊田が誰かに頼まれて来たと思った。それで銃を出した。菊田は逃げて行った。さらに店の中に追いかけて、銃を持って行った。菊田に誰に頼まれて調べに来たのかと言った。今に来るから分かると言った。そこでしばらくやりとりした。窪井が車を持ち出して来た。ナンバーが見られるではないかと言った。私は和美に写真など渡したかった。それで菊田の妻（菊田和江）に和美を呼んでこいと言った」。

ここで、彼の陳述の記載を中断して、菊田 亘、同和江の供述を挙げよう。両人によると、次のとおりである。

26日午後0時40分ごろ、彼が菊田理容店に来て、ボールペンと広告紙を借りてメモを書いたが、その途中で、窪井が車を動かしたのを見て、「馬鹿野郎！ ナンバーが見えるでないか」と怒鳴り、それからメモと写真などを一まとめにして和美に渡してくれと菊田 亘に渡し、自らは車に戻った。和江が防犯用懐中電灯の申込書がないというので、彼が広告紙と一緒に申込書を持って行ったのでないかと思い、亘が車の中にいる彼のところに尋ねに行ったところ、申込書はなかったが、**彼が興奮して、「お前は電話をして様子を見に来たのか」と言って、亘を車の中に閉じ込めた**。和江の弁明で彼は亘を解放した。亘は店に戻り、電話のところで煙草を吸っていたところ、**彼が黄色いタオルで包んだ銃を下に向けて持って店に来、「今電話したな」と言い、亘がそうでないと言うと、「今に来る。来れば分かる。お母ちゃんだって分かっているな、変なことをすれば後家になる」と言って脅迫した**。そして銃口を亘に向けたりした。亘は土下座して弁明した。彼はやや落ち着き、亘を自らの車の後部座席に座らせた。また、店の中では彼は亘をこづくように足蹴りした。彼は和江に和美をT醸造に呼びにやらせ、和江は生命の危険を感じていたので、T醸造で就業中の和美を無理に呼び出し、同女を彼の車のところに連れて来たという。

次に、菊田和江が連れ出して来た山本和美を彼が自分の車に乗せ、同女を解放するまでの約8時間40分間の経過についての彼の陳述を挙げよう。非常に長い陳述であるので、ところどころ省略する。車の運転は主として彼がしていた。

「（和江が和美を連れ出して来たので）和美に車に乗れと言った。立ち話できないから乗せた。そのときには**通る車、通る車がパトカーに見えた**。菊田 亘も相手方についていると思った。**敵に囲まれたと思うので**、和美を乗せて大仁のほう

に逃げた」。

山本和美の供述によると、菊田和江に呼び出され、彼の車のところに行った。彼は銃を胸のところに抱えるようにして乗っており、「和ちゃん乗んなよ。姉さんに会わせてくんなよ」と言い、和美が断ると、「早く乗れ」と言い、**断ると銃で撃たれるのではないかと恐ろしくなり、結局乗り**、菊田 亘は代わりに釈放されたという。

「敵が前にいそうな気がしたり、命令する声があり、5～6 km行ってUターンした。T醸造の前をまた通った。大仁町田京のほうに行き、信号のところで釣具屋があり、そこで**鉛の錘を買った**。大村道雄（前出）と撃ち合いになると思い、それが弾丸になると思った。しかし、そんなものが弾丸になるはずはない。（注：彼は銃とそれに装着できる弾丸を持っていた）。それから伊豆日赤病院に行った。その途中、バックミラーで見たが、トラックの屋根にアンテナが付いている。**銃が見えた**。車を停めて、そのトラックを追い越させた。日赤の前に2～3人いて見張っている。日赤の別棟の窓のカーテンのところで**誰かが銃で狙っていた**。大事なときに薬など注文する必要ないのに、薬を注文した。**日赤の2階から銃が出ている**。玄関の真横に車をつけ、銃から死角にした。薬ができてきたが、中味が違うようだった。3度目でやっと自分の薬のようだった。看護婦が時間稼ぎしているようで、文句を言い、看護婦に叱られた」。

伊豆日赤病院事務員殿沖広子の供述によると、彼は午後2時20分ごろ、同院を訪れ、薬を要求し、2回薬が違うと言い、最終的には前に彼が同院を退院したときの薬が渡された。当時、彼は絶えず銃を持っており、脅迫したり怒鳴ったりし、紙袋に書いたメモを渡し、それで山本家に電話するように言い、同女はメモの内容を山本家に電話したという。

「病院を出て、一旦、和美を返そうと思った。なんで和美を連れて行く必要があるのかと思った。また、大仁のほうに向かった。途中、修善寺駅前のIパン屋の前に行き、そこで缶コーヒーとパンを買った。買ったが食べられなかった。おかみさんに、『すぐ警察が来るからこの子預かってくれ』と言った。すぐ後ろから誰かが来ると思った。（注：しかし、和美を車から降ろさなかった）。修善寺町牧之郷の牧之郷ガソリンスタンドに寄った。店員が来た。キーを渡さないと燃料タンクが開かない。キーを渡すと店員に取り上げられると思った。**止めろという命令の声がした**。キーを忘れたと馬鹿げた嘘を言った。ガソリンを入れずに逃げた。それから先の方に行った。先の方で張り込んでいるようで、北狩野荘、温泉病院のあるところでUターンした」。

「それから中伊豆に向かい、杉下ガソリンスタンドに行った。鞄を置き忘れていると思い、鞄を返せと言ったら、小銭入れを出した。杉下ガソリンスタンドの後ろのY寿司の2階のカーテンのところから鉄砲が2丁ほど見えた。『俺をあんなところから狙っている』と和美に言った。スタンドの中には敵が3人ぐらいいるように見えた。銃をかまえられているので、身をかがめた。撃たれると思った。それからスタンドの店員に時間稼ぎしていると言った。敵とグルになっていると思った。それで弾丸を1発撃った。これが最初の射撃であった。空に向けて撃った。敵が取り囲むのでこれ以上まずいと思って逃げ出した」。

この杉下ガソリンスタンドの発砲事件は本件犯行の2の③（暴力行為等処罰法違反）である。この事件については、同店員の斉木光彦、荒井明子の詳細な供述がある。それらによると、午後2時15分ごろ（注：起訴状では午後2時50分ごろ）に彼が来て、鞄を忘れていないかと言い、小銭入れが忘れられていたので、それを彼に渡すと、承知せず、社長を呼べと言い、社長に連絡しても連絡がつかないと言うと、彼は時間稼ぎをしているとか、警察に連絡していると言い、発砲したという。散弾は同所の整備室の幕を貫いて白い壁に当たった。斉木は敷地内のダンプカーの蔭に隠れたという。なお、彼が杉下ガソリンスタンドに忘れたと思った鞄は当日午前、中伊豆町白岩の民宿F荘で忘れたものと判明した。

「それから和美の家に行った。家の前に男2人と女1人がいた。そしてよく見たら男しかいない。和美に『親父はどちらだ』と言った。1人しかいないので変だなと思った。幻を見たかと思った。和美が『お母さん逃げて』と言ったらしいがよく覚えていない。クラクションを鳴らすと春美が出て来ると思い合図に2～3回クラクションを鳴らした。敵が追って来るようで、背中のほうに誰かが来ているように思った。右側に植え込みがあり、そこに誰かがいて銃口が二つ見えた。体を小さくした。撃たれると思い、そこから車を走らせて裏通りに逃げた」。

山本家を訪れたときの様子については、春美、和美の父山本孝義、母美弥子、美弥子の兄鈴元秀雄の供述がある。それによると、午後2時30分ごろ、伊豆日赤病院から彼のメモについての伝言が電話であったが、その内容はよく分からなかった。彼が来たのは午後3時ごろであり、山本春美の両親ら3人は山本家のスポーツ用品店の前の椅子に座っていた。彼が車を運転し、助手席の和美が口のところに黄色いタオルを当てている。和美が「お母さん逃げて」と涙声で叫ぶように言った。彼が銃を持っているのを見て、3人とも家の中に逃げ込んだ。それから彼は再三クラクションを鳴らしていた。そして、美弥子が110番したという。和美の供述によると、彼は「親父はどっちだ。撃ってやる」と言い、窪井が彼を止

めたという。

「それから大村道雄（前出）の家に行った。大村の家に行く途中でも敵に先回りされていると思った。大村の家には大村の奥さんがいた。『兄貴いるか』と訊いた。静岡のどこかに行ったという。和美と2人で車を降り、手に銃を持って出た。奥さんが『なぜそんなもの持っている』と言った。**大村が電波を出し、春美の邪魔ばかりすると思っていた。**そういうことを言おうとしたが、奥さんだけであるので、言えなかった。**大村の家に行けば撃たれると思っていた。**大村を殺すつもりはなかった。大村のところで、『俺は1昨日死んだ』と言った。なぜそんなことを言ったか分からない。**自分は本当に死んだように思っていた。**横浜の山の中を逃げたとき、怖い思いをしたので、そのとき死んだと思った」。

「そこから帰ろうと思ったとき、顔見知りの大仁署の田村という刑事（田村哲夫）が来た。敵だと思った。それで逃げた」。（注：ここで初めて警察の追跡が始まるが、彼はそれまでも警察に追跡されていると妄想していた）。

「下のほうからパトカーが上がって来た。パトカーが進路を防ごうとしたからどけと言ってすれすれに通り抜けた」。

「行くところ、行くところ先回りしている。2階とか屋根に誰かがいる。銃口が見えたりする。（修善寺町柏久保の）農協スタンドのところに行ったら、バスなどが停まっている。本物の警察かどうか分からない。近くに行くと本物みたい。**そこで威嚇のために銃を撃った。1発は山のほうに向け、もう1発は屋根に向けて撃った。そしたら2発目はパトカーに当たった。**パトカーに当たったと警察は言う」。

この事件は本件犯行の4（公務執行妨害）であり、宮野明憲、中井利夫両巡査が乗車するパトカーに向けて発射し、宮野巡査のヘルメットとパトカーに散弾が当たり、公務の執行を妨害した。宮野巡査の供述によると、同氏は当日、中井巡査とともにパトカー勤務につき、本件発生を聞き、中伊豆町戸倉野に向かい、彼の車とすれ違い、パトカーを停めたところ、彼が銃をパトカーの窓から差し込み、中井巡査に銃口を向け、「お前らぶっ殺してやる」と怒鳴った。その後、彼の車を追尾し、近回りして農協スタンドの前に行ったが、彼の車が阻止線を通過したので、追尾に移り、彼が車を道路に斜めに停めたので、パトカーの助手席のドアを開けて、体を半分ぐらい車の外に出したところ、彼が発砲したという。窪井の供述では、彼がパトカーめがけて撃ったのに間違いないという。

（注：それから伊豆長岡町でUターンして、修善寺町に入り、同町の横瀬を通り、月ヶ瀬のほうに行く）。

「車を『踊り子』の前に停めた。**山野さん（大仁署刑事課長山野恵一）**が初めて説得に来た。雨が降っていた。額のところに手をやっているので、可哀相に思い、タオルを投げてやった。話をしたとき、**植え込みのところに銃口があった**。ろくに話ができなかった。逃げた」。（注：彼が山野課長にタオルを投げたのは第2説得現場のようである。この第1説得現場では、「踊り子」の近くの**料理屋「S」付近で1発撃っている**。これについては、彼は警察で供述し、植え込みに銃口が見えたので撃ったという）。

「それから吉奈口に来た。そこの鉄工所か自動車修理工場（注：天城湯ヶ島町門野原のKモータース）のところで敵と話し合おうと思った。山野刑事課長が来た。そこで話した。**修理工場の向かい側に白いカーテンがあり、そこから銃口が二つ出ている**。和美に『こんなところで狙ってやがる』と言った。行くところ、行くところ敵が先回りしている。話しようとしてもできない」。（注：これが第2説得現場である）。

「薬でも打てば気が落ち着くと思って、窪井にコーヒー缶に水を汲んで来させた。しかし注射する暇がなかった」。（注：これは第1説得現場の前の出来事である）。

「（第2説得現場から）車を発進させた。車の阻止線があった。変だなと思った。本物の車であった。そこに停まった。**阻止線の少し手前に料理屋があり、その2階から狙っているようであった。右側にガソリンスタンドがあり、そこからも狙っていた**」。（注：阻止線のあったのは天城湯ヶ島町門野原である）。

「そのころ大雨が降っていた。山野課長が合羽か何か着ていた。『**銃を隠しているだろう**』と私は言った。（相手は）『撃たないから出て来い』『銃をひっこめろ』と言う。私は『どうせやるなら、1発で殺してくれ』と言った。私は殺されると思っていた。5日前から撃たれると思っている。絶体絶命と思った。田村刑事（前出）も来た。交互に私を説得した。車から出れば蜂の巣にされると思った。殺される前に和美の家に電話しろと言った」。（注：ここが第3説得現場である）。

「そういうやりとりをしている間に、夜の9時ごろになった。（注：警察の報告では午後9時30分ごろである）。友人の奥さんの母である船見の婆さんが来ているが会わないかと言う。お婆さんという言葉が怖い。前にOマンションで幻覚で見たお婆さんがあった。お婆さんに会ってみないかと言うのは、これは敵の回し者であると思った。そんなものには会わないと言った。車から出ると撃たれると思った。正しく物事を理解できない」。

「最後になる少し前である。薬飲もうと思った。毎日飲んでいるからそう思いついた。薬は5タイプ（5種類）ある。薬を袋から出したら、2タイプ違うよう

に思った。これは駄目だ、毒が入っていると思った。**看護婦が敵とグルになって毒を入れたと思った。私は2タイプを外に放り投げた。いつも見慣れている2タイプを飲もうとして袋から出した。コーヒー牛乳の余りがあり、大丈夫と思って飲んだ**」。(注：薬を飲んだのは午後9時30分から9時50分の間である)。

「気分が急に悪くなった。ああ変だなと思って体をゆすった。汗が出た。胸がしめつけられるようであった。これは毒は入っているなと思った。咽頭に指をつっこみ、薬を吐いた。口唇がしびれるようであった。こんなことは前に1度もない。『看護婦のやつ薬を毒と入れ替えた』と言った。**刑事の指図で看護婦が毒を入れたと思った**。その前から絶体絶命と思っていたからそう思った。足をバタバタやって苦しんだ。訳分からなくなった」。

「苦しいから水をくれと言い、窪井に紙コップに水を汲んできてもらった。それを飲んだらなお苦しくなった。水の中にも毒を入れたと思った。指を口に入れた。タオルの上に吐いた。指を入れなくても吐いた。看護婦が毒を入れた、刑事が入れた、毒とすり替えたなどと言った。私は死んでしまうと思った。窪井に運転を代わってくれと言い、病院に連れて行ってくれと言った。ゲーゲー吐いた。毒が体中に広がると思った。皆が全部だましたと思った。窪井は車をUターンさせて走った。車が停まった。窪井になんで車を停めるのかと言った」。(注：車が停まったのは停止線のためであり、停めたのは午後10時2分ごろである)。

「そのころキツネが見えたり、**稲妻が見えた**。稲妻は後で聞いたら、報道陣のフラッシュでないかという」。

「苦しいから水をくれと言った。車からコーヒー缶を出し、誰かが水を汲んできてくれた。目の前で汲んでくれた水であるが、それを飲むなという声が聞こえている。それに毒が入っているではないかと聞こえた。水が欲しくてしょうがないが、飲めない。和美は大丈夫だと言う。和美が飲もうとしたので止めた。『和ちゃん飲んでは駄目だ』と言った。和美から取り上げて捨てた。窪井に早く走らせろと言ったが窪井は行けないと言う」。(注：警察の報告書によると、友田守夫警察官がジュースの空き缶を受け取って、機動隊員に渡し、それに水を汲ませ、和美に渡した。彼は「この中に毒が入っている。警察が毒を入れた」と言い、いきなり缶の中の水を車の外にばらまいたという)。

「水を捨てたすぐぐらいに山野刑事課長が来た。私が苦しんでいるところを見て笑った。それで撃った。自分ではウインドウ越しに撃ったつもりであるが、警察は横の窓の隙間から撃ったという。狙ったわけでなく、拝み撃ちのように両手で撃った。**刑事課長がキツネに化けているように思った**」。(注：警察の報告書に

よると、山野刑事課長が彼の車の助手席側のドアの1mぐらい手前に近づいたとき、彼が「何を笑うんだ」と怒鳴りながら発砲し、山野刑事課長が倒れた。その直後、機動隊員が車内に突入して彼を逮捕した。そのときも1発発射した。山野課長射殺は午後10時10分であるという。この殺人、公務執行妨害は本件犯行の1の②である）。

「その間、銃口がしょっちゅう私を狙っていた。しかし、警察は銃口を私に向けないという。どこからどこまで現実で、どこからどこまで幻覚か境が分からない。敵は誰だと自問して警察しかないのかなと思った。前に（池田病院で）部屋が取り囲まれたときも、相手が警察か大村道雄か、あるいは第三者かと思った」。

以上で、本件犯行の主要部分についての彼の陳述を挙げた。**彼の供述の信憑性を検討するために、種々の資料を取り上げ、鑑定書に記載したが、ここでは省略する。ただ、彼の陳述には記憶の錯誤や、事実と異なる部分もあるが、大筋において事実に相応し、むしろ、彼の記憶の良さに驚かされる。彼が当時、いかに幻覚や妄想に支配されていたかが明らかになった。**なお、彼が発砲したのは、6ヵ所で合計9発である。残りの本件犯行の2の①のⅰの道交法違反は、彼が無免許にもかかわらず長年、自動車を運転していた常習行為の一部である。2の①のⅲの道交法違反と、1の③の銃刀法違反および火薬類取締法違反も、逮捕、殺人、公務執行妨害、暴力行為等処罰法違反の主要犯罪の付属行為である。また、3の①の覚せい剤の使用は前記の彼の陳述の中に出てくる。3の②の覚せい剤の所持は説明の必要はないであろう。

逮捕後の精神状態について、彼の陳述を挙げる。彼によると、「**逮捕後、大仁署に行き、警察官が硝煙反応を見るために体に薬を塗ったらしいが、毒を塗られたように思った。捕まってすぐに水を要求し、水を汲んでもらったが、毒が入っているようで、自分で汲ませてくれと言ったが、許可されなかった。キツネが来たり部屋がかしいだりした。ご飯の上にも毒が見える。食べたようなふりをして飯をトイレの中に捨てた。**翌日かに検察庁と裁判所に行ったが、私は大仁署にいると私は殺されるから身柄を保護してくれと言った。コーラの中にも毒が入っているように思った。弁護士にそんなことはあり得ないから安心して食べるように言われ、それから食べるようになった。それでもときどき、飯を食べるなという声が聞こえた。7月15日ごろに精神鑑定のために静岡刑務所に移ったが、そこでもご飯に毒が入っているようであった。鑑定が終わり、大仁署に戻り、10月12日ごろに沼津拘置支所に移り、**本当に回復したのは11月ごろである**」という。なお、**10月上旬に大仁署で首吊り自殺を企て、また睡眠剤40錠飲んで自殺を図ったとい**

う。いずれも、食事に毒が入っているという被毒妄想からの自殺未遂であるという。

　前鑑定では、幻覚、妄想、その他の異常体験は存在しないとしている。面接の初期には、「警察におったら毒を盛られて殺されてしまう」とか「警察で汲んできてくれた水も事件のときと同じ色で同じ臭いがした」と言い、被害念慮が強かったという。しかし、前鑑定人はこのような被害念慮を拘禁反応に起因するものとしている。

■考察と説明

　彼は現在、知能は正常で、意志薄弱性、爆発性、自信欠乏性を主徴とする精神病質の傾向を有する（注：今から考えると精神病質とすべきであった）。精神病的所見はない。

　本件犯行当時の精神状態では、彼は80年2月中頃から覚せい剤メタンフェタミンの注射を始め、本件犯行の同年6月26日当時まで、多少、断続的ではあるが、メタンフェタミンを常用したことは確かである。覚せい剤中毒による精神病状態が出現し始めたのは、3月中旬である。そして本件犯行当時まで、幻視、幻聴、注察・被害・追跡妄想、嫉妬妄想、被毒妄想、包囲攻撃状況などの多彩な病的体験が出現し、それらに基づいて種々の異常行動が現れた。このような状態は覚せい剤精神病の状態であり、その病像はまさに定型的である。本件犯行当時の監禁、殺人、暴力行為等処罰法違反、公務執行妨害等の犯行はまさにこのような病的状態の影響下で行われている。

　鑑定人は彼の陳述を充分に聴取し、その他、各種供述調書、第三者の意見なども検討し、彼は現在、犯行時から1年余り経過しているための記憶の薄れ、自己防衛的態度は認められるが、その陳述は一般に詳細・正確であるという印象が強い。

　前鑑定人は、本件犯行には覚せい剤、アルコール、その他の薬物の影響はなかったとしているが、私はその結論に賛成できない。警察当局でさえ、この犯行を覚せい剤の薬理作用による妄想に基づく犯行であると認定していることは、81年度警察白書158頁に本例と思われる事例報告（事例1）があることからも分かる。

　鑑定書には覚せい剤中毒一般についての概説を行っているが、ここでは省略する。

■鑑定結論

　最後に覚せい剤精神病の責任能力について述べる。その状態は真の精神病状態であり、アルコール幻覚症の場合と同様に、全般的責任無能力とすべきであると

するのが、もっとも妥当な考え方であり、私もその立場に立っている。そして、処罰するならば、覚せい剤取締法違反について処罰すべきである。起訴された本件の犯行のうち、覚せい剤の使用、所持と道交法違反については、多少微妙な点はあるが、完全有責とすべきであるが、その他の監禁、殺人、暴力行為等処罰法違反、公務執行妨害については責任無能力が妥当であろう。

　覚せい剤中毒の責任能力については一般に保安的観点から厳格な立場が執られているが、責任能力があまりにも刑事政策的に歪められることは望ましくないと思われる。

　(判決)　1審の静岡地裁沼津支部は、82年5月10日に、前鑑定を採用して完全責任能力を認定し、懲役20年（未決通算300日）を言い渡した。2審の東京高裁は84年11月17日に、限定責任能力を認定したが、1審と同じく懲役20年（但し未決通算4年）を言い渡した。なお、2審ではH氏による3回目の鑑定が行われているが、その内容は知らない。

10. 覚せい剤精神病の嫉妬妄想による殺人未遂

　ここでは覚せい剤精神病の鑑定例で嫉妬妄想をもった事例を簡潔に紹介したい。
　私は1982年5月に東京地検N検事より殺人未遂被疑者J.A.の精神鑑定を依嘱された。犯罪事実は以下のとおりで、被疑者J.A.（以下、彼と称する）は犯行当時52歳の男性である。

■犯罪事実

　彼は82年4月22日午後5時50分ごろ、東京都足立区内の道路上で、K.I.（当時45歳）と心中する目的で所携の繰り小刀（刃体の長さ約8cm）で同女の胸部および腹部を数回突き刺したが、同女から「やめてここから逃げて」と言われたため、心中するのを諦め同女に胸腹部刺創により全治不明の重傷を負わせたが、その目的を遂げなかった。

■家族歴

　彼は29年12月に東京市本郷区（現在の文京区）に生まれ、両親は内縁関係にあり、庶子である。父は酒の小売商をしていた。母は浮気者で何回か家を出たり入ったりして、結局、浮気して行方不明になった。同胞は2人で、弟が1人いる。彼には5人の子（男1人、女4人）がある。家系については不詳のところが多いが、彼の母が浮気者であり、弟が一時アルコール症であった。

■本人歴

　彼は地元の小学校に入学したが、2年生のときから母がおらず、父はいかさま賭博にひっかかって財を失い、家庭は寂しく、貧しかった。小学校の学業成績は中の下で、欠席が多かった。小学校卒業後、K実業学校に進学したが、学業成績は劣等で、3年生で、すなわち45年3月で中退した。それから間もなく終戦になり、父の酒小売商がやっていけなくなり、店をモーターの会社に貸し、彼は父とともにそのモーター会社に勤めていた。48～49年ごろになって東芝がモーターを製造するようになって、モーター工場の仕事がなくなった。それで父は製粉機、精米機を入れて、製粉・精米の仕事を始め、彼はその仕事を手伝った。

　他方、47年ごろ彼の家の前にIというギター教師が住んでいたが、彼は弟とともに同人からギターを習った。ギターがかなりできるようになって、祭り、盆踊りなどにギター奏者として参加するようになり、バンドにも仲間入りするようになった。49年ごろに神田のキャバレーHのバンドマンになった。51年に父が死亡したため、彼は父の家業の製粉・精米業が暇になっていたので、借金してパチンコ店を開業した。しかし、借金で詐欺に遭い、相手方から土地、建物を全部取り上げられ、裁判で争ったが埒があかず、結局文京区を立ち退いて、台東区浅草山谷に移り、そこで52年ごろから流しの仕事をするようになった。弟と一緒に流していたが、弟はバイオリンもできるので常連客も多く、彼と離れて温泉場で流すようになった。仕事の都合上、53～54年ごろ、暴力団S一家に属するようになった。55年ごろ、流しをする者が仕事のしやすいように足立区内にA芸能社を作り、社員は最盛期には150人ほどいたが、カラオケブームになって流しが衰微し、本件犯行当時は16人ほどに減少していた。A芸能社では昼間、社員は彼の指導のもとに稽古をし、夜は各地に散って流しをする。彼は芸能社を維持しながら自らも流しをしていた。演歌師として100曲ぐらいのレパートリーをもっていた。なお、後に浅草でスナック「演歌貴族」を数年間経営し、それが潰れた後に、81年から足立区内でスナック「誠」を経営していた。

　彼は50年に上野の高級料亭Jのバンドに加入していたとき、歌手をしていたYa子と付き合い、長男Tができた（2人の間は内縁関係である）。しかし、同女は53年ごろ出奔し、彼は長男を背負って流しをしたこともあった。この長男が後に流行歌手に成長した。54年ごろS子と付き合い、56年に入籍した。同女とのあいだに3人の娘（長女、二女、三女）を儲けた。しかし、同女は浮気して他の男に奔ったため60年に協議離婚し、3人の娘は同女が引き取った。65年に現在の妻Yo子と結婚して、四女を儲けた。

彼には16件の前科・前歴がある。彼は暴力団の属していたため、また部下の犯行の責任を取るなどで犯行を重ねた。しかし、軽微な犯行のため、起訴猶予、不起訴、懲役刑の執行猶予、罰金刑などの処分を受ける場合が多かった。それでも、懲役刑で長野、府中、小菅、福岡の刑務所で服役したことがある。16件の罪名はそれぞれ横領、窃盗、傷害、恐喝、贓物故買、逮捕監禁・脅迫、逮捕監禁、賭博、傷害・賭博開帳図利、賭博開帳、銃刀法違反、賭博開帳、脅迫、恐喝、恐喝、凶器準備集合罪である。暴力的な犯罪が多いが、彼の印象はむしろ柔和であり、お人好しである。性的にはだらしなく、女関係が多い。

　身体的に特記すべ既往歴はない。酒に弱く、飲酒は清酒1合程度である。趣味は碁、将棋、野球、剣道である。音楽はバイオリン以外の楽器はすべてこなし、作曲もする。

　次に、本件犯行の被害者になったK.I.(以下彼女と称する）と彼の関係である。彼女は37年3月に生まれ、本件犯行時45歳で、彼より7歳年下である。彼女は17歳のとき暴力団I連合会の組長Y.I.と結婚し、6人の子を儲け、組員の面倒を見たり、苦しい家計を賄ってきた。彼と彼女が最初に接触したのは、81年6月ごろに彼女の長女の内縁の夫M.F.が歌手になりたいというので、彼女夫婦がM.F.を連れて彼のところに指導の依頼に来たときである。彼はM.F.をA芸能社の社員にし、歌手の指導をし、車の運転をさせた。それ以来、彼と彼女は家族ぐるみの交際をするようになった。同年6月には彼は彼女の夫に500万円を貸した。同年10月に彼女夫婦は詐欺罪で検挙され、彼女は20日間の勾留で釈放されたが、夫のほうは有罪となり府中刑務所で服役することになった。釈放された彼女は今後の生活のことで途方に暮れ、彼に相談した。彼は前記のように足立区内にスナック「誠」を開業し、彼女にその店をやらせ、自らも店を手伝った。この挙に対して彼の妻やその仲間が反対したが、かえってそれが彼と彼女の親密度を高め、同年11月下旬には2人の間に肉体関係が結ばれた。これに対して彼女の娘たちも反対し、彼のA芸能社の若衆も反対した。しかし、2人は恋のとりこになり、夫婦気取りで街中を歩くようになり、Kマンションの1室を借りてそこで同棲した。彼の妻もこのような事情を知ったが、彼の女好きを知っているので諦めていた。

　彼と彼女の関係は、本人らにとっては純粋な気持ちにもとづくものであっても、世間一般から見れば、不倫の関係であり、道義上許すことのできないものである。彼にもその自覚があり、それまで暴力団S一家の八日会の会長をしていたが、会長職を辞任した。それに応じて彼女は東京拘置所に勾留中の彼女の夫に面会し、離婚の許可を得た。しかし、本件犯行当時はまだ籍を抜いていない。彼も現在の

妻Ｙｏ子と離婚するつもりであり、私が聴取したところＹｏ子も離婚をやむを得ないと思っている。ただ、彼女の背後には暴力団のＩ連合会という組織がある。組員たちは彼女が組織に献身した長年の労苦を考慮して、離婚を容認する態度であるが、Ｉ連合会本部の意向はそうでないかもしれない懸念があり、そのことが彼が後に抱いた妄想の発現に寄与している可能性がある。

私は82年5〜6月の間、東京拘置所で面接したり、私どもの研究室に連行させて鑑定審査を行った。彼には身体的には特記すべき異常はない。精神的には犯行当時あった幻覚や妄想はすでに消失し、面接を繰り返すうちに病識も出現した。各種心理テストも参考にして、知能は正常範囲であり、性格はお人好しで、情に走りやすく、意志薄弱であると同時に神経質の傾向がある。

■本件犯行当時の精神状態

当時覚せい剤を使用して幻覚妄想状態にあったことは明らかである。それゆえ、彼が覚せい剤を使用した経緯をたどってみたい。

10年ほど前、彼が42歳ごろ、彼が流しの会の会長をし、Ｓという男が支部長をしていたが、Ｓが覚せい剤を他の暴力団から購入した。Ｓは購入費を70万円ほど支払わずに逃走したので、Ｓの家に覚せい剤が残された。彼はＳが残した覚せい剤を押収し、某ホテルで自分に注射したところ、カチカチというピストルに弾丸を込める音が聞こえ、不安になり、Ａ芸能社の若衆を50人ほど集め、ホテルの隣の部屋に誰か自分を殺しに来ていると思い、ホテルの主人に隣の部屋に宿泊している人に事情を訊いてもらった。すなわち、1回の注射で幻覚症が出現し、被害妄想が現れたわけである。その後ときどき間隔をあけて注射したが、幻覚症が出るので、怖くなり、注射を止めていた。

彼は82年1月にＫマンションの1部屋に引っ越し、彼女（Ｋ．Ｉ．）と同棲した。引っ越して半月後、そのマンションの部屋の茶箪笥の引出しの中に覚せい剤、注射器があるのを知った。彼は債権者の借金の取り立てにいらいらしていた同年2月下旬に茶箪笥の覚せい剤を1回注射したが、そのときは幻覚症が出現しなかった。

同年4月8〜10日の間、彼の長男（流行歌手）のショーが浅草国際劇場で開催されることになった。このショーでは暴力団Ｍ会の世話でＴ商店街が4,000枚の切符を買ってくれる予定であったところ、ショーの10日前の3月末にそれを断ってきた。それでいらいらした彼は、ふたたび覚せい剤を注射した。Ｋマンションで使用した。彼によると、「部屋にはガスストーブをつけたはずだが、玄関のブザーが鳴り、私と彼女が玄関に行き、戻るとガスが吹き出ていた。（彼女によると、

彼がガスストーブに火をつけたが、十分についていなかったため、火が消えガスが出たのであろう。それを彼が妄想的に解釈したのであろうという)。そのころ、部屋のカーペットの上に髪の毛が散らばっていた。それについて彼女に訊いたら、鏡のところで髪を整えたという。(彼女によると、彼が彼女に嫉妬し、彼が彼女の頭髪をつかんで詰問し、髪の毛がカーペットに落ちた。それを彼は、彼女が誰かにいじめられて頭髪が散らばったと解釈したという)。風呂場のマットが何かのはすみで燃え、青い火が出たが、マットに何か塗ってあると思った。また、不思議なことには、彼女が小さい声でしゃべっている。口の中にマイクを仕込まれているように思った。しかし、このときは注射量が少なく、精神病状態も短くて済んだ」という。

彼の嫉妬妄想について彼女は次のように述べた。「彼がおかしいと思ったのは、彼が、私に男がいると言い出したからである。彼が眠っているあいだに、私が錠を開けて男を入れる、洋服箪笥の中に男を隠している、私が天井を見ていると男と合図しているという。相手の男の名を言えと言って私をいじめた」と。

この３月末の覚せい剤の使用の後は、本件犯行の前の４月16日から同月21日まで数回、覚せい剤を使用したという。本件犯行は４月22日であり、４月16日からの覚せい剤の使用で幻覚妄想状態が断続的に続き、本件犯行当時も同様な病的状態にあった。時期を追いながら経過をたどると非常に煩雑なので、要約的に述べれば次のとおりである。彼女（K・I.）が暴力団のＩ連合会の一味に迫害され、性器を手術されたり、性的暴行を受け、彼も彼らから迫害され、殺される危険が迫っている、さらにその危険が彼の家族、Ａ芸能社の者たちにも及ぶと妄信し、追い詰められた結果自殺を決意し、彼女を道連れにしようと思い、彼女に対して殺人未遂の犯行を実行したわけである。彼が自殺を意図しながらそれを実行しなかったのは、彼女を刺した後、彼女が彼に逃げろと言ったので、真相を究明するために警察に行ったという。とにかく、本件犯行当時はまったく幻覚や妄想に支配され、完全に異常な状態にあったことは明白である。

■鑑定結論

私の鑑定結果は、彼は本件犯行当時、覚せい剤中毒による幻覚症の状態にあり、責任無能力の状態にあったというものである。東京地検はこの鑑定結果にもとづき、彼を覚せい剤取締法違反で起訴し、殺人未遂に対しては不起訴の裁定をした。

覚せい剤中毒による嫉妬妄想の鑑定例には、拙著『精神鑑定と供述心理』（金剛出版, 1997）の「慢性中毒者が薬物に示す異常反応」の事例１ （同書255頁以下）がある。そこでも犯行が嫉妬妄想と密接に関連している。

11. 覚せい剤中毒が妄想準備性を作る

　妄想も了解困難な真正妄想と了解可能な妄想様観念に区別される。また、一見了解困難な妄想でも、E.クレッチマーのように性格、体験、環境から了解しようとする学者がある。私は統合失調症の妄想型の患者の一部に、妄想準備性というものができて、その都度の状況に応じて妄想を一過性にでも示す者があるのを知っている。このことは、てんかん患者にけいれん準備性があって、その準備性が亢進するとけいれん発作が起こるのと類似している。さて、私は覚せい剤を乱用して幻覚妄想状態のような覚せい剤精神病を経験した者が、覚せい剤を使用しなくなっても、その者に妄想準備性ができあがるために、その後長期にわたって、状況に応じて妄想を発現させ、最後に妄想に起因する犯罪を惹起した事例を経験したので、ここに紹介したい。もちろん、この事例では、統合失調症の発病の可能性も完全には払拭できなかったが、やはり覚せい剤中毒の後遺症が存続していると考えるのがもっとも妥当であろう。なお、妄想準備性という言葉を他の学者でも使っている人もいるかもしれないが、寡聞にしてよく知らない。妄想性素因 (paranoische Veranlagung) に近い概念である。また、覚せい剤を使用しないのに、使用時と同様な病的体験が再現するという意味で、その都度生じる妄想をフラッシュバック現象として捉えることも可能である。

■犯罪事実

　私は1981年10月に東京地検T検事から殺人未遂被疑者K.S.の精神鑑定を依嘱された。彼女（被疑者K.S.を指す。以下同じ）は本件犯行当時20歳の女性である。犯罪事実はおよそ次のとおりである。

　彼女は81年10月5日午前1時35分ごろ、都内目黒区の自宅において就寝中の異母弟K（当時11歳）に対し、殺意をもって、文化包丁で頭部等8ヵ所を切り付け、あるいは刺すなどしたが、同人の悲鳴に眼を覚ました父に発見制止され、加療約2週間の傷害を負わせたに止まり、その目的を遂げなかったものである。

　私は同年10〜11月に合計5回、東京拘置所で彼女に面接し、同年11月10日に彼女を私どもの研究室に呼んで各種の検査をした。また、彼女の父、継母、実母を同所に出頭させて事情を聴取した。

■家族歴

　彼女は60年12月に生まれ、都内目黒区の家で成育した。父は大蔵省関東財務局を経て朝日新聞社に移り、本件犯行当時は同社の庶務課長をしていた。短気、我

儘、自己中心的な性格で、酒好きである。関東財務局に勤めていたときの56年2月に彼女の実母と職場結婚し、彼女を儲けた。しかし、両親は夫婦間の性格不一致、父方祖母と母の折り合いの悪さなどのために、68年1月に調停離婚した。母が家を去って別居したのは彼女の小学校1年生のときで、正式離婚の1年前である。父はその後、朝日新聞社に勤めているとき、アルバイトに来ていた彼女の継母と恋愛結婚した。継母が嫁してきたのは彼女の小学校3年生のときであった。彼女の両親は共稼ぎであったため、彼女は主として父方祖母に育てられた。彼女はいわゆるお祖母ちゃん子であった。なお、父と継母の間に異母弟K（本件犯行の被害者）が生まれた。

■本人歴

彼女は73年3月に目黒区立の小学校を卒業した。在学中の学業成績は彼女の知能に比べて不良であり、性行では、内向的で、依頼心が強く、自主性、積極性がないと評価されている。次いで、76年3月にやはり目黒区立の中学を卒業した。学業成績は学年の進むにつれて低下し、「勉強意欲に欠ける」と評価されている。性行では、後記のように不良化し、不良異性交遊、シンナー遊び、怠学などがあったため、その評価は悪く、3年のときには「無断早退が多く、交遊関係がよくなく、神経性胃炎を起こし、両親や教師の言うことをきかない」という。

彼女によると、中学2年のとき同じ学校の1年上のクラスの男性と性関係ができ、それが親や教師に分かり、児童相談所で面接を受け、相手の男性との仲を裂かれたが、こっそりと相手の高校進学後半年ぐらいまで関係を続けていた。中学3年のとき同じ中学の2年先輩の高校生と関係していたが、そのうち何となく別れたという。

シンナー遊びでは、彼女によると、中学2年から中学卒業後しばらくまでやった。交遊していた男性がシンナーをやっていて、その者からもらったり、たまに自分でも買い、あるいは工場から1斗缶を盗んできた。吸引すると気持ちがよく、物が水に濡れたように見え、そのうちに意識がなくなる。やるときは1週間も続け、やらないときは1ヵ月もやらなかったという。

さらに彼女によると、中学のときに家出が2回あり、1回は愛人のところに1週間ぐらい行っていた。家の中が面白くなく、父が厳格で、すぐ手を上げ、話し合いができず、継母がすぐ告げ口したという。

前記のように76年3月に中学を卒業したが、中学では進路が決まらないと卒業証書をくれないので、卒業とともに目黒区のK美容学校に入学した。とくに美容師になるつもりもなく入学したので、厳しさに耐えられず、3ヵ月で止めた。そ

の後、家の近くの喫茶店に1ヵ月ほど勤めた。同年12月に従姉の勤めている銀座のクラブでアルバイトした。そのときは16歳だったが、年齢を偽っていた。そこに来た男客と関係ができ、4ヵ月ぐらい性交渉があった。

　彼女は77年4月からK高校の定時制に通学したが、7ヵ月ぐらいで登校しなくなった。同校に入学する少し前の同年3月に原宿でIという男性（土建屋の後継者、当時23歳）と知り合い、深い関係になり、互いに結婚するつもりであったが、彼女の父が先方を怒らせ、結婚は駄目になった。

　Iとのあいだが駄目になり傷心していたところ、女友達の紹介で暴力団幹部のHと同年11月ごろから付き合うようになった。他方、定時制高校をさぼっていることが学校から父に連絡があり、父から彼女は殴打された。彼女は家出してHと同棲するようになった。

　彼女はその前の同年4月ごろ、友人の勧めで覚せい剤を1～2回注射した（16歳）。注射すると気持ちがよく、頭が冴え、朗らかになった。その後、覚せい剤を使用しなかったが、前記のようにHと同棲し、指名手配中のHとホテルなどを泊まり歩いている間に、覚せい剤を1日に4～5回、あるいはそれ以上注射していた。半月余りした同年12月19日に幻覚症状に襲われ、新宿の交番に助けを求めた。当時、タクシーがパトカーに見えたり、電柱のところに人がいるように見えたり、自分のことを言っている声が聞こえた。交番に駆け込んだおかげで、**覚せい剤取締法違反で逮捕された。**

　逮捕後、東京少年鑑別所に入所し、78年1月に東京家裁の決定（保護処分）で家庭に引き取られた。そこで父に叱責され、前記の暴力団幹部Hから電話があり、彼女はすぐに家出して、Hと同棲した。ふたたび覚せい剤を使用し、Hが覚せい剤の売人をしていたので、売買のときの見張りをした。同年2月、家族から家出人捜索願が出された。彼女はひそかに実家に入り、現金と預金通帳を盗み出した。同年2月20日、覚せい剤による幻覚症状が出、実家に帰ろうと思い、喫茶店から実家に電話し、父が来て、警察に通報されて再逮捕された。**当時、暴力団に売られるという被害妄想があった。**

　彼女は再度、東京少年鑑別所に入所し、78年3月に東京家裁によって医療少年院送致の決定がなされた。その理由として、覚せい剤依存があることのほかに、当時、無月経で子宮外妊娠が疑われ、淋菌性膣炎があったからである。東京医療少年院に入所して検査したところ、子宮外妊娠はなく、淋菌性膣炎も治癒していることが分かった。そのため、同年5月6日に榛名女子学院（女子少年院）に送致された。同院に1年近くいて、79年4月26日に仮退院になった。榛名女子学院

では、模範生であったが、次のようなことがあった。78年5月27日の学習時、「鏡の中に人影があり、じっとこちらを見ているような気がする」と言った。また、同年12月に継母が面会したとき、「出院して家に帰ったら、何人かに足を引っ張られる可能性がある。私の家の近くの人も何人かここにいる。近所の商店街を歩いていて会う可能性のある人もいる。手紙の住所を控えられた。H（前記の暴力団幹部）さんを知っている人だっているんだから」と不安を訴えたという。したがって、**覚せい剤中毒の症状が残存し、後遺症としての妄想準備性が垣間見える**。

前記のように79年4月に少年院を仮退院してからは、新宿、渋谷などの盛り場に出ると暴力団の連中に会うからと言って、単独で外出しなかった。買い物などの場合にはほとんどいつも継母が同行した。そして、彼女は母方伯母に和裁を習ったり、着付け教室に通ったりしていた。

79年はこのようにして過ぎ、80年4月に保護観察期間が経過した。その後、保護司の方から見合話が出、相手はM.K.と言い、元暴走族で、彼にも保護司が付いている。彼女はこの話に乗り気で、同年7月に彼女の家で見合があった。見合後、M.K.は彼女の家を訪れ、2人のあいだに性関係が結ばれ、そのうちにM.K.は彼女の家に入り浸って同棲のような形になった。彼女の父は最初M.K.を信用し、結婚に賛成していたが、結婚前からそのような関係になるのを快く思わず、またM.K.が土建関係の仕事に就いていると言いながら、仕事に出ない日が多いので、定職がないらしいと疑い、結局、けじめをつけるということで、同年8月一杯でM.K.を退去させた。彼女もM.K.に不信の目を向けるようになった。その理由は明白でないが、M.K.が結婚すると言いながら、結婚式を挙げたり、入籍するのを渋っているのが納得できなかったという。そのほかに、継母によると、**彼女はM.K.が覚せい剤を注射しているのではないかと疑ったり、M.K.が前にK子という女と付き合っているが、K子はやくざの家の者だから、その家の連中が彼女の家を様子見に来るなどと言ったという。ここにも、彼女の妄想準備性が顔を見せている**。

彼女は同年9月末ごろM.K.と別れることになった。そのころ彼女は着付け教室で知り合ったSという女性の家に行き、Sが買い物すると言うので、それに付き合って外出し、ある喫茶店に入った。**同店で隣に座った2人の男がじっと彼女のほうを見て、ぼそぼそ話している。「馬鹿！」「行くところに行かないで、こんなところにいやがって」などと言っている**。当時、彼女はジーパン店に勤めることにしていたが、その日は出勤しなかった。それで男たちは自分が仕事に行かなかったことを知っていると思った。自分を知って付けているように思った。それ

で怖くなり、Sと一緒にSの家に行き、そこから保護司に連絡し、警察に連絡してもらった。そしたら知り合いの警察官が来て、パトカーで自宅に送ってもらったという。

　同年10月に自動車運転免許証を取得するために自動車教習所に行った。**教習所の職員は彼女のことを知っているようであり、同所に通う電車の中で他人が自分のことを言っているようである**。当時、月経がなく、**妊娠したと思い**、そのことを教習所の職員に話したら、その人は彼女とM．K．の関係を知っているようであった。それで怖くなり、教習所を１週間ぐらいで止めた。なお、後に妊娠していないことが分かった。

　その後、彼女は外に出るのが怖く、家の中にいたが、アメリカ行きの話が出た。80年10月末ごろ、近所のMという人から、その人の知人がアメリカで結婚し、赤ちゃんができ、ベビーシッターを欲しがっているという話を聞いた。彼女は乗り気になって大使館で調べたら、観光ビザの通用期間が２ヵ月しかないことが分かり、諦めた。その後、彼女は日本にいるのが嫌になり、**日本にいると追いかけられるようである**。たまたま新聞で、オーストラリアではworking visaが１年間通用することを知り、大使館で調べて、適用年齢が18〜25歳で、ちょうど彼女に当てはまることが分かり、彼女は乗り気になり、親もオーストラリア行きを了承した。しかしそれは延び延びになり、81年の正月になり、継母もあわてることはないと言い、彼女もあまり気にしなくなった。しかし、後記のように、本件犯行の前にはそれを真剣に考えていた。

　81年になり、その前年末に20歳になったので、父も実母に会ってよいと言い、彼女は同年２月ごろ、横浜市鶴見区に住んでいる実母に会った。実母によると、13年ぶりに会い、明るい感じの娘に育ったが、人間的な躾がなく、野放図に育っているように思った。本件犯行までに５〜６回会ったが、とくに精神異常を感じなかったという。

　彼女も自宅にいるかぎり、そう目立ったことはなかったが、同年８月ごろ、横浜市内の化粧品店にアルバイトに行くことになった。店長は最初面接したときは非常に好意的であったが、勤めに出ると、**同人の様子が変で、辞めてくれという態度である**。それゆえ、１週間ぐらいで辞めた。その後、同年９月中旬にやはり横浜市内のハンドバッグ店に勤めた。そこでも**店員が彼女のことを言っているとか、通勤の電車の中で他人が彼女のことを言っているように思った**。たとえば、他人が競馬の話をしていると、彼女が榛名女子学院に行っていたことを話しているように思ったという。

彼女は、教習所に行っても、また勤務に就いても、このような体験が生じるので、このことを父などに話したところ、父は「お前は頭がおかしい」と言った。それで、「病院に連れて行ってくれ」と言ったら、父は「病院に行っても治るものではない」と言ったという。父は精神科病院に偏見を持っていたらしい。

また、彼女は、自らが78年に東京少年鑑別所、榛名女子学院に行って以後はまったく覚せい剤を使用していないと言い、家族もそれは確かであるという。

以上から、**彼女は覚せい剤乱用の後に妄想準備性が形成され、家庭内にいるときは起こらないが、教習所に行ったり、勤務に就いたりすると、妄想が出現することがあることが明らかになったと思う。このような妄想準備性は覚せい剤中毒の後遺症と考えて差し支えないであろう**。なお、ときに幻聴めいた体験もあるが、それは妄想に追随しているようで、したがって、もっぱら妄想が出現しているといってよい。

本件犯行当時の精神状態

私が精神鑑定したときは、彼女の表情、姿態、談話等にとくに異常がなく、はきはき答え、記憶、判断なども正常で、また逮捕後、異常体験はないという。それゆえ、本件犯行の経緯について彼女から十分聴取できた。

本件犯行は前記のように、81年10月5日未明に、彼女が異母弟を殺害しようとして未遂に終わったものである。彼女の鑑定人に対する陳述はおよそ次のとおりである。

「私はオーストラリア行きを考え、大使館からビザの申請書をもらっていた。2〜3日前からその話を切り出していたが、犯行の前日（10月4日）、そのことを継母に言ったら、父はいけないと言ってるという。私は、父は昨年はいいと言っていたからそんな訳はないと言った。テレビを見ながらの話し合いのあいだに何となくもめた。向こうは楽で笑っているが、私は真剣であった。継母はうるさいから出て行ってよという顔つきをした。言葉では言わないが、物に当たっている。いらいらして部屋を歩いている様子であった。私も感情的になった。私もいらいらした。家の人、親が私に接する態度を自分の部屋で考えた。**親が自分を騙していた。私に分からないように騙していた**。世間の人や周りの人と親も同じだと思った。私はそのとき、普通の人とやくざ者がいる。やくざ者は黒で、普通の人は白だ。私は中間である。私は前に誰かから灰色と言われたことがある。それを思い浮かべ、私は真ん中でどっちつかずである。だからこんなになったんだと思った。（中略）**私は中間だから生きていけないと思った**。それでは仕方ないから、Ｍ．Ｋ．（前記の見合の相手）のところに行くか死ぬかの二つに一つだと思った。

どうしても彼のところに行かねばならないと思いつつ、決心がつかない。そのとき親の冷たさに驚いた」。そして結局、**彼女は死を選び、道連れに異母弟を選んだ**という。

　鑑定人と彼女のあいだの問答を詳しくここに書かないが、重要な問答を挙げよう。

　（父母が自分を追いかけてくる人と同じに見えたか）……そうそう。だから同じ。最後には自分だけが頼りだと思った。私はこの先、日本では生きていけない。日本だけではなく、オーストラリア、アメリカでも生きていけない。私の行くところはただ一つ、死ぬか、M.K.のところに行くかである。その後のことは分からない。

　（追い詰められた気持ちで、すべての人に迫害されると思ったか）……自分は独りだけで、日本から追い詰められた気がした。

　（その前から追い詰められていたか）……徐々に徐々に追い詰められた。1年間かかって追い詰められた。結果的に10月5日にそうなったが、昨年M.K.と別れたのは10月であるから1年間そう思った。

　以上から、**彼女はすべての者、家族からも疎外され、自らがまったく孤独なところに追いやられたと妄信し、死かM.K.のところに行くかの二者択一的な心境に追い込まれ、結局、死を選択し、異母弟を道連れにする道を突き進んで、本件犯行に至った**と考えられる。それまでは、彼女は家族に対しては妄想を抱いたことはなかったが、最後に家族も被害妄想の対象になったようである。もっとも、妄想の発現には了解可能な契機が多少とも関与している。

　これまでは犯行の動機を記述したが、各種調書にもとづいて前日から犯行に至る主として客観的な経過をたどると次のとおりである。

　10月4日昼間、彼女と継母のあいだにオーストラリア行きについて口争いがあった。夕方、彼女は眠りから覚めて、食堂に行くと、家族の夕食は済んでいたので、彼女は自分だけ除け者にされたように思った。かっとなって食卓の豚カツの皿を投げ、「私に勝つためにカツを揚げたんでしょう」と言った（音韻連合）。また、玄関の植木鉢を土間に投げつけた。そのことで父に叱責された。父にライフル銃を貸してくれと言い、父と継母に叱責された。（彼女に自殺の意図が現れたらしい）。入浴し、自室に入った。父親の部屋を覗くと、父母は眠っていた。父母の部屋のロッカーのところに銃が立てかけてあった。それを持ち出したが、模造銃であることが分かり、悔しいと思った。階下に降り、ガス栓やガスストーブを見たが、ガスを放出するのを思いとどまった。階下から包丁を持ってきた。2

階の異母弟の部屋に入り、彼を刺したり、切ったりした。彼の悲鳴で、同じ2階に寝ていた父が駆けつけ、彼女を制止し、包丁を払い落した。継母が警察に電話連絡し、警察官が来て、父に押さえられていた彼女が逮捕された。

　私には彼女が自殺の道連れに異母弟を選んだ理由がある程度理解できる。彼女は平素彼を非常に可愛がっていた。可愛い者を道連れにする場合も稀ではない。また、彼は11歳の児童であり、道連れにしやすい。しかし、**彼女がM.K.のところに行くか死を選ぶかの二者択一の境地になったことは私にはよく理解できない。**

■鑑定結論

　鑑定結果であるが、私は鑑定当時、彼女の精神状態の診断について、覚せい剤中毒の後遺症としてのフラッシュバックか統合失調症かの決定ができず、診断を保留したまま、犯行当時、幻覚妄想状態にあり、責任無能力の状態にあったとした。ただし、再犯の危険性があるので、不起訴の場合には、精神衛生法（精神保健福祉法の前身）を適用して措置入院の手続きが取られることが望ましいとした。**東京地検はこの鑑定結果にもとづき、彼女が犯行当時、心神喪失の状態にあったと認定して、不起訴の裁定をし、精神衛生法第25条（検察官通報）にもとづいて措置入院の可否を東京都に求めた。**

　ところが意外な判定が出た。**都では2人の医師によって彼女の精神衛生鑑定をさせたところ、不要措置という判定になり、しかも同意入院等の処置もとらなかった。**彼女は釈放され、被害者の異母弟のいる目黒区の実家ではなく、横浜市の実母のもとに引き取られた。しかし、実母は昼間、勤めに出ているので、その隙に**彼女は家出し、沖縄に行き、同地のホテルで腹を切り、自殺を図った。幸い、自殺は未遂に終わった。**

　私は東京都の処置に憤慨し、当該精神衛生鑑定の不当と、不要措置の場合でも精神科病院への入院手続きをとるように配慮しなかった不手際について、東京都に書面で抗議した。しかし、それに対する回答は、都側の処置に違法はなかったという簡単なものであった。

12. アルコールと覚せい剤の複合酩酊による強姦殺人、放火未遂等事例

　覚せい剤とアルコールの複合的影響が見られる犯罪がある。これから紹介する事例では、まずアルコールを摂取して、かなり酩酊している段階で、覚せい剤を使用し、両者の影響が複合して、アルコール酩酊の場合に通常見られるような犯

罪とは様相を異にする、非常に奇妙な強姦殺人を犯した。そこでは覚せい剤の影響のほうがより大きいように思われる。この事例は拙著「奇妙なラブホテル強姦殺人事件　アルコールと覚せい剤の複合酩酊」（法令ニュース，567号：53，1995）に報告されているが、貴重な事例としてもう少し詳細に紹介することにした。

■犯罪事実

　私は1983年12月に東京地裁より住居侵入、強姦致死殺人、殺人、現住建造物等放火未遂、覚せい剤取締法違反被告人Y.I.の精神鑑定を命じられた。彼（被告人Y.I.を指す。以下同じ）は本件犯行当時29歳である。登場人物は特定の場合を除き仮名とする。犯罪事実は起訴状によるとおよそ次のとおりである。

　1．83年4月20日起訴のもの

① 彼は、82年11月17日早朝、就寝中の婦女を姦淫する目的で、T商会東条和夫が管理する、都内渋谷区のラブホテル「I」の1階客室窓から同ホテル内に立ち入り、もって故なく人の住居に侵入し、

② 同日同時刻ごろ、同ホテル2階客室「ダイヤの間」において就寝中の従業員伊田ヒロ（当時52歳）を認め、その反抗を抑圧して姦淫しようとして、左手で同女の口を塞ぎ、両手で同女の前頸部を強く押さえつけるなどしたが、同女が激しく抵抗したところから、更に暴行を加えて姦淫の目的を遂げた上、自己の犯行の発覚を防ぐため、同女を殺害しようと決意し、同女の背後から同女の頸部に左腕を巻きつけて強く絞めつけ、仮死状態になった同女を強いて姦淫し、よって、そのころ同所において、同女を一連の頸部圧迫により窒息死させて殺害し、

③ 同日午前7時25分ごろ、逃走しようとして同ホテル2階客室「シルバーの間」に赴いたところ、同室の掃除をしていた前記会社従業員山池はる子（当時56歳）に発見されたため、犯行の発覚を恐れて、同女を殺害しようと決意し、矢庭に左手で同女の口を押さえて、その場に仰向けに引き倒し、同女に馬乗りになって、両手で同女の前額部を押さえつけ、更に同女の背後から左腕を同女の頸部に巻きつけて強く絞めつけた上、仮死状態になった同女の頸部を浴衣の紐で緊縛し、よって、そのころ同所において、同女を一連の頸部圧迫により窒息死させて殺害し、

④ 同日午前7時40分ごろ、前記各犯行の痕跡を隠蔽するため、石田昌雄他1名の宿泊客が現在する同ホテル建物を焼燬（しょうき）しようと決意し、同ホテル2階客室「エメラルドの間」において、紙袋、ちり紙などを詰めたビニール袋に

マッチを点火して、これをベッドの敷布団の上に置き、その上から掛け布団を掛けて火を放ったが、同日午前8時ごろ消防係員らによって消し止められたため、寝具等の一部を焼燬したに止まり、その目的を遂げなかった。

2．83年4月22日追起訴のもの

彼は法定の除外事由がないのに、82年11月17日ごろ都内港区の路上において、菅野　馨から覚せい剤である塩酸フェニルメチルアミノプロパンの結晶約0.3gを代金3万円で譲り受けたものである。

■家族歴

彼は53年6月に北海道浦河郡浦河町に生まれた。父方祖父は岩手県から北海道に渡り、若いころは漁業に従事し、晩年は桶屋をしていた。父岩吉は鑑定時現在（以下現在と略す）74歳である。浦河町に生まれ、小学校尋常科卒業後、牧畜、漁業、土方、船員、炭坑夫、農業、造機など、いろいろの職業に従事した。太平洋戦争に応召し、樺太に派遣され、凍傷になり、左足は足首と足先の中間で切断し、右足は5本の趾がすべて切断された。歩行は、跛行するが可能である。身障者5級に認定されている。学歴はないが、学業成績は上位で、書物好きで、理屈っぽく、終戦後一時共産党員になったことがある。酒好きで、酒癖がやや悪い。

母のサイは、62歳で胃癌のために死亡した。小学校尋常科を卒業し、33年に岩吉を婿養子に取ったが、岩吉が家業の農業を嫌い、1年半後に離婚した。48年に岩吉と再婚した。サイは岩吉との間に6人の子を儲けたが、別の男との間に3人の私生児を産んでいる。しかし、土地柄もあり、性的放縦とはいえないらしい。ちなみに、サイの姉のツキは5人の私生児を産んでいる。サイはお人好しで、仕事が緩慢であったという。

彼の同胞は実同胞が6人、異父同胞が3人である。両方併せた中では彼は四男である。実弟の正春は現在23歳であり、中学卒業後、大工をしていたが、現在行方不明であり、ヤクザと関係しているのでないかという噂がある。異父兄の与吉は、現在45歳で、結婚して牧場の仕事をしていたが、性的に放縦で、短気なために離婚し、情婦と同棲して、トラックの運転手をしているらしい。

彼の家系では、**彼はアイヌの血を濃厚に受け**、母はアイヌであり、前記のように、母は3人の私生児を儲け、異父兄与吉は性的放縦であり、実弟正春は行方不明になっているが、その他にとくに精神異常者はいない。

■本人歴

彼は60年4月に地元の小学校に入学し、66年3月に同校を卒業した。同校の児童指導要録によると、学業成績は全学年を通じて中位である。性行では、「集団

規則への態度」「自省心がある」「健康・安全の習慣」の項目がとくに不良で、全般に最低の評価のCが多い。所見では落ち着きがない点が再三指摘されている。次いで彼は地元の中学に入学し、67年にやはり地元の別の中学に転校し、69年3月に同校を卒業した。同校の生徒指導要録によると、学業成績は中位である。性行では、小学校に比して向上し、最低のCがなく、Bに少しAが加わっている。ただし、所見では、言動に慎重さに欠ける点が指摘されている。なお、2年、3年に欠席、遅刻、早退が多くなっているが、自家の船で蛸漁などに出かけたためであるという。

　彼は家業を手伝いながら勉学するということで、U高校定時制に69年4月に入学した。しかし、後記のように、家業の漁業が家庭の事情で大きく転換しなければならず、彼が担任教師に反発したため、**3年1学期（71年7月）で高校を退学**した。同校の生徒指導要録によると、学業成績は、1年は中、2年は中の下である。性行では、1年では「向上心旺盛である」と評価されているが、2年では「時々粗暴な態度がみられるようになり、学業も投げやりになった」という。

　彼によると、少時の彼の家庭は家族が多く、3tぐらいの船を持って沿岸漁業に従事していたが、生活は非常に苦しく、父は身体障害者のめに引け目があるのか、あまり口出しせず、母は教育面ではノータッチであり、家庭を経済的に支えていた長兄勇が非常に厳格で、彼はしばしば殴打され長兄の暴行を逃れるために夜遅くまで帰らず、昆布小屋に寝ていたことが多く、狭い家の中に大勢の家族がいるので、勉強などする余裕などなく、兄弟喧嘩も絶えなかった。さらに彼はアレルギー体質のために頭部に湿疹ができ、そのために学友に嫌われ、その上、アイヌの混血児のために学友から白眼視されるので、**小学校時代から自殺念慮があり、中学2年のときにある女性が書いた自殺の手記を読んで、カトリックの本を求めたり、高校1～2年のころに、友人と飲酒して、砂浜から海に飛び込もうとして友人に止められた。このような自殺願望が潜在していたため、覚せい剤を求めた**のではないかという。

　また、彼によると、中学時代、家業のために船に乗って行ったために、勉強は遅れ、また長兄勇が結婚していたが、中学のころにこの長兄が家業を手伝わなくなり、その代わりに次兄一夫が働いていたが、その一夫も家を出た。船も古くなり、新しい船に買い変えなければならず、沿岸漁業の蛸漁などの将来性が暗く、父と相談して船を売り、昆布漁に転換することになり、そのような事情で高校を中退したという。

　高校中退にはもう一つ理由があった。高校3年のとき新しく赴任して来た担任

教師が学業成績を偏重するので、彼は反発し、その教師に食ってかかったりしたため、教師の側から退学を示唆されたという。

　職業歴であるが、これも順調ではなかった。前記のように、家業の漁業の手伝いは小学校時代からであり、71年7月の高校中退の後は、しばらく家業の昆布漁を手伝った。72年1月から根室市のO漁業の漁船に乗り、メヌケの刺し網漁、イカ釣りに従事し、同年12月に漁期終了で下船した。翌73年1月から根室市のY漁業の漁船に乗り、ニュージーランド沖までイカ漁に行くが、そのときは適当な人がおらず司厨長をした。73年4月から広尾町のH漁業の漁船の甲板員となり、78年6月まで5年余り、サケ、マス、カニなどの近海漁業に従事したが、体質的に寒さに弱かった。78年6月から浦河町のI漁業の漁船に乗り、近海でサケ、マスなどを獲った。しかし、漁業は重労働であり、魚獲量も減少し、それに比して労働時間が増大し、しかも船底板一枚の下は地獄という危険な仕事であるので、船乗りを続けることに見切りをつけた。

　80年1月に札幌市に出かけたが、冬期のため仕事としては水商売しかなく、薄野のキャバレー「R」のウエイターとして働いた。当時、Mと言う女と2ヵ月同棲した。ウエイターの仕事は6ヵ月続いた。そのころ、弟の忠が札幌市で江上という人のもとで鉄筋工をしていたので、彼も江上のもとで80年10月から地下鉄工事に従事し、同年11月には三田鉄筋に移り、同年12月にその職場で上京し、八王子の、次いで81年2月には西葛西の現場で働いた。しかし、三田鉄筋では江上の兄弟が彼の親方であったが、その兄弟の仲が悪く、職場ががたがたしたので、彼はそこから離れた。

　彼は81年4月に渋谷区道玄坂のT開発グループに入り、新橋のキャバレー「S」、赤坂のクラブ「B」、渋谷のレストラン喫茶「T」などでウエイターをした。T開発は給料が安く、こき使うので間もなく辞めた。

　彼はオートバイのホンダ工業に就職するために、同社の就職試験を受けた。当時住所不定であり、合格通知を受ける場所を浦河町の実家にした。無職で生活に困り、偶然知り合った人に誘われて、81年7月に、新宿歌舞伎町のグランドキャバレー「L」で働いたが、最初から長く勤めるつもりはなかった。ホンダ工業の就職もどうなったか分からない。生活費もなくなり、再びT開発に同年10月に戻り、渋谷区道玄坂の飲食店「A」で板前見習いとして働き、親方の江元に心服した。82年1月に会社が人員削減を図り、江元を解雇したので、彼は江元に従って「A」を同年2月に辞めた。その後、江元の世話で、熱海駅前のレストラン「M食堂」で、板前見習いとして働いたが、上司の中原が暴力的であり、2ヵ月ほど

で辞めた。

　82年5月に葛飾区のD鉄筋の下請けの石見敏夫のもとで鉄筋工として働き、弟忠を呼んで、石見のもとで働かせ、2人で一緒に葛飾区のアパートD荘に住んだ。そして同年11月17日に本件犯行に至った。

　既往歴では、幼少時、次兄一夫の自転車の後ろに乗っていて、車輪に脚を挟み右下腿骨を骨折した。アレルギー体質で頭部、顔面に湿疹ができ、高校のころになってやっと治った。また、脳貧血になりやすく、23～24歳ごろまでときどきめまいがし、乗船中倒れたことがある。小学校1～2年のころ、肺炎で発熱して臥床しているとき、弟忠が様子を見に来たが、どうして憤激したのか、包丁を持って弟を追いかけ外に出て、はっと気がついたことがある。熱性せん妄のようである。

　飲酒歴では、高校2年ごろから飲み始め、そのときによって酔い方が違い、ウィスキーのダブル1杯でも酔うこともあれば、ウィスキーをボトル半分も飲めることもある。ウィスキーの他に清酒、ビールも飲む。船乗りをしていたころ、暴飲して後で覚えのないことがあり、たとえば、**ヤクザの家の玄関のガラスを破り、後で弁償したことがあり、弟忠や親方石見敏夫によると、彼は酒癖が悪いという。**

　覚せい剤使用については、彼は渋谷区道玄坂の「A」に勤めていたころ、同店の店員藤田兼子と仲良くなり、同女と2回ぐらい性関係を持った。藤田の話から好奇心に駆られ、**藤田の友人の菅野 薫（本件当時、クラブ「E」のホステスをしていた）から覚せい剤を入手して注射した。それが82年2～3月ごろである。**その後、石見のもとで働いていたとき、給料日のころに菅野 薫から覚せい剤を買って使用していた。本件犯行までに7～8回使用したことがある。最初の使用時には、気分が悪くなり、吐き気があり、快感、性欲亢進はなく、ただ不眠となり、頭が空回りするようであった。そのうちに、覚せい剤を使用すると、精神的、肉体的に重みがとれたような気になり、性欲が高まり、女が欲しくなる。それでも強姦するほどの気持ちにはならないという。**覚せい剤を使用して性関係をもったことは1回あり、藤田兼子と関係したが、それまで早漏であったのに、覚せい剤使用時は射精するまでに20～30分かかり、性感も変わっていたという。**（注：覚せい剤を使用すると、勃起が延長し、射精が遅延することは、よく知られている）。**覚せい剤使用によって幻覚妄想状態（幻覚症）が出現することがあるが、彼の場合にはそういうことはなかったという。**

　性生活については、最初の性交は、17～18歳ごろ、船乗りをしていて函館で商売女と関係した。80年ごろ札幌で水商売をしているときや、81年に渋谷の「A」

に勤めていたときなど、これまでに、3人ほどの女性と関係があった。ソープランドで遊んだことも1回あるという。一般に性欲はそう強いほうでなく、性欲倒錯もない。

次のような犯罪歴がある。

① 75年2月14日、浦河署、傷害、同年5月21日、浦河区検、起訴猶予。

彼によると、浦河町の実家で、飲酒して弟忠と喧嘩し、急須を投げて弟に頭に縫合を要する傷を負わせた。

② 77年1月12日、広尾署、傷害、同年6月14日、広尾簡裁、罰金5万円。

判決文によると、彼は3名と共謀して、76年12月3日未明、北海道の広尾町の居酒屋「H」の前の路上で、通行中の村井某（26歳）と些細なことで口論になり、同人に対して交々手拳でその顔面を殴打したり、足部、腰部等を蹴飛ばすなどの暴行をし、傷害を負わせた。彼によると、当時飲酒していたという。

③ 81年5月4日、渋谷署、傷害、同年5月13日、東京簡裁、罰金10万円。

判決文によると、81年5月4日未明、渋谷区の路上で些細なことから通行人と口論となり、これを制止しようとした渡部某（23歳）に対し、いきなり路端に置いてあった植木鉢で同人の頭部を殴打して、傷害を負わせた。彼によると、当時飲酒していたという。

以上の犯罪はいずれも傷害で、犯行時飲酒しており、酒癖が悪いことが示唆される。

84年3〜4月の**鑑定時の所見**は次のとおりである。

身体的には、身長167cm、体重68.5kgで、闘士型の体型である。右手の中指が強直して曲がらないが、79年ごろガラスの破片で腱を切断したためであるという。文身（いれずみ）はない。左眼は先天性弱視で視力は0.1以下であるといい、右眼は正常視力である。内科的・神経学的に異常はない。脳波も正常である。

精神的には、私は彼と6回面接を重ね、彼は、初めはやや緊張し、ときに不機嫌でぶっきらぼうであったが、徐々に打ち解けてきた。談話は慎重で、従来の経歴などの陳述は比較的詳細である。意識は清明で、見当識があり、知能は正常である。脳研式標準知能検査では82点であり、正常の知能を指す。幻覚、妄想等の病的体験はない。性格的にはやや自我が強く、頑固で、短気なところがあるが、異常性格とはいえない。**前記のように、覚せい剤使用によって気分の高揚、性欲亢進、不眠等の症状が出たが、幻覚症は出現しておらず、現在、覚せい剤使用の後遺症は見られない。**

本件犯行当時、彼は飲酒しており、その上に覚せい剤を使用していた。犯行当

時の状況を再現するには、アルコールと覚せい剤を併用する試験を行うべきであるが、覚せい剤を用いることが倫理的に躊躇されたので、単にアルコールだけを用いる飲酒試験を実施し、弟忠や親方の石見敏夫が言うように、彼が酒癖が悪いかどうかを検討することにした。84年4月10日午前9時20分から、私どもの研究室で飲酒試験が開始された。試験の経過の詳細は省略するが、空腹時に3時間17分の間に清酒1,040ml（5.8合）を摂取させたところ、飲酒開始後2時間20分ごろから明らかな酩酊状態になり、多弁、多動、発揚気分、抑制解除の状態になり、談話は断片的でまとまらず、ボクシングの真似をして、粗暴で虚勢を張る言辞、態度を示したが、易怒性、攻撃性はあまり認められず、**複雑酩酊とまではいえず、単純酩酊が出現したと判定されたが、やや酒癖が悪いと思われる。**血中アルコール濃度は3時間30分で最高247.7mg/dlに達し、十分な酩酊レベルに至っていたと考えられる。

■本件犯行当時の精神状態

本件犯行は、前記の犯罪事実にあるように、ラブホテルに侵入し、同所の従業員の伊田ヒロを強姦して殺害し、次いで同じく従業員山池はる子を犯行隠蔽の目的で殺害し、同じく犯行隠蔽の目的で同ホテルに放火し、当時覚せい剤を使用していたため、覚せい剤取締法違反にも問われた。

まず、彼との問診の問答の一部を挙げよう。彼の陳述態度は誠実で、陳述の内容に一貫性があるように思われた。

（事件は昭和57〈1982〉年11月17日ですね）……はい。

（その前日であるが、夕方、石見さんと仕事から戻ったね。現場はどこか）……調布のほうで、長谷川工務店のマンション建設です。

（給料をもらったのはどこか）……D荘（彼と弟忠の住居）で、午後5時ごろ。弟も一緒だった。

（どのくらいの給料か）……手取り17〜18万円。（後略）

（それから弟、石見と甲斐屋に行ったが、甲斐屋はどこか）……D荘の近くで、5時過ぎに親方、弟と3人で行った。

（そこでチュウハイ飲んだというが）……コップ1杯飲んだ。

（甲斐屋を出たが、そのときアパートの自分の敷布団の下に5万円置いて残りを持って出たね）……ええ。

（出かけるとき、元住吉〈川崎市にある〉の江元〈前出〉さんのところに行く気もあったというが）……江元さんに2万円の借金があり、それを返すのと、しばらく会っていないため、顔見せのため。一方では覚せい剤を打ちたい気

があった。
（公衆電話でかすみ〈菅野　薫の源氏名〉に電話したね）……かすみは藤田兼子（前出）のマンションに住んでいるので、藤田兼子のところに電話した。
（シャブを売ってくれと）……すぐに持っているようなことを言う。それですぐに出かけた。
（どこで待ち合せるか）……藤田のマンションに行くつもり。
（渋谷に着いたのは午後7時ごろというが、渋谷のどこで電話したか）……東横線の乗り場の近くの公衆電話から……部屋に藤田兼子がいるので外で会うことにした。
（どこで会ったか）……「アリソン」という喫茶店である。そこに入って間もなく店は閉店になり、店の前で待った。かすみが来た。シャブは今夜中に入るか、明日の朝になるか分からない。午後10時ごろに「E」（かすみの勤め先）に電話してくれと言う。かすみに3万円渡した。

その後、彼は「E」に近い、六本木のレストラン喫茶「アンガウル」に行き、そこで食事をし、**赤ワインをハーフボトル（360ml）飲んだ**。それからチラシ配りが渡したチラシを見て「魚安」に行った。そこで料理の他に、**清酒をかなり大量に飲んだ。飲んだ量は不明であるが、同店の従業員の話では銚子10本ぐらい飲んだのではないかという**。そこで午後11時ごろかすみに電話した。少し待ってくれとのことで待ち、1時間後に「アンガウル」の前でかすみから覚せい剤1パッケ（0.3g）を受け取った。彼は注射筒は持っていたが注射針を持っていなかったので、かすみに同行して同女のマンションに行き、注射針をもらった。**ちょうど雨が降っていてアスファルトの上に水溜まりができていたので、チリ紙を水溜まりの上に置き、それを通して注射筒の中に水を吸い込んで、覚せい剤を溶かし、自己の静脈に注射した**。

（それから）……かすみのマンションから右の方に行き、「I」（犯行現場のラブホテル）まで行ったように思うが、その記憶はない。（注：この健忘は常に一貫しており、当時、アルコール酩酊が高度に達しており、覚せい剤の覚醒効果がまだ不十分であったせいと思われる）。
（覚せい剤を打って効果があったか）……素面（しらふ）のときのような効果はない。鉛1個を頭に背負った感じ。
（素面のときに打つと）……すっきりするという感じ。
（「I」の隣には木村という家の新築現場があり、足場が残っていたね）……ええ。

(その辺に行ってどう思ったか)……ネオンの記憶がある。雨上がりでぼやけたようで、パッとしたネオンがある。それから新築の家とホテルの間が眼に入る。そこから吸い込まれるように入った感じ。これという思考はない。
(足場になぜ上がったか)……ホテルに入るためだと思う。
(ホテルに入って何するつもりか)……覗きである。
(どういうことか)……はっきり断定できない。
(覗きというのは男女関係を見るのか)……そういう断定的な感じではない。自分の頭のなかに覗いてみたいという気があったと思う。
(足場のところで靴を脱いだのは)……覚えている。
(「Ｉ」の「メノーの部屋」に入ったね)……部屋も覚えていない。風呂場から入った記憶がある。(注：彼は風呂場から入ったというが、布団の敷いてある「メノーの間」に入ったらしい)。
(布団の上に足を置いたのでないか)……それは後で警察で見せられて、そうである。
(部屋に入った記憶はあるね)……ええ。
(その部屋で裸になった)……着物脱いだ。(注：彼は明瞭には記憶していないが、**上半身裸になり、下半身はパンツだけになっていた**。その様子については「Ｉ」の客の証言がある)。
(上半身裸になったのは)……はっきりした考えはない。後から考えて自慰行為をしやすいようにと思う。
(自慰行為のときは上を脱ぐのか)……そんなことはない。**自分のやっている行動は普段の自分からは考えられない**。(注：**覚せい剤使用の場合、中毒者は全裸、半裸になることが多い**。その理由は明らかではない)。
(83年3月31日の警察調書では「Ｉ」に入ったのは女に悪戯するつもりだったと言っているが)……無意識的にそういう気持ちがあったかもしれないと言ったら、警察がそう書いた。事実(殺人)がはっきりしているからそれでもよいと思った。

彼は、建築足場を通じてブロック塀を越え、たまたま開いていた「Ｉ」の窓から侵入し、そこが「メノーの間」であり、そこから2階に上がり、「ダイヤの間」に入った。

(奥のほうに伊田ヒロが寝ていた)……ええ。
(体が半分出て、布団がずり落ちていたね)……おぼろげに覚えている。
(その女の姿を見てセックスしようと思った)……それから分からない。**覚せ**

い剤を打つと目についたものに集中する。それで近づいて行く。頭の中に何があるか分からない。近くに行くと向こう（伊田ヒロ）が驚いた様子。近づくのも断片的に覚えている。

(そのときは覚えていて、後で忘れたのでないか)……刑事から調べられた最初はもっと思い出せない。

(犯行後、逮捕されるまでの間はもっと覚えていたのでないか)……殺（あや）めたのはパッと頭にある。なぜホテルに入ったか、自分では分からない。その記憶を戻そうとするができない。

(伊田さんに近づいてどう)……いきなりふり向いた。

(あなたが行ったのは伊田さんの足元のほうか)……ええ。伊田さんは上体を上げた。

(それから押さえた)……ヒーという声を立てた。

(静かにしろと言った)……ええ。

(静かにしないと殺すぞと言った)……それまでは分からない。いろいろ暴れ、絞めた。

(何のために絞めたか)……声を出させないため。

(初めは両手で頸を絞めた)……口を押さえるような感じ、頭も押さえた。騒がないで欲しいという一念だった。

(それから後ろから左腕で頸を絞めた)……しました。記憶にある。それで死んだと思う。

(それでも呼吸していた)……ええ。

(そこで強姦した)……その辺からはっきりしない。

(なかなか射精しないので諦めた)……はい。

(それから手足を縛ったか)……ええ。

(脚を折り曲げるようにした)。(注：脚を股関節のところで折り曲げた)。

(そして風呂場に運んで行った)……風呂場でやった（性交した）か部屋でやったか分からない。(注：警察調書では、彼は伊田ヒロと寝室と風呂場とでそれぞれ1回性交したとなっているが、彼は1回しかしていない気もするという。**膣内には射精した跡はない。覚せい剤使用では射精が遅延する)**。

(風呂場では蛙を仰向けにしたような姿勢で関係したね)……ええ。

(石鹸を自分の陰茎につけた)……ええ。

(女の性器は)……洗った。

(自分の陰茎を挿入して腰を使っても射精しない)……しない。

(その後、パンツと女の肌着で頸を絞めた)……何で縛ったか分からない。
(死んだのになぜ縛った)……それは分からない。
(生き返るといけないと思ったか)……おそらくそうだと思う。しかしはっきりしない。
(あなたは関係するとき縛るか)……いろんな人と付き合ったが、そういう気は起きない。藤田兼子と関係したとき、兼子の要求で縛ったことが1回ある。
以上で、「ダイヤの間」での強姦殺人の経緯を終わる。
(「ダイヤの間」から出たね)……はい。
(逃げようと思った)……ええ。
(「シルバーの間」に行き、山池さんと目が合った)……はい。
(向こうがあなたを見た)……見ました。
(山池さんは「シルバーの間」で掃除していた)……その部屋は最初に自分が入った部屋だと思った。(注:彼は「シルバーの間」が「I」に最初に侵入した部屋である「メノーの間」だと思い込んでいたらしい。**場所の失見当識がある**)。
(山池さんがキャーという声を立てた)……ええ。
(両手で頸を絞め、山池さんが倒れ、バタバタし、一瞬手が離れた)……相手が暴れるので手で押さえられない気がした。
(半身になり、後ろから羽交い絞めのようにした)……ええ。
(部屋にあったかどうか分からないが浴衣の紐で頸を絞めた)……ええ。
(さらにタオルで頸を絞めた)……ええ。
(浴衣の紐とタオルの両方で絞めているね)……はっきりした記憶はない。刑事の調べのときごっちゃになっている。本当に最初から覚えているのか、後から教え込まれたのか分からない。風呂場に連れて行ったのは覚えている。最初出会ったとき掃除していたのは覚えている。
(最初から風呂場にいた訳ではないね)……ええ。
(絞めてから風呂場に連れて行ったか)……風呂場で絞めた記憶がある。それからホテルを出ようとして風呂場の窓を開けたが出口はない。
(それから階下に降りた)……元入ったところから出たのだから階下に降りたと思う。
(「メノーの間」だね)……
(その前に放火したね)……ええ。
(どこの部屋か、「エメラルドの間」だね)……ええ。**自分は「ダイヤの間」に**

放火したと思っていた。「エメラルドの間」というのは後から刑事に聞いた。
（火を点けた物は）……紙袋、いやビニール袋。ゴミはおそらく伊田さんの部屋の物だと思う。
（83年3月31日の警察調書では、山池さんの部屋から空き部屋を捜していて三つ目の部屋が「メノーの間」で、そこでズボンを履いた。証拠隠滅のためにライターで放火したとなっている）……マッチではないか。（注：後の警察調書ではマッチに変更している）。
（点火したビニール袋を布団の中に入れた）……ええ。
（その袋は伊田さんの部屋から持って行ったのか）……分からない。

以上の問答から、彼は犯行前に、焼酎、ワイン、清酒を飲んで酩酊していた上に覚せい剤を注射し、アルコールと覚せい剤の両方の効果のもとに犯行した。**注射場所から「I」までの間の記憶欠損があり、また「I」における記憶も不完全で、記憶の錯誤や、失見当識もあり、意識障害が存在したと思われる。犯行の動機は性欲充足、犯行隠蔽として理解できるが、犯行は平素の彼の人格に異質的であるように思われる。**

犯行後の経緯については省略するが、**彼は82年11月19日（犯行の2日後）に本栖湖で自殺企図を犯している。**

本件は単なるアルコール犯罪でもなく、また単なる覚せい剤犯罪でもなく、アルコールと覚せい剤の両方の薬理作用の影響下の犯罪である。したがって、アルコールと覚せい剤を併用した場合の現象について少し説明したい。

① アルコールを摂取した後に覚せい剤を使用すると、アルコールの消化管からの吸収が阻害されて酩酊しにくいという現象が知られ、それに関する文献もある。

② 覚せい剤中毒の場合、原則として意識障害をきたさないとされているが、覚せい剤とアルコールを併用すると、意識障害が生じ、とくに覚せい剤幻覚症のあるような条件下では、激しい錯乱状態をきたすことがある。これは私が法務省の78例の覚せい剤中毒性精神病状態例を調査して得た知見である。〔拙著『精神鑑定と供述心理』（金剛出版，1997）179頁以下の「覚せい剤中毒性精神病状態における犯罪」参照〕。

③ 覚せい剤中毒で幻覚症が治癒した後に飲酒すると、幻覚妄想状態が再現することがある（フラッシュバック現象の誘発）。

■ 鑑定結論

さて、本例においては、大量の飲酒のために、高度の酩酊状態にあったところ

に覚せい剤を使用し、覚せい剤の覚醒効果が、アルコール酩酊の身体的麻痺作用と意識混濁の程度を軽減させ、彼をして建築現場の足場を利用してラブホテルに侵入させた。そして、そこで彼は上半身裸でパンツだけになった。このように、半裸ないし全裸になることは覚せい剤使用時によく見られる現象である。その理由はよく分かっていない。それから「ダイヤの間」で強姦殺人を犯すが、性器を挿入しても射精しないために、悪戦苦闘しているが、結局射精していない。このように、勃起するが射精が非常に遅延することは覚せい剤使用の場合によく見られる現象である。以上から、**本件犯行時の状態では、①アルコール使用の影響で意識障害が出現したこと、②覚せい剤使用のために意識障害、身体的麻痺症状が軽減したこと、③覚せい剤使用のために半裸になったこと、④覚せい剤使用のために性欲が亢進したが、射精が不能になったこと、などの特異点が見られた**。また、覚せい剤による性欲亢進のために、彼には従来見られなかった強姦罪を出現させた。北海道の田舎に生まれ育った素朴な若者が、覚せい剤のために一生を棒に振ってしまった。何と気の毒なことだろう。

　本件犯行当時の精神状態から見た責任能力については、アルコールと覚せい剤の両方の中毒作用による意識障害のために限定責任能力の状態にあったと考えられる。

　東京地裁は85年10月24日に、心神耗弱を認定して無期懲役（未決通算600日）を言い渡した。

　本例は判例集にも出ている。すなわち、刑事裁判月報，17巻：1059頁，1985；判例時報，1177号：155頁に記載されている。

13. 覚せい剤中毒と統合失調症の相乗効果——同僚殺人——

　覚せい剤中毒によって起こる幻覚症は統合失調症の急性期の幻覚妄想状態と類似し、また統合失調症者が覚せい剤を使用すると病状が悪化することも知られている。この覚せい剤中毒と統合失調症の相乗効果を証拠づける事例があるので紹介したい。これは私が都立松沢病院に赴任する前から、同院の林　暲院長の鑑定を手伝い、赴任後に鑑定が完結した事例である。その例では、覚せい剤を使用する少し前から、被害妄想気分が出現し、覚せい剤の使用によって激しい幻覚妄想状態が出現し、被害妄想にもとづいて殺人を犯した。鑑定の結果無罪となり、その後松沢病院に長く入院することになり、急速に強い荒廃状態に陥った。この全経過を覚せい剤が起こしたとも仮定でき、覚せい剤使用前の被害妄想気分は後か

らの妄追想であるとも考えられるが、私には統合失調症がすでに発病している上に、覚せい剤使用によって病状が顕在化したと考えるべきだと思われる。

■犯罪事実

林院長は1953年4月に東京地裁より殺人被告人Ｔ.Ｅ.の精神鑑定を命じられた。彼（被告人Ｔ.Ｅ.を指す。以下同じ）は本件犯行当時21歳である。登場人物は特定の場合を除き仮名とする。犯罪事実は起訴状によると次のとおりである。

彼は東京都江東区の梅田組飯場、菅原幸助方に宿泊して人夫をしていたが、かねてより同僚佐橋一男と不仲であったところ、52年9月20日午後11時ごろ、同飯場において佐橋が彼の陰口を述べたと推量して憤激し、殺意をもって矢庭にナイフで同人の腹部その他を突き刺し、よって同人をして翌21日午前1時過ぎごろ、都内中央区の栗田病院において腹部刺創による失血等のため死亡するに至らしめた。

■家族歴

彼は31年2月に福島県耶摩郡喜多方村（現在、喜多方市に属す）に生まれた。父靖雄は鑑定時現在（以下、現在と略す）58歳で、同県石城郡湯本町で伐採業に従事している。温和、無口、真面目な性格である。大酒家であるが酒癖は悪くない。母さくは56歳で心臓病、腎臓病で死亡した。性格は勝気であった。彼の同胞は7人で、彼は5番目、三男である。**二姉きくは現在23歳であるが、15歳ごろからてんかんに罹患し、現在も頻繁にけいれんがある**。しかし、知的障害はないという。

その他、母の同胞に1人精神病者があったというが、詳細は不明である。また、母方従兄に窃盗の前科があり、宮城刑務所で受刑した者がいるという。

以上から、彼の家系には二姉のてんかん、母の同胞の精神病、母方従兄の犯罪などの負因がある。今から見ると、母の同胞の精神病についてもっと追究すべきであったと思う。

■本人歴

彼は小学校高等科2年2学期で退学した。同級生古田純一によると、彼の学業成績は中位であったという。好きな学課は歴史で、嫌いなのは算数であった。品行は普通であったが、高等科1年のとき1度、学校を怠けて水泳に行ったことがある。

学校を中退して憧れの船乗りになった。すなわち、44年8月に横浜市の海員養成所に入所し、2ヵ月の訓練と予備の期間を経て、翌45年2月に枝光丸に乗船した。甲板員として真面目に勤務したが、同年8月、北朝鮮の羅津で敵の攻撃を受

け、船は遭難し、ようやく釜山に着き、さらに博多に帰還した。終戦後の同年9月に船乗りを止めて、実家のある福島県耶麻郡に戻った。

そこで一時、農具工場に勤めた。46年3月ごろ神戸に行き、再び船乗りになり、大榮丸に乗り組んで、北海道航路に就いた。その後数回、乗船を変え、内地航路に就いたり、アンガウル島（パラオ諸島の一つ）、中国への航路に就いたという。**最後に船舶運営会のV205号に乗っていたが、49年12月に解雇された。甲板長が厳格で皆から嫌われていたが、彼は外泊後の報告の件で注意された同人を恨んでいて、同人を呼び出して殴打したためである。**

その後、実家に帰り、家業の伐採業を手伝っていたが、仕事が暇なためぶらぶらして、友人と映画館や飲食店に行ったりしていた。村の不良仲間2～3人と一緒に工場から砲金を持ち出したことがある。家は生活に困っているし、彼は失業保険金をもらっていたが、遊ぶ金が欲しくて窃盗した。これは別に事件にならなかった。

田舎に仕事がないので51年7月に上京し、同郷の石原秀夫を頼って霞ヶ関の木本組の梅田組飯場（菅原幸助が親方）に入り、合同庁舎の土方になった。**同年10月ごろ同僚の岩下和男に誘われて、数人で汐留駅から荷物の搬出を企てたが、窃盗未遂に終わった。**同年10月で合同庁舎の仕事が終わったので、11月から12月一杯、江東区亀戸の道路工事に従事した。

翌52年1月下旬、梅田組飯場を出て小田原市の大同毛織の建築工事の人夫となった。**同年2月、同僚6名で国鉄の工事現場から銅線約30貫を持ち出した。そのため同月22日に逮捕され、同年5月9日に小田原簡裁によって懲役1年執行猶予3年を言い渡された。**

判決後ただちに梅田組の親方の菅原幸助に引き取られ、再び梅田組飯場（当時、江東区深川にあった）に入り、東京駅八重洲口前の国際観光会館の仕事に従事した。さらに同年7月ごろから銀座松屋デパートの建築工事に従事していて、本件犯行に至った。

身体的既往歴では、長兄貞雄によると、彼は3～4歳ごろ脳の病気をして以来口が曲がり（現在、左顔面神経麻痺が残っている）、5歳ごろから1日1～2回けいれん発作がしばらく続いたことがあるという。この脳の病気が何病であるかは不明である。その他、18歳ごろに淋病に罹患したことがある。

飲酒は18歳ごろからで、機会的に清酒4～5合程度で、酒癖は悪くない。覚せい剤使用については後記する。

彼の性格については、前記のように友人に誘われて窃盗を繰り返したところか

ら意志薄弱な傾向があり、甲板長を殴打したことからも短気な傾向があるが、異常性格とまでは言えない。

私は林院長の依頼で、彼が東京拘置所に勾留されているときの状態を観察し、彼を53年6月26日～7月9日の間、松沢病院に鑑定留置して面接審査を行ったが、当時の所見は次のとおりである。

身体的には、身長156.4cm、体重55.0kgで、小柄で闘士型の体型である。顔面では左口角が下がり、左顔面の表情運動が不能であり、**左顔面神経麻痺が存在する**。これは前記の3～4歳ごろの病名不詳の脳疾患の後遺症である。その他、内科的・神経学的に異常はない。血液の梅毒反応は陰性である。脳波も正常である。また、彼は覚せい剤を静脈注射していたが、両腕の肘窩に静脈の硬結や皮膚の色素沈着はない。

精神的には、まず東京拘置所における動静である。同所の担当看守によると、無為でごろごろ寝ころんでいることが多い。ときに雑誌を見ていることがある。無口で、あまり喋らず、大人しいほうである。ところが、**53年6月14日夜、急に興奮して舎房の窓ガラスを破壊したため、手錠をかけられたという。翌日、私が問診したところ、不眠のためいらいらして衝動的に暴行したという。また6月25日午後3時ごろ急にガラス片で両前腕部に切傷を加え、自傷行為をした。幻聴のための不安な気持ちから衝動的にやったらしい。**

松沢病院に鑑定留置中では、無為で、臥床していることが多く、ときどき窓から外をぼんやり眺めている。とくに興奮はなかった。面接時、表情は硬く、不自然である。態度もややだらしなく、落ち着きのないときや硬いときがある。談話は非常に要領を得ないが、問診は可能である。感情の疎通性は表面的である。**問診中に急に笑い出すことがある**。そのために円滑な対話が一層障害される。ときどきその笑いが強迫的になる。見当識は保たれ、意識障害はない。記銘力、記憶に粗大な障害はない。知識、判断力は不良である。脳研式標準知能検査で100点満点で38点であり（精神遅滞に近い結果）、クレペリン連続加算テスト、ブルドン抹消法などの精神作業能力検査の成績も不良であり、**知的能力の低下がある**。次に病的体験等について聴取したが、問答の一部を挙げる。

（気分は）……悪い。
（どのように悪いか）……何か普通に話をしていても誰も全然相手にしてくれない。何か分からないことがあるように思う。
（どうしてか）……**何か機械によって動かされているようだ**。
（いつごろからか）……去年の8月ごろからだ。

(ヒロポン〈覚せい剤〉を注射してからか）……そうです。周りの人から嫌わ
 れている。機械を使って邪魔されている。
(機械を使っている人は誰だ）……誰か分からないが先生ではないかと思う。
 先生には分かっているはずだ。教えてください。
(何か聞こえるか）……はい。
(何だね）……名前を呼んでくる。E（彼の姓）とかEさんと言ってくる。考
 えもしないことを言われることもある。声によって慰められることもある。
(声の主は誰だ）……分からない。何か機械で言われるようである。
(男の声か女の声か）……女のときもある。子どものときも大人のときもある。
(声でなくて考えが入ってくることがあるか）……ある。考えが抜かされるこ
 ともある。
(何かしようとして声に邪魔されることがあるか）……ある。
(声と対話することがあるか）……ある。
(独語するのはそのようなときか）……はあ。
(体に電気をかけられるように思うことがないか）……足や頭はしびれさせら
 れる。体中をいじられる。顔が硬くなったりする。
(誰がするのか）……分からない。音のするたびに人の声が聞こえる、たとえば、
 戸の音に気を取られると、声になって聞こえる。
(何か見えることがあるか）……2ヵ月ほど前、雀、鸚鵡(オウム)などの鳥が見えた。
 眼の前に映った。現在もときどきある。
(今何か見えるか）……野球の選手が映った。

以上から、幻聴とくに対話性幻聴、機能性幻覚、幻視、身体幻覚（電撃体験）、
考想吹入、考想奪取、作為体験（機械で操られる）などの病的体験が見られ、そ
のなかにK.シュナイダーの統合失調症の第1級症状が多数存在し、定型的な統
合失調症の病像を示している。

■本件犯行当時の精神状態

まず、彼が上京して梅田組飯場に入った後の大まかな経過は前記のとおりであ
るが、彼の精神状態、とくに本件犯行の被害者である佐橋一男との関係について、
主として彼から聴取したところを記述したい。

彼と佐橋とが共同生活をした期間であるが、佐橋は51年7月18日、彼より約10
日遅れて梅田組飯場に入った。そして同年10月2日に飯場を去るまでの約2ヵ月
半、2人は共同生活を送った。彼は同年10月ごろの汐留駅よりの荷物搬出事件の
後に、1週間ほど佐橋の働いている虎ノ門の工事現場に身を隠したことがある。

11月より12月一杯の亀戸の道路工事では、2人は同じ飯場で同じ仕事をしていた。52年1月より2月の小田原の工事のときは佐橋は少し遅れて参加し、しばらくの間一緒であったが、彼らの窃盗事件（前記の銅線窃取事件）より前に岐阜のほうに去っていた。その後ずっと離れていたが、同年8月9日に佐橋は梅田組飯場に復帰し、本件犯行まで一緒にいた。

　次いで、彼の佐橋に対する心理的態度の経緯は、彼によると次のとおりである。最初は親しい間柄であった。亀戸の仕事をしていたころ、彼は飯場で佐橋に入れ墨を入れてもらった（右前腕より上腕、胸部にかけて「桜と渦巻き」の模様の、左前腕には「男一匹」の文字の入れ墨が入っている）。ところが、51年11月ごろ彼が佐橋と一緒に飲酒していたとき、彼が「入れ墨を入れてもらったが何のお礼もできない」と言ったところ、佐橋は「何を言うのだ、そのようなことを気にするな」と言って、彼を殴打した。そのころから、**彼は佐橋が彼を疎外するように思われた。彼が勢力を張るのでけむたく思っているように思われた。**52年2月に佐橋が小田原より岐阜に行くときに、「今度岐阜に行くことになった。男を上げて帰るから、そのときは恩返しする」と彼に言った。その言葉は、含みのある言葉で、**彼をやっつけるために修行に出かけるように思われた。そして、いつかは佐橋から闇討ちされるのではないかと思われた。**その後、佐橋と離れている間は、実家が生活的に困っているので、できるだけ働いて実家を助けようとか、土方から早く足を洗って佐橋から逃れたいという気持ちであったという。

　52年8月に佐橋は帰って来て、彼と佐橋の共同生活が再開された。ここで大きく事情が変わった。すなわち、**彼は同月中旬から覚せい剤のヒロポン（商品名で、一般名はメタンフェタミンとかメチルアミノプロパン）を大量、頻繁に使用するようになったからである。**ところで、彼は51年9月にヒロポンを2ml（メタンフェタミン6mg）を注射したことがあるが、少量で1回きりであった。今度は本格的に使用し、1回に4〜5ml、1日に朝、夕と2回、ときには夜も1回注射した。注射部位は両側の肘窩部の静脈であった。注射を始めた動機は、同僚の模倣であったが、注射すると頭がはっきりし、疲労が回復し、体が軽くなるからである。薬の効果が切れると、空虚感、倦怠感がある。ほとんど毎日のように注射を続け、注射量の最高は20ml（メタンフェタミン60mg）であった。

　このような注射を続けているうちに、**同年8月下旬ごろから、同僚らが彼の陰口を言ったり、何か企んでいるように思われるようになった。さらに8月末には夜眠れないでいると、同室の佐橋、根元、勝木の3人が密談して、彼を殺しに来る相談をしているように見えた。**皆が襲って来たら、木の枕で防ごうと待機して

いた。根元が2度ほど接近する素振りをしたが、結局来なかった。彼は思わず、「今晩は疲れているから明日やろう」と声を出した。佐橋は「よし！」と答えて根元と打ち合わせている様子であった。しかし、翌日になると、別に変わった様子はなかった。

このような恐怖的体験が2晩あった。それで彼は身の危険を感じて9月1日ごろ友人の古田に打ち明け、飯場を逃げて横浜に行き職を探したが、ないので仕方なく元の飯場に戻った。9月11日に飯場の前で皆が夕涼みをしていたとき、**飲酒した彼が同僚にからみ、最後に佐橋にからんだので、佐橋は「話で分からなければ体と体で張り合うよりほかはない」と言った。**

9月13日昼前、彼が洗濯を終えて横たわっていると、屋根の上で「洗濯物をしてから乾いたら逃げて行くのでないか」という根元と勝木の声がした。彼はこのままでいると殺されると感じて、部屋の外に出て屋根のほうを見たが2人の姿はない。不思議に思っていると、食堂の脇のほうにさっと2人が隠れたように見えた。しばらくすると実際に2人が停留所のほうから歩いて来た。2人は飯場を止めて新潟県のほうに行くと言うので、彼は2人を近所の飲み屋に連れて行って奢った。

このような恐ろしい体験が続いたので、佐橋らに殺害されるという確信を持ち、一層のこと相手を殺害して自殺しようと思った。9月17日ごろ親方の菅原幸助が所持していたジャックナイフを同僚の岡本に探してもらい、護身と殺害の目的でそのナイフを布団の下に隠した。

いよいよ本件犯行の9月20日になった。その日は朝食後ヒロポン2〜3本（メタンフェミン6〜9mg）注射したという。午前中に古田に殺意を打ち明けたところ、「俺が仲に入って話をつけよう」と言われた。しかし、彼は佐橋を呼び出し、「お互いにいがみ合って面白くないから一か八か張ろうではないか」と言った。佐橋は「俺は何とも思っていない」と答えた。そのうちに佐橋が「場所はどこにするか」と言うので、彼は「藤倉のグラウンドが近いから、そこにしよう」と言った。佐橋のあまり気乗りしない態度に、陰で言うだけで大したことはないと思った。やはり午前中、佐橋が手紙を書いていて、同僚の中野に手紙の文句を訊いたことがきっかけで、佐橋が興奮して中野を殴打した。その様子を見て、彼もあのようになるのだと感じた。午後は古田、横田と映画見物に行き、夕方風呂に行き、夜はグラウンドの近くの家でラジオを聞いた。

夜10時ごろ就寝した。部屋には横田、佐橋、中野、古田ら6人が寝ていた。すると、**横田が彼をやっつけようと用意しているように見えた。また、佐橋と古田**

が密談しているように見えた。そこで危険を感じた彼は起き上がって矢庭に横田を殴打した。佐橋は手強いので、壁に掛けてあるジャンパーの袖のところに隠してあるジャックナイフを取り出して、佐橋を起こして腹部や腕に夢中で突き刺した。佐橋は布団の中で用意して着替えしていると思ったのに、下着のままであった。彼は横田に「俺を責める気であったろう」と言ったら、どうもそうでなさそうであった。そのうちに自殺する気もなくなった。佐橋は「悪かった。逃げてくれ」と言った。彼は水を汲んできて佐橋の看護をした。隣室から来た佐伯や菅原忠雄の勧めで、午後12時ごろ飯場を逃げた。佐橋は致命傷を受けて、翌朝１時ごろ死亡した。（犯行後の行動の詳細は省略するが、彼はあちこちの飯場を転々として働いていたが、幻覚妄想状態で警官に追われているような体験があり、53年１月４日に飯場の親方に犯行を打ち明け、親方に伴われて警察に自首した）。

　ところで、**彼が体験した佐橋らの彼に対する密談、共謀などの事実が真実かどうかについて、飯場の同僚の意見はどうであろうか。**親方の菅原幸助、彼の同僚の岡本、岸山、勝木、根元、古田の陳述や証言は全面的に否定的であった。中野だけが、彼と佐橋が勢力を張り合い、彼がひがみが強くて、何か殺す原因があったのでないかと、証言している。**これらの第三者の意見からも、彼が佐橋に被害妄想を持ち、妄想が犯行を動機づけたことは確かであろう。**

　ここで、以上の犯行に至る経緯を総括し、精神医学的検討を加えよう。本件犯行の少し前から、彼が大量、頻繁に覚せい剤ヒロポンを使用し、そのために激しい幻覚妄想状態が出現したことは確実である。したがって、犯行当時の病的精神状態は覚せい剤中毒そのものの産物であるかのようである。しかし、前記のように、それより９ヵ月ほど前の51年11月ごろから、彼は佐橋が自分を疎外し、同人が自分を闇討ちするのではないかという疑念を持っていた。これらは佐橋の言動に影響された了解可能な心理的心構えとも考えられるが、統合失調症の初期症状としての被害妄想気分ではないかという疑いが強い。なお、このような心構えが出現する２ヵ月ほど前の同年９月ごろに、１回だけヒロポンを2ml（メタンフェタミン6mg）使用しているが、１回の少量使用であるため、被害妄想的心構えの出現とは無関係と思われる。**結局、われわれの精神医学的見解では、統合失調症の発病によって被害妄想気分が出現しているところに覚せい剤使用によって病状が激化され、異論のない幻覚妄想状態が発展したと考えられる。**

　林院長の見解も同一で、鑑定主文は次のとおりである。

① **被告人Ｔ.Ｅ.は、恐らく51年秋ごろより統合失調症を発病していたのではないかと思われる。**52年８月中より覚せい剤の嗜癖に陥り、間もなく被害妄

想、それに伴う幻覚等が強くなり、被害者佐橋のみならず、周囲の他の人々を自己に敵意を抱くものと見るようになった。
② 犯行は右の如き異常な病的精神状態に支配された病的な動機による行動である。
③ 現在も右の如き病的の思考、知覚に対しての病識を欠き、意欲発動の減退、無為の傾向を示し、時に空笑、衝動性の興奮のあることがあり、統合失調症様の症状を呈している。

ところで、犯行当時の精神状態から見た責任能力については、病的精神状態に支配されているので、当然ながら責任無能力が妥当であると考えられる。東京地裁はこの鑑定結果にもとづき無罪を言い渡した。

判決後、彼は松沢病院に持続的に入院し、無為・好褥的となり、急速に荒廃状態に陥った。この経過も統合失調症の経過を思わせる。**それゆえ、覚せい剤中毒と統合失調症が相乗的に働いたと考えられる。**

8 心因反応・情動例

はしがき

　心因反応または情動の事例として14例を提示した。事例1と2では、特定の女性に片思いした男性が、失恋の挙句にそれぞれ殺人あるいは放火に至った。犯行に至るまでの経緯のなかにストーカー行為が見られた。事例3と4では、不治の病気に罹患したという心気妄想から実子を道連れに自殺を企図し、実子を殺害した。事例5と6では、家族あるいは職場の同僚に対する被害妄想からそれぞれ一家皆殺し未遂、同僚殺人に至った。なお、事例6では、統合失調症か敏感関係妄想かの診断上の疑義があったが、私は後者を選択した。事例7と8の2例では、家庭上の葛藤からの母子心中で、犯人の女性は犯行時薬物を使用しているが、心因反応が犯行に主役を演じている。事例9から11までの3例では、経済上の窮境からそれぞれ強盗殺人未遂、強盗殺人、尊属殺人に至った。なお、事例9では、犯行直前に幻視があった。事例12では、長年、日本人男性の夫に虐げられた台湾女性が、情動性もうろう状態でその夫を殺害し夫の陰茎を切断した。事例13は、爆発性性格者の情動犯罪の定型例として付け加えた。事例14は、愛人を絞扼して殺害したが、絞扼行為には完全な健忘があり、気分易変性、爆発性の著明な異常性格が見られた。

1．片思い男性の愛人殺しの事例

　私は拙著『犯罪と精神医学』（創元社，1966）163頁以下に事例17として、片思いの小心、内気な男性が愛人を殺害する事例を報告した。本例は私にとって強く記憶に残るものであり、もう少し詳しく紹介したいと思う。

■犯罪事実

　私は1965年2月東京地裁より殺人被告人M.S.の精神鑑定を命じられた。彼（被告人M.S.を指す。以下同じ）は本件犯行当時27歳である。登場人物は特定の場合を除き仮名とする。起訴状によると、犯罪事実はおよそ次のとおりである。

　彼は60年4月ごろからRミシン株式会社に勤務していたものであるが、かねて思いを寄せていた同社千住支店事務員原田ひろ子が、他の男性と交際していて彼に対して冷淡な態度を示しているものの、なお思慕の念を断ち難きところから、ここに同女に自己の心情を打ち明けてその翻意を促し、聞き入れない際には、同女を殺害するもやむを得ないと決意した。64年11月5日午前8時55分ごろ、東京都足立区千住の路上において、出勤途上のひろ子（当時22歳）を呼び止め、「話があるから聞いてくれ」と再三申し向けて、これを拒絶されるや、所携の刃体の長さ約11.1cmの登山用ナイフをもって同女の頸部、顔面、左肩等を十数回突き刺し、よって同女をして、そのころ、同所において左肩甲骨下部、左上胸部、左側頸下部等の刺創に基づく失血により死亡せしめて同女を殺害した。

■家族歴

　彼は37年8月に東京市本郷区湯島に生まれ、**私生児である**。彼の母は神田で呉服問屋を営んでいたKという男性と知り合い、Kの子として彼を産んだ。しかし、その後Kに妻子があることが分かり、結婚を諦めた。39年ごろに母はSという男性と結婚し、彼はSの養子になったが、彼はずっと後までSを実父と思っていた。

　母やすは鑑定時現在（以下、現在と略す）45歳である。Sと結婚して現在、都内渋谷区に住んでいる。Sとのあいだに5人の子を儲けた。同女は温和、従順、控え目の性格で、鑑定人が面接した印象では、談話が冗長、迂遠でやや要領を得ないところがあった。

　彼の養父Sは現在53歳で、中央大学卒業後、工場を経営し、女道楽のほうである。彼に対して愛情があるが、2人はあまり話し合わないようである。

　彼の異父同胞は5人（男1人、女4人）であるが、特記すべき者はいない。

　彼の実父Kの家系については不詳である。鑑定人は電話帳や、千代田区役所を

通じて実父を探索し、それらしい人物を見つけたが、プライバシーの問題があり、それ以上の調査はしなかった。

　母方祖父は51歳で胃潰瘍のために死亡した。茨城県で精米業を営んでいたが、大酒家で怠惰であり、財産を蕩尽した。

　母方伯父K.M.は元来小心、女性的な性格であるが、戦後の生活難から自殺したらしく、54年（43歳）から行方不明である。

　母方伯母S.M.は現在48歳であるが、創価学会の信者で、信仰に凝り、霊媒の役を行う。不幸な境遇に育ち、喘息の持病があり、未婚である。

　母方の別の伯母の息子のT.S.は現在38歳であるが、未婚で、仕事嫌いで、宗教に凝り、山に籠っているという変わり者である。

　母方祖父の弟に、40歳代に精神病になり、座敷牢に入れられ、そこから出て町中を徘徊したりした者がいるが、病名は不詳である。

　以上から、彼の家系の調査では、彼は私生児であり、父方は不詳であるが、母方では、祖父が大酒、怠惰で財産を蕩尽し、祖父の弟は精神病になり座敷牢に入り、伯父に自殺したらしく行方不明になった者がおり、伯母に信仰に凝り霊媒の役を行う者がおり、別の伯母の息子で、信仰に凝り山に籠っている者がいるというように、**精神病、性格異常者が頻出している**。

■ **本人歴**

　母によると、彼を妊娠中、**同女の身体が非常にむくみ、7ヵ月で早産した**。出産は軽かったが、**仮死状態で生まれた**。新生児は小さく、乳を飲む力が弱く、医師は長生きしないから死亡届を出したらと言った。1週間ほど注射でもたし、O医師の指示で、保温に留意し、母乳を搾って口に垂らし、辛うじて養うことができた。そのうちに母乳を吸うようになり、粉ミルクも用い、ようやく心配がなくなったという。**生後の発育が遅れ、2歳ごろにようやく歩行できるようになり、後記のように現在でも歩行障害が残っている**。他方、彼はあまり喋らず、どもりではないが、喋り始めがすらすらいかず、そのような傾向は現在も残っている。

　幼稚園は、神田のY小学校附属幼稚園に1年間通ったが、そこでは足が悪いので、友人と遊ばず、休み時間には垣根につかまって立っていた。暗記力は良く、紙芝居の台詞などはよく覚えた。ただ、喜怒哀楽の感情を表に出すことはなかった。友人が来ても一緒に遊ばず、独りで本を読んだりしていた。あまり要求を示すほうでなかった。ただ1度、母と熱海に行ったとき、店頭にある機関銃の玩具を見て、それが欲しいと言って、通りにひっくり返ったことがある。

　44年4月に神田のY小学校（当時、国民学校）に入学し、太平洋戦争のため同

年秋に母方祖母などとともに千葉県五井に疎開し、45年秋に東京に戻り、神田のK小学校に転校し、50年3月に同校を卒業した。同校の元担任のT．H．教諭によると、「彼の成績は上のほうで、体育（注：足が悪いため授業を見学する）以外は優秀であった。性格は温厚で、観察力、思考力は非常に優れていた。ただ足が悪いため孤独で友人との付き合いがなく、卒業後もクラス会に出席しない」という。当時、養父Sが女道楽で、あまり家に帰らず、家庭は暗かったらしい。

次いで50年4月に独協中学に進学し、同校を卒業した。学業成績は上位であったが、2、3年になって数学の成績が低下した。読書にはまっていた。

53年4月に独協高校に進学した。高校になって体育の授業に参加するようになった。同校よりの回答では、学業成績は概して良好で、とくに国語、社会が優秀で、数学は不良であった。性行については、「**真摯な勉学態度は本校随一であって、また一般的教養に富む点でも他の追随を許さなかった**。ただ性格にいささか積極性を欠く憾みはあったが、成績面では漸次向上した経過を辿っており、3年次には優秀な成果とその実力を示した」とされている。

56年4月に中央大学法学部に入学した。同校の学業成績証明書によると、38科目のうち、優が3科目、良が23科目、可が12科目であり、成績はあまり芳しくない。彼によると、自宅で小説などを読み、あまり勉強しなかったという。

60年3月に大学を卒業し、彼には就職先を捜す熱意がなかったが、養父の斡旋で同年4月にRミシン株式会社に入社した。最初は千住支店の勤務を命じられた。セールスマンの仕事を担当した。この仕事は口下手のため不向きであったが、彼は一生懸命に努力した。しかし、成績はあまり上がらなかった。4ヵ月で本社勤務になった。本社では事務の仕事をしていた。真面目に出勤し、仕事にも興味を覚えた。給料の安い点以外は会社に不満はなかった。職場では本件の被害者原田ひろ子の他に興味を抱いた女性はなかった。以下、本件犯行に至る経過は後記する。

身体的既往症については、胎生期、出生時の異常、幼少時の発育については前記のとおりである。**彼には先天的に足の機能に欠陥があり、足趾が円滑に動かず、草履をうまく履けず、体操の授業は見学することが多かった（前記）**。その他、先天的に左側の潜伏睾丸があり、高校3年のときに手術した。

彼の趣味は読書、音楽鑑賞で、読書では芥川龍之介、夏目漱石、徳富蘆花などが好きで、また推理小説も好きである。飲酒はRミシンに入社してからで、機会的にビール2本ぐらい飲み、酒癖は悪くない。喫煙はしない。

性生活では、15歳ごろ手淫を覚えた。しかし、女性と接吻、ペッティング、性

交の経験はなく、童貞である。

　65年4〜5月の**鑑定時の所見**は次のとおりである。

　身体的には、身長167.5cm、体重54.0kgで、細長-闘士混合型の体型である。内科的・神経学的に特記すべき異常はない。前記のように、**先天的に左側の潜伏睾丸**があったが、その手術痕が残っている。足部では、両側ともに萎縮、麻痺はないが、足関節の伸展・屈曲・内転・外転などの運動に障害が見られ、足の動きが**不器用**である。また、拇趾を他の趾(あし)と独立して伸展・屈曲することができない。これらの障害の真の原因は不明であるが、先天的な機能障害であろう。このため、歩行は可能であるが、走ることができず、草履、下駄を手を使わずに履くことができない。脳波には低電位速波が見られるが、とくに異常所見とはいえない。

　精神的には、面接時、極めて従順であり、1度も拒否的、攻撃的な態度をとったことはなく、談話はやや遅く、ときどき中断し、流暢ではなく、**いわゆる口下手**である。自発的には喋らず、無口である。表情、態度に動きが少なく、消極的な印象を与える。問診によって各種精神機能を検査したが、見当識、記銘力、記憶、知識、判断力に異常はなく、知識はむしろ豊富である。幻覚、妄想はない。数種の心理テストを施行したが、脳研式標準知能検査では100点満点の75点で、WAISでは全検査ＩＱは110であり、知能は正常である。**性格**は、従来の生活史および母、学友、職場の同僚などの意見を総合すると、無口、温和、控え目、真面目、非社交的で、分裂気質の傾向があり、Ｋ.シュナイダーの類型では自信欠乏型に属するであろう。

■本件犯行当時の精神状態

　以下、拙著『犯罪と精神医学』の記述に加筆して述べることにする。

　前記のように、彼は60年4月にＲミシン株式会社に入社し、ただちに千住支店に勤務し、セールスマンの仕事をした。4ヵ月で本社勤務になった。さて、被害者原田ひろ子とのいきさつである。彼によると次のとおりである。以下「」内は彼の陳述の概要である。

　「私がＲミシンに勤務して千住支店に配属されて、はじめて彼女（原田ひろ子を指す。以下同じ）を知った。当時、彼女は同支店の事務員をしていたが、女子事務員のなかでは一番若く、15〜16歳にしか見えないほど子どもっぽく、可愛い少女という以上の印象を受けなかった。本店に転属したが、翌61年4月にたまたま千住支店を訪れたとき、長瀞(ながとろ)（注：埼玉県にある荒川上流の景勝地）への慰安旅行に誘われた。長瀞に行ったのは4月下旬であったが、当日、彼女は髪をアップにし、薄化粧しており、それまでの少女のような可憐さが一変して成熟した女

性の美しさを感じさせた。私はこの変化に驚き、急に強い思慕の念を抱くようになった。この旅行の後、彼女に対する思慕の念はますます強くなり、交際したいと思った。1ヵ月後、映画に誘おうと思って電話したが、生まれて初めてのことで興奮してしまって、上手に話せず、話を切り出すことができなかった。しかし、この失敗が残念だったので、その後、支店へ行ったり、電話したりして誘ったが、いつも多忙を理由に断られた」。

「それで直接会って話そうと思い、翌62年4月、彼女の出勤を都電三輪橋電停前付近で待ち、話しかけた。そして映画や食事に誘ったが断られた。その後、夏ごろまでに4回待ち伏せしたが、いつも同じであった。しかし、彼女が自分を嫌っているとは思えず、若いので恥ずかしいのだと思っていた。このようにして彼女に対する思いはつのり、結婚したいと思うようになった。同年8月ごろ、電話で『君が好きだ』と言ったら、『恥ずかしい』と答えた。しかし、会って話したり、映画に行くことには応じなかった」。

彼は彼女に電話したり、待ち伏せしたりして、彼女の歓心を買おうとしたが、彼女は依然としてすげない態度をとっていた。そのうちに彼も彼女が自分を嫌っていると感じ出し、彼女に好きな男がいるのではないかと疑い出した。そして63年12月に私立探偵を頼んで彼女の素行調査をしてもらったが、はっきりした結果が得られなかった。

「64年5月ごろ、彼女の退勤を千住支店付近で待っていたら、彼女は2人の女子事務員と一緒に店を出て、北千住駅前の喫茶店に入った。自分もその店に入り、離れた席で彼女たちの様子を見ていた。まもなく小柄な若い男が入ってきて彼女の隣に座った。その男が自分の前の席にきて、『あんた、あの子のあとをつけまわしているそうだが、あの子が嫌がっているから止めてくれ。あの子と俺はもう2年以上も付き合って離れられない関係になっているんだ』と言った。そして女から手を引けと言った。この男の突然の出現にまったく驚き、一時はどうしてよいか分からないほどであった。男の口ぶりや態度から見て、肉体関係があると思われたので、私の望みは到底かなえられないと思った。しかし、どうしても思い切れないし、2年間も男の存在を秘して2人が自分を翻弄していたと思うと、憤懣やる方なかった」。

そして彼は彼女を待ち伏せ、話しかけて男のことなどを尋ねたが、彼女はいつもすげない態度であった。彼は気をまぎらすためにカメラを買ったりしたが、気持ちは一向に晴れなかった。

「このような状態であったが、**彼女は生まれて初めて好きになった女性であり、**

3年間も思いを寄せてきたのであり、これほど好きな女性はほかになく、このような女性に2度と接する機会があるかどうか分からないとさえ思った。それほどまで思っている女性を他の男に取られたかと考えると、興奮の極み、頭が混乱して、夜も眠れない日が続いた。勤務中は考えないようにしていたが、家に帰って自分の部屋に1人きりになると、彼女のことばかり頭に浮かび、毎日12時過ぎまで眠れない。また、彼女に会いに行って、まかれたり、追い返されたりした日は、そのまま家に帰るのも嫌で、1人で飲酒して夜遅く帰ったりした」。

これからいよいよ犯行の決意に至る。決意は64年8月ごろである。

「このように数ヵ月間思い悩んでいる間にも、彼女が例の男と一緒にいるのかと思うと、彼女を取り返すためならどんな方法をとってもよいと考えたが、男と肉体関係にまで進んでいるようでは尋常の手段では取り返せないし、また男を追い払ったところで、彼女が私を嫌っているのではどうしようもない。あきらめて忘れてしまう以外に方法はないと思うものの、どうしても思い切ることができない。このように未練が残ったのでは後々までも悔いを残すことになる。それゆえ、どうしても自分の態度をはっきり決めてしまわねばならないと思った。自分の好きな女性を他の男に取られながら、何もできず、思い切ることもできないのは、男として誠に意気地のないことで、こんなことでは自分の将来も無意味なものになるように思い、生きている希望も消えたように感じられたので、自殺したらこの苦しみから逃れられるとも思った。しかし、私が死んだところで、彼女と男にとっては邪魔者がいなくなったというだけで無意味だと考えられた。けれども、自殺する覚悟ならば、彼女を殺せば、少なくとも他の男に取られることだけは防げるから、むしろ彼女を殺したほうが効果的であると思われた。そのうえ彼女は私のことなどまるで相手にせず、私が苦しんでいるのを男と2人で愚弄しているとさえ思えたので、これを殺すのにそれほど苦しみを感じる必要がないと考えた。しかし、殺してしまえば取り返しのつかないことであるから、ほかに方法はないかなどと考えたが、このようにただ一つの手段しか残されていない」。

「人の生命の何ものよりも貴重であることは承知しているし、殺人を犯すことにより両親、弟妹、親類、友人などに迷惑をかけ、とくに両親、弟妹の将来に苦難を与えることは明らかであり、それを思うと自殺したほうがよいと思ったが、ただ自殺したのでは自分の意志はまったく無視されるので、どんな犠牲を払っても自分の意志を貫きたいと思い、敢えて殺人の罪を犯す決意をした。そして自殺をすることによって迷惑をかけた人々へ詫びをしたいと考えた。また、愛人が死んだ後には自分は生きている甲斐はないと思った」。

こうして彼は彼女を独占したいという気持ちと、彼女が、情人があるのにそれを秘して彼を欺いたことに対する憤懣から、彼女を殺して、自分も死のうと、つまり無理心中を実行しようと決意した。このように決意したが、彼女の翻意に対する一縷の望みを抱いていた。当時、64年には10月に東京オリンピックが開催されることになっていた。彼は養父からオリンピックの入場券を2枚もらったので、彼女に一緒に観戦しないかと電話で誘った。しかし、彼女は情人と旅行するからと言って断った。そこで、**彼は彼女に直接会って説得しても承知しない場合には、彼女を殺害し、その後に自殺しようと決意した。**

　彼は11月2日、4日と、出勤時の彼女を待ち伏せたが無駄であった。そして、11月5日にやっと彼女を捉え、所持していた登山用ナイフで彼女を刺して殺害した。彼はただちに目撃者に取り押さえられたが、その際、犯行に用いたナイフで自らの右頸部を刺して自殺を図った。

　ここで犯行の経緯の詳細について、1審の判決文に若干手を加えて紹介したい。なお、犯行当日、彼は殺害用の登山用ナイフと、自殺のための果物ナイフを用意していた。

　「彼は午前6時30分頃、自宅を出て、国鉄三河島駅で出勤途上の彼女を待ち受けていたところ、午前8時30分頃、彼女の姿を発見するやこれを追尾し、彼女が国鉄北千住駅で下車し千住支店に向かって歩いていくのを、徐々に間隔を狭めながら、機会を窺ううち、午前8時50分頃、同女が千住1丁目路上に至ったところで彼女に追いつき、『ちょっと話があるから聞いてくれ』と声をかけた。彼女は一旦立ち止ったものの、『嫌だ』と言ってまた歩き出したので、彼は彼女の右腕を両手で押さえ、人通りのない横道を奥へと連れて行こうとしたところ、彼女がこれに抵抗して揉み合ううち、ふと、2〜3m傍らに通行人がいるのに気付いた。このとき彼はこれに妨害されることを恐れ、やにわに上着左内ポケットより登山用ナイフを取り出し、これで彼女の胸部などを2〜3回突き刺した上、逃げようとする彼女に対し、さらにその左肩、頸部などをそれぞれ数回にわたって突き刺した……」。

　犯行後分かったことであるが、彼女は司法解剖の結果、処女であることが判明した。彼女にはとくに付き合っている男性はなかった。前記のように、喫茶店である男が出てきて、彼女の情人のような話をしたが、その男は千住支店の職員（彼の知らない）であって、彼女らに頼まれてそのような芝居を打ったのである。彼女は確かに美人で、性格的にも問題がないようである。彼女の同僚の話では、彼はいわゆる煮え切らない男であり、女性にはまったく魅力のないタイプで、彼女

でなくても好きになれない男であるという。なるほど、彼は口下手で、電話などをかけても、すぐにしゃべれないところがあった。たびたび彼女に電話したり、待ち伏せしたりしたが、十分に意志を伝達できなかったようである。彼は実に温和なタイプの人間であったので、彼女もほとんど警戒していなかったし、周囲の人も誰1人として彼がこのような犯行を行うとは考えていなかった。**事件発生後、彼女の実兄は、そんなにまで彼女を思っていたのなら、なぜ私どもの家へ申し込んでくれなかったかと残念がった。**

■鑑定結論

本件犯行は熱情犯罪であり、精神的葛藤から逃れるためには殺人よりほかにないと考えて実行されたものである。犯行開始後、精神的興奮のため軽度の意識障害の状態を示すに至っているが、**犯行当時、責任能力に著しい障害はなかった。**しかし、彼の人格が好ましくない遺伝素質、胎生期・出産時の異常、出生後の発達障害などによって影響されている可能性があり、その人格がまったく正常とはいえない点は量刑の際に考慮されたいというものである。

1審の東京地裁は65年7月30日、完全責任能力を認定したが、情状酌量のうえ、懲役12年（未決通算200日）を言い渡した。2審の東京高裁は65年12月27日、原審を破棄して、懲役10年（未決通算200日）を言い渡した。

追記：本例は今日でいうストーカー犯罪のカテゴリーにも属す。しかし、純情な青年をストーカーとして括るには忍びないケースでもある。

2．片思いからの放火例——ストーカー犯罪——

私の現役のころには、ストーカー（stalker）という言葉はあまり知られていなかった。最近では、女性などにつきまとい等の行為を繰り返す場合には、ストーカー行為として規制の対象になっている。すなわち、「**ストーカー行為等の規制等に関する法律**」（ストーカー規制法）が2000年11月24日から施行されている。この法律で重要なのは二つの概念、すなわち「つきまとい等」と「ストーカー行為」である。つきまとい等とは次の八つの行為である。①つきまとい、待ち伏せ、押しかけ、②監視していると告げる行為、③面会、交際の要求、④乱暴な言動、⑤無言電話、連続した電話、ファクシミリ、⑥汚物などの送付、⑦名誉を傷つける、⑧性的しゅう恥心の侵害。ストーカー行為とはつきまとい等を繰り返した場合である。そしてストーカー行為に対しては種々の規制があり、罰則もある。

私が鑑定した事例で、小・中学校の同級生のある女性に片思いし、その恋情を

持ち続け、種々の異常行動、今日でいうストーカー行為に相当するような行為を繰り返し、同女が別の男性と結婚したために絶望し、同女の実家の寺院に放火したものがあるので紹介したい。プラトニックな愛に見るべきものがあるが、犯罪に至ったのは残念である。

■犯罪事実

私は1966年9月に東京地裁（熊谷 弘裁判長）より現住建造物等放火被告人K．Y．の精神鑑定を命じられた。彼（被告人K．Y．を指す。以下同じ）は本件犯行当時22歳である。登場人物は特定の場合を除き仮名とする。犯罪事実は起訴状によるとおよそ次のとおりである。

彼はかねてから東京都足立区の長円寺住職飯原玄徳の長女輝子（当時22歳）に思いを寄せていたところ、66年4月23日ごろ、同女が彼の気持ちを無視して田村幸一と結婚したことを知り、悲嘆、苦悩の末、同女および飯原の家族を深く恨み、長円寺に火を放ってその恨みを晴らそうと決意した。同年4月30日午後9時40分ごろ、長円寺本堂北側に赴き、同所床下付近に付近などで集めてきた新聞紙数枚、紙屑および骨箱などを置き、これに所携のマッチで点火して放火し、同本堂に燃え移らせ、現に飯原玄徳およびその家族の居住する住宅と棟続きの本堂床下約5.0㎡などを焼燬（しょうき）した。

■家族歴

彼は44年4月、都内足立区で生まれた。父岩吉は鑑定時現在（以下、現在と略す）59歳である。農家の次男に生まれ、履物商、菓子商、荒物商などを営んでいたが、現在は煙草商をしている。やや知能が低く、温和、鈍重に見えるが、自らやや短気であると述べる。母さよは現在56歳である。性格は勝気、気難しく、がみがみ言うほうであると述べる。同胞は8人で、彼は4番目、二男である。それに養子（男）の同胞が1人いる。母方祖母は現在76歳であるが、30年ほど前、信心に凝って神がかりのようになったことがある。母方叔父に、小心な性格のため、徴兵検査に合格したが、入隊するのが怖くて精神異常になり、精神科を受診したが経済的理由で入院せず、発病後1年ぐらいでパラチフス（？）で死亡した者がいる。家系には前記の母方祖母、母方叔父のほかに、父方伯父、母方叔父に大酒家の者がいる。

■本人歴

彼は、出産は難産で鉗子分娩であったが、仮死状態では生まれなかった。小児期の発達は普通で、歩行開始、発語に遅れはなかった。特記すべき病気に罹患せず、比較的丈夫であった。51年4月に地元の小学校に入学し、57年3月に卒業し

た。同校よりの報告では、学業成績は中位で、性行では意地っ張りで、責任感、協調性、根気に欠けるところがあったが、とくに問題行動はなかったという。次いで地元の中学に進学し、60年3月に同校を卒業した。同校よりの回答では、学業成績は中位で、性行にはやや問題があり、暴力を振るう傾向があり、陰日向のところがあるという。

　中学卒業後、新宿区の瓶屋に勤めたが、仕事が厳しく、1ヵ月足らずで辞めた。その後、足立区の母方叔母正田トキの夫の許に通って皮すきの仕事を習った。しかし、正田の許ではなかなか独立できないので、64年10月ごろから友人がやっている冷暖房工事を手伝い、2ヵ月ほど大阪市に出張した。その後、また正田の許に戻り、65年5月に正田から独立して皮すき業に従事するようになった。皮すき業というのは馬の皮を加工する仕事である。

　非行・犯罪歴では、60年4月（16歳）に、近所の神社の屋根に友人5～6人と登り、屋根の銅板を盗って屑屋に売った。この件は東京家裁で審判不開始になった。64年8月に公務執行妨害で、千葉中央署に検挙された。彼が酩酊して警察官に暴行したためである。この件では、千葉簡裁で傷害罪として罰金1万5千円に処せられた。

　飲酒歴では、酒を飲み出したのは、60年4月に正田の許に通うようになってからで、後には常習飲酒になり、本件犯行の1～2年前からは毎日のように飲んでいた。飲料の種類は、清酒、ビール、洋酒の何でもよく、清酒では5～6合、ときには1升以上も可能である。飲酒すると愉快になるが、喧嘩したり、乱暴することがあり、酒癖がやや悪い。

　性生活では、中学2～3年ごろから手淫がある。後述のように本件の被害者飯原玄徳の娘輝子に熱烈な恋情を抱き続けたせいか、それ以外の女性には関心がなく、童貞である。また、性欲倒錯はない。

　66年10月の**鑑定時の所見**は次のとおりである。身体的には、身長159.5cm、体重67kgで、肥満－闘士型の体型である。内科的・神経学的に異常はない。脳波では、6～7サイクルのθ波の群発があり、境界線脳波である。精神的には、面接時、表情、態度、談話に異常なく、気分も平静である。ただ、感情的にやや鈍く、知能がやや低い印象である。意識は清明で、見当識、記憶に異常なく、知識はやや不良である。幻覚、妄想等の病的体験はない。心理テストを施行したが、新田中B式知能検査ではIQは88であり、脳研式標準知能検査では100点満点で70点であり、**知能は正常の下位にある**と認められる。性格的には、繊細な感情に乏しく、自己中心的、独断的、情動不安定で、ときに粗暴な行為に赴きやすい傾向が

あるが、性格異常とまでは言えない。

本件犯行は酩酊犯罪であり、本件犯行の前に約2時間の間にビール大瓶2本、清酒4合ほど飲んでいたので、飲酒試験を施行することにした。飲酒試験にはビール1本、清酒4合、ビール1本の順で、任意の速度で摂取させることにした。施行したのは66年10月31日午前11時10分からで、場所は東京医科歯科大学の私どもの研究室である。飲酒試験の経過を逐一記述するのを止めて、結果の概要を示したい。彼に前記のようにビール2本、清酒4合を約2時間にわたって摂取させたところ、顔面紅潮、多弁、上機嫌になり、漸次、抑制低下、被刺激性亢進が見られ、飲酒開始後2時間（以下、飲酒開始後は略す）で興奮が極期に達し、その後徐々に落ち着き、2時間50分ごろから嗜眠状になり、悪心、嘔吐が出現した。ところで、興奮の極期においては、泣いたり、粗暴な言辞を示したが、暴力行為は見られず、錯乱状態にならなかった。身体的には歩行障害、言語障害が見られたが、その程度は軽度であった。血中アルコール濃度は、3時間後に最高の197mg/dlに達し、十分な酩酊に入ったことを示唆している。**結論として、飲酒試験で示された酩酊は、軽度の複雑酩酊であった。**

■本件犯行当時の精神状態

ここでは、犯行に至る経緯を鑑定人と彼との問答の一部で示そう。

（輝子との小さいときからの関係は）……（下を向いてもじもじしている）。

（何歳ごろからか）……小学校3年ごろ、どこかから転校して来た。

（それで）……自分にとって人形というのか、何といってよいのか。

（表現できないような良さ）……輝子に面と向かうと話することができない。

（いつごろからそうなったのか）……大体初めからといっても何ですが、中学ごろになってからそういう意識があった。

（他の女の子には）……全然なかった。

（輝子にだけ口利けない）……胸がどきどきしちゃった。

（顔合わせただけでもそうなるか）……やっぱりなる。

（どこが良くて好きになったか）……何となく、顔も良いし、声も良いし、眼を細くして見られると、ぽーっとしてしまう。中学ころから。

（他の男の生徒は）……輝子が好きな子がいたと思う。自分が好きだということを知っているから、ちょっかいを出さなかった。

（輝子と一緒に遊戯をしたことがあるか）……小学校でも卓球などした。じゃんけんして俺と組むと階段を降りていく。自分と組むとひやかされるので、そういう態度をとると思った。

(輝子が好きだということを他の者に言っていたか)……皆が大体知っていた。中学1年のとき輝子から年賀状が来た。それを友人に見せた。
(年賀状の内容は)……新春のお祝いを申し上げますというもの。
(あなたの年賀状に対する返事か)……そうではない。自分も出した。
(小学校のときからあなたは出していたか)……出していた。輝子がそろばん塾に通っていたことがあり、自分も通った。顔を見ると安心するから。その**ころ口で言えないから紙に思いを書いてそろばんにはさんだりした。**
(相手は嫌がっていなかったか)……嫌がっていなかった。中学2〜3年ごろ、茅野隆子（同級生）から、彼女が藤田君よりYさん（彼）が好きだと言っていると聞いたことがある。休みの時間に輝子の教室を見に行く。輝子が部屋にいるのを見ると安心する。
(中学ごろから手紙を出していたか)……ええ。好きだから付き合ってくれというような内容。
(それに対する返事は)……なかった。
(返事がなくても何とも思わなかったか)……嫌なら嫌と言われると思っていた。そう言ってこないし、輝子が自分を好きなのを意識していたし。
(輝子が高校に行ってからは)……会わなかった。
(会わなくても好きであったか)……たまに顔を見に行った。夜、長円寺に行き、本堂を真っ直ぐ行くと見える。
(ただ見るだけか)……話しかけない。
(輝子が変わってきたようなことは)……ない。輝子は何を着ても似合った。
(長円寺の庭にいるのが見つかって逃げたことは)……ある。石井という同級生ものぞきに行ったことがある。一昨年9月か10月ごろ、大阪へ行く前に、交通事故で死んだ友人の墓参にかこつけて、長円寺に行った。そのとき**輝子の母親から「輝子は23歳になったら結婚する。相手も決まっている」**という話を聞いた。
(それから)……酒飲むのがひどくなった。酔うと喧嘩したり、帰りにお寺のところを通ると、寺に寄って、「自分が好きだ」と聞こえるように怒鳴る。
(そのほかにどんなことを言ったか)……しょっちゅう言っていたので、何言ったか。
(怒鳴ると気がすむのか)……
(寺に石を投げたことがあるか)……ある。
(寺に行ってお経を読んだことがあるとか)……ある。

（本堂に上がりこんだことは）……上がって父親に会った。信心の話をしたことがある。夜飲んだ上である。
（寺に行って脅迫したことがあるか）……
（昨年の暮れか今年の初めか）……よく覚えていない。「**輝子は絶対に結婚させないぞ**」と言った。
（本当に結婚を邪魔するつもりだったか）……そうでない。ちょっとでも自分のことを考えてくれるかと思って。
（自分を嫌っていると思ったか）……嫌いなら、はっきりと断りの手紙を書いてくると思う。
（輝子を夢に見ることは）……あった。
（輝子を考えながら手淫することは）……輝子に関してはきれいにしておこう、汚したくないと思った。
（輝子と関係している夢は見ないか）……ない。輝子と話しているとか、楽しく遊んでいる夢である。
（理想の女として憧れていたか）……いた。
（飲み屋の女と違うか）……違う。そういう女とはただ騒いでいるだけ。
（輝子のことがあるので、他の女と関係する機会があってもしなかったというが）……盆踊りのとき、男3人、女2人で農家に泊まった。そのうち、男が1人帰り、男2人、女2人となった。もう1人の男は隣の部屋で関係していた。自分もやろうと思ったがやらなかった。輝子のことを思って自分を汚したくなかった。
（酒飲んで怒鳴りこんだりすると余計嫌われるのでないか）……**自分の大事にしている物が見ている前で持っていかれるような気がして、黙っていられない。輝子は自分の大事な宝のように思った。**
（何とかうまく解決しようという気はなかったか）……父に頼んで交渉してもらおうと思った。
（しかし父に言わなかったね）……ええ。
（どうして）……
（輝子を殺して自分も死のうという気は）……あった。
（ただ頭に浮かんだだけか）……
（昨年12月ごろ輝子が若い男と歩いているのを見たか）……見た。いい気持ちがしなかった。お好み焼き屋に入って待っていた。通り過ぎたが、輝子に訊こうと思ったが声かけられなかった。

(今年の4月23日のクラス会で輝子が結婚したのを聞いたか）……それまでずっと長円寺へ行っていない。少し諦めかけていた。クラス会で鈴木幸子という女から聞いた。初めは俺をからかっていると思って平静を装っていた。23歳よりも早く結婚するので驚いた。
(本当だと思ったのは）……先生のところでも言っているので、嘘でないと思った。
(どんな気持ちか）……しょうがない。諦めようと思った。いい気持ちはしない。酒飲んでまぎらしていた。
(火をつけようと思わなかった）……思わなかった。
次に事件当時について彼はこう陳述した。
(事件のことは調書にあるとおりか）……ええ。
(当日仕事を終えてから）……蕎麦屋に行った。
(そこでどのくらい飲んだか）……酒3本、ビール1本。
(それから）……タクシーに乗って釣り場に行った。
(なぜ行ったか）……仕事を頼もうと思った横山貞夫がそこによく行っているから。
(来なかったので酒飲んだね）……
(2本飲んだね）……2本か3本かよく分からない。
(それから）……貞ちゃん（横山貞夫）の家に行った。
(仕事を頼んだか）……最初いなかった。少し経って帰って来て、話したら、忙しいから駄目だと言われた。
(ビール1本とお菓子をご馳走になったね）……はい。
(横山家からの帰り、歩いているときふらふらしたか）……していた。
(岩本さんの家の近くを通ったね）……ええ。輝子さんの姉さんが嫁に行っている家で、**屋根に石を投げた。**
(どんな石）……歩き道にあった。
(屋根に石が当たったか）……屋根から転がり落ちる音がした。
(長円寺の裏はいつも通るのか）……その日はとくに裏側を通った。
(わざと通ったのでないか）……前を通ると寺の中に入るといけないと思ったので裏側を通った。
(裏側のところに来たら）……輝子が結婚したこととか、何とも人に返事しないで、人の気持ちを何と思うのか、かっとなった。
(自分の気持ちを無視したと思ったね）……ええ。

(輝子が今頃、主人に抱かれていると思ったか）……ええ。自分を笑っているみたいな。（表情が赤らみ、涙ぐみ、俯く）。

(それから）……通り端にあったポリバケツから新聞紙を取った。寺の塀をよじのぼり、寺に入って、本堂の方に行った。本堂の裏に出て、どこにつけようかと思った。**燃やすというよりは、俺がどんなに思っているかを分からせればよいと思った**。それで本堂の方に放火した。

(本堂と住居の境目だが、本堂だね）……はい。

(どうしてそこがよいと思ったか）……ガラスがあった。ガラスだと早く燃え上がって発見されやすい。壁の厚いところだと燃えにくいので発見が遅れる。

(それからつける物を探したか）……軒下を探して歩いた。白い物が眼についた。それは箱で、その下に新聞紙を敷き、放火した。**燃え出して骨箱だということが大体分かった。それでいけないと思い、元のところに戻した**。

(蓋は燃えたのでないか）……よく分からない。

(骨箱を元のところに戻してから現場に帰ったか）……火が燃えていた。高く燃えていた。

(床までついていたか）……ぼーっと高く、まだ床までついていたか分からない。

(しばらく見ていたか）……すぐ、びっくりして逃げた。

(前と同じ塀のところから逃げたか）……違う。

(入ったところは南側だね）……そうです。墓のほうから帰って塀を越えた。

(家に帰ったのは何時ごろか）……時間は分からない。仕事場に少しいた。自分には消防が来たのが分からなかった。火が消えたのだと思った。それからホルモン焼き屋に行った。

その後の問答は省略するが、彼はホルモン焼き屋で飲酒し、喧嘩をしている。

以上で本件犯行に至る経緯、犯行の経過がおよそ理解できると思われる。ここで犯行に至る経緯と犯行当時の精神状態を総括すると次のとおりである。なお、上記の陳述は警察、検察庁での供述とほとんど相違はない。

彼の輝子に対する恋情は小学校3年ごろに遡り、それから現在まで続いており、その強さは強くなることはあっても、弱くなることはなく、真に一途な熱情である。そして、その感情はいわゆるプラトニックなものであり、輝子を理想の女性として憧れ、あたかも美しい人形、大事な宝物のように思っている。彼女を汚すことは許されないのみならず、自らも彼女のために潔白でなければならないと思っている。他の女性には興味はなく、飲み屋の女などには単なる娯楽的な感情しか湧かなかった。性的交渉の機会があったが、自らを汚してはならないという気

持ちから童貞を失うことはなかったという。しかし、彼は彼女の前に立つと、口が利けず、自らの心中を伝える術(すべ)を知らなかった。ただ、彼女を見るだけで心の安らぎを感じたという。そのうち、彼女に手紙で自らの気持ちを伝えた。しかし、彼女のほうから返事はなかった。それでも、彼女の態度は彼を心にくからず思っているようであり、いや、少なくも彼を嫌悪しているようには見えなかった。彼女から返事が来ないけれども、本当に嫌っているならば明確に嫌いだという返事をよこすに違いないと思っていた。彼の彼女に対する感情は大体このように一貫していたと思われる。

　他方、輝子のほうであるが、おそらく最初のうちは彼に好意を感じていたであろう。しかし、彼女のほうはもっと淡い好意であったと思われる。彼女が彼に年賀状を書いたのも、好意から発していたであろう。しかし、中学卒業後、彼は就業したが、彼女は高校に進学した。また、彼女の家柄と彼のそれとの間にはかなり相違がある。したがって、このような事情からして、彼女の気持ちが彼からだんだん遠のいて行ったことは自然であろう。そして、事実、彼女は別の人と結婚してしまった。この彼女の感情の経過のほうがずっとよく了解できる。

　彼の感情をさらに追求すると、その恋情は確かに清純なものを持っているが、**それが抱かれた小学校3年ごろから最近に至るまで、一向に発展していないようである。**それゆえ、**彼の精神発達が遅れていると考えて差し支えない。**それと同時に、この感情の処理の方法が問題である。彼が輝子を愛し、輝子と結婚することを欲するならば、その目的を達成するために具体的に創意、工夫を凝らすべきであろう。しかし、彼にはそのような努力が見られない。あるいは、**彼には輝子と結婚するだけの自信が、無意識的になかったのかもしれない。**

　ところで、彼が実際にとった行動は非社会的、反社会的なものである。（注：**今から見ればストーカー行為が含まれる**）。冷静に考えるならば、このような行動は彼の本来の目的に反するものである。彼はしばしば輝子の家である長円寺の境内に侵入し、輝子の姿を求めた。あるいは、やるせない気持ちをまぎらすために、アルコールに耽溺するようになり、**酩酊しては長円寺の近くで、家人に聞こえるように、「輝子が好きだ」と大声で叫んだり、長円寺に侵入してお経を読んだりした。**64年9月ごろ、友人の墓参にかこつけて長円寺を訪れたとき、輝子の母親から、輝子は見合いをして23歳になったら結婚する予定であると聞かされた。輝子の母親はそれとなく彼に輝子を諦めさせるためにそう言ったのであろう。これを契機として彼の不満は一層募り、飲酒の度も激しくなった。65年12月に輝子が許婚者らしい男と歩いているのを見た。**66年1月ごろには、酩酊して長安寺に**

行き、「輝子は絶対結婚させないぞ」と言って脅迫したことがある。彼の陳述によると、結婚を絶対に邪魔しようという明白な意図があったわけではないという。しかし、輝子の母親が23歳に結婚させると言っていたので、輝子の結婚はまだ先だと思っていたようである。66年4月23日の同窓会の席上で、輝子が結婚していることを聞いて、決定的な打撃を与えられた。それでも彼は諦めきれなかった。

以上の考察から、彼の恋情の特徴を取り上げよう。まず、**この感情は熱烈であるが、小児的な段階にとどまって、発展性がないということで、彼の精神発達の未熟性を示していると考えられる**。第2に、この感情を処理する現実適合的な方法を見出すことができず、非社会的、反社会的な行動に赴いていることである。さて、この恋情の執拗な持続性は、あたかもある特定の信念、信仰の持続性のようであり、古い概念では**支配観念、新しくは妄想様観念に相当するかもしれない**。

次に、犯行の実現について総括しよう。彼は犯行の直前にビール2本、清酒4合程度摂取しており、犯行当時は酩酊状態にあった。当時の記憶はかなり良く、目立った記憶欠損のないことは鑑定人への陳述、警察などでの供述からも明らかである。動機は、輝子および輝子の両親などへの恨みの感情があったところ、酩酊によって抑制が低下し、長円寺のそばを通る際に急に憤激の情に駆られ、ふと放火を意図し、そのまま遂行した。しかし、**寺を燃やしてしまおうという気持ちではなく、自己の切ない気持ちを解らせたいという示威的意図が強かったようである**。その犯行が全く衝動的ではなかったことは、発見されやすい放火場所を選んだこと、着火した物が骨箱であることが分かって、それを元の場所に戻したことからも明らかである。ところで、本件犯行は酩酊犯罪であるので、その酩酊の種類を検討する必要がある。彼の場合、元来酒癖が悪く、酩酊して喧嘩したり、暴行したりすることがある。この点は飲酒試験でも示唆された。**本件犯行当時の酩酊状態も軽度ではあるが複雑酩酊に属すると考えられる**。（注：今から考えると、少し甘かったかもしれず、単純酩酊と判定すべきだったかもしれない）。また、酩酊の程度はそれほど高度ではなかったと思われる。

■鑑定結論

鑑定結論であるが、彼の輝子に対する恋情は、非常に長期に持続し、しかも発展性がなく、したがって、その根底に精神発達の未熟性が想定されること、さらにそれが支配観念、妄想様観念への類似性が認められることの上に、犯行当時は酩酊状態、しかも軽度ではあるが複雑酩酊の状態にあったことを考慮して、**私は限定責任能力を推した。東京地裁は心神耗弱を認定して懲役3年執行猶予4年保護観察付を言い渡した**。

3．鑑定の資料として家庭医学書を探す──妄想様観念からの実子殺──

　私の長い鑑定生活のなかで、鑑定の資料として家庭医学書を探し回ったことがある。都内のめぼしい書店や我が家の近くの書店まで探し、やっと探し当てたと思って、それにもとづいて鑑定書を作成して、委嘱先の東京地検に提出した。ところが、担当検事が1冊の本を持って私を訪れた。私が苦労して探し当てたと思った本ではなくて、その検事が持参したものが正しいということになり、私は鑑定書の補足文を書く破目になった。こういう苦い思い出をここに披露したい。

■犯罪事実

　私は1983年2月に東京地検A検事より殺人被疑者T.Y.の精神鑑定を依嘱された。彼女（被疑者T.Y.を指す。以下同じ）は本件犯行当時47歳である。犯罪事実はおよそ次のとおりである。

　彼女は77〜78年ごろ、夫A.K.と離婚し、長女M子（本件犯行当時9歳）と都内国立市のEマンション201号室で生活していたが、82年11月ごろから頭痛、めまい等の症状を自覚するようになり、またそのころM子も同様な症状を訴えることから、家庭医学書等により得た知識から、親子ともに腎臓疾患に罹り、残り1年ぐらいの生命しかないと思い込むに至った。83年1月22日ごろ親子心中することを決意し、前記Eマンション201号室において、睡眠中のM子を絞殺しようとしたが、目を覚まされ未遂に終わり、一旦、犯行を中止し、その後M子を入院させることを思い立ち、同年同月28日、前夫A.K.を都内台東区のSマンション601号室に訪ねたが、同人が所用等を理由に相談に乗ってくれなかったことから、再びM子と親子ガス心中することを決意した。同年同月29日、M子を熟睡させるための鎮静剤、目張り用のガムテープ、ガスホース切断用のハサミを購入して準備し、前夫A.K.が留守中の同年同月30日午前2時ごろ、Sマンション601号室において、就寝中のM子を一旦起こし、準備した鎮痛剤2錠を服用させ、熟睡したことを確かめた後、窓枠等に準備したガムテープで目張りし、都市ガスの元栓を全開し、ガスホースをハサミで切断し、親子心中を図った。同日午前5時ごろM子を早く死に至らしめようと、同室の洋服箪笥からネクタイを持ち出し、M子の頸部を一重に巻き、両端を左右の手に持ち、強く絞めつけた後、さらに両手で鼻口を閉鎖し、そのため即時、同所においてM子を窒息死させて殺害の目的を遂げたものである。

　ごく簡単に彼女の経歴を挙げれば、次のとおりである。

本人歴

彼女は36年1月に都内で生まれたが、彼女が胎内にあるときに実家と養家のあいだに約束が交わされ、彼女は出生とともに養父母に実子として届けられ、その後は養父母に都内江東区で養育された。彼女がそのような事情を知ったのは国民学校6年生のときである。実父母、実同胞などのことは不詳である。45年の東京大空襲で養家が戦災に遭い、その後千葉県野田市（当時は野田町）に一家は移った。彼女は江東区の国民学校に入学したが、野田市の国民学校を卒業した。中学は同市内の学校を卒業した。在学中の学業成績は中位で、性行にもとくに問題はなかった。野田市では家庭が貧困だったため、中学では他家の手伝いなどに出て、欠席が多かった。中学卒業後、時計工場、次いで喫茶店に勤めたが、23歳ごろからS.S.と同棲し、男の子を儲け、25歳に婚姻届出をしたが、夫の浮気などのため30歳のときに離婚した。男の子は夫が引き取った。

彼女は離婚の際にもらった慰謝料を資金にして、野田市内に喫茶店兼スナックを経営することになった。そこでA.K.と知り合い、71年9月に結婚し、73年2月に長女M子が生まれた。夫は彼女より7歳年下で、呉服物の販売をしていた。その後、彼女の店の経営が不振になり、後に廃業した。他方、夫の呉服物販売も思うようにいかず、借金を重ね、詐欺に遭ったりして、多額の債務を負った。こうして、夫の債権者対策を主な理由にして、78年7月に離婚した。しかし、2人はいずれ時期が来れば復縁するつもりであった。差し当たりM子の面倒は彼女が見、A.K.が生活費を見るということになった。80年ごろ彼女はM子を連れて埼玉県越谷市に別居し、82年9月に前記の都内国立市のEマンション201号室に移った。他方、A.K.は呉服商を止め、運送店に勤めたりしていたが、最終的に都内台東区上野でマージャン店を経営し、前記の同区内のSマンション601号室に住んでいた。

身体的既往歴では、国民学校入学前に腎臓病、61年ごろに急性リウマチ、72年ごろに妊娠中毒症に罹患した。81年ごろ越谷市の彼女を訪ねてきたA.K.と性関係をして妊娠したため、人工妊娠中絶をした。その後、動悸、腰痛、頭痛などの不定愁訴があるようななり、A.K.との性関係を避けていた。

鑑定時の所見では、身体的には、両側乳房の上部および左乳房の背部の疼痛、両側季肋部およびその背部の疼痛があり、それらは82年10月ごろから続いている。その他には異常がなく、尿・血液の生化学的検査、脳波検査にも異常所見はない。精神的には、やや涙もろく、話は迂遠であるが、知能は正常範囲内である。性格的には、几帳面、潔癖、神経質、心気的で、やや独断的である。長女M子に対す

る溺愛、過保護は著明である。なお、本件犯行当時にあった支配観念（後記）は、その確信が消退し、半信半疑的になっている。

■本件犯行当時の精神状態

彼女の陳述は次のとおりである。

82年10月ごろから背中が張ったり痛くなり、左乳房の上外側部にくぼんだ部分が見られたので、乳癌ではないかと思い、同年11月からN大学病院分院外科で診てもらい、何ともないと言われたが、背中の痛みは胆嚢炎のせいではないかと言われた。それでレントゲン検査を受ける予定であった。ところが、外科受診の2日後に両側季肋部、心窩部が痛くなったので、胃が悪くなったと思い、胆嚢のレントゲン検査の予約を取り消し、同院内科で胃のレントゲン検査を受けた。その結果、胃に異常はないと言われたが、膵臓が少し異常であると言われた。その後、同科で投薬を受け、蓄尿検査も受け、膵臓は異常がないと言われたが、腸が悪いのでないかと言われた。それで、83年1月に腸の検査を受ける予定であったが、同年1月7日ごろ腰痛が出てきたので、産婦人科の病気ではないかと思い、同院産婦人科を受診した。そこでも特別な異常所見はないということであった。同科で管を尿道に挿入して採尿されたが、そのとき非常に痛く、下腹部の不快感が残った。たまたま、知人で腎盂炎に罹患した人が、管で尿を採ると、染みて痛かったと話しているのを思い出した。そこで、自分が幼いとき腎臓病に罹患し、72年に妊娠中毒症で早産したことを思い出し、もしかしたら腎臓病に罹患しているのでないかと思った。

彼女はN大学病院分院からの帰り、自宅の近くの書店で腎臓病に関する家庭医学書Xを買った。その後2～3日して浅野誠一ら著『腎臓病の治療と食事』（小学館）を買った。この二つの本、特に前者の影響を受けて、彼女は自分も長女のM子も腎臓病に罹患し、長く生きられないと確信し、親子心中を決意し、M子を殺害するという本件犯行を犯した。この前者、すなわちXは警察などが捜索したが見つけられなかったという。そこで鑑定人の私は探索を開始した。ここで脱線するが、私の探索の経緯を示そう。

彼女によると、その本は①小型で、②表紙はベージュ色でざらざらし、③表紙のカバーの折り返しに著者の写真が出ていて、④著者は慶応大学の先生で、⑤写真の顔は眼鏡を掛けていないという。私はこのヒントに従って、その本が現在、市販されていると思って書店を回った。大きなところは三省堂（神田）、八重洲ブックセンター（中央区。ここは2回）、紀伊國屋新宿本店、紀伊國屋渋谷店、大盛堂（渋谷）、稲垣書店（神田）で、その他数ヵ所の書店を回った。樋口順三

著『慢性腎炎と人工腎臓』（新興交易医書出版部）は、著者が慶応大学の先生で、表紙のカバーの折り返しの写真が眼鏡を掛けていないが、表紙の色が淡紅色であり、彼女に見せたら違うと言う。最後に慶応大学付属病院腎センターに尋ねたところ、同大学の加藤暎一助教授が同種の本を書いているという。ところが同氏は海外出張中ということであり、同氏の夫人に訊いたところ、**同氏の著書『腎臓の病気』**は、表紙のカバーの折り返しに同氏の写真（眼鏡を掛けていない）が出ており、**表紙はベージュ色で、小型の本である**。ただし、この本は絶版になっているという。そこで、国会図書館で、その本を見、その一部をコピーして彼女に見せたところ、彼女はだいたいそれらしいと言う。しかも、加藤というのは前夫（A.K.）の姓と同一であるのを思い出したという。絶版になっていたが、たまたま彼女が買った書店に残っていたのであろうと思われた。それで、**加藤暎一著『腎臓の病気』（実業之日本社）**を彼女が購入し、その影響を受けたとして鑑定書を作成して提出した。

　鑑定書を提出してしばらくして、鑑定を依嘱したA検事とは別のS検事が私を訪れ、同氏が書店の店頭で見つけた**吉利　和著『新編　腎臓病の治療』（主婦の友社）**を彼女に見せたら、彼女はそれに**間違いないと言ったという**。著者の**吉利　和氏は東大出身で浜松医大学長をしていた**。この本を見ると、**表紙はベージュ色で、小型の本であるが、表紙のカバーの折り返しの写真の顔は眼鏡を掛けている**。ただ、この本は絶版になっていないということである。内容的にはこの本と私が選んだ『腎臓の病気』とは共通するところが大きく、この本を用いても、私の鑑定書の結論に変わりはない。ともかく、S検事の要望に従って、鑑定書の補足文を4頁ほどの長さに書いて同氏に送った。

　ここでは、吉利　和著『新編　腎臓病の治療』（主婦の友社）にもとづいて彼女の当時の考えの筋道をたどることにする。彼女によると次のとおりである。

① 　この本を読むと、私の症状にぴったりである。細菌が体の中に入って腎盂炎になり、それを放置すると風邪に似た症状が出る。しばらくすると治るが、病気を繰り返しているうちに、内臓が次々に侵される。症状はいろいろだが、扁桃腺のまわりが赤くなり、息切れ、動悸、腰の痛み、頭痛、めまいが出、尿の出が悪くなり、症状が進むと尿が透明になる。

② 　尿の出が悪くなると、腎臓病がかなり進行し、尿毒症になる一歩手前であり、そうなると**1年ぐらいの生命しかない**。

③ 　どのくらい病気が進行しているかを見るには、背中から長い針を刺し、腎臓の一部を取り出して調べねばならない。（注：これは腎生検の方法である）。

それを何度も繰り返す。**とても苦痛な検査で、今のところその方法しかない**と書いてある。

④　母親が腎臓病に罹っているのを知らないで妊娠すると、**子は同じような病気を持って生れてくる**と書いてある。

⑤　**腎臓病には特効薬がない。**

『新編 腎臓病の治療』を読むと、彼女が上記のように思っても無理がないような記載がある。たとえば、次のとおりである。

①　1年ぐらいで死亡することについて：「悪性腎硬化症になりますと……**1年以内に死亡します**」。

②　腎生検について：「**多少患者に苦痛を与えますので**……」「……**腎生検にたよらざるをえないこともあります**」。

③　特効薬のないことについて：「**決定的な薬はまだない**」。

④　腎臓病の遺伝について：「**遺伝性家族性腎炎**」という項があり、これはごく稀だが**遺伝性に起こり、男児に多く、1歳以下から15歳ぐらいまでに発病する**といった記載がある。

次に、彼女がM子も腎臓病に罹ったと思った経緯について述べたい。彼女はM子を溺愛していた。当時、M子は小学校4年生で、身体的・精神的に異常はなかった。彼女によると、82年12月下旬、M子が学校から帰って、学校で息苦しかった、頭が痛く、息切れがしたなどと言った。そして83年1月10日ごろになって、前記の『新編 腎臓病の治療』を読んで、M子も腎臓病に罹っているのでないかと思った。同書から、腎臓病の徴候として、尿量の減少が重要であると考え、M子に学校で便所に行ったかと尋ね、行かないときもあるという答えであった。また、M子が便所で排尿するのを彼女自身観察したところ、"尿の出方が少ない"と思った。このようにして、M子が腎臓病に罹患していると思い込んでいったという。

これから親子心中に、そしてM子殺害に発展するが、その経緯の詳細は省略する。大まかな経過は冒頭に挙げた犯罪事実のとおりである。なお、犯行後、前夫（A.K.）が帰宅し、M子に人工呼吸を試みたが、徒労であった。**彼女はベランダに出て飛び降り自殺を企て、前夫に取り押さえられた。**

■ **鑑定結論**

要するに、この事例では、47歳の女性が、家庭医学書に暗示されて、自分および実子が不治の腎臓病に罹患しているという確信を抱き、拡大自殺を図り、9歳の娘を殺害した。この確信は精神医学的に支配観念、あるいは妄想様観念（640

頁参照）というべきものである。また、ここでは、医原症、とくに家庭医学書による医原症が、支配観念の形成に一役を演じている。鑑定結果は、本件犯行当時、限定責任能力の状態にあると考えられるというものであった。この結論にもとづいて検察官は起訴し、83年10月7日に東京地裁は心神耗弱を認定し、懲役3年執行猶予5年を言い渡した。

本例は拙著「心気性支配観念による実子殺の1例について」（犯罪誌, 61:52, 1995）に詳しく報告されている。

4．拡大自殺による実子殺

この事例では、配管工の男性が不治の病気に罹っていると思い込んで、自殺を決意し、実子（12歳の男児）を道連れにしようと思い、同児を殺害し、自分は自殺を諦めて警察に自首した。

■犯罪事実

私は1984年3月に東京地裁より殺人被告人S.K.の精神鑑定を命じられた。彼（被告人S.K.を指す。以下同じ）は本件犯行当時42歳である。登場人物は特定の場合を除き仮名とする。犯罪事実は起訴状によるとおよそ次のとおりである。

彼は妻と離婚し、配管工などして男手一つで二男正二（当時12歳）ら二子を養育していたものであるが、近時、胃痛と耳鳴りがあることから病身であると思い込み、仕事も休んでいたことから生活費にも窮するようになり、将来を悲観し、この上は正二を殺害して自らも死のうと決意した。83年12月30日午前0時30分ごろ、東京都板橋区の平山荘の自室6畳間において、同所で就寝中の正二の頸部に同所に置いてあったビニール紐を巻きつけてその両端を両手で強く締めつけ、よって即時、同所で同人を絞頸による窒息のため死亡するに至らしめ、その目的を遂げたものである。

■家族歴

彼は41年7月に青森県三戸郡T町に生まれた。父栄一は私生児でその父は不詳で、K家に養子に入った。農業を営み、人柄は普通で、酒好きであったが、酒癖は悪くない。68年に脳溢血で死亡した（死亡時68歳）。母りさはK家に養女となり、栄一を婿養子にもらった。お人好しで、子どもに優しかった。69年に心不全で死亡した（死亡時62歳）。彼の同胞は男ばかりの5人で、彼は五男、末っ子である。家系には彼の兄喜作が大酒家である以外に特記すべき異常者はいない。

■本人歴

　彼は、出生時、幼児期のことは不詳である。彼は48年４月に地元の小学校に入学し、54年３月に卒業した。同校に学籍関係の照会をしたが、回答はなかった。彼によると、小学校時代、学業成績は劣等であったが、非行はなかったという。次いで同じく地元の中学に入学し、57年３月に同校を卒業した。同校の生徒指導要録によると、学業成績は下位である。「読むことで精一杯である」「計算力が不十分である」などの評価が見られる。性行では、「自信」「独立の性質」「創造性」「自主性」「根気強さ」「協調性」「指導性」などの項目が最低のＣの評価である。２年のときの所見では「万事受動的である。しかも根気が続かず、仕事を投げ出す傾向がある」と評価されている。以上から、**彼の気の弱い、意志の弱い性格が浮かび上がる**。知能検査は３年の時に田中Ｂ式で施行され、偏差値は38であり、知能が低いことも分かる。

　中学卒業後、地元Ｔ町のＳ建設に入り、土方仕事を１年余りした。おそらく58年ごろと思われるが、友人に誘われて上京し、都内江東区の某土建会社に入り、道路工事に半年か１年ぐらい従事した。その後帰郷し、１ヵ月ほど家業の農業の手伝いをした。再び郷里を出て岐阜県大垣市の土建会社で、護岸工事に半年か１年ぐらい従事した。それから静岡県浜松市で宅地造成の仕事を半年ほどした。その後、川崎市川崎区のＭ水道屋に入り、配管工の技術を習い、それ以来、配管工に従事した。64年ごろ母の看病のため帰省したが、たまたまＴ町のＴ会館に飲みに行ったとき、そこに接客婦として勤務していた小宮俊子と知り合い、意気投合して結婚することにし、同年４月に婚姻届出し、同女とのあいだに礼一、正二の２人を儲けた。そして同女とは78年12月に協議離婚するが、これらの事実は本件犯行と関係するので後に詳述する。

　前記のように、彼は川崎市川崎区の水道屋で働いていたが、同僚の野田三郎という者が独立するので、野田に使われるようになった。野田によると、彼と知り合ったのは62～63年ごろで、彼が野田の下で働いていたのは６～７年間であったという。彼によると、65年ごろから練馬区のＫ工業で働き、66年１月ごろ足場から落ち、両足を強打し、半年ほど入院生活を送った。その後、野田の下で働いたという。

　72年ごろ長男の礼一が気管支喘息に罹患していたため、公害の街の川崎市から千葉県柏市に転居し、ＳＩ工業に移り、その後ＳＡ工業に移り、さらに春日部市の坂井工業に移った。前記のように78年12月に妻と正式に離婚したが、その前の同年11月に２人の子を連れて帰郷し、同地の町営住宅に住み、地元の水道屋に入

って配管工をしたり、新聞配達をし、子どもを地元の学校に入れた。地元では配管工の仕事が少なく、その割に物価が高いので、再度上京する決心をした。

そして81年12月に単身上京し、82年3月に子どもを連れ戻し、最初は板橋区のS荘に住み、長男の礼一が中学を卒業した後の83年5月からは、本件犯行の現場となった同区の平山荘に移った。上京以来、中野区のS水道工事に勤めていたが、83年4月ごろから、前にも働いたことのある埼玉県春日部市の坂井工業で働いた。親方は坂井一雄である。

身体的既往歴では、前にも触れたように、66年1月ごろ足場から落ち、両足踵を強打し、踵に亀裂を生じ、荻窪病院に1ヵ月、次いで川崎市立病院に5ヵ月入院した。一応治癒したが、鑑定時現在（以下、現在と略す）でも後遺症があり、歩き始めに痛み、また爪先立って仕事をすると痛む。彼によると、**川崎市立病院に入院していたとき、両足首が変形しているように思い**（足踝の隆起が減っているように見えた）、担当の医師に手術してくれと何回も頼んだが、医師はレントゲン写真に異常がないので手術の必要はない、足の痛い痒いは患者の意志であるので医者はそういうのを認めないと言って手術を拒否した。それ以来、彼は医師を信用しなくなったという。このことが、**本件犯行前に身体的故障があったのに、医師にかからず、本件犯行の1因となった**。なお、本件犯行前の身体的故障については後記する。

飲酒では、郷里で土方をしていた16〜17歳ごろから飲み始め、清酒で6〜7合飲めるが、焼酎、ウィスキーを好み、ウィスキーでは水割りで5〜6杯飲む。要するに、常習飲酒であるが、アルコール症にはなっておらず、酒癖も悪くない。

性生活では、17歳のとき郷里で素人女と関係したのが初交である。結婚中、離婚後もたまに女遊びするが、淡白なほうで、異常性欲はない。**非行・犯罪歴はない**。

84年5〜6月の**鑑定時の所見**は次のとおりである。

身体的には、身長162.4cm、体重59.5kgで、細長型の体型である。66年の両足挫傷の後遺状態であるが、現在、視診でとくに異常はないけれども、歩行時に両側ともアキレス腱部、外足踝の下部に痛みがある。内科的・神経学的に特記すべき異常はない。脳波は正常である。**彼は耳鳴りを訴えているので、東京医科歯科大学耳鼻咽喉科枝松秀雄医師の診察を受けさせた。その結果、内耳の障害による難聴、耳鳴りであり、その原因は不明であるということである**。また、彼は現在、臥床したとき枕に当たる後頭部にしびれ感があると言うが、その部分、項部を検査したが、そこに知覚麻痺はなく、頭の回転運動に支障はない。

精神的には、面接時、表情、態度に異常はなく、気分は平静で、質問には素直に応答し、談話は率直で、その内容は一貫している。意識は清明で、見当識、記憶、記銘力に異常なく、幻覚、妄想はない。知能はそう不良に見えないが、後述の知能検査の結果はやや不良である。数種の心理テストを施行したが、脳研式標準知能検査では100点満点で63点であり、正常の範囲にある。新田中B式知能検査ではIQは80であり、正常の下位である。WAISでは全検査IQは81であり、正常の下位である。それゆえ、知能は正常の下位（dull normal）であると考えられる。性格は小心、内気、消極的であるが、内省心に乏しく、自己中心的、頑固な一面がある。

■本件犯行当時の精神状態

まず、妻俊子との関係について述べる必要がある。彼は64年4月に小宮俊子と婚姻届出し、川崎市のアパートに所帯を持ったが、66年1月に仕事中に高所から落下し、両足踵を強打し、半年ほど入院した。その後遺症が若干残り、将来に対する不安があったので避妊していた。妻（以下、彼女と称す）は以前水商売をしていたこともあり、賑やかな生活を好み、家を開けたままで、近所の人と長話をしていることもあった。結婚して川崎に来てしばらくして、彼女はある工場で働いたことがあるが、多くは家庭に留まっていた。66年の後半と思われるが、彼は野田の下で働いていて出張がちであったが、あるとき帰宅すると、妻が夜遅く戻って来たので問い質すと、バーで働いているとのことであった。そのとき彼は彼女と別れるつもりになり、出張先の埼玉県飯能市に留まって帰宅しなかったところ、親方の野田が仲に入り、彼女が詫び、野田が子どもでも作ったら仲良くなると言った。それで長男の礼一が67年9月に生まれ、さらに二男の正二が71年7月に生まれた。こうして2人の危機は一応回避された。

第二の危機は、二男の正二が小学校1年生になり、彼女にとって少し余裕の出来てきた78年後半である。彼は離婚する2〜3ヵ月前に、彼女が夜遅く帰宅するので彼女に問い質したところ、焼鳥屋に勤めているという（注：彼女は焼鳥屋から後に料理屋に勤めを替えていた）。そのうちに夜さらに遅く、午前2時、3時ごろに戻って来る。あるとき戻って来た彼女に注意したところ、彼女は逃げて、外に待っていた車で男と一緒に行ってしまった。そのようなことで彼女に男ができていると思った。彼は離婚する決意をし、彼女もそれを希望している様子であった。親方の坂井一雄が仲に入り、彼の兄たち3人も立ち合って、協議離婚が成立し、子どもについては彼女は「連れて行かない。連れて行くと生活できない」と言い、子どもたちも彼に付いて行くと言うので、彼が育てることになった。そ

して正式の離婚手続きは78年12月に終了したが、その前に彼が子どもを連れて帰郷し、郷里で働き、また上京したことは前記のとおりである。なお、彼女はその後9歳年下の男性と再婚し、1女を儲けている。

　さて、**本件犯行**は、起訴状にあるように、離婚後5年経過した83年12月30日に病気を苦にして、二男正二を道連れに自殺することを意図して、正二を殺害したものである。このような道連れ自殺を学問的には拡大自殺（extended suicide, erweiterter Selbstmord）というのが一般的である。母子心中、父子心中、一家心中などの多くは拡大自殺である。

　彼が病苦のために自殺を意図したことは後に述べるとして、彼と2人の子どもとの関係に触れたい。

　長男の礼一は中学卒業後の83年4月から、彼の親方である坂井一雄の下で配管工として働き出した。ところが同年7月ごろから出勤しなくなり、自宅にぶらぶらして音楽などを聴いていた。これには、礼一の友人の兄が解体屋をしていて、礼一を誘ったらしく、本人もその気になったが、彼はそれに反対したという経緯がある。彼は礼一のことも心配していた。なお、礼一は幼児期、気管支喘息があり、彼の一家が転居したことは前記のとおりである。

　二男の正二は本件犯行の被害者になったが、当時12歳で、板橋区立T小学校の6年生であった。自己主張が強く、学業成績は不良であったが、一応、知能、性格に異常はない。彼は正二を可愛がり、同児が釣りが好きであったので、よく釣りに連れて行った。

　彼が長男の礼一を道連れにしなかったのは、同人は中学も卒業し、年齢が進んでいるし、友人もあり、自己の死後、独立して生活できるだろうと思ったからであるという。二男の正二については、私が彼に訊いたところ、彼は正二だけを特に可愛がったわけではないという。しかし、彼は離婚後、正二と一緒に布団に寝ることが多く、礼一は別の部屋に寝ていた。また、前記のように、よく釣りに連れて行った。**坂井の供述では、彼は正二をとくに可愛がっていたという**。そして、本件犯行では幼い正二を道連れにした。

　本件の直接の契機になったのは病苦である。彼には前記のように両足踵挫傷の後遺症はあったが、一応仕事に支障はなかった。ところが、83年6月ごろから夕方、空腹時に胃部に疼痛を感じ、薬局で買ったシロンS（胃腸薬）を服用したところ、8月ごろには痛みがなくなった。おそらく軽い胃ないし十二指腸潰瘍であったと考えられる。しかし、そのころから耳鳴りが始まり、9月ごろからそれを意識するようになった。耳鳴りはセミの鳴くようなジージーという音であったり、

鉄片と鉄片を摩擦するようなキーンという音で、両耳に同じように聞こえた。彼は自覚していなかったが、難聴も生じていた。(注：前記のように、鑑定時の耳鼻咽喉科の診察では、内耳性の障害によるもので原因は不明である)。また、9月ごろから、仰臥位で後頭部が枕に当たると、その部分にしびれ感が生じるようになった。このような耳鳴り、しびれ感のため眠れなくなった。まれに頭部が絞めつけられるような感じや、脳天に何か刺さるような感じがした。さらに、両側の肩甲骨の上に小さな玉があるような感じがした。

このような身体的故障のため83年7月には半月、8月には3日しか出勤せず、その後はまったく出勤せず、自宅で臥床していることが多くなった。心配した親方の坂井がときどき彼の家を訪問し、**医者を受診することを勧めたが、彼は医者嫌いになっていて、医者のところに行く気になれず、「胃の痛みが薬で治ったから、耳鳴りも薬を飲めば治る」**と言っていた。(注：耳鳴りには現在、医学的に適切な治療法はない)。鑑定時に私が彼に耳鳴り、しびれ感があっても仕事に行けたのではないかと言ったところ、**彼は「疲れたような、身体がだるくて仕事に行く気になれず、また出勤する以上は中途半端な仕事はできない」**と答えた。

83年12月ごろになって、もう身体が治らないのでないかと思うようになった。売薬を服用しても治らない、胃の痛みもまた出てくるのではないかと思った。食べ物も消化しないで出てくるようになった。(注：彼によると、トマト、ほうれん草も消化しないで排泄されたという)。**この段階で不治ないし心気妄想が出現している。**

彼は本件犯行の前々日の12月28日に、正二を連れて国営武蔵丘陵森林公園(埼玉県比企郡)に行った。**そのときやや特異な行動があった。**彼は礼一にも一緒に行くように勧めた。しかし、礼一は同行しなかった。ところが、森林公園に行く前に、**彼は礼一に五千円与えている。**そして郷里の彼の甥の川田 盛の電話番号を教え、「何かあったら電話しろ」と言った。このとき自殺の意図があったことはないと、彼は私に答えた。その日、森林公園に行ったのは、正二が釣りが好きなので、森林公園に釣り場があるかもしれないと思ったという。しかし、そこには釣り場はなかった。彼の予期に反して森林公園には食事する場所がなく、夕方、そこから出て、駅前の飲食店で2人で食事をし、彼は清酒5合ぐらい飲んだ。その後ちょっと特異な行動があった。川田 盛の供述では、同日午後9時ごろ彼から電話があり、「礼一が最近彼の言うことをきかず、行く先も言わずに遊びに行き、嘘をつく。礼一から電話があったら相談に乗ってほしい」という趣旨の電話であったという。彼は私には、この電話のことは酩酊していたのでよく覚えていない

と言う。

　この12月28日にはすでに道連れ自殺を意図していたのでないかと思い、彼に訊いたところ、彼は断固としてそれを否定し、**本件犯行の直前まで、自殺、道連れ自殺を意図したことはないと言う**。本当にそうか、若干の疑問がある。

　いよいよ本件犯行当日（12月29日から30日にかけて）の経過である。私は彼から事情を聴取したが、その問答の一部を挙げよう。

　（なぜ30日の日に急に思いついたのか、どうしてそういう気になったのか、いつなったのか）……そのとき、テレビを観ていて……

　（それまでは考えたことはない？）……ええ。

　（あなたはテレビを観、電気炬燵の下には正二がいたね）……ええ。

　（子どもはそのまま朝まで寝るのか）……違う。寝るときは片づけて布団を敷く。

　（それまであなたはテレビを観ていた）……寝ても寝つかれない。テレビで漫才か何かがあり、それを観ていた。

　（漫才も終わったか）……ええ。

　（寝ようと思ったか）……寝ようと思って、正二を起こして布団を敷こうと思った。

　（正二を起こしたか）……**起こそうと思って寝顔を見ているとき、自分の身体のこと**……

　（正二は仰向けか横向きか）……ちょっと横を向いていた。（正二の）右の方を向いていた。

　（電球は）……蛍光灯の2本を1本にしていたと思う。

　（テレビはつけたままか）……消してあったと思う。

　（**正二の顔を見てどう思ったか**）……**自分の身体のことを思う。可哀相と思う気持ちと同時に自分の身体のことを考えた。坂井さんに金を貸してくれと言うのも嫌だし、子と一緒に行こうと思った。そのとき初めてそう思った。**

　（長く考えたか）……じきにやった。

　（思い直すことはなかったか）……自分の身体のこと、この子を残すのが可哀相と思い、思い直すことはなかった。

　（当日酒は）……午後6時と7時の間に清酒2合ぐらい飲んだ。

　（その日昼間は飲んでいないね）……ええ。

　（死のうという気になり、ビニールの紐はどこにあった）……玄関の脇にある。引っ越しのときに箱に入れて持ってきた。箱の中に入れてあった。

　（それを用いて殺す気になった）……ええ。

（警察で犯行を実演しているね）……ええ。
（あのとおりか）……大体あのとおりです。
（やってからしまったと思った。自分はどうして死のうと思ったか）……どこかで飛び下りるか、首吊ろうかと思った。どの通りをどう歩いたかも分からず、気がついたら赤塚（板橋区）の交番のところに来ていた。
（交番にどうして入って行ったか）……交番の明かりを見て、自首しようと思った。
（正二を殺してから隣室に寝ている礼一に5千円やったね）……5千円か3千円やった。
（自分も死ぬから金が要らないからか）……ええ。
（首を絞めたことの記憶があるか）……絞めたことは覚えている。その後しばらく座っていて、「やっちゃった。取り返しのつかないことをした」と思った。
（絞めた後、正二の顔にタオルを掛けたのは）……可哀相だと思って掛けた。

経済的な問題も多少動機づけに関係していたようである。彼は坂井の下で日給1万6千円で働いていたが、犯行前の半年間は体調不良でほとんど働けず、収入もなく、預金を潰していた。警察の調査では、83年6月28日には、預金残高は151,989円あり、同年11月28日には僅かに563円しかない。親方の坂井はいつでも金は貸すと言っていたが、彼は坂井から金を借りるのを潔く思っていなかった。

■**鑑定結論**
以上から、彼は自分が不治の病に罹っているという、不治ないし心気妄想から、自己の死後の愛児に対する憐憫から、本件犯行を実行した。神経症性ではあるが、**内因性と同様なうつ状態に陥っていた。したがって、責任能力に重大な障害があったと思われる**。鑑定主文は次のとおりである。
① 被告人は現在、耳鳴り、後頭部のしびれ感を訴え、知能は正常の下位で、性格は小心、消極的、内向的である半面、頑固、自己中心的なところがある。
② 本件犯行当時は耳鳴り、後頭部のしびれ感などの身体障害に、父子家庭としての精神的負担が加重して生じた神経症状態にあり、犯行は短絡行為であると考えられる。

東京地裁は84年9月14日に責任能力の低減を認めず、懲役4年（未決通算160日）を言い渡した。

5．妄想様観念による家族皆殺し未遂例

　妄想様観念（wahnhafte Idee, K. Jaspers）は、心因、気分状態等から二次的に生じた妄想類似の観念であり、妄想様反応（wahnähnliche Reaktion, K. Schneider）とも言い、一次的で了解不能な妄想とは異なる。私の鑑定例のなかに、妄想様観念から自己の家族を皆殺しにしようと企て、未遂に終わったものがあるので紹介したい。本例の鑑定には山上　皓氏にお世話になった。

■犯罪事実

　私は1975年7月に宇都宮地裁より殺人未遂被告人G．O．の精神鑑定を命じられた。彼（被告人G．O．を指す。以下同じ）は本件犯行当時30歳である。犯罪事実は起訴状によるとおよそ次のとおりである。登場人物は特定の場合を除き仮名とする。

　彼は75年4月13日午後10時ごろ、宇都宮市小幡のT荘2号室において、文化包丁を使ってリンゴを食べている最中、父岡原元五郎（当時62歳）が自分の名前を源一郎でなく原一郎とつけたこと、幼少のころ、中学を1年で退学させ、農家に奉公に出すなどして他の兄弟と差別したこと、自分が中野刑務所で服役中、一度も面会に来てくれなかったこと、自分に土地を分けてくれると言いながら、他の兄弟と差別して全然分けてくれようとしないこと、また母岡原フサ（当時57歳）が同刑務所に面会に来てくれたとき、久子という名前を使用したことがあったので、もしや自分が本当の子ではないのではないか、その他兄弟が全部自分を馬鹿者扱いしているなどとひがんで、種々思いをめぐらすうちに、両親、兄弟に対する憎悪の念が募り、これらを皆殺しにした上、自殺して死んでしまおうと決意した。前記文化包丁を携えて、タクシーに乗り、小幡1丁目の宇都宮拘置支所付近から下都賀郡石橋町のI小学校裏に至り、同所で下車して、前記岡原元五郎方に赴き、6畳間に就寝中の両親を起こし、元五郎に対し「俺も今年中に家を建てたいんだが、土地はいつになったらくれるんだい」などと訊いた。しかし同人がこれに答えようとしなかったが、その後しばらく両親と面談している間に、いよいよ両親、兄弟たちを殺害して自殺しようと決意を固め、翌14日午前0時30分ごろ勝手場に水を飲みに行くような風を装って東側勝手口を出て、戸外を回り、南向き玄関西側縁の下にあった薪割りを取り出し、再び東側勝手口から入り込み、東8畳間に就寝中の弟岡原吉雄（当時24歳）の顔面、左前腕、同手指を同薪割りをもって切りつけ、更に両親のいる6畳間に入って父元五郎の後頭部、前額部、左

手指、母フサの右前腕、頭頂部、その西隣6畳間に就寝中の妹岡原モリ子（当時20歳）の頭部を順次同薪割りをもって切りつけたが、前記吉雄に取り押さえられたため、吉雄に全治約3週間を要する顔面切創、左前腕、左示・中・環・小指切創、元五郎に全治約3週間を要する後頭部切創、左上眼瞼部切創、左手環小指間部切創、フサに全治約3ヵ月を要する頭部切創、右前腕切創（橈骨末端骨折を伴う）、モリ子に全治約10日間を要する頭頂部切創の各傷害を負わせたに止まり、殺害の目的を遂げるに至らなかった。

■家族歴

彼は45年1月に栃木県下都賀郡Ｉ町（現在、下野市に属す）に生まれた。父元五郎は12年生まれで、農業を営み、31歳で高木フサと結婚し7人の子を儲けた。性格的にはとくに偏りはなく、鑑定時現在（以下、現在と略す）より十数年前から乗り物酔いが強くなった。母フサは17年に生まれ、家庭が貧しかったため、小学校2年で中退し、文盲で、やや知能が不良である。性格的にも自己中心的、情緒不安定で、盗癖もあったという。彼の同胞は7人で、彼は2番目で二男である。長兄一雄は一時ヤクザの仲間に入り、最近傷害事件を犯した。妹のせい子は落ち着きなく、職業を転々としていたが、結婚後落ち着いている。**以上から家系には、母は文盲で、知能が低く、性格的に偏りがあり、長兄はヤクザになったことがあり、傷害事件を起こしている。妹せい子は落ち着きなく、職業を転々と替え、性格異常の傾向がある。その他に特記すべき異常者は見当たらない。**

■本人歴

彼は、出産は異常なく、5歳のときに重い麻疹を経過したほかは特記すべき疾病に罹患していない。

彼は51年4月に地元のＩ小学校に入学し、同校を卒業して同じく地元のＩ中学に進学し、3年の途中の59年10月に中退した。出身学校長の回答によると、**小学6年と中学1年の学業成績は下の表に示すとおりであり、驚くべきほど不良である。**後に現在所見で示すように、彼の知能は平均的であるから、この結果はあまりにも不良である。原因の一つは欠席日数が非常に多いことである。当時、家庭

学校	項目 学年	国語	社会	理科	数学	音楽	図・工	保・体	職・家	英語	欠席日数
小学校	6	1	1	1	1	2	2	1			82
中学校	1	1	1	1	1	1	1	1	2	1	69

は極貧であり、また彼によると、「学校に行くのが嫌だったし、行っても友達もなく、独りぼっちであった」という。**回答による所見としては「学友もなく、おとなしいだけ。怠け癖もある。家庭は貧困で、必要経費も払えない」**と言う。

中学を中退したのは、彼によると、学校を休んで遊んでいたので、父に勧められて、学校を止めて農家へ住み込みで働くことになったという。こうして、59年に1〜2ヵ月農家に住み込みで働いた後、兄一雄とともに上京し、H工務店の解体現場で解体工として働いた。住み込みで2年間、真面目に働き、家にも送金した。61年に父方伯父親子（岡原藤吉、藤夫）、兄一雄と4人で、都内で解体の下請けをして働いたが、彼らとの共同生活が何となく気づまりになり、仕事にも意欲を失い、僅かの金をもらって放浪し、池袋で補導されたこともある。その後、職を転々とし、**放浪して名古屋市内のドヤ街で1ヵ月ほど暮らしたことがある**。

64年ごろ、従兄岡原藤夫に誘われ、短期間の予定で上京し、**浅草山谷で日雇いの仕事などに従事し、約4年間山谷で生活した**。彼は、誰にも干渉されない自由な生活ができ、すぐ金が入り、生活が面白かったという。そこで知り合った林田幸一と同性愛関係を結び、また、垣内喜一とも同性愛関係にあったこともある。同性愛といっても、彼は受け身であり、後に女性と同棲するなどしているので、同性愛傾向は決して強くない。

68年1月、林田幸一（前出）に対する**傷害罪**で、東京簡裁において罰金1万円に処せられた。その犯罪事実は、彼は友人伊藤健二と共謀して、68年1月に都内台東区の玉姫公園で、林田幸一に対し些細なことで憤激し、手挙および下駄で同人の頭部、顔面等を殴打し、加療約1週間を要する頭部打撲擦過傷を負わせたというものである。

その後も定職なく、住居を転々とし、日雇い仕事をしたり、パチンコ、競輪で遊んだりしていた。70年ごろ、彼は従兄岡原藤夫の紹介で神田トシ子と知り合い、一時、東京で同棲して解体作業に従事していたが、双方の家族の強い反対に会って、強引に引き離された。このことが本件犯行とも関連するので後に立ち入る。72年6月ごろ、彼は岡原藤夫の紹介で、元吉光子と知り合い、73年1月ごろから宇都宮市内のアパートで同棲した。光子は間もなくソープ嬢として働くようになり、彼は仕事をしないで光子のヒモになった。

73年6月に山谷時代の知人、垣内喜一（前出）に対する**恐喝未遂事件**を起こし、同年10月に東京地裁で懲役1年4月の判決を受け、控訴したが、74年1月に東京高裁で控訴棄却となった。この事件の犯罪事実は次のとおりである。彼は垣内喜一（当時32歳）から金員を喝取しようと企て、73年6月、都内墨田区の同人

方において、同人に対し、40万円の借金の申し込みをして断られると、腹部を数回殴打したうえ、果物ナイフを同人の腹部に突きつけて、40万円を都合しなければ、お前の指をつめるか、眼をつぶしてやるぞなどと言って金員を喝取しようとしたが、同人が警察官に通報したため未遂に終わったというものである。彼によると、彼は兄一雄から20万円借金していて、それを返す必要に迫られ、山谷時代の知人で、前に5万円貸したことのある垣内のことを思い出して、同人方に行ったら、同人が彼を乞食のように扱ったので憤激して犯行に及んだという。

　この事件のために彼は74年12月まで中野刑務所で服役した。そして75年4月の本件犯行に至る。その後の経緯は後記する。

　75年10〜11月の**鑑定時の所見**は次のとおりである。身体的には、身長164cm、体重63kgで、闘士型の体型である。内科的・神経学的に異常はない。脳波は、安静時に前頭部に低振幅の5〜6サイクルのθ波が散発的に出現し、光および過呼吸刺激で一過性にθバーストが出現し、境界域脳波所見である。

　精神的には、面接には率直、素直に対応し、協力的である。見当識、記憶、知識、判断力等に異常なく、精神病的所見はない。過去の被害的な妄想解釈、家族に対する被害妄想、あるいは被毒妄想等は本件犯行当時に比して著しく消退し、ほぼ消失している。しかし、猜疑的傾向は若干残っているが、すぐ訂正することが可能である。いくつかの心理テストを施行したが、脳研式標準知能検査では、100点満点で71点であり、WAISでは全検査ＩＱは94であり、知能は正常範囲にある。**性格については意志薄弱な面が前景にあるが、後記のように妄想様観念をもつことからして、自信欠乏性の傾向が目立つ。**

■本件犯行当時の精神状態

　本件は75年4月14日未明に行われたが、それまでの経緯を簡単にたどってみたい。前記のように、彼は73年6月に恐喝未遂事件を犯し、同年10月に1審の東京地裁で懲役1年4月を言い渡された。彼は意外に重い刑に驚いて控訴した。しかし、2審の東京高裁で74年1月に控訴棄却になり、中野刑務所で受刑した。同所には同年1月18日から同年12月19日まで服役した。出所後は宇都宮市内のアパートＴ荘で、内妻元吉光子と同棲し、光子はソープ嬢として働き、彼は無職のままヒモの生活を送っていた。そして、刑務所出所後約4ヵ月で本件を犯した。

　彼は両親、同胞に対して強い憎悪を抱き、家族を皆殺しにして自殺しようと意図し、それを実行し、犯行後、被害者の1人の弟吉雄に取り押さえられたために、殺人は未遂に終わり、自殺は実行できなかったのが本件である。

　鑑定時、彼から事情を聴取したところの要点は、次のとおりである。

彼が両親らに憎悪を抱くに至ったきっかけは、前記の恐喝未遂事件で勾留され、彼としては何とか裁判を有利にしようと思って、兄一雄らに依頼して、被害者垣内喜一と示談交渉をしてもらったが、失敗に終わったことである。交渉には一雄と内妻光子、母フサが立ち合ったが、**交渉の途中で一雄が被害者を怒鳴りつけたために交渉が決裂し、その事実を彼は面会に来た光子から聞き、一雄の行為に憤りを感じた。**事実、交渉決裂の結果、裁判は彼の思惑から外れ、控訴棄却になった。

次に重要なのは、中野刑務所受刑中に、母フサが面会に来たが、同女が面会簿に久子という名前を使ったことである。彼は面会のときにその理由を訊いたところ、母は生まれてからずっとその名を使っていたと答えた。それで、彼は母がなぜ本当の名前を隠していたのかと模索するようになった。

こうして拘禁の場で過去のことを追想し、家族が自分だけを差別し、馬鹿にしていることに気づくようになった。すなわち、次のとおりである。

① 父は彼の名前を源一郎と言いながら、戸籍には原一郎と届けている。「原」は「原」に似ているが辞書にない字である。
② 母が彼の最初の内妻神田トシ子と彼の間を引き裂いた。
③ 両親だけでなく同胞も一緒になって彼を馬鹿にし、邪魔した。兄一雄はわざと示談を駄目にした。弟吉雄はデパートの店員に彼の悪口を言った。妹モリ子は彼の内妻光子を見て「兄さんとしてはいい人を見つけた」と言って嘲笑した。

彼は刑務所内から父に宛てて手紙を出し、自分の名前のこと、母が実名の久子を隠していたことなどについて質問したが、父からの返事はなく、内妻をして父に問い合わせさせたが、父は、彼はいずれ出所してくるから放っておけということであったという。

彼がこのように疑惑を拡大していったのは、外部から隔絶された拘禁環境の影響が大きく、このような精神的発展は一種の拘禁反応と見なされる。

拘禁反応であれば拘禁から解放されれば消退するのが通例であるが、**中野刑務所を出所した以後の内妻との生活が彼の疑惑をさらに拡大した。**すなわち、次のとおりである。

彼によると、内妻の光子は一緒になったときから食事について非常に神経質で、夏の間、ほとんど毎日のように冷やし蕎麦だけを食べたことがある。食堂に行くときにも、客の眼の前で調理する店を選び、入ると必ず調理場の見えるところに座った。**今度出所して、彼女の食事に対する態度が一々気になり、不安に感じる**

ようになった。たとえば、カツを食べても彼女が急に食べるのを止め、その理由を訊いても答えない。それで、彼も食事に何か毒でも入っているかと思うようになったという。このような内妻の態度から、**彼女が腐った物を取っておいて食事の中に入れるのではないかという被毒妄想が起こった。**同時に、店頭に売られている野菜や肉も安心して買えなくなり、医者からもらった薬も不安で飲めなくなったという。

彼によると、街を歩いているとき、兄一雄の知人が彼に話しかけてきて、「兄貴がお前のことを悪く言っている」とか、「写真を持って歩いている」と言われたことがある。初めは一雄がわいせつ写真でも売っているのかと思った。深く考えているうちに「兄が私の写真を持って回って、食堂や店に、私に変な物しか売らせないのだ」と思うようになったという。

彼によると、75年1月になって、父が彼に土地を分けてくれると言ったが、彼は本当にくれるはずはないと思ったという。

さらに、**同年4月には、**食堂で食べることができず、店で買ってきた物も安心して食べられなくなった。誰かが話していると彼のことを悪く言っているように思った。とくに近所の人たちの態度や話し声が気になった。夜も眠れず、食事もあまり摂れなくなってきた。光子ともほとんど口を利かず、過去のこと、家族のことを1人で思い悩んでいたという。

こうして、**本件犯行の直前には、両親、同胞に対する被害妄想から、食事にまつわる被毒妄想へ、さらに一般人に対する被害関係妄想にまで発展し、一方では不眠、食欲不振、抑うつ等の神経症状態に陥っていたと考えられる。**

両親、同胞に対する被害妄想の内容について補足したい。彼は、前記の内容と重複するところがあるが、警察調書で次のように述べている。「**家族の中で私だけがとくに差別され、馬鹿にされた。中学に進んでも私だけは鞄を買ってもらえなかった。**私に分からないことを尋ねても、誰も教えてくれなかった。弟吉雄は、私が3年前にデパートで背広をあつらえたとき、店員に対して私の悪口を言ったし、兄一雄は、宇都宮市内の食堂などに私の悪口を言いふらしていると(ある男から)聞いた。母フサは、昨年7月ごろに私を刑務所に訪ねて来たとき、フサではなく久子というのが実の名だと言いはり、私の名も、従来用いていた源一郎ではなく原一郎であることが明らかになり、更に今年の1月に父が私に土地を分けてやると言い出しながら、その後、言を左右して一向に分けてくれない。このように家族皆が自分を馬鹿にするので、家族皆殺しを決意した」という。

彼の被害妄想はまったく事実無根の根拠の上に形成されたものでなく、ひがみ、

邪推、曲解の程度の高いものであり、了解可能な契機にもとづく妄想様観念であり、妄想様反応である。また、刑務所出所後の被毒妄想も、内妻の食事に対する奇妙な態度から誘発されたもので、全く了解不能なものではない。ただ、近隣者等に対する被害関係妄想は了解困難なところもあろうが、了解可能な反応の延長のように思われる。妄想様観念であるために、確信度が低く、本件犯行後、比較的早く消退している。

　本件犯行そのものの経過は前記の犯罪事実のとおりであり、付け加えるべきところはあまりない。彼の陳述によると、犯行直前に彼は父に土地を分けてくれるかどうか確かめているが、その際、父は確答しなかった。もし、父が土地を分けてくれることを明言したら、犯行を実行しなかったであろうという。それゆえ、犯行への決意はそれほど強固でなかったと思われる。そのせいで、被害者の1人の弟吉雄に取り押さえられている。なお、**彼は犯行に取りかかる前に遺書を書いているが、文面に被毒妄想が現れているので、その部分を挙げる**。「……食堂に入ってもどぶ水で炊いたご飯を出される。自分で食事を作ろうと思っても、肉屋、八百屋、魚屋、どこに行っても人間の食べるような物を売ってくれない。先月偽名を使って市内のS病院に行き、胃の薬をもらったが、1日分飲んだら眼がおかしくなり止めたが、飲んでいれば今ごろ眼が潰れていただろう。……」と。（注：若干読みやすいように文章に加筆した）。

　さて、本件犯行当時の精神状態から見た責任能力であるが、軽い神経症状態の上に妄想様観念が加わり、その観念にもとづいて犯行が行われており、**限定責任能力が妥当な状態にあったと判定された**。

　宇都宮地裁は76年7月14日に心神耗弱を認定して懲役4年（未決通算180日）を言い渡した。

　彼が原一郎として戸籍に登録されたのは気の毒なことである。父が出生届のときに源をうっかり原として届け、戸籍係がそのまま受け付けたのであろう。戸籍の名を改めるには厄介な手続きがいるが、それは可能であり、私の身近にもそういう例があるのを知っている。彼の母が久子という名を使ったのは、単に通称として使ったのであろう。文盲で知能の低い母は、そのことを彼に納得のいくように説明できなかったのであろう。人間は自分の名が気に食わぬと、やたらと別の名を使いたがる。

6．統合失調症を否定して敏感関係妄想と診断された同僚殺人未遂例

　前に殺人等の犯罪で、統合失調症と鑑定されて無罪を言い渡された者が、後に再び殺人未遂を犯した事例で私が鑑定し、**私は統合失調症を否定して敏感関係妄想と診断した。犯行は酩酊時であったが単純酩酊下の激情犯罪である**。診断の面で疑義のある事例であり、多少とも興味あるものとして簡潔に紹介したい。

■犯罪事実

　私は1968年1月に千葉地裁松戸支部より殺人未遂被告人Ｍ.Ｓ.の精神鑑定を命じられた。彼（被告人Ｍ.Ｓ.を指す。以下同じ）は本件犯行当時26歳である。登場人物は特定の場合を除き仮名とする。犯罪事実は起訴状によるとおよそ次のとおりである。

　彼は千葉県松戸市の駒田鉄工場下請けＳ組の班員として、同僚2名とともに同鉄工場内飯場に宿泊稼働していたが、67年8月15日、同僚でもあり主任である森田茂夫（当時29歳）が同工場から3人分の工費の3万円を前借りしながら、自分だけでそれを費消し、しかも反省の情が見られないので、憤激していたところ、同月28日ごろ同工場から彼に支給される弁当を打ち切る等という話を聞き、同人の仕業と思い込んで、これを恨み、酔余同人を殺害してそのうっ憤を晴らそうと考えた。同日午後8時20分ごろ同宿舎において、横臥してテレビを観ている前記森田に対し、所携のくり小刀（刃渡り13.6cm）を右手で逆手に持ち、いきなりその脇腹を突き刺し、一旦は同小刀を取り上げられて窓外に棄てられたが、さらに外部に出てそれを拾い、再び宿舎内に入って、同くり小刀をもって同人の肩部を突き刺したが、同人が格闘してその刃物を取り上げたため、同人に対し加療1ヵ月を要する右側腹部、右肩甲部刺創等の傷害を与えたのみで殺害の目的を遂げなかった。

■家族歴

　彼は41年1月に福岡県嘉穂郡Ｋ町に生まれた。父榮吉は小学校尋常科卒業後、あちこちの炭鉱で坑内夫として働き、最後に福岡県嘉穂郡の平山坑で坑内夫をしていたが、坑外夫となり、鑑定時現在（以下、現在と略す）57歳である。61年8～9月の間、福岡県飯塚市の飯塚病院に入院した。同院長吉崎弥之助によると、診断は潜伏梅毒、尿道狭窄、腎盂炎であるが、精神的には多幸的で軽度の認知障害があり、軽度の瞳孔障害、髄液所見から、主治医の原田正純は進行麻痺と診断したという。私は本件鑑定で嘉穂郡Ｋ町に出張して同人に面接したが、認知障害は

軽く、言語障害も病的と言えず、瞳孔は正常であり、発病後6年以上経過しているのに精神病状が軽度であるから、飯塚病院入院当時、進行麻痺であったとしても、髄液進行麻痺であったか、精神状態のごく軽度の進行麻痺に止まっていると考えられた。なお、サルバルサンによる駆梅療法は行われたが、マラリア熱療法は行われていないらしい。

母のツギ子は50年4月の31歳のとき、産後の肥立ちが悪くて心臓衰弱で死亡した。無口、温和な性格であった。父は母の死後、母の妹と再婚した。彼の同胞は、実同胞が4人、異母同胞1人である。彼は実同胞の2番目、長男である。実弟の昇吉は生来性の聾唖者であるが、工員として働いている。その他の実・異母同胞に変わった者はいない。以上から、家系には父が進行麻痺の疑いがあり、実弟に聾唖者がいるが、その他には特記すべき異常者はいない。

本人歴

彼は47年4月に嘉穂郡K町の小学校に入学し、53年3月に同校を卒業した。同校に照会したが、1年生の学籍簿しか見当たらないとのことで、その記録では、「こそこそとずるいところがある。家庭環境は放任している」という。

次いで同じ地元の中学に進み、56年3月に同校を卒業した。同校よりの報告によると、学業成績は3年間を通じて中ないし中の下である。性行では、「言行に陰日向のない、正直な性質で、他人から言われればその通りになる、個性のない性格で、自主的精神に乏しい。情緒は安定していて、女のようにじっとしている。激昂することはない。計画性に欠けるところが多く、暇な時間はぶらぶらしている」という。また、家庭環境は炭坑街にあるが、父に定職があり、家庭内に不和はなく、彼の成長に悪影響があったとは思われないという。

中学卒業後、地元で溶接工、臨時坑内夫、もやし店の店員などをし、60年3月から職安の斡旋で大阪府守口市のパイプ工場に溶接工として勤務した。そこは最初聞いていた条件と違うので辞め、同年9月から大阪市西区のN合同トラック大阪支店西営業所に荷扱夫として勤め、62年9月にそこを辞め、その後、同市東成区の松井商店に勤めた。**そこで傷害、殺人事件を起こした。**

事件の犯罪事実は次のとおりである。

① 彼は63年5月3日午後11時30分ごろ、西区の花木薬局に設置されている公衆電話を使用するため同所に赴いた際、たまたま高橋次雄が通話中であったため、同人に対し、「はよせんか」等と申し向けたところ、高橋の同行者であった谷本一男（当時25歳）が、「ちょっと待たんか」と答えて、素直にこれに応じない態度を示したので、激昂し、所携の刺身包丁を振りかざして谷

本を追いつめ、同所付近路上において同人の左肩を同包丁で切りつけ、よって同人に対し、通院加療約1週間を要する左肩切創を負わせた。

② 同年6月2日午前2時30分ごろ、同区の路上において、たまたま通行中の瀬尾岩夫（当時51歳）に対し、「煙草をくれ」と申し向けたところ、同人が「ないわい」と答えてそのまま歩み去ろうとしたので、その素っ気ない態度に憤激の余り、とっさに同人を殺害してうっ憤を晴らそうと決意し、所携の包丁を逆手に持って、同人の背後からその左耳部付近を数回にわたり突き切り、よって同人をして即時同所付近において左脊椎動脈切断を伴う左耳部より項部に至る切刺創による失血のため死亡せしめて殺害した。

以上の犯行は二つとも、ごく些細な契機から激昂して、所携の包丁を振るって傷害、または殺人に至ったもので、激情犯罪である。なお、いずれも酩酊犯罪のようである。この事件は大阪地裁に係属し、満田久敏、長山泰政の両氏が鑑定した。鑑定結論は、「**彼は本件犯行当時、類破瓜型統合失調症の疑いの極めて濃厚な精神状態にあったところ**、これに起因すると認められる被害妄想が、各犯行前の相当量の飲酒酩酊によってもたらされた激しい刺激性の気分変調に助成されたところから、衝動的に事件各犯行に及ぶに至ったものであることが認められるものである」として心神喪失の状態にあったというものである。大阪地裁はこの鑑定結果にもとづき、64年10月22日に無罪を言い渡した。

この判決で彼は豊中市の小曾根病院（精神科）に措置入院し、65年4月21日に退院した。同院長小池　淳の回答によると、病名は統合失調症である。病状は、入院時の鑑定書（精神衛生鑑定書と思われる）によれば、疎通性はなく、感情鈍麻、関係妄想を認め、反省、罪悪感が欠如するとある。入院初期にはやや不穏、非社交性などが認められたが、看護職員に対する反抗的態度はなく、ただ顔面、胃部の心気的訴え、不眠の訴えがあった。65年1月より作業療法を開始し、そのころから他の患者と雑談したり、娯楽に興じ、機嫌よく過ごし、軽快退院したという。なお、抗精神病薬の薬物療法が入院中行われている。

小曽根病院退院後、岡山市の姉永子夫婦のもとに引き取られ、同市のブドー糖製造工場に勤務したが、65年10月に十二指腸潰瘍の手術を岡山済生会病院で受け、胃を1/3切除した。その後復職したが、厭世的気分になり、**同年12月に会社の寮でブロバリン100錠、その他の睡眠剤6錠を服用して自殺を図ったが、翌日発見されて入院治療を受けて、未遂に終わった**。そのため会社を辞め、嘉穂郡の実家に戻り、ぶらぶらしていた。66年10月ごろ知人の紹介で大阪市内の駒田鉄工場下請けH組にガス溶接断工として就職し、67年6月には同鉄工場下請けS組に転じ、

千葉県松戸市の同鉄工場の松戸工場に異動し、同工場の飯場に居住しながら仕事をしていて本件犯行に及んだ。

　父の陳述によると、彼の生い立ちは次のとおりである。彼は、満期・安産で、発育も普通で、幼小児期に重い病気に罹患したことはない。**少時から無口で余り話さない。学校時代には特別なことはなかった。就職するようになってから、自宅では角が立つような言い方、反発的な態度をとるようになった。また、少し疑い深いようであった。しかし、頭がおかしいというのでなく、無口で、口下手で、弁解などできないために、心の中の不満を押さえられないからであろう。ある時期から人格が変わってきたようには思えない。**角の立つ言い方はするが、親子喧嘩、兄弟喧嘩などはない。就職して大阪に行ってからは、殆んど手紙をよこさない。前の事件の後に家に帰っていたが、とくに変わったこともなかったという。

　姉の永子の鑑定人に対する回答は次のとおりである。彼は小学校時代から大人しく、よく人に泣かされていたが、中学時代には他人とよく話すようになった。性格は無口で、余り喋らないが、友達とはよく話した。**前の事件の後に精神病院から退院して私どものところに来て静養していたが、別に悪い様子がないので、就職し、その後、十二指腸潰瘍の手術を受けたが、精神のほうは別に異常はなか**った。67年1月に彼女の所に遊びに来ていたが、元気で働いているようで安心していたという。

　身体的既往歴では、少時、夜尿症がときどきあり、小学校時代もあった。小・中学校時代、頭痛、発熱でときどき1週間ぐらい欠席したことがある。17歳ごろ虫垂炎の手術をした。また、前記のように、65年10月（24歳）に十二指腸潰瘍の手術を受けた。

　性生活については、中学時代に手淫を覚え、大阪に来た後、60～61年ごろ松島新地で女遊びしたことがある。しかし、性的に放縦ではなく、恋愛、同棲、結婚の経験はない。飲酒歴については後記する。

　68年2～3月の**鑑定時の所見**は次のとおりである。身体的には、身長155.7cm、体重54.2kgで、混合型の体型である。身体の数ヵ所に瘢痕がある。その一部を挙げると、左前腕に横に走る瘢痕があるが、これは64年ごろの前鑑定のときに、**大阪拘置所でインク瓶を割って、そのガラス片で切った傷の痕であり、そのときは何となく切った**という。また、右手示指に小さな瘢痕があるが、これは60～61年ごろ、Ｎ合同トラックに勤めていたとき、酔ってガラスを壊して切った傷の痕であるという。

　注目されるのは、**陰茎の包皮の中に3個の大豆大の玉を入れていること**である。

これは大阪拘置所に拘禁されていたとき、同衆がやっているのを見て、66年10月に大阪市内の駒田鉄工場下請けH組に就業していたとき、酩酊して自分で玉を入れたという。このような行為から、**彼の性格の野卑な一面、また社会的関心の強さが窺われる。**

　内科的・神経学的に異常なく、脳波も正常である。

　精神的には、面接時、眼瞼がやや垂れているが病的な下垂ではない。そのためかやや眠そうな印象がある。表情は動きに乏しいが、眉しかめなどの奇矯な表情運動はない。談話は、無口で、自発的にはほとんど喋らず、低声で、抑揚に乏しい。このような状態は終始一貫していて、羞恥心からそうしているようではない。姿勢、態度も動きに乏しいが、不自然、奇矯なところはない。したがって、**統合失調症らしさ（プレコックス感）はない。**

　問診によって精神機能を検査すると、意識は清明で、見当識、記憶は正常で、知識、判断力、計算力はやや不良で、**知的には正常の下位（dull normal）**である。これを補強するのは心理テストの結果で、クレペリン連続加算テスト、ブルドン抹消法などで精神作業能力は不良であり、脳研式標準知能検査では100点満点で59点で正常の下位にあり、WAISでは全検査ＩＱは83である。

　満田久敏、長山泰政の両氏によるかつての精神鑑定では、彼が被害妄想を示していたというので、その点について彼から聴取した。その問答を挙げる。

　（自分のことを言われているというのは）……人が何か話していると、自分のことを言われているのでないかと思って腹が立つ。

　（それは会社の中で）……大体、会社で。

　（たとえば、道などで人が喋っていると）……自分のほうを見て喋っていると、自分のことを言っていると思う。

　（電車の中などでは）……皆が自分の顔を見るように思う。

　（どうして顔を見るのか）……さあ、分からない。

　（本当に見ていると思うか）……見ているような気がする。

　（悪口を言われているような気だけだね）……本当はどうか分からない。

　（何時ごろからそういうことがあるか）……N合同トラックにいて、酒を飲み出してから。

　（最近、松戸に来てからもあるか）……他人のところに行くと、陰で自分の悪口を言っているのでないかと疑う。しかし、前ほどではない。

　（その他には）……頭が痛くなってしびれたようになり、頭の頂上が突き上げられる。頭に火花が飛ぶようにずんと来る。いらいらする。こういうことが

たまにある。
（どのくらい続くか）……1日ぐらいで治る。
（そのとき嘔吐は）……ない。
（眼がかすむようなことは）……ある。
（その他には）……とくに変わったことはない。

以上から、彼は60年ごろ、すなわち19歳ごろから「他人が自分の噂や悪口を言っている」とか「他人が自分の顔を見る」といった、被害妄想、注察妄想があり、それが現在まで続いている。幻聴、作為体験などの体験はない。また、ときどき発作的に頭痛があり、それが1日間ぐらい続く。これは軽度の片頭痛であると考えられる。被害妄想、注察妄想を疾病論的にどう位置付けるかは後の考察に譲る。

東京拘置所保安課のH氏によると、彼の動静にとくに変わりなく、担当看守にも変わったことを言わない。無口で大人しく、奇妙な行動はなく、食事、睡眠も普通であるという。

彼は次のように陳述したことがある。「大阪に来てN合同トラックに入り、友達と一緒に飲みに行くようになった。そのころからかっとなるようになった。飲んだ後でものすごく憂うつになり、仕事をするのが嫌、何をするのも嫌になり、また酒が飲みたくなる。仕事を休むと部長に注意され、そしてまた飲んできて腹が立つ。自分でもどうしようもなかった。一時酒を止めたが、飲まないと寂しくて仕方がない。飲まないと思っても体が要求する。憂うつになると、ちょっとしたことでも敏感になる。他人が悪意をもっているのでないかと邪推し、恨むようになる」「普段でも浪花節など聞くと涙ぐむ。悲しくなると、その反面、反発心が出てくる。ものすごく腹が立ってくる。どうしてそうなるか分からない。人から自分では分かるだろうと言われるが、自分で分からない。極端である。悲しいと思ったら極端に腹が立ってくる。その日によって違う。ことんという音がしただけでもピクンとすることがある」と言う。

以上から、彼には酒に対して特異な体質があり、いわゆる二日酔いの反応が強く、非常に不快感が強く、易怒的になり、迎え酒をしたくなる。二日酔いは、エチルアルコールの中間代謝産物であるアセトアルデヒドの蓄積によって起こるとされている。彼の場合には、アルコール代謝の過程に異常があると考えられる。それから、アルコールと直接関係ない場合でも、気分易変性があり、気分変調によって憂うつな気分になると易怒性が高まるようである。かつて彼が自殺企図したときも、抑うつ気分で、攻撃性が自己に向けられたと思われる。

本件殺人未遂は酩酊時の犯行であり、前回の傷害、殺人も同様に酩酊時の犯行

であるので、彼の飲酒歴とアルコールに対する反応（酒癖の良否）が重要である。

彼によると、**飲酒歴は次のとおりである**。中学卒業後、郷里で働いていたころは忘年会、正月祝いなどで少し飲む機会があったが、飲むと吐くので、酒は好きでなかった。60年9月に大阪に出てN合同トラックに勤めるようになって、仲間に連れられて松島新地などで遊ぶようになって、飲酒の機会が増加した。だんだん酒が飲めるようになり、月4～5回飲むようになった。飲む量は清酒4～5合で、5合以上飲むと分からなくなる。あるとき風呂の帰りに、酒屋でコップ酒5杯飲んで寮に帰り、分からなくなり、それからホルモン焼き店に行って、連れ戻された。ホルモン焼き店にいたことはかすかに覚えている。アルコール飲料は、ウィスキーは飲んでいて痔になったので止め、日本酒とビールで、両方を一緒に飲むことも多い。酔っても顔が赤くならず、眼が座り、気が強くなり、落ち着きがなくなり、梯子酒をするようになる。**気分は愉快になることもあるが、体がむずむずして喧嘩したくなる**。体はあまりふらつかず、千鳥足にならない。後で断片的にしか覚えていないことがあるという。飲んだ翌日の二日酔いについては前記のとおりである。

N合同トラック大阪西営業所長風見主膳の供述（前回の事件の裁判記録参照）によると、**彼は普段は無口で温和であるが、酒を少しでも飲むと、普段思っていることが出るのか、喧嘩したり、暴れるようになる**。61年7月ごろ、彼は勤務状況について注意されたことを恨んでいたのか、風見を呼び出し、刃物を用意して風見に危害を加えるつもりだったらしいが、実行は未然に防止された。当時、彼は飲酒していたという。

前記風見主膳の後を継いでN合同トラック大阪西営業所長になった和久孫三郎の供述（前回の事件の裁判記録参照）によると、**彼は酒癖が悪く、和久を刺そうとしたことが2回ほどある**。1回は60年11月ごろで、彼が酩酊して会社の窓ガラスや食器類を破壊したが、その翌日、和久が彼に注意したところ、彼は刃物を隠し持っていて、和久を刺してやろうかと言った。もう1回は、62年6～7月ごろで、彼が飲酒して、無免許にもかかわらず、会社の車を運転して事故を起こしたので、和久が注意したところ、やはり刃物を持ってきたという。**これら2件において刃物で刺そうとしたのは、酩酊時ではないが、その原因となったのは酩酊時の行為である**。

N合同トラックの同僚でしかも同郷の友人磯田毅の供述（前回の事件の裁判記録参照）によると、**平素の彼は無口で大人しいが、酒を口にすると一変して人が変わり、手の付けられない始末で、連れて歩くのに難儀する**。その難儀という

のは、人にからんだり、物を壊すという癖があって困るので、同僚はみな手を焼いているという。

　以上から、**彼が酒癖が悪く、異常酩酊の傾向がある**らしいと分かったので、彼に飲酒試験を実施することにした。実施場所を東京医科歯科大学の私どもの研究室を選んだので、彼は酒癖が悪く、実施時に粗暴な行為を発揮する可能性があるため、飲酒量を制限し、彼を刺激しないように注意した。飲酒量は、本件犯行前に清酒1合、ビール小瓶1本、ウィスキー1合ぐらいを摂取していて、それを清酒に換算すると4合程度になるので、清酒を4合（720ml）を摂取させることにした。

　飲酒試験は68年3月14日午前10時30分に開始した。経過を簡単に記載する。
　飲酒開始後15分　150ml摂取。顔色、態度不変。
　——25分　330ml摂取。顔色少し紅潮。その他ほとんど不変。
　——43分　540ml摂取。歩行確実。（飲酒させずに少し様子をみる）。
　——50分　顔面やや紅潮。緊張した様子。
　——1時間10分　「顔がぼーっとして、眼がかすんだ感じ。気分は悪くない」と言う。そのころ隣室で、裁判所から起訴状の内容について問い合わせがあり、鑑定人が電話で起訴状を読み上げていると、彼はそれを聞いて、「起訴状には嘘ばかり書いてある」と言って憤慨する。「起訴状には最初から殺意のあるように書いてあるが、間違いである」と言う。
　——1時間15分　（追加して飲ませる）。610ml摂取。やや多弁。
　——1時間25分　720ml摂取。（これで飲ませるのを止める）。顔面紅潮は続き、やや多弁で、過去の話をする。
　——1時間30分　**涙ぐむ。自分は涙もろいこと、急に悲しくなり、それに続いて腹立たしくなることを述べる。**
　——1時間43分　トイレに行くが、歩行障害はほとんどない。
　——2時間　ほぼ同様な状態。家族の話をするが、父などに憤慨している様子はない。
　——2時間30分　トイレに行く。多少、歩行障害がある。
　——2時間45分　傾眠状になる。（長椅子に横臥させる）。浅眠状態になる。
　——3時間13分　かなり大量の嘔吐。その後、睡眠状態。
　——5時間　覚醒し、頭痛を訴え、トイレに行く。歩行障害がある。
　——5時間30分　頭痛、悪心のためブドー糖、グレラン（鎮痛剤）注射し、東京拘置所に帰す。

以上、飲酒試験では、清酒4合を1時間25分間に摂取させたところ、顔面紅潮、多弁、涙もろく、多少易怒的になったが、周囲で刺激しないようにしたせいもあり、興奮状態にまでなることはなく、**一応、単純酩酊の程度にとどまった。**試験中の血中アルコール濃度は飲酒開始後2時間30分で、最高152mg/dlに達したが、少し低かったと思われる。異常酩酊の複雑酩酊が発現するには血中アルコール濃度が180mg/dl以上になる必要があると言われている［影山任佐著『アルコール犯罪研究』（金剛出版，1992），165頁以下参照］。

ここで診断について考察する。前回の満田久敏、長山泰政両氏の鑑定では類破瓜型統合失調症と診断し、その根拠として被害妄想の存在を挙げている。確かにわれわれの今回の鑑定においても、19歳ごろから、他人から悪口を言われているようだとか、他人から見られるようだという被害妄想、注察妄想が存在することは事実である。そうだからと言って統合失調症と診断するには非常に疑問を感じる。というのは、統合失調症は人格の病と言われ、その中核症状は情意鈍麻を主とする特有な人格変化がくることである。私は彼の父に面接し、姉永子に照会したところ、2人とも、ある時期から人格が変わったとは感じないという。また、**鑑定時、彼に面接して、表情が乏しく、無口であるが、統合失調症らしい印象はない。**また、拘置中の動静についてもとくに変わったことはないという拘置所職員の証言がある。したがって、被害妄想、注察妄想があってもそれだけで統合失調症と診断するには躊躇される。そこで、**これらの妄想は彼の小心、無口な敏感性性格と環境や体験**（最初はN合同トラックという会社の環境と人間関係）**から派生された敏感関係妄想であり、それがずっと習慣化して現在に至ったものではなかろうか。**なお、彼は自ら認めるように気分が変わり易く、容易にうつ状態になり、それに続いて易怒性が亢進するようであり、そのために自殺企図をしたこともある。ともかく、**私は鑑定時、統合失調症を否定した。**

■本件犯行当時の精神状態

前記の犯罪事実にあるように、本件犯行は、67年8月28日日夜、彼は飯場で、かねて恨んでいた同僚の森田茂夫に対して酔余、くり小刀でその脇腹、右肩を刺したが、殺人未遂に終わったものである。

鑑定時に私が彼から聴取した問答の一部を挙げれば次のとおりである。

（松戸に出て来たのは）……67年5月。

（誰と来たか）……森田、浜野、染野（親方）と。

（仕事は真面目にやったか）……月に20日から22日。

（森田や浜野との仲は）……普通であった。

(どうして森田を恨むようになったか）……自分が自動ガスで溶断していたらヒューズが飛んだ。一緒に働いていた森田も仕事ができなくなった。**それで当てこすりに何か言ったようである。**

（それは何時ごろか）……8月初めごろ。（以下省略）

（それから）……8月15日に会社から中貸し（前貸し）が1人1万円ずつ、森田、浜野、自分の3人分で3万円あった。森田がそれを受け取って、勝手に使ってしまった。

（それがどうして分かったか）……自分も浜野も中貸しがないのでおかしいと思った。森田に訊いたら、染野のおやじが金を借りているから中貸しはないと言った。それだのに、森田は酒を飲んで朝戻ってきた。森田が金を持っているのでおかしいと思った。そしたら次の日の朝も森田が戻ってきた。浜野とおかしいなと話し、**会計で訊いたら、森田が3万円借りて行ったという。それで森田に金が出たのでないかと訊いたら「うん」と言った。**それで3千円持って行けと言って渡した。それで浜野に話し、3千円は自分が預かっていた。その日の昼ごろ森田が工場に来て、金がないから貸せというので、また3千円を渡した。

（2千5百円でないか）……3千円である。そういうことがあったので、森田と口を利かなかった。浜野も森田を初めから好きでなかった。そのうちにいらいらしてきた。9月1日が給料日だから、その日に給料をもらったら、辞めて帰るつもりだった。

（弁当のことは）……浜野から聞いた。

（何時ごろか）……事件の前日ごろ。**自分が休んでいるから弁当を出さない**という。9月に給料をもらったら大阪に帰ろうと思っていたので、8月20日（給料の締切り）から仕事を休んでいた。

（森田を殺す決心をしていなかったか）……いない。

（腹は立っていたか）……いた。

（事件の日は朝からどうしていたか）……10時ごろまで寝ていた。それからテレビを観て、昼は食堂まで食べに行ったと思う。帰って来て、テレビを観て、午後4時半ごろ酒屋に行った。清酒を銚子1本、ビール小瓶1本を飲んだ。それからウィスキーの角瓶を買って、5時ごろ食堂に行ってウィスキーを瓶に付いているコップで水で薄めて飲んだ。**それから工場の森田のところに行き、弁当をどうして止めたのか訊いた。「何言うとにゃ、われ」と森田が言い、そ**のまま帰った。

（4時半ごろ酒飲みに行ったのは）……飲みたかったから。

（森田に文句を言うのに元気づけるためでないか） ……そうではない。

（飯場に戻ってどうしていたか）……テレビをかけ、ウィスキーを少し飲んでいた。

（浜野は）……仕事場から一緒に帰った。

（浜野も少し飲んだか）……少しは。

（つまみはなかったか）……なかった。ウィスキーを水で割って飲んでいた。

（そのときの気分は） ……腹立っていた。森田に言って言い返されたから。

（森田が戻って来たのは）……仕事が7時半に終わるから8時ごろ帰って来た。森田は寝転がってテレビを観ていた。

（それで） ……前からも腹が立っていたが、急に腹が立った。

（くり小刀はどこに持っていたか）……腹巻きに入れていた。

（その日は特別入れていたのか） ……森田が戻って来て何かするかと思って。

（工場から戻って腹巻きに入れたのだね） ……ええ。飲んでいるとき。

（そのとき殺してもよいと思ったか）……

（相手が攻撃してくれば）……そうとも思わなかった。

（刺してからどう思ったか） ……はっと気がついたら、小刀が落ちていた。後で聞いたら、森田が自分の手に布団をかぶせて小刀を叩き落としたという。

（それから）……浜野が小刀を拾って窓から飯場の外に捨てた。自分は外に小刀を拾いに行き、戻って来たら、森田が立っている。それから**森田ともみ合いになり、どこを刺したかよく分からない**。壁のところで森田と小刀の取り合いをした。自分は小刀から手を離し、逃げた。

（森田が噛みついたのは）……覚えている。後で見たら左手の人差し指が切れていた。

（逃げてどこに行ったか）……**隣の人のところに行き、警察に電話してもらった。警察がすぐ来て逮捕された。**

■**鑑定結論**

以上の陳述は警察・検察調書の彼の供述とほぼ同様である。本件犯行は、彼に多少、邪推的な面はあるが、被害者森田に悪行があり、彼が同人に憤りを覚えるのも自然であり、被害妄想が犯行を動機づけてはいない。次に、犯行当時、彼は酩酊していたが、飲酒量はそれほど多くなく、鑑定時にそれと同程度のアルコール量を摂取させて観察したのは異常酩酊とまでは言えないものであり、本件犯行当時の酩酊もそれから推定して異常酩酊とは言えないであろう。しかし、彼は元

来、酒癖が悪く、複雑酩酊の傾向を有していたので、その傾向が本件犯行に反映していたことも否定できないであろう。酩酊が彼の平素の憤懣を激しい攻撃へと誘発したことは事実であり、犯行はまさに激情犯罪であり、犯行には予謀性・計画性はなく、犯行の最初のころには意識障害（情動性もうろう状態）まである。要するに、彼の小心、無口な敏感性、および気分易変性の性格、異常酩酊への傾向が複合し、被害者の平素の悪行に対して、爆発的に反応したのが本件犯行である。したがって、犯行当時、まだ単純酩酊の段階にとどまり、情動の程度もそれほど高度ではなく、限定責任能力の程度にまで達していないと判定された。今から考えると、これらの各要因の累積を考慮して、限定責任能力を推すべきであったかもしれない。

　千葉地裁松戸支部は68年5月30日に完全責任能力を認定して懲役3年（未決通算については不詳）を言い渡した。彼は控訴せず、ただちに服役した。

7．ブロバリン中毒による実子殺

　最近は睡眠剤というと、精神安定剤のベンゾジアゼピン誘導体のものがもっぱら使われ、それらをかなり大量に服用しても自殺の目的を達することができない。しかも、これらは市販されておらず、通常は入手困難である。ずっと以前には睡眠剤、とくに服毒自殺の花形の睡眠剤として、ブロムワレリル尿素剤やバルビツール酸剤が広く用いられ、しかもこれらが市販されていたので、誰でも入手できた。ブロムワレリル尿素剤はブロバリン、カルモチン、ブロムラール、ソムナールなどの商品名で売られていた。ブロバリンは現在も医薬品として処方されている。これから紹介する事例では、主婦がブロバリンを大量に服用し（注：同時に鎮痛・解熱・鎮静剤「ナロン錠」9錠を服用）、自殺を試み、2人の幼い実子を道連れに殺害したが、自らは自殺未遂に終わった。

■犯罪事実

　私は1962年9月に東京高裁より殺人被告人K.S.の精神鑑定を命じられた。彼女（被告人K.S.を指す。以下同じ）は犯行当時21歳である。起訴状によると、犯罪事実はおよそ次のとおりである。

　彼女は、57年4月ごろT.S.と結婚し、その後に長男（59年4月生まれ。当時2歳）、長女（60年6月生まれ。当時1歳）を儲けたが、61年7月ごろと同年8月ごろの2回にわたり、使用人であったA（当時20歳）と家出したりしたため、夫婦仲は極度に悪化していたところ、同年10月20日および翌21日の両日にわたり

夫から強く離婚を迫られた。前途を悲観する余り自殺を企てたが、2児に対する断ち難い愛着からこれを殺害の上自殺しようと考え、同月23日夜、東京都葛飾区のTアパート内の居室において長男の頸部に手拭を1巻きして前で交差させた上、強く絞めて窒息死させ、次いで長女の頸部に前同様手拭を巻き付けて強く絞めて窒息死させた。

■家族歴

彼女は40年3月に都内墨田区に生まれた。彼女が生まれて間もなく父は応召し、復員後じきに母と離婚したため、彼女は父のことを全然知らず、もっぱら母と母方祖父母に養育された。同胞はなく、1人っ子である。家系には、父方は不詳であるが、父が酒好き、女好きで、賭博に凝り、やや放縦な性格であったほかに、精神異常者は見当たらない。

■本人歴

彼女は地元の小・中学校を卒業し、学業成績は中位で、性行にもとくに目立ったことはなかった。中学卒業後、55年11月ごろから墨田区内の金型製作所に事務員として勤め、翌56年1月ごろから同所に勤めていたT.S.と知り合うようになり、同年3月ごろに肉体関係ができ、相思相愛の仲となった。2人はそれぞれの親から強く反対されたが、その翌年の57年4月ごろから同区内のアパートで同棲し、事実上の夫婦になった。その後、2人のあいだに前記のように長男、長女が生まれた。なお、正式に婚姻届出したと思われるが、その時期は鑑定書から知ることはできない。その後のことは後記する。

身体的既往歴では、中学2年のときに虫垂炎で手術を受けた他には特記すべき疾病に罹患していない。月経は、初潮は14歳で、周期は順調であり、月経前・中に特別な異常はない。2回の出産の他、人工流産の手術を4回受けている。本件犯行当時、妊娠3ヵ月であったが、事件後、人工流産の手術を受けた。

62年10月の鑑定時には、身体的には特記すべき異常はない。精神的には、面接時、着衣は整い、表情、態度は自然で、病的な印象はない。気分も平静であり、犯行当時の事情を話すとき以外は、少しも取り乱すことはない。知能は正常で、鈴木・ビネー式知能検査でＩＱは103であった。性格的にはやや発達未熟で、抑制力に乏しく、意志薄弱性の傾向があるが、性格異常の域に達しない。精神病的所見はない。

本件犯行に至る経緯についての鑑定時の彼女の陳述を挙げれば、次のとおりである。

私は55年11月に墨田区の金型製作所に勤め、事務の仕事をしていた。翌年1月からＴ.Ｓ.が同所に勤めるようになり、間もなく親しくなり、映画などに一緒に行くようになった。同年3月（16歳）、彼（Ｔ.Ｓ.を指す。以下同じ）に食事に誘われ、行ったところは旅館であった。その晩、要求されるままに肉体関係を結んだ。それまで性的知識はあまりなく、肉体関係をそう重要なことだとは思わなかった。その後、母に強く叱られ、交際を禁じられた。しかし、同じ職場であり、だんだん彼が好きになった。それで昼間、旅館などで関係をもつようになった。同年8月に彼は製作所を辞め、実家（葛飾区）の工場に勤め、アパート住いをするようになった。私は彼の身の回りの世話をするようになった。彼にはそれまでにも女関係があり、職場の主人からも彼との交際を注意されていた。同年10月に、彼に愛人がいて、女がアパートに泊まったりするのを知り、一応手を切ることにした。その後間もなく私は赤痢のために入院したが、入院中に彼に手紙を書いたところ、彼が見舞いに来て、自分は女と手を切ったから信じてくれと言った。翌57年になって、彼から結婚してくれと懇願され、彼の家族が正式に申し込んできたので、結局、結婚することになった。同年4月から墨田区内にアパートを借りて同棲し、事実上の夫婦になった。
　同棲してみて、2人は必ずしもしっくりいかなかった。私は同棲と同時に職場を離れたが、彼の給料は2万円以下であり、彼の派手な性格のために、洋服など月賦買いが多く、その支払いも多く、経済的に苦しかった。それだけでなく、彼は実家の工場に勤めている関係から、ときどき夜帰らないことがあった。そのうち妊娠したが、出産費の予定も立たなかったので、58年9月から12月まで資生堂の工場に勤めたこともある。59年4月に長男が生まれた。そのころ彼は独立して工場を経営しようと考え、私の実家（墨田区）の家を改造して金型製作所をつくり、数人の人を雇うことになった。ところが、すべて借金によって始めたので、借金の返済、月賦の支払いなどに追われ、そのため彼と口論することが多かった。同年秋にはそれまで同居していた私の実家から離れて、同区内に借家を借りて住み、使用人も住まわせた。
　使用人のＡは61年4月から住み込んだ。仕事は熱心で明るい性格であった。同年6月ごろ、田舎出の新米の使用人がバーを知らないというので、Ａとともにその者をバーに連れて行ったことがあった。そのことを彼に知られ、Ａとの間を疑われもした。工場の経営は相変わらず思うようにならず、そのため彼との口論は絶えなかったが、同年7月中旬、彼が飲んで帰り、家計のこと、Ａのことから口論となった。私は腹立ちまぎれに家を出たが、家出を真剣に考えて

いたわけではなかった。Aを誘ったらついてきた。その晩、浅草の旅館に泊まったが、Aに再三要求され、拒絶し続けたが、朝方になって絶望的な気持ちと怖い気持ちから肉体関係を許した。その朝、旅館を出て、新宿で職を探す気もあり、家に帰る気もあったが、長崎にいるという父のところに行ってみたい気にもなった。結局、大阪行きの切符を買い、Aと一緒に汽車に乗った。(その後は調書にあるとおり、大津で下車して、琵琶湖畔で2泊し、京都を見物して帰京した)。Aに対しては特に愛情を感じたわけではなく、同人には自分と子を支えてくれるだけの能力はないと思った。帰京して、夫や姑に詫び、心を入れ替える約束で彼の家庭に戻った。もっとも、姑は許すという言葉を出さなかった。

　彼との間はしっくりいかず、工場も経営難のために閉鎖し、彼は再び実家の工場を手伝うようになった。Aには何か惹かれるものがあり、電話をかけてきたので、2度ほど喫茶店で会った。姑からは家出のことについて責められ、こんなに借金をこしらえてと苦情を言われた。そのころ、彼には言えないような借金がたくさんあり、子どもたちにガム1枚買ってやれず、彼に言っても分かってもらえない。彼からは、ああいうことをしなければよかった、俺が何をしたって文句は言えないだろうと言われた。同年8月末に、彼が給料をもらってきて、田舎へ旅行すると言い出した。行かないように頼んだが出かけてしまった。私は彼を探しに上野駅に行こうと思い、よくないと知っていたが、Aに電話した。Aと上野駅に行ったが、彼の姿は見えなかった。私は頭が混乱していたので、新宿に出てビールを飲み、旅館に泊まった。**翌日、自分が恥ずかしい気持ちで、自殺するつもりになり、ブロバリン400錠を買い求め、Aと一緒に伊東に行った。旅館で日本酒銚子3本、ビール1本を飲み、手洗所に行ってブロバリン100錠飲んで、部屋で寝た。薬はAに吐かされた。**

　もう今度は絶対に失敗してはいけないと思いながら帰京し、彼には本当に何でもするから子どもと一緒に置いてくれと懇願した。彼との間は一層まずくなった。同年9月には葛飾区のアパートに引っ越し、Aとは交際を断った。彼の実家が近くなったので、姑が毎日のように様子を見にきて説教した。月賦屋の催促も相変わらずで、その足音に神経質になった。墨田区の実家に金を借りに行くバス代さえないことがあり、自分の衣類はほとんど質に入れ、子どもたちにおやつを買ってやる金もなかった。彼は彼の実家に泊まってくることが多く、折角用意した食事にも手をつけないことがしばしばであった。彼から別れ話を出されることもあった。しかし、私はどうしても辛抱するつもりであった。

彼に頼まれて同年10月21日に墨田区の貸付銀行に行った。ついでに母に会って相談した。母は辛抱するように言った。その晩、彼の帰りが遅いので様子を見に行ったら、ちょうど彼が見知らぬ女と一緒に自動車で出かけるところが目に入った。夜中遅くなって彼が帰宅したので、先程の女のことを尋ねたら、彼は、俺に女がいようがいまいが知ったことではないと言い、口論になり、**私は殴られたり蹴られたりし、そのため口唇が切れ、目のところが青く腫れた**。そのときも別れ話を出された。翌22日の朝、彼は私が用意した朝食もとらずに出かけた。昼ごろ、母が心配して来たので、昨夜の話をした。彼に電話し、母が話があるから来てくれと伝えたが、彼は応じなかった。仕方なく母は帰った。午後5時ごろ姑が来て、今回のことはよく考えたほうがよいと言い、暗に離婚を要求するようなことを言った。私は姑に対して彼を返してくれと言った。姑は帰ったが、彼はなかなか帰って来ない。迎えに行ったら、彼が来ないで、また姑が来た。次いで彼も帰宅した。**2人にいろいろと説教され、別れ話を出され、子どもを連れて帰れと言われた**。養育費のことは話に出なかった。私は母のことや子どもの将来のことを考えて別れたくなかったので、このままにしてくれと頼んだ。姑はよく考えたほうがよいと言って帰った。その晩はほとんど眠れず、考えも堂々巡りであった。

　翌23日（本件犯行の日）、朝起きて朝食の準備をして、食べてもらおうと思ったが、彼は食べずに出て行った。その前に長男が起きてきたので、お父ちゃんと一緒にお仕事に行きなさいと言った。子どもさえ彼の実家に行っておれば情が移るのではないかと思った。しかし長男は泣いて行かなかった。それから独りでいろいろ考えていた。子どもに訊いても仕方がないが、お母ちゃんとどこまでも行くかと訊いたら、長男はどこまでも行くという（彼女は涙を流す）。しかし、**子どもを道連れにしたくなかった**。また、彼は子どもが本当に嫌いな人ではないと思えた。それで、**子どもは残して自分だけ死のうと思った**。午前10時ごろ、洗濯、漬物漬けが終わったとき、子どもを連れて実家に行こうと思った。しかし、あいにく雨がどしゃ降りである。自分が履くサンダルも長靴もない。子どもの雨靴も彼の実家に置いてあってない。タクシーを拾うにも通りまで歩かねばならない。それで諦めた。午前11時半ごろになって、子どもたちが昼寝したくなった様子である。ミルクをこしらえて飲ませた。子どもたちは飲み終わると眠った。**それから書置きを3通（彼、母、姑あて）書いた**。ブロバリンが前に100錠入りを買ってあり、90錠ぐらいは残っていた。死ぬのは怖いとは思わなかった。ただ、残った子ども2人をかかえて母が苦労するなと思

った。食事は前夜、朝と食べていなかったが、空腹感はなかった。昼食に彼が戻るかと思ったが、帰らなかった。**午後1時少し前、包丁の柄でブロバリン90錠（大体そのくらい）、ナロン錠9錠（これは確実）をつぶして、湯と一緒に服用した。**ナロン錠は彼が買ってきていたので、それを服用するとよく眠れるようであった。その前かもしれないが、雨戸を全部閉め、入口の戸に鍵をかけ、電灯を消し、テレビは音を立てずにつけたままにしていた。**それから菜切り包丁で左手首の血管を切ろうとしたが、なかなか切れないので、軽便カミソリで切った。それも何回かやって血が出た。痛いという感じなどしなかった。洗面器に湯を入れて、自分の布団の右側に置いたと思う。**右側しか空いた場所がないから。左手首を切って、それを洗面器の水につけるつもりであった。そうすれば出血が止まらないということを本で読んでいた。しかし、左手を洗面器につけなかったかもしれない。また、その前かもしれないが、**両足をタオルで縛った。**とにかく、手から血が出て間もなく、頭がボーッとなってきて、布団に横になった。

それからどのくらい眠ったか分からない。長男がおしっこという声で目が覚めた。おしっこをしてしまっていたように思う。パンツを脱がしたかどうか分からないが、脱がしたような気がする。そして自分の布団の中に引き入れたように思う。長男と何かしゃべったような気がする。昼前にしゃべったことと同じことと思うが、何をしゃべったか分からない。なにかボーッと見えた。テレビの明かりが見えた。テレビで何か放送していたようにも思う。**そのとき腰が抜けたようで起き上がれず、這いまわったような気がする。ただ夢中で子どもたちを殺したように思う。**

ここで、鑑定人と彼女の問答を挿入する。
（どういう気持ちだったか）……何も感じなかった。ただやっちゃって自分で早く死ななければと思ったのか、紐を吊ったんだけど。どういうふうに紐を結んだか分からない。ただ腰が重くてグラグラして立てなかったのを覚えている。立とうとしても力が入らない。
（足を縛ってあったのでないか）……どうなっていたか分からない。縛ってあったのが解けたのかもしれない。自分では這いつくばっていたのを覚えている。
（何で子どもを絞めたか）……タオルか手拭か分からない。**ただやったんだという気がする。**
（子どもはどちらが先か）……長男だと思う。

（長女は何で絞めたか）……タオルか手拭と思う。
（長男をやってすぐか）……すぐだと思う。
（手拭やタオルはどこにあったか）……いつも枕カバーにしたり、ミルクがこぼれたときに使うので、いつも枕元に置いてあった。
（紐に用いたのは）……ねんねこの帯。柳行李の上にねんねこと一緒に置いてある。
（紐を窓ガラスの桟に結んだのは）……どうやって結んだか分からないが、結んだ気がする。
（高さなど考えたか）……ただ手の届くところ。
（ガラスは壊れていたのか）……ガラスは入れないといけないと思っていた。一方は障子のほうに結んだ。
（頸に紐を巻きつけたのは）……どうやって巻きつけたか、巻きつけたような気がする。張り裂けるような、目でも飛び出すような感じがし、それから分からなくなった。
（これで死ねると感じたか）……ただ死ねるんだ、死ねるんだという気がした。
（子どもが可哀相だという気は）……そのときは何も感じなかった。
（道連れにするほうがよいと思ったでしょう）……薬飲むまではそういう気がしても、とても可哀相だし、手を下す気にならなかった。
（殺すときは）……全然感じなかった。
（子どもは抵抗したか）……全然しなかったような気がする。

　翌日、病院で目が覚めた。ぼやっとしている感じだった。子どものことを訊いたが、誰も返事しなかった。母や祖母が来て心配するなと言った。他の患者の付添いなどが、子どもをやったんだねと言っているのを聞いて、あのときのことかなと思った。それから今まで話したようなことまで記憶が戻ったという。

　以上の陳述内容は第三者の証言や供述と著しい相違はなく、信頼できる。そして、服毒自殺に至るまでの心理過程は了解可能であり、最後に限界状況に至ったときでも、病的状態にあったとはいえない。

■本件犯行当時の精神状態
　ところで、2児を殺害した当時の精神状態では、睡眠から覚醒した状態にあったとはいえ、意識は清明であったとはいえない。というのは、犯行に対する記憶が不完全であり、絞殺などの具体的行動について漠然とした概括的な記憶しか残

っていない。また、絞殺という重大な行為を実行しているときに、全く感じがなかったと述べており、当時、感情が全く鈍麻していたと考えられる。服薬するまでは、子どもを道連れにすることは可哀相でとてもできなかったと述べているのに、絞殺時には全く無感情に犯行を実行している。さらに、薬の中毒作用で、身体的麻痺症状があり、腰が抜けて、立ち上がれなかったという。要するに、**犯行当時、ブロバリン、ナロン錠による中毒のために、意識障害の状態にあり、責任能力に著しい障害があったと考えられる。**

　ここで、ブロバリンとナロン錠について簡単に触れよう。ブロバリンは1錠中にブロムワレリル尿素0.1gを含有する。ブロムワレリル尿素はアルコール、アセトン、エーテルにはよく溶けるが、水には溶けにくい。常用量は1回0.5g、1日1g、極量は1回2g、1日5gとされている。致死量は15〜20gであるが、錠剤は水に不溶性であるから30g以上服用しないと死なない。**本例では90錠（9g）ぐらいの服用であるから、まず自殺の目的を達することは不可能であろう。**ナロン錠は大正製薬の製品で、その1錠中の成分はアロピラビタール200mg、塩酸ベナクチジン0.6mg、マレイン酸クロルフェニラミン2mg、フェナセチン200mg、カフェイン30mgである。適応は鎮痛、解熱、鎮静である。本例ではナロン錠は9錠使用されているが、ブロバリンの量に比して少量であり、催眠作用においてブロバリンの作用のほうが圧倒的に強いことはいうまでもない。

　ところで、本件では幼児を殺害した時刻が特定されていない。司法解剖の結果では、被害者の死亡推定時間は当日午後6時ないし午後12時とされている。彼女の陳述からはもっと早い時期に犯行が行われてようにも思われるが、確かなことは分からない。

　■**鑑定結論**

　私は鑑定結論として、犯行当時、意識障害の状態にあり、限定責任能力の状態にあるとした。東京高裁は63年1月23日に心神耗弱を認定し、1審判決を破棄して、懲役3年を言い渡した。なお、私は現在、1審判決を知り得ないが、2審で刑が減軽されたことは確かであろう。

8．ネルボン服用と飲酒による実子殺

　前にブロバリンを服用して実子を道連れに自殺を企図した1例を紹介したが、同様な事例で、精神安定剤のネルボン（商品名で、一般名はニトラゼパム）を服用し、同時に飲酒して道連れ自殺を企図した1例を追加したい。この事例でも、

夫が他の女性と浮気して、離婚を迫ったため、心因反応状態になって犯行に及んでいる。まことに気の毒な女性のケースである。

犯罪事実

私は1974年9月に新潟地裁長岡支部より殺人被告人T.I.の精神鑑定を命じられた。彼女（被告人T.I.を指す。以下同じ）は本件犯行当時29歳である。起訴状によると、犯罪事実はおよそ次のとおりである。

彼女は67年4月にM.I.と結婚し、長男J（70年5月生まれ。当時3歳）を儲けていたが、74年3月31日ごろ、夫より、別の女性ができたので別れてもらいたい旨打ち明けられた。その後、翻意を求めたが受け入れられず、懊悩を続けるうち、ついに将来を悲観し、長男を殺害して自殺しようと決意し、同年4月26日午後10時ごろ、新潟県南魚沼郡S町（現在、南魚沼市に属す）の自宅土蔵内において、桁（柱の上の横木）に吊るしたクレモア製ロープの輪に長男をかけて懸垂させ、そのためそのころ同所において、頸部圧迫により同人を窒息死させて殺害した。

家族歴

彼女は44年11月に新潟県南魚沼郡Y村で生まれた。当時、父は応召中であった。父は同郡M町（現在、南魚沼市に属す）で農業を営みながら冬には義兄の経営する越後湯沢のホテルで働き、太平洋戦争に応召した。戦後一家で埼玉県下に転居し、そこで父は文房具店を経営する予定であったが、腸閉塞のため急死した。それは47年7月、彼女の2歳のときであった。母は24歳のときに父と結婚し、父の急死の後、新潟県南魚沼郡U村（現在、南魚沼市に属す）の実家に戻り、反物の行商をしたり、生活保護を受けながら子どもを育てた。同胞は4人で、彼女は3番目、二女である。家系には特記すべき精神異常者は見当たらない。

本人歴

彼女は地元の小・中学校を卒業した。在学中の学業成績は中位であり、性行にも問題はなく、真面目で、仕事には熱心で、友達にも好かれていると評価されている。中学では珠算クラブに属し、珠算3級を取得した。

彼女は60年3月に中学を卒業し、同年4月からE産業に入社、次いで63年2月に某経理事務所に変わり、数ヵ月後にS信用組合に変わった。その間にM高校定時制に入学したが、3年時に退学している。母によると、彼女は職場では仕事に勤勉で、上司から真面目で良い子だと言われ、潔癖で異性と付き合うこともなく、男性に慣れておらず、正義感が強く、親切で、皆から好かれていたという。

既往歴では特記すべきものはない。月経は、初潮が13歳ごろで、周期は不規則

である。月経の1週間ほど前から頭痛、腰痛、乳房痛が出現し、いらいらしやすくなる。この傾向は長男を分娩してからより強くなり、月経開始後1〜2日がもっとも辛いという。したがって、**月経前緊張症の傾向がある**。

次に、彼女の結婚生活について述べる。前記のように、彼女はS信用組合に勤めていたが、職場には同僚で後に夫になるM.I.がいた。以下M.I.を彼と称する。彼との出会いについて彼女はこう述べる。「彼の第一印象はあまり良くなかった。何か冷たくて、人の気持ちが全然分からないようで、人の気にさわるようなことを平気で言う。66年の春ごろ、彼が私に、私の知人のことで忠告してくれ、それ以来ときどき誘われるようになった。その後、何となく惹かれ、頼れるという感じがしてきた。**同年夏ごろに半ば強引に肉体関係を結ばれてから**、2人で真剣に結婚を考え、彼の家族、特に彼の祖母に強く反対されたが、翌67年4月に結婚式を挙げた。反対の理由は、主に家の格の違いということで、彼の祖母は結婚式に出なかった」と。また、「彼が冷たい人だということは前から感じていた。自分の気に入らない人だと、その人の前で横になって寝てしまうんです。子どもが可愛いとはよく言ったが、子どもともあまり遊ばなかった。私の母や兄弟に対する態度もとても冷たかった」という。彼女の母も、彼は人間的な温かみ、優しさがなく、ものすごく冷たい人であるという。

鑑定人らも彼に面接したが、呼び出されたことを非常に迷惑だと言い、終始防衛的で、質問に解答を拒否することが多く、自らの生活史については一切語らなかった。したがって、**彼は自己中心性、冷酷性、独断性の性格であると考えられる**。また、彼女によると、彼にはサディズムの傾向もあるらしく、彼は性交渉の前に、彼女の腕を紐で縛ったり、ベルトで殴打したりし、彼女はそれが苦痛であったが、性交渉ではオルガスムスに達し、性的には一応円滑に過ぎていた。

こうして、67年4月の結婚後、彼はS信用金庫に勤め、彼女は町内の工務店に事務員として勤め、70年5月に長男Jが生まれた後も、子どもを保育園に預けて工務店の勤務を続け、一応平穏な家庭生活を送り、彼女は彼を信頼しきっていた。ところが、取調調書によると、彼は彼女に不満を持ち、彼女を「従順だが、繊細さに欠け、決断力がない」と思っていたと供述し、**69年ごろからJ.O.という女性と恋愛関係になっていた**。

さて、**彼は74年3月31日の朝、突然彼が4年来、情交関係にある愛人がいることを彼女に告白し、彼女に愛情がなくなったので、暗に離婚してほしい態度を示した**。この告白は、彼を信じきっていた彼女には青天の霹靂であった。そのときの心境について彼女は、「体が硬くなるというか、体中が、言葉では言い表せな

いような感じになって、泣きながら、その人とは肉体関係があるのですかと訊いたら、もちろんあると言いました。その人と別れられないかと訊いたら、別れられないと言っていました。私とは別れられるのと訊いたら、今それを考えていると言いました。子どものことはどうするのと訊いたら、それも今考えていると言いました。その人の名前を教えてと言ったら、教えてくれませんでした」という。

それから彼女は不眠、食欲不振に陥り、苦悶、懊悩の日々を送った。彼はそれから夜帰らないことも多くなった。帰って来ても彼女にほとんど口を利かなくなった。彼女は占いを見てもらい、「4月20日過ぎたら夫が戻って来る」などと言われ、それに一縷の望みを託していた。彼女は前記のように工務店に勤めていたが、「もう1日中そのことだけで頭が一杯でした。仕事に出ても、ぼんやりと外を見ていたり、皆さんが仕事しているところをただ見ていたり、あるときは誰もいない部屋に行って泣いていました」という。このようにして、**彼女は心因反応、神経症の状態になっていた**。

4月24日夜、彼が帰宅すると、彼女は平素酒を飲んだことがないのに、酒と薬の臭いをさせて、彼に執拗にからんだ。そして、翌25日の朝、彼から愛人の名前はＪ.Ｏ.であり、同女に下着まで洗濯してもらっていると聞かされたのを契機に、**彼女はパニック状態に陥った**。彼の検事調書によると、「彼女は一旦、床にひっくりかえっていたが、うーっと声を出しながら私の腕を強くつかみ、手の甲に爪を立てたり、頬を殴ったりした。それから**家中の紐を持ち出して土蔵の中に入って行き、首に巻きつけるようなことを6回ぐらい繰り返した**」という。このような自殺企図の都度、彼によって制止されたが、興奮状態は同日午後になってようやく収まり、彼女は酒を3～4杯飲み、さらに精神安定剤を飲もうとしたので彼はそれを阻止し、彼が彼女をなだめるために、2～3ヵ月努力してみようと言ったという。この翌日の4月26日に本件犯行が行われるが、その当時の精神状態については後記する。

74年11～12月の鑑定時では、身体的には特記すべき異常はない。精神的には、態度は素直、従順であるが、犯行に関した質問にはすぐ涙ぐんだ。心理テストでは、知能は平均的で、ＷＡＩＳでは全検査ＩＱは98である。性格的には執着傾向が目立つが、とくに異常性格というべきところはない。

■**本件犯行当時の精神状態**

前記のように、彼女は彼を信じきっていたが、彼は4年ほど前から他の女性と深い関係にあり、本件犯行より1ヵ月足らず前の74年3月31日に、彼から不倫の事実を告白され、離婚を示唆されて大きな衝撃を受け、それ以来、不眠、食欲不

8　心因反応・情動例

振、心的葛藤が続き、心因反応、神経症の状態にあったが、同年4月25日には彼から彼の愛人の名前などを告げられたのを契機にパニック状態に陥り、自殺を意図して紐を持って土蔵の中に入り、紐を頸に巻きつけようとする行動を繰り返し、その都度、彼に制止された。

　本件犯行当日の4月26日には、午前6時半ごろに起床し、午前8時15分ごろ出勤する彼を送り出し、午前10時ごろ姉に電話し、子どもを連れて遊びに行くなどと話していた。そのころは自殺する意図はなかった。**彼女によると、子どもに牛乳を飲ませて、子どもと遊んでいたが、昼前に死にたくなった。前日、彼は努力すると言ったが、その口調は荒々しく、「お前と一緒に暮らすが、それも何ヵ月続くか分からない。俺はＪ.Ｏ.と別れても、いずれ別の女のところに行く」と言ったので、もう耐えられないと思ったという。**それで、彼女は長男のＪを道連れに自殺しようと思い、午前11時ごろ自宅居間で精神安定剤のネルボン(5mg)6～8錠を清酒2～3合とともに服用し、長男に少量の梅酒とネルボン2錠を飲ませた。彼女はこれで自分も長男も死ねると思ったらしい。(注：1審判決文では、前日の25日の夕方に、保育園に預けてある長男を迎えに行った際に、ふと睡眠剤を飲んで子どもと一緒に死のうと思い、睡眠剤トリクロリール、鎮静剤ブネッテン、精神安定剤ネルボンなどを買ったが、そのときは具体的にいつ死ぬかは決まっていなかったという)。彼女は記憶していないが、彼に宛てて「天国で見守っている」とか「幸せを祈っている」などと書置きをした。それから毛布を持ち、長男を連れて土蔵に入った。そのうちに彼女は眠り込んでいたが、長男の「牛乳が飲みたい」という声で目を覚まし、牛乳を飲ませたと思うが、よく覚えていないという。そして、桁に紐を懸けて輪を二つ作り、一方のほうに長男の首を吊るして殺害し、彼女も頸を別の輪にかけたが、縊死に失敗したらしく、このような事情についても彼女はほとんど記憶しておらず、「何か、子どもの首にかけたような気がするけど、……そして自分でも何かかけたような気がするけど」といった漠然とした記憶しかない。長男の死亡時刻は午後10時ごろと推定されている。**要するに、彼女は彼の離婚を迫る態度に絶望し、長男を道連れに自殺しようとして、長男に梅酒とともにネルボン2錠を服用させ、自らはネルボン6～8錠を清酒2～3合とともに服用したが、いずれも致死量からほど遠く、長男の声に目を覚まし、死を確実にするために長男を縊死させ、自らも縊死を試みて失敗したと考えられる。**

　彼は午後9時30分ごろに帰宅したが、玄関は鍵がかけられ、ガラス戸を何度叩いても中から反応がないので、彼は一時他所に行き、午後10時か10時30分ごろ土

蔵に入ったところ、彼女は長男の傍らで、「Jが死んじゃった」と繰り返し泣き叫び、彼に蹴られたり叩かれても、何の反応もなかったという。それから彼女は車を運転しようとしたが、操作を誤って運転できず、徒歩で山道を通って午後11時ごろ母の家に辿り着いた。母によると、彼女は泣きわめきながら、それまでの辛かった日々のことを語り、その間に「早くJのところにやってくれ」と言って立ち上がろうとした。母は彼女のすごい口臭を感じ、4人がかりで彼女を医者に連れて行ったが、そこでもわめき、泣き、手を上げ、注射を打ってもらったが全然落ち着かなかったという。医者のところに行ったのは翌27日午前0時40分ごろである。その日に警察に逮捕されて留置場に入った。鑑定時に訊いたところ、彼女は母のところに行ったことも記憶せず、警察の留置場で気がついたという。

なお、本件犯行に関して　もう一つの要因を考慮する必要がある。前記のように、彼女には月経不順があり、月経前緊張症の傾向があった。そして、本件犯行の2日前の4月24日あるいは1日前の25日に月経が来潮し、彼女の顔色が蒼白になり、表情、眼差しも普段と異なり、著しく涙もろくなっているのが、彼によって観察されている。したがって、月経の精神状態への影響も無視できない。

以上から、彼女は、前記のように彼の不貞、離婚の示唆、冷酷な態度に誘発されて道連れ自殺（拡大自殺）を意図し、長男には梅酒とともにネルボン2錠を飲ませ、自らは2～3合の飲酒とともにネルボン6～8錠を摂取し、睡眠状態に陥ったが、長男の声で覚醒した。そこで死を確実にするために縊死の手段を選び、それによって長男を窒息死させて殺害し、自らは縊死に失敗した。**犯行当時は薬物とアルコールの摂取のために意識障害の状態にあり、犯行についての記憶は極めて断片的である。**犯行後、間もなく彼に発見されたが、それからは自己の殺害行為に対する悔悟からと思われるが、**激しい情動状態に陥り**、いわば狂乱状態ともいうべき様相を呈し、そのために自らの行為についてほとんどまったく記憶していない。

ここでネルボンについて簡単に触れよう。ネルボンは商品名で、三共製薬（後に第一三共と改名）の製品であり、一般名はニトラゼパムで、ベンゾジアゼピン誘導体の精神安定剤である。同じ成分の商品に塩野義製薬のベンザリンがある。錠剤としては5mgと10mgのものがある。作用としては催眠、抗不安、筋弛緩、抗けいれん作用などがある。そのため、不眠、不安、てんかん等に対して、あるいは麻酔前投薬のために使用される。現在も広く使用され、とくに睡眠剤として頻用されている。副作用としては歩行失調、ふらつき、倦怠感、食欲不振、下痢、嘔吐、発熱等の症状がある。致死量は不明であるが、かなり大量に使用しても死

の転帰をとることはないと思われる。本例のように5mgの錠剤を6～8錠服用しても死亡する可能性はないであろう。もちろん、同時に飲酒しているので、相乗効果はあると考えられるが、それでも清酒2～3合の摂取では死を招く可能性は少ないであろう。彼女が縊死に失敗したのは、薬物摂取や飲酒のために平衡失調があり、そのせいではないかとも考えられる。

■鑑定結論

鑑定結論としては、本件犯行当時、意識障害の状態にあり、限定責任能力の状態にあったと考えられるとした。新潟地裁長岡支部は70年4月21日、心神耗弱を認定して懲役3年執行猶予3年を言い渡した。我が国の判例では道連れ自殺の実子殺には懲役3年執行猶予3年といった比較的軽い判決が行われるのが一般的である。

9．犯行直前に骸骨が見えた——情動反応としての強盗殺人未遂例——

犯行直前に「骸骨が見える」という幻視のあった、珍しい事例があるので紹介したい。私の長い鑑定生活でも、統合失調症や覚せい剤中毒などの事例を除いて、幻覚が見られる事例は非常に稀である。拙著「精神遅滞主婦の幼稚園児殺し 坊主憎けりゃ袈裟まで憎い」(法令ニュース, 575号：42, 1995)の犯人は犯行時、現場の近くの柳の木から「悪魔の笑い」を聞いたという。これから紹介する鑑定例では、私は被鑑定人の陳述の信憑性の検討に勢力を注いだが、ここではそのような問題は取り上げず、なるべく簡潔に記述したい。

■犯罪事実

私は1975年5月に大阪地裁より強盗殺人未遂被告人K.U.の精神鑑定を命じられた。彼（被告人K.U.を指す。以下同じ）は本件犯行当時51歳である。登場人物は特定の場合を除き仮名とする。犯罪事実は起訴状によるとおよそ次のとおりである。

彼は自己の経営する労働保険事務組合大阪労務管理事務協会の資金繰りに窮し、同協会会員である大阪美錠工業株式会社（代表取締役富田スミノ）のボーナスを強取しようと企て、73年12月11日午前9時20分ごろ、同社の取引銀行である大阪市生野区の住友銀行生野支店付近で待ち伏せた。同店からボーナスとして現金10,518,000円を引き出し普通乗用自動車を運転して帰社しようとする、面識のある前記大阪美錠工業株式会社の専務取締役五島源次郎（当時58歳）に対し、虚言を弄して同車助手席に乗り込んだ上、同日午前9時30分ごろ、東大阪市柏田

路上に差しかかるや停車を求め、即時、同車内で現金を強取するため殺意を持って、所携の刃渡り約12.4cmのくり小刀で同人の左胸部、左前額部等約8ヵ所を突き刺す等し、その反抗を抑圧して現金を強取したが、同人に対し加療約6ヵ月を要する左胸部、左前額部刺創等の傷害を負わせたに止まり、その殺害の目的を遂げなかった。

■家族歴

彼は22年3月に長野県上田市で生まれた。父忠五郎は、朝鮮で長く憲兵をし、その後、朝鮮総督府の営林主事をしていて、郷里の上田市に戻り、間もなく腸結核のために40歳で死亡した。厳格な性格であった。母トクは鑑定時現在（以下、現在と略す）86歳である。神経痛、喘息の持病がある。血圧が少し高い他には異常がなく、温和であるが、しっかりしている。彼の同胞は4人で、彼は末っ子である。他の同胞に変わった者はいない。家系には特記すべき異常者はいない。

■本人歴

彼は、出産の状況は不詳で、幼少時に驚くとひきつけがあったという。父が憲兵として朝鮮に勤務したため、彼も幼少時に朝鮮に渡り、朝鮮の北部で満州との国境に近いところに住んだ。同地で小学校に入学したが、小学校5年のとき上田市に戻り、上田H小学校の高等科を卒業した。学業成績は中の上で、走るのは速かったという。（注：同校に照会したが回答がなかった）。

次いで彼は県立U中学（旧制）に進学した。同校の後身のU高校よりの回答によると、学業成績は上位であり、たとえば、5年では41人中9番である。中学時代は陸上競技に優れ、三段跳の長野県の中学記録保持者であったという。

41年3月に中学を卒業し、朝鮮でM運輸に入社し、新義州支店に勤務した。42年に現役で応召し、平壌の部隊に入隊したが、入隊後間もなく虫垂炎、腹膜炎に罹患した。病気が治ってから平壌から釜山に移り、そこで陸軍輸送統率部に勤務し、終戦直後の45年9月に復員した。

郷里の上田市に引き揚げたが家族がいないので、当時結婚して大阪に住んでいた姉の許に行き、義兄がやっていた闇市場を手伝った。それから独立して貝塚市で食料品店を経営し、商売は順調で、48年に結婚し、妻静江とのあいだに弘明、浩二の2人を儲けた。自営の傍ら南海沿線魚菜組合の理事になった。そのうちに2件の借金の保証人になり、そのため300万円の負債を抱え、自分の店を売らざるを得なくなった。それが57年10月である。

彼は58年1月から全大阪労働基準協会に勤めた。この会社は、各事業所の委託を受けて社会保険の手続きをするのを業務とした。ところが、会社は経営に行き

詰まり、62年2月に解散した。勧める人もあって、彼はこの仕事を継続する決心をし、新たに大阪労務管理事務協会を62年3月に設立した。この会社の業務は、労務保険（失業保険、健康保険、厚生年金等）の事務手続きを各事業所の委託を受けて代行し、手数料をもらうことである。72年4月の法改正で、労働保険事務協会を併設した。最初は事務手続きの代行だけであったが、保険金の徴収もするようになった。本件犯行当時は、約170軒の事業組合と契約し、手数料が月約80万円で、長男の弘明を含めて4人の従業員を雇っていた。会社の事務所は天王寺区にあり、自らは貝塚市の自宅から通勤していた。

このような経営は、4人の職員を雇って僅かに月約80万円の収入しかないのであるから、成り立つはずはない。しかも、事業を始めた最初から借金をしたわけである。彼の借金は雪だるま式に増え、本件犯行当時は巨額の借金を抱えていた。その点については後に触れる。

嗜好では、酒は飲めないほうで、付き合いで清酒1合程度である。趣味は、運動好きで、中学時代は陸上競技をやり（前記）、剣道は2段の資格を持ち、貝塚市に移ってからも陸上競技、野球、テニス、剣道をやり、同市に野球連盟、陸上競技連盟、剣道連盟を作った。また、近年はゴルフもやった。

身体的既往症では、39年に右乾性肋膜炎を経過し、前記のように42年に軍隊で虫垂炎、腹膜炎に罹患した。72年ごろから右肩、腰部に神経痛があり、歯も悪く（歯槽膿漏）、投薬を受けていた。さらに、69年に吐血し、検査の結果、胃潰瘍ということであったが、手術しないで治った。

75年7月の**鑑定時の所見**は次のとおりである。身体的には、身長175cm、体重68.5kgで、細長型の体型である。内科的には、右肺の前上部に呼吸音が粗であり、笛声音が聴取されたが、これは以前に罹った乾性肋膜炎の残遺症状と考えられる。神経学的には右肩、腰部の神経痛の訴え以外には異常はない。脳波では、広汎化したαリズムが見られ、境界線異常の所見である。

精神的には、態度、服装が端正であり、礼容に欠けるところがなく、談話は物柔らかで、平静である。問診により精神機能を審査したが、各機能に異常なく、精神病的所見は全くない。7種の心理テストを施行したが、脳研式標準知能検査では100点満点で83点、新田中B式知能検査ではIQは89であり、知能は正常である。性格については、妻、友人、隣人等の証言があるが、それらを総合すると、彼は一面、明朗、活動的であるが、一面では真面目、几帳面、義理堅く、控え目で、他人に頼まれると断りきれない弱い面を持ち、**一語で言えば、非常に善良な人間である。このような人間も稀には犯罪に陥ることがあり、自らを窮境に追い**

込んでいく一面が性格の中に具わっているようである。

■本件犯行当時の精神状態

まず、当時経済的に窮境に陥っていたことは、前にも触れたが、その点についてここで少し説明したい。

彼は62年3月に大阪労務管理事務協会を設立した。設立資金として大阪市今里の金本という人から10万円を借りた。高金利で2年半ほど借り、65年ごろには、金本に返済するために、別の人から100万円を借りた。その金は返却したが、今度は取引先の天王寺区勝山通りのメッキ工場の高村社長の母親から借金するようになった。その他の取引先からも借りることがあったが、借金は同女に集中させ、72年3～4月ごろには同女からの借金が1千万円を超すようになった。それだけでなく、彼が融資の連帯保証人になったN化学工業が73年7月に倒産し、180万円ほど返済しなければならなかった。**連帯保証人になるときも、N化学工業の者が再三、彼に融資のための連帯保証人になることを懇願に来たので、お人好しの彼は根負けしてそれに応じた。** N化学工業の倒産以後、自社の従業員の給料の工面にも苦労するようになり、闇金融からも借金するようになった。このようにして、**借金は雪だるま式に増えて、犯行前には、2,300万円にも達していた。**

いよいよ73年12月になって、従業員のボーナスも払わなければならず、また借金も12月15日までに返済しなければならないものが500万円ぐらいあった。犯行前の精神状態について、彼は次のように述べた。

「73年11月ごろから金、金、金で眠れなくなった。夜寝ていても、全然眠れなくて、何かに追いかけられているようで、うなされ、眼が覚める。それに、神経痛、とくに歯槽膿漏がひどくなった。事務所で仕事していても、自分のやっていることが分からない。仕事していると思っても、気がついてみると、とんでもないことをしている。借金の返済の期限と金額を、本来の仕事の書類のなかに書き込んだりしている。独りでじっとしていられない。事務所を自転車に乗って出るが、はっと気がつくと、何のために自転車に乗っているのかと思う。郵便局に切手を買いに行っても、郵便局を通り越している。事務所にいても、自分の机に座っていられない。ソファーのところにいないと不安になる。食事も、自分が食べたのかどうか分からない。自分が今やっていることを、2～3分すると忘れてしまう。自分がやっていることが他人事のように思われる。12月15日に返済する500万円については一応目途がつき、大阪中央信用金庫で借りることになっていた。ところが、それも忘れて、15日までに返さねばならないことを頭で考えている」という。

以上から、**借金の返済という窮境のうえに、神経痛、歯槽膿漏による歯痛が加わって、不眠、注意集中困難、放心、記憶障害、離人症等の症状を伴う心因反応（神経症）状態に陥っていたことは確かである**。
　本件犯行当日（73年12月11日）の経過について彼は次のように述べた。
　「その日の朝、いつもの通り、息子（弘明）の運転する車に乗って出勤する途中、息子が今日は大阪美錠（工業株式会社）にボーナスが出る日だけど、うち（彼の事務所）は、ボーナスがいつ出るのかと言った。私は何も返事しなかった。車の中で横になってうとうとしていた。事務所に来る途中、歯が非常に痛んでいた。（注：彼はその日の朝、痛み止めにデカドロン錠2錠、ピラビタール散剤〈1包0.5g〉1包を服用し、午前7時半ごろ家を出た）。事務所で、事務員に歯医者に行くからと言って門口まで出た。しかし、ライターを忘れたのを思い出し、ライターを取りに事務所に戻った。ふと、**今日、大阪美錠にボーナスが出ることが頭に浮かんだ。たまたま12月15日期限の500万円の借金のことも頭にあった。その金を大阪美錠のボーナスから、脅かして借りようと思った。脅かすには何か持って行かねばならない。たまたま園芸用に買ってあったくり小刀が思いついた**。事務所の自分の机の引き出しからくり小刀を出して、オーバーのポケットに入れて、場合によってはくり小刀で脅かして金を借りようと思った」。
　「事務所を出て自転車に乗ったときは、もうボーナスを脅して借りることは忘れていた。歯医者に行くつもりであったが、薬のせいか歯の痛みは止まっていた。当日A産業の社長に10万円返済の予定があり、その日、自宅から30万円を持ち出していた。自転車に乗っている間に自宅から30万円を持ち出したことを忘れていた。今日どうやって返済を延ばしてもらおうかと、口実を頭の中で考えていた。A産業の近くまで来たが、うまい口実が浮かばない。**そのとき、ひょっと眼の前に白い物、骸骨のようなものが見えて、それが自分の体を引っ張るような形で動いた**。そのときふっと大阪美錠のボーナスのことが頭に浮かんだ。大阪美錠の会社の人が果たして、銀行（住友銀行生野支店）にボーナスの金を受け取りに来るかどうか分からないが、とにかく行ってみようと思い、銀行のほうに向かった。そして、銀行の南側の、道を隔てた家の角で見ていた。見ながらA産業への借金返済の言い訳けを考えていた。いつまで経っても大阪美錠の人が来ない。今日は来ないのかな、仕方ないなと思った。**そう思ったとき、白い骸骨が眼の前に見え、私の体をねじ曲げるような感じを持った**」。
　「そして右のほうを振り向くと、大阪美錠の専務の五島さん（五島源次郎）が車の中に半分入るところであった（五島が銀行からボーナスの金、1千万円余り

を受け取って車に乗って帰社するところであった)。車のそばまで行き、乗せて欲しいと言った。車に乗ってから、金を借りるのを頼むつもりで、事業所に行くので途中まで乗せて欲しいと言った。車が動き始め、信号で停まった。喫茶店に入らないかと五島さんを誘った。五島さんは今日はボーナスを支給しなければならないので、10時過ぎまでに会社に行かねばならないと言って、誘いを断った。これでは頼んでも駄目で、脅かすより仕方がないと漠然と考えていた。車はまた動き始め、五島さんと世間話などした。もう金を借りるのは駄目だと思い、気持ちは平静に戻り、五島さんと話をしていた。そのうちに金をどうしても欲しいと思い、車の少ないところに行って頼もうと思い、脇道に入ってもらった。どこで切り出そうかと思った。頼んで駄目なら脅かしても借りねばならないと思った。ある箇所で停めてくれと言ったが、聞こえないのか停めない。車が大通りに出る手前で駄目だと思い、車を停めてもらった。車から降りる前に仕事の打ち合わせをした（業務変更の手続きの話をした）。車から降りた。別の車を拾わねばならないと考えた。**そのときまた、白い骸骨状のものが眼の前に出て来て、体をねじられるようになった**。ひょっと見ると、五島さんの車が信号で停まっている。そのときどうしても金が欲しいと思い、車のそばに行き、もう少し乗せてくれと言って、また乗せてもらった。それから、焦って、いても立ってもいられない気持ちで、枝道に回って欲しいと言ったが、車はそのまま進み、大阪美錠の会社の300〜400m手前で停めてもらった」。

「私は五島さんに金を貸してくれと言った。五島さんは、金のことならこんなところではできない、今日は忙しいから後にしてくれと言った。私はよろしくお願いしますと言って車を降りた。車のドアを閉めた。そのときどうしても金が欲しいという気がぐっと出てきた。周りを見回したら周囲に他の車がない。もう1回頼まねばならないと思い、再び車のドアを開けるとき、**ドアのほうへ体をぐっと押されるようで、金を貸してくれと言うと同時に五島さんの胸を突いていた**（彼は所携のくり小刀で五島を刺した）。**後はしばらく自分は何をしているのか分からない**。五島さんはお前のような知性のある者が何をするのかと言った。**私ははっと夢から醒めたように思う**。ああ、俺はえらいことをした、もう駄目だと思った。**後は何が何だか分からない**。五島さんは金をやるから持って行けと言った。ああ、金が入ったと思った。ひょいと見ると車の後部座席に金の袋（ボーナス用の金の入った袋）が見えたので、それを持って車の外に出た。2〜3歩歩くと、五島さんが大きな声を出しているので、見ると五島さんの顔が血だらけである。**それを見てはっと正気に返った**。とんでもないことをしたと思うと体が立ちすく

んだようになった。立っていられないようであった。10mくらいよろけて行った。そのとき、たまたま通りかかった人（土屋武海）がどうしたのかと言って、近寄って来た。『俺はえらいことをやった。あの人（五島を指しながら）から金を盗った。俺は犯人だ』と言った。その人は私を支えた。そこではっと金に気がついて袋を下に置いた。五島さんはその金を会社に届けてくれと叫んでいた。私はその人に、私は警察に行くからあの人（五島）のところに行ってくれと言った。そして自首すべく現場を離れた。その人は五島さんのほうへ金を持って行った」と。

　その後、彼は自宅や事務所に電話し、近くの同業者の事務所を訪れ、同業者に伴われて天王寺警察署に自首した。

　以上の陳述や被害者五島の供述などを参照したところ、まず**五島を刺したときの精神状態**を検討したい。前記しなかったが、彼は「刺してやるという気はなかったが、手が動いて刺していた。くり小刀をどうして出したか、鞘をどうして抜いたか、そういうことは全く覚えていない」という。くり小刀は五島が後に車の中で拾い、それを車外に持ち出して、現場近くの草っ原に捨てた。刺したのも、はっきり記憶しておらず、まして何回刺したかは全く覚えていない。また、上記の陳述にあるように、犯行の直後に「夢から醒めたようだ」とか「正気に返った」というような**覚醒体験**があり、「犯行中、何が何だか分らなかった」という。したがって、**犯行時、意識障害、もうろう状態が存在したことは確かである**。この意識障害は、**激しい情動にもとづく情動性もうろう状態**であると考えられる。

　次に骸骨を見たという幻覚である。彼によると、眼の前20〜30cmぐらいのところに出て、顔、形もはっきりせず、白く漠然としているが、骸骨に見えたという。この幻視は犯行前に3回出現している。過去に1度も出現したことはない。逮捕1週間後に、警察の留置場で1回出現した。この白い骸骨が出現すると、それに体が動かされるような感じがしたという。このような幻覚は犯行とは直接の関係はない。しかし、**幻覚が出現すること自体が、当時、彼の精神状態が通常ではなく、それまで心因反応（神経症）状態にあったが、その状態が増悪していた可能性がある**。なお、この幻覚の出現が事実でなく、彼の虚言である可能性はないとは言えないが、**私は彼の陳述を聴いて、その真実性を疑わない**。彼は捜査段階でこの幻覚のことを述べていない。その点について彼はこう述べた。「幻覚などは心の迷いであると前々から信じていた。そして、白い骸骨など重要でないと思っていた。そんなことを警察に言っても信用されないと思った。それに支配されて行動したとも思っていなかった」という。私は残念ながら、心因反応（神経症）と幻覚との関係について文献的研究をしていない。やるべきだったと思う。

ところで、本件犯行前に薬剤のデカドロン錠やピラビタール散剤が服用されている。それで鑑定書ではこれらの薬剤の幻覚や犯行への影響について、かなり詳細な検討がなされている。しかし、ここではごく簡単に触れるに止めたい。

まずデカドロン錠であるが、それは万有製薬の商品で、1錠中にデキサメタゾン0.5gが含有されている。デキサメタゾンは副腎皮質ホルモンのコーチゾンに類似の構造式を持ち、いわゆる副腎皮質ステロイドの1種である。効果としては抗炎症作用が中心で、その他にリンパ球やリンパ組織への作用、毛細血管の透過性抑制作用、利尿作用、脳下垂体抑制作用などがある。副作用としては満月様顔貌、浮腫、頭痛、胃腸障害、にきび、不眠、多毛、発熱、発汗異常、精神・神経症状、重篤な副作用として二次感染、離脱症状群、消化性潰瘍、消化管出血、血圧上昇、精神障害、糖尿病などがある。なお、副腎皮質ステロイドによる精神障害の副作用では、その頻度はせいぜい10％程度であり、症状としては多幸性、うつ状態、神経過敏が多く、幻覚などの出現することは非常に稀なようである。

次いで、ピラビタール散剤（1包0.5g）である。これは鎮痛剤で、アミノピリン、バルビタールの2：1の混合物である。このうちアミノピリンは主として解熱剤として、バルビタールは主として睡眠剤として使われている。アミノピリンはいわゆるピリン系薬剤で、特異体質の者には禁忌とされている。その他、副作用として発汗、頻脈、ヘマトポルフィリン尿、無顆粒細胞症等がある。バルビタールの副作用は、大量に使用すると死の危険があり、慢性に使用すると、精神機能の鈍麻、昏迷、言語障害、運動失調等の副作用があり、離脱症状として、せん妄がくる。

本例では、前に述べなかったが、彼は本件の1ヵ月前からデカドロン錠やピラビタール散剤を服用していたが、特記すべき副作用が出現しておらず、また本件直前に両剤を少量服用しているが、その副作用で幻覚が出現することは考えられず、またその影響が本件犯行にあったとは考えられない。

■鑑定結論

鑑定結論は、彼は自ら招いた経済的窮境のための心因反応（神経症）状態にあった上に、意識障害を伴う情動状態で本件犯行を実行し、その当時は限定責任能力に相当する状態にあったとされた。

大阪地裁は75年11月25日に心神耗弱を認定して懲役8年（未決通算650日）を言い渡した。

10. 窮境からの情動反応としての強盗殺人例

「窮鼠猫を噛む」という言葉があるが、人間も絶体絶命の窮境に置かれると、思いがけない行動に出ることがある。**借金の支払いができず、たびたび支払い延期を債権者に申し向け、金策に走ってもどうにもならず、最後に行き詰まって債権者を殺害した事例があるので紹介したい。**本例では情動反応が生じ、犯行時に情動性もうろう状態になっていた。

■犯罪事実

私は1979年6月に高知地裁（鍵山鉄樹裁判長）より強盗殺人、窃盗被告人Y.W.の精神鑑定を命じられた。彼（被告人Y.W.を指す。以下同じ）は本件犯行当時25歳である。登場人物は特定の場合を除き仮名とする。犯罪事実は起訴状によるとおおよそ次のとおりである。

① 彼は両親および妻に内緒で、かつ、虚言を弄して大叔父吉井正義（当時85歳）から50万円を借用したものの、約束の返済期日に支払いができなかったため、同人から再三にわたりその支払いを強く督促され、苦慮していたものであるが、78年10月3日午後5時20分ごろから高知市本町の同人方に赴き、同人に対し、さらに支払いの延期方を懇請したところ、これを拒絶された上、同人から、「直接、親父に電話して返してもらう。帰れ」等と怒号された。もし同人から父親に電話されると、50万円を借用していた事実などが両親および妻に知れわたり、自己の信用が失墜すると思い込み、かくなるうえは吉井を殺害して50万円の債務の請求を不能ならしめて支払いを免れようと決意した。同日午後6時30分ごろ、同人方2階8畳の間において、同人の頭部を所携の金槌で数回殴打し、よって、同人をして頭蓋底骨折等によるクモ膜下出血および脳挫傷により即死させて殺害した上、前記債務の請求を不能ならしめて支払いを免れ、もって財産上不法の利益を得、

② 前記犯行後の前同日午後8時ごろ、吉井正義方2階8畳の間において、同人所有の印鑑1個ほか古銭158枚（時価合計24,200円相当）を窃取したものである。

■家族歴

彼は53年3月に高知県吾川郡鏡村（現在、高知市に属す）で生まれた。父光一はY技研の仕上工として技術面で信頼を得ている。50年に最初の結婚をしたが3年後に離婚し、53年に現在の妻、すなわち彼の母八重子と再婚した。性格は内向

的で、彼に対する愛情も充分にある。母八重子は鑑定時現在（以下、現在と略す）47歳で、活動的、努力家で、副業の和服縫製の技術にも長けている。躁うつ性の気分変動があり、活動的、大胆、軽率の時期と抑うつ、悲観的、不眠の時期がある。**彼は独りっ子である。**

　彼の家系には精神異常者と思われる者が頻出している。病名等については、詳細な調査をしていないので正確なところは不明である。入院歴のある者については、入院先に照会すべきであったと思う。ごく簡単に異常者を列挙する。

① 　父方祖母の妹H.O.は、40歳ころから30年間、廃人同様の生活を送り、乱れた服装で徘徊し、ときに意識を失って転倒し、73年に細木病院に入院し、78年に死亡した。同院ではてんかんと言われていたという。

② 　父方伯母の二男、すなわち彼の従兄弟のH.O.は、20歳ごろにノイローゼに罹患し、精神科病院に入院したことがあり、現在も無気力で、定職なく、通院治療を受けているという。

③ 　母方伯母T.I.は、結婚していたが、25歳ごろケラケラ笑い、朝3時ごろから朝食の用意をすると言ってきかない状態になったが、その後治癒して結婚生活を続けているという。

④ 　母方伯父M.U.は、30歳ごろから現実離れした誇大的なことを言い、飲酒欲も増し、10年前に精神科の田辺病院に入院し、躁病兼慢性酒精中毒症と診断されているという。

⑤ 　母方叔父の長女、すなわち彼の従姉妹のM.O.は、結婚して2児を儲けた後に発病し、乳児を虐待したり夫に乱暴して、精神科の藤戸病院に入院したことがあり、同院での診断は統合失調症であるという。

■**本人歴**

　彼は、未熟児で仮死状態で生まれ、4歳時に髄膜炎に罹患したが後遺症がなく、8歳時に虫垂炎の手術を受けた。59年4月に地元の小学校に入学し、65年3月に同校を卒業した。同校の児童指導要録によると、学業成績は上位であり、評点の4と5が圧倒的に多い。低学年では学習にむらがあるとされているが、4年では、「読書を好み、伝記物、物語等広範囲の本を沢山読んでいる」とされている。

　彼は65年4月に地元の中学に入学し、68年3月に同校を卒業した。同校からの回答によると、学業成績は中の上である。**同校における担任の中村重行の回答によると、彼は自我が強く出て、自分の気に入らない点については理屈っぽく執拗であり、何か反抗的な面があり、学習活動や清掃作業で非協力的であったという。母によると、中学時代、好きなことに熱中する傾向が強くなり、その反面、嫌い**

なことはまったくせず、**英語の成績はひどく悪かったという**。もっとも、成績表では、英語は3年間、3である。

　彼は68年4月に高知工業高校を受験して失敗し、高知農業高校高知市分校に入学したが、翌69年に高知工業専門学校（略して高知工専）に合格したので、同年4月から同校に進学した。入学時、担任から、「英語の成績がひどく悪かったので、本来なら不合格になるところだが、理科と数学の成績が良かったので入学になった」と言われた。彼は同校で前期と後期の中間まで授業を受けたが、語学の英語とドイツ語の成績がとくに悪く、その他の課目も悪く、後期の中間試験では、10課目中、優1、良2、不可7であり、**進級が困難な状態であった**。

　そのせいもあり、70年1月に高知工専を休学し、持病の骨性斜頸および両肩関節習慣性脱臼の治療を受けるため岡山大学医学部附属病院整形外科病棟に入院し、その後2年間に4回の手術を受けた。その間に、一時退院しているときに高知市内のT靴店に勤めた。

　72年3月に高知工専を退学し、同年4月に高知商業高校（定時制）に入学した。こうして彼は通常の場合より4年遅れて高校に進学した。しかも、入学したのが定時制であるから、卒業までに4年間かかった。同校からの回答によると、学業成績は中の上であり、英語の成績もまあまあである。同校における担任の田村道雄の回答では、素行に変わりなく、温厚で、生徒に尊敬され、誰とでも親しめ、努力家で、指導性、協調性があり、1、2年では生徒会副会長、3、4年は生徒会文化委員であった。問題行動としてはカンニング1件（同級生を助けるために答案用紙を見せた）であるという。なお、定時制高校在学中の73年4月から1年半、高知市内のD証券でボードマンとして働いた。

　76年3月に高知商業高校を卒業し、同年4月に高知短期大学に入学した。同校における1年時の学業成績は、14教科のうち優が8、良が4、可が2で、上位である。性行については、「社会や人生について達観しているようなところがあり、若さを欠いていた。頭が良く経験も知識も豊かだという態度で、一般学生や教員と接していた。在学中、校内生活でとくに問題になったことはない」という。彼は入学後1ヵ月ほどして、学内の学生相手の喫茶店「K」の運営を引き受けたが、これは数年前からコーヒーの入れ方に興味を持ち、いろいろと工夫していたからである。

　彼は前記のように、70年1月から岡山大学医学部附属病院整形外科病棟に入院して両肩関節脱臼などの治療を受けたが、そのとき知り合った山口県柳井市の岡上蓮子と、76年12月に結婚し、高知市内に新居を設けた。蓮子は彼の「ものすご

い頭の良さと優しさ」に惚れて交際を続け、彼が彼女より3歳年下で、まだ学生であるという理由で強く反対した両親に逆らって結婚した。彼と彼女の間は円満であり、まだ子はいなかった。

　79年10月の鑑定時の所見は次のとおりである。

　身体的には、身長163cm、体重62kgで中肉中背である。軽度の斜頸があり、両側上肢に軽度の可動制限があり、左上肢に軽い麻痺がある。これらは肩関節形成術によるものであるが、日常生活に重大な支障をもたらすものではない。その他、内科的・神経学的に異常はない。脳波も正常である。

　精神的には、面接には従順、協力的で、表情、態度に異常はなく、質問には適切に反応し、記憶も良好である。精神病的所見はない。彼は雄弁で、他人の心を洞察する能力があると言い、コーヒーについての蘊蓄を披露する。心理テストを施行したが、WAISでは、言語性IQは118、動作性IQは117、全検査IQは119であり、知能は優秀である。性格的には目立った偏りは見られない。生活史を見ても、中学時代のように、自我が強く出て、反抗的で、協調性に欠けていた時期があったが、非行、犯罪の傾向は全くない。しかし、妻によると、普段は冷静に行動しているが、咄嗟の場合に案外おっちょこちょいで、バイクをぶっつけたときなど、すごく感情的になって相手を許さないという。したがって、状況によって精神の平衡を失いやすい、情動不安定性が内在しているようである。

■本件犯行当時の精神状態

　1審判決文を参照すると、本件犯行に至る経緯はおよそ次のとおりである。

　彼は父光一に協力して、74年5月ごろに、父光一の母方伯母H.O.（前出の女性で、精神科病院に入院し、てんかんと診断された）夫婦の老後の介護費用等に充てるためにその財産を処分してやり、その売得金の管理を彼の家が任された。そして、その売得金の一部を彼の名義で保管することになったが、その金の一部を母八重子らに無断で株式に投資して損失を蒙った。このため、その後、母八重子から保管金の返還を求められても全額返還せず、やむなく78年2月末ごろ、友人の中原正之から2ヵ月ほどして返す約束で50万円を借り受けて八重子に返還した。しかし、今度は中原から借金の返還を迫られ、思いあぐねた末、同年5月23日に父光一の伯父に当たり日頃馴染みの薄い吉井正義（85歳）に対し、喫茶店の開店資金として必要だなどと嘘を言い、また借金のことは両親に内緒にしてもらいたいと述べて、同人から50万円を借用し、これで中原からの借金を返済した。しかし、吉井と約束した返済期日である同年8月23日になって、新たにその対応に苦慮することとなり、結局、吉井には2度にわたって返済期日を延期してもら

い、金策に奔走したがうまくいかず、そのうち吉井から強く返済を求められるようになり、遂に返済できないならば父光一から直接支払いを受けるとまで言われた。ところが、彼が返済を確約した同年10月2日になっても、金策ができなかった。そして、翌10月3日に吉井方に赴いて、本件犯行に及んだ。

彼の陳述によると、10月3日当日も、吉井に「午後5時には絶対金を持って行く」と電話し、6年前から加入している生命保険で金を借りられることを思い出し、保険証を持ってM生命保険会社に行ったが、8万円しか借りられないことが分かり、諦めた。午後5時20分ごろ吉井方に行き、同家には吉井しか住んでいなかったが、同家の2階8畳の間で、同人に「明日まで待ってください」と言った。同人は「お前の言うことは当てにならん」と言って激しく怒った。彼は「明日お袋に言って金を出してもらうので明日まで待ってください」と言った。同人は「お前は約束を守らん。もうお前は帰れ」と言った。午後6時ごろ同人は「光一に直接電話する」と言って電話機を手にしたので、彼は電話機の前に両手を出して「電話するのは止めてください」と言った。同人は「お前が出て行かないなら、俺が出て行く」などと言って2階8畳の間から1度階下に降りた。しかし、また2階の部屋に戻った。彼はソファーに座っている同人に再び、母に金を出してもらうから待ってくれと懇願した。しかし、**同人は「もうお前と話すことはない、帰れ」と言って、彼の膝の付近を2〜3回軽く蹴り、左手で彼の頸部を掴むようにして押したという。**

ここで、彼が所持していたバッグの口が開いていて、平素からモーターバイクの修理用に、ペンチやドライバーと一緒に入れてあった金槌が眼に入り、それで吉井を乱打することになる。そのあたりからの鑑定人と彼の問答の一部を挙げる。

（伯父さん〈父の伯父〉はあなたの頸を強く押したわけでないでしょう）……
僕としては、押されると倒れるから、倒れないように押し返して、苦しくなって……。

（バッグの口が開いていたの）……それ、正直のところ覚えていない。気がついたら金槌を取っていた。きっと、手を入れたらすぐ取れるようになっていたと思う。

（それでどうしたの）……記憶にない。そのとき、頭の中が真っ白になった。
想像ですけど、その位置から殴ったと思う。僕としては、記憶の中では伯父さんの後ろを見た。真後ろから迫った記憶がある。でも、警察では、後ろには傷がないと言う。側頭部にあるわけですよ。だから、側頭部を殴ったと思うんです。

（額が落ちたのは知っているか）……僕としては記憶がない。ただ警察のほうで……ソファーの上に上がった記憶がある。警察ではそのとき落ちたんだとなった。

（1発最初に殴った記憶は）……殴ったはずですけど……

（警察では1発殴ったと一貫しているが）……ええ。でも記憶としては……常識的に考えてですね……

（ちゃんと実演しているでしょう）……でも、実際の記憶はない。

（殴った記憶がないのか）……最初のとき殴っただろうという記憶はある。記憶というのかなあ……ソファーに上がったとき。

（ソファーに上がったときとは）……僕はソファーに上がってて、吉井の伯父さんが倒れかかってというか……その両方（2人）を別の場所から見てるような、そんな場面が頭にあるんです。

（ぐるっと回転して倒れたか）……倒れた場所を記憶してるんですよ。殴った場所と倒れたところと違うわけですよ。だからそこまで動いたんでないかと思って、話したんです。

（倒れたのを見たか）……ワンカットで……倒れるとこだと思うんです。

（何回殴ったか）……それが、殴ったっていうのか、記憶の中ではこうやって、ずっと動かすのが何百回と続いている感じなんです。

（殴っている感じはあるんですね）……そうです。手を動かしている感じはあって、現実感というのはあまりないんです。

（それからどうしたの）……それから記憶はないのです。はっと気がついたら、北の座敷に座っていたのです。

（この間1時間ぐらいあったか）……自分では分からないけど、警察で話して、1時間ぐらい時間がおかしいと言われて。

　以上から、金槌で吉井の頭をなぐったところは漠然と、断片的にしか記憶していず、はっと気がついた（覚醒体験）ときは別の部屋に座っていたという。そして、殴打から1時間後に（起訴状では1時間半後に）印鑑や古銭を窃取している。したがって、一定の期間、意識障害（もうろう状態）があったと考えられる。

　78年11月14日の警察調書では、もっと詳細に犯行の経過について供述しているが、それでも、殴打直後の記憶の欠損がある。すなわち、「その後、どのようにして北側の部屋に行ったかよく覚えておりませんが、私が気がついたときには、北側の部屋の座椅子の上に足を投げ出すようにして座っていた」という。

■鑑定結論

　彼の陳述の信憑性に問題があり得るが、犯行時、大伯父吉井正義の攻撃を受けて、それまでの緊張から一気に爆発して、金槌で同人の頭部を殴打するという反撃に出、その際、**情動性もうろう状態に移行した**と考えて差し支えないと考えられた。そして、責任能力については、「本件犯行当時、著しい情動状態にあり、そのために意識障害もあったと推定され、責任能力に著しい障害があったと考えて差し支えない」として、限定責任能力を推した。

　高知地裁は80年9月17日に、心神耗弱を認定して、検事の求刑懲役17年に対し懲役14年（未決通算500日）を言い渡した。この判決に対し、検察、被告人の両側から控訴はなく、刑が確定した。

11. 窮境からの情動反応としての殺人例

　私は1970年4月に浦和地裁より尊属殺人、死体遺棄被告人N.C.の精神鑑定を命じられた。彼（被告人N.C.を指す。以下同じ）は本件犯行当時27歳である。犯罪事実は起訴状によると、およそ次のとおりである。

■犯罪事実

① 彼は近田武雄（当時56歳）の長男で、都内葛飾区青戸所在の株式会社近田ゴム工業所の代表取締役であるが、彼は同社の経営責任者として、同社の売り上げより、父武雄が経営していた近田産業株式会社の倒産による多額の負債を返済しなければならないため、資金繰りが苦しく、かつ、父武雄および兄弟らの生活費も維持しなければならず、近田ゴム工業所の経営に苦心していた。かねて、父武雄が、彼の同会社経営の労苦を顧みず、その経営方針を批判し、資金繰りや生活費の節減に協力的でなかったことに憤懣を抱いていたものである。69年3月5日午後5時ごろ、近田ゴム工業所に付属した彼の自宅の玄関において、彼の依頼により、父武雄が同人の預金から、当日支給される同社従業員の給料の支払いに充当するため、引き出した現金20万円を持って来たが、給料支払いが切迫しているのに拘わらず、金員の返済方法を執拗に詰問し、かつ、彼の経営方針を詰り、一旦、彼の前に出した金員を引っ込めようとしたため、にわかに日頃の前記憤懣が募り、父武雄の態度に激怒し、咄嗟に同人を殺そうと決意した。かつて鍛錬した拳法の右手刀で、同人の顔面、前胸部を横殴りに数回殴打して同人を前のめりに倒し、次いで、右手拳にゴム片を巻きつけ、同人の後頭部および後頸部を乱打し、さらに、

同人を仰向けにしてその前頭部を両手拳で滅多打ちに強打し、よって即時同所において、直系尊属である同人を頭蓋骨粉砕陥没骨折による脳損傷により死亡させて殺害し、

② 父武雄の死体の処置に窮し、同日午後9時ごろ前記の彼の自宅より普通乗用自動車に父武雄の死体を乗せて、これを運転し、浦和市根岸の道路に至り、同所において、道路南側溝内に、自動車から同死体を引きずり落とし、よって、死体を遺棄したものである。

■家族歴

彼は41年6月に東京市葛飾区に生まれた。父方祖先は高知県吾川郡の出身で、祖父は明治時代に屯田兵として北海道に渡り、農業に従事し、紋別市で死亡した。父武雄はその長男で、12年生まれで、小学校卒業後の14歳ごろ上京し、中央大学法学部に入学し、司法試験を目指していたが、たまたま墓参のため高知県に帰ったとき、彼の母北本由子と知り合い、恋愛関係になり、40年ごろ東京で同棲し、由子は学校教員をして学生の武雄を支えた。武雄は体が強健でなかったので司法試験を諦めたが、中央大学を卒業した。徴兵で43年ごろまで中支に出征していたが、マラリアまたは肋膜炎に罹患したため内地に送還され、病気療養したり、一時公務員になったりした。その後数年間、ゴム加工会社など数ヵ所においてその経営・技術を習得し、55年ごろ近田産業を設立したが、そこはゴム製品の製造販売を行う、工員5～6人の町工場であった。事業は妻や親族の協力を得て順調であった。しかし、顧客先の倒産などのため、多額の手形の焦げつきが生じ、経営困難に陥り、67年ごろに近田産業を廃業し、その代わりに近田ゴム工業所を設立し、自らは第一線を退いて、長男の彼が近田ゴム工業所の代表取締役・社長となって経営を任されることになった。武雄は葛飾区にあった住居を売却して、その売却益の大部分を旧会社の債務に当て、（妻はすでに死亡していたが）長女とともに浦和市内に隠退した。そして本件犯行により彼に殺害された。享年56。多くの第三者の意見を総合すると、武雄は非社交的、非活動的、無力的、吝嗇（りんしょく）、自己中心的な性格であったようである。

彼の母由子については、彼女の祖父は高知県吾川郡の農民であった。由子は13年生まれで、小学校では開校以来の才媛で神童と言われ、高等小学卒業から女子師範学校に進学し、郷里の高知県で教員をしていたが、前記のように武雄と知り合って結婚した。上京後も小学校で教鞭をとり、家計を支えた。夫が近田産業を設立してからは、事実上その経営を引き受けて働いた。67年5月、子宮癌のため東京慈恵医大病院に入院したが、すでに病気が進行していたため放射線療法を受

け、約1年の家庭療養の後、68年5月に死亡した。享年55。第三者の意見によると、由子は知能は高く、仕事熱心で、気性のしっかりした女性であるが、非社交的で、対人的な温か味に欠けていたようである。

彼の同胞は4人（男3人、女1人）で、彼は1番目、長男である。彼の次弟の信秋は鑑定時現在（以下、現在と略す）25歳で未婚。中央大学中退で、早くから父の工場で働き、67年ごろまでは父の後を継ぐ予定であったが、前記のように父の経営する近田産業が倒産して、その代わりに近田ゴム工業所が発足し、兄の彼がその経営を任されるようになって、1工員として同社で働いていた。本件犯行後は、父の遺産で貿易関係の仕事をしている。やや無力的、内向的な性格のようである。

以上から、**家系にはとくに異常者はいないようである。**

■本人歴

彼は太平洋戦争が勃発した41年の6月に生まれ、終戦前に2度ほど父の実家のある北海道に疎開したことがある。48年4月に葛飾区立K小学校に入学し、4年生のとき同区のS小学校に移り、同校を54年3月に卒業した。学籍簿によると、学業成績は上位である。「全科とも成績はおおむね優良だが態度が悪い」（4年）という評価がある。なお、小学校5〜6年から家の工場を手伝った。

54年4月に葛飾区立F中学に入学し、57年3月に同校を卒業した。学業成績は中の上で、性行では「判断に偏見が多い」「自己本位である」「気が弱くて人の指導ができない」「いつも憂うつそうにしている」「無気力である」などの指摘がある。

次いで中央大学付属S高校に入学し、60年3月に同校を卒業した。学業成績は中であり、性行にも特記すべき指摘はない。高校ではショーペンハウエルなどの哲学書を読み、悲観的・厭世的な思想に傾いた。**高校2年のとき、昆虫採集のためと称して、薬局から青酸カリを購入し、自殺の目的に利用しようと思っていたが、不審に思った薬局から家族に連絡があり、大騒ぎになった。**

60年4月に中央大学哲学科に入学し、63年3月に退学した。同校の成績証明書によると、必修科目である第一外国語（英語）の単位を1、2年とも全く取っておらず、第二外国語（独語）は8単位中2単位に可の成績を得ているに過ぎない。彼は退学の理由は、「父が月謝を払ってくれなかった」「父が勝手に退学届を出してしまった」「工場を手伝わされるためにやめた」などと言うが、実情は不明である。

大学中退後の生活については、彼の陳述は曖昧である。彼によると、初め父の

工場を手伝っていたが、父と折り合いが悪く、また両親の喧嘩に堪えられず、山小屋、スキー場、山岳診療所などでアルバイトしたというが、働いた期間、場所などについて訊いたが、はっきりした答えは得られなかった。また、コンピューター関係の講習を受けて、日本生産性本部に勤めたことがあるが、正社員ではなくてアルバイト程度であったらしい。日本生産性本部で働いたことは親戚のNも認めている。

彼には**交通事故による前科2犯**がある。最初は、64年2月、仮免許の状態で父の工場の付近で車を運転し、人に接触して打撲傷を与え、同月22日、葛飾簡裁において、重過失傷害、道交法違反で、罰金1万5千円の判決があった。2回目は、65年12月、親戚の者を乗せて狭山湖付近をドライブ中、無免許の同伴者に運転を代わり、66年1月14日、立川簡裁において、道交法違反で、罰金1万5千円の判決があった。

67年5月、母由子が倒れて東京慈恵医大病院に入院したため、家業に従事するようになり、前記のように、同年6月に新会社の近田ゴム工業所が設立され、彼がその経営を任されることになった。その後の経緯は後記する。

彼は67年10月に蓮田光子と結婚した。同女は浦和市の自動車整備工場主の娘で、高校卒業後、都立高校の事務員をしていて、紹介されて彼と結婚した。2人のあいだに子はいない。

既往歴では、両親が死亡しているため、出生時、幼少時のことは不詳である。小学校時代に夜尿症があった。小学校6年のとき狂犬に咬まれて予防注射を受けた。中学時代から高校2年ごろにかけてねぼけがあった。66年4月ごろから背部痛、右肩甲関節障害のため関東労災病院（川崎市）に約1週間、同じ病気で67年4月ごろ都立豊島病院に約3ヵ月通院した。

飲酒は付き合い程度であり、異常酩酊の経験はない。性欲倒錯はない。

次に、70年7月の**鑑定時の所見**である。

身体的には、身長169cm、体重65.5kgで、闘士型の体型である。内科的・神経学的に異常はない。脳波は正常である。なお、本件犯行時に薬物を使用しているので、薬物使用時の脳波を検査した。ジフェンヒドラジン（レスタミン）60mgを静注すると、徐波、陰性棘波が出現した。しかし、同種の抗ヒスタミン剤のマレイン酸クロルフェニラミン（アレルゲン）を含有するルピットニューエースを内服させて脳波を検査したが、発作波は出なかった。

精神的には、面接時、常に冷静で礼義正しく応対し、感情的に動揺したり興奮することはなく、初めから積極的に話した。ただし、面接を重ねても、面接者と

のあいだに人間的な疎通性が深まらず、対人的にやや冷たい、情性に乏しい印象があった。また、話す内容も、彼が予め話そうと考えている事を話す傾向があり、面接を重ねても、供述に曖昧、不正確なところが残った。数種の心理テストを施行したが、WAISでは全検査ＩＱは112で、知能は平均以上である。精神病的所見はない。なお、面接中、身体的訴えが頻繁で、誇張的であった。とくに背部痛の訴えがあった。

性格について、第三者の意見を挙げよう。妻光子によると、「彼は真面目で、忍耐強く、妻や父にがみがみ言われても口答えせず、暴力も振るわない。口数が少なく、責任感が強く、黙々と働く」と言う。大学時代の友人のNによると、「彼は無口で内向的であるが、協調的で、人付き合いが良かった。学校時代から勉強のことよりも家の仕事が念頭にあったようである」と言う。弟の信秋は彼に批判的で、「彼は口と実際が一致しない。親、弟妹の面倒をあまり見ない。親や弟の言うことにあまり耳を貸さない。工場に時間通り出て来ないなど、ずぼらである」と言う。もっとも、信秋は彼と折り合いが悪かった。親戚の津田美佐雄によると、「彼は子どものころから兄弟中でもっとも大人しい子であった。小学校高学年から中学校ころまでは工場が大変な時期だったが、言いつけられれば黙々と働いた。高校時代からは時間的、経済的に余裕があったためか山歩きやスキーを始めたようである。母の看病にしても、工場の仕事にしても一生懸命やったし、子どもの中では一番親孝行であると思っていた。無口で、何でも話をするという方ではないが、礼儀などは父よりも心得ていた」と言う。

このような第三者の意見や問診所見、心理テスト所見を総合すると、無口、内気、内向性、神経質で、やや情性に乏しい性格であるが、異常性格のカテゴリーには属さない。

■本件犯行当時の精神状態

彼によると、彼は67年から近田ゴム工業所の代表取締役・社長をしていたが、**父武雄**がそれまで経営していた**近田産業から受け継いだ負債の返済に苦しみながらも、新会社の経営に努力していた**。その上、武雄は経営に非協力的であるばかりか、しばしば金を持ち逃げするとか、借金があるのに家を新築せよと迫るなど、彼の労苦を増大させる存在であった。弟妹たちは事業に非協力的・批判的であり、生活費を要求するばかりで、相談相手にならなかった。妻光子は、68年暮れごろから体調不良を訴えていることが多く、家事はもちろん工員に出す食事の用意も彼がしなければならなかった。妻は昼間寝ていて、夜間には起きて不平・不満、夫への非難を執拗に繰り返して彼を寝かせない。このような**孤立無援の状況で彼**

は金繰りを考え、深夜まで翌日の材料作りをし、妻をなだめてきたという。ただし、彼のやり方に父や弟からの批判もあった。弟信秋によると、彼は「独善的である。知らないくせに人に相談しない。自分だけ心得ていて金がないと言って生活費を出さなかった」と言う。

　心身の疲労のためか、「頭がしびれる。いらいらする」などの自覚症状が強くなり、頭痛薬の新グレランを1回2錠を6時間おきに服用したり、他に精神安定剤のバランスを1回5〜6錠を1日4回服用した。服薬すると、頭痛が止まり、いらいら、不安も収まった。このような薬は4〜5年前からときどき使用していたが、大量に服用するようになったのは、68年暮れごろからであるという。

　69年になり、数回、**妻と心中を図ったが途中で中止した**。睡眠剤を大量に服用して、ガス栓を開いて、妻と一緒に寝たが、途中で薬を吐いたり、ガス栓を閉めたりしたという。このような事実は妻も認めている。同年2月ごろには、激しい夫婦喧嘩をして、妻を殴打したこともあった。

　また、68年暮れから69年2月の間に、自分の住居、工場に**石油を撒いて放火し**ようとしたことも何回かあり、妻もそのうちの2回を知っているし、弟信秋が居合わせたことも1回ある。

　彼は、そのころ「精神状態と体のバランスがとれなくなってきた。体自体が前のようながむしゃらがきかなくなり、自分が自分でなくなってきた。少しでも俺自身の精神状態を刺激すれば、自分自身でコントロールできなかった」と本件後の69年3月26日に妻に宛てて書いている。

　以上から、**彼は会社経営、とくに金繰り、父や弟妹の無理解、不協力に心身ともに疲労困憊し、精神的な平衡を失いかねず、自殺、放火を試みるなどの異常行動まで出現し、神経症状態にあったことは確かである**。

　69年3月1日に夫婦で口論になり、妻は40万円の現金を「もともと自分の金だから」と持って浦和市の実家に帰った。彼はその後、何回か同家に迎えに行ったが、種々の事情で妻に会えなかったりして、結局、**本件犯行当日の3月5日は妻は彼の家にいなかった**。

　3月4日から頭痛がひどく、体がだるいので、風邪薬のルピットを2カプセルずつ飲み始めた。食事は3月1日から3食ぐらいしか食べていなかった。工具に対する朝食の用意も彼がしたが、3月5日の朝は用意できなかったらしい。

　さて、いよいよ本件犯行のあった3月5日である。彼によると、当日、正午近くに床を離れた。前日から風邪を引いたという感覚があり、前夜はルピットを服用してふらふらになって寝た。その夜は眠っているのか、うとうと考えているの

か分からなかった。当日、起きても体が動かない感じだった。頭ががんがんして、食事もしなかった。ルピット2カプセルと新グレラン2錠を飲んだ。とにかく、**今日は給料日なので、金を何とかしなければいけないと思って、家を出た**。体がつらいので得意先を回るのも大変だと思った。妻が持って行った40万円をもらうつもりで電車に乗った。浦和に行くつもりであったが、南浦和で降りた。父に20万円貸してあるのが頭にあったのだろう。南浦和で降り、タクシーで父の家に行った。父に20万円返してくれと言った。父は後で持って行ってやると言った。それで、自宅に帰って、**給料計算か日表の整理を始めたが、気がいらいらして計算ができなかった。いつもやっている計算なのに、いくら努力しても数字を足せない**。ルピット2カプセルと新グレラン2錠をまた飲んだ。それから眠ったか、ぼんやりしていたか、よく覚えていない。4時ごろ目覚まし時計が鳴った。早帰りの工具が金を取りに来たが、「まだだから待ってくれ」と言って帰した。5時少し前に父が来たという。

彼の供述は変遷し、取調段階では一貫して、20万円の金を持参した父が一旦、出した金を引っ込めようとしたと思ったのが契機となって激昂して、滅茶苦茶な殴打になって父を殺害したという。裁判所はこの彼の供述を採用し、次のように判決している。なお、引用文は上記の記述と重複するところがある。

「（彼は）父武雄が経営していた近田産業株式会社から受け継いだ多額の負債に苦しみながら株式会社近田ゴム工業所の代表取締役としてその経営に努力してきたが、69年2月末資金繰りが苦しく、父武雄に融資を頼んだところ、一旦承諾しながらこれを履行してくれなかったことがあり、さらに同年3月5日工具に対する給料支払い日を迎えるにあたり、再びこの支払いに必要な現金を用意することができなくなり、同日昼頃、埼玉県浦和市（以下省略）の父武雄の家を訪れ、金20万円を融通してくれるよう頼んだところ、武雄から持って行ってやる旨の返事を得たので、東京都葛飾区（以下省略）の自宅に戻り待機していた。同日午後3時を過ぎても武雄は姿を見せず、給料支払い時間も迫り、彼はいらいらしながらも待っているうちに、午後4時50分頃ようやく武雄は彼方へ来て、玄関の上がり框（かまち）に腰を掛け、オーバーのポケットから現金20万円を取り出し彼の前に置いた。しかし、彼に対して『お前のやり方がルーズだから俺から借金する様になるのだ』『回収の見込みがあるのか』『本当に当てがあるのか』等と執拗に金員の返済の予定について尋ねるので、彼もつい『今、集金に行かせている』と虚構の事実を答えると、武雄はその集金を待つと言い出し、**その際、彼は武雄が一旦出した20万円を引っ込めるような挙動を示したものと思惟し**、工員への給料支払い時間が切

迫している際に、彼の苦しい資金繰りを理解せず、自己中心的な父武雄の態度に憤激すると共に、日頃からの父武雄の無理解、不協力に対する憤懣の情が一挙に爆発し、とっさに同人を殺害しようと考え」犯行に及んだという。犯行の経緯は前記の起訴状によるものとほぼ同じである。（注：「被告人」を「彼」に変更した）。

捜査段階では以上のように彼が供述したが、公判段階の第2回公判以後、鑑定時も同様であるが、異なる供述ないし陳述をするようになった。鑑定時の問診では、彼によると、当日午後5時少し前に父が20万円を持って彼の家に来て、20万円を彼に渡し、オーバーを脱いで、トイレに行った。トイレに父がいる5分ほどの間に、彼は各工員宛ての給料を茶封筒に入れた。父がトイレから戻り、玄関に接続する4畳半の部屋で机に向かって座り、彼と会話した。彼が、妻が体調が悪いが、妊娠したのではないかと話した。（注：その後、妊娠していないことが分かった）。それに対して父は怒り出し、「ふざけるな」とか「おれには許可も得ないで子供なんか」と言った。その他、父は「家を建てねばならない」とか「母（彼の母由子）が死んだ責任をお前がとるのだ」と言った。そのようなことで、それまで蓄積していた父に対する憤懣が一度に爆発し、犯行に及んだという。

私は前者の供述のほうが真実味があり、彼にとって金銭上の問題が最大の関心事であり、父の20万円を引っ込めようとしたと思われる挙動が爆発の契機になったことは、もっとも了解しやすいところであると思う。なお、犯行は夢中で実行したが、犯行の記憶は保たれ、著しい記憶欠損はなく、意識障害は問題にできない。

父を殺害し、死体を奥の6畳間に移して、その後訪れた工員たちに給料を支払った。給料をもらった弟信秋も彼の態度に変わったところを感じなかったという。その後、彼は死体の処理を考え、何となく、父の住居のある浦和へ車で死体を運び、浦和市内の道路の側溝に死体を遺棄した。

犯行当時、服薬しているので、**薬物服用実験**を鑑定時に施行した。70年7月24日に私どもの研究室で、午前9時45分と午後0時30分にそれぞれ、ルピットエースニューカプセル2カプセルと新グレラン2錠を服用させた。その結果、犯行当日とは心身の条件は異なるが、意識障害、情動性の変化は見られず、僅かに心理テストで精神作業能力の低下が見られたに過ぎなかった。

■鑑定結論

さて、**本件犯行当時の責任能力**であるが、**本件犯行前には精神的に追い詰められ、神経症状態にあったけれども、本件犯行時、情動による意識狭窄があったことは否定できないが、明らかな意識障害の状態にあったとは考えられず、責任能

力に著しい限定は認められないと考えられる。

　浦和地裁は70年12月18日に、完全責任能力を認定して、懲役15年（未決通算300日）を言い渡した。

12. 台湾女性が日本人男性を殺し、陰茎を切断した事例

　被害者学は犯罪学とともに犯罪の研究には不可欠である。被害者学では、被害者が犯罪の成立に持つ責任の程度、すなわち被害者の有責性という観点が問題にされている。たとえば、被害者が挑発したために、憤慨した加害者に殺される場合には、被害者の側にも責任がある。しかし、歩道を歩いている者が、歩道に乗り上げてきた自動車によってひき殺されるような場合には、被害者の責任はゼロである。このような被害者の有責性の観点が判決に反映されるべきことは自明である。

　ところで、「殺した者ではなくて殺された者に罪がある」という言葉がある。この言葉は、ある種の殺人では、被害者のほうが加害者よりも非難されるべきであるということを端的に示している。次に報告する事例にこそ、この言葉がふさわしいと思われる。

　本例では、ある日本人男性が台湾に出稼ぎに出ていて、現地の純朴な女性の同情をひき、同地で結婚し、同女を連れて日本に引き揚げたが、帰国後は同女に対する態度を一変させて冷淡になり、長期にわたって同女を東京に放置したまま海外に出張し、現地人女性と情を交わすという、わがまま、勝手な行状を続けていた。この夫が結局、台湾人女性の妻に殺されることになるが、この犯行の成立には、被害者である日本人男性にきわめて大きな責任があると思われる。

　本例は、このように被害者学的に注目すべきものであるほかに、1審判決で犯行が誤想過剰防衛であると認定されている（判例タイムズ，375号，153頁；判例時報，913号，123頁参照）。誤想過剰防衛といった法律的問題には門外漢の私は立ち入るべきではない。しかし、**本例の情動行為の態様、すなわち、被害死体に見られる150余りという創の多さ、被害者の陰茎が切断されていることなども注目に値するであろう。**

　ところで、犯人である台湾女性が、離婚歴のある、12歳年上の日本人男性との結婚に踏み切ったり、夫の浮気に寛容であったり、常に夫に貞淑であったのは、中国の伝統的考えにもとづいている。このような中国と日本との風習や観念の相違、つまり文化の葛藤の垣間見られるのは興味深い。

■犯罪事実

私は1978年5月、東京地裁より殺人被告人W（本件犯行当時26歳の女）の精神鑑定を命じられた。以下、被告人Wを彼女と称する。起訴状によると、犯罪事実はおよそ次のとおりである。

彼女は78年2月17日午前4時ごろ、東京都目黒区内のKハイツ303号の自室において、夫P（37歳）から離婚を要求された上、暴行を受けるに及び、とっさに同人を殺害しようと決意し、傍らにあった裁断用の洋ばさみ（全長約24.3cm）を右手で逆手に持ち、その先端で同人の頭部、顔面部、胸部、背部、腰部等を、めった突きにし、さらに陰茎を切断するなどして、肝臓・脾臓・腎臓・肺臓損傷により、その場で失血死させて殺害した。

■家族歴

彼女は52年2月に、中華民国台湾省湖州鎮で生まれた。

父は同地で農業を営み、厳格な性格で、鑑定時には2～3年前の脳出血の後遺症で半身不随である。母は鑑定時、腎臓病のため、台北市内の病院に入院中である。古風な優しい性格である。

同胞は男4人、女2人の6人で、彼女は3番目である。**弟Sは鑑定時25歳であり、精神異常のため、77年11月から同年12月まで、T精神病院に入院したことがある。同院からの報告によると、誇大妄想があり、統合失調症と診断され、退院後は通院しながら服薬しているという。**彼女によると、Sは軍隊勤務中、隊長から仕事上の失敗で暴力を振るわれ、精神異常になったという。末の弟は、頭脳優秀で、T大学医学部学生である。その他の同胞にはとくに変わりはない。

■本人歴

彼女は地元の、わが国の小・中学校に相当するそれぞれの学校を卒業した。彼女によると、在学中の学業成績は中位で、国語、作文、唱歌、体育が好きで、算数、理科は嫌いであったという。

中学に相当する学校を卒業したころ、父が事業に失敗したため、1年余り店員として働いた。その後、地元の、わが国の高校に相当する学校に進んだが、家庭が経済的に困窮していたので、3年の課程のところを2年で中退した。

彼女は7歳ごろからバレエを習っていたので、「高校」中退後、台南市のキャバレーでショーのダンサーをしていた。次いで台北市に移り、そこでダンスホール「シンガポール」のダンサーをしていた。「シンガポール」は台湾一のダンスホールで、ダンサーが500人ぐらいおり、その中でも彼女は売れっ子で、高給取りであった。月給は当時、日本円にして100万円ぐらいになった。彼女は仕事に

忙しく、遊ぶことはせずに貯金したり、実家に仕送りしていた。そして、台北市内にマンションの1ブロックと、高雄市内に33aの土地を所有するまでになった。

　後に彼女の夫となったPの経歴について簡単に紹介すると、次のとおりである。Pは40年8月に三重県鈴鹿郡亀山町（現在の亀山市）に生まれ、伊勢市で小・中・高校を卒業した。彼の次兄によると、彼は高校卒業後、伊勢市内の日本交通公社に入社し、英語が得意なため伊勢・志摩の観光ガイドの仕事をした。67年から伊勢市内のN貿易会社に勤め、沖縄方面に出張していた。68年に大阪に本社のある海外旅行社に移り、香港で旅行ガイドをしていた。69年ごろからフリーの旅行ガイドをしていたという。

　なお、Pには離婚歴があり、64年12月に、ある水商売の女性と結婚し、73年2月に協議離婚した。

　Pがいつ台湾に来て、台湾でなにをしていたか、についての正確な情報はない。8年前からPを知っているという、日本人男性Mの警察調書によると、Pは台湾の芸能プロに籍を置いて、香港、台湾、東南アジアのキャバレーで歌手として働いていたという。

　さて、彼女は74年7～8月ごろ、ある日本人客の紹介でPと知り合った。Pは彼女を食事に誘い、食事をしながら、「自分は独身で生活に困り、家賃を溜めている」などと言った。彼女は彼に同情し、家賃を払ってやったりした。彼は優しく親切なので、同情が愛情に変わり、彼の申し出に応じて結婚することになった。彼女は「彼は離婚歴があるが、再婚の場合にはこの結婚を大事にするだろう。また12歳年上だが、もう34歳であるので、そういう点でも結婚を大事にするだろう」と思ったという。こういう考え方は中国の伝統的なものらしい。

　彼女は同年10月ごろから、自分のマンションでPと同棲し、Pは働かずにぶらぶらしていた。翌75年1月に台北市の法院（裁判所）で結婚式を挙げた。結婚式、結婚指輪の費用なども一切彼女が支払った。Pは親切で、彼女は満足していた。

　Pがどうしても日本に帰りたいというので、中国の考えでは妻は夫に従うべきであるということであり、彼女は夫とともに75年2月に来日した。2人は別府、阿蘇など、それに伊勢市のPの実家を訪れた。その後、Pの知人M（前出）の世話で、Pは東京都目黒区内のTホテルのフロントに、彼女は同ホテルの喫茶部に勤務することになり、2人は本件犯行の現場となった、同区内のKハイツに住居を定めた。彼女はその後、港区六本木、さらに中央区築地の中華料理店のレジ係をしていた。なお、来日の渡航費用、来日後の旅費、マンション入居の費用、家賃なども一切彼女が負担した。

彼女は75年３月に、婚姻届出に相当する結婚公証書をＰの本籍地役所に提出した。さらにＰの許可を得て、77年６月に法務省に帰化申請をした。
　しかし、来日してすぐにＰの態度が一変し、妻に対して冷淡となり、ときには妻に乱暴するようになった。Ｐが自宅でマージャンをよくするので、仲間に加わらない彼女は、寂しさのあまり不満を訴えたところ、Ｐに暴行を受けた。暴行されても彼女はまったく抵抗しなかった（中国流の貞操観から）。また、Ｐに女性からの電話があり、Ｐが浮気しているらしかったが、彼女は男が女遊びするのはある程度やむを得ないと思い、辛抱していた。
　彼女は来日したが、言葉も十分に通用せず、友人、知人もほとんどおらず、Ｐだけが頼りであるのに、Ｐは冷たく、マージャンに凝って彼女を顧みず、夫婦関係もまれで、味気なく、Ｐがときどき彼女に乱暴するので、彼女は離婚を考え、それをＰに口にしたこともあった。
　しかし、中国の考えでは離婚は好ましくないとされているし、たまに台湾に帰ったときに、同胞などから「最初からうまくいく夫婦なんてあまりない。そのうちにだんだんよくなるだろう。旦那を喜ばすように努めなさい」と言われたことなどから、辛抱していた。
　Ｐは77年９月から、ブラジルのサンパウロに本社のあるＣ旅行会社に勤めることになり、中央区銀座に新たに開設した日本支社の支社長になったが、同社から給料を得ていながら、家計に全然入金することなく、かえって、彼女に同社に300万円出資するように要求した。しかし、彼女はＰが旅行会社に勤めるのには賛成ではなく、日本で夫婦で小さな中華料理店を開きたいと思っていたことなどから、出資には応じなかった。
　Ｐは勤務先の旅行会社の仕事のために、77年９月末から同年11月初めまでと、同年12月初めから78年２月11日まで、２回にわたって単独でブラジルに出張した。彼女は１回目のブラジル出張のとき、スーツケースの中に避妊具を入れておいた。しかし、Ｐが帰国したときに見ると、避妊具を使用していないし、ワイシャツなどに化粧品が付いていないので、かなり親しい女性が現地にいると思った。（事実、彼にはＡという愛人がいた）。
　彼女は、Ｐの２回目のブラジル行きでは、出張期間中にクリスマスや正月があり、本来なら非常に楽しい時期を、１人で過ごすのに耐えられないから、ぜひ連れて行ってくれと懇願したが、彼は仕事だからと言って拒否した。彼女はこの出張の前に、初めて自分のほうから性関係を要求したが、Ｐは彼女を殴打し、そのため彼女の左眼部に内出血ができた。彼女はこの２回目の出張のときは、もう避

妊具をスーツケースに入れなかった。（Ｐは今度は現地のＣという女性と同棲し、結婚の約束までしていたらしい）。

　Ｐの２回目のブラジル出張中、彼女は孤閨を守り、一日千秋の思いで彼の帰国を待っていた。国際電話でたびたび帰国の日時を訊いたが、彼はあいまいな返事をしたり、うその日程を知らせたりした。

　ともかく、Ｐは78年２月11日に帰国した。その夜、２人のあいだに性関係がもたれたが、彼の態度はおざなりであり、彼女はＰが疲れているのだと思った。彼女はその後、本件犯行までの約１週間、Ｐと性関係をもちたいと思ったが、前に彼女のほうから要求して殴打されたことがあるので、それができなかった。

　Ｐの帰国の翌日、彼女は彼のアタッシュケースの中に、前記のＣのＰあてのラブレターと、Ｃの写真を見つけ、彼に愛人がいることを確認した。Ｐは彼女に優しい言葉さえかけず、仲間を自宅に呼んでマージャンにふけっていた。

　本件犯行の前日、すなわち78年２月16日の朝、彼女がＰのスーツケースを見たところ、Ｐの夏服のないのに気づき、Ｐがそれをブラジルの愛人のもとに置いてきたと思い、不愉快な気持ちになった。しかし、その夜もいつものように出勤し（勤務は午後５～10時）、午後11時過ぎに帰宅した。

　彼は午後８時ごろから友人３人を呼んで、マージャンをしていた。マージャン客は翌17日午前２時ごろに帰って行った。客が帰った後、彼女は風呂に入り、夜食の用意をした。そして２人で一緒に食事をし、その後でＰが風呂に入った。Ｐの入浴中に、彼女はふだんは飲まないのに、ウィスキーをコップに半分ぐらい飲んだ。その理由は、前日の夏服のことで１日中むしゃくしゃしていた上、疲れて帰宅したのにＰらはまだマージャンをしており、腹が立ったためである。

　その後、寝室で、２人はいろいろ話をし、彼女はとくに夏服のことを訊いた。Ｐは「離婚したい。３月にブラジルに行く。そしてブラジル人と結婚する」と言った。それに対して、彼女は「私は寂しい。私は平和な家庭が欲しい。子どもが欲しい。台湾の財産を持ってきて小さな商売をしよう」と訴えた。しかし、それに返事しないＰを、彼女は強く問い詰めた。これがきっかけで、Ｐは暴行を始めた。

　Ｐは彼女の頭髪をつかみ、両頬を殴り、そのために近くのカラーボックスが倒れ、それが彼女の頭に当たった。彼女がトイレに行って顔を見ると、顔にこぶができていた。彼女は「いつもいじめられっぱなしになっているが、私だって抵抗することができるのだ」と思い、飲酒していた勢いもあり、たまたま部屋にあったブランデーの空き瓶で、ベッドに横臥しているＰの頭を２～３回殴った。

Pは彼女を突き倒し、左手で彼女の頸部を強く絞めた。彼女は息が苦しくなり、「なにかを持って抵抗しないと殺される」と思い、そばの鏡台用の椅子（スツール）の物入れにあった裁断用の洋ばさみを右手に持って、やみくもに２～３回Ｐの上体部を刺した。Ｐは手を離し、彼女は身を退けた。

　Pはすぐに彼女の首に腕を巻きつけ、はさみを取ろうとした。彼女は「はさみを取られたら、私は死ななければならない」と思い、必死にはさみを握っていたという。

　彼女にはそれからの記憶はなく、ふと気がつくと、Ｐが倒れていた。彼女は急に死にたくなり、ガスの元栓を開き、元栓に連結しているホースをガスストーブから抜き、自殺を図ったことはかすかに覚えているという。

　当日午前８時40分ごろ事件が発見されたときは、Ｐは死亡しており、彼女はガス中毒で意識を失って倒れていた。

　さて、Ｐの死体には、**陰茎が切断されているほかに、158創の刺創**が見られた。まれに見る多数の刺創である。前記のように、彼女には洋ばさみで２～３回刺したまでの記憶しかない、このようにめった刺ししたことも、陰茎を切断したことも覚えていない。したがって、**犯行を開始してまもなく、激烈な情動のために情動性もうろう状態に陥ったものと推定される。**

　78年６～７月の私の鑑定時、彼女には身体的に特記すべき異常所見はなく、ガス中毒の後遺症もない。精神的には非常に素直、可憐で、事件に触れると涙を流す。しかも、Ｐに精神的、物質的に計り知れない犠牲を強いられたのに、Ｐに対する憤懣をぶちまけるようなことはない。姉の警察調書によると、彼女はとても辛抱強く、優しい、女らしい性格であるという。知能は問診、心理テストから見て、正常範囲である。

　■鑑定結論

　私は、彼女は内気、控えめ、献身的で、義理・風習にとらわれやすく、Ｋ.シュナイダーの自信欠乏型敏感性格に属すると判断した。このような性格のために、長期にわたって、犠牲、忍従の生活に甘んじ、その間に不満、うっ憤が蓄積し、ついに**本件犯行となって爆発したものと考えられる。溜まり溜まったストレスと憤懣の極端さは、150創以上の刺創と、陰茎の切断に如実に表現されている。**

　私は、本件犯行当時、前記の知能、性格の上に、軽度のアルコール酩酊の影響も加わり、情動性もうろう状態に陥ったとして、**犯行全体を一括して心神耗弱の状態であったと鑑定した。**

　東京地方裁判所は78年11月６日、本件犯行を決意し、それに着手したときには

まだ心神耗弱の状態にはなく、犯行の途中から（情動性もうろう状態による）心神耗弱の状態に陥ったもので、少なくとも犯行の実行を開始したときに責任能力に欠けるところがない以上、その実行行為の途中において心神耗弱の状態に陥ったとしても、刑法39条2項（心神耗弱）を適用すべきでないとした。他方、犯行全過程を一体として誤想過剰防衛であると認定し、刑法36条2項（過剰防衛に対する刑の減免）を適用し、懲役6年（未決通算180日）を言い渡した。

2審の東京高等裁判所は、79年5月15日、原判決を破棄して、改めて懲役6年（未決通算180日）を言い渡した。1審との相違は、1審は犯行全体を誤想過剰防衛と認定したが、2審は、誤想防衛は犯行のごく初期だけで、その後の行為は彼女の積極的加害意思にもとづく行為であるとして、犯行全過程を誤想過剰防衛と認定する見解を否定したことである。

彼女は上告したが、その後、上告を取り下げ、刑が確定した。

追記：本例は、女性による陰茎切断の事例として、石井利文、山上　皓、中田　修著「女性による陰茎切断を伴った殺人2例」（犯罪誌, 54：225, 1988）の事例1として簡単に報告されている。

13. 情動犯罪の1例——爆発性性格者による犯行——

私がずっと前に鑑定し、すでに拙著『犯罪と精神医学』（金剛出版, 1966）の150頁以下に事例15として簡単に報告されているが、有益な事例として鑑定書の内容をもっと詳細に記述したい。

■犯罪事実

私は1961年11月に東京地裁より殺人事件被告人Ｔ.Ｔ.の精神鑑定を命じられた。彼（被告人Ｔ.Ｔを指す。以下同じ）は本件犯行当時22歳である。起訴状によると、犯罪事実は次のとおりである。

彼は東京都渋谷区下通りのＫ化粧品株式会社に店員として住み込み稼働していたが、61年7月15日社長の八田三郎（当時43年）より叱責されて口論となり、その場は喧嘩別れの状態となって終わったが、このようなことがあっては馘首されることも避けられないと思うにつけても、同人に対する憤懣やるかたなく、ついには同人を殺害してこの意趣を晴らそうと考えるに至り、7月17日午後2時30分ごろから万能包丁を用意して、前記会社入口付近で同人が帰社するのを待ち伏せ、午後2時40分ごろ同人が帰社して社内に入るや、これを追尾して矢庭にその背後より前記包丁でその腰部を突き刺し、よって右腎臓損傷による出血多量のため、

同日午後6時20分ごろ渋谷区金王町のS病院内において死亡するに至らしめて殺害した。

■家族歴

父は46年6月に46歳で心臓麻痺のために急逝した。彼の叔父の石原 実によると、「彼の父が小学校5年のとき、友人と2人で芝居を見物していたところ、2人の後ろで見物していた質屋の塩山という男が酒に酔って、2人の頭と頭を2～3回強くぶちつけ、それから2人は泣きながら家に帰り、父は1晩中眠れなくて朝まで泣きわめいていた。近医に往診してもらったが治らず、大学病院に1年余り入院した。それからは順調に小学校高等科を卒業した。その後父は姉が経営する大阪の鉄工所で働き、徴兵検査で帰郷した。そして国鉄の熊本機関区に就職し、次いで鳥栖機関区に移り、終戦で退職した」と言う。彼の兄の芳春によると、彼の「父は子供が病気したり、金が足りなくなると、心配するためか頭が変になり、そのため1年のうち3～4ヵ月は休んでいた。とくに32年ごろ（父の33歳ごろ）ひどくなって生家に帰って養生した。私は他家に預けられて学校に通った。病気が悪いときには、することなすことが常人ではなく、他家の墓をいじったり、墓場を掃除したり、位牌を持ち歩いたりした。夜は眠れず、絶えず睡眠剤を飲んでいた。悪い時期が過ぎると、職場の仕事は大体できた。元来の知能は低くなく、小学校5年の外傷で多少悪くなったかもしれないが、国鉄で工業学校程度の試験に合格している。てんかん発作、身体麻痺などはなかった」と言う。要するに、彼の父は小学校5年（11歳）のときにかなり強い頭部打撲を受け、その後発作的に精神異常を呈している。頭部外傷の詳細は不明であるが、少なくとも微細脳障害（minimal brain dysfunction）を残したと考えられる。そのために、些細な精神的負担にも耐えきれず、容易に心因反応というべき精神異常を発症したものと思われる。

母は48年に肺結核のために42歳で死亡した。学問はあまりなかったが、読み書き、計算もでき、知能は悪くなかった。温和な人柄であった。

彼の同胞は7人（6男1女）であった。

長兄の芳春は37歳で健在。国鉄の竹下気動車区に勤め検査係をしている。小学校高等科卒で、39年から国鉄に勤務している。鑑定時面接した印象では、実直な情愛深い人柄のようであるが、本人の陳述では短気で、思ったことは何でも言ってしまう性格で、そのために同僚と口論したりして昇給に響いたことがあるという。したがって、一本気で激しやすい傾向があるようである。

次兄の芳美は35歳で健在。国鉄鳥栖駅で連結手をしている。小学校高等科卒で、

知能はやや劣る。性格は、柔和で、はきはき物が言えない。しかし、仕事は真面目で、48年の人員整理のときも整理されなかった。

　三兄の武は17歳で肺結核のために死亡した。小学校高等科を中退し、鉄工所に勤め、終戦後栄養失調のために肺結核になった。温和な性格で、知能はやや劣っていた。

　四兄の孝は29歳で肺結核のために入院中である。生来知能が劣り、小学校尋常科卒で、ボーリング会社に勤めて土方仕事などをしていた。性格は短気でかっとなると見境がなくなり、他人と喧嘩することもある。要するに、精神遅滞に爆発性の異常性格を伴っていると考えられる。

　姉の富子は19歳で肺結核のために死亡した。少時より身体が虚弱で、小学校1年を腎臓病のため3回繰り返した。新制中学3年のときに肺結核になり、入院した。知能は少し劣っていて、性格は温和であった。

　弟の義雄は19歳で健在。大阪府布施市の塗装店(とそう)に勤めている。新制中学を卒業した。明朗、活発であるが、悪戯好きなところがあり、在学中も悪戯が多かった。最近は真面目に勤務している。知能は普通である。

　父方祖父は64歳のとき半身不随で衰弱して死亡した。職業を転々と変え、大酒家で道楽者であり、家、屋敷も人手に渡した。妻を何回も変えた。おそらく意志不定性の精神病質であろう。

　父方祖母は36歳で死亡しているが、詳細は不明である。

　母方祖父は鍛冶屋をしていたが、喘息のために死亡した。その他は不詳である。

　母方祖母は77歳で老衰のために死亡した。勝気な面があったが、とくに変わった人ではなかったらしい。

　父の同胞は父を含めて6人であるが、そのなかに1人異常者が見られる。それは父の弟のG.T.で、生来知能が悪く、ときどき精神病状態を示した。一時回復して結婚して子を儲けたが、妻と死別してから再発したことがある。最近は寺男をしている。病名は不詳であるが、精神遅滞の上にときどき精神病状態が加重するらしい。

　以上から、**彼の家系にはかなり濃厚に遺伝負因が見られ、そのことが彼の素因に好ましくない影響を与えている**と考えられる。

■**本人歴**

　彼は38年10月に佐賀県鳥栖市に生まれた。地元の小・中学を経て鳥栖工業高校定時制を卒業した。58年に卒業して、大阪府堺市のH工業に就職し、60年4月に上京して都内練馬区のU運送、次いでM紙器、S商店に勤め、61年4月から渋谷

区のK化粧品株式会社に勤務して、本件犯行に及んだ。

以上は彼の経歴の概要であるが、以下に個々の点に立ち入ることにする。

家庭環境であるが、父は国鉄職員として薄給であるうえに、子どもが7人もあり、経済的に恵まれなかった。さらに46年（彼の7歳時）、48年（9歳時）に父と母が相次いで死亡し、それがちょうど戦後の窮乏時代に当たり、一家は貧窮のどん底に喘いだ。家計は長兄の僅かな給料に頼らざるを得ず、食うものも着るものもなく、狭い一室に家族全員が雑居するという悲惨な生活が続いたようである。母および同胞の3人が肺結核に罹患したのも、貧困に伴う栄養失調によると考えられる。**彼はこのような悲惨な境遇にありながらも、長兄に対しては比較的従順で、不良化することもなかった模様である。**

在学当時の学業成績と性行では、前記のような家庭環境のために十分に勉強できなかった。小学校では学業成績は劣等であり、とくに優れた学課はない。性行に対する評点も概して不良で、とくに礼儀が正しくないようである。そして、家庭環境上、明朗性と生活のしつけが必要であるとされている。しかし、悪戯であるとかずる休みがあったようではない。中学では成績は中位であり、とくに優れた課目も劣った課目もない。性行では、概して平均的な評点が多いが、**情緒の安定性の項目で、「大抵の場合平静だが、時々興奮する、時々興奮して人と争う」と記載されている。**責任の態度と独立の性質も平均より劣っている。中学3年の担任であった真崎　渉の証言では、目立たない平凡なそして社会性の乏しい人物のようで、正直で小心なところがあったようにも記憶しているという。鳥栖工業高校では、昼間、八百屋にアルバイトに行っていた。成績は中の下であり、性行もとくに目立ったことはないが、**正直な半面、ときどき興奮するとか、指導能力にやや欠ける点が見られる。**高校3～4年のときの担任であった松沢嘉文の証言によると、彼は無口で大人しい陰気な生徒であったが、1度、修学旅行のとき、大阪の中之島公園で友達から離れてぼんやりと川縁に座っていたことがあるという。

次に職業生活では、彼の一家は、父、兄が国鉄職員であるので、彼も国鉄を志願して、在学中に鳥栖駅の臨時雇の試験を受け、一次試験に合格したものの、口頭試験で不合格になった。また自衛隊にも2度応募したが不合格になった。そして、兄の世話で上記のように、大阪府堺市のH工業に就職した。その後職場をいくつか変えたが、給料が安いとか、労働条件が悪いといった理由からで、彼が怠惰であるとか飽きやすいといった理由ではない。K化粧品株式会社に入社する前に勤めていたS商店の店主佐倉康彦によると、「彼の性格は内向的で、腹を立て

てむくれることもあるが、話せば分かるほうであった。仕事はむしろ滅茶苦茶にやるほうで、よい青年と思っていた。頭もそう悪くなく、事務をやらせてもそう支障がなかった。**61年2月ごろ、女中を殴ったことがあった。女中は知識の低い常識のない女で、彼が彼女に仕事を頼んだところ、彼女が彼にたわしを投げたので、彼が逆上して彼女を殴ったのである。これ以外に短気だと思ったことはない」と言う。

飲酒は20歳ごろから始め、機会的にビール1～2本程度である。酒癖は悪くない。ただし、本件犯行前の7月14日に酪酊して粗暴な行為に奔っているが、それについては後に立ち入る。性生活では、21歳に街娼と関係したが、恋愛、同棲などの経験はない。

身体的既往歴では、出産時、逆子であったが難産ではなかったらしく、幼少時から現在まで特記すべき疾患にかかったことはない。

■**現在証**
　甲．**身体所見**
　身長163cm、体重55kgで、細長－闘士型である。内科的・神経学的に特記すべき異常はない。脳波にも異常はない。

　乙．**精神所見**
　61年12月12日より数回にわたって東京拘置所で彼に面接し、問診、心理テストを施行した。

　面接時、彼は最初に着席したとき鑑定人に対してぽさっとしていて、礼容がない。しかも、大抵は両手をズボンのポケットに入れたままで、**絶えず体を震わせたり、上体や両脚を不規則に動かして、いかにも落ち着かない**。質問に対してはぶっきらぼうに言葉少なに応答する。その態度が不自然なので、その理由を尋ねると、「刑が決まらないので、不安で落ち着かなく、考えがまとまらず、ノイローゼ気味である」と言う。したがって、**現在、軽度の拘禁反応の状態にある**。なお、鑑定中、彼はとくに興奮したり、拒絶的になったことはない。

　次に、問診によって個々の精神機能を検査したが、見当識、記銘力、記憶に粗大な障害はなく、意識は清明である。知識、判断力、計算力に著明な障害はないが、決して良好とは言えず、ことに常識はやや貧弱である。以下に問答の一部を挙げる。

　（九州にある県の名前）……（正答）
　（国分というところは）……鹿児島で煙草の産地。
　（葉隠とは）……知らない。

（佐賀の殿様は）……鍋島。
（西郷さんの死んだのは）……鹿児島の城山。
（明治何年のころか）……知らない。
（日露戦争は）……知らない。
（水の沸騰する温度は）……知らない。
（鉄と金はどちらが重いか）……金。
（ハンダは何と何との合金か）……鉛と何かを合わせて。
（サイフォンとは）……知らない。
（滑車とは）……知らない。
（どんなところに使うか）……あれを利用して上げ下げする。
（池と川の違いは）……（正答）
（牛と馬の違いは）……（正答）
（倹約とケチの違いは）……（ほぼ正答）
（法律とは）……人間が生きていくうえにおいて規則を作った。
（道徳とは）……まあ一種の礼儀でないか。
（秩序とは）……統一。
（見識とは）……見て得ること。
（未曾有とは）……知らない。
（本能寺とは）……知らない。
（万有引力の法則とは）……知らない。
（誰が発見したか）……ニュートン。
（どこの人か）……知らない。
（100引く25は）……75。
（75の5倍）……375。
（111割る3は）……37。

　なお、問診で調べたところ、幻聴、妄想、その他の病的体験は存在せず、統合失調症、躁うつ病等の精神病は否定される。

　次いで7種の心理テストを施行したが、知能検査を除いてそれらの結果の記載は省略する。脳研式標準知能検査では、100点満点で67点であり、知能は平均的である。鈴木・ビネー式知能検査では知能指数は79で、精神遅滞境界線に相当する。

　最後に性格である。本人歴で述べたように、彼は家庭、学校、職場において著しい適応障害を示していない。しかし、子細に観察するならば、若干注目すべき

特徴がないわけではない。彼は一般に無口で、社交性に乏しく、素朴な人間であり、真面目な一面をもっている。しかし、稀ではあるが、興奮することが学籍簿にも記載されている。兄の芳春も彼のそのような傾向を認めている。S商店で女中を殴打したことがある。それゆえ、**状況によっては、激昂して粗暴な行為に赴く傾向がある**。

また、鑑定人が鑑定時に観察したことであるが、**小心、臆病な傾向である**。鑑定時、非常に落ち着かない態度であるが、拘禁環境にあって判決を待つ不安によるものと考えられる。兄の芳春によると、彼は小学校6年か中学1年のころ、大風が吹いて雨戸ががたがた鳴るのを非常に怖がって、雨戸をじっと押さえていたことがあるという。佐倉康彦（前出）によると、彼は自分の行動を第三者から批判されるとそれを非常に気にする、小心なところがあったという。

要するに、**彼は著しい性格偏倚の持主ではないが、小心で傷つきやすく、ときに激昂するという興奮性（爆発性）の傾向があることが分かる**。

■本件犯行当時の精神状態

彼は61年4月にS商店からK化粧品株式会社に移った。S商店を辞めたのは、そこでは仕事が少なかったことと、もっと安定した職場に行きたいという彼の希望に因るものであった。K社へはS商店主佐倉康彦の斡旋によるものであった。彼は会社の中に数人の同僚と住み込み、荷造りや包装の仕事に従い、真面目な働きぶりであった。彼は会社や他の社員に不満を持っていなかった。

ところで、同年7月14日夕刻、会社の事務室で慰労の宴が催され、社員約20人がビール3～4ダースを飲んだ。彼もその席に加わり、ビール1～2本飲んだ。宴が終わってから食事を始めようというときに、醤油がないことが分かり、彼は先輩格の多田市蔵に相談し、堀田才男に醤油の買い方を依頼した。それを傍らで見ていた峰村　計が脚の不自由な堀田に同情し、彼自身が買いに行くように命じた。彼は醤油を買ってきた後、峰村の高圧的な態度に憤慨し、酩酊の勢いもあって、峰村につかみかかり、さらに流し場から包丁を取ってきて振り上げた。それを取り押さえようとした中本浩二が手指に怪我をした。なおも興奮した彼はビールの空き瓶を叩き割ったりした。そのような騒ぎで彼は警察に連行されて始末書を書かされた。

翌15日夕刻、彼は社長の八田三郎に呼びつけられ、前夜の非行について叱責されたが、その際彼は社長の態度に反発し、両者の間に口論が行われた。そのときの状況について彼はこう述べた（公判廷の供述とほぼ同様の内容である）。「5時半ごろ、社長に呼ばれ、社長は最初から顔を真っ赤にしていた。何で謝りに来な

いと言っていろいろと理屈を並べた。それから掃除をしないと言う（注：彼が会社に住み込んでいて、あまり掃除をしないという意味）。私はいつ僕が掃除をしないのですかと言った。掃除の仕方が悪いと言う。それが僕だけですかと言った。皆に言いたいのだと言う。そんなら皆を呼べばよいでしょうと言った。何だ喧嘩腰ではないかと言う。また、俺は軍隊のとき徹底的にやったから、やるならば徹底的にやると言う。私は社長の顔を睨みつけていた。2人ともしばらく黙っていた。そして、とにかく月曜日（17日）に佐倉さん（佐倉康彦）を連れてくるように言われた」という。**彼は前日に警察で始末書を取られたことであるし、事件はもう片付いていると思って、社長のところに謝りに行かなかったという。それにもかかわらず、社長に激しく叱責されて、非常に反発心をかきたてられたのであろう。また、社長の「徹底的にやる」という言葉に恐怖心を抱いたことも事実のようである。**

　16日、佐倉康彦を訪ねるために、登山袋に汚れた下着類、土産に持参する化粧品などを詰めた。しかし、たまたま会社に来た松本悦子を誘って、2人で東伏見の早大プールに行って泳ぎ、その後新宿に出てコマ劇場に入り、食事をして、午後4時半ごろ別れた。「それから新宿の街をぶらつき、映画館に入り、7時ごろ映画館を出た。前の日のことが頭から離れず、社長の性質が分からないので、それを知りたいと思い、若竹淳子に電話したが、不在ということであった。また、ぶらぶら歩いていたが、11時過ぎになった。その間2～3回若竹に電話したが戻っていなかった。どうしようもなく地下鉄に乗った。会社は早く閉まるので帰れない。池袋に着いた。皆が降りたので仕方なく降りた。池袋の駅前をぶらぶら歩いていたら旅館（F旅館）が目に付いた。そこに上がり、風呂に入り、寝た。疲れていたのでぐっすり寝た」。同行した松本悦子によると、彼の態度にそれほど目立ったことはなかったという。しかし、彼自身は内心はかなり動揺し、かなり強い不安を抱いていたという。また、佐倉を訪ねるつもりもあったが、一方では訪ねても無駄だという気持ちもあり、決断がつかなかったらしい。

　いよいよ本件犯行が行われた17日である。彼はこう述べる。「17日、早く起きて会社に行き、若竹さんに会って社長の人柄を訊こうと思っていた。ところが、目が覚めたのは午前9時過ぎであったので、仕舞ったと思った。仕方がないので先ず散髪をして、電車で恵比須まで行った。金がほとんどなくなり、煙草銭もなかった。貯金通帳が登山袋に入っていたので、渋谷橋郵便局に行って9千円を下した。それから空腹を感じながら歩いていると、金物店が目につき、万能包丁を買った。**佐倉さんのところに行っても仕方ないので、自分で社長と話をつけよう**

という気持ちになっていた。しかし、社長の態度が怖かったので、包丁を持っておれば心強いと思って買った。それからタクシーで渋谷に出て、食堂に入り、ビールを注文して、1本の半分しか飲めず、近くにいた労働者に2本おごった。それから靴とハンカチを買った。靴はぼろぼろだし、そのときはサンダルをはいていた。ハンカチは暑くて汗をかくので。登山袋は荷になるので、駅の一時預かり所に預けた。空腹であったので、食堂で百円の寿司を食べた。その日は朝から頭が重く、いらいらしていた。少し落ち着くかと思って映画館に入ったが、映画を観る気にもなれずすぐに出てしまった。それからタクシーに乗って会社に向かったが、会社の前に来ると、たくさん自動車が停まっているので、そのまま東京タワーまで走らせた。東京タワーでは展望台に昇り、10分ほど椅子に座っていたが、何の興味もわかなかった。それから再びタクシーで会社にもどり、着いたのは午後2時半ごろであった」。彼が精神的に動揺し落ち着きを失っていたことは、その行動に表れている。それぞれの行動がまったくその都度の思いつきに従っている。映画館に入ってもすぐ出ており、特別の用もないのに東京タワーなどに行っている。包丁を買ったのも、金物店が目に付いて急に思いついたためである。彼は単独で社長と話し合う決心がついていたが、不安と恐怖で冷静さを失い、護身の目的で包丁を買ったわけである。

　会社に着いたが社長は帰っていない。そこで会社の入口に立って社長の帰りを待ち受けた。間もなく社長は車に乗って帰ってきた。彼はこう述べる。「会社の入口に立って待っていた。ふと気が付くと社長の後ろ姿（階段を上がる）が目に入った。そのときかっとなって刺した」。

　以下、鑑定人と彼との問答を挙げる。
　（社長が車から降りるのを見ていないか）……それは気が付かなかった。
　（そのとき殺そうという気が起こったか）……起こらない。ただかっとなっていただけである。
　（刺そうという気が起こったか）……ただかっとなっていた。
　（包丁はそれまで新聞紙に包んであったか）……新聞紙をどうして取ったか、どこに捨てたのか覚えていない。
　（刺した後、社長が悲鳴を上げたのを知っているか）……知らない。刺したとき社長は持っていた鞄で自分を振り払った。そのため自分は2～3段滑り落ちて倒れた。そのとき右脚を打って痛かった。その間に社長は階段を駆け上がって逃げた。
　（それから後を追ったのか）……追いかけるというより、どうなったか見たか

った。2階に上がり、裏口のところまで追ったが、ドアが開かず、立ち止まった。それから峰村（前出）が笑っている姿が目に付いた。峰村は階段を駆け下りて逃げた。その方に包丁を投げた。別に当てるつもりはなかった。それから階段下に落ちた包丁を拾ってきて、事務室の机に座った。衝立のところに隠れていた槌田美智子が出て来た。自分は興奮していたのでよく覚えていないが、槌田さんがどうしたのかと尋ねた。自分は何か言ったと思う。社長が喧嘩を売ったと言ったと思う。それから警察を呼んでくれと叫んだように思う。そのとき何となく変な、複雑な気持ちであった。

（社長が死んだと思うか）……全然思わなかった。そんな傷とは思わない。どこを刺したかもよく分からず、背中とは思わず、手刺したか胸刺したか分からない。手応えはなかったように思う。それからパトカーが来て高輪署に連れて行かれ、渋谷署に移された。高輪署では社長が入院したから大丈夫だと言われ安心した。翌日（18日）の午后、取調べの終わる前に社長が死んだと聞かされ、初めはからかっているのではないかと思った。

彼は社長に会って話し合おうというつもりでいたにもかかわらず、階段を上る社長の後ろ姿を見るや、激しい憤怒の情に圧倒され、あたかも弓から放たれた矢のごとく社長の後を追って、所持していた包丁で社長の腰部を突き刺したようである。そのときは刺そうとか殺そうとかという考えの浮かぶ余裕すらなかったようである。社長の身体のどの部位を刺したかも認識しておらず、社長の上げた悲鳴すら覚えていない。したがって、彼の陳述の通りであるとすれば、その犯行は情動にもとづく衝動的行為であり、その際意識の狭窄があったものと考えられる。

以上の彼の陳述は公判廷における彼の供述とほぼ等しく、事前の殺意を否定している。しかしながら、警察、検察庁における供述はこれとは異なり、15日に社長と口論してから、あるいは17日の朝から、殺害の意図を有しているようになっている。鑑定人はこの矛盾について彼に質した。

（社長に叱責されてから殺す気になったのではないか）……社長に説教された後で多田さんに訊いたら、見込みはないように言っていた。この野郎と思った。
（この野郎とは殺す意味か）……そうではない。
（殺さないまでも何かやるつもりか）……やってやろうという気になった。がんがん言われたので、むこうが徹底的にやるならば、こっちもやってやろうと思った。
（殺すまでではなく、傷つけようと思ったか）……五分五分だから、こちらも傷つくし、相手にも傷つけようと思った。

（そういう気持ちでずっといたのか）……そうです。

（そのために包丁を買ったのか）……包丁があれば心強いと思ったから。僕もやられると思っていた。相手は軍隊で何回もやっているのだから。本当に殺すつもりならば昼間なんかにやらない。

この問答からすると、**彼は社長に対して殺意まで持っていなかったが、社長の出方次第によっては傷害を与えることもあり得るという心境にあったことが窺える**。なお、彼は犯行当時、色眼鏡をかけ、ハンカチで顔を隠すようにして、いかにも変装しているように見えるが、それならば、犯行前に事務所や工場に赴いて社長を探したり、犯行の時間として白昼を選ぶことはないであろう。彼は「ハンカチで顔を隠していたというのは、汗をふいていただけである。色眼鏡をかけていたのは、強い光線に当たると涙が出るので、5月ごろからかけていた。16日にプールに行くときもかけて出た」という。

彼の行為は激情行為と考えられるが、殺人、傷害のような激情行為は気温の高い夏季に多いとされている。気象庁に照会してそのころの最高気温、最低気温、平均湿度を調べた結果は次の表のとおりである。

月　日	最高気温℃	最低気温℃	平均湿度％
7月14日	32	25.1	79
7月15日	37.5	26	67
7月16日	32.4	24.6	65
7月17日	31.7	25.8	78

最高気温は連日30度を超え、平均湿度は65〜79％であり、蒸し暑い日が続いていたことは事実であり、このような気象条件が本件犯行に関係がなかったとは言いきれないであろう。

最後に現在の彼の心境である。彼は真面目に刑を務めて早く社会に出たい。最初のころは夢でうなされることが多く、ずっと被害者の冥福を祈っているという。

■ **考察と説明**

彼の現在の精神状態では、知能が正常の下位ないし精神遅滞境界線であり、性格は小心、臆病で、興奮性（爆発性）の傾向を示すが、著しい異常性格の程度に達していない。精神病の所見はなく、軽度の拘禁反応の状態にある。すなわち、落ち着きなく、注意散漫で、神経過敏である。

さて、本件犯行である。彼の知能、性格に多少の低格性はあるが、従来それほど目立った異常行動はなかった。ところが、61年7月14日夕刻の社内での酒宴で、些細なことから大暴れし、警察沙汰にもなった。15日夕刻には社長に叱責された

が、その際、社長に対して反発的態度を示した。そしてついに17日には社長を刺すという暴挙に出た。この経緯を見ると、彼には激しい興奮性（爆発性）の素因が潜在していたが、従来それが具現される機会が少なかったと言える。今まで述べてきたところでも、彼の興奮性を示唆する証言がある。とくにS商店にいたときに女中を殴打したことがある。**本件犯行のもっとも重要な要因は彼の興奮性（爆発性）という性格素因であると思われる。この素因は遺伝にもとづくものであり、前記のように彼の家系には好ましくない遺伝負因がかなり濃厚に見られる。**

さらに、本件犯行にはそれを促進するような要因が累積している。すなわち、社長が彼を叱責した際の高圧的な態度が小心な彼を極度の不安、恐怖に陥れたこと、彼は保証人というべき佐倉康彦に相談しないで単独で社長と対決しようと決意したこと、犯行までの2日間に彼が不安、恐怖のために一種の神経症状態に達していたこと、犯行前、連日高温多湿の天候が続いたことなどを挙げることができる。

次に本件犯行遂行時の精神状態である。不安、焦燥のうちに社長の帰社を待っていたところ、突然、社長の後ろ姿を見て、激烈な憤怒にかられ、脱兎のように後を追い、夢中で社長の背部を刺したようである。そのときは、刺すとか殺すとかの考えすら浮かばず、意識が狭窄した状態にあった。

殺意の問題であるが、彼は警察、検察庁の取調べでは、事前に社長に対する殺意を抱いていたように供述しているが、それが明瞭な意図であったかどうかは疑問である。もしそうだとすれば、白昼に犯行を実行することは考え難い。前にも述べたように、社長と対決するならば、場合によっては社長を傷つけるような行動に出るかもしれないといった程度の、消極的、防衛的な意図に過ぎなかったと思われる。

最後に責任能力に触れよう。彼の犯行は激情行為であり、情動犯罪である。しかも、犯行時、意識の狭窄が見られ、情動の程度はかなり強烈である。西欧の歴史を見ると、かつては情動に対しては責任能力の減免をかなり大幅に認める見解が支配的であったが、近年はむしろ厳格に対処する立場が優勢である。たとえば、飲酒、不眠、疲労などの身体的布置因子が存在しない限りは責任能力の減免を認めないという立場が優勢である。また、犯行時に明らかな意識障害、すなわち、もうろう状態に達していない限り、責任能力の減免を認めないのが一般的である。したがって、本例においては、責任能力の減免を云々できないと考えられる。しかし、彼では劣悪な遺伝負因の影響が無視できず、犯行には種々の要因の関与が明らかであり、そのような事情は量刑に斟酌されるべきであると考えられる。

■鑑定主文

1. 被告人Ｔ.Ｔ.は現在狭義の精神病に罹患せず、その知能は正常の下位ないし精神遅滞境界線に相当し、性格は小心、臆病、興奮性（爆発性）の傾向を示している。さらに軽度の拘禁反応を呈している。

2. 本件犯行は急激な情動興奮にもとづく激情行為である。犯行当時、是非を弁別し、弁別に従って行動する能力には著しい限定はなかったものと考えられるが、犯行実現に至るまでの経緯を見ると、量刑に斟酌すべき事情があるように思われる。

追　記

東京地裁は62年2月28日に懲役10年（未決通算150日）を言い渡した。判決文によると、被告人は「包丁を買い入れた際、既に場合によっては被害者を殺害してもかまわないという気持ちを抱いており、その後、犯行場所において被害者の姿を認めたとき憤激の情が一時に発してここに殺意を確定し」本件犯行に及んだと認定し、責任能力については完全責任能力を肯定した。私は殺意を否定する見解であったが、裁判所は私の見解を否定した。

14. 情動行為に著明な健忘を伴う事例——気分易変者の愛人殺し——

私は1956年12月に水戸地裁より殺人被告人Ｍ.Ｏ.の精神鑑定を命じられた。彼（被告人Ｍ.Ｏ.を指す。以下同じ）は本件犯行当時23歳である。

鑑定事項
① 現在の精神状態
② 56年2月19日の犯行当時の精神状態

■犯罪事実

起訴状によると、犯罪事実はおよそ次のとおりである。

彼はかねてから川井みち子（当時18歳）と相愛の仲であったが、最近に至り同女が冷淡な態度を示すようになったので、同女を熱愛していた彼はその真意を質し、従前の関係の復活を図ろうと考えた。56年2月19日午後8時ごろ、同女を茨城県西茨城郡Ｎ村の田島文雄所有の水田に誘い、同所で共に語り合ったが、同女は彼に好意的態度を示さないばかりか、かえって「友人は数人の情夫を持って金で身を任せているのに、自分はあなた1人を守り馬鹿を見た。これからはうんと男をつくって金でももらう」などと不貞かつ罵倒的な言動に出て、ついにはうつ伏せになって反抗的態度を示すに至ったので、これに憤慨した彼はうつ伏せにな

った同女の背部より乗りかかるようにして左手をもって同女の後頭部を押さえ、右腕をもって同女の下顎部を扼（やく）したところ、仮死状態に陥ったので、にわかに殺害を決意した。同日午後12時ごろ、同女の着用していたズボンより布製ベルトをもぎ取り、これをもって同女の頸部を一重巻きにして同部を緊縛し、よって即時同所において窒息死に至らしめたものである。

よって、同日より本鑑定に従事し、事件記録を精読し、彼の身柄を57年2月18日より同年3月4日の間、都立松沢病院に留置し、その心身の状態を精査した。さらに同年3月30日に水戸拘置所に赴いて同所の戸谷秀三看守長の意見を聴取し、同所で再び彼に面接した。同日、彼の本籍地の茨城県東茨城郡J町に赴き、父盛蔵、母はる、高野芳樹、志村文男から事情を聴取し、また翌31日に犯行現場を視察し、岩村とし子、中村良子、押田ユミ、茂木美佐子、沼井つる子、彼の姉志村モモ子、同高野あさみから事情を聴取し、本鑑定書を作成した。

家族歴

父盛蔵、母はるによると彼の家族歴は次のとおりである。

父盛蔵は58歳で健在。小学校を卒業し、20歳ごろO家に婿養子に入り、はると結婚した。道楽者の養父と折り合わず一時実家に戻ったことがある。農業を営み、仕事好きで勤勉である。46年から55年まで村会議員をしていた。性格は頑固、短気であるが、真面目な努力家である。酒は清酒5合程度で、酒癖は悪くない。

母はるは54歳で健在。18歳のときに盛蔵と結婚し、5子を儲けた。性格は温和であるが、知能はやや劣るようである。

彼の同胞は5人で彼は3番目である。

長女モモ子は36歳で現存。高等小学を卒業し、20歳で志村文男と結婚し4子を儲けた。喘息の持病があり、あちこちの医者にかかり、入院したことも2回ある。夫の志村文男によると、結婚して2年目に文男が彼女を殴ったところ、「殺せ、殺せ」と言ってすごい剣幕であったので、それからは当たらず触らずにしているという。強情、短気な性格のようである。

二姉あさみは33歳で現存。高等小学を卒業し、20歳で高野芳樹と結婚し、4子がある。モモ子の無口に対して、やや多弁、活発である。17歳のとき肺炎にかかり、せん妄状態で窓から跳び降りたことがある。その後も1回、発熱時にせん妄状態になったことがある。55年秋、彼と話していて興奮し、とりとめもないことをしゃべり出し、翌日覚えていないことがあった。強情、短気、爆発性の性格のようである。

弟芳治は現在19歳。新制中学を卒業して家業の農業を手伝っている。非常によ

く働くが短気であるという。

　弟栄吉は42年7月生まれであるが、高度の知的障害で、歩行不能で、言語も発達せず、1歳7ヵ月で死亡した。

　家系のなかで、その他の特徴的な者を挙げれば次のとおりである。

　父方祖父小島鶴吉は93歳で老衰のために死亡した。農業を営み、実直、真面目な性格で財産を残した。大酒家であったが、酒癖は悪くなかった。

　母方祖父子(ね)の助は66歳で脳溢血のために死亡した。農業を営んでいたが、大酒家で酒を飲むと暴れ、喧嘩などをした。警察に勾留されたことはないが、示談になったことがある。仕事をしないでぶらぶらしていたために俗に「お羽織男」と呼ばれた。そのため家財を蕩尽し、家屋も抵当に入ったことがある。なお、高度の喘息持ちであった。放縦、意志不定の異常性格であったと考えられる。

　父方従兄小島健介は43歳で農業に従事しているが、父親と折り合いが悪く、別居している。乱暴で短気な性格である。父の彦市が本人の干した煙草の上に手をやったと言って、父を殴ったことがある。

　父方従兄飯野　慶は51歳で農業に従事しているが、大酒、酒乱である。飲まないときは温和な好人物であり、以前はよく働いた。最近は酒びたりで、飲むと他人と喧嘩し暴行沙汰になる。あるいは家人に暴行し家から追い出したりする。異常酩酊を示す飲酒嗜癖者である。

　以上、**彼の家系には、かなり多くの目立った人物が見られ、短気・爆発的な性格者、大酒・放縦・意志不定の異常性格者、飲酒嗜癖者、異常酩酊者などが見られる。弟に1人高度の知的障害者がいる。知的障害の原因が不明であるが、おそらく外因性の精神遅滞**であろう。

■**本人歴**

　彼は33年7月に茨城県東茨城郡に生まれた。父は農業を営み、生活程度は中流以上で、経済的に恵まれていた。3歳のときに、姉のモモ子とともに隠居所の祖父母のもとに移り、祖父母に可愛がられ、甘やかされて育った。祖父は43年に死亡し、祖母が脳溢血の後遺症で身体が利かなくなったので、50年（17歳）に父母のもとに引き取られた。

　40年に地元の小学校に入学し、46年に卒業した。同校の児童指導要録によると、学業成績は1年のときは、優が1個、他はすべて良で、比較的良かったが、2年からは不可、良下がほとんどで、非常に不良である。また、欠席日数も多い。性行も不良で、低学年では恥ずかしがり、引っ込み思案、臆病な面が強く現れているが、学年とともにだんだんと落ち着きなさ、悪戯、我儘、怠惰な面が目立ち、

少時から性格の偏りが目立っている。しかし、家庭窃盗、学校窃盗などはなく粗暴な傾向は目立っていない。

46年に地元の中学に入学し、49年に同校を卒業した。同校よりの回答では、3年末の学業成績だけが送られてきたが、体育が優で、他は可または良であり、欠席もかなり多く、成績は不良である。性行については回答されなかったが、彼によると、中学時代から粗暴になり、他人に対して反抗的になったという。家人の陳述でも、中学2年のとき、朝礼時にマフラーをしていて注意され、校長に抗弁したことがあるという。

49年に中学を卒業し、K農学校を受験したが、不合格であった。彼は落胆したので、父は知人の富田正二の勧めで、彼を水戸市の養蚕試験所付属技術員養成所に入所させた。1年間の課程でそこを終了したが、彼は蚕糞の臭いを嫌い、同試験所に就職することを承知しなかった。彼は自ら簿記を習いたいと言って、50年には水戸市の高等簿記学校に通学し、割合真面目に勉強し、1年の課程を7ヵ月で終了し、珠算の3級の資格を取った。その後、彼は自宅の農作業を嫌い、51年6月から地元のS村役場に勤めた。自らは真面目にやっていたと言うが、一般に熱意がなく、配達すべき書類を自宅に置いていて、村長から叱責されたこともあった。そして、結局勤めが嫌になり、52年11月に自発的に辞めた。なお、同年秋に海上自衛隊に応募したが、不合格であった。53年1月に義兄の志村文男の叔父志村恒夫が経営するS金融会社（日立市）に勤め、恒夫宅から通勤したが、同年6月に会社が当時の金融引締めのために解散した。次いで53年7月に母方の遠縁の杉山五郎の紹介で都内中央区の石炭屋に勤め、石炭の積み降ろし仕事をした。仕事は面白くて気に入っていたが、約6ヵ月で作業中に腰を打撲して働けなくなり、実家に戻った。上京中に飲酒を覚えた。彼は実家では農業を嫌うので、父は彼を54年4月に西茨城郡のN建設に勤めさせた。彼はトラックの運転助手をしていた。同社の総務部長富田雅夫によると、最初の半年ぐらいは真面目に働いていたが、55年1月ごろから無断欠勤し、やくざめいて派手な服装をするようになったという。その当時から飲酒量が増加し、飲酒して暴れたり、喧嘩することが多くなったようである。また、本件の被害者川井みち子との恋愛関係が始まったが、その事情については後記する。彼は55年5月に同社を辞めた。

かねがね彼の粗暴行為と怠惰に困り切っていた父は、何とか彼を真面目な生活に戻そうと腐心していたが、たまたま彼が自動車学校に入りたいから2万円欲しいと申し出たので、それで真面目になれればと藁をも掴む気持ちで、それを承諾した。そして、富田正二、小島憲一の立ち合いのもとに、誓約書を書き、違約し

た場合には親子の縁を切り、財産を譲らないという条件で、彼に2万5千円を渡した。金は55年7月25日に2万円、同年8月10日ごろに5千円渡された。彼はそのうち2万円を愛人の川井みち子に与えたらしい。

　彼は宇都宮に出たが、自動車学校に入らず、ぶらぶらしているうちに殉国青年隊に入隊した。その隊は天皇制擁護を標榜する右翼団体であり、市民からは暴力団のように恐れられていた。彼は宇都宮の部隊で2ヵ月の教育を受けた後、栃木県芳賀郡M町の栃木県支部に派遣され、現場活動に従事するようになった。仕事は宣伝工作、ビラ貼り、隊員募集などであるが、当時、不良朝鮮人撲滅のスローガンのもとに暴力沙汰にも及んでいた。父の監視下から離れて自由になったこと、殉国青年隊の殺伐とした雰囲気、隊員としての英雄気取り、これらが彼の行動を奔放不羈（ふき）にした。これがもっとも強烈に表れたのは飲酒の面である。N建設にいたころから飲酒量が増加していたが、それが極端化し、毎日のように朝から1～2升飲んでいた。甚だしいときには米飯に酒をかけて食べた。当時、密造された安い焼酎が入手できたのも好都合であった。飲酒が彼の活動に有利に働き、暴力行為を容易化し、彼は無我夢中で格闘を演じ、後で記憶していないこともあった。しかし、定まった給料をもらっておらず、ときたま運動費をもらう程度であったので、生活費に窮するようになった。そのため借金がかさみ、実家や義兄の高野芳樹の家に行って自転車、衣類等を持ち出して入質するようになった。また、アルコールの中毒作用のために飲酒しないと手が震え、いらいらし、夜も眠れなくなった。また、自制心、反省心もなくなった。そのうちに飲酒の影響で胃腸を壊し、身体的に疲憊し、隊員活動もできなくなった。そして、55年11月に隊長に断ってM町を離れた。不義理を重ねているので実家に帰れず、義兄の高野芳樹に頼んで同家に入れてもらった。疲労困憊していた心身も数日間の休養で回復し、それからは禁酒し、一応、真面目に義兄の農作業を手伝った。こうして比較的平静な状態で56年を迎え、本件犯行に至るが、その後の経過は後記する。

　以上は彼の生活史の概要であるが、さらに、彼の心身の既往歴によって補足したい。

　出産は異常なく、幼時の発達に異常がなかった。4歳のときに高熱、発疹、ひきつけ（2回）があり、I町の病院に3週間入院したことがあった。病名は不詳である。その後とくに後遺症はなかった。小学校4年のとき全身の発疹、高熱、強度の頭痛があり、音に敏感で輾転反側し、回復期に厚い皮膚剥離があった。病名は麻疹であった。その後ときどき頭痛を訴えたり、音に対して敏感になった。したがって、この麻疹が若干の後遺症を残した可能性がある。

中学を卒業した16歳ごろから症状が目立つようになった。すなわち、**発作的に不機嫌、頭痛が出現する。不機嫌と頭痛が同時に伴うことが多く、その際は顔面が紅潮し、無口になり、人を避け、暗い奥座敷に引っ込んで臥床する。頭痛のため鉢巻きをすることがある。また、食欲が減少し、音に敏感になり、ラジオ、柱時計を止めさせる。しばしば鼻血が出る。発作の持続期間はまちまちであるが、1週間から10日続くことがある。発作は自然に起こることもあれば、不快な感情刺激や面倒な思考作用によって誘発されることもある。もともと易怒性、興奮性が高いが、発作時にはそれが一層亢進する。**家人は初めはこのような症状を我儘のせいにしていたが、後には病的なものと考えるに至った。以下のような粗暴行為が頻発し、その様相にかなり理解困難なところが認められたからである。

　父と冨田正二によると、52年4月、志村文男のところに農作業の手伝いに出発するとき、彼は自転車が故障しているのを発見して、鉈で衣類、自転車のタイヤをずたずたに切り刻み、アルバムから写真を剥いで、囲炉裏にくべて焼いた。53年7月ごろ、些細なことから石油を戸障子に撒き散らした。54年2月の節分の日に、寝ている父の布団にバケツで水をかけた。豆まきの後で、豆の多寡のことで父が注意したら激昂したらしい。そのとき駆け付けた冨田正二には、常人の仕業には見なかったという。54年6月の田植えのとき、彼が弟の芳治に辛く当たるのを見かねた父が注意したところ、万能を振り上げて父に向かい、制止に入った隣人の腰を万能で殴打した。55年8月ごろ、夕立のとき、煙草の取り入れを手伝わないのを注意した父の顔を殴打して出血させた。そのとき彼は友人と飲んで酔っていたという。

　義兄の志村文男、高野芳樹によると、時期は不詳であるが、彼が我儘で仕事をせず、父の忠告に耳をかさないので、2人の義兄が説得しようと考えていたことがあった。ところが、ある夜、彼が志村に犬をけしかけて来たので、志村は犬を叩いた。すると**興奮した彼は持っていた空気銃を志村に向けて発射した**。幸い弾丸は外れたが、志村には彼が正気でないと思われた。その後間もないころ、些細なことで怒った彼は、**空気銃を母に向けて「殺すぞ」と言った。傍らで見ていた志村は、「殺すならば、代わりに俺を殺せ」と言って母をかばった**。もっとも、志村はそのとき綿入れの半纏を着ていたので、撃たれても負傷する心配はなかった。そのときは彼は発砲しなかった。

　最後に、家人も彼の状態を病的と考え始め、54年6月ごろに水戸市のI医院に相談に行き、往診してもらうことにした。しかし、彼は自分は病気ではないと言って強硬に拒否するので、往診してもらうことはできなかったという。

この不機嫌、頭痛の発作が重要な問題であるから、先取りして参考的資料を挙げたい。水戸拘置所長の57年2月26日付けの回答は次のとおりである。

「本名の平素の行状は柔順、温和で人に接しているときは終始笑顔をもって明るく話しているが、**天候の変化に際しては敏感で感情に変化が多く、このようなときは頭痛を訴え1日中横臥する（月に2〜3回）。なお、このようなときは話しかけても無表情で白眼視して応答もしない**。最近1ヵ月くらい朝食も摂取せず、頭が重くはっきりしないとの訴えがあった。本名の興奮した例は、（1）2月1日、同房の者が些細なことから口論したのに憤慨して突然立ち上がり手拳をもって両名を殴打した。（2）2月10日ごろ頭痛を訴え、横臥していた本人は何の理由もないのに突然立ち上がり、同房の者の制止も聞かず職員に対し『喧嘩をやっぺやっぺ』と大声を発し、なお石鹸等を投げつけて威嚇的態度を示し暴れたが、24〜25分位で鎮まりけろっと横臥した」。

57年3月30日に鑑定人が水戸拘置所を訪れ、同所の戸谷秀三看守長の意見を聴取したところ、次のとおりであった。それは前記の回答を補足するものであった。

「彼は平素は非常に模範的で、職員に従順でにこにこしており、率先して清潔、整頓に心掛けている。しかし、**気分の波が甚だしく、1日のうちにも変化がある。不機嫌になると、眼が吊り上がり、黙ってしまって、横臥を求めるのが特徴的である**。そのときには激し易く、刺激しないように注意しなければならない。**些細なことで興奮して暴行したり、大声を発したりする**。同房者も非常に怖がっている。興奮が終わると1日くらい横臥していることが多く、その後はけろっとしている。**興奮中の行動を十分に記憶していない様子もある**。最近、次のようなことがあった。ある被告人が新入で入ってきて、同房となった。その者は窃盗を犯しながら、見栄から殺人犯であると称していた。彼はその者の面倒をよく見て、その者が風邪を引いたときに、自分の着物、毛布などを貸してやったりしていた。ところが、57年3月25日に、その者に検事調べがあり、その者が殺人犯でなくて窃盗犯であることが彼に分かった。欺かれたと知った彼は極度に興奮してその者を殴った。危険を感じたので職員がその者を他の房に移した。その房が彼の房のすぐ前に面していた。**気持ちの収まらない彼は窓際に立って相手の房を睨みつけたまま瞬きもしない。物凄い形相で、もし相手が傍らにいたら殺しかねないと思えるほどであった**。そうした状態が同日午後5時ごろから約5時間続いた。職員がなだめても一向に効果がなかった。そっと様子を窺っていたが、職員の前でもそうでないときでも、その様子に変わりなかった。狂人の真似をしていたらボロが出るはずであるが、そういうようなことはない。本件の殺人も、あるいはこのよ

うな激情によるものでないかと考えられる」。

この戸谷看守長の陳述を聴いた直後、同所で彼に面接して事情を聴取した。彼の陳述はおよそ次のとおりである。

「ときどき物が大きく見えたり小さく見えたり、パッパパッパとそうなる。また、たまに自分が大きくなったり、小さくなったり、浮き上がるように思ったりする。あるいは、自分で身体が分からなくなる。また頭痛がする。何か考えたり、下を向いたりしていると痛くなる。そういうときには人に跳びかかって行きたくなり、何やっているか分からなくなる。たとえば、喧嘩などするときには、口論して少し声が高くなるまでは覚えているが、それから乱暴するのは分からない。やったことを後に聞いて初めて分かることが多い。自動車のタイヤを鉈で切り刻んだことも後で聞いて分かった。石油を戸障子に撒いたのは全然覚えていない。また、中学3年ごろから稀に（2～3ヵ月に1回くらい）何か言われているような気がする。また、林の音が聞こえたりする。それは非常に漠然としていて、しかも瞬間的である。気分も変化しやすく、原因もなくいらいらしたり、愉快になったりする。気分の悪いときは臥床すると治る。大抵1時間か2時間で治るが、1週間も寝込むことがある」。

また、彼は拘置所内における興奮についてこう述べた。

「2月1日に興奮したのはいくらか覚えている。同房の藤田と富田が1時間半ほど口論していた。何度も制止したがきかないので、むらむらして2人を殴った。2月10日に職員に『喧嘩をやっぺやっぺ』と言ったのは全然覚えていない。3月25日のことは覚えている。新入の渡利が殺人してきたと言って入所してきた。しかも他の者に罪を着せられたというので同情した。風邪を引いたというので自分の丹前、毛布を貸した。その夜、歌を歌ったりしている。翌朝たしなめたら嘲弄するような言辞を吐いた。また、後に窃盗犯であることが分かった。それでかっとなって三つ殴った。その後は寝てしまった。相手が転房したのは覚えている。じっと睨んだまま立っていたのはちょっとの間である。看守長が来て注意されたのはうすうすしか覚えていない」。

家人の陳述、拘置所職員の証言、本人の陳述の三者がよく一致する。症状を総括すると、発作性の頭痛、視覚・聴覚・体感の異常、不機嫌、興奮、暴力行為、自律神経症状（顔面紅潮、鼻出血）などである。興奮すると途方もない暴行、破壊に赴き、そのときは思慮分別を失っているようである。しかも、本人の陳述から分かるように、全然覚えていないような健忘が残ることがある。発作は自然に起こることもあるが、内外の誘因によって増強される。したがって、K.シュナ

イダーの精神病質類型の気分易変性性格に相当するように考えられる。

なお、彼には意志薄弱性、爆発性の性格傾向もある。この点については後に触れる。

嗜好では煙草はやらず、**飲酒が問題である**。飲酒を始めたのは20歳ごろ、東京で石炭屋に勤めていたころである。酒好きの仲間に誘われて飲むようになった。その後、N建設に勤めるようになって酒量が増加し、殉国青年隊に入隊して極端になった。離脱症状としての手指振戦、不眠、いらいらも出現し、最後に心身ともに疲労困憊して離隊したことは前記のとおりである。彼の陳述によると次のとおりである。

「最初から１升くらい飲んでも平気であった。最高は焼酎で１升３合である。酒の酔いは日によって違い、２升位飲んでも平気のときもあり、２合くらいで酔うときもある。酔うと気が大きくなり、乱暴するようになる。そういうときは２升を超えているときが多い。乱暴しても後で覚えていないことが多い」。

従兄の小島 章によると、「彼は酒を飲むと友達でも誰でも見境のなくなる人である」という。沢木光夫によると、「56年２月14日に西茨城郡N村のA旅館で新年宴会があった。そのとき彼はかなり酔ってから、酒を持って来るのが遅いと言って難癖をつけ、座敷のちゃぶ台の上に乗って、あぐらをかいて、殉国青年隊の法螺と啖呵をきった」という。飯野 茂によると、「55年秋ごろ西茨城郡N村の小学校に遊びに行ったとき、彼は酒に酔ってナイフを振り回し、危ないので逃げ回っているうち、ジャンパーの右脇のところを切られた」という。

以上から、彼には**いわゆる大酒、酒乱の傾向があり、暴飲のため一時、離脱症状が出現し、アルコール症の状態になった**。酩酊すると、激昂しやすく、容易に粗暴行為に赴く異常酩酊の傾向がある。

■現在証

甲．身体所見

57年２月22日の身体所見は次のとおりである。身長161.8cm、体重60kgで、闘士型の体型である。栄養状態は中等度である。奇形はない。左下腿腓腸部に直径約5cmの円形の瘢痕があるが、これは９歳時の火傷の痕である。文身(いれずみ)はない。一般内科的にはとくに異常はない。神経学的には下肢の腱反射の亢進、手指の振戦などがあるが、脳の微細な器質的な変化の存在の可能性がある。脳波は、軽度の徐波（θ波）が散発する境界域脳波である。

以上から、**神経学的所見、脳波所見から軽度の脳機能の異常が推定され、これは小学校４年時の麻疹の後遺症状の可能性がある**。

乙．精神所見

まず、57年2月18〜3月4日の鑑定留置期間における動静を挙げる。

彼は病室でぼんやりと窓外を眺めたり、「平凡」などの雑誌を見たり、ごろごろ寝転んだり、ときどき昼間から寝ていることがある。病棟内の他の患者とは没交渉である。積極的に医師や看護者に訴えてくることはない。ただ、軽度の不眠を訴えて睡眠剤を要求する。食欲も減退して食事をあまり美味しいと思わないようである。要するに、**一般に消極的、無関心、寡動、無欲的である**。2月23日に父や姉が郷里から面会に来たが、ほとんど喜びを示さず、元気がないので、家人には心配に思われたという。なお、興奮、暴行などは一度も見られなかった。看護者には終始従順であった。

次に、面接時の彼の態度である。診察室に呼ぶと、すぐに素直に来るが、動作に元気がなく、物静かである。鑑定人の命令がないと椅子に座らず、非常に控え目である。面接が長時間に及んでも、姿勢をあまり崩さず、礼容がある。いや、むしろ硬くなっているようである。だんだんに馴れて無遠慮になるなどのことはない。たとえば、火鉢を挟んで鑑定人と差し向かいに長時間座っていても、火鉢に手をかざしたり、火鉢に足を挙げることはない。かなり寒いときでも、決して寒いとは言わないし、寒い様子をしない。**精彩のない動きの乏しい表情で、喜怒哀楽を表さない**。しかし、奇妙な衒奇的な表情はない。**問診に赤面したり激昂することは一度もなかったが**、被害者の死体の写真を見せたときに顔を伏せて敢えて見ようとせず、緊張の表情を見せた。自発的に喋ることはほとんどなく、談話はすべて受動的であり、応答は低声、単調、寡言で思考の渋滞がある。しかし、問診に拒否的になったことはなく、むしろ従順過ぎるくらいである。このような不活発な状態が続いていたが、日によって若干の変化があった。2月26日に院長の診察を受けたが、そのときは上記の状態がとくに甚だしく、思考の渋滞がとくに顕著であった。一度だけ、**2月28日には「何の理由もなく面白く、笑いが出てくる」**と鑑定人に訴えたことがある。そのとき彼の様子にとくに変わりがなかったが、気分の変動があったと思われる。

次に問答の一部を挙げて、精神状態をさらに検討したい。

（ここはどこか）……松沢病院西6病棟。（正）

（今日は）……（昭和）32年2月22日。（正）

（ここはどういうところか）……精神病院。（正）

（何の目的で来ているか）……精神鑑定のため。（正）

（自分で精神病と思うか）……おかしいと思わない。

(いつここに来たか)……18日。(正)
(誰と来たか)……2人と。裁判所と検察庁の人と。(正)
(昨日の天気は)……忘れた。
(雨が降ったか)……忘れた。(事実は雨が降った)
(昨夜のおかずは)……忘れた。
(生まれた日)……昭和8年7月(以下省略)。(正)
(父の年は)……58歳。(正)
(母の年は)……54歳。(正)
(1年は何日か)……365日。(正)
(閏年は)……日数の多い年。(正)
(何年に1回)……15年いや4年。(正)
(日本の大都市五つ)……東京、大阪、名古屋、京都、仙台。(ほぼ正)
(太平洋戦争の終わった日)……昭和20年8月15日。(正)
(始まった日)……昭和16年ごろ、月は分からない。
(今の首相は)……石橋。名は忘れた。(正)
(税金とは)……国のために収める。
(いとことは)……親の同胞の子。(正)
(嘘と誤りの差は)……わざとやることと過ってやること。(正)
(100円から15円引く)……95円、ああ85円。(正)
(85円の3倍は)……255円。(正)
(5円で三つ買える物を20円でいくつ買えるか)……12。(正)
(100から7を順々に引くと)……93、86、79、62、55、47。(途中で誤りが出現する)。

この問答から、**見当識、記銘力、記憶、知識、判断力、計算力に粗大な障害のないこと**が明らかになった。もっとも、前日の天気、前夜のおかずなどを記憶せず、簡単な引き算にも間違うなど、知能が高いとは言えない。また、幻覚、妄想などの病的体験は認められなかった。

次に、施行された心理テストの一部の結果を簡単に紹介する。

① 三宅式記銘力検査　これは記銘力を検査するテストである。有関係対語試験では、正当率は第1回50%、第2回50%、第3回50%であり、無関係対語試験では第1回10%、第2回10%、第3回20%であった。この結果は正常人のそれに比べて非常に悪い。作為があるかと考え、別の日にもう1回同一の検査をしたが、その結果は前回のものとあまり差異はなかった。したがって、

記銘力は不良であると判定される。
② クレペリン連続加算テスト これは1桁の数字を連続的に加算させ、その作業量と正確性から精神作業能力を検査するテストである。各5分間の作業量は86、88、82、71であり、1分間の平均作業量は16.5である。正常者のそれの約30に比べて非常に低い。しかも、各5分間の誤りは3、3、2、33であり、最後の5分間の誤りは甚だ多い。そのころは思考能力が全く阻害されているようである。したがって、思考作用に疲労しやすい傾向がある。
③ ブルドン抹消法 これはアット・ランダムに配列された数種の符号の中から特定の符号だけを抹消させ、その速度、正確性から精神作業能力を見るテストである。彼に施行したところ、平均抹消時間は18.9秒であり、これは正常者の範囲内である。しかし、誤りは、最初は少ないが、最後のほうになると、著しく多くなる。この点はクレペリン連続加算テストと軌を一にする。
④ 脳研式標準知能検査 これは吉益によって開発されたB式知能検査である。彼に施行したところ、100点満点で69点であった。この結果から知能は正常の範囲にあることが分かる。

以上で鑑定留置中の精神状態の記述を終える。**要約すると、無気力、寡動、無関心、無欲的で、情意の減退がとくに顕著である**。そのような状態が一応一貫しているが、ときどきその状態に変化があり、**契機なく愉快になるといった気分の変動があった**。見当識、記銘力、記憶、知識、判断力、計算力等に粗大な障害はないが、心理テストではかなり著しい異常所見が見られ、知能は正常の範囲にあるものの、注意は散漫で、記銘力、精神作業能力にかなり強い抑制が見られ、また思考作用の疲労性が高度であった。幻覚、妄想等の病的体験はなかった。**要するに、現在の精神状態は一種の気分変調（不機嫌）状態にあり、それは彼の従前から存在した気分易変性にもとづくと考えられる。そして、このような気分の変化は作為的なものではないと考えられた。**

ここで、鑑定人が67年3月30日に水戸拘置所で彼に面接したときの所見を挙げると、当時、彼の表情、姿態には精彩があり、快活、明朗であり、談話も活発で、少しも寡言ではない。それゆえ、鑑定留置中は気分変調状態にあったことが裏付けられる。

■本件犯行当時の精神状態

被害者川井みち子との関係について彼は次のように陳述した。

「川井みち子（以下、彼女と称する）と初めて知り合ったのは自分がN建設に勤めていた54年10月23日である。その日は笠間に菊を見に行き、帰りのバスの車

掌が彼女であった。彼女が自分に遊びに来ないかと言った。彼女はすでに自分の名を知っているようであった。その晩、従兄の小島　章を誘ってＳバス停留所の中村良子方に行き、彼女を含め男女５人で40～50分雑談した。その後、彼女は帰ったが、彼女を追って、２人きりで話し合った。彼女は自分が好きだから今後、呼んでくれと言った。そして再会を約して別れた。その後、夜間に２人で密会するようになった。彼女から結婚してくれと打ち明けられた。そして抱きついてきた。初めは好きでも結婚したいと思わなかった。彼女は大胆で仰向けになって自分を引き寄せ、性関係を求める態度をした。しかし、度胸がなかった。知り合って１週間ほどして、密会のとき彼女はＳ小学校へ誘った。学校の渡り廊下のところで並んで座っていたとき、彼女が抱きついてきて、そこで初めて性関係を結んだ。彼女は絶頂に達し、身体をなかなか離さなかった。処女ではないと思った。その後１週間に１回ぐらい密会を重ね、性関係を続けていた。Ｓ小学校、彼女の家の物置、野原などで関係していた。自分もだんだん夢中になり、55年夏ごろからはほとんど毎日会い、彼女のことを考えて仕事も手につかなくなった。性関係時の態度もますます大胆、奔放になった。また回数も増え、１晩に４回にも及び、朝方まで一緒にいることも多くなった。彼女は子供が出来てもよいと言って、避妊の方法は１度も取らなかった。知り合って間もなく１ヵ月ほど会わなかったことがあるが、彼女は同僚の岩村とし子を通じて呼びに来たので再び関係ができた。彼女が金が欲しいというので、東京の石炭屋で得た金、Ｎ建設で得た金、自動車学校に行くという口実で父からもらった金を彼女に与えた」。

　彼は55年５月に友人中野　裕を通じて彼女の実家に結婚を申し込んだ。彼女の母や兄の供述では、「みち子はお針一つできない」とか、「従兄の富山吉雄に嫁にやる」という理由で断ったという。しかし、彼はこの結婚話を父や義兄たちに話していない。他方、彼には別に縁談が数回あったが、いずれも断っている。

　さて、55年８月ごろから彼は殉国青年隊に入隊し、奔放な生活が激化し、飲酒に耽溺し、暴力的傾向が増強したことは前記のとおりである。これが２人の関係に影響したことは当然である。この点について彼女に身近な第三者の陳述を挙げよう。

①　中村良子によると、「２人の仲がかなり深かったことは、彼が夜明け近く鼻歌を歌いながら通るのを聞いたことから分かる。55年夏ごろから、うまくなくなったようである。しかしはっきりしたことは分からない。彼女が彼を避ける様子はなかった。彼女が彼を心から嫌っていたと思われないふしがある。56年２月14日に酔ってバスから降りる彼に彼女が靴とオーバーを持って

きてやった。その様子を見ると愛情が感じられた」という。

② 岩村とし子によると、「彼女は初め彼がやさしい人で感じがよいから好きになってもよいと言っていた。そして、彼は、俺と彼女は夜2時、3時まで付き合っているから普通の関係ではないと言っていた。彼女は生理日が来ないので心配だと言ったこともあった。ところが、55年11月ごろに、彼女は彼が酒ばかり飲んでいるから別れることにしたと言った。また彼と夫婦約束したから、別れるにしても他に男をつくったら殺されるかもしれないと言った。彼女は彼と別れたいと言っていたが、その後も彼のことを心配して、どうしているかななどと漏らしていたことがあった」と言う。また、同女によると、55年11月ごろ、彼女が彼に殴られて耳部を腫らしているのを2〜3回見た。同じころ、M町のS家の縁側に2人が座っていて、彼が彼女を突き飛ばし、彼女は尻を地面について泣いたのを見たという。

③ 押田ユミによると「彼女は彼と関係ないと言いながら、その後も毎晩のように彼が彼女を待っていたので、彼女は口では関係ないと言いながら、何を言っているか分からないと思った。とくに彼に対して彼女の態度が変わったと思わない」と言う。

④ 茂木美佐子によると、「55年11月ごろ彼女は、私はもう彼を見るのも嫌だ、別れてくれないのだ、いつか彼に殺されるかもしれないと言った。また、車掌を辞めて東京の方へ行って働きたいとも言った」と言う。

⑤ 沼井つる子によると、「55年夏ごろ、彼は初めは大人しい良い人だったが、だんだん不良じみて酒飲んで暴れるので嫌になったと言った。また彼と別れようと思っても、他に男をつくると殺すと脅すから、なかなか別れられないと言った。一方、彼が殉国青年隊に入ってからますます悪くなった。みんな不良にしたのは私が悪かったからだと言った」と言う。

以上の彼女の身近の人の陳述から、殉国青年隊に入隊した彼が、飲酒に耽溺し、ますます粗暴になり、彼女にも暴力を振るうようになり、彼女は彼と別れたいと思うようになったが、そうして他の男と付き合うようになると、彼の言動から殺されるかもしれないという恐怖を抱き、また内心彼に対する愛情も残っているという、葛藤状態にあったと思われる。

彼は殉国青年隊にいたころM町の高校生宮田成子と知り合い、同女と文通するようになった。しかし、その関係は取り立てて言うほどのものではなかった。ところで、彼女が、宮田が彼に送った手紙を小島　章から渡されたのは56年2月初めごろである。（注：彼は宮田に、彼宛ての手紙を小島の方に送るようにさせて

いた)。小島がなぜこんな不都合なことをしたかについては、小島が岩村とし子に失恋して、その腹いせに、八つ当たり的にしたらしい。

前記のように、彼は殉国青年隊に入隊して飲酒に耽溺し、そのために心身ともに疲労し、55年11月ごろに義兄の高野芳樹方に逃避し、禁酒を続け、体調が回復し、高野方の農作業を手伝っていた。彼によると、当時、何となく気が進まず、彼女と密会することはなかった。ところが、56年2月初めごろ、宮田が彼に宛てた手紙を彼女に渡したと小島から聞いたので、それをもらいに彼女に会いに行った。それから2人の交際が再開し、2月5日に最後の性関係が行われたという。

他方、56年2月13日の旧正月に彼は初めて実家に行った。知人と飲酒していた父が、前記の2万5千円のことで彼を罵倒し、1升瓶や急須を彼に投げつけた。彼はその後、友人数名と中村良子方で新年宴会を開き、みんなで清酒1升4合ぐらい飲んだ。同日午後7時50分ごろ彼は中村方を再度訪れたところ、たまたまそこに居合わせた**彼女に、小島から渡された宮田が彼に宛てた手紙を読んだのではないかと詰問し、その頭髪を掴んで何回も引っ張り、彼女を泣かせた。**

翌2月14日に、彼はN村のA旅館で開かれた運転手仲間の新年宴会に加わり、かなり酩酊して粗暴な振舞いを演じた(前記沢木光夫の陳述参照)。その後、バスに乗ったが、乗り過ごすなどして、最後にS停留所で降りた。そのとき、前記の中村良子の陳述のように、彼女が彼のために靴やオーバーを取ってやって愛情のあるところを見せた。

いよいよ、56年2月19日の本件犯行当時の事情に立ち入る。鑑定人と彼との問答の一部を挙げる。

(彼女との仲がうまくいかなくなったのではないか)……自分ではうまくないとは思わない。

(彼女は好意を持っていたと思うか)……そう思った。

(最後に関係があったのは)……2月5日。節分の次の日である。その2〜3日前に小島 章が宮田より自分に宛てた手紙を彼女に渡したというのを聞いて、自分はそれをもらいに行った。彼女には中村良子のところで会い、節分の日に渡すという返事をもらった。その日、彼女は手紙を持っていなかった。

(節分の日に手紙をもらったとき彼女は怒っていなかったか)……むっとした様子であった。普通より喋らなかった。しかし割に何とも言わなかった。

(何か言い訳しなかったか)……しなかった。

(しかし、まずいと思ったか)……思った。ところで、彼女は翌日来るように言った。その晩は関係しないで別れた。

(翌日の２月５日に関係したが、そのときの様子は)……別に変わったこともなく、恨み言も言わなかった。
　(それから犯行まで関係はなかったか)……それから(旧)正月になったから。
　(その前にずっと関係していないのは)……(55年)11月に義兄の家に来てから、遊びに行きたい気にならなかった。
　(一緒になるつもりはあったか)……あった。
　(彼女から別れ話を出されたことはないか)……春ごろ１回あった。それで１ヵ月ほど付き合わなかった。(前記参照)
　(どういう理由で)……女というものはこういうものかと思ったくらいである。
　(その後は１回もないね)……ない。

彼は、前記のような、彼女に暴行した事実を認めている。ただし暴行はほとんど酩酊時で、詳細な記憶は残っていないようである。

以上から、彼女は表面の言葉はともかく、内心で彼を強く嫌悪して彼と別れようとまで考えていたとは思えない。また、彼のほうも彼女に強い不信の念を抱いていたとは考えられない。

さて、その後、**彼女のほうから会いたいというので**、２月18日夜、彼女の家の前の茶の木のところで会った。たまたま彼女の兄嫁が外の便所に出て来たので、翌日の再会を約して別れた。その日は特別な話をする暇はなかったという。

以下に57年２月22日の面接における、犯行当日についての問答を挙げる。
　(午後８時ごろ待ち合わせる予定だったね)……あった。
　(そのときは酒飲んでいたか)……飲まないですね。
　(どこで会ったか)……彼女の家の近所で会った。
　(それからどうしたか)……立ち話した。何か喋った。それから現場に行った。
　(現場に前に行ったことがあるか)……ない。
　(現場に行く前に堀のそばの芝生で話をしなかったか)……ない。
　(あなたが藁納のところに行こうと言ったか)……女が言った。
　(どんな話をしたか)……何か喋った。
　(女がからんでくるようであったか)……そうですね。
　(どういうふうにからんできたか)……口で言うくらい。
　(藁を敷いてどの方向を向いて座ったか)……南向き。
　(女はどちら側に座ったか)……右側に座った。
　(どんな話をしたか)……あらゆる話をした。
　(重要なことは)……「私は弱くされた」と言う。

（弱いというのは）……胃が弱いということです。
（それから）……堀本という運転手との評判を立てられて困ると言う。河野社長の奥さんに叱られて辞めるかなと言った。
（堀本と実際に関係あるのか）……ないでないか。岩村（とし子）が言ったらしい。岩村がちゃちゃ入れたらしい。
（女はあなたが嫌だと言ったね）……初めは言わない。
（気に食わないことを女が言ったね）……言った。
（それでかっとなったね）……それは後。
（抱いたり接吻したか）……やったと思う。長いことやっていた。そういうのはいつも同じだ。
（関係はしなかったか）……口でいろいろやったから。やる気がなかった。
（女の剣幕は悪かったね）……悪かった。
（殴ったね）……殴ったかもしれない。
（女の手を縛ったのは）……その前に自分は帰ると言った。女が話があると言って止めた。そして、**あなたばかりが男でないから、としちゃん（岩村とし子）のように誰にでも身を任せて金をもらうほうがよいと言った。それで脅かすつもりで手を縛ったのでないか。女は殺すならば殺せと何回も言った。**
（それで殺すつもりになったか）……かっとした。そして目が覚めた。女の背中に乗っていた。女は死んでいた。
（柔道の手で絞めたのでないか）……**自分でどういうやり方でやったか分からない。**
（活を入れた覚えはないか）……警察で、背中に痕があるから活を入れたのでないかと言われて、ああそうですかと言った。
（女の頸を絞めたのは）……これは目が覚めてから絞めた。恐ろしい気持ちでない。生き返ると困ると思った。
（どこの紐で絞めたか）……（女の）ズボンのベルト。
（ズボンを破った覚えがあるか）……ある。ベルトを取るときにあちこち引っ張ったのでないか。
（かっとなって殺す気になったのだね）……あったでしょう。
（女の物を持ってきたのは）……形見に持っていようか、そして自分も死のうかと思った。物盗りに見せようという気もあった。

以上の問答では彼の陳述はかなり曖昧な印象を与え、警察での供述の詳細さと対蹠的である、ただ、**犯行、すなわち彼女を絞扼した事実の記憶のないことをは**

っきりと述べている。
　その後の２月24日の面接では彼の警察調書にもとづいて聴取し、やや誘導的に質問した。その問答の一部を挙げる。
　当日彼女の家に行き、彼女が出て来た後、(最初会ったとき相手の態度がどうであったか)……普通だった。
　(「今日来てくれと言った用は何だね」と言ったね)……言ったですね。
　(女は「用があるから呼んだ」と言ったね)……言った。
　２人は話しながら現場近くまで行き、(田の畦道を行き、**芝生のところに行ったか**)……**行って腰かけた。東側を向いて座った。**
　(抱擁したか)……したと思う。何分間か。
　(女は嫌がったか)……嫌がらない。女のほうが積極的だった。
　(「酒飲まないと大人しいと思って馬鹿にするな」と言ったね)……言った。
　(だんだんと口論になったか)……なった。
　(２〜３回平手で女の顔を殴ったね)……殴ったね。
　(「自分を自由にしておきながら随分ひどいことをする」と女が言ったね)……言ったですね。
　それから犯行現場に行って、(現場に行って藁を敷いたですね)……そうです。
　(女が他の男とこんなところに来るのかと思ったか)……思った。
　(女が「怒るだけのことがあるから怒るのよ」と言ったか)……それは言った。
　(「２人は約束が約束だから」と女が言ったか)……それはいつも女が言う。
　(女は「どうしてＭ町の女（宮田成子）と付き合うのか」と言ったか)……言った。
　(どう答えたか)……付き合ってなんかいないと言った。
　(「友達程度の付き合いをしている」と言ったか)……全然付き合っていないと言った。女は嘘言ってとか何とか言ったと思う。
　(女は「人の前ではたいて嫁に行けない」と言ったか)……言った。
　(一旦帰ろうと思ったか)……思った。彼女が怒りっぽいからこれ以上やると怒ると思って帰ろうと思った。
　(帰ろうとしたら)……話があるからと止められた。
　(女は「どっちみち付き合わない」と言ったね)……言ったかもしれない。
　(「なんでもかんでも手を切っからね」と言ったか)……言った。
　(「そのくらいの薄情な人間だから随分満足してんだろう」と女は言ったか)……言ったかもしれない。

8 心因反応・情動例

(「あんたをあくまで恨む」と女は言ったか)……言ったかもしれない。
(「男なんかつくればなんぼでもつくれるんだ。その上に金だってもらっているんだ。としちゃん〈岩村とし子〉なんかだって男を何人もつくってんだ。好きな真似をしたほうがいい」と女が言ったか)……そう言ったのは確かである。このときいじゃけた。ほかに男があるのだと思った。こういうことは、そのとき初めて聞いた。それでかっとなった。
(女の胸を突いたね)……どちらの手か分からないが突いた。
(あお向きに倒れたね)……勢いよく突いたから倒れた。覚えている。
(ネッカチーフで頸を絞めようと思ったか)……思った。向き合っている顔を見たので、あっと思って止めた。それははっきりと覚えている。
(手を縛ろうと思って手を出せと言ったか)……それは覚えていない。
(縛ったことは覚えているか)……覚えている。片手を縛ったのを覚えている。
(女は「殺すならば殺せ」と言ったか)……言った。
(女はうつ伏せになったね)……なったかもしれない。
(どうやって頸を絞めたか)……分からないですね。手でやったような、紐でやったような、どちらか分からない。帰ってくるとき紐で絞めた覚えがある。それだけは覚えている。
(手で絞めたことはどうしても分からないか)……分からない。
(警察では40秒かそこいら押さえていたと述べているが)……やっているのは分からない。警察でもよく分からないと言った。分からないと検事に出せないからそう書くと言われた。それでもかまわないと言った。
(活を入れたか)……背中に傷がある。それで活を入れたのでないかと警察で言われた。それでそのように返事した。
(気がついたら)……手を下にしてうつ伏せになっていた。自分は女の背中に乗っていた。背中が冷たいのを最初に感じた。雨が降っていたのか背中が濡れていた。胸のほうは濡れていなかった。
(女と話しているときは雨が降っていなかったか)……降らなかった。
(気がつくまで眠っていたか分からないでしょう)……ええ。
(眠っていたら絞められないだろう)……ええ。眠っていたと思う。
(女が冷たくなっていたね)……ええ。おっかない気持ちでした。それからベルトで絞めた。
(何のために絞めたか)……それは覚えていない。
(生き返ると怖いと思ったか)……ただ怖い気で、そういう気はない。別に何

の気もない。

（何で絞めようと探したか）……探したでしょう。

（それで女のズボンを探したか）……そうでしょうね。これは覚えがある。裂いたですね。

（ベルトを取ったのは）……覚えている。それで絞めたことは覚えている。1巻きか2巻きか分からない。2巻きのような気がする。長いから。

（それから所持品を盗ったのは）……形見に持ってくる気持ちだろうと思う。

（強盗に見せる気はなかったか）……そういう考えもなかった。

（自殺しようという気はなかったか）……いつか分からないが、現場で殺してから思った。

（なぜ自殺しなかったか）……どうしてか分からない。

以上の陳述と前回のそれとの大きな相違は犯行現場に行く前に芝生のところで少しの間話し合いがあったことである。おそらくそのほうが正しいであろう。その他、細かい点でいくつか相違がある。ところで、2回目の面接の問答をよく見ると、自信のない表現、すなわち「……かもしれない」「……ね」「……でしょう」「……と思う」といった表現をする場合と、自信をもった表現、すなわち「……した」「……したのは確かである」「はっきり覚えている」「それだけは覚えている」という表現をしている場合がある。このような言葉の使い分けからすると、彼と彼女の会話の詳細についての記憶は一般に不確実であり、彼女が彼を嘲弄して「男なんかつくればなんぼでもつくれる……」といった言葉や、「目が覚めたこと」、その後改めて「彼女の頸をベルトで絞めたこと」などは確実に記憶していると考えてよいであろう。2回の面接で共通していて、しかも精神医学的に重要なのは、犯行の陳述に記憶の欠損があることである。彼は彼女から絶交を申し立てられ、友人の岩村とし子のように多くの男性と付き合って金をもらうほうがよいと言われ、激昂してからの記憶がなく、覚醒したときには彼女が冷たくなって死んでいたという。記憶欠損の間に彼が彼女を絞扼していたと思われる。また記憶欠損のあった期間がかなり長く、その間眠っていたと思われるほどである。おそらく、情動性もうろう状態が出現し、それがかなり長く続いたのであろう。

鑑定では、麻酔分析を施行したところ、彼は犯行当日の昼間、2回にわたって飲酒し、犯行当時、彼女がウィスキー瓶を持参していて、彼はその大部分を飲んだと発言した。しかし、その陳述の信憑性に問題があるので、ここでは立ち入らない。それまで、彼は犯行当時飲酒していることを一度も認めていない。

■総括と説明

ここでは鑑定書のなかの彼の性格と本件犯行当時の精神状態に焦点を当てたい。

まず、性格について述べる。私の長い経験でも、彼の性格は稀な存在である。K.シュナイダーの気分易変性性格はむしろ珍しい。その他に彼には意志薄弱性や爆発性の傾向が存在する。このような事情を生活史を中心にして検討したい。

本人歴では、中流以上の農家の長男として生まれ、3歳から祖父母に甘やかされて養育され、幼児期は恥ずかしがりで、引っ込み思案の面が強かった。

小学校では、学年の進むとともに、飽きやすく、落ち着きなく、我儘、自己中心的な傾向が目立ち、学業成績も劣等であった。中学では、さらに反抗的、粗野な面が台頭した。中学卒業後は、職業に定着性がなく、転々と職業を変えている。このような点から意志薄弱性の性格傾向の存在が明らかである。

既往症としては、4歳時の熱性疾患ではひきつけがあった。小学校4年時に麻疹に罹患し、病状が重篤だったせいもあり、その後、頭痛、聴覚過敏を訴えるようになり、麻疹の後遺症が残った可能性がある。

ところが、**16歳ごろから発作性の気分変調（不機嫌）が出現するようになった。すなわち、発作性に不機嫌、頭痛が現れ、顔面が紅潮し、無口となり、人を避けて臥床し、食欲が減退し、音に極度に敏感になり、しばしば鼻出血がある。**このような発作はときに些細な刺激で誘発されることもある。発作は数日から数週間続くことがある。主観的には事物が大きく見えたり、小さく見えたり、身体が浮き上がるように感じたり、音が聞こえるように感じたりする。すなわち、視覚、身体感覚、聴覚の異常が見られることがある。

発作時には不機嫌とともに易怒性、興奮性が増強し、些細な刺激で激昂し、暴行、破壊等の行為に奔る。たとえば、自転車のタイヤを切り刻んだり、石油を戸障子にかけたり、寝ている父に水をかけたり、万能で隣人を殴ったり、義兄に空気銃を発砲したりした。家人は彼の状態を病的と考え、専門医に往診を頼もうとしたこともあったが、彼が承知せず、そのことは実現しなかった。

このような異常性は水戸拘置所入所中にもしばしば見られた。すなわち、天候の変化に敏感で、気分に変化が多く、不快なときには頭痛を訴えて横臥する。些細なことで同房者を殴打したり、職員に対して攻撃的な態度をとる。とくに57年3月25日には、欺かれたことが誘因になって同房者に攻撃を加え、相手が転房後も数時間にわたって相手の房を物凄い形相で睨みつけており、傍らに相手がいれば殺しかねない様子であった。このような態度は真に病的で、作為的な印象はなかったらしい。興奮した後には、興奮時の行為についての記憶は不十分ないし欠

損している。したがって、興奮時には意識障害が存在することが明らかである。

　私は、彼が気分変調時に刺激に対して異常に反応するが、そうでないときでも被刺激性、興奮性が高いと考える。そのため、気分易変性の他に、爆発性の性格傾向があると考えた。したがって、彼は意志薄弱性、気分易変性、爆発性の異常性格であると判定される。

　次に本件犯行当時の精神状態である。彼と彼女は熱烈な恋愛関係にあったが、彼が飲酒に耽り、酩酊してしばしば暴力を振るい、彼女にも暴行を加えることも稀ではなかったために、彼女のほうで彼に対して恐怖、嫌悪の念を抱き始めた。しかし、彼女は内心ではまだ彼に対する愛着を捨てきることができず、二つの相反する気持ちが争っている、葛藤状態にあったと思われる。そして、犯行直前まで、彼女は彼と手を切ろうと決断していなかったと思われる。彼のほうも彼女の態度に多少の不信の念はあったかもしれないが、単純で無反省な性格から2人の関係についてほとんど全く悩んでいなかった。本件の密会は彼女の誘いで実現したが、彼女は彼と話し合って、彼の気持ちを確かめ、場合によっては彼との関係を継続するつもりであったかもしれない。彼女にとっては、彼がM町の高校生宮田成子と文通している事実を知ったので、彼からその真相を聞き出すのが当面の問題であったかもしれない。

　本件犯行直前の密会で、最初に抱擁、接吻などの行為があったが、彼には性関係をもつだけの意欲が湧かず、話し合いはだんだんと不満の言い合いになり、彼が宮田との関係を付き合いでもないと否定したが、彼女は納得せず、最後には彼女のほうから絶交を申し立てられ、それどころか、「男なんかなんぼでもつくれる。としちゃんのように男を何人もつくって、金をもらい、好きな真似をしたほうがよい」などと言われ、そこでかっとなり、情動性もうろう状態に陥ったと思われる。

　もうろう状態という意識障害の状態で犯行が行われたことは確かなように思われる。というのは、彼が彼女の言辞に激昂して、彼女を突き飛ばしたり、彼女の手を縛ったことは漠然と記憶しているが、彼女の頸を絞扼したことは全く記憶していないと一貫して述べているからである。彼は、「背中が冷たいと思って目が覚めたら、女の上に乗っており、女が死んでいた」と常に述べている。目が覚めたという、覚醒体験があるのは、覚醒前に意識障害があった決め手になる。また、覚醒して、自己の行為に愕然として、死体を揺り動かしたりすることもある（反動Rückstoss）。警察で「活を入れたのでないか」と言われたという。彼はその記憶はなく、実際に活を入れたかどうかは不明である。もし、活を入れていたと

すれば、それは、犯行がもうろう状態で行われた重要な証拠になるであろう。彼が些細なきっかけで激昂し、暴行、破壊等の行動に出ることは、すでに上記のとおりである。とくに、水戸拘置所における動静はそれを如実に示しており、しかも激昂後、記憶の欠損が見られることも、鑑定人が面接で確認したところである。

　彼が気分易変性異常性格であり、気分変調（不機嫌）時に興奮性が増強することは周知のところであるが、本件犯行当時、気分変調時にあったかどうかは明らかではない。

■鑑定主文
① 被告人M.O.は意志薄弱性、気分易変性、爆発性異常性格である。性格偏倚の程度は極めて著しく、気分変調（不機嫌）時においては、種々の身体的、神経学的症状を伴い、病的な色彩を帯びる。なお、知能は正常の範囲に属し、狭義の精神病の存在は認められない。
② 本件犯行当時、被告人は高度の情動状態にあって、意識障害を呈し、是非善悪を弁別し、弁別に従って行動する能力に著しい障害があったものと認められる。

追　記　水戸地裁は57年5月20日、私の鑑定結果を採用し、本件犯行当時は「高度の激情状態に陥ったため意識障害を来し、心神耗弱の状態にあったものである」と認定し、懲役7年（未決通算420日）を言い渡した。本例は拙著「気分易変者の情動からの愛人殺し　情動行為は健忘を残すこともある」（法令ニュース，580号：46，1996）に簡単に報告されている。

〈著者略歴〉
中田　修（なかた・おさむ）
1922（大正11）年7月兵庫県淡路島に生まれる。
45年東京帝国大学医学部医学科卒業。同年東大精神医学教室入局。
48年より東京拘置所法務技官、都立松沢病院医員、都立梅ヶ丘病院
　医長を経て、
59年東京医科歯科大学総合法医学研究施設犯罪心理学部門助教授。
65年同教授、73年同大難治疾患研究所犯罪精神医学部門教授。
88年定年退官、同時に同大名誉教授。
その後、日本学術会議会員（1期）、法務省中央更生保護審査会非常勤委員（1期）を務める。日本犯罪学会では、編集主任、会長（4期）を務め、第1回日本犯罪学会賞受賞。
著書には、『犯罪と精神医学』、『犯罪精神医学』、『放火の犯罪心理』、『精神鑑定と供述心理』等が、訳書には『精神鑑定』（グルーレ）、『医原症』（シプコヴェンスキー）等がある。

我が精神鑑定例　I

2014年9月15日　第1刷発行

著　者　中田　修
発行者　藤田美砂子
発行所　時空出版　株式会社
〒112-0002　東京都文京区小石川4-18-3
　　　　　　電話　03(3812)5313
　　　　　　http://www.jikushuppan.co.jp
印刷・製本　モリモト印刷株式会社

©2014 Printed in Japan
ISBN978-4-88267-055-1

我が精神鑑定例 Ⅰ・Ⅱ

中田　修　著　　　　　　　　　　Ａ５判　上製

第Ⅰ巻

Ⅰ　刑事鑑定編

1　統合失調症例
- A　殺　　　人
- B　放　　　火
- C　性 犯 罪
- D　その他

2　躁うつ病例
- A　躁　　病
- B　うつ病

3　てんかん例

4　異常酩酊例
- A　病的酩酊
- B　複雑酩酊
- C　例 外 型

5　酩酊関連犯罪例

6　アルコール幻覚症例

7　覚せい剤中毒例

8　心因反応・情動例

第Ⅱ巻

9　精神遅滞例
- A　性 犯 罪
- B　放　　　火
- C　殺　　　人
- D　その他

10　精神病質例

11　詐 病 例

12　その他の事例

Ⅱ　民事鑑定編

民事鑑定例
- A　行為能力の鑑定
- B　禁治産・準禁治産の鑑定
- C　特 殊 例

第Ⅰ巻　742 頁
第Ⅱ巻　570 頁

時空出版